全国卫生专业技术资格考试推荐辅导用书

临床医学检验学与检验技术（中级）应试指导与历年考点串讲

主　编　傅占江

副主编　隋慧雪　黄　凯

编　者　（以姓氏笔画为序）

王宏宇　王缚鲲　牛霄英　冉向阳

代晓朋　杨子健　张海普　黄　凯

盖丽娜　隋慧雪　傅占江

科学出版社

北　京

内 容 简 介

《临床医学检验学与检验技术（中级）应试指导与历年考点串讲》是全国卫生专业技术资格考试推荐辅导用书之一。全书按照最新考试大纲的要求，在分析历年考题和考点的基础上，认真总结考试的命题规律后精心编写而成。在编写结构上分为精讲和历年考点串讲两部分。精讲部分按照考试大纲的要求展开，对常考或可能考的知识点给予全面、详细的讲解。为了突出重点，对需要重点记忆的内容和关键词分别以波浪线和黑体字标示。历年考点串讲部分列出了考试单元的高频考点，简明扼要，提示考生熟记。

本书紧扣考试大纲，内容全面，重点突出，准确把握考试的命题方向，有的放矢，是参加临床医学检验学与检验技术（中级）资格考试的考生复习必备的重要辅导书。

与本书配套出版的还有《临床医学检验技术（中级）模拟试卷及解析》。

图书在版编目（CIP）数据

临床医学检验学与检验技术（中级）应试指导与历年考点串讲 / 傅占江主编. —北京：科学出版社，2018.1

全国卫生专业技术资格考试推荐辅导用书

ISBN 978-7-03-055629-5

Ⅰ. 临… Ⅱ. 傅… Ⅲ. 临床医学—医学检验—资格考试—自学参考资料 Ⅳ. R446.1

中国版本图书馆 CIP 数据核字（2017）第 288483 号

责任编辑：李玉梅 肖 芳 / 责任校对：韩 杨
责任印制：赵 博 / 封面设计：吴朝洪

科学出版社 出版
北京东黄城根北街 16 号
邮政编码：100717
http://www.sciencep.com

三河市荣展印务有限公司 印刷
科学出版社发行 各地新华书店经销
*
2018 年 1 月第 一 版 开本：787×1092 1/16
2018 年 9 月第二次印刷 印张：37
字数：976 000

定价：128.00 元

（如有印装质量问题，我社负责调换）

出版说明

全国卫生专业技术资格考试（中初级）是国家卫生计生委人才交流服务中心组织的国家级专业技术资格考试。通过考试取得专业技术资格，表明其已具备担任卫生系列专业相应技术职务的水平和能力，各用人单位以此为依据，从获得资格证书的人员中择优聘任。目前，该考试实行全国统一组织、统一考试时间、统一考试大纲、统一考试命题、统一合格标准的考试制度，覆盖医、药、护、技 4 个系列的 100 多个专业，每年参加考试的人数逾百万。其考试通过率各专业略有不同，一般为 50%左右。实际的考试中一般会有 5%左右的超大纲考题，具有一定难度。

为了帮助广大考生做好考前复习，我社组织了权威专家，对考试的命题规律和考试特点进行了精心分析研究，严格按照考试大纲的要求，出版了“全国卫生专业技术资格考试推荐辅导用书”，主要为两大系列：“应试指导与历年考点串讲”系列和“模拟试卷及解析”系列。针对护理学、药学等考生人数较多的专业，还出版了“单科考试辅导”“同步练习及解析”“考前冲刺必做”等图书，以满足全国广大考生不同的复习需要。

“全国卫生专业技术资格考试推荐辅导用书”紧扣考试大纲，内容的安排既考虑知识点的全面性，又结合考试实际，突出重点、难点，在编写形式上力求便于考生理解和记忆，使考生在有限时间内扎实掌握大纲所要求的知识，顺利通过考试。

“应试指导与历年考点串讲”系列的突出特点是分析了历年数千道考试题的思路，串讲历年考点，把握考试命题方向，有针对性地对考点知识进行详细阐述。

“模拟试卷及解析”系列是参考真实考试的思路，将一般知识、重点知识、难点知识进行有针对性地、按比例地编写组卷。每个专业一般有 3～5 套试卷，1200～2000 道试题。这个系列的突出特点是试题质量高，贴近真实考试的出题思路及出题方向。

科学出版社医学考试中心团队由原人民军医出版社医学考试中心的骨干核心力量组成。经过十余年的努力，我们在全国护士执业资格考试、全国卫生专业技术资格考试、国家医师资格考试、国家执业药师资格考试等医学考试用书的策划、出版及培训方面积累了宝贵的理论和实践经验，取得了较好的成绩，得到了考生的一致好评。我们将秉承“军医版”图书一贯的优良传统和优良作风，并将科学出版社“高层次、高水平、高质量”和“严肃、严密、严格”的“三高三严”的要求贯彻到图书的编写、出版过程，继续为考生提供更好、更高标准的服务。

本套考试用书对知识点的把握非常准，试题与真实考试的符合率非常高，许多考生参加考试之后对本套考试用书的质量给予了高度认可。考生通过考试之后对我们出版工作的由衷感谢、支持，是鼓励我们不断努力把考试产品做得更好的不竭动力。

本版书依据最新考试大纲重新编写，各学科的专家对所有指导和试卷进行了仔细审读，对以往版本中存在的个别错误进行了修正。但由于编写及出版时间紧、任务重，书中的不足之处，请读者批评指正。

目　录

第1部分　临床检验基础

第1单元　血液样本采集和血涂片制备

一、血液生理概要

（一）血液组成

血液由血细胞（红细胞、白细胞、血小板）和血浆组成。血液离体自然凝固而分离出的淡黄色透明液体称为**血清**。血液抗凝离心后除去细胞成分即为血浆。血清与血浆相比，血清**缺少某些凝血因子**，如凝血因子Ⅰ（纤维蛋白原）、凝血因子Ⅱ（凝血酶原）、凝血因子Ⅴ、凝血因子Ⅷ等。

全血适用于临床血液学检查，如血细胞计数、分类和形态学检查等。**血浆**适用于血浆生理性和病理性化学成分的测定，特别是内分泌激素测定；血浆除钙离子外，含有其他全部凝血因子，亦适用于血栓和止血的检查。**血清**适用于临床化学和临床免疫学检查。

（二）血液理化性质

1. 血量　正常成人4～5L，占体重6%～8%。其中血浆占55%，血细胞占45%。男性比女性血量略多，女性妊娠期间血量可增加23%～25%。

2. 颜色　动脉血呈鲜红色；静脉血呈暗红色。

3. 酸碱度　pH 7.35～7.45。

4. 比密（比密，相对密度）　血液比密男性1.055～1.063，女性1.051～1.060；血浆比密1.025～1.030；血细胞比密1.090。

5. 血浆渗透量　正常人为290～310mmol/L［290～310mOsm/（kg·H_2O）］。

（三）血液特性

1. 红细胞悬浮稳定性　正常人红细胞呈均匀混悬状态，与红细胞膜表面的唾液酸根所带负电荷、血浆成分、血浆黏度和血流动力学等有关。

2. 黏滞性　健康成人全血黏度为生理盐水黏度的4～5倍；血浆黏度为生理盐水的1.6倍。血液黏度与**血细胞比容**和血浆黏度有关。与血浆中纤维蛋白原、球蛋白等大分子的蛋白浓度有关，他们的浓度越高，血浆黏度越高。

3. 凝固性　血液离开血管后，因凝血因子激活，数分钟内会自行凝固。

（四）血液生理功能

血液的生理功能包括运输、协调、维护机体内环境稳定和防御功能。

1. 运输功能　血液可运送氧气和各种营养成分到全身各个器官和组织，同时将各种代谢产物通过血液输送到肺、肾等排出体外。

2. 协调功能　将各种激素、酶类运到相关组织器官，以协调全身各组织器官的活动。

3. 维护机体内环境稳定　通过血液循环维持体内水电解质平衡、酸碱平衡、体温恒定。

4. 防御功能　血液中的白细胞、抗体、补体、细胞因子具有强大免疫功能，血小板、凝血因子具有止血和凝血作用。

二、采血方法

（一）皮肤采血法

1. 概述　皮肤采血法又称为毛细血管采血法，采集微动脉、微静脉和毛细血管的混合全血，含细胞间质和细胞内液。采血部位通常为**耳垂或手指**，但手指采血比耳垂采血检测结果稳定，主要由于耳垂循环较差，受气温影响较大，红细胞、血红蛋白的测定结果比手指血高，一般情况下不宜使用。由于手指采血操作方便，检查结果比较恒定，世界卫生组织（WHO）推荐血常规检查采集**左手环指**指端内侧血液，婴幼儿可采集**踇趾**或足跟内外侧缘血液。严重**烧伤**患者，可选择皮肤完整处采血。

2. 操作方法和注意事项　采血部位皮肤完整，无烧伤、冻疮、发绀、水肿或炎症等。严格无菌操作，做到一人一针一管，避免交叉感染。皮肤消毒后，应待75%乙醇挥发后采血，否则流出的血液扩散而不成滴。采血时，先按摩左手中指或环指指端内侧，使局部组织自然充血。针刺深度2～3mm。因第1滴血混有组织液，应擦去。切勿用力挤压，以免组织液混入，影响结果的准确性。一次要进行多项检查时，采血的顺序依次为血小板计数、红细胞计数、血红蛋白测定、白细胞计数、血型鉴定等。

（二）静脉采血法

1. 普通静脉采血

（1）概述：静脉采血部位多采用位于体表的浅静脉。通常采用**肘部静脉**、手背静脉、内踝静脉或股静脉。小儿必要时可从**颈外静脉**采血，但操作有危险性，少用为宜。

（2）操作方法和注意事项：采血前应向患者耐心解释，以消除疑虑和恐惧心理。检查注射器是否安装牢固，针头是否锐利、光滑、通气，针筒是否漏气。先用30g/L碘酊棉签自所选静脉穿刺处从内向外、顺时针方向消毒皮肤，待碘酊挥发后，再用75%乙醇棉签以同样方法拭去碘迹。以左手拇指固定静脉穿刺部位下端，右手拇指和中指持注射器针筒，示指固定针头下座，使针头斜面和针筒刻度向上，沿静脉走向使针头与皮肤成30°斜行快速刺入皮肤，然后以5°向前穿破静脉壁进入静脉腔。见回血后，将针头顺势探入少许，以免采血时针头滑出；但不可用力深刺，以免造成血肿，同时立即去掉压脉带。但抽血针栓只能外抽，不能内推，以免静脉内注入空气形成空气栓塞，造成严重后果。最后取下注射器针头，将血液沿试管壁缓缓注入抗凝管中，防止溶血和泡沫产生。

2. 真空采血法

（1）概述：真空采血法又称为**负压采血法**。真空采血装置有套筒式、头皮静脉式两种。主要原理是将有胶塞头盖的采血管抽成不同的真空度，连接针头和针筒组成全封闭的真空采血系统，实现自动定量采血。此种封闭式采血无须容器之间的血样转移，减少了标本溶血和污染的机会，能有效保护血液有形成分，使检验结果更可靠。各种真空定量采血容器，根据需要标有不同的色码，适用于不同检验项目（表1-1）。

表1-1　常用真空采血容器比较

容器盖颜色	添加剂	注意事项	用　途
红色	无	凝块形成需30～60min	化学、血清学、血库
紫色	EDTA	须颠倒混匀8次	全血细胞计数
淡蓝色	枸橼酸盐	须颠倒混匀3～4次，血液与抗凝剂比例为9∶1	凝血检查（PT、APTT、凝血因子测定）
绿色	肝素钠、肝素锂、肝素铵	根据实验需要，选择不同类型的肝素；须颠倒混匀8次	化学
灰色	氟化钠	须颠倒混匀8次	葡萄糖、糖耐量
黄色	多聚茴香脑磺酸钠	须颠倒混匀8次	血培养
金黄色	分离胶/凝块激活剂	须颠倒混匀8次	化学
淡绿色	分离胶/肝素锂	须颠倒混匀8次	化学
黑色	枸橼酸钠	血液与抗凝剂比例为4∶1；须颠倒混匀8次	红细胞沉降率
橘红色	促凝剂	须颠倒混匀8次；静置5min，离心	快速生化实验

（2）注意事项：采血前检查盖塞，切勿松动采血试管的盖塞，防止采血量的不准确。

（3）采血顺序：一次采血、多管血液分配顺序如下所述。

1）使用玻璃采血管，多管采集血液标本顺序：血培养管、无抗凝剂血清管、枸橼酸钠抗凝管、其他抗凝管。

2）使用塑料采血管顺序：血培养（黄管）、枸橼酸钠抗凝管（蓝色）、加或未加抗凝剂或分离胶的血清管、加或未加分离胶的肝素管（绿色）、EDTA 抗凝管（紫色）、加葡萄糖分解抑制剂管（灰色）。

（三）动脉采血

方法同静脉法，但采用的血管为动脉，常用桡动脉、股动脉、肱动脉。采血时动脉血管可触及搏动，由于动脉血压力高能自动流入针筒，采血毕应注意压迫止血，防止血肿。

（四）方法学评价

1. *皮肤采血*　价廉、快速、操作简便，但易于溶血、凝血、混入组织液，采集标本量少限制了重复试验和追加试验，结果重复性差。

2. *静脉采血*　标本代表性大，无组织液影响，适于临床研究，可重复试验和追加其他试验。其中封闭式真空采血法的操作规范，样本能自动定量采集，运送和保存方便，能有效地防止院内血源性传染，而普通静脉采血法的操作环节多、难于规范统一，在移液和丢弃注射器时可能造成血液污染。静脉采血由于使用不同抗凝剂，可改变血液性质，影响部分有形成分的形态。

3. *动脉采血*　操作技术要求较高，危险性大，一般情况下不宜采用。

（五）质量控制

1. *患者的生理状态和饮食的影响*　患者活动情况、精神状态、药物、年龄、性别、种族、样本采集时间、吸烟、季节等都会影响检测结果。一日之间，白细胞数、嗜酸粒细胞数、血小板等均有一定波动。

2. *采血操作对检验结果的影响*　采血部位、体位、输液等对血液成分有一定影响。止血带结扎时间应小于 1min，否则血液会混入组织液，或缺氧引起血液成分变化。

3. *溶血*　血细胞内外成分差异很大（表 1-2），故溶血使红细胞计数、血细胞比容、血浆或血清化学成分（如钾、镁、转氨酶、胆红素）等多项指标发生变化。

4. *样本运输、保存和处理的影响*　样本运输和保存不当会影响实验结果。血浆在 4℃保存 24h，某些凝血引起活性降低 95%。低温（4℃）保存血液可使血小板计数结果偏低。

表 1-2　溶血引起部分物质血清浓度的变化

相关成分	红细胞内浓度与血清比率	1%溶血后血清浓度变化（%）
乳酸脱氢酶	160∶1	+272.5
AST	40∶1	+220.0
ALT	6.7∶1	+55
葡萄糖	0.82∶1	−5.0
磷酸盐	0.78∶1	+9.1
钾	23∶1	+24.4
钠	0.11∶1	−1.0
钙	0.10∶1	+2.9

三、血液标本抗凝剂的选择

（一）基本概念

抗凝是用物理或化学方法除去或抑制血液中某些凝血因子的活性，阻止血液凝固。

（二）常用抗凝剂

1. 乙二胺四乙酸（EDTA）盐　EDTA与血液中Ca^{2+}形成螯合物，使Ca^{2+}失去凝血作用。其EDTA-K_2·$2H_2O$用量为1.5～2.2mg/ml血液，根据国际血液学标准化委员会（ICSH）建议，血细胞计数的抗凝剂为EDTA-K_2。但不适于凝血检查和血小板功能试验。

2. 肝素　阻止凝血酶的形成和血小板聚集，是红细胞渗透脆性试验的理想抗凝药。肝素抗凝作用强，不影响血细胞体积，不易溶血；但会引起白细胞聚集，瑞特染色产生蓝色背景，不适用于全血细胞计数、细胞形态学检查。肝素多为肝素钠盐或钾盐，用量为15±2.5U/ml。

3. 草酸盐　草酸根离子与样本中Ca^{2+}形成草酸钙沉淀，使Ca^{2+}失去凝血作用。草酸盐与血液比例为1∶9。主要用于凝血检查。

4. 双草酸盐　适用于血细胞比容、网织红细胞计数等检查，不适于血小板计数和白细胞分类计数。用量同草酸盐。

5. 枸橼酸盐　与血中Ca^{2+}结合形成螯合物，阻止血液凝固。枸橼酸盐抗凝药的抗凝作用不如上述抗凝药。枸橼酸钠与血液的比例为1∶9，做红细胞沉降率测定时其与血液比例为1∶4。适用于凝血检查、红细胞沉降率检查，是输血保养液的主要抗凝成分。

6. 促凝剂和分离胶　促凝剂能激活凝血蛋白酶，加速血液凝固，缩短血清分离时间。分离胶能在血清和血细胞间形成分离胶隔层达到分离血细胞和血清的目的。

四、血涂片的制备

（一）玻片清洁

新载玻片常带有游离碱质，须用1mol/L HCl浸泡24h，清水冲洗。载玻片应清洁、干燥、中性、无油腻。

（二）血涂片制备

1. 手工推片法　包括临床广泛应用的薄血膜法和用于**疟原虫**和**微丝蚴**检查的**厚血膜法**。影响涂片厚薄的因素有血滴大小、推片与载玻片间夹角、推片速度、血细胞比容。一张良好的血片，应厚薄适宜、头体尾明显、细胞分布均匀、血膜边缘整齐、两侧留有一定空隙。

2. 棕黄层涂片法（抗凝标本的有核细胞层涂片）　主要适用于白细胞减低患者的白细胞分类计数、**红斑狼疮细胞**检查等。

3. 厚血膜涂片法　于载玻片中央滴血1滴，用推片角将血由内至外旋转涂成厚薄均匀、直径约1.5cm的圆形血膜。待干后，加蒸馏水使红细胞溶解，再干后染色镜检。

4. 仪器自动涂片法　主要用于自动化血液分析仪。

（三）质量控制

1. 器材　玻片中性、清洁。

2. 制片　头体尾分明、细胞分布均匀、边缘整齐、两侧留空隙、厚薄适宜。

3. 染色　染色良好，应在1h内完成。

4. 其他　血滴越大、角度越大、推片速度越快，血膜越厚；反之则越薄。血细胞比容增高、血液黏度较高时，应采用小血滴、小角度、慢推，可获得满意结果；血细胞比容减低、血液较稀时，应采用大血滴、大角度、快推。

（四）方法评价

手工推片法用血量少、操作简单，是临床上应用最广泛的方法。抗凝标本离心后取细胞灰白层或棕黄层涂片法可提高有核细胞阳性检出率。但某些抗凝剂可影响细胞形态，分类计数应注意。疟原虫、微丝蚴等检查可采用厚血膜涂片法。

五、细胞染色

（一）瑞特染色

1. 瑞特染液组成　将碱性**亚甲蓝**与酸性**伊红**溶于甲醇中。甲醇的作用，一是**溶解亚甲蓝和伊红**，二是**固定细胞形态**。

2. 原理　既有物理的吸附作用，又有化学的亲和作用，由于各种细胞成分化学性质不同，与染料的亲和力也不一样，会被染成不同颜色。

3. 影响因素　细胞成分属蛋白质，因蛋白质是两性电解质，所带电荷随溶液 pH（最适 pH 为 6.4～6.8）而定。在偏酸性环境中蛋白质所带**正电荷增多**，易与带负电荷的酸性染料伊红结合，红细胞和嗜酸粒细胞染色偏红，细胞核呈淡蓝色或不染色；在偏碱性环境中蛋白质所带**负电荷增多**，易与亚甲蓝结合，**细胞染色偏蓝**，细胞核染成灰蓝色，嗜酸性颗粒呈暗褐色或棕黑色，中性颗粒偏粗，呈紫黑色。细胞染色深浅与染液 pH、细胞数量、血膜厚度、染色时间、染液浓度密切相关。

（二）吉姆萨染色

1. 染液组成　吉姆萨染液由**天青**、**伊红**、**甲醇**、**纯甘油**组成。

2. 染色原理　与瑞特染色基本相同。

3. 注意事项　血片需先用甲醇固定 3～5min；吉姆萨染液染色前，用磷酸盐缓冲液（pH 6.4～6.8）稀释吉姆萨染液 10～20 倍；浸染 10～30min。

（三）细胞染色的质量控制

染色过深、过浅与血涂片中细胞数量、血膜厚度、染色时间、染液浓度、pH 密切相关。细胞染色过深纠正方法是用甲醇和瑞特染液适当脱色，或者缩短染色时间、稀释染液、调节 pH。细胞染色过浅纠正方法是复染、延长染色时间、调节 pH。

（四）细胞染色的方法评价

瑞特染色法是血涂片最常用的染色法，尤其对细胞质成分、中性颗粒染色效果好，但对细胞核和寄生虫的着色能力略差。吉姆萨染液对细胞核、寄生虫（如疟原虫等）着色较好，但对细胞质成分的着色能力略差。采用瑞特-吉姆萨复合染液可使细胞胞质、颗粒、胞核等均获得满意的染色效果。

瑞特染液的质量规格用**吸光度比值**（r_A）来评价。r_A 测定方法：取瑞特染液 15～25μl，加甲醇 10ml，混匀；以甲醇为空白管，分别在波长 650nm（亚甲蓝吸收波长）、525nm（伊红吸收波长）测定吸光度；$r_A=A_{650}/A_{525}$。新鲜配制的染液，r_A 接近于 2；随亚甲蓝逐渐氧化为天青 B（吸收波长为 650nm，吸光度约为亚甲蓝的一半），r_A 降低，降到 1.3±0.1 时，染液即可使用。新鲜配制的染液偏碱，须于 37℃下贮存一段时间，待亚甲蓝逐渐变为天青 B。贮存越久，染液的染色效果越好。染液加甘油以防甲醇挥发，加塞密闭容器以防甲醇氧化成甲酸。所用甲醇必须纯净，若含丙酮过多，会使染液偏酸，白细胞着色不良。

历年考点串讲

血液样本采集和血涂片制备重点复习。为历年常考内容，近几年来考试频率较高。

其中，血标本采集、抗凝剂选择、血涂片制备、细胞染色及质量控制是考试的重点，应熟练掌握。

历年常考的细节：

1. 血液的组成：血液由血细胞和血浆组成，血清与血浆相比，血清缺少某些凝血因子。

2. 血液样本采集：按采血部位分为皮肤采血法、静脉采血法、动脉采血法；按采血方式又分为普通采血和真空采血。世界卫生组织（WHO）推荐成人血常规检查应采集**左手环指指端内侧**血液，婴幼儿可采集踇趾或足跟内外侧缘血液。血液标本采集严格无菌操作，针刺深度2～3mm。应弃去第1滴血，切勿用力挤压，血小板计数采血优先。成人静脉采血部位为肘部静脉。真空采血符合分析前质量控制要求，临床上应用普遍。

3. 抗凝剂应用：血细胞计数的抗凝剂为EDTA-K_2，**输血保养液**的抗凝剂为**枸橼酸钠**，**肝素**是血气分析和红细胞透渗脆性试验的理想抗凝剂。（2017）

4. 合格的血涂片具备的特点：制片头体尾分明、细胞分布均匀、边缘整齐、两侧留空隙、厚薄适宜。

5. 细胞染色：瑞特染料由碱性亚甲蓝、酸性伊红、甲醇组成。通过物理的吸附，化学的亲和作用，使细胞成分染成不同颜色。瑞特染液中甲醇起固定和溶剂双重作用。染色最适pH为6.4～6.8。在偏酸性环境中（pH<pI）蛋白质带正电荷增多，易与伊红结合，染色偏红；在碱性环境中（pH>pI）蛋白质带负电荷增多，易与亚甲蓝结合，染色偏蓝。（2017）

6. 方法评价：瑞特染色法是最常用、最经典的细胞染色方法，尤其对于细胞质成分、中性颗粒染色效果好，而**吉姆萨染色**法对细胞核和寄生虫的着色较好。

7. 正常血液pH为7.35～7.45。（2017）

8. 血滴越大、角度越大、推片速度越快，血膜越厚，反之则越薄。血细胞比容增高、血液**黏度较高时**，应采用小血滴、小角度、慢推，可得满意结果；血细胞比容减低、血液**较稀时**，应采用大血滴、大角度、快推。（2017）

9. 草酸根离子与样本中Ca^{2+}形成草酸钙沉淀，使Ca^{2+}失去凝血作用。草酸盐与血液比例为1∶9。主要用于凝血检查。（2015）

第2单元　红细胞检查

一、概述

（一）红细胞生理

1. 红细胞的生成　①红细胞是血液中数量最多的有形成分。②起源于**骨髓造血干细胞**，在红细胞生成素作用下，经红系祖细胞阶段，分化为原红细胞，经数次有丝分裂发育为早幼、中幼和晚幼红细胞。③晚幼红细胞通过脱核成为网织红细胞，约需72h，该过程在骨髓中进行。④在骨髓或血液中，网织红细胞到成熟红细胞约需48h。⑤成熟红细胞平均寿命约120d。⑥衰老红细胞主要在脾破坏，分解为铁、珠蛋白和胆红素。

2. 红细胞的生理功能　通过血红蛋白实现交换和携带氧气及二氧化碳的功能。

（二）血红蛋白的分子结构和特点

血红蛋白（hemoglobin，Hb或HGB）是在人体**有核红细胞**及**网织红细胞**内合成的一种含色素辅基的结合蛋白，是红细胞内的运输蛋白。**每克**血红蛋白可携带1.34ml氧，其主要功能是吸收肺部大量的氧，并将其输送到身体各组织。

1. 结构　Hb是由两对**珠蛋白肽链**和**4个亚铁血红素**构成的。①珠蛋白，由4条肽链（主要为α_2、β_2）组成。②亚铁血红素，由原卟啉和二价铁组成。

2. 特点　①正常情况下，**99%Hb为还原Hb**（HbA），1%为高铁Hb（HbF）。②只有Fe^{2+}状态的Hb才能与氧结合，称为**氧合血红蛋白**。③在人体生长各期，Hb的种类与比例不同。出生后3个月，HbA占95%以上，而HbF降至1%以下。④血红蛋白的合成受**红细胞生成素**、**雄激**

素的调节。⑤血红蛋白相对分子质量为 64 458。⑥血红蛋白降解产物为珠蛋白、血红素。珠蛋白被分解后，再参与蛋白质、多肽合成或转变成含氮物质；血红素中铁由单核-吞噬细胞系统处理，与运铁蛋白结合进入铁代谢库。

二、红细胞计数

（一）检测原理

1. 手工显微镜法　用等渗稀释液将血液稀释一定倍数，充入血细胞计数池，在显微镜下计数一定体积内红细胞数，经换算求出每升血液中红细胞数量。

2. 血液分析仪法　用电阻抗和（或）光散射原理。

（二）方法学评价

1. 手工显微镜法　不需要特殊设备，但操作复杂、费时。可用于白细胞减少、血小板减少或受小红细胞干扰的血小板计数结果的校正。

2. 血液分析仪法　比手工法精确（电阻抗法变异系数为 2%，手工法变异系数大于 11%）。当白细胞数量明显增高时，会干扰红细胞计数和体积测定而产生误差。

（三）质量控制

1. 手工法误差原因　①血液发生凝固；②稀释、充池、计数不规范；③微量吸管、计数板不标准；④固有误差（计数域误差）。

2. 仪器法　仪器应严格按规程操作，并定期进行室内质量控制和室间质量评价。

（四）参考值

1. 参考值　成人，男性（4～5.5）$\times10^{12}$/L；女性（3.5～5.0）$\times10^{12}$/L。新生儿（6.0～7.0）$\times10^{12}$/L。

2. 医学决定水平　高于 6.8×10^{12}/L，应采取治疗措施；低于参考值下限，为诊断贫血界限，应寻找病因；低于 1.5×10^{12}/L，应考虑输血。

（五）临床意义

1. 生理性变化

（1）年龄与性别的差异：新生儿，由于出生前处于生理性缺氧状态，故红细胞明显增高，较成人约高 35%，出生后 2 周逐渐下降，2 个月婴儿约减少 30%。男性 6～7 岁时最低，随年龄增大而逐渐升高，25～30 岁达高峰，30 岁后随年龄增大而逐渐下降，至 60 岁尚未停止。女性也随年龄增大而逐渐上高，13～15 岁达高峰，随后受月经、内分泌等因素影响而逐渐下降，21～35 岁维持最低水平，以后随年龄增大而逐渐上升，与男性水平相当。红细胞计数男女在 15～40 岁期间差别明显，主要是男性雄激素水平较高，其中睾丸酮有促进红细胞造血的作用。

（2）精神因素：感情冲动、兴奋、恐惧、冷水刺激可使肾上腺素分泌增多，导致红细胞暂时增多。

（3）剧烈体力运动和劳动：运动因需氧量增加，使红细胞生成素生成增加、骨髓加速释放红细胞，导致红细胞增多。

（4）气压减低：高山地区因大气稀薄、氧分压低，在缺氧刺激下，红细胞代偿性增生。高海拔地区人群红细胞计数约增加 14%。

（5）妊娠和老年人：妊娠中、后期，为适应胎盘循环需要，通过神经、体液调节，孕妇血浆容量明显增加使血液稀释，导致红细胞减少，妊娠约减少 16%。老年人因造血功能明显减退，导致红细胞减少。

2. 红细胞和血红蛋白量减少　各种原因引起的贫血，通过红细胞计数、血红蛋白测定或血细胞比容测定可诊断贫血程度。贫血原因分析应结合病史和体格检查加以区分。

（1）急性、慢性红细胞丢失过多：各种原因引起的出血，如消化性溃疡、痔疮、十二指肠钩虫病等。

（2）红细胞寿命缩短：各种原因溶血，如溶血性贫血、蚕豆病、遗传性球形红细胞增多症等。

（3）造血原料不足：如慢性失血患者，铁重新利用减少、铁供应或吸收不足，导致血红蛋白合成量减少；先天性或后天性红细胞酶缺陷患者，铁不能被利用，堆积在胞外，使细胞发育和功能障碍、寿命缩短，如铁粒幼细胞贫血（红细胞体积小、中心淡染区扩大、血清铁和贮存铁增加、幼稚细胞核周有铁颗粒）；某些药物，如异烟肼、硫唑嘌呤等；继发于某些疾病，如类风湿、白血病、甲状腺功能亢进、慢性肾功能不全、铅中毒等。

（4）骨髓造血功能减退：某些药物，如抗肿瘤药物、磺胺类药物、保泰松、有机砷、白消安等可抑制骨髓造血功能；物理因素，如X线、钴-60、镭照射灯可抑制骨髓造血功能；继发于其他疾病，如慢性肾衰竭（如尿素、肌酐、酚、吲哚等物质潴留使骨髓造血功能受损）；原发性再生障碍性贫血。

3. 红细胞增多

（1）原发性红细胞增多：如真性红细胞增多症、良性家族性红细胞增多症等。

（2）继发性红细胞增多：心血管病（各种先天性心血管疾病，如房室间隔缺损、法洛四联症）、肺部疾病（肺气肿、肺源性心脏病、肺纤维化、矽肺和各种引起肺气体交换面积减少）、异常血红蛋白病、肾上腺皮质功能亢进（库欣病）、某些药物（肾上腺素、糖皮质激素、雄激素）等引起红细胞继发性增高。

（3）相对性红细胞增多：如呕吐、严重腹泻、多汗、多尿、大面积烧伤、晚期消化道肿瘤而长期不能进食引起的血液浓缩、血液中有形成分相对增多，多为暂时性增多。

（六）操作方法

在2ml红细胞稀释液中加血10μl，混匀后，充入计数板计数池，室温静置3～5min，在高倍镜下，计数中央大方格内正中及四角的5个中方格内的红细胞数。

红细胞/$L=N\times25/5\times10\times10^6\times200=N\times10^{10}=N/100\times10^{12}$（$N$：5个中方格内的红细胞数）

红细胞稀释液：Hayem液由NaCl（调节渗透压）、Na_2SO_4（提高比密，防止细胞粘连）、$HgCl_2$（防腐）和蒸馏水组成。枸橼酸钠稀释液由枸橼酸钠（抗凝合维持渗透压）、甲醛（防腐和固定红细胞）、氯化钠（调节渗透压）和蒸馏水组成。普通生理盐水或加1%甲醛生理盐水。（高频考点）

三、血红蛋白测定

（一）检测原理

1. 氰化高铁血红蛋白（HiCN）测定法　HiCN法是目前国际推荐测定血红蛋白的方法。血液中除硫化血红蛋白（SHb）外的各种Hb均可被高铁氰化钾氧化为高铁血红蛋白，再和CN^-结合生成稳定的棕红色复合物——氰化高铁血红蛋白，其在540nm处有一吸收峰，用分光光度计测定该处的吸光度，经换算即可得到每升血液中的血红蛋白浓度。

2. 十二烷基硫酸钠血红蛋白（SDS）测定法　血液中除SHb外的各种Hb均可与低浓度SDS作用，生成SDS-Hb棕红色化合物，用分光光度计测定波峰538nm处吸光度，经换算可得到每升血液中的血红蛋白浓度。

（二）方法学评价

1. 氰化高铁血红蛋白（HiCN）法　有操作简单、显色快、结果稳定可靠、读取吸光度后可直接定值等优点。其致命的弱点是氰化钾（KCN）试剂有剧毒。

2. SDS测定法　操作简单、呈色稳定、准确性和精确性符合要求、无公害，但不能直接用吸光度计算Hb浓度，而且SDS试剂本身质量差异较大会影响检测结果。

3. 叠氮高铁血红蛋白（HiN3）法　优点与HiCN测定法相似，最大吸收峰在542nm，试剂毒性仅为HiCN测定法的1/7，但仍存在公害问题。

4. 碱羟血红蛋白（AHD 575）测定法　试剂简单、呈色稳定、无公害、吸收峰在575nm、可用氯化血红素作为标准品，但仪器多采用 540nm 左右滤光板，限制了此法使用。

5. *溴代十六烷基三甲胺（CTAB）血红蛋白测定法*　试剂溶血性强又不破坏白细胞，适用于仪器上自动检测 Hb 和白细胞。缺点是测定结果的准确度和精密度不佳。

6. *血细胞分析仪*　操作简单、快速，同时可获得多项红细胞参数。仪器须经 HiCN 标准液校正后才能使用。仪器法测定精度（CV）约为 1%。

上述 6 类 Hb 测定方法的比较见表 1-3。

表 1-3　血红蛋白测定方法比较

测定方法	优　点	缺　点
氰化高铁血红蛋白（HiCN）测定法	参考方法，操作简单，反应速度快，可检测除 SHb 之外的所有 Hb，产物稳定，便于质量控制	KCN 有剧毒，可使高白细胞血症的标本混浊，对 HbCO 的反应慢，不能测定 SHb
十二烷基硫酸钠血红蛋白（SDS-Hb）测定法	次选方法，操作简单、呈色稳定、试剂无毒、结果准确、重复性好	SDS 质量差异大、消光系数未定，SDS 溶血活力大，易破坏白细胞，不适用于同时进行白细胞计数的血液分析仪
碱羟血红蛋（AHD575）测定法	试剂简易，无毒，呈色稳定，准确性与精密度较高	575nm 波长比色、不便于自动检测、HbF 不能转化
叠氮高铁血红蛋白（HiN3）测定法	准确性高、精密度较高	试剂仍有毒性（为 HiCN 的 1/7）、HbCO 转化慢（20min）
溴代十六烷基三甲胺（CTAB）测定法	溶血性强且不破坏白细胞，适于血液分析仪检测	精密度、准确度略低
血细胞分析仪	操作简单、快速，同时可获得多项红细胞参数	仪器须经 HiCN 标准液校正后才能使用。仪器法测定精度约为 1%

（三）质量控制

1. *样本*　异常血浆蛋白质、高脂血症、白细胞数超过 30×10^9/L、脂滴等可产生浊度，干扰 Hb 测定。

2. *采血部位*　部位不同，结果不同，静脉血比毛细血管血低 10%～15%。

3. *结果分析*　测定值假性增高的原因是稀释倍数不准、红细胞溶解不当、血浆中脂质或蛋白质量增加。

4. *HiCN 参考液*　是制备标准曲线、计算 K 值、校准仪器和其他测定方法的重要物质。

我国 HiCN 部级参考品质量标准：

（1）图形扫描波峰 540±1nm，波谷 504～502nm。

（2）$A_{\lambda_{540}}/A_{\lambda_{504}}$=1.590～1.630。

（3）$A_{\lambda_{750}}\leqslant$0.002。

（4）无菌试验：普通培养和厌氧培养阴性。

（5）精密度：随机抽样 10 支测定，CV≤0.5%。

（6）准确度：以 WHO HiCN 参考品为标准进行测定，测定值与标示值之差≤±0.5%。

（7）稳定性：3 年内不变质，测定值不变。

（8）分装于棕色安瓿内，每支不少于 10ml。

（9）标签应写明产品名称、批号、含量、有效期、生产日期、贮存方法等。

5. *质量控制物*

（1）ACD 抗凝全血：4℃可保存 3～5 周，用于 RBC、Hb 和 WBC 质量控制。

（2）进口全血质量控制物：用于多参数血细胞分析仪 RBC、Hb 和 WBC 质量控制。

（3）醛化半固定红细胞：4℃可保存 50～60 天，用于 RBC、Hb 质量控制。

（4）溶血液：用于 Hb 质量控制。

（5）冻干全血：可长期保持，用于 Hb 质量控制。

（四）参考值

成人：男性 120～160g/L；女性 110～150g/L。新生儿：170～200g/L。老年人（＞70 岁）：男性 94.2～122.2g/L；女性 86.5～111.8g/L。

（五）临床意义

1. 生理性变化　随年龄而变化；血红蛋白量有天内波动，7:00 达高峰。

2. 病理性变化　血红蛋白测定临床意义和红细胞计数相似，但在贫血程度的判断优于**红细胞计数**。需注意的是①某些疾病，血红蛋白和红细胞浓度不一定能正确反映全身红细胞的总容量。如大量失血时，在补充液体前，虽循环血容量缩小，但血液浓度很少变化，从血红蛋白浓度来看，很难反映存在贫血。如水潴留时，血浆容量增大，即使红细胞容量正常，但血液浓度减低，从血红蛋白浓度来看，已存在贫血；反之，失水时，血浆容量缩小，即使血液浓度增高，但红细胞容量减少，从血红蛋白浓度来看，贫血不明显。②发生大细胞性贫血或小细胞低色素性贫血时，红细胞计数与血红蛋白浓度不成比例。大细胞性贫血的血红蛋白浓度相对偏高，小细胞低色素贫血的血红蛋白浓度减低，但红细胞计数可正常。

（六）氰化高铁血红蛋白测定法操作

在 5ml HiCN 转化液中，加血 20μl，充分混合，静置 5min 后，倒入光径 1cm 比色皿，在波长 540nm 处，HiCN 转化液或蒸馏水调零，测定吸光度（*A*）。根据公式直接计算：Hb（g/L）=*A*÷44×64 458÷1000×251=*A*×367.7，式中 *A* 为样本吸光度，44 为毫摩尔消光系数，64 458/1000 为 1mol/L Hb 溶液中所含血红蛋白克数，251 为稀释倍数。采用 HiCN 参考液（50、100、150、200g/L），在分光光度计上，波长 540nm 处，测定各种参考液的吸光度，以参考液血红蛋白含量为横坐标，吸光度为纵坐标，绘制标准曲线，或求出换算常数（*K*），*K*=Hb÷*A*。然后，根据样本吸光度（*A*）在标准曲线查出血红蛋白浓度，或用 *K* 值计算：Hb（g/L）=*K*×*A*。

四、红细胞形态检查

（一）原理

将细胞分布均匀的血涂片，进行染色（如瑞特染色）后，根据各种细胞和成分各自的呈色特点，在显微镜下进行观察和识别。红细胞形态检查与血红蛋白测定、红细胞计数结果相结合可粗略推断贫血原因，对贫血诊断和鉴别诊断有很重要的临床价值。

（二）参考值

瑞特染色血涂片：成熟红细胞形态为**双凹圆盘形**、细胞大小一致、平均直径 7.2μm（范围 6～9.5μm）、淡粉红色、中央 1/3 为生理性淡染区、胞质内无异常结构。

（三）临床意义

1. 红细胞大小改变

（1）小红细胞：直径＜6μm，正常人罕见。见于缺铁性贫血、珠蛋白生成障碍性贫血和遗传性球形细胞增多症。

（2）大红细胞：直径≥10μm，见于巨幼细胞贫血、溶血性贫血、恶性贫血等。

（3）巨红细胞：直径≥15μm，见于巨幼细胞贫血。

（4）红细胞大小不均：红细胞间直径相差一倍以上，见于严重的增生性贫血（如巨幼细胞贫血）。

2. 红细胞内血红蛋白含量改变

（1）正常色素性：正常人、急性失血、再生障碍性贫血和白血病等。

（2）低色素性：缺铁性贫血、珠蛋白生成障碍性贫血、铁粒幼细胞贫血、某些血红蛋白病。

（3）高色素性：巨幼细胞贫血。

（4）多色性：是尚未完全成熟的红细胞，胞体较大，胞质尚存少量嗜碱性物质（RNA），红细胞染成灰红色或淡灰蓝色；正常人（约 1%）、骨髓造红细胞功能活跃（如溶血性或急性失血性贫血）。

（5）细胞着色不一：见于铁粒幼细胞贫血。

3. 红细胞形状改变

（1）球形红细胞：红细胞中央着色深，体积小，直径与厚度比小于 2.4∶1（正常值 3.4∶1）。球星红细胞功能弱于正常细胞，易破坏、溶解，见于遗传性和获得性球形细胞增多症和小儿。

（2）椭圆形红细胞：见于遗传性椭圆形细胞增多症（可达 25%～75%）、大细胞性贫血（可达 25%）、缺铁性贫血、骨髓纤维化、巨幼细胞贫血、镰状细胞性贫血、正常人（约占 1%，不超过 15%）。

（3）靶形红细胞：见于各种**低色素性贫血**（如珠蛋白生产障碍性贫血、HbC 病）、阻塞性黄疸、脾切除后。

（4）口形红细胞：Na^+通透性增加，细胞膜变硬，细胞寿命缩短。见于口形红细胞增多症、小儿消化系统疾患引起的贫血、**酒精中毒**、某些溶血性贫血、肝病和少数（＜4%）正常人。

（5）镰状红细胞：细胞呈镰刀状、线条状或 L、S、V 形等，是含有异常血红蛋白 S（HbS）的红细胞。见于镰状细胞贫血（HbS-S、HbS-C）、镰状细胞特性样本（HbA-S）。

（6）棘红细胞：见于遗传性或获得性β脂蛋白缺乏症（高达 70%～80%）、脾切除后、酒精中毒性肝病、尿毒症。

（7）裂红细胞：为红细胞碎片或不完整红细胞，大小不一，外形不规则，呈刺形、盔形、三角形、扭转形等，是细胞通过阻塞的、管腔狭窄的微血管所致。见于**弥散性血管内凝血**、微血管病性溶血性贫血、重型珠蛋白生成障碍性贫血、巨幼细胞贫血、严重烧伤，正常人少见（＜2%）。

（8）缗钱状红细胞：红细胞互相连接如缗钱状，是因为血浆中某些蛋白（凝血因子Ⅰ、球蛋白）增高，使红细胞正负电荷发生改变所致。

（9）有核红细胞（幼稚红细胞）：除 1 周内婴幼儿血涂片中可见少量有核红细胞外，其他则为病理现象，见于溶血性贫血、造血系统恶性疾患或骨髓转移性肿瘤、慢性骨髓增生性疾病、脾切除后。

（10）新月形红细胞：见于某些溶血性贫血（如阵发性睡眠性血红蛋白尿症）。

（11）泪滴形红细胞：见于贫血、**骨髓纤维化**和正常人。

（12）红细胞形态不整：见于某些感染、严重贫血、巨幼细胞贫血。

4. 红细胞内出现异常结构

（1）嗜碱性点彩红细胞：正常人血涂片中很少见到嗜碱性点彩红细胞（约占 1/ 10 000），其他各类贫血见到点彩红细胞表明**骨髓造血旺盛**或**有紊乱现象（铅中毒）**。

（2）豪焦小体（Howell-Jolly body、染色质小体）：见于脾切除后、无脾症、脾萎缩、脾功能低下、红白血病、某些贫血（如巨幼细胞贫血）。

（3）卡波环：在嗜多色性、碱性点彩红细胞胞质中出现紫红色细线圈状结构，呈环形“8”字形，为核膜残余物、纺锤体残余物、脂蛋白变性物等。见于白血病、巨细胞性贫血、增生性贫血、铅中毒、脾切除后。

（4）寄生虫：红细胞胞质内可见疟原虫、微丝蚴、杜氏利什曼原虫等病原体。

五、血细胞比容测定

（一）检测原理

血细胞比容（Hct、Ht、HCT 或 PCV）指在一定条件下，经离心沉淀压紧的红细胞在全血样本中所占的比值。

1. 离心法　包括温氏法（Wintrobe）和微量法，是将抗凝血置于孔径统一的温氏管或毛细玻管中，以一定转速离心一定时间后，计算红细胞层占全血的体积比。

2. 血液分析仪法　是细胞通过计数小孔时，形成相应大小的脉冲，脉冲的多少即为细胞数量，脉冲高度为细胞体积，通过红细胞平均体积（MCV）和红细胞计数（RBC）即求得血细胞比容，Hct=MCV×RBC。

（二）方法学评价

1. 手工法　有折射计法、黏度法、比密测定法、离心法和放射性核素法。温氏法：采用中速离心，不能完全排除红细胞间残留血浆，测定结果偏高，已淘汰。微量法：采用高速离心，细胞间残留血浆比温氏法少（约 2%），且样本用量小、操作简便、残留血浆 1%～3%。

2. 血液分析仪　仪器法测定精度为 1%，手工法测定精度为 2%，仪器法应注意红细胞增多症或血浆渗透压异常时会出现误差。

（三）质量控制

1. 手工法　抗凝剂量不准确、混匀不充分、离心速度不够会产生误差。红细胞形态异常（如小红细胞、大红细胞、椭圆形红细胞、镰状红细胞）或红细胞增多症可使血浆残留量增加 6%。当红细胞增多时，Hct 明显增高，血浆残留也会增加。

2. 血液分析仪法　要注意 Hct 是否与 RBC、MCV 相关。

（四）参考值

Wintrobe 法：男性 0.40～0.54；女性 0.37～0.47。微量法：男性 0.47±0.04；女性 0.42±0.05。

（五）临床意义

1. 增高　见于各种原因所致血液浓缩，如大量呕吐、大手术后、腹泻、失血、大面积烧伤、真性红细胞增多症（可达 0.80）、继发性红细胞增多症等。

2. 降低　见于各种贫血，但不同类型的贫血，Hct 减少程度与 RBC 计数值不完全一致。

3. 输液评估　用于评估血浆容量有无增减或浓缩稀释程度，有助于控制补液量和了解体液平衡情况，是临床输血、输液治疗效果观测的指标。

4. 计算平均值　作为红细胞平均体积、红细胞平均血红蛋白浓度计算的基础数据。

5. 真性红细胞增多症诊断　Hct＞0.7，RBC 为（7～10）$\times10^{12}$/L，Hb＞180g/L 即可诊断。

（六）操作方法

1. 温氏法　取 $EDTA\text{-}K_2$ **或肝素**抗凝静脉血 2ml，加入温氏管中，用水平离心机以 2264*g*（即有效半径 22.5cm，3000r/min），离心 30min，离心后血液分为 5 层，自上而下分别为血浆层、血小板层、白细胞层和有核红细胞层、还原红细胞层（紫黑红色）、氧合红细胞层（鲜红色）。读取**还原红细胞层**柱高的毫米数，乘以 0.01，即为每升血液中红细胞体积的升数。

2. 微量法　取抗凝全血或末梢血，充入一次性毛细玻管（管长 75mm，内径 0.8～1.0mm，壁厚 0.20～0.25mm，每支含肝素 2U）的 2/3（50mm）处，封口后，用水平式毛细管 Hct 离心机以 12 000r/min（相对离心力 RCF＞10 000*g*）离心 5min，用专用读数板或刻度尺，读取还原红细胞层和全层长度，计算 Hct 值。

注意事项：橡皮泥封管口底面应平整，以深入毛细血管内 2mm 左右为宜。应做双份试验，结果差应＜0.01。

六、红细胞平均指数

（一）检测原理

1. 手工法　通过红细胞计数、血红蛋白量和血细胞比容值计算红细胞平均指数。

（1）红细胞平均容积：$MCV=\frac{\text{每升血液中红细胞体积}}{\text{每升血液中红细胞个数}}=\frac{Hct}{RBC}$（fl），代表每个红细胞平均体积的大小。

（2）红细胞平均血红蛋白含量：$MCH=\frac{每升血液中血红蛋白含量}{每升血液中红细胞个数}=\frac{Hb}{RBC}$（pg），代表每个红细胞内平均所含血红蛋白的量。

（3）红细胞平均血红蛋白浓度：$MCHC=\frac{每升血液中血红蛋白含量}{每升血液中红细胞体积}=\frac{Hb}{Hct}$（g/L），代表平均每升红细胞中所含血红蛋白浓度。

2. *血液分析仪*　能直接导出 MCV 值，再结合直接测定的 RBC 和 Hb，计算出 MCH（=Hb/RBC）和 MCHC（=MCH×MCV）。

（二）方法学评价

当出现红细胞凝集（如冷凝集综合征）、严重高糖血症（葡萄糖高于 60 000mg/L）时，MCV 假性增高。高脂血症、白细胞增多症使 MCH 假性增高。MCHC 受 Hct（血浆残留或出现异常红细胞）和 Hb（高脂血症、白细胞增多症）的影响。

（三）质量控制

1. *手工法*　红细胞计数、血红蛋白、血细胞比容测定数据必须来自同一份血液标本，并且准确可靠。

2. *血液分析仪法*　利用人群红细胞平均指数相当稳定的原理，用 X_B 分析法或浮动均值法对血液分析仪进行质量控制。

（四）参考值

参考值见表 1-4。

表 1-4　不同人群红细胞指数的参考范围

人　群	MCV（fl）	MCH（pg）	MCHC（g/L）
新生儿	91～112	29～36	280～360
1～2 岁	70～84	22～30	320～380
成　人	80～100	27～34	320～360
老年人	81～103	27～35	310～363

（五）临床意义

小红细胞性贫血可低至 MCV 50fl、MCH 15pg、MCHC 220g/L；大红细胞可高至 MCV 150fl、MCH 50pg，但 MCHC 正常或减低；MCHC 增高见于**球形细胞增多症**，但不超过 380g/L。红细胞平均指数仅代表红细胞平均值，有一定局限性。例如，溶血性贫血和急性白血病，虽属正细胞性贫血，但红细胞可有明显的大小不均和异形；大细胞性贫血，也可有小细胞存在；小细胞贫血，也可有大红细胞，必须做血涂片检查才能较为准确地诊断（表 1-5）。

表 1-5　贫血的红细胞形态学分类

贫血分类	MCV	MCH	MCHC	常见疾病
正细胞贫血	正常	正常	正常	再生障碍性贫血，急性失血性贫血，某些溶血性贫血
大细胞贫血	增高	增高	正常	巨幼细胞贫血
单纯小细胞贫血	减低	减低	正常	慢性感染，慢性肝肾疾病性贫血
小细胞低血素贫血	减低	减低	减低	缺铁性贫血及铁利用不良贫血，慢性失血性贫血

七、红细胞体积分布宽度

（一）检测原理

红细胞体积分布宽度（red cell distribution width，RDW）反映样本中红细胞体积大小的异质程度，即反映红细胞大小的客观指标，常用变异系数（coefficient of variation，CV）表示，由血液分析仪的红细胞体积直方图导出。

（二）方法学评价

红细胞体积分布宽度是对红细胞体积大小的评价，比血涂片红细胞形态大小的观察更为客观和准确。

（三）质量控制

红细胞体积分布宽度受样本中红细胞碎片、红细胞凝集、双相性红细胞的影响。

（四）参考值

参考值见表1-6。

表1-6 红细胞体积分布宽度参考值

作　者	例　数	红细胞体积分布宽度（$x>1.64s$）	时　间
Bessman	229	＜13.9	1983年
McClure	90	＜14.8	1985年
Robert	29	＜12.1	1985年
Marti	61	＜48（s）	1987年
从玉隆等*	2013	＜14.9	1996年

*北京市协作组6家医院使用5种型号全自动血液分析仪调查2013例成人（男1013例，女1000例）结果

（五）临床意义

1. *贫血形态学分类* 根据红细胞形态大小不同，将贫血分成6类（表1-7）。

2. *缺铁性贫血的筛选诊断和疗效观察* 可作为缺铁性贫血（IDA）筛选诊断和疗效观察的指标。红细胞体积分布宽度增大对IDA的诊断灵敏度达95%以上，特异性不强，可作为IDA的筛选诊断指标。当铁剂治疗有效时，红细胞体积分布宽度开始增大，随后逐渐降至正常。

3. *缺铁性贫血和珠蛋白生成障碍性贫血的鉴别* 珠蛋白生成障碍性贫血无上述IDA表现。

表1-7 贫血的MCV/RDW分类法

项　目		MCV		
		减　少	正　常	增　高
RDW	正常	轻型珠蛋白生成障碍性贫血、慢性病贫血	慢性病贫血、遗传性球型红细胞贫血（RDW也可增高）、某些重型血红蛋白病（如AS）	再生障碍性贫血、骨髓增生异常综合征
	增高	缺铁性贫血、HbH病、珠蛋白生成障碍性贫血（非轻型）、重型血红蛋白病（如AC）、某些慢性病贫血、G6PD缺乏症、红细胞碎片	铁缺乏早期、镰状细胞贫血、HbS病、HbC病	维生素B_{12}或叶酸缺乏贫血、免疫性溶血性贫血、冷凝集素、酗酒

八、网织红细胞计数

（一）检测原理

网织红细胞（reticulocyte，Ret）是晚幼红细胞脱核后到完全成熟红细胞间的过渡细胞，属于未完全成熟的红细胞，其胞质中残存嗜碱性物质核糖核酸（RNA），经活体染色（新亚甲蓝、煌焦油蓝、中性红等染料）后，呈深染的颗粒状或网状结构。凡含两个以上的深染颗粒或具有线网状结构的无核红细胞，即为网织红细胞。

1. *普通光学显微镜法* 在显微镜下计数1000个红细胞中网织红细胞的百分比或分数。

2. *网织细胞计数仪法和血液分析仪法* 用荧光染料（如吖啶橙、派若宁-Y、噻唑橙）使网织红细胞内RNA着色，用流式细胞术（FCM）得到网织红细胞数。

（二）方法学评价

1. 普通光学显微镜法　试管法操作简便、重复性较好。玻片法取血量少、染色时水分易蒸发，造成结果偏低。显微镜法受主观因素影响较多，且耗时费力。

2. 网织细胞计数仪法　Ret 可分成强荧光强度网织红细胞（HFR）、中荧光强度网织红细胞（MFR）、弱荧光强度网织红细胞（LFR）三类，有助于化疗、放疗、移植患者的监测。（高频考点）

3. 血液分析仪法　可提供网织红细胞绝对值（Ret）、网织红细胞百分比（Ret%）、网织红细胞分布宽度（RDWr）、网织红细胞平均体积（MCVr/MRV）、网织红细胞血红蛋白浓度（HCr）、网织红细胞平均血红蛋白浓度（MCHCr）、网织红细胞血红蛋白分布宽度（HDWr）、LFR、MFR、HFR、网织红细胞成熟指数［RMI，RMI=（MFR+HFR）/LFR×100］。仪器法优点是测量细胞多，避免主观因素，方法易于标准化。（高频考点）

（三）质量控制

1. 显微镜法　影响因素包括操作人员对网织红细胞的认识、血涂片质量好坏、计数红细胞数量多少、计数方法等。Miller 窥盘法计数网织红细胞误差可减小，网织红细胞 95%可信限为：$\mathrm{Ret}\pm 2\sqrt{\dfrac{\mathrm{Ret}(100-\mathrm{Ret})}{N}}$。

2. 仪器法　计数红细胞 10 000～50 000 个。出现 Howell-Jolly 小体、有核红细胞、巨大血小板会使结果假性增高。

（四）参考值

显微镜计数法：成人 0.008～0.02 或（25～75）$\times 10^9$/L，新生儿 0.02～0.06。仪器法：血液分析仪网织红细胞参数参考值见表 1-8。

表 1-8　血液分析仪网织红细胞参数参考值

	Ret（%）	LFR（%）	MFR（%）	HFR（%）	RDWr（%）	HDWr（pg）	MCVr（fl）
均值	1.0	86.1	11.3	2.6	17.75	33.4	111.8
标准差	0.41	4.77	4.14	1.73	2.35	5.2	5.3

（五）临床意义

正常情况下，骨髓中网织红细胞均值为 150×10^{12}/L，血液中为 65×10^9/L。当骨髓网织红细胞增多，外周血减少时，提示释放障碍；骨髓和外周血网织红细胞均增加，提示为释放增加。网织红细胞成熟类型正常时，外周血网织红细胞中Ⅲ型占 20%～30%，Ⅳ型占 70%～80%，若骨髓增生明显，可出现Ⅰ型和Ⅱ型网织红细胞。

1. 判断骨髓红细胞造血情况

（1）增多：溶血时大量网织红细胞进入血循环，网织红细胞可达 6%～8%，**急性溶血**时，可达约 20%，甚至 50%以上，绝对值超过 100×10^9/L。急性失血后，5～10d 网织红细胞达高峰，2 周后恢复正常。**放疗、化疗后，恢复造血**时，网织红细胞短暂和迅速增高，是骨髓恢复较敏感的指标。**红系无效造血**时，骨髓中红系增生活跃，外周血网织红细胞计数正常或轻度增高。

（2）减少：见于再生障碍性贫血、溶血性贫血并发再生障碍性贫血危象。典型**再生障碍性贫血**诊断标准之一是网织红细胞计数常低于 0.005，绝对值低于 **15×10^9/L**。

2. 观察贫血疗效　缺铁性贫血、巨幼细胞贫血患者治疗前，网织红细胞仅轻度增高（也可正常或减少），给予铁剂或维生素 B_{12}、叶酸治疗后，用药 3～5d 后，网织红细胞开始上升，**7～10d** 达高峰，2 周左右，网织红细胞逐渐下降，表明治疗有效。

3. 骨髓移植后监测　骨髓移植后第 21 天，如网织红细胞大于 15×10^9/L，表示无移植并发症；小于 15×10^9/L，伴中性粒细胞和血小板增高，可能为骨髓移植失败。

4. 网织红细胞生成指数（RPI）　是网织红细胞生成相当于正常人的倍数。不同生理、病理情况下，网织红细胞从骨髓释放入外周血所需时间不同，故网织红细胞计数值不能确切反映骨髓红细胞系统造血功能，还应考虑网织红细胞生存期限。通常网织红细胞生存期限约为 2d，若未成熟网织红细胞提前释放入血，网织红细胞生存期限将延长，为了纠正网织红细胞提前释放引起的偏差，用 RPI 来反映网织红细胞生成速率。计算公式为：$RPI=\frac{被测Hct}{正常人Hct}\times\frac{1}{2}\times$被测网织红细胞百分比。在估计红细胞生成有效性方面，使用 RPI 较准确。

（六）操作方法

在 2 滴 10g/L 煌焦油蓝生理盐水溶液中加血 2 滴，混匀，37℃放置 15～20min，制片后，在油镜下计数至少 1 000 个红细胞中网织红细胞数，计算网织红细胞百分数（%）和网织红细胞绝对值（$\times10^9$/L）（=红细胞数×网织红细胞百分数）。

（七）注意事项

1. 染料和染色　WHO 推荐使用的网织红细胞活体染液为**新亚甲蓝**，其染色力强且稳定；煌焦油蓝染液操作简单、费用低廉，但易产生沉淀。

2. Miller 窥盘　为提高网织红细胞计数精度和速度，ICSH 推荐使用 **Miller 窥盘**，将 Miller 窥盘置于目镜内，选择红细胞散在且分布均匀的部位，用小方格（A）计数红细胞，大方格（B）计数网织红细胞，按下式计算：$网织红细胞\%=\frac{B格内网织红细胞}{9\times A格内红细胞}\times100\%$（CV 约为 10%）。

3. 注意鉴别网织红细胞与 HbH 包涵体　网织红细胞为蓝绿色网状或点粒状物质、分布不均，HbH 包涵体为蓝绿色圆形小体，均匀散布于整个红细胞内。

九、点彩红细胞计数

（一）原理

点彩红细胞是尚未完全成熟的红细胞在发育过程中受到损害，其胞质中残存变性的嗜碱性 RNA，碱性亚甲基蓝染色后，呈大小、形状不一蓝色颗粒，瑞特染色后，颗粒呈蓝黑色，在油镜下计数点彩红细胞数百分率。由于点彩红细胞较少且分布不均，必要时可扩大红细胞计数量。

（二）操作方法

取新鲜血 1 滴制片，用甲醇固定 3min，以 50g/L **碱性亚甲蓝液**染色 1～2min，然后在油镜下计数 1000 个红细胞中点彩红细胞数，最后计算点彩红细胞数百分率。

（三）参考值

点彩红细胞计数＜0.03%。

（四）临床意义

增高见于：①**中毒**，如铅、汞、银、铋、硝基苯、苯胺等；②**各类贫血**，如溶血性贫血、巨幼细胞贫血、恶性贫血、恶性肿瘤等。

十、红细胞沉降率测定

（一）原理

红细胞沉降率（erythrocyte sedimentation rate，ESR，红细胞沉降率）指离体抗凝全血静置后，红细胞在单位时间内沉降的速度，分为 3 期。①缗钱状红细胞形成期：约数分钟至 10min；②快速沉降期：缗钱状红细胞以等速下降，约 40min；③细胞堆积期（缓慢沉积期）：红细胞堆积到试管底部。

1. 魏氏法（Westergren 法）　将离体抗凝血置于特制刻度测定管内，垂直立于室温中，测量 1h 准红细胞层下沉距离，用毫米（mm）数值表示。

2. 红细胞沉降率仪法　用发光二极管、光电管检测红细胞和血浆界面的透光度改变，得到红细胞沉降率值，显示红细胞沉降高度（H）与时间（t）关系的 H-t 曲线。

（二）方法学评价

1. 手工法　有魏氏法、潘氏法等。魏氏法简便实用、为 ICSH 推荐方法。潘氏法与魏氏法相关性好、用血量少，适用于儿童。各种方法参考值不同。

2. 红细胞沉降率仪法　仪器测量时间短、重复性好、不受环境温度影响等。红细胞沉降率仪可动态记录整个红细胞沉降率过程变化，绘制出红细胞沉降曲线。

3. 红细胞沉降率（ZSR）　将抗凝血注入特制红细胞沉降率管，以 400r/min 正反方向离心旋转，每次 45s，同时做 180° 旋转。特点是不受年龄、性别、贫血、试验条件的影响，但需特殊离心仪器 Zetafuge。

（三）质量控制

影响红细胞缗钱状形成的主要因素如下所述。

1. 血浆蛋白质比例　小分子蛋白如白蛋白、卵磷脂等使红细胞沉降率减缓，大分子蛋白如急性反应蛋白（如 C 反应蛋白、凝血因子Ⅰ、触珠蛋白、铜蓝蛋白、α_1 酸性糖蛋白、α_1 抗胰蛋白酶）、免疫球蛋白、巨球蛋白、胆固醇、三酰甘油等使红细胞沉降率加快。

2. 红细胞数量和形状　红细胞沉降率和血浆阻逆力保持平衡。红细胞数量**减少**，红细胞沉降率**加快**；数量增多则红细胞沉降率减慢。但数量太少，则影响了红细胞缗钱状形成，导致红细胞沉降率也减慢。红细胞直径**越大**，红细胞沉降率**越快**。

3. 红细胞沉降率管　应置红细胞沉降率架上完全直立，红细胞沉降率管倾斜时，红细胞沿管壁一侧下沉，而血浆沿另一侧下降，会加速红细胞沉降，如红细胞沉降率管**倾斜** 3°，沉降率**增加** 30%。

4. 血样本抗凝剂　抗凝剂浓度增加、血液凝固（血浆凝血因子Ⅰ减少）使红细胞沉降率减慢。当样本冷藏 4～24h，测定前平衡至室温，并混匀后，不影响检测结果。

5. 温度　室温过高（＞25℃）使红细胞沉降率**加快**，可按温度系数校正。室温过低（＜18℃）使红细胞沉降率减慢，但无法校正。

（四）操作方法及注意事项

1. 操作方法　取 109mmol/L 枸橼酸钠 0.4ml，加静脉血 1.6ml，混匀（抗凝剂与血液比例为 4∶1）。用红细胞沉降率管吸入混匀全血，并直立于红细胞沉降率架上，1h 末准确读取红细胞下沉后的血浆段高度，即红细胞沉降率。

2. 主要事项　红细胞沉降率检测管内径应标准（2. 5mm）；红细胞沉降率检测架应避免直接光照、移动和振动。

（五）参考值

1. 魏氏法

（1）＜50 岁：男性 0～15mm/h，女性 0～20mm/h。

（2）＞50 岁：男性 0～20mm/h，女性 0～30mm/h。

（3）＞85 岁：男性 0～30mm/h，女性 0～42mm/h。

（4）儿童：0～10 mm/ h。

2. 潘氏法　成人：男性 0～10 mm/h，女性 0～12 mm/h。

（六）临床意义

1. 红细胞沉降率增快

（1）生理性，女性高于男性，妇女月经期、妊娠 3 个月以上者红细胞沉降率增快，老年人红细胞沉降率增快。

（2）病理性，见于各种炎症、组织损伤及坏死、恶性肿瘤、高球蛋白血症、贫血、高胆固醇血症。

2. 红细胞沉降率减慢　真性或相对性红细胞增多症、DIC 消耗性低凝血期、继发性纤溶期、肝病、肿瘤、其他严重疾病因未产生急性反应蛋白等使红细胞沉降率减慢。

历年考点串讲

红细胞检查历年必考。其中，红细胞计数的质量控制与参考值、血红蛋白测定的质量控制与参考值、红细胞形态参考值、血细胞比容参考值、红细胞平均指数参考值、红细胞体积分布宽度参考值、网织红细胞计数参考值、红细胞沉降率检测原理与参考值是考试的重点，应熟练掌握。红细胞生理、红细胞计数原理与临床意义、血红蛋白检测原理与临床意义、红细胞形态检查原理与临床意义、血细胞比容测定与临床意义、红细胞平均指数检测原理与临床意义、红细胞体积分布宽度检测原理与临床意义、网织红细胞检测原理应熟悉。尤其值得注意的是根据Hb、MHC、MCV、MCHC数值判定贫血类型。

历年常考的细节：

1. 成人红细胞计数参考值：男性（4～5.5）×10^{12}/L；女性（3.5～5.0）×10^{12}/L。

2. ICSH推荐血红蛋白测定的参考方法是HiCN法。（2015、2017）

3. 氰化高铁血红蛋白测定法在波长540nm处测定吸光度。（2017）

4. 根据Hb、MHC、MCV、MCHC数值判定贫血类型。（2015）

5. 红细胞体积分布宽度（RDW）反映样本中红细胞**体积大小的异质**程度，常用**变异系数**（CV）表示。

6. 红细胞形状改变：球形红细胞、椭圆形红细胞、靶形红细胞、口形红细胞、镰状红细胞、棘红细胞、裂红细胞、缗钱状红细胞、有核红细胞（幼稚红细胞）、新月形红细胞、泪滴形红细胞、红细胞形态不整。

7. **点彩红细胞**胞质中残存变性的嗜碱性RNA。网织红细胞胞质内是残存的嗜碱性RNA。

8. 不明原因的贫血网织红细胞计数百分比增多，可排除**再生障碍性贫血**。

9. 红细胞沉降率加快的生理性原因：妇女月经期、妊娠3个月以上者红细胞沉降率增快，老年人红细胞沉降率增快。（2017）

10. 改良Neubauer计数板的结构与各区域的功能。（2017）

11. **红细胞沉降率增快**见于各种炎症、组织损伤及坏死、恶性肿瘤、高球蛋白血症、贫血、高胆固醇血症。红细胞沉降率减慢：真性或相对性红细胞增多症、DIC消耗性低凝血期、继发性纤溶期、肝病、肿瘤、其他严重疾病因未产生急性反应蛋白等使红细胞沉降率减慢。（2017）

12. 贫血的MCV/RDW分类法表格中RDW增高的临床意义。（2017）

13. 影响红细胞缗钱状形成的主要因素：①**血浆蛋白质比例**。小分子蛋白如白蛋白、卵磷脂等使红细胞沉降率减缓，大分子蛋白如急性反应蛋白、免疫球蛋白、巨球蛋白、胆固醇、三酰甘油等使红细胞沉降率加快。②**红细胞数量和形状**：红细胞沉降率和血浆阻逆力保持平衡。红细胞数量**减少**，红细胞沉降率加快；数量增多则红细胞沉降率减慢。但数量太少，则影响了红细胞缗钱状形成，导致红细胞沉降率也减慢。红细胞**直径越大**，红细胞沉降率越快。③红细胞沉降率管：应置红细胞沉降率架上完全直立，红细胞沉降率管倾斜时，红细胞沿管壁一侧下沉，而血浆沿另一侧下降，会加速红细胞沉降，如红细胞沉降率管倾斜3°，沉降率增加30%。④血样本抗凝剂浓度增加、血液凝固（血浆凝血因子Ⅰ减少）使红细胞沉降率减慢。（2015、2017）

14. 红细胞沉降率检查的推荐方法：**魏氏法为ICSH推荐方法**。（2017）

15. 使用Miller窥盘计数网织红细胞。用小方格（A）计数红细胞，大方格（B）计数网织红细胞，按下式计算：网织红细胞%=$\frac{\text{B格内网织红细胞}}{9\times\text{A格内红细胞}}\times 100\%$（CV约为10%）。（2017）

16. 温氏法测定 HCT 是将抗凝血置于孔径统一的温氏管或毛细玻管中，以一定转速离心一定时间后，计算红细胞层占全血的体积比。

17. 缺铁性贫血用药后 7～10d 网织红细胞达到峰值。

第 3 单元 白细胞检查

一、白细胞生理概要

白细胞（WBC、LEU）是外周常见的有核细胞，根据形态可分为粒细胞（GRA）、淋巴细胞（L）和单核细胞（M）三类。粒细胞根据胞质中的颗粒特点分为中性粒细胞、嗜酸粒细胞和嗜碱粒细胞三种。白细胞通过不同方式和机制发挥消灭病原体、消除过敏、参加免疫反应等功能。

（一）粒细胞

骨髓造血干细胞在集落刺激因子作用下，经过有丝分裂，依次分化发育为原始粒细胞、早幼粒、中幼粒、晚幼粒（丧失分裂能力）、杆状核和分叶核粒细胞。一个原始粒细胞经过增殖发育，最终可生成 8～32 个分叶核粒细胞。此过程，在骨髓约需 10d。成熟粒细胞进入血液后可存活 6～10h，然后逸出血管进入组织或体腔。粒细胞在组织中可发挥防御功能 1～2d。衰老的粒细胞主要在单核/巨噬细胞系统破坏，其余从口腔、气道、消化道、泌尿生殖道排出。同时，骨髓释放新生的粒细胞补充外周血，保持白细胞数量的相对稳定。生理情况下，每小时进行更新的粒细胞约为 10%。

根据粒细胞群发育阶段，人为地分为**分裂池**、**成熟池**、**贮备池**、**循环池**和**边缘池**等。

1. 分裂池 包括原粒、早幼粒和中幼粒细胞，具有分裂能力。

2. 成熟池 包括晚幼粒和杆状核粒细胞，失去分裂能力。

3. 贮备池 包括杆状核粒细胞和分叶核粒细胞，成熟粒细胞贮存于骨髓，停留 3～5d，数量为外周血的 5～20 倍。在机体受到感染和其他应激反应时，贮备池粒细胞可释放入血液循环，通常只有**杆状核**或**分叶核**中性粒细胞进入血液，当病情严重时，少量晚幼粒细胞也能进入外周血。

4. 循环池 成熟粒细胞有一半随血液而循环，**白细胞计数值**就是**循环池**的粒细胞数。

5. 边缘池 进入外周血的另一半成熟粒细胞，黏附于微静脉血管壁，边缘池和循环池粒细胞保持动态平衡。

多种因素可影响边缘池和循环池中的粒细胞一过性从一方转向另一方，使外周血白细胞计数呈现大幅度甚至成倍波动。

中性粒细胞动力学人为地分成阶段，有助于分析外周血中性粒细胞增高或降低的原因。

（1）暂时性增高：如严寒或暴热引起的白细胞增多，是由于细胞从边缘池释放入循环池。

（2）持续性增高：如化脓性感染、晚期肿瘤引起的白细胞增多，是由于**趋化因子作用**使贮备**池细胞释放入循环池**。而慢性粒细胞白血病引起的白细胞增多，是由于分裂池异常、细胞周期延长，使循环池细胞运转时间延长。

（3）暂时性白细胞降低：如伤寒因子的白细胞减少，是由于细菌**内毒素抑制骨髓**释放成熟粒细胞进入血液。

（4）持续性白细胞降低：如原发性再生障碍性贫血引起白细胞减少，是由于骨髓粒细胞生成不足。系统性红斑狼疮、脾功能亢进引起白细胞减低，是由于粒细胞破坏过多导致。

中性粒细胞有趋化、变形、黏附作用，以及吞噬、杀菌等功能。嗜酸粒细胞对组胺、抗原抗体复合物、肥大细胞有趋化作用，并分泌组胺酶灭活组胺，起到限制变态反应的作用，并参与对蠕虫的免疫反应。嗜碱粒细胞对各种血清因子、细菌、补体和激肽释放酶（血管舒缓素）等物质有趋化作用。

（二）单核细胞

释放至外周血中的单核细胞，大部分黏附于血管壁，少数随血液循环，在血中停留 3～6d 后即进入组织或体腔内，转变为幼吞噬细胞，再成熟为吞噬细胞，寿命可达 2～3 个月。单核/巨噬细胞具有吞噬病原体（如病毒、原虫、真菌、结核杆菌等）、吞噬和清理（如组织碎片、衰老血细胞、抗原抗体复合物、凝血因子等）、吞噬抗原传递免疫信息功能，还参与杀菌、免疫和抗肿瘤作用。

（三）淋巴细胞

淋巴细胞是人体主要的**免疫活性细胞**，约占白细胞总数的 1/4。B 淋巴细胞寿命较短，一般 3～5d，在骨髓、脾、淋巴结、其他淋巴组织生发中心发育成熟，占 20%～30%，参与**体液免疫**；T 淋巴细胞寿命较长，可达数月至数年，在胸腺、脾、淋巴结和其他淋巴组织，依赖胸腺素发育成熟，占 60%～70%，参与**细胞免疫**。还有少数 NK 细胞（杀伤细胞）、N 细胞（裸细胞）、D 细胞（双标志细胞）。观察淋巴细胞数量变化，有助于了解机体免疫功能状况。

二、白细胞计数

（一）检测原理及方法学评价

白细胞计数是测定单位体积血液中各种白细胞总数，包括显微镜计数法和血液分析仪计数法。

1. *显微镜计数法*　用白细胞计数稀释液将血液稀释一定倍数，并破坏红细胞后，滴入血细胞计数盘，在显微镜下计数一定范围内的白细胞数，经换算求得每升血液中各种白细胞总数。该法简便易行、不需昂贵仪器，但重复性和准确性较差，受微量吸管、血细胞计数板、细胞分布、人为因素等多种情况影响。

2. *血液分析仪计数法*　采用**电阻抗法、光散射法**原理。计数细胞数量多、速度快、易于标准化、计数精确性较高，适合大规模人群健康筛查，但需特殊仪器。某些人为因素（如抗凝不充分）、病理情况（如出现有核红细胞、巨大血小板、血小板凝集等）可干扰白细胞计数。使用前须按 NCCLS 规定方法对仪器进行校准，并须认真坚持日常质量控制工作。

（二）质量控制

1. *经验控制*

（1）与红细胞数比较：正常情况下，红细胞数/白细胞数为（500～1000）∶1；根据红细胞计数值，可估计白细胞计数是否正确。

（2）与血涂片白细胞分布密度一致（表 1-9）。

表 1-9　血涂片上 WBC 分布密度与 WBC 数量关系

血涂片上 WBC/HP	WBC（×10^9/L）
2～4	（4～7）
4～6	（7～9）
6～10	（10～12）
10～12	（13～18）

2. *计数误差*

（1）技术误差：通过熟练操作、仪器校准而减小，甚至避免。

（2）固有误差：是计数室内每次血细胞分布不可能完全相同所致的误差，与计数细胞数量成反比，计数量越大，误差越小。若白细胞数太低（＜3×10^9/L），可增加计数量（数 8 个大方格白细胞数）或降低稀释倍数；若白细胞数太高（＞15×10^9/L），可增加稀释倍数。

此外固有误差还包括计数室和吸管的使用次数，即计数误差和吸管误差。同一稀释的血液，采用多支吸管稀释，在多个计数板内计数；较同一稀释血液在同一计数板多次计数所得结果更接近真值。

（3）有核红细胞：正常情况下，外周血不会出现有核红细胞。若出现大量有核红细胞，不能被白细胞稀释液破坏，使白细胞计数值假性增高。此时，白细胞计数应进行校正。公式：校正后白细胞数/L=校正前白细胞数×100/（100+y），（**y 为白细胞分类计数时，100 个白细胞中有核红细胞数量**）。（近年高频考点）

3．质量控制

（1）常规考核标准（RCS）：基于白细胞在计数池四大格的分布情况而定。计算公式如下。

$$RCS=\frac{\text{四大格所见白细胞最大值}-\text{最小值}}{\text{四大格所见白细胞平均值}}\times100\%$$

若白细胞≤4×10^9/L，RCS 应＜30%，白细胞（4.1～14.9）$\times10^9$/L，RCS 应＜20%，白细胞＞15×10^9/L，RCS 应＜15%。超过上述标准应重新充池计数。

（2）变异百分数（V）评价法：计算公式为 $V=[(x_i-x_m)/x_m]\times100$。其中 x_i 为测定值，x_m 为靶值，计算质量得分=100−（V−2）。若得分 90 分以上为 A 级（优），80～89 分为 B 级（良），70～79 分为 C 级（中），60～69 分为 D 级（及格），＜60 分为 E 级（不及格）。

（三）参考值及临床意义

1．参考值　成人：**（4～10）$\times10^9$/L**；新生儿：（15～20）$\times10^9$/L；6 个月至 2 岁：（11～12）$\times10^9$/L；儿童：（5～12）$\times10^9$/L。

2．临床意义　由于**中性粒细胞占白细胞总数的 50%～70%**，所以白细胞计数与中性粒细胞计数的临床意义基本一致。外周血嗜酸粒细胞浓度在 1d 内有波动，昼低夜高、上午波动大、下午较恒定，与糖皮质激素脉冲式分泌有关。劳动、寒冷、饥饿、精神刺激等使嗜酸粒细胞数降低。成人外周血嗜酸粒细胞＞0.5×10^9/L 称为增多。化脓性感染、急性失血、急性溶血可引起白细胞数增高，但一般病毒感染不引起白细胞数增高。

（四）操作方法

1．显微镜计数法　白细胞稀释液 0.38ml 加血 20μl，充分混匀后充入计数池，然后静置 2～3min，在低倍镜下计数四角 4 个大方格内白细胞的总数，最后计算每升血液中白细胞计数值，公式：

$$\text{白细胞数}=4\text{ 个大方格内白细胞数}(N)/4\times10\times20\times10^6=(N/20)\times10^9/L$$

2．注意事项　与红细胞计数类似，大方格间细胞计数结果相差不超过 10%，否则应重新充池。

三、白细胞分类计数

（一）检测原理及方法学评价

白细胞分类计数是将血液制成涂片，经染色后在油镜下进行分类，求得各种类型白细胞的比值（百分率），并可计算出各类白细胞的绝对值（各类白细胞绝对值=白细胞计数值×白细胞分类计数百分率）。方法：①显微镜分类法，能准确地根据细胞形态特征进行分类，并可发现细胞形态及染色有无异常，是白细胞分类计数参考方法，但耗时，精确性和重复性较差。②血液分析仪分类法：有**三分群**和**五分类**两法，速度快，准确性高，易于标准化，能提示异常结果，结果以数据、图形、文字等多种形式展示，是白细胞分类和筛检**首选方法**，但不能完全代替显微镜检查法对异常白细胞进行鉴别和分类。

（二）质量控制

1. 影响分类计数准确性因素

（1）细胞分布不均：通常涂片尾部中性粒细胞较多、淋巴细胞较少，单核细胞沿涂片长轴均匀分布。大细胞和幼稚细胞分布在涂片尾部和边缘，淋巴细胞、嗜碱粒细胞分布在涂片**头部**和**体部**。采用“城垛”式移动进行涂片分类，有助于弥补涂片中细胞分布的差异。若离心后制片，准确性可提高10%。当白细胞有聚集现象时，细胞分布极不规则，以致无法准确地进行分类。

（2）形态识别差异：主要因素如下。①杆状核和分叶核诊断标准差异。②单核细胞和大淋巴细胞鉴别能力差异。③染色较差的涂片，嗜碱粒细胞和中性粒细胞难以区分。凡不能识别的细胞应归为“未能识别白细胞”。

2. 影响分类计数精确性的因素　精确度常用重复计数后计算的 s 或 CV 来表示。显微镜计数虽然准确性高，但精确性差，与分类计数细胞数量较少有关。计数细胞量越大，误差越小。因此，临床上如需将观察的细胞数量变化作为诊治依据时，应提高细胞计数量（表1-10）。

表1-10　白细胞总数与分类细胞数的关系

白细胞总数（$\times 10^9$/L）	应分类白细胞数（个）
4～10	100
10～20	200
20～30	300
＞30	400

3. 白细胞分类计数参考方法　美国国家临床实验室标准化委员会（NCCLS）提供的**参考方法**：使用EDTA-K_2抗凝静脉血，每份样本制作3张血涂片；以Romanowsky类染液进行染色（表1-11）；显微镜检查时，观察有无异常细胞和细胞分布情况，然后，在油镜下观察细胞质内的颗粒和核分叶情况；采用“城垛式”方法观察血涂片。需分类的细胞有中性分叶核粒细胞、中性杆状核粒细胞、淋巴细胞、异型淋巴细胞、单核细胞、嗜酸粒细胞和嗜碱粒细胞。每张血涂片应计数**200**个白细胞；白细胞分类结果以百分率和绝对值表示；有核红细胞，结果以每100个白细胞计数中见到个数表示。

表1-11　Romanowsky类染液细胞染色特征

细胞成分	颜色特征
染色质（包括豪焦小体）	紫色
早幼粒细胞和Auer（奥尔）小体	紫红色
淋巴细胞胞质	蓝色
单核细胞胞质	蓝灰色
富含RNA胞质（嗜碱性胞质）	深蓝色
Döhle（杜勒）小体	蓝灰色
中性粒细胞特异性颗粒，淋巴细胞颗粒，血细胞颗粒	淡紫色或粉红色
嗜碱粒细胞特异性颗粒	深紫色
嗜酸粒细胞特异性颗粒	橘黄色
红细胞	粉红色

资料来源：Bain BJ. 2002. Blood cells a practical guide. 3rd. Blackwell Science.

进行仪器性能评价时，参考方法应由两位具备资格的检验人员，按照参考方法步骤，每份患者样本分析**400**个细胞，每张血涂片分析**200**个细胞。仪器应对每份样本进行双份测定。

（三）参考值

白细胞分类计数参考值见表1-12。

表 1-12　成人白细胞分类参考范围

	手工法		仪器法	
	百分率（%）	绝对值（$\times10^9$/L）	百分率（%）	绝对值（$\times10^9$/L）
中性杆状核粒细胞	1～5	0.04～0.5	—	—
中性分叶核粒细胞	50～70	2～7	38～68	1.89～5.32
嗜酸粒细胞	0.5～5	0.02～0.5	0.8～5.3	0.05～0.35
嗜碱粒细胞	0～1	0～1	0.2～1.0	0.01～0.06
淋巴细胞	20～40	0.8～4	22～50	1.39～3.19
单核细胞	3～8	0.12～0.8	5～11.4	0.30～0.75

（四）临床意义

1. 中性粒细胞

（1）生理性增多：中性分叶核粒细胞>0.7，绝对值>7×10^9/L 称为增多。常见原因如下。

1）年龄变化：新生儿白细胞数较高，可达（15～30）$\times10^9$/L，3～4d 后降至 10×10^9/L，约保持 3 个月，逐渐降低至成人水平。新生儿中性粒细胞占绝对优势，6～9d 降至与淋巴细胞大致相等，随后淋巴细胞逐渐增多。婴儿期以淋巴细胞为主（可达 0.70），2～3 岁后，淋巴细胞逐渐降低，中性粒细胞逐渐增高，4～5 岁两者基本相等，形成中性粒细胞和淋巴细胞 2 次交叉变化曲线，到青春期与成人相同。

2）日间变化：在安静、休息时白细胞较低；在活动、进食后白细胞较高。早晨较低，下午较高。一日内，最高值和最低值可相差 1 倍。

3）运动、疼痛、情绪变化：脑力和体力劳动、冷热水浴、日光或紫外线照射等使白细胞轻度增高。严寒、暴热使白细胞数高达 15×10^9/L 或更高。剧烈运动、剧痛、情绪激动时白细胞数显著增高，可达 35×10^9/L，以中性粒细胞为主，是循环池和边缘池粒细胞重新分配所致。

4）妊娠与分娩：妊娠超过 5 个月，白细胞可达 15×10^9/L 以上；妊娠最后 1 个月波动于（12～17）$\times10^9$/L；分娩时白细胞可达 34×10^9/L；分娩后 2～5 天恢复正常。

5）其他：吸烟者白细胞计数比非吸烟者高 30%，包括嗜中性粒细胞、淋巴细胞和单核细胞。

（2）反应性增多：是机体的应激反应，动员骨髓储备池中的粒细胞释放或边缘池粒细胞进入血循环，增多白细胞大多为**分叶核粒细胞**或杆状核粒细胞。常见原因：急性感染或炎症；广泛组织损伤或坏死；急性溶血；急性失血；急性中毒；恶性肿瘤等。

（3）异常增生性增多：为造血干细胞克隆性疾病，造血组织中粒细胞大量增生，见于白血病（如急性白血病、慢性白血病）、骨髓增殖性疾病（如真性红细胞增多症、原发性血小板增多症、骨髓纤维化症）。

（4）中性粒细胞减少：当中性粒细胞绝对值低于 1.5×10^9/L 时，称为**粒细胞减少症**；低于 0.5×10^9/L 时，称为**粒细胞缺乏症**。可见于以下情况。

1）某些感染：如伤寒、副伤寒、流感等。与细菌内毒素、病毒作用使边缘池粒细胞增多，循环池粒细胞减低，或抑制骨髓释放粒细胞等有关。

2）血液病：如再生障碍性贫血、少数急性白血病。

3）慢性理化损伤：如**电离辐射**（X 线等）、长期服用**氯霉素**后，可抑制骨髓细胞有丝分裂，使白细胞数降低。临床上，药物性中性粒细胞减少症较为常见，与免疫、细胞毒性、过敏体质有关。在用药早期中性粒细胞即减低，**停药 4～7d 后**，中性粒细胞**恢复正常**。

4）自身免疫病：如系统性红斑狼疮（SLE），约 60%患者白细胞数为（2～5）$\times10^9$/L，中性粒细胞绝对值降低。

5）脾功能亢进：如门脉性肝硬化、班替综合征。机制为脾单核-吞噬细胞系统破坏白细胞，或肿大的脾能分泌过多脾素，灭活促粒细胞生成因子。

（5）中性粒细胞核象变化：正常时，外周血中性粒细胞以三叶核居多，杆状核与分叶核比值为1∶13。

1）**核左移**：外周血中杆状核粒细胞增多和（或）出现晚幼粒、中幼粒、早幼粒等细胞，见于感染（尤其急性化脓性感染）、急性中毒、急性溶血、急性失血等。

2）**核右移**：中性粒细胞核分叶5叶以上者超过3%，常伴白细胞总数减低，见于营养性巨幼细胞贫血、恶性贫血、应用抗代谢药物、炎症恢复期。

2. 嗜碱粒细胞

（1）增多：外周血嗜碱粒细胞绝对值＞0.05×10^9/L。常见于过敏性或炎症性疾病；骨髓增生性疾病；嗜碱粒细胞白血病。

（2）减少：见于甲状腺功能亢进、妊娠、放疗、化疗、糖皮质激素治疗、感染急性期。

3. 淋巴细胞

（1）生理性增多：外周血淋巴细胞绝对值成人＞4×10^9/L、儿童＞7.2×10^9/L、4岁以下＞9×10^9/L，见于儿童期淋巴细胞生理性增多。

（2）病理性增多：见于急性传染病、肾移植术后（如发生排斥反应）、白血病（如淋巴细胞性白血病、白血性淋巴肉瘤）、再生障碍性贫血、粒细胞缺乏症。

4. 单核细胞

（1）生理性增多：外周血单核细胞绝对值计数超过0.8×10^9/L。儿童外周血单核细胞较成人稍多，平均为0.09，出生后2周婴儿可呈生理性单核细胞增多，可达0.15或更多，妊娠时生理性增高与中性粒细胞变化相平行。

（2）病理性增多：见于某些感染（如亚急性感染性心内膜炎、疟疾、黑热病等）、急性感染恢复期、活动性肺结核（如严重的浸润性和粟粒性结核）、某些血液病（如粒细胞缺乏症恢复期、恶性组织细胞病、淋巴瘤、单核细胞白血病、骨髓增生异常综合征）。

四、嗜酸粒细胞计数

（一）基本原理

用嗜酸粒细胞稀释液将血液稀释一定倍数，同时破坏红细胞和大部分白细胞，并将嗜酸粒细胞着色，然后滴入细胞计数盘中，计数一定范围内嗜酸粒细胞数，即可求得每升血液中嗜酸粒细胞数。

（二）参考值

成人：（0.05～0.5）$\times10^9$/L。

（三）方法学评价

1. 显微镜计数法　嗜酸粒细胞绝对值比百分率更有临床价值。

2. 血液分析仪法　提供嗜酸粒细胞百分率、绝对值、直方图和散点图，是目前最有效的嗜酸粒细胞筛检方法。

（四）临床意义

1. 增多　成人外周血嗜酸粒细胞$\geq0.5\times10^9$/L。见于：①寄生虫病；②变态反应性疾病；③皮肤病；④血液病；⑤某些恶性肿瘤；⑥某些传染病；⑦其他疾病，风湿性疾病、脑垂体前叶功能减低症、肾上腺皮质功能减低症、过敏性间质性肾炎等；⑧高嗜酸粒细胞综合征。

2. 减低　见于长期应用**肾上腺皮质激素**、某些急性传染病，如伤寒极期。

3. 其他应用　观察急性传染病的预后；观察手术和烧伤患者的预后；测定肾上腺皮质功能。（近年高频考点）。

（五）操作方法

1. 操作方法　取嗜酸粒细胞稀释液0.38ml，加血20μl，混匀后充入计数板2个计数池中，静置 3～5min，然后，在低倍镜下计数 2 个计数池共 10 个大方格内嗜酸粒细胞数量，计算公式：

$$嗜酸粒细胞/L=\frac{10个大方格内的嗜酸粒细胞}{10}\times 10\times 20\times 10^{6}$$

2. 试剂　嗜酸粒细胞稀释液种类繁多，虽配方不同，但作用大同小异。分为嗜酸粒细胞保护剂（如乙醇、丙酮、乙二醇）、嗜酸粒细胞着色剂（如溴甲酚紫、伊红、固绿）、破坏其他细胞和增强嗜酸粒细胞着色物质（如碳酸钾、草酸铵）、抗凝剂（如枸橼酸钠、EDTA）、防止乙醇和液体挥发剂（甘油）作用。

3. 注意事项

（1）时间：嗜酸粒细胞直接计数最好固定时间，以排除日间生理变化。操作应在 30～60min 完成，否则嗜酸粒细胞逐渐破坏或不易辨认，使结果偏低。

（2）混匀：嗜酸粒细胞在稀释液中易发生聚集，要及时混匀，但振荡不宜剧烈。

五、白细胞形态检查

（一）检测原理及方法学评价

血涂片经染色后，在普通光学显微镜下做白细胞形态学观察和分析。常用的染色方法：**瑞特染色法**、吉姆萨染色法、May-Grünwald 法、Jenner 法、Leishman 染色法等。

方法：①显微镜分析法。对血液细胞形态的识别，特别是异常形态，推荐采用人工方法。②血液分析仪法。不能直接提供血细胞质量（形态）改变的确切信息，需用显微镜分析法进行核实。

（二）临床意义

瑞特染色，正常白细胞的细胞大小、核和质的特征不再赘述。异常白细胞形态如下。

1. 中性粒细胞

（1）毒性变化：在严重传染病、化脓性感染、中毒、恶性肿瘤、大面积烧伤等情况下，可见中性粒细胞大小不均、中毒颗粒、空泡、Döhle 小体、退行性变。毒性指数指中毒颗粒所占中性粒细胞（100 个或 200 个）的百分率。1 为极度，0.75 为重度，0.5 为中度，<0.25 为轻度。

（2）巨多分叶核中性粒细胞：细胞体积较大，直径 16～25μm，核分叶常在 5 叶以上，甚至在 10 叶以上，核染色质疏松，见于巨幼细胞贫血、抗代谢药物治疗后。

（3）棒状小体（Auer 小体）：细胞质中出现紫红色细杆状物质，长 1～6μm，1 条或数条，见于**急性白血病**。

（4）Pelger-Huët 畸形：细胞核为杆状或分 2 叶，呈**肾形或哑铃形**，染色质聚集成块或条索网状。为常染色体显性遗传性异常，也可继发于某些严重感染、白血病、骨髓增生异常综合征、肿瘤转移、某些药物（如秋水仙碱、磺基二甲基异噁唑）治疗后。

（5）Chediak-Higashi 畸形：细胞质内含有数个至数十个包涵体，直径为 2～5μm，呈紫蓝、紫红色，见于 Chediak-Higashi 综合征，为常染色体隐性遗传。

（6）Alder-Reilly 畸形：细胞质内含有巨大的、深染的嗜天青颗粒，染深紫色，见于脂肪软骨营养不良、遗传性黏多糖代谢障碍。

（7）May-Hegglin 畸形：细胞质内含有淡蓝色包涵体，见于严重感染。

2. 淋巴细胞

（1）异型淋巴细胞：在淋巴细胞性白血病、病毒感染、百日咳、布鲁菌病、梅毒、弓形虫感染、药物反应等情况下，淋巴细胞增生，出现某些形态学变化，称为**异型淋巴细胞**。

（2）放射线损伤后淋巴细胞形态变化：核固缩、核破碎、双核、卫星核淋巴细胞（胞质中主核旁出现小核）。

（3）淋巴细胞性白血病时形态学变化：在急、慢性淋巴细胞白血病，出现各阶段原幼细胞，并有形态学变化。

3. 浆细胞　正常浆细胞直径 8～9μm，胞核圆、偏位，染色质粗块状、呈车轮状或龟背状排列；胞质灰蓝色、紫浆色、有泡沫状空泡，无颗粒。外周血出现浆细胞，见于**传染性单核细胞增多症**、流行性出血热、弓形体病、梅毒、结核病等。异常形态浆细胞如下。

（1）Mott 细胞：浆细胞内充满大小不等、直径 2～3μm 蓝紫色球体，呈桑葚样。见于反应性浆细胞增多症、疟疾、黑热病、多发性骨髓瘤。

（2）火焰状浆细胞：浆细胞体积大，胞质红染、边缘呈火焰状。见于 IgA 型骨髓瘤。

（3）Russell 小体：浆细胞内有数目不等、大小不一、直径 2～3μm 红色小圆球。见于**多发性骨髓瘤**、伤寒、疟疾、黑热病等。（近年高频考点）

历年考点串讲

白细胞分类计数的临床意义、嗜酸粒细胞计数的临床意义历年常考。其中，白细胞计数的质量控制、参考值及临床意义，白细胞分类计数的质量控制，白细胞形态检查的临床意义是考试的重点，应熟练掌握。粒细胞、单核细胞、淋巴细胞中介绍的基本知识应熟悉。

历年常考的细节：

1. 白细胞分类计数时，应在油镜下选择体尾交界处有秩序地检查。

2. **核右移**：中性粒细胞核分叶 5 叶以上者超过 3%，常伴白细胞总数减低。

3. 嗜酸粒细胞增多见于**寄生虫病**、**变态反应性疾病**、皮肤病、血液病、某些恶性肿瘤、传染病、高嗜酸粒细胞综合征。

4. 粒细胞群发育分为 4 个阶段。①**分裂池**：包括原粒、早幼粒和中幼粒细胞，具有分裂能力。②**成熟池**：包括晚幼粒和杆状核粒细胞，失去分裂能力。③**储备池**：包括杆状核粒和分叶核粒，成熟粒细胞储存于骨髓，数量为外周血的 5～20 倍，在机体受到感染和其他应激反应时，可释放入血液循环，通常只有杆状核或分叶核中性粒细胞进入血液，当病情严重时，少量晚幼粒细胞也能进入外周血。④**循环池**：成熟粒细胞有一半随血液而循环，白细胞计数值就是循环池的粒细胞数。⑤**边缘池**：进入外周血的另一半成熟粒细胞，黏附于微静脉血管壁，边缘池和循环池粒细胞保持动态平衡。（2017）

5. 严重感染时外周血白细胞常明显**增高**，可达 20×10^9/L。（2017）

6. 白细胞计数时有核红细胞不能被破坏，结果需要**校正**。校正后白细胞数/L=100/（100+有核红细胞数）× 校正前白细胞数。（2015）

7. 中性粒细胞**中毒颗粒**：在严重感染及大面积烧伤等情况下，中性粒细胞的胞质中出现比正常中性颗粒粗大、大小不等、分布不均的紫黑色或深紫褐色颗粒，这种颗粒称中毒颗粒。（2015）

第 4 单元　血液分析仪及其临床应用

一、概述

20 世纪 50 年代初，电子血细胞计数仪开始应用于临床，随着电子技术、流式细胞术、激光技术、单克隆抗体、计算机等高科技在血细胞分析仪上的应用，血液分析仪的研制水平不断提高，检测原理不断完善，测量参数不断增多。现代血液分析仪（HA）具有下列特点。

1. 自动化程度越来越高　分析通过条形码识别、自动运输装置、自动混匀、自动进样、自动检测、自动报告、自动清洗、自动涂片，形成了模块式自动化血液分析流水线。

2. 提供参数越来越多　能提供十八到四十多个参数，如有核红细胞数、淋巴细胞亚群数等。

3. 精度越来越高　采用定容计量、定时监控、三次平均法计数、延时计数等使精密度大大提高（表 1-13）。

4. 速度越来越快　每小时可分析 50～150 份样本。

5. 强大的质量控制功能　有自动记录质量控制结果、可供选择的质量控制规则、自动绘制质量控制图、失控报警、患者结果浮动均值和患者结果 Delta 核查和报警等功能。

6. 智能化程度越来越高　提供简明直观的直方图或散点图、提示异常结果报警信号、备有专家诊断系统和远程会诊等功能。

表 1-13　手工法和仪器法计数精度比较

项　目	手工法	仪器法
Hb	2	＜1.5
HCT	2	＜1.5
RBC	4.3	＜1.5
WBC	6.5	＜3.0
PLT	11	1～3
Ret	40	＜10

资料来源：Rowan RM，van Assendelft OW，Preston FE. 2002. Advanced Laboratory Methods in Haematology. London: Arnold.

二、检测原理

（一）电阻抗法血液分析仪检测原理

1. 电阻抗法血细胞计数原理（库尔特原理）　容器感应区内电阻增高，引起瞬间电压变化形成脉冲信号，脉冲振幅越高，细胞体积越大；脉冲数量越多，细胞数量越多，由此得出血液中血细胞数量和体积值。

2. 白细胞分类计数原理　经溶血剂处理的、脱水的、不同体积的白细胞通过小孔时，脉冲大小不同，将体积为 **35～450fl** 白细胞，分为 256 个通道，**淋巴细胞**位于 35～90fl 的小细胞区；**粒细胞**（中性粒细胞）位于 160fl 以上的大细胞区；单核细胞、嗜酸粒细胞、嗜碱粒细胞、原始细胞、幼稚细胞等，位于 90～160fl 的**单核细胞**区，又称为中间型细胞。仪器根据各亚群占总体的比例，计算出各亚群细胞的百分率，并同时计算各亚群细胞的绝对值，显示白细胞体积分布直方图。

3. 血红蛋白测定原理　血红蛋白与溶血剂中的某些成分结合形成一种血红蛋白衍生物，在特定波长（530～550nm）下比色，吸光度与稀释液中血红蛋白含量成**正比**，最终显示血红蛋白浓度。氰化钾的溶血剂，与血红蛋白作用后形成氰化血红蛋白，其最大吸收峰接近 540nm。

（二）光散射法血液分析仪检测原理

1. 光散射法白细胞计数和分类计数　①激光与细胞化学法；②容量、电导、光散射（VCS）法；③电阻抗与射频法；④多角度偏振光散射（MAPSS）法。

2. 光散射法红细胞检测原理　低角度（2°～3°）光散射能测量单个红细胞体积，高角度（5°～15°）光散射能测量单个红细胞血红蛋白浓度，得出 MCV、MCH、MCHC 值，并显示红细胞散射图、单个红细胞体积和血红蛋白含量直方图。

3. 光散射法血小板检测原理　高角度（5°～15°）光散射能测量细胞折射指数（RI），低角度（2°～3°）光散射能测量细胞大小。在二维散射图上得出血小板数量和相关参数。

4. 网织红细胞计数原理

（1）利用**新亚甲蓝**使网织红细胞 RNA 着色，加入使红细胞内血红蛋白溢出的试剂，使其成为“影细胞”，然后采用 VCS 原理，得出网织红细胞数和相关参数。

（2）利用碱性槐黄 O 等荧光染料与网织红细胞内的 RNA 结合，以波长 488nm 氩氖激光束为激光源照射网织红细胞，得到前向散射光强度（细胞体积大小）和荧光强度（胞质内 RNA 多少），形成二维显示散点图，得出网织红细胞数和相关参数。

三、临床应用检测参数

（一）常用检测参数

常见血液分析仪检测报告的术语和英文缩写词见表 1-14。

表 1-14　常见血液分析仪检测报告术语和英文缩写词

中文名称	英文缩写	中文名称	英文缩写
血红蛋白	Hb	中性粒细胞计数	NEUT
血细胞比容	Hct/PCV	中性粒细胞百分率	NEUT%
红细胞计数	RBC	淋巴细胞计数	LYMPH
红细胞平均体积	MCV	淋巴细胞百分率	LYMPH%
红细胞平均血红蛋白量	MCH	单核细胞计数	MONO
红细胞平均血红蛋白浓度	MCHC	单核细胞百分率	MONO%
单个红细胞血红蛋白浓度	CHCM	嗜酸粒细胞计数	EOS
红细胞体积分布宽度	RDW	嗜酸粒细胞百分率	EOS%
红细胞血红蛋白分布宽度	HDW	嗜碱粒细胞计数	BASO
白细胞计数	WBC	嗜碱粒细胞百分率	BASO%
血小板计数	PLT	大型未染色细胞计数	LUC
血小板平均体积	MPV	大型未染色细胞百分率	LUC%
血小板比容	PCT	核左移	left shift
血小板体积分布宽度	PDW	异型淋巴细胞	atypical Lymph
血小板平均浓度	MPC	原幼细胞	blasts
血小板平均质量	MPM	异常原幼细胞	BL-ABN
网织红细胞总数	RET		
网织红细胞绝对值	Ret#	红细胞大小不等	ANISO
网织红细胞百分率	Ret%	小红细胞	MICRO
网织红细胞平均体积	MCVr	大红细胞	MACRO
单个网织红细胞平均血红蛋白浓度	CHCMr	血红蛋白浓度不等	HCVAR
网织红细胞体积分布宽度	RDWr	高血色素性红细胞	HYPER
单个网织红细胞血红蛋白分布宽度	CHDWr	红细胞碎片	RBC Fragment
单个网织红细胞血红蛋白量	CHr	影红细胞	ghost RBC
网织红细胞血红蛋白分布宽度	HDWr	有核红细胞	NRBC
网织红细胞成熟指数	RMI	血小板聚集	platelet clumps
低荧光率网织红细胞	LFR	大血小板	large platelet
中荧光率网织红细胞	MFR	平均过氧化物酶活性指数	MPXI
高荧光率网织红细胞	HFR	分叶核指数	LI

（二）检测结果及表达方式

常用三分群血液分析仪参考值和复核标准见表 1-15。

表 1-15　常用三分群血液分析仪参考值和复核标准

测定项目	参考范围	复核标准
WBC（$\times 10^9$/L）	3.9～9.7（男）；3.5～9.1（女）	＜3.5 或＞12.0
MID（%）	3.5%～7.9%	＜1 或＞15
GRAN（%）	46.0%～76.5%	＜45 或＞78

续表

测定项目	参考范围	复核标准
LYM（%）	18.7%～47%	
MID# （$\times10^9$/L）	0.2～0.7	
GRAN# （$\times10^9$/L）	1.8～6.4	
LYM# （$\times10^9$/L）	1.0～3.3	
RBC（$\times10^{12}$/L）	4.3～5.9（男）；3.9～5.2（女）	
Hct（L/L）	0.40～0.52（男）；0.37～0.47（女）	
Hb（g/L）	137～179（男）；116～155（女）	100 或>180
MCV（fl）	83～101（男）；80～101（女）	<80 或>102
MCHC（g/L）	329～360（男）；329～340（女）	<310 或>360
MCH（pg）	27.2～34.7（男）；27.2～34.3（女）	
RDW（%）	<14.5	
MPV（fl）	7.6～13.2	
PDW（%）	14.8～17.2	
PLT（$\times10^9$/L）	98.7～302.9	<100 或>500

#，绝对值；LYM，淋巴细胞群；MID，单核细胞群；GRAN，粒细胞群。

四、血细胞直方图

（一）白细胞直方图

血液分析仪在计数细胞数量的同时，还提供细胞体积分布图形，横坐标为细胞体积，纵坐标为不同体积细胞的相对频率，称为细胞直方图。正常白细胞直方图，在 35～450fl 范围内将白细胞分为 3 群，左侧峰又高又陡，为**淋巴细胞峰**，最右侧峰又低又宽，为**中性粒细胞峰**，左右两峰间的谷区较平坦，为**单个核细胞峰**。异常直方图意义见表 1-16。

表 1-16　白细胞直方图变化的部分原因

白细胞直方图变化	主要原因
淋巴细胞峰左侧异常	有核红细胞、血小板聚集、巨大血小板、未溶解红细胞、疟原虫、冷凝集蛋白、脂类颗粒、异型淋巴细胞
淋巴细胞峰右移，与单个核细胞峰左侧相连并抬高	急性淋巴细胞白血病、慢性淋巴细胞白血病、异型淋巴细胞
单个核细胞峰抬高增宽	原始或幼稚细胞、浆细胞、嗜酸粒细胞增多、嗜碱粒细胞增多、单核细胞增多
单个核细胞峰与中性粒细胞峰之间异常	未成熟的中性粒细胞、异常细胞亚群、嗜酸粒细胞增多
中性粒细胞峰右移、抬高、增宽	中性粒细胞绝对值增多
直方图多区出现异常	以上多种原因引起

（二）红细胞直方图

正常红细胞直方图，在 36～360fl 范围分布有两个细胞群体，在 50～125fl 区域有一个两侧对称、较狭窄的曲线，为正常大小的红细胞，在 125～200fl 区域有另一个低而宽的曲线，为大红细胞、网织红细胞。当红细胞体积大小发生变化时，峰左移或右移，或出现双峰。

（三）血小板直方图

正常血小板直方图，在 2～30fl 范围内分布，呈左偏态分布，集中分布于 2～15fl。当有大血小板或小红细胞、聚集血小板时，直方图显示异常。

五、方法学评价

（一）仪器性能的评价

1989 年，ICSH 公布了用于评价血液分析仪性能、优点和局限性的《含白细胞分类、网织红细胞计数和细胞标志检测的血液分析仪评价指南》。仪器性能评价内容见表 1-17。

表 1-17　各类血液分析仪性能评价内容

评价项目	稀释效应	精密度	携带污染	相关性	准确度	样本老化	干扰
血细胞计数	+	+	+	+	+	+	+
白细胞分类	+	+	+	+	+	+	+
网织红细胞	−	+	+	+	+	+	+
细胞标志	−	+	+	−	−	+	−

1. 样本要求　血液样本要求在采集后 4h 内进行处理，并需要各种类型的样本，以反映血液中各种成分质和量的变化（表 1-18）。

表 1-18　用于血液分析仪性能评价样本的预期范围

参　数	预期浓度	参　数	预期浓度
Hb（g/L）	35～210	单核细胞（$\times10^9$/L）	0.1～20.0
RBC（$\times10^9$/L）	0.75～7.5	淋巴细胞（$\times10^9$/L）	0.1～99.0
Hct（L/L）	0.15～0.65	Ret（$\times10^9$/L）	5～750
MCV（fl）	55～120	MPV（fl）	5.5～12.5
RDW	依据仪器	PDW	依据仪器
PLT（$\times10^9$/L）	15～800	总 T 细胞（$\times10^9$/L）	0.1～10
WBC（$\times10^9$/L）	0.1～99.0	总 B 细胞（$\times10^9$/L）	0.1～10
中性粒细胞（$\times10^9$/L）	0.1～99.0	NK 细胞（$\times10^9$/L）	0.1～10
嗜酸粒细胞（$\times10^9$/L）	0.1～20.0	CD4 细胞（$\times10^9$/L）	0.1～10
嗜碱粒细胞（$\times10^9$/L）	0.1～1.0	CD8 细胞（$\times10^9$/L）	0.1～10

2. 性能评价

（1）稀释效应：①受倍比稀释影响的参数。用同源乏血小板血浆稀释比容细胞，得到各种浓度，如 100%，90%，80%……20%，10%，评价稀释度与参数之间的线性关系。理想情况下，线性范围越宽越好、回归线应通过原点。②不受稀释效应影响的参数，如红细胞平均指数，不受稀释度影响，理论上应为一条水平回归线。

（2）精密度：包括批内、批间精密度和总精密度。①批内和批间精密度，是对同一批样本（批内或重复精密度）或两至多批样本（批间精密度）的重复测定，用 CV 值表示。理论上，精密度研究样本应覆盖整个病理范围，包括高、中、低值，进行重复测定，采用双因素方差分析进行批内、批间精密度评价。批间精密度受仪器校准和仪器漂移的影响。②总精密度，总重复性由批内、批间精密度和携带污染结果得出。实验时从一个较大范围中随机抽取样本，并在几小时内测定，采用单因素方差分析进行评价。若总精密度评价在较长时间内完成，样本贮存和稳定性也是重要影响因素。

（3）携带污染：在运行临床样本前，必须对高值和低值样本的携带污染进行评价，保证交叉测量时仪器结果的稳定性。方法是连续测试高值样本 3 次（i_1、i_2、i_3），随后立即连续测试低值样本 3 次（j_1、j_2、j_3），按下列公式计算。

$$携带污染率=\frac{j_2-j_3}{i_3-j_3}\times100\%$$

（4）相关性：是仪器测定结果与常规方法相比的满意程度。采用大量的、未经选择的、覆盖所有预期范围的样本，用图形表达方式显示被评估仪器（y 轴）和常规方法（x 轴）测定结果的差异，采用配对 t 检验进行统计分析。

（5）准确度：是“估计值与真值之间的一致性”。真值由决定性方法或参考方法获得。血细胞计数的参考方法见表 1-19。

表 1-19　血细胞计数参考方法

项　目	手 工 法	其他方法
RBC	血细胞计数板（E）	单通道电阻抗计数（C）
WBC	血细胞计数板（E）	单通道电阻抗计数（C）
PLT	血细胞计数板（E）	免疫流式细胞术（C）
Ret	手工法（C）：2×2 000 RBC	流式细胞术（EXP）
白细胞 5 分类（中性粒细胞、嗜酸粒细胞、嗜碱粒细胞、单核细胞、淋巴细胞）	手工法（C）：2 血涂片×200WBC	流式细胞术（CD45，PI）（C）
有核红细胞计数（NRBC）	手工法（C）：NRBC/1000WBC	流式细胞术（PI 和抗体 CD45、CD14、CD13）（EXP）
幼稚粒细胞（早幼、中幼、晚幼粒细胞）	手工法（C）：2 血涂片×200WBC	流式细胞术(抗体 CD45、CD16、CD16)（EXP）
异形淋巴细胞	手工法（C）：2 血涂片×200WBC	—
原始细胞	手工法（C）：2 血涂片×200WBC	流式细胞术（抗体）（EXP）
造血干细胞	流式细胞术（C）：CD34	—

资料来源：Rowan RM, van Assendelft OW, Preston FE. 2002. Laboratory Methods in Haematology. London: Arnold.

C 代表当前方法；E 代表过时方法（不再使用）；EXP 代表经验方法。

（6）样本老化：是采集静脉血样本，观察随时间增加测定结果的变化量。采集 10 份样本，5 份为正常，5 份为异常，样本分别贮存在室温和 4℃，并在 0min、30min、1h、2h、3h、4h、5h、6h、12h、24h、48h 和 72h 内测试。以百分比或绝对值-时间做图，观察被测参数的变化。

（7）样本异常干扰物和敏感性：在相关性研究中，应测试大量的非选择性样本，若有必要，可对异常样本或已知干扰物样本进行特殊研究（表 1-20）。

表 1-20　异常样本和已知干扰物样本的评价

评价项目	异常样本	干扰物质
血细胞计数、白细胞分类	HbS 和 HbC、小红细胞、Heinz 小体、Howell-Jolly 小体疟原虫、红细胞碎片、白细胞增多、异型淋巴细胞、幼稚白细胞、巨大血小板、有核红细胞	血管内溶血、微小凝块、冷凝集素、副蛋白、高胆红素血症、高脂血症、尿毒症、非酮症高渗性昏迷
网织红细胞	Howell-Jolly 小体、疟原虫、巨大血小板、有核红细胞	
细胞标志	抗生素（如头孢菌素）、细胞毒制剂（如道诺霉素、AZT）、免疫调节剂（如白介素）、皮质类固醇	荧光药物

（二）干扰血液分析仪检测的因素

干扰血液分析仪检测的因素见表 1-21。

表 1-21　血液分析仪产生假性结果的情况

项　目	假性增高	假性减低
WBC	抵抗溶血红细胞（尿毒症、胎儿和新生儿样本）、出现有核红细胞、冷球蛋白血症和冷纤维蛋白血症、血小板聚集、副蛋白血症、多量巨大血小板、异常血红蛋白（如 AS、SS、AC、AE、AD、AO-Arab）、肝病、冷凝集素、骨髓异常增生综合征、巨幼细胞贫血、脾切除后、纤维蛋白丝、高脂血症、脂肪污染样本、疟原虫、不稳定血红蛋白	因抗体或细胞膜改变或出现肿瘤细胞引起白细胞之间或白细胞和血小板聚集（如抗体介导中性粒细胞聚集，淋巴瘤细胞或肿瘤性浆细胞聚集）、血液放置时间超过 3d 引起白细胞溶解、室温贮存达 24h、冷凝集素、微小凝块
RBC	冷球蛋白血症、冷纤维蛋白血症、多量大血小板、高白细胞、高脂血症	冷凝集素、EDTA 依赖性凝集、极小红细胞或碎片使红细胞落在阈值下限以外、因样本运输不当或异常红细胞的体外红细胞溶解、微小凝块

续表

项　目	假性增高	假性减低
Hb	高脂血症、内源性或胃肠外营养、白细胞增多、副蛋白或高丙种球蛋白血症、冷球蛋白血症	
MCV	高渗状态、冷凝集素和 EDTA 依赖性红细胞聚集、样本贮存在室温、高白细胞、EDTA 过量	低色素红细胞、低渗状态
Hct	MCV 增高（除冷凝集素外）、RBC 减低	MCV 减低、因极小细胞或体外溶血引起 RBC 增高、冷凝集素、微小凝块、高血糖
MCH	Hb 增高、RBC 减低、血管内溶血引起血浆游离血红蛋白增加	随着影响 Hb 和 RBC 测定的因素而变化，RBC 计算假性增高，如巨大血小板增多症等
MCHC	Hb 增高、血管内溶血引起血浆游离血红蛋白增加、Hct 或 MCV 和 RBC 减低、低渗状态	MCV 减低（除冷凝集素外）、因多量巨大血小板引起 RBC 增高、高渗状态
PLT	冷球蛋白、高三酰甘油血症或高脂血症、白细胞碎片、小红细胞或红细胞碎片、血红蛋白 H 病、微生物、经加热的血液样本	部分凝集样本、采血时血小板活化、EDTA 诱导血小板聚集、肝素诱导血小板聚集、血小板卫星、巨大血小板落在血小板阈值上限以外
Ret	红细胞包涵体、红细胞内寄生虫、白细胞碎片、血小板聚集、巨大血小板	样本贮存在室温

资料来源：Bain BJ. 2002. Blood cells: a practical guide. Blackwell Science; Rowan RM, Van Assendelft OW, Preston FE. 2002. Advanced Laboratory Methods in Haematology. London：Arnold.

六、临床应用

（一）部分检测参数的临床意义

1. 红细胞血红蛋白分布宽度（HDW）　反映红细胞内 Hb 含量异质性的参数，用单个红细胞 Hb 含量的标准差表示，正常参考范围为 24～34g/L。遗传性球形红细胞增多症时 RDW、HDW 明显增高，为小细胞不均一性高色素性贫血。

2. 血小板平均体积（MPV）

（1）鉴别血小板减少的病因：MPV 增高，见于外周血血小板破坏过多所致血小板减少。MPV 减少，见于骨髓病变所致血小板减少。

（2）评估骨髓造血功能恢复情况：局部炎症时，骨髓造血未抑制，MPV 正常。败血症时，骨髓造血受抑制，MPV 减少。白血病缓解时，MPV 增高。骨髓造血衰竭，MPV 和血小板计数持续减少。骨髓功能恢复时，MPV 先上升，血小板计数随后上升。

3. 血小板分布宽度（PDW）　增大见于急性白血病化疗后、巨幼细胞贫血、慢性粒细胞白血病、脾切除后、巨大血小板综合征、血栓性疾病、原发性血小板增多症、再生障碍性贫血。PDW 减少见于反应性血小板增多症。

4. LFR 和 HFR

（1）骨髓移植：HFR 增高提示有较多未成熟细胞从骨髓进入外周血，故 HFR 变化比网织红细胞计数变化具有更重要的意义。

（2）贫血：溶血性贫血时，Ret、LFR、HFR 明显增高。肾性贫血时 HFR 上升、LFR 下降、Ret 正常。

（3）放疗和化疗：长期化疗导致网织红细胞亚群发生变化，HFR、MFR 减少早于 LFR。骨髓恢复时，HFR、MFR 又迅速上升。

5. 网织红细胞成熟指数（RMI）　RMI=（MFR+HFR）/LFR×100，正常参考值见表 1-22。RMI 增高，见于溶血性贫血、特发性血小板减少性紫癜（ITP）、慢性淋巴细胞白血病（CLL）、急性白血病、真性红细胞增多症、再生障碍性贫血、多发性骨髓瘤。RMI 减少，提示骨髓衰竭和造血无效，见于巨幼细胞贫血。

表 1-22　网织红细胞成熟指数参考值

	Ret（$\times10^9$/L）	Ret（%）	RMI（%）
男性	3.17～7.69	0.65～1.69	9.1～32.2
女性	2.57～7.50	0.64～1.52	12.8～33.7
总体	2.87～7.50	0.67～1.551	0.3～34.0

6. 未成熟网织红细胞指数（IRF）　指未成熟网织红细胞与总网织红细胞百分比。未成熟网织红细胞体积较大，含 RNA 的量多。

（1）IRF 与网织红细胞计数关系：见表 1-23。

（2）监测骨髓移植后恢复情况：IRF 较中性粒细胞绝对值、网织红细胞计数更早反映骨髓细胞生成和骨髓移植成功。IRF 比骨髓移植前增高＞20%时，表示红系移植成功。IRF 是骨髓移植成功最早、最灵敏的指标。

（3）监测肾移植后红细胞生成情况：肾移植后，IRF 增高比网织红细胞计数早 7d，是肾移植成功较早、较灵敏的指标。

表 1-23　不同疾病 IRF 与 Ret 计数的关系

Ret	IRF	临床疾病
增多	增多	溶血性贫血
增多或减少	减少	骨髓异常综合征
减少	减少	增生性低下贫血
减少	正常	再生障碍性贫血
减少	减少	再生障碍性贫血危象
增多或减少	增多或减少	近期出血
增多	正常或增多	缺铁性贫血、维生素 B_{12} 或叶酸缺乏

7. 单个网织红细胞血红蛋白量（CHr）　可用于鉴别缺铁性贫血和非缺铁性贫血，是缺铁性贫血治疗有效的早期指标，在珠蛋白生成障碍性贫血患者 CHr 也可减少。

（二）红细胞直方图在贫血中的应用

1. 小细胞性贫血

（1）RDW 正常：红细胞主峰**左移**，分布在 **55～100fl**，波峰在 **75fl** 处，基底较窄，为小细胞低色素均一性图形，见于轻型珠蛋白生成障碍性贫血（地中海贫血）。

（2）RDW 轻度增高：红细胞主峰左移，分布在 55～100fl，波峰在 65fl 处，为小细胞低色素不均一性图形，见于缺铁性贫血。

（3）RDW 明显增高：红细胞显示双峰，小细胞峰明显左移，波峰在 50fl 处，大细胞峰顶在 90fl 处，基底较宽，为小细胞低色素不均一性图形，见于铁粒幼细胞贫血、缺铁性贫血经治疗有效时。

2. 大细胞性贫血

（1）RDW 正常：红细胞主峰**右移**，分布在 **75～130fl**，波峰在 100fl 处，为大细胞性图形，见于溶血性贫血、白血病前期、再生障碍性贫血、巨幼细胞贫血。

（2）RDW 轻度增高：红细胞峰右移，基底增宽，分布在 75～150fl，波峰在 105fl 处，为大细胞不均一性图形，见于巨幼细胞贫血。③RDW 明显增高：红细胞峰右移，出现双峰，以 100fl 处峰为主，为大细胞不均一性图形，见于巨幼细胞贫血治疗初期。

3. 正细胞性贫血

（1）RDW 正常：红细胞分布在 55～110fl，波峰在 88fl 处，为正常红细胞图形，见于慢性病贫血、急性失血、骨髓纤维化、骨髓发育不良。

（2）RDW 轻度增高：红细胞分布在 44～120fl，波峰在 80fl 处，为红细胞不均一性图形，见于血红蛋白异常、骨髓纤维化。

（3）RDW 明显增高：红细胞分布在 40～150fl，波峰在 90fl 处，为红细胞不均一性图形，见于早期或混合性营养不良。

历年考点串讲

电阻抗法、光散射法血液分析仪检测原理历年常考，其中，白细胞、红细胞、血小板直方图，血液分析仪及其临床应用方法学评价是考试的重点，应熟练掌握。血液分析仪及其临床应用检测参数应熟悉。

历年常考的细节：

1. 电阻抗法血液分析仪检测原理：容器感应区内电阻增高，引起瞬间电压变化，形成脉冲信号，**脉冲振幅越高，细胞体积越大；脉冲数量越多，细胞数量越多**，由此得出血液中血细胞数量和体积值。

2. 白细胞直方图横坐标为细胞体积，纵坐标为不同体积细胞的相对频率，称为细胞直方图。正常白细胞直方图，在 35～450fl 范围将白细胞分为 3 群，左侧峰又高又陡，为**淋巴细胞峰**，最右侧峰又低又宽，为**中性粒细胞峰**，左右两峰间的谷区较平坦，为**单个核细胞峰**。

3. 正常红细胞直方图，在 36～360fl 分布有两个细胞群体，在 50～125fl 区域有一个两侧对称、较狭窄的曲线，为正常大小的红细胞，在 125～200fl 区域有另一个低而宽的曲线，为**大红细胞和网织红细胞**。当红细胞体积大小发生变化时，峰左移或右移，或出现双峰。（2017）

4. 在流式细胞技术使用的激光波长是 488nm。

第 5 单元 血型和输血

血型早期指红细胞表面抗原的差异，目前，血小板和白细胞表面抗原也存在差异。因此，血型是红细胞、白细胞、血小板表面抗原系统。血型可以用于治疗性输血、器官移植、骨髓移植、法医鉴定、考古研究等领域。

一、ABO 血型系统

（一）ABO 血型系统

1996 年，国际输血协会（ISBT）将红细胞表面抗原分为 23 个血型系统、5 个血型关联和 2 个血型系列。血型系统由一个或数个基因所编码的数个相关联的抗原组成。目前，国际输血协会对红细胞血型系统的命名有 2 种方法：一种是 6 位数字法，如 001001 为 ABO 血型系统的 A 抗原；另一种是字母加数字法，如 Rh1 为 Rh 血型系统 D 抗原。

1. ABO 血型抗原

（1）ABO 血型的遗传基因：该系统由 3 个分离位点的基因所控制，即 ABO、Hh、Sese 基因。来自父母双方染色体的基因，可组成 **6 种基因型**（OO、AA、AO、BB、BO、AB）；**遗传时遵循共显性遗传**的规律，在子代形成 A、B、O 和 AB **4 种表现型**即血型（A、B、O、AB）。

（2）ABO 抗原的发生：5～6 周胎儿红细胞已可测出 ABH 抗原。新生儿 A、B 抗原位点较成人少，一般**在生后 18 个月**时才能充分表现出抗原性（此点血型鉴定时应注意），但抗原性仅为成人的 20%。此外，ABH 抗原频率亦有种族差异性。

（3）ABO 分泌型：ABH 抗原不仅存在于红细胞、白细胞、血小板及其他组织细胞上，也存在于唾液（含量最丰富）、尿液、泪液、胃液、胆汁、羊水、血清、精液、汗液、乳汁等体液中，但不存在于脑脊液中。这些可溶性抗原又被称为“血型物质”。凡体液中有血型物质者为分泌型，无血型物质者为非分泌型。

（4）血型物质意义：①测定唾液血型物质，可辅助鉴定血型。②血型物质可中和 ABO 血型系统中的“天然抗体”，有助于检查免疫性抗体和鉴别抗体的性质。③检查羊水血型物质可预测胎儿 ABO 血型。

2. ABO 血型抗体

（1）天然抗体与免疫性抗体：天然抗体是在没有可察觉的抗原刺激下产生的抗体，以 IgM 为主，又称完全抗体或盐水抗体。免疫性抗体有 IgM、IgG、IgA，但主要是 IgG。抗 A 和抗 B 可以是 IgM 与 IgG，甚至是 IgM、IgG、IgA 的混合物，但主要是 IgM，而 O 型血血清中抗体以 IgG 为主。天然抗体与免疫性抗体的特点和区别见表 1-24。

表 1-24　天然抗体与免疫性抗体的特点和区别

特　点	天然抗体（IgM）	免疫性抗体（IgG）
抗原刺激	无察觉	有（妊娠、输血）
相对分子质量	100 万	16 万
与红细胞反应的最适温度	4～25℃	37℃
被血型物质中和	能	不能
溶血素效价	较低	较高
耐热性	不耐热（冷抗体）	耐热（温抗体）
在盐水中与相应红细胞发生肉眼可见凝集	能	不能
对酶处理红细胞的反应	变化不大	能反应
通过胎盘	不能	能
与巯基乙醇或二硫苏糖醇的反应	灭活	不被灭活

（2）抗 A、B 抗体：O 型人血清中，不仅有抗 A、抗 B 抗体，还有一种抗 A、B 抗体。抗 A、B 抗体与 A 型或 B 型红细胞都能凝集，但当用 A 型或 B 型红细胞分别吸收时，不能将其区分为特异性的抗 A 和抗 B 抗体。即使用 A 型和 B 型红细胞反复洗涤，抗 A、B 抗体仍保持与 A 型和 B 型红细胞都发生反应的活性。所以，不可能在抗 A 和抗 B 的混合液中找到抗 A、B 具有的血清学活性。这可能是因为 O 型血清中的抗 A、B 是一种直接针对 A 和 B 抗原的共同抗体结构。

（二）ABO 血型系统的亚型

亚型指属同一血型抗原，在抗原结构和性能或抗原位点数量上存在一定差异的血型抗原。ABO 血型系统中以 A 亚型最多见，A 亚型主要有 A_1 和 A_2，占全部 A 型血的 99.9%，其他 A 亚型（A_3、A_X、A_M）为少数；由于亚型抗原性弱，做 ABO 血型鉴定时，应加 O 型血清，以防对 A 亚型错误定型。B 亚型（B_3、B_M、B_X）比 A 亚型少见，临床意义不大。

1. A_1、A_2 亚型基本特征　A_1 亚型的红细胞上具有 A_1 和 A 抗原，其血清中含有抗 B 抗体。A_2 亚型的红细胞上只有 A 抗原，其血清中除含抗 B 抗体外，还有少量抗 A_1 抗体。在直接凝集反应中，A_1、A_2 亚型两种红细胞的 A_1 与 A 抗原均能与抗 A 试剂发生凝集反应。但抗 A_1 不仅存在于 A_2 亚型中，在 B 型和 O 型人的血清中除含抗 A 外，还含有抗 A_1，所以可以从 B 型人血清中获取抗 A_1 试剂。

2. A_1、A_2 亚型的鉴定方法　以抗 A_1 试剂区别 A_1、A_2 血清。方法：①可从 B 型人血清中获取抗 A_1 试剂。B 型血清有抗 A、抗 A_1，其中抗 A 抗体能与 A 型红细胞的 A_1、A_2 抗原凝集，如吸收抗 A，就只剩下抗 A_1。②鉴定 A_1、A_2 亚型，凡与抗 A_1 试剂发生凝集反应者为 A_1，如果同时还与抗 B 凝集，则为 A_1B 性；不与抗 A_1 试剂凝集者，为 A_2 或 A_2B 型。

3. A_1、A_2 亚型鉴定的意义　尽管我国 A_2、A_2B 型在 A 与 AB 型中所占比例少于 1%，但定型时易将 A 亚型误定为 O 型。如果为其输入 O 型血，不会有太大问题。但是如果把弱 A 亚型误定为 O 型，并输给 O 型人，则受者的抗 A 抗体就可与输入的弱 A 亚型的红细胞起反应，引起输血反应。因此，应避免将弱的 A 亚型定为 O 型，减少亚型间输血反应。

（三）ABO 血型鉴定

1. *原理* 通常用盐水凝集法检测红细胞上存在的血型抗原，以及血清中存在的血型抗体，依据抗原抗体存在的情况判断血型。常规的血型鉴定方法包括正向定型与反向定型。用已知抗体的标准血清检查红细胞上未知的抗原称正向定型；反之，用已知血型的标准红细胞检查血清中未知的抗体称反向定型。结果判定：凡红细胞出现凝集者为阳性，呈散在游离状态为阴性。ABO 血型定型见表 1-25。

表 1-25 ABO 血型鉴定及结果判断

正向定型			反向定型			血 型
抗 A	抗 B	抗 AB	A 型红细胞	B 型红细胞	O 型红细胞	
−	−	−	+	+	−	O
+	−	+	−	+	−	A
−	+	+	+	−	−	B
+	+	+	−	−	−	AB

2. *鉴定方法*

（1）生理盐水凝集法：①玻片法操作简单，适于普查，但反应时间长，灵敏度差，亚型、血清抗体效价低时，则不易引起红细胞凝集，易导致定型错误，不适于反向定型。②试管法通过离心加速抗原抗体凝集反应进行检测，故反应时间短，适用于**急诊定型**。因离心增加红细胞凝集，可发现亚型或弱抗原，故为常用血型鉴定方法。

（2）凝胶微柱法：是利用凝胶的亲和效应和分子筛效应，红细胞抗原与相应抗体在凝胶微柱介质中发生凝集反应的免疫学配血方法。此法抗体为**单克隆抗体**，特异性高，结果可借助肉眼观察或用血型仪分析。此法操作标准化、灵敏、准确、特异，适合于微机化管理。

3. *质量控制* 标准血清均采自健康人，并符合以下条件。

（1）特异性：只能与相应的红细胞抗原发生凝集，无非特异性凝集。

（2）效价：我国标准抗 A 和抗 B 血清效价均在 1∶128 以上。

（3）亲和力：我国标准要求抗 A 对 A_1、A_2 及 A_2B 发生反应开始出现凝集的时间分别是 15s、30s 和 45s；抗 B 与 B 型红细胞开始出现凝集的时间为 15s。凝集强度为 3min 时，凝集块布小于 $1mm^2$。

（4）冷凝集素效价：在 1∶4 以下。

（5）无菌。

（6）灭活补体。

4. *血型鉴定操作注意事项*

（1）保证器材干燥、清洁，防止溶血。为避免交叉污染，建议使用一次性器材。标准血清从冰箱取出后，应平衡至室温后使用，用毕尽快放回冰箱保存。

（2）一般先加血清，然后加红细胞悬液，以便于核实是否漏加血清。

（3）为防止冷凝集现象干扰，一般在室温 20～24℃内进行试验；而 37℃条件，可使反应减弱。

（4）幼儿红细胞抗原尚未发育完全，老年体弱者抗原性较弱，最好采用试管法鉴定血型。

（5）玻片法反应时间不少于 10min，否则弱凝集不能出现，避免假阴性。

（6）正、反定型结果一致，才可发报告。

（7）先天性免疫球蛋白缺陷，长期大量应用免疫抑制剂，血型抗体减弱或消失；血清中存在自身免疫性抗体、冷凝集素效价增高、多发性骨髓瘤、免疫球蛋白异常均可导致反定型困难；新生儿体内可存在母亲胎传血型抗体，且自身血型抗体效价低，因此出生6个月以内的婴儿不宜做反定型。老年人血清中抗体水平大幅度下降或被检者血清中缺乏抗 A 和（或）抗 B 抗体，可引起假阴性乃至血型鉴定错误。

（四）交叉配血

1. 目的　为受者和供者是否存在血型抗原和抗体不符合的情况。交叉配血以 ABO 血型间的交叉配血尤为重要，坚持同型血交叉配血无凝集时才能输血。

2. 原则　主侧加受者血清与供者红细胞；次侧加受者红细胞与供者血清，观察两者是否出现凝集。

3. 方法

（1）盐水配血法：经济、简便、快速，但不能检出不完全抗体。

（2）抗球蛋白配血法：又称 Coombs 试验，是经典的检测不完全抗体的方法，其中直接抗球蛋白法可检查受检者红细胞是否已被不完全抗体致敏；间接抗球蛋白法可用于鉴定 Rh 血型及检测血清中是否存在不完全抗体。

（3）酶介质配血法：可检测 IgG 抗体，但酶容易失活，能破坏 MNSs 和 Duffy 血型系统的抗原，应用有一定的局限性，所以该法作为配血的初筛试验。

（4）聚凝胺配血法：可以检出 IgM 与 IgG 两种性质的抗体，能发现可引起溶血性输血反应的几乎所有的规则与不规则抗体，故本法已逐渐推广使用。

（5）凝胶配血法：又称微管（板）凝胶抗球蛋白试验，此法以凝胶为介质，保持了传统抗球蛋白试验的准确性，具有简便、可靠的特点，可用于全自动血型分析仪的交叉配血。

4. 质量控制　标本新鲜，采用试管法做交叉配血，配血管出现溶血现象，为配血不合；有输血和妊娠史患者不能使用盐水法配血。

（五）ABO 血型鉴定及交叉配血中的常见错误

1. 血清方面的原因

（1）血清抗体效价太低，亲和力不强。

（2）患者纤维蛋白原（凝血因子Ⅰ）增高或为异常蛋白血症，如多发性骨髓瘤、巨球蛋白血症等，可产生缗钱状假凝集。

（3）新生儿脐血中含有华顿胶（Wharton jally）或操作中使用了质量差的玻璃管（瓶），误认其脱下的胶状硅酸盐为串钱状凝集。

（4）患者输入了高分子血浆代用品或静脉注射造影剂等药物可引起红细胞聚集。

（5）血清中存在的不规则抗体可中和抗血清的抗体，如 A_2 和 A_2B 型患者血清中有抗 A_1 抗体，能凝集 A_1 型红细胞。此外，还有抗 I 抗体等。

（6）婴儿尚未产生自己的抗体或有从母亲获得的血型抗体，新生儿不宜用血清做反定型试验。

（7）有些肿瘤患者（胃癌、胰腺癌等）血中含有大量可溶性 A 或 B 物质，可中和抗血清中的抗体，从而抑制反应，造成假性不凝集。可对红细胞进行洗涤后，再试验，可避免。

（8）老年人血型抗体水平下降，以及某些免疫缺陷患者或慢性淋巴细胞白血病、遗传性无丙种球蛋白血症、长期使用免疫抑制剂的患者，由于免疫球蛋白水平下降，导致血型抗体亦下降，可出现反向定型错误。

2. 红细胞方面的原因

（1）用近期内输过血的患者血液做对照红细胞，患者血液红细胞为混合型红细胞。

（2）患者红细胞被大量抗体包被，如某些自身免疫病或新生儿溶血患者的红细胞；或红细胞悬浮于高浓度蛋白的介质中，红细胞都会自发发生凝集。

（3）红细胞膜有遗传性或获得性异常。

（4）抗原变异，A 或 B 的弱抗原易判为不凝集（假阴性），而由细菌引起的获得性类 B 抗原易误判为阳性。有些细菌含有乙酰基酶，能使特异性 A 型物质末端的 N-乙酰氨基半乳糖水解成半乳糖，从而使 A 型获得类 B 抗原后易误判为 AB 型。某些白血病或某些肿瘤（如霍奇金病）可使 A 或 B 抗原变弱。婴儿及老年人的红细胞抗原也较青壮年弱。

（5）血清中有高浓度血型物质，当用血清配制红细胞悬液时，血型物质会中和分型血清中的抗体，而不再与红细胞抗原起反应。

（6）红细胞被细菌污染，如细菌消化了红细胞表面的唾液酸，暴露 T 抗原，可被具有抗 T 活性的 IgM 凝集。

（7）存在嵌合体现象，混合细胞群见于异卵双生子。如有 98%O 型红细胞，2%B 型红细胞会定型为 O 型，但血清中只有抗 A 抗体。

3. 操作方面的原因

（1）玻璃器皿不清洁或使用了严重污染的血清或红细胞可出现假阳性。

（2）红细胞与血清比例不当，过度离心或离心不足可引起假阳性或假阴性，误认为溶血现象为阴性结果。

（3）试验温度过高会造成假阴性。如 ABO 血型系统的 IgM 抗体最适温度为 4～22℃，如在 37℃环境下试验，红细胞凝集力下降。

（4）信息记录差错。

（六）ABO 血型系统主要临床意义

1. 输血　是治疗与抢救生命的重要措施。输血前进行血型鉴定、交叉配血，结果完全相合才能输血。

2. 新生儿溶血　母婴血型不合引起的新生儿溶血病，主要依靠血型血清学检查做出诊断。

3. 器官移植　受者与供者必须 ABO 血型相符才能移植。另外血型鉴定在亲子鉴定、法医学、疾病调查等方面有一定的意义。

二、红细胞 Rh 血型系统

（一）Rh 系统的命名

1940 年，Landsteiner 和 Wiener 发现用恒河猴（Rhestls monkey）的红细胞免疫家兔所得抗血清能与约 85%白种人红细胞发生凝集反应，认为这些人红细胞含有与恒河猴红细胞相同的抗原，为此以恒河猴前两个英文字母命名该血型抗原为 Rh 抗原。

Rh 系统的命名及遗传有 Fisher-Race、Wiener、Rosenfield 3 种命名法。Fisher-Race 命名法又称 CDE 命名法，为 WHO 推荐的 Rh 血型命名法。

常见 Rh 抗原有 C、D、E、c、d、e。虽从未发现过 d 抗原及抗 d 活性，但仍保留“d”符号，以相对于 D。因此，Rh 抗原只有 5 种，有相应 5 种抗血清，可查出 18 种 Rh 表现型。临床上，习惯将有 D 抗原者称 **Rh 阳性**，而将虽有其他 Rh 抗原而无 D 抗原者称为 **Rh 阴性**。Rh 阴性人中最常见的基因型为 ccdee。

（二）Rh 的抗原与抗体

1. Rh 抗原　已发现 40 多种 Rh 抗原，D、E、C、c、e 5 种抗原与临床疾病关系最为密切，这 5 种抗原中 **D 的抗原性最强**，对临床更为重要。

2. Rh 抗体　**免疫型 IgG 为主**，常见的主要抗体有抗 D、E、C、c、e，该抗体在盐水介质中可致敏 RBC，但肉眼观察不到凝集使结果判断错误，易引起输血反应。但用 Coombs、蛋白酶、胶体介质、聚凝胺法可检测 Rh 抗体（+）。

（三）Rh 系统血型鉴定

Rh 抗体属 IgG，不能在盐水介质中与红细胞发生凝集，因此须采用以下鉴定方法。

1. 低离子强度盐水试验　可提高抗 D 抗体与 D 阳性红细胞结合率，并提高其检测灵敏度。

2. 酶介质法　木瓜蛋白酶或菠萝蛋白酶可以破坏红细胞表面的唾液酸，使红细胞膜失去电荷，缩小红细胞间的距离，同时酶还可以部分地改变红细胞表面结构，使某些隐蔽的抗原得以暴露，增强红细胞的凝集性。且对 IgG 的作用大于 IgM，故有利于检出不完全抗体。

3. 聚凝胺法　聚凝胺是带有高价阳离子的多聚季氨盐，溶解后能产生很多正电荷，可以中和红细胞表面的负电荷，减少细胞间的排斥力，缩小了细胞间的距离，有利于红细胞产生凝集。

4. Coombs 试验　抗人球蛋白抗体作为第二抗体，通过交联使致敏的红细胞积聚，呈现凝集现象。

5. 人源盐水介质抗 D　以二硫苏糖醇作为 IgG 的变性剂，使小分子的 IgG 变性成大分子的 IgM，从而快速进行血型鉴定。

（四）Rh 交叉配血

Rh 血型系统的交叉配血的原则与 ABO 血型系统的交叉配血相同。由于此系统的抗体为不完全抗体，故应选用酶介质法、抗球蛋白法、聚凝胺法或凝胶配血法等进行交叉配血。

（五）Rh 质量控制

（1）保证试剂质量，严格设定阳性和阴性对照系统。

（2）严格控制实验介质、浓度、温度、离心、反应时间等反应条件。

（3）受检者红细胞必须洗涤干净，以免血白蛋白中和抗球蛋白抗体，出现假阴性。

（六）Rh 血型系统临床意义

输血前的检查，避免由 Rh 抗体所致的溶血性输血反应；亦可用于新生儿溶血病的诊断。

三、新生儿溶血病检查

（一）新生儿溶血病的发病机制与临床表现

新生儿溶血病（hemolytic disease newborn，HDN）主要因胎儿或新生儿期母婴血型不合，胎儿红细胞进入母体，刺激母体产生 IgG，该抗体通过胎盘，破坏胎儿红细胞引起溶血、贫血、高胆红素血症、肝脾大、组织水肿、肌张力减低等一系列溶血病的症状。

本病的血型抗体以抗 A，抗 B，抗 D 等为多见，按病情程度从重到轻依次为抗 D 抗体、Rh 系统其他抗体、ABO 血型抗体。常见 HDN 的类型及特点见表 1-26。

表 1-26　ABO-HDN 和 Rh-HDN 的特点

类　型	母亲血型	发病情况	父亲血型	患儿血型
ABO-HDN	O	常见，A 型多	A、B 型	A、B 型
Rh-HDN	Rh（−）	严重，二胎多	Rh（+）	Rh（+）

（二）新生儿溶血病实验室检查及诊断依据

HDN 的诊断应注意产妇的妊娠史、分娩史、输血史及健在子女的血型和健康状况。

1. 患婴确诊的依据

（1）红细胞直接抗球蛋白试验阳性，证明胎儿红细胞有**不完全抗体吸附**，胎儿红细胞受累。

（2）从红细胞上释放了具有血型特异性的抗体，血清中存在与患婴红细胞上抗原相对应的游离抗体。

2. 辅助诊断依据

（1）高胆红素血症：出生时脐血胆红素超过 85.8mmol/L（50mg/L），24h 血清胆红素超过 102.6μmol/L（60mg/L），且以未结合胆红素为主。

（2）孕母血清内查到与胎儿红细胞不相合的完全抗体。

3. 产前试验　怀疑有 HDN 可能时，最好在产前开始检查，以期及早诊断及采取适当的预防与治疗措施。

（1）血清学检查：首先要对孕妇做 ABO 血型系统及 Rh 系统的 D 抗原检查及不规则抗体的筛选，所有筛选出的阳性抗体都要区别是 IgG 或 IgM，并进一步做抗体鉴定分析，以确定是否会引起 HDN。因为抗体的存在，并不一定都会发生 HDN。

（2）羊水分析：必要时，可做子宫穿刺抽取羊水进行分析，检查胎儿血型物质，确定胎儿血型。羊水胆红素在 450nm 波长测定吸光度值，吸光度值越高表示宫内溶血越严重。

四、自动化血型分析仪

（一）原理

1．凝胶微柱法　在凝胶微柱介质中，红细胞抗原与相应抗体结合，经低速离心凝集的红细胞悬浮于凝胶中，未与抗体结合的红细胞则沉于凝胶底部。

2．玻璃柱法　微柱中装有细小的玻璃柱，利用离心力将凝集的红细胞阻于微柱的上端，未凝集的红细胞通过微柱间的缝隙到达微柱的底部。

（二）主要用途

ABO 血型鉴定、Rh 血型鉴定、交叉配血、抗体筛检、抗体鉴别。

（三）检测特点

检测特点：①操作规范标准，简便省时安全。②灵敏度高、准确性好。③结果直观稳定、易于保存。④数据可电脑管理。

（四）质量控制

1．标本应及时检测，否则应贮存于 2～8℃，并在规定的时间内检测。标本溶血可出现假阴性。标本存在纤维蛋白或凝块、蛋白量异常或有自身抗体可出现假阳性。

2．试剂应保存于 2～25℃，不能冷冻。微柱破裂和产生气泡出现假阳性。

3．操作器材污染可出现假阳性。加样必须准确，使用 3%～5%红细胞悬液。

五、人类白细胞抗原

（一）人类白细胞的抗原和抗体

人类白细胞上有 3 类抗原：红细胞血型抗原、白细胞特有抗原、人类白细胞抗原（HLA）。HLA 抗体大部分是 IgG，少数是 IgM。

（二）人类白细胞抗原分型方法

HLA 分型方法：淋巴细胞毒试验，混合淋巴细胞培养，HLA 基因测序。

（三）HLA 检测的临床意义

HLA 已用于疾病的诊断、器官移植、人类遗传学及成分输血等方面。

六、血小板血型系统的检查

（一）血小板表面抗原

1．非特异性抗原或血小板相关抗原，与 ABO 血型系统和 HLA 有关。

2．血小板特异的抗原。只存在于血小板上，人类血小板特异性抗原（HPA）由 5 个血型系统和 10 个抗原正式命名，如 HPA-1（Zw）、HPA-2（Ko 系统）、HPA-3、HPA-4、HPA-5。

（二）血小板抗体

1．血小板同种抗体　由输血或妊娠等同种免疫产生，多为 IgG。

2．自身抗体　多在原发性血小板减少性紫癜中检出，抗体以 IgG 为主。

（三）主要检测方法

血清学法、分子生物学法。

（四）临床意义

选择与患者血小板和 HLA 相配的供血者，可提高输注浓缩血小板效果，有助于新生儿同种免疫血小板减少性紫癜及原发性血小板减少性紫癜的诊断。

七、血液保存液的主要成分与作用

（一）常用血液保存液的组成及作用

1. ACD 保存液 包括 A（acid）—枸橼酸，防止葡萄糖焦化并稳定 ATP；C（citrate）—枸橼酸钠，抗凝，防止细胞溶解；D（dextrose）—葡萄糖，提供营养，保护 RBC 免受破坏和溶血。ACD 液 pH 较低，且放氧能力下降迅速，对保存红细胞不利，血液只能保存 21d。

2. CPD 保存液 包括 C（citrate）—枸橼酸盐；P（phosphate）—磷酸盐；D（dextrose）—葡萄糖。血液保存 28d。在 CPD 的基础上加用腺嘌呤，即为 CPDA-1 保存液，腺嘌呤使红细胞活力显著延长，因此可延长红细胞的保存期达 35d，并使红细胞放氧功能增强。

（二）血液保存液的贮存温度和时间

血液保存液的贮存温度和时间见表 1-27。

表 1-27 血液制品贮存温度和时间

血液制品	贮存温度（℃）	贮存时间
全血和红细胞制剂	2～6	21d（ACD）
	2～6	35d（CDPA-1）
洗涤红细胞	2～6	24d
浓缩血小板	20～24	7d（特殊保存）
浓缩粒细胞	20～24	24h
新鲜冷冻血浆、冰冻血浆、冷沉淀物	<-30	1y
低温冷冻红细胞	<-65	10y

八、输血与输血反应

（一）输血适应证及输血种类和选择

1. 输血适应证 ①出血；②严重贫血；③低蛋白血症；④严重感染；⑤凝血障碍。

2. 种类与选择 ①全血输注：可用于急性大量失血、进行体外循环手术和换血（特别是新生儿溶血病换血）。②成分输血：包括红细胞输注、粒细胞输注、单核细胞输注、血浆、血浆蛋白输注和自身输血。

（二）输血不良反应

输血不良反应包括免疫性不良反应和非免疫性不良反应。

1. 免疫性不良反应 溶血反应，非溶血性发热反应，变态反应，荨麻疹，非心源性肺水肿，移植物抗宿主病，输血后紫癜，对红细胞、白细胞、血小板或血浆蛋白的同种（异体）免疫等。

2. 非免疫性不良反应 高热（有休克）、充血性心力衰竭、理化性溶血、空气栓塞、出血倾向、枸橼酸钠中毒、钾中毒、血液酸化、高血氨、含铁血黄素沉着症、血栓性静脉炎、传染性疾病（乙型肝炎、丙型肝炎、获得性免疫缺陷综合征、梅毒、疟疾、巨细胞病毒感染等）。

（三）输血传播性疾病及预防

常见输血传播性疾病：乙型肝炎、丙型肝炎、获得性免疫缺陷综合征、巨细胞病毒感染、梅毒、疟疾、弓形虫病等。献血者有 EB 病毒感染，黑热病、丝虫病、回归热感染时，均有可能通过输血传播。此外，如血液被细菌污染，可使受血者由此发生菌血症，严重者可致败血症。在由输血引起的疾病中，以肝炎和获得性免疫缺陷综合征危害性最大。

肝炎的预防，采用灵敏的筛选试验，对献血者和血液制品严格进行乙型与丙型肝炎的血清学检测，提高献血人群肝炎试验的灵敏度与特异性。提高血浆制品肝炎病毒灭活效果，提倡使用一次性注射器和输血、输液器；对血透机应彻底消毒；所有被血液污染的物品和工作台面须彻底消毒处理；工作人员进行血液检验时必须戴手套。

针对获得性免疫缺陷综合征的预防，应对高危人群和献血者加强监测。主要进行 HIV 抗体的检测，并注意阻断 HIV 的传播途径。实验室与临床工作者都应严格执行消毒制度。检测血清 HIV 抗体的初筛试验可选择酶联免疫吸附试验（ELISA）、明胶颗粒凝集试验（PA）、免疫荧光法（IF）、免疫酶法（IE）和胶乳凝集试验（LA），或其他 WHO 评价过的方法，亦可以使用混合血清法对献血者进行 HIV 抗体筛检。确认试验可选择蛋白印迹法（WB），或由国家卫生和计划生育委员会指定其他卫生组织评价或推荐的方法。

历年考点串讲

血型和输血为历年常考内容，其中，应重点复习 ABO 和 Rh 两个血型系统。掌握血型、血型物质的基本概念，ABO 和 Rh 血型鉴定方法，质量控制及临床意义。交叉配血的方法选择及选择的原则，掌握血液保存液组成和应用。

历年常考的细节：

1. 血型的遗传：来自父母双方染色体的基因，可组成 6 种基因型（OO、AA、AO、BB、BO、AB）；遗传时遵循共现性遗传的规律，在子代形成 A、B、O、AB 这 4 种表现型，即血型（A、B、O、AB）。

2. ABO 抗原的发生：一般在生后 18 个月时才能充分表现出抗原性。

3. 组织细胞合成并分泌的水溶性的 A、B、H 半抗原称血型物质，血型物质不存在于脑脊液中。

4. ABO 血型常见抗体为 IgM 和 IgG，IgM 又称完全抗体或盐水抗体；IgG 又称免疫性抗体或不完全抗体。

5. 亚型：ABO 血型系统中以 A 亚型最多见，孟买型是红细胞上缺乏 H 抗原的一种罕见表型。

6. 血型鉴定的依据：红细胞上存在的血型抗原，以及血清中存在的血型抗体，生理盐水凝集法简便，凝胶微柱法操作标准化，适合于微机化管理。

7. 交叉配血：主侧加受者血清与供者红细胞；次侧加受者红细胞与供者血清。抗球蛋白法配血法又称 Coombs 试验，是经典的检测不完全抗体的方法。酶介质配血法可作为配血的初筛试验。聚凝胺法配血法：能发现可引起溶血性输血反应的几乎所有的规则与不规则抗体。凝胶配血法可用于全自动血型分析仪的交叉配血。有输血和妊娠史患者不能使用盐水配血。

8. Rh 血型抗原：由于 D 的抗原性较强，临床上习惯将有 D 抗原者称 Rh 阳性，而将虽有其他 Rh 抗原而无 D 抗原者称为 Rh 阴性。Rh 阴性人中最常见的基因型为 ccdee。

9. Rh 抗体：主要为免疫性 IgG，检查抗体的方法有 Coombs、蛋白酶、胶体介质、聚凝胺法、人源盐水介质抗 D。

10. ABO-HDN 和 Rh-HDN 为常见新生儿溶血病，其血型抗体以抗 A，抗 B，抗 D 多见，抗 D 抗体所致的新生儿溶血病较为严重，实验室检查红细胞直接抗球蛋白试验阳性。

11. ACD 保存液血液只能保存 21d。CPD 保存液由枸橼酸盐、磷酸盐、葡萄糖组成，血液保存期 28d。在 CPD 的基础上加腺嘌呤，即成 CPDA-1 保存液，血液保存期达 35d。全血或红细胞通常保存的温度范围是 2～6℃。新鲜冷冻血浆，适合于一种或多种凝血因子缺乏的患者。洗涤红细胞可降低输血的免疫反应。

12. Landsteiner 是最早发现 ABO 血型系统的人。

第 6 单元　尿液生成和标本采集及处理

尿液是血液流经肾时，经肾小球的滤过、肾小管和肾集合管的重吸收与分泌后生成的，在经输尿管，于膀胱短暂贮存，最终排出体外。

一、尿液生成

（一）肾组织基本结构

肾单位由肾小体和肾小管组成，是肾生成尿液的基本功能单位。集合管包括皮质集合管、髓质集合管、乳头管。肾基本结构与功能的完整性是完成泌尿功能的基础。

（二）尿液生成机制

1. 肾小球滤过　当机体的循环血液流经肾小球时，由于肾小球滤过膜的屏障作用，血液中相对分子质量＜1.5 万的小分子物质自由通过，1.5 万～7 万的物质可部分通过，相对分子质量＞7 万的物质几乎不能通过，而其余成分几乎全部被滤入肾小囊腔内，形成肾小球滤过液，称为原尿。原尿除了无血细胞及含极少蛋白质外，其他物质如葡萄糖、氯化物、无机磷酸盐、尿素、肌酐和尿酸等的浓度、渗透压及酸碱度几乎与血浆相同。正常成人每天经过肾小球滤过的原尿约为 180L。

2. 肾小管与集合管重吸收　**近曲小管**是重吸收的主要场所，滤过液中的葡萄糖、小分子蛋白质、大部分水等重吸收，而肌酐则几乎不被重吸收而随尿排出体外。原尿物质，当其浓度超过肾小管重吸收能力时，则可出现于终尿中。在血管升压素（抗利尿激素）的作用下，远曲小管、集合管是肾最终实现浓缩和稀释尿液功能的主要场所。

3. 肾小管分泌　肾小管的分泌作用包括肾小管和集合管的泌 H^+、NH_4^+的作用及 Na^+-H^+交换作用。

二、尿液检验目的

尿液检验主要用于泌尿系统疾病的诊断和治疗监测，其他系统疾病（如糖尿病时尿糖增高、急性胰腺炎时尿淀粉酶增高、肝胆疾病时尿胆色素增高等）诊断，安全用药监测，职业病辅助诊断和健康状况评估（表 1-28）。

表 1-28　尿液一般检验临床应用价值

检验类型	检测目标	临床主要应用阶段			
		筛　检	诊　断	监　测	预　后
尿干化学检查（试带法）	糖尿	+++	+/–	+	+
	蛋白尿	+++	+/–	+	+
	血尿	+++	+/–	+	+
	白细胞尿	+++	+/–	+	+
	感染	+++	+/–	+	+
尿湿化学检查	糖尿病	++++	++	++	+
	蛋白尿	++++	++	++	+
	血尿	++++	++	++	+
	白细胞尿	++++	++	++	+
	感染	++++	++	++	+
	管型尿	++++	++	++	+
	结晶尿	++++	++	++	+
尿微生物检查	感染	++	++++	++	+
尿细胞学检查	肿瘤	+	++	+	–
	炎症	+	++	+	–
	病毒感染	+	++	+	

++++～+，临床应用价值大小；–，无临床应用价值。

三、尿标本采集

尿标本采集是尿液分析的重要环节，必须坚持在尿分析前、中、后进行全过程的质量控制。标本最基本的内容：患者姓名、性别、科别、床号；采集日期、时间、标本类别；采集方法、尿量、保存条件等。不合格的标本是造成假阳性或假阴性的主要原因。

（一）患者准备

患者准备包括清洁标本采集部位；明确标记；避免月经、阴道分泌物、粪便、清洁剂等各种物质的污染。为了正确收集尿标本，应口头或书面形式指导患者正确收集。

（二）标本容器准备

使用合格容器，细菌培养的标本，应使用消毒培养瓶或无菌、有盖的容器。容器应符合以下条件：材料由不与尿成分发生反应的惰性一次性环保型材料制成；容积＞50ml；必须干燥、清洁，无污染物、无渗漏，无化学物质。

（三）尿标本采集种类

1. *晨尿*　该种标本尿较为浓缩，可用于肾浓缩能力评价。首次晨尿细胞、管型等有形成分，以及如人绒毛膜促性腺激素等的浓度较高。首次晨尿常偏酸性，不利于检出在酸性环境中易变的物质，因而推荐采集第 2 次晨尿代替首次晨尿。尿沉渣检查取晨尿。

2. *随机尿*　这种标本不受时间限制，但易受多种因素（如运动、饮食、用药、情绪、体位等）的影响。

3. *计时尿*　按特定时间采集尿标本。

（1）3h 尿：一般是收集 6:00～9:00 时段内的尿，多用于检查尿有形成分，如 1h 尿排泄率检查等。

（2）餐后尿：通常收集午餐后至 14:00 的尿。这种尿标本有利于检出病理性糖尿、蛋白尿或尿胆原。有助于肝胆疾病、肾疾病、糖尿病、溶血性疾病等的临床诊断。

（3）24h 尿：患者 8:00 排尿 1 次，将膀胱排空，弃去尿，此后收集各次排出的尿，直至次日 8:00 最后 1 次排尿的全部尿。尿中某些成分 24h 不同时间内的排泄浓度不同，如肌酐、总蛋白质、电解质等，为了较准确地定量分析这些成分，必须采集 24h 尿。

（4）特殊试验尿：尿三杯试验多用于男性下尿路及生殖系统疾病定位的初步判断。耐受性试验尿需经前列腺按摩后排尿收集尿标本。

4. *无菌尿*　采集包括中段尿、导管尿或耻骨上穿刺尿。

（1）中段尿：留尿前先清洗外阴，在不间断排尿过程中，弃去前、后时段的尿，以无菌容器只接留中间时段的尿。

（2）导管尿、耻骨上穿刺尿：患者发生尿潴留或排尿困难时采用。

四、尿标本处理

（一）尿标本保存

尿标本采集后，一般应在 2h 内及时送检，最好在 30min 内完成检验。

1. *保存*　多置于 2～8℃冰箱内，或保存于冰浴中。低温可抑制微生物迅速生长，可保持尿中存在的有形成分形态基本不变。

2. *常用防腐剂*

（1）甲醛：对尿细胞、管型等有形成分的形态结构有较好的固定作用。

（2）甲苯：可在尿标本表面形成一层薄膜，阻止尿中化学成分与空气接触。常用于尿糖、尿蛋白等化学成分的定性或定量检查。

（3）麝香草酚：可抑制细菌生长，保存尿有形成分，用于尿显微镜检查、尿浓缩结核杆菌检查，以及化学成分保存。

（4）浓盐酸：用于定量测定尿 17-羟、17-酮、肾上腺素、儿茶酚胺、Ca^{2+}等标本防腐。

（5）冰醋酸：用于检测尿 5-羟色胺、醛固酮等的尿防腐。

（6）戊二醛：用于尿沉淀物的固定和防腐。

（二）质量控制

1. 冷藏时间 尿标本冷藏保存时间最好不超过 6h。

2. 甲醛 是一种还原性物质，可产生假阳性。用量过大可与尿素产生沉淀，干扰显微镜检查。

3. 甲苯 用量必须足够。取样检验时，应插入穿过甲苯液层，吸取尿。

4. 麝香草酚 用量过多时，可使尿蛋白加热乙酸法呈假阳性反应，干扰尿胆色素检出。

历年考点串讲

尿液生成和标本采集及处理必考，其中，患者准备、标本容器准备和尿液标本的保存是考试的重点，应熟练掌握。尿液的生成机制、尿液标本采集的种类及临床应用应熟悉。

历年常考的细节：

1. 尿是血液流经肾时，经肾小球滤过、肾小管和肾集合管重吸收与分泌生成的。

2. 肾近曲小管是重吸收的主要场所，滤过液中的葡萄糖、小分子蛋白质、大部分水等重吸收，但肌酐则几乎不被重吸收而随尿排出体外。

3. 尿标本容器材料由不与尿成分发生反应的惰性一次性环保型材料制成；容积＞50ml；必须干燥、清洁，无污染物、无渗漏，无化学物质。

4. 尿标本采集后，一般应在 2h 内及时送检，最好在 30min 内完成检验。（2017）

5. 尿标本冷藏保存时间最好不超过 6h。

6. 甲醛对尿细胞、管型等有形成分的形态结构有较好的固定作用；甲苯常用于尿糖、尿蛋白等化学成分的定性或定量检查；浓盐酸用于定量测定尿 17-羟类固醇，17-酮类固醇、Ca^{2+}等标本防腐。

7. 晨尿可用于肾浓缩能力评价，其中细胞、管型等有形成分，以及如人绒毛膜促性腺激素等的浓度较高。

8. 3h 尿多用于检查尿有形成分，如 1h 尿排泄率检查等。

第 7 单元 尿理学检验

一、尿量

尿量一般指 24h 内排出体外的尿总量，有时也指每小时排出的尿量。尿量主要取决于肾生成尿的能力和肾的**浓缩与稀释功能**。内分泌功能、精神因素、活动量、饮水量、环境温度、药物应用等多种因素可影响尿量。

（一）质量控制

尿量采集必须完全而准确，使用标准量筒测定尿量，精确至 1ml。

（二）参考值

成年人：1000～2000ml/24h。儿童：按每千克体重计排尿量，为成年人的 3～4 倍。

（三）临床意义

1. 多尿 指 24h 尿总量＞2500ml。儿童＞3L。

（1）生理性多尿：①饮水过多或食用含水分高的食物；②服用有利尿作用的食品，如咖啡等；③使用某些药物，如咖啡因、噻嗪类、脱水药等；④静脉输注液体过多，如输注生理盐水、糖盐水或其他液体等；⑤精神紧张、癔症等，可引起暂时性、精神性多尿。

（2）病理性多尿

1）内分泌疾病：如尿崩症，指抗利尿激素（ADH）严重分泌不足或缺乏（中枢性尿崩症），或肾对 ADH 不敏感或灵敏度降低（肾源性尿崩症），患者 24h 尿量可多达 5～15L，尿比密常在 1.005 以下，尿渗透压在 50～200mOsm/（kg · H_2O）。多尿还见于甲状腺功能亢进、原发性醛固酮增多症等。

2）代谢性疾病：如糖尿病（DM）引起的多尿，主要机制是**渗透性利尿**，患者尿比密、尿渗透压均增高。

3）肾性疾病：如慢性肾炎、慢性肾盂肾炎、慢性肾衰竭早期、肾小管酸中毒 I 型，急性肾衰竭多尿期、失钾性肾病等。肾小管破坏导致肾浓缩功能逐渐减退均可引起多尿。肾性多尿常具有昼夜尿量的比例失常、夜尿量增多的特点，即昼夜间尿量比＜2∶1。

2．少尿　尿量＜400ml/24h，或每小时尿量持续＜17ml（儿童＜0.8ml/kg）者为少尿。生理性少尿多见于机体缺水或出汗过多，少尿可能在机体出现脱水的临床症状和体征之前。病理性少尿见于急性肾衰竭、慢性肾病等。

（1）肾前性少尿：由于各种原因造成肾血流量不足，肾小球滤过率减低所致。例如，肾缺血，见于各种原因引起的休克、过敏、失血过多、心力衰竭、肾动脉栓塞、肿瘤压迫等；血液浓缩（呕吐、腹泻、大面积烧伤、高热等）；血容量降低（重症肝病、低蛋白血症引起全身水肿）；应激状态（严重创伤）；感染（如败血症）等。

（2）肾后性少尿：多是由于各种原因所致的尿路梗阻引起，见于肾或输尿管结石、损伤、肿瘤、凝块或药物结晶（如磺胺类药物）、尿路先天畸形，以及膀胱功能障碍、前列腺增生症、前列腺癌等。

（3）肾性少尿：因肾实质的病变导致肾小球和肾小管功能损害所致。在排除肾前和肾后性少尿后，可考虑肾性少尿。如急性肾小球肾炎、急性肾盂肾炎、慢性肾炎急性发作、急性间质性肾炎及急性肾小管坏死等，此种尿具有**高渗特点**。慢性疾病所致肾衰竭时，如高血压和糖尿病肾血管硬化、慢性肾小球肾炎、多囊肾等，亦可出现少尿，此种尿具有低比密、低渗特点。血红蛋白尿、肌红蛋白尿亦为少尿。肾移植在急性排斥反应时，尿量可突然减低。

3．无尿　尿量＜100ml/24h，或 12h 内完全无尿称无尿。肾受汞等毒性物质损害，常可引起急性肾小管坏死，而突然引起少尿及尿闭。

二、尿颜色和透明度

（一）检测原理

肉眼观察判断尿透明度，可分为清晰透明、轻度混浊（雾状）、混浊（云雾状）、明显混浊 4 个等级。

（二）质量控制

1．使用新鲜尿样　尿样放置时间过长，盐类结晶析出，尿胆原转变为尿胆素，细菌增殖和腐败，尿素分解，均可使尿颜色加深、混浊度增高。

2．防止污染

3．标准统一　统一尿液分析仪、干化学试带或检验人员判断尿液颜色和透明度的标准。

（三）参考值

新鲜尿样呈淡黄色、清晰透明。

（四）临床意义

1. 生理性变化

（1）代谢产物：尿色素、尿胆素（URB）、尿胆原（URO）等影响尿颜色。

（2）饮水及尿量：饮水量大、尿量多则尿色淡；尿色深见于尿量少、饮水少或运动、出汗、水分丢失。

（3）药物影响：服用维生素 B_2、呋喃唑酮、小檗碱（黄连素）、牛黄、米帕林（阿的平）使尿呈黄色或深黄色；番泻叶、山道年等使尿呈橙色或橙黄色；酚红、番泻叶、芦荟、氨基比林、磺胺药等使尿呈红色或红褐色。

（4）盐类结晶及酸碱度：生理性尿混浊的主要原因是含有较多的盐类，如尿酸盐结晶在浓缩的酸性尿遇冷时，可有淡红色结晶析出；磷酸盐或碳酸盐结晶的尿呈碱性或中性时，可析出灰白色结晶。

2. 病理性变化

（1）无色：尿无色且伴尿比密增高，可见于糖尿病；如果尿比密低，可见于尿崩症。

（2）血尿：当每升尿含血量＞1ml 时，称为肉眼血尿。尿呈淡红色、洗肉水样，雾状或云雾状，混浊外观；含血量较多时，尿呈鲜红色、稀血样或混有血凝块。尿经离心沉淀镜检时发现每高倍视野红细胞数＞3 个，称为**镜下血尿**。

1）泌尿生殖系统疾病：是引起血尿最常见的原因（约占 98%），如肾或尿路结石、结核、肿瘤，各型肾小球肾炎、肾盂肾炎、多囊肾、肾下垂、肾血管畸形或病变，以及生殖系统炎症、肿瘤、出血（如前列腺炎、肿瘤、输卵管炎、宫颈癌等）。

尿三杯试验，如血尿以第一杯为主，多为尿道出血；以第三杯为主，多为膀胱出血；如三杯均有血尿，多见于肾或输尿管出血。

2）全身性疾病：包括血液病、感染性疾病、结缔组织疾病、心血管疾病和内分泌代谢疾病。

3）泌尿系统邻近器官疾病：如急性阑尾炎、急性或慢性盆腔炎、异位妊娠、结肠或直肠憩室炎症、恶性肿瘤，但血尿程度多较轻。

4）药物毒性作用：如磺胺类、水杨酸类、抗凝血类、某些抗生素类、环磷酰胺等。

（3）血红蛋白尿：尿游离血红蛋白＞0.3mg/L 时，引起尿隐血试验阳性者称为**血红蛋白尿**。正常人，血浆中血红蛋白含量很低（＜50mg/L），且通过与肝结合珠蛋白结合后，形成大分子化合物结合血红蛋白，后者不能从肾小球滤过。当血管内发生大量溶血时，便形成血红蛋白尿。血红蛋白尿多见于血型不合的输血反应、阵发性睡眠性血红蛋白尿、蚕豆病、溶血性疾病等。

1）与血尿鉴别：见表 1-29。

表 1-29　血红蛋白尿与血尿的鉴别

项　目	血红蛋白尿	血　尿
离心沉淀后上清	红色	红色消退
镜检沉淀物	不见红细胞或仅见碎片	可见大量完整的红细胞
离心后上清隐血试验	强阳性	阴性或弱阳性
离心后上白蛋白定性	阳性不变	减弱或阴性

2）与假性血尿鉴别：如卟啉尿外观呈红葡萄酒色。碱性尿中存在酚红、番泻叶、芦荟等物质或酸性尿中存在氨基比林、磺胺等药物时，均呈现不同程度的红色。

（4）肌红蛋白（myoglobin，Mb）尿：正常人尿中含量甚微，故不能从尿中检出。当机体心肌或骨骼肌组织发生严重损伤时，尿 Mb 检查呈阳性，称为**肌红蛋白尿**。

1）病因：①创伤，如挤压伤综合征、电击伤、烧伤、手术创伤造成肌肉严重损害者。②肌肉疾病，如原发性皮肌炎、多发性肌炎等。③心肌梗死（MI），引起心肌组织广泛坏死，尿肌红蛋白测定可对**心肌梗死的早期诊断**有一定参考价值。④代谢性疾病，如恶心、高热、肌糖原累积病。⑤缺血性肌肉损伤，如剧烈运动后或长途行军后、惊厥性疾病发作等。

2）与血红蛋白尿的鉴别：由于肌肉损伤也常伴有红细胞破坏，因此肌红蛋白尿同时亦伴有血红蛋白尿。所以，应注意 Mb 与 Hb 的鉴别。①颜色，肌红蛋白尿呈粉红色、暗褐色。②溶解性，Mb 能溶于 80%饱和硫酸铵溶液，而 Hb 则不溶。

（5）胆红素尿：外观呈**深黄色**，振荡后产生的**泡沫**亦呈黄色。此点可与正常尿或药物性深黄色尿鉴别，后者尿振荡后泡沫呈乳白色。胆红素尿不宜在空气中久置。胆红素尿，可见于**阻塞性黄疸或肝细胞性黄疸**。

（6）乳糜尿：乳糜液或淋巴液进入尿中，尿呈乳白色混浊称为乳糜尿。乳糜尿产生的机制：一是泌尿系淋巴管破裂，多因淋巴循环受阻，从肠道吸收的乳糜液，反流进入泌尿系统淋巴管，致使淋巴管内压不断增高而破裂，淋巴液进入尿中所致。二是深部淋巴管阻塞，乳糜液不能流入乳糜池，而反流到泌尿系统淋巴管所致。

1）病因：乳糜尿多为丝虫病所致，少数为腹膜结核、肿瘤、胸腹部创伤或手术、先天性淋巴管畸形及肾病综合征等。

2）鉴别：①乳糜试验，在尿中加入等量的乙醚或氯仿，提取乳糜微粒脂肪小滴，萃取物用脂溶性苏丹Ⅲ染色，镜下可见脂肪颗粒被染成大小不等的橘红色球形小滴，即为阳性。②与脓尿、菌尿的鉴别，乳糜尿以脂肪颗粒为主，少见细胞、脓细胞、细菌。

（7）脓尿与菌尿：①脓尿，常含有脓丝状悬浮物，放置后有云絮状沉淀。②菌尿，尿内含大量细菌，多呈云雾状，静置后不下沉。

1）病因：脓尿、菌尿均见于肾盂肾炎、膀胱炎、前列腺炎、精囊炎、尿道炎等。

2）鉴别试验：①镜检，脓尿镜下可见大量白细胞及成堆的脓细胞；菌尿镜下则以细菌为主。②蛋白定性试验，脓尿、菌尿均为阳性，无论加热或加酸，其混浊度均不消失。

（8）结晶尿

1）常见类型：①磷酸盐和碳酸盐，尿呈淡灰色、白色混浊。②尿酸盐，析出后尿呈淡粉红色混浊或沉淀。

2）鉴别试验：与脓尿、菌尿鉴别如下。①加热法，加热后混浊消失多为**结晶尿**。产生沉淀可能是脓尿、菌尿。②加酸或加碱法，磷酸盐和碳酸盐尿，加入 5%～10%乙酸数滴，混浊可消失；如同时有气泡产生则多为碳酸盐结晶。③镜检，可见大量盐类结晶；脓尿、菌尿，镜下可见大量脓细胞、白细胞、细菌。④蛋白定性，为阴性，脓尿、菌尿多为阳性。⑤与乳糜尿鉴别，可用乳糜试验加以鉴别，脓尿、菌尿为阴性，乳糜尿为阳性。

三、尿比密测定

在 4℃时，尿与同体积纯水重量之比，称为尿比密（SG）。尿中可溶性的固体物质主要为尿素（25%）、肌酐和氯化钠（25%）。晨尿或通常饮食条件下为 1.015～1.025。随机尿，成人 1.003～1.035（至少有 1 次在 1.023 或 1.023 以上，1 次在 1.003 或以下）；新生儿 1.002～1.004。美国临床检验标准委员会推荐的尿比密测定的参考方法是**折射计法**。

尿比密测定是临床上估计肾浓缩稀释功能常用的指标。

（一）高比密尿

1．急性肾小球肾炎、急性肾衰竭少尿期。

2．肾前性少尿疾病　如肝病、心功能不全、周围循环衰竭、高热、脱水及糖尿病、蛋白尿、使用放射造影剂等。

（二）低比密尿

尿比密常＜1.015 时，称低比密尿或低张尿。如尿比密固定在 1.010±0.003（与肾小球滤过液比密接近），称为等渗尿或等张尿，提示肾稀释浓缩功能严重损害。主要见于以下情况。

1．急性肾小管坏死，急性肾衰竭多尿期，慢性肾衰竭、肾小管间质疾病等。

2．尿崩症常为低比密尿（SG＜1.003）。尿比密测定有助于多尿时糖尿病与尿崩症的鉴别。

四、尿渗量测定

尿渗量指尿中具有渗透活性的全部溶质微粒的总数量，与颗粒大小及所带电荷无关，蛋白质和葡萄糖等大分子物质对其影响较小，能较好地反映肾对溶质和水的相对排出速度，在评价肾浓缩和稀释功能上，优于尿比密，是评价肾浓缩功能较好的指标。

（一）参考值

1．尿渗量　600～1000mOsm/（kg·H_2O）（相当于SG 1.015～1.025）。

2．尿渗量/血浆渗量之比　（3.0～4.7）：1。

（二）临床意义

尿渗量减低见于肾小球肾炎伴有肾小管和肾间质病变；显著减低见于慢性肾盂肾炎、多囊肾等，慢性间质性肾病患者，尿渗量/血浆渗量比可明显减低。

五、尿气味

（一）正常尿

新鲜尿具有微弱芳香气味，如尿标本置放时间过久或冷藏时间过长，尿素分解，可出现氨臭味。食用葱、蒜、咖喱、韭菜，饮酒过多或服某些药物可有特殊异味。

（二）病理性尿

新鲜排出的尿即有**氨臭味**，见于慢性膀胱炎、慢性尿潴留等；**烂苹果味**见于糖尿病酮症酸中毒；**腐臭味**见于泌尿系感染或晚期膀胱癌患者；**大蒜臭**味见于有机磷中毒者；**“老鼠尿”**样臭味见于苯丙酮尿症。（高频考点）

历年考点串讲

尿液理学检验必考，其中，尿量、尿比密测定是考试的重点，应熟练掌握。尿颜色和透明度、尿渗量测定应熟悉。

历年常考的细节：

1. 成年人尿量为1000～2000ml/24h。24h尿总量超过2500ml为多尿；24h尿量＜400ml或每小时尿量持续＜17ml为少尿；24h尿量＜100ml或12h内完全无尿为无尿。

2. 病理性多尿见于内分泌疾病，如尿崩症；代谢性疾病，如糖尿病；肾性疾病。

3. 糖尿病引起多尿的主要机制是渗透性利尿。

4. 加热后混浊消失多为结晶尿。产生沉淀可能是脓尿、菌尿。磷酸盐和碳酸盐尿中加入5%～10%乙酸数滴，混浊可消失；如同时有气泡产生则多为碳酸盐结晶。

5. 当每升尿含血量＞1ml时，称为肉眼血尿。尿经离心沉淀镜检时发现每高倍视野红细胞数＞3个，称为镜下血尿。

6. 加热后混浊消失多为结晶尿。产生沉淀可能是脓尿、菌尿。磷酸盐和碳酸盐尿，加入5%～10%乙酸数滴，混浊可消失；如同时有气泡产生则多为碳酸盐结晶。

7. 美国临床检验标准委员会（NCCLS）推荐的尿比密测定的参考方法是折射计法。（2015）

8. 尿比密测定有助于多尿时糖尿病与尿崩症的鉴别。

9. 尿渗量指尿中具有渗透活性的全部溶质微粒的总数量，与颗粒大小及所带电荷无关，在评价肾浓缩和稀释功能上，优于尿比密。

10. 糖尿病患者尿量增多，比密升高。（2017）

11. 新鲜排出的尿即有氨臭味，见于慢性膀胱炎、慢性尿潴留等；烂苹果味见于糖尿病酮症酸中毒；大蒜臭味见于有机磷中毒者。

第 8 单元　尿有形成分检验

一、检查方法

尿液有形成分是检查通过尿液排出体外能在显微镜下观察到的**有形物**，是来自肾或尿道脱落的细胞，还是肾实质发生病理改变形成的管型，感染的微生物，寄生虫及各种生理和病理性的结晶等。本检查对肾、泌尿系统的疾病诊断极为重要。

（一）检查方法

检查方法有光学显微镜法、仪器法、特殊显微镜法（透射电镜法、偏振光显微镜法、相差显微镜法）。其中**尿沉渣显微镜法**是目前尿有形成分检查的"**金标准**"。

（二）方法学评价

1. 显微镜检查　目前，尿沉渣检查虽然可用尿沉渣分析仪进行定性或定量检查。但仍无任何仪器可完全替代显微镜检查，尿沉渣显微镜检查仍是一种方法简便、价廉、结果可靠的检查方法。尿沉渣显微镜检查同时也是最重要的参考方法。

（1）直接镜检法：简便但阳性率低，重复性差，易漏诊。适用于外观混浊尿有形成分增多的标本。

（2）离心法：细胞阳性率高，但烦琐、费时，结果易受离心的尿量、转速和时间影响。

（3）定量尿沉渣计数板法：使尿沉渣检查更符合标准化的要求。

（4）染色法（Ternheirner-Malbin、巴氏染色法、特殊染色）：有助于识别细胞、管型等。

2. 仪器法　灵敏度较高、重复性好、速度快，但目前尿沉渣分析仪特异性仍有待提高。

（三）质量控制

1. 酸碱度和渗透压对尿沉渣有形成分的影响见表 1-30。

表 1-30　酸碱度和渗透压对尿沉渣有形成分的影响

有形成分	红细胞	白细胞	管　型
高渗尿	皱缩，体积变小，星形或桑葚状	体积缩小	可存在较久
低渗尿	膨胀，体积变大，不定形，无色	膨胀，易破坏	易崩裂
酸性尿	可存在一定时间，体积缩小	体积变小，能存在一定时间	可存在较久
碱性尿	溶解破裂，形成褐色颗粒	膨胀，形成块状结构	溶解，崩溃

2. 标本新鲜、避免污染。

3. 我国尿沉渣检查标准化要求

（1）标准化操作：取尿 10ml，采用水平式离心机，有效离心半径 15cm×1500r/min，相对离心力（RCF）400*g*，离心 5min。手持离心管 45°～90°弃除上层尿，保留 0.2ml 尿沉渣，轻轻混匀后，取 1 滴（大约 50μl）置载玻片上，用 18mm×18mm 或 22mm×22mm 的盖玻片覆盖（避免产生气泡），镜检。首先在低倍镜视野（10×10）下观察尿沉渣分布的情况，再转高倍镜视野（10×40）检查；**细胞**应观察 10 个高倍视野，**管型**应观察 20 个低倍视野，分别记录每个视野的细胞和管型数，计算平均值报告。如数量过多，可报告有形成分所占视野的面积情况，如 1/3 视野、1/2 视野、满视野等。报告形式：细胞××/HPF。

（2）建议逐步实行尿沉渣定量板法报告方式（××/μl）；还可以采用尿沉渣分析工作站检查法，该法通过蠕动泵将尿沉渣自动定量吸入，并自动悬浮在流动池内，镜检后自动冲洗并定量报告。

二、尿细胞检查

（一）红细胞

1. 红细胞形态　尿红细胞形态与尿酸碱度、渗透量有密切关系，应注意鉴别。

（1）正常红细胞：尿中未经染色的红细胞形状为双凹圆盘状，浅黄色，直径大约 8μm。

（2）异常红细胞形态：大红细胞，直径＞8μm；小红细胞，直径＜8μm；棘形红细胞，胞质常向一侧或多侧伸出、突起，如生芽样；环形红细胞（面包圈红细胞），形似面包圈样空心环状；新月形红细胞，如半月形；颗粒形红细胞，胞质内有颗粒状的间断沉积，血红蛋白丢失；皱缩红细胞，高渗尿中多见；影细胞，低渗尿中多见；红细胞碎片。

（3）红细胞数量异常：肉眼血尿（hematuria）每升尿液中含血量超过 1ml，肉眼可见到不同程度红色的混浊。显微镜血尿：（microscopic hematuria）离心尿镜下红细胞平均＞3 个/HP。

2. 根据尿中红细胞的形态对血尿分类

（1）均一性红细胞血尿（非肾小球源性血尿）：尿中红细胞＞8000/ml，但大部分红细胞（＞70%）为正常红细胞或单一形态红细胞，整个尿标本中红细胞形态不超过 2 种。红细胞外形及大小多正常，形态较一致。主要见于肾小球以下部位病变。

（2）非均一性红细胞血尿（肾小球源性血尿）：尿中红细胞＞8000/ml，大部分红细胞（＞70%）为 2 种以上类型变形。表现为红细胞大小改变、形态异常和红细胞内血红蛋白分布及含量变化。非均一性红细胞血尿的红细胞形态变化与肾小球基底膜病理性改变对红细胞的挤压损伤、各段肾小管内不断变化的 pH、渗透压、介质张力、代谢产物（如脂肪酸、溶血磷脂酰胆碱、胆酸等）对红细胞的作用有关。

（3）混合性血尿：指尿中含有均一性和非均一性两类红细胞。

3. 参考值　不同方法的尿沉渣检查的参考值见表 1-31。

表 1-31　尿沉渣主要成分的参考值

方　法	红细胞	白细胞	管　型	上皮细胞	结　晶	细　菌
直接镜检法	0～偶见/HPF	0～3/HPF	0～偶见/LPF	少见	少见	—
离心镜检法	0～3/HPF	0～5/HPF	0～偶见/LPF	少见	少见	—
尿沉渣定量分析仪	0～12/μl	0～12/μl	0～1/μl		—	
定量分析板法	0～5/μl	0～10/μl			—	

4. 临床意义　尿红细胞形态观察及计数，主要是区分肾小球性及非肾小球性血尿。

（1）肾源性血尿：见于急性或慢性肾小球肾炎、肾盂肾炎、狼疮性肾炎、肾病综合征。肾源性血尿时，多伴有尿蛋白增多，而红细胞增多不明显；常伴有管型，如颗粒管型、红细胞管型、肾小管上皮细胞管型等。

（2）非肾源性血尿：见于①暂时性镜下血尿，如正常人，特别是青少年剧烈运动、急行军、冷水浴、久站或重体力劳动后。女性患者，还应注意是否有月经血污染，应通过动态观察加以鉴别。②泌尿系统疾病：如泌尿系统各部位的炎症、肿瘤、结核、结石、创伤、肾移植排斥反应、先天畸形等。③其他疾病，见于各种原因引起的出血性疾病，如特发性血小板减少性紫癜、血友病、再生障碍性贫血和白血病合并血小板减少、DIC、高血压、动脉硬化、高热；某些免疫性疾病如系统性红斑狼疮等；泌尿系统附近器官的疾病，如前列腺炎、精囊炎、盆腔炎等。非肾性血尿的特点为尿红细胞增多，而尿蛋白不增多或增多不明显。

（二）白细胞

1. 白细胞形态

（1）完整的白细胞：新鲜尿液中完整白细胞呈圆球形，直径 10～14μm。不染色时，核较模糊，浆内颗粒清晰。加入**1%乙酸处理**后，可清晰地看到细胞核。染色后，粒细胞胞核呈紫红色；胞质可见紫色颗粒，分散存在。在低渗尿及碱性尿液中，胞体常胀大，约半数可在 2h 内溶解，在高渗尿及酸性尿液中，白细胞常萎缩。

（2）闪光细胞：急性肾盂肾炎时，在低渗条件下，可见到**中性粒细胞**胞质内颗粒呈**布朗分子**运动，似星状闪光。

（3）脓细胞：在炎症过程中破坏或死亡的中性粒细胞称为**脓细胞**，其外形多变，不规则，结构模糊，浆内充满粗大颗粒，核不清楚，细胞常成团，边界不清。

2. 脓尿　离心尿镜下白细胞＞5 个/HPF 称为**镜下脓尿**。尿呈乳白色，含大量白细胞，甚至出现凝块，称为肉眼脓尿。

3. 临床意义　尿白细胞检查主要用于泌尿系统及邻近组织器官感染或炎症性疾病的诊断。

（1）肾盂肾炎：由细菌感染所致，尿细菌培养阳性。有些肾盂肾炎首发症状为血尿，或镜下血尿；在急性期尿白细胞明显增多，还可见小圆上皮细胞、闪光细胞等；多数有**白细胞管型**。

（2）膀胱炎：尿白细胞增多，常伴有脓尿，可见小圆上皮细胞、大圆上皮细胞、闪光细胞等，但**无管型**。急性期可有明显肉眼脓尿。尿三杯试验可区分脓尿部位：如脓尿出现于第三杯，提示为膀胱颈炎、膀胱三角区炎症；如三杯均为脓尿（全程脓尿），提示病变位于膀胱颈以上尿路，如膀胱炎、输尿管炎、肾盂肾炎、肾脓肿、肾积脓等。

（3）女性阴道炎、宫颈炎和附件炎：尿白细胞增多，常伴有大量扁平上皮细胞。在血尿中，如红细胞与白细胞比例为 **500∶1**，应考虑**出血**；如比例为 **200∶1**，应考虑为**炎症**。

（4）肾移植后排斥反应：尿中可出现大量淋巴细胞及单核细胞。

（5）其他：药物性急性间质性肾炎，尿单核细胞增多；而急性肾小管坏死时，单核细胞减少或消失。**嗜酸粒细胞尿**，见于某些**间质性肾炎**患者、**药物所致变态反应**。

（三）上皮细胞检查

尿中上皮细胞主要来源于肾小管、肾盂、肾盏、输尿管、膀胱和尿道等。

1. 肾小管上皮细胞　来自肾小管立方上皮。肾小管上皮细胞形态不一，多为圆形或多边形，又称多边形细胞，略大于中性粒细胞（约为 1.5 倍）。

2. 移形上皮细胞　来自肾盂、输尿管、膀胱和尿道近膀胱段等处的移形上皮组织，包括大圆上皮细胞、尾形上皮细胞、小圆上皮细胞。

3. 扁平细胞　形体扁平而薄，又称复层扁平上皮细胞，来自**输尿管下段、膀胱和尿道**，为尿中最大的上皮细胞，其形状不规则，边缘常卷折；胞核很小，呈圆形或卵圆形；胞质丰富。

4. 临床意义

（1）肾小管上皮细胞：尿中一旦增多，即提示**肾小管**病变，见于各种肾炎、肾移植术后 1 周及排斥反应后。如肾小管上皮细胞内见含铁血黄素，则提示有慢性心力衰竭、肾梗死、血管内溶血等。

（2）移行上皮细胞增多：尿中出现大量变移上皮细胞时，提示有相应部位的炎症或坏死性病变。

（3）扁平上皮细胞增多：尿中扁平上皮大量出现或片状脱落并伴有白细胞增多，尿中大量出现或片状脱落，或伴白细胞、脓细胞，多见于尿道炎。但女性患者，应排除阴道分泌物的污染。

（四）尿吞噬细胞和其他细胞检查

1. 吞噬细胞　包括来自中性粒细胞的小吞噬细胞和来自组织细胞的大吞噬细胞，吞噬细胞体积为白细胞的 2～3 倍。尿中出现吞噬细胞可见于急性肾盂肾炎、膀胱炎、尿道炎等，且常伴白细胞增多，并伴有脓细胞和细菌。尿吞噬细胞的多少常与炎症程度有密切关系。

2. 其他细胞

（1）柱状上皮细胞：正常尿中，一般无柱状上皮细胞。如出现较多，提示慢性尿道炎、慢性腺性膀胱炎的可能。

（2）**多核巨细胞**：一般认为来源于尿道移行上皮细胞，病毒感染时可出现。

（3）病毒感染细胞及其包涵体。细胞内包涵体可作为病毒感染的诊断依据。

三、尿管型检查

（一）尿管型定义

一些有机物或无机物（蛋白、细胞或结晶等），在肾小管和集合管内塑形成圆柱状蛋白凝聚体。尿内出现管型往往提示肾实质损伤。

（二）管型形成机制和条件

1. 尿蛋白质和 T-H 蛋白浓度增高　尿液蛋白质和 **T-H 蛋白**是形成管型的基础物质。病理情况下，由于肾小球基底膜的通透性增高，大量蛋白质由肾小球进入肾小管，过多的蛋白质在肾远曲小管和集合管内积聚。

2. 尿浓缩和肾小管内环境的酸化　尿浓缩可提高尿蛋白的含量，盐类增多，而尿酸化后又促进蛋白凝固、沉淀，由**溶胶状变为凝胶状**并进一步固化，致使尿液流速减慢，促使肾小管远端形成管型。

3. 有可供交替使用的肾单位　病理情况下，交替使用的肾单位，使尿在肾单位的下部有足够停留时间，蛋白等物质才能浓缩、沉淀形成管型。

（三）管型形态、种类和临床意义

管型只在肾小管或集合管内形成，其形态为两边平行，两端钝圆的长条形圆柱体，长短、粗细取决于形成部位肾小管的直径和条件，也取决于肾小管上皮细胞的状态。

1. 透明管型　无色半透明圆柱形，分单纯性透明管型和复合性透明管型，复合性透明管型可含少量颗粒和细胞、但少于管型容积的 1/3，参考值为 **0～1/LPF**。透明管型偶尔可见于激烈运动后和成人浓缩尿中。病理情况出现见于急、慢性肾小球肾炎、慢性进行性肾衰竭、急性肾盂肾炎、肾淤血、恶性高血压、肾动脉硬化、肾病综合征等；发热、麻醉、心力衰竭、肾受刺激后可见到。如持续出现大量透明管型，同时可见异常粗大的透明管型和红细胞，表示肾小管上皮细胞有剥落现象，提示**肾有严重病变**。

2. 细胞管型　管型基质中含有细胞，细胞含量超过管型容积的 1/3。依照所含细胞类型分为红细胞管型、白细胞管型和上皮细胞管型。

（1）红细胞管型：为管型基质中嵌入红细胞所致。正常情况下，尿中无红细胞管型。病理情况见到红细胞管型，提示肾小球疾病和肾单位内有**出血**。可见于急性肾小球肾炎、慢性肾炎急性发作、肾出血、肾充血、急性肾小管坏死、肾移植排斥反应、肾梗死、肾静脉血栓形成、恶性高血压等，亦可见于狼疮性肾炎、亚急性心内膜炎、IgA 肾病等。

（2）白细胞管型：管型中含退化变性坏死的白细胞（或脓细胞），可单独存在，或与上皮细胞管型、红细胞管型并存。正常情况，尿中无白细胞管型。出现白细胞管型，提示肾实质有**细菌感染**，见于急性肾盂肾炎、肾脓肿、间质性肾炎、急性肾小球肾炎，非感染性炎症的肾病综合征、红斑狼疮肾炎，肾移植排斥反应（可见淋巴细胞管型）。

（3）肾上皮细胞管型：管型内含肾小管上皮细胞，正常尿液中不能见到。可分为两类：一类管型是由脱落的肾小管上皮细胞与 T-H 糖蛋白组成，成片的上皮细胞与基底膜分离，脱落细胞粘在一起；另一类管型为急性肾小管坏死时，胞体较大，形态多变，典型的肾上皮细胞管型呈瓦

片状排列，可充满管型，细胞大小不等（管型内细胞比白细胞大）。肾上皮细胞管型增多，常见于肾小管病变，如急性肾小管坏死、急性肾小球肾炎、间质性肾炎、肾病综合征、子痫、肾淀粉样变性、慢性肾炎晚期、重金属（如镉、汞、铋等）及其他化学物质、药物中毒。肾移植患者，在移植术 3d 内，尿液中出现肾小管上皮细胞管型为**排斥反应**的可靠指标之一。

3. 颗粒管型　管型内含大小不等的颗粒物，含量**超过 1/3 管型**的容积，称为**颗粒管型**。颗粒管型的颗粒来自崩解变性的细胞残渣、血浆蛋白及其他物质。按颗粒的粗细又分为粗颗粒管型和细颗粒管型两种，前者管型内充满粗大颗粒，常呈暗褐色。后者含许多微细颗粒，不透明，呈灰色或微黄色。

正常人尿液中无颗粒管型。颗粒管型的出现和增多，提示**肾有实质性病变**。可见于脱水、发热，尤其多见于急性或慢性肾小球肾炎、肾病、肾小管硬化症、肾盂肾炎、病毒性疾病、慢性铅中毒、肾移植、急性排斥反应、药物中毒等。在急性肾衰竭多尿早期，可大量出现宽幅的颗粒管型；如出现于慢性肾炎晚期，提示预后不良。

4. 蜡样管型　由细颗粒管型或淀粉样变的细胞衍变而来，其外形似蜡烛样浅灰色或淡黄色，折光性强、质地厚、易折断、有切迹，短而粗，末端常不整齐。正常尿中无蜡样管型。出现蜡样管型提示肾小管有**严重病变**，预后差。可见于慢性肾小球肾炎晚期、长期无尿和少尿、尿毒症、肾病综合征、肾功能不全、肾淀粉样变性，亦可见于肾小管炎症和变性、肾移植慢性排斥反应、重症肝病等。

5. 脂肪管型　由肾小管上皮细胞脂肪变性、崩解形成。管型内可见大小不等的折光性很强的脂肪滴，当脂肪滴较大时，用偏振荧光显微镜检查可见马耳他十字。正常尿中无脂肪管型。出现脂肪管型提示**肾小管**损伤、肾小管上皮细胞脂肪变性。可见于亚急性肾小球肾炎、慢性肾小球肾炎、中毒性肾病等，尤多见于**肾病综合征**。

6. 宽大管型　由颗粒管型和脂肪管型演变而来。正常尿液中无宽大管型。出现宽大管型，见于重症肾病、急性肾衰竭患者多尿早期、慢性肾炎晚期尿毒症。由于宽大管型常出现于肾衰竭或昏迷患者，又称为**“肾衰管型”或“昏迷管型”**。宽大管型来自破损扩张的肾小管、集合管或乳头管，其宽度可达 50μm 以上，是一般管型的 2～6 倍，形态不规则，易折断，有时呈扭曲状。

7. 细菌管型和真菌管型　指管型基质中含有大量细菌。正常尿无细菌或真菌管型。出现细菌或真菌管型表明肾**有病原体感染，常见于肾脓毒性疾病和真菌感染**。

8. 结晶管型　正常人尿中无结晶管型。出现结晶管型的临床意义类似相应的结晶尿，多见于代谢性疾病、中毒或药物所致的肾小管内结晶沉积伴急性肾衰竭、隐匿性肾小球肾炎。

9. 混合管型　指管型内同时含有不同细胞及其他有形成分。正常尿中无混合管型。混合管型见于肾炎反复发作、出血和坏死、肾移植后排斥反应等。

10. 其他管型和类管型相似物

（1）其他管型：①血液管型，其临床意义同红细胞管型。②血红蛋白管型，管型内充满血红蛋白，见于急性肾小球肾炎、慢性肾炎急性发作、肾出血、肾充血、急性肾小管坏死、肾移植排斥反应、肾梗死、肾静脉血栓形成、血管内溶血、恶性高血压、狼疮肾炎、亚急性心内膜炎、IgA 肾病、肾单位发生梗死等。③血小板管型，主要见于 DIC。④肌红蛋白管型，见于急性肌肉损伤引起的肌红蛋白尿症和急性肾衰竭等。⑤胆红素管型，见于严重阻塞性黄疸患者，尿胆红素试验常强阳性，可伴亮氨酸和酪氨酸结晶。⑥圆柱体，形态与透明管型相似，但一端尖细，有时有扭曲或弯曲，如螺旋状，常伴透明管型同时出现。见于急性肾炎、肾血循环障碍或肾受刺激的患者。

（2）类管型相似物：①黏液丝，为长线条形，边缘不清，末端尖细卷曲，大小不等，常见暗淡纹，见于正常尿中，尤其妇女尿中较多；如大量存在常表示尿道受刺激或有炎症反应。②假管型，为非晶形尿酸盐、磷酸盐等形成的圆柱体，其外形与管型相似，但无管型的基质，边缘不整齐、两端破碎、其颗粒粗细不均、色泽发暗，加温或加酸后消失，而真管型不变。

11. 尿液管型的组成成分及临床意义比较　见表 1-32。

表 1-32　尿液管型的组成成分及临床意义

管　型	组成成分	临床意义
透明管型	T-H 蛋白、白蛋白、少量氯化物	健康人偶见，肾实质性病变时增多
红细胞管型	管型基质+红细胞	急性肾小球病变，肾小球出血
白细胞管型	管型基质+白细胞	肾感染性病变或免疫性反应
上皮细胞管型	管型基质+上皮细胞	肾小管坏死
颗粒管型	管型基质+变性细胞分解产物	肾实质性病变伴有肾单位淤滞
蜡样管型	由细颗粒管型演化而来	肾单位长期阻塞，肾小管有严重病变，预后差
脂肪管型	管型基质+脂肪滴	肾小管损伤，肾小管上皮细胞脂肪变性
肾衰管型	颗粒管型、蜡样管型演变而来	急性肾衰竭多尿期，慢性肾衰竭出现提示预后不良
细菌管型	管型基质+细菌	肾细菌感染，肾脓毒性疾病
真菌管型	管型基质+真菌	肾真菌感染
结晶管型	管型基质+尿酸盐、草酸盐结晶	肾小管内结晶伴有肾衰竭，隐匿性肾炎
混合管型	管型基质+不同细胞及其他有形成分	肾炎反复发作、出血、血管坏死、肾移植排斥反应

四、尿结晶检查

（一）尿结晶形成

食物产生的各种酸性产物，与钙、镁、铵等离子结合生成各种无机盐及有机盐，再通过肾小球滤过、肾小管重吸收及分泌，排入尿中可形成结晶。结晶的形成与尿的 pH、温度、结晶物质及其胶体物质浓度和溶解度有关。

（二）生理性结晶

生理性结晶多源于食物及机体正常的代谢，又称代谢性盐类结晶，一般无临床意义。但当大量持续出现于患者**新鲜尿内**，可成为尿路结石诊断依据之一。常见生理性结晶有草酸盐结晶、尿酸结晶、尿酸盐结晶、非晶形尿酸结晶、马尿酸结晶、磷酸盐类结晶、碳酸钙结晶、碳酸铵结晶。

1. 草酸钙结晶　草酸钙结晶属正常代谢成分，为无色、方形、闪烁发光的八面体。如在新鲜尿中大量出现此结晶伴随红细胞，患者有肾或膀胱的刺激症状，多为肾或膀胱结石的征兆，**尿路结石约 90%为草酸钙结晶**。

2. 尿酸结晶　尿酸是核蛋白中嘌呤代谢的产物，以尿酸或尿酸盐的形式经尿排出体外。尿酸结晶在尿中呈黄色、暗棕色；形状有三棱形、哑铃形、蝴蝶形及不规则形。多食含高嘌呤的动物内脏可使尿中尿酸增高，一般无临床意义。尿中尿酸浓度增高，可产生高尿酸肾病及尿酸结石。高尿酸亦可见于急性痛风症、儿童急性发热、慢性间质性肾炎等。

3. 非结晶性尿酸　外观呈黄色的非晶形颗粒状沉淀物。

4. 磷酸盐类结晶　为正常尿成分，来源于食物和机体代谢组织分解，尿液中长期出现时，应注意有磷酸盐结石的可能。

（1）磷酸钙结晶常见于弱碱性尿、中性尿，常呈颗粒状、三棱形，结晶可排列成星状或束状。如长期在尿中见到大量磷酸钙结晶，应考虑到甲状旁腺功能亢进、肾小管性酸中毒，若长期卧床患者应考虑有骨质脱钙。

（2）磷酸氨镁结晶（三联磷酸盐）呈方柱状、**信封状**或羽毛状，无色，有很强的折光性。一般无临床意义。

（3）非晶型磷酸盐为白色颗粒状，一般无临床意义。

5. 尿酸铵结晶　呈黄色，不透明，有球状、哑铃形、树根状等形态，常见于在陈旧尿中，一般无临床意义。如在新鲜尿大量出现，提示膀胱有细菌感染。

（三）常见病理性结晶

尿液出现病理性结晶与各种疾病因素和某些药物在体内代谢异常有关。常见的病理性结晶有胱氨酸结晶、胆红素结晶、酪氨酸结晶、亮氨酸、胆固醇结晶、磺胺类结晶、含铁血黄素颗粒。

1. 胆红素结晶　见于各种黄疸、肝癌、肝硬化和有机磷中毒等。此结晶外形为成束的针状或小块状，黄红色，由于氧化，有时可呈非结晶体色素颗粒。

2. 胱氨酸结晶　由蛋白分解而来。正常尿中少见，大量出现多为肾或膀胱结石的征兆。该结晶为无色、六边形，边缘清晰、折光性强的薄片状结晶。

3. 亮氨酸与酪氨酸结晶　为蛋白分解产物，可见于组织大量坏死的疾病，如急性重型肝炎、急性有机磷中毒、糖尿病性昏迷、白血病或伤寒等。亮氨酸结晶呈淡黄色、褐色小球形或油滴状，并有密集**辐射状条纹**，折光性强。酪氨酸结晶为略带黑色的细针状结晶，成束、成团或羽毛状。

4. 胆固醇结晶　可见于**膀胱炎**、肾盂肾炎或有乳糜尿的患者；偶见于脓尿患者。其外形为缺角的长方形或方形，无色透明，常浮于尿的表面，成薄片状。

5. 含铁血黄素　当体内红细胞大量破坏时，各组织中均可有含铁血黄素沉积，如沉积于肾时，即可在尿中见到。亚铁氰化钾染色进行鉴别。

6. 药物结晶　形态多样，呈片状、哑铃形、球形、麦秸束状。常见药物结晶：①放射造影剂，如使用碘泛影剂、尿路造影剂后尿中出现束状、球状、多形性结晶。②磺胺类药物结晶，乙酰基磺胺嘧啶（SD），易在酸性尿中形成结晶；磺胺嘧啶结晶为棕黄色、不对称的麦秸束状、球状；磺胺甲基异噁唑结晶，为无色透明、长方形、正方形的六面体结晶，似厚玻璃块，厚度大，边缘有折光阴影，散在或集束成“+”、“X”形等排列。

如在新鲜尿中，查到大量磺胺结晶，同时伴有红细胞或管型并存，多表示肾已受磺胺药物损害，须立即停药。大量饮水，服用碱性药物，使尿呈碱性，以保护肾免受进一步损害。

尿中各类病理性结晶的颜色、形状及临床意义见表 1-33。

表 1-33　尿中病理性结晶的颜色、形状及临床意义

结　晶	颜　色	形　状	临床意义
胆红素结晶	黄红色	成束针状或小块状	梗阻性黄疸、急性肝坏死、肝硬化、肝癌、急性磷中毒
亮氨酸结晶	黄褐色	小球状，具有辐射状和同心纹	急性肝坏死、急性磷中毒、氯仿中毒、肝硬化
酪氨酸结晶	略带黑色	细针状，呈束状或羽毛状排列	急性肝坏死、急性磷中毒、氯仿中毒、肝硬化
胆固醇结晶	无色	缺角方形薄片状	肾淀粉样变、脂肪变性，偶肾盂肾炎
胱氨酸结晶	无色	六边形片状，常重叠排列	肾结石、膀胱结石
磺胺甲基异噁唑结晶	无色透明	长方形六面体	伴有红细胞出现提示药物性损伤，甚至尿闭
磺胺嘧啶结晶	棕黄色	不对称麦秸束状或球状	伴有红细胞出现提示药物性损伤，甚至尿闭
泛影酸结晶	无色透明	平行四边形，无缺角	使用造影剂后
碘番酸结晶		球形，轮廓不清，边缘模糊	使用造影剂后
泛影葡胺结晶		细针形，辐射状排列	使用造影剂后

五、尿沉渣定量检查

（一）方法及评价

尿沉渣定量检查包括艾迪（Addis）计数法、1h 尿有形成分计数法、尿沉渣计数板法和仪器计数法等。传统的尿沉渣定量计数方法为**艾迪计数法**，由于该法标本留取时间长，尿有形成分易于溶解破坏，重复性和准确性差，在国内外已很少应用。尿沉渣计数板法易于尿液有形成分检测规范化和标准化管理。仪器计数法是自动化尿液颗粒计数的参考方法。1h 尿有形成分计数：留 3h 尿（上午 6:00～9:00），不需限制饮食，不必加防腐剂，对有形成分影响小，适用于门诊及住院患者连续检查。制备尿沉渣标本时，取 10ml 尿离心后弃上清液，留取沉渣 0.2ml。混匀取尿沉淀液 1 滴充入计数池，分别计数 10 个大方格中的红细胞、白细胞和管型数。计算公式：1h 排泄率=（1000×C×V）/10T=33.3CV，其中，1000 为把 1ml 转换为 1μl，C 为计数 10 大方格的细胞或管型数，V 为 3h 内的总尿量（ml），T 为留取标本的时间（3h）。

（二）参考值

1h 尿中有形成分计数：成人红细胞，男＜30 000/h，女＜40 000/h；白细胞，男＜70 000/h，女＜140 000/h。

（三）临床意义

1. 较准确反映泌尿系统疾病的情况。
2. 动态观察、比较肾病变的程度，评价治疗效果和预后。

历年考点串讲

尿液有型成分检查为历年必考内容，其中，重点复习尿沉渣中白细胞、红细胞、上皮细胞的检查，尿沉渣检查的质量控制。熟悉尿液管型形成的条件，掌握尿沉渣中出现的各种细胞、管型及结晶的形态特点和临床意义。

历年常考的细节：

1. 尿沉渣显微镜法是目前尿有形成分检查的金标准。

2. 尿沉渣检查标准化要求：取尿 10ml，RCF：400*g*，离心 5min，保留 0.2ml 尿沉渣，镜检，细胞应观察 10 个高倍视野，管型应观察 20 个低倍视野。

3. 肉眼血尿指每升尿液中含血量超过 1ml，肉眼可见到不同程度红色的混浊；显微镜下血尿指离心尿镜下红细胞平均＞3/HPF。根据尿中红细胞的形态可将血尿分为均一性红细胞血尿（非肾小球源性血尿），非均一性红细胞血尿（肾小球源性血尿）及混合性血尿。非均一性红细胞血尿的红细胞形态变化与肾小球基底膜病理性改变对红细胞的挤压损伤、各段肾小管内不断变化的 pH、渗透压、介质张力、代谢产物对红细胞的作用有关。（2015）

4. 脓细胞是指在炎症过程中破坏或死亡的中性粒细胞，镜下脓尿指离心尿白细胞＞5/HPF。肾移植后排斥反应尿中可出现大量淋巴细胞及单核细胞。急性肾盂肾炎时，在低渗条件下，可见到中性粒细胞胞质内颗粒呈布朗分子运动，似星状闪光，称闪光细胞。

5. 尿中肾小管上皮细胞一旦增多，即提示肾小管病变。吞噬细胞包括来自中性粒细胞的小吞噬细胞和来自组织细胞的大吞噬细胞，尿吞噬细胞的多少常与炎症程度密切相关。

6. 肾小管上皮细胞：来自肾小管立方上皮。肾小管上皮细胞形态不一，多为圆形或多边形，又称多边形细胞，略大于中性粒细胞（约为 1.5 倍）。

7. 管型形成的三个条件：尿蛋白质和 T-H 蛋白浓度增高；尿浓缩和肾小管内环境酸化；有可供交替使用的肾单位。透明管型参考值为 0～1/LPF，偶尔可见于激烈运动后和成人浓缩尿中。尿液中出现红细胞管型，提示肾小球疾病和肾单位内有出血。尿液中出现白细胞管型，提示肾实质有细菌感染。尿液中出现肾小管上皮细胞管型为排斥反应的可靠指标之一。颗粒管型的出现和增多提示肾有实质性病变。脂肪管型是肾小管上皮细胞脂肪变性，出现提示肾小管损伤，多见于肾病综合征。蜡样管型提示肾小管有严重病变。宽大管型由颗粒管型和脂肪管型演变而来，常出现于肾衰竭或昏迷患者，又被称为“肾衰管型”或“昏迷管型”。（2016）

8. 生理性结晶又称代谢性盐类结晶，一般无临床意义。常见的生理性结晶：草酸盐结晶、尿酸结晶、尿酸盐结晶、非晶形尿酸结晶、马尿酸结晶、磷酸盐类结晶、碳酸钙结晶、碳酸铵结晶。尿路结石约 90%为草酸钙结晶。常见病理性结晶有胱氨酸结晶、胆红素结晶、酪氨酸结晶、亮氨酸、胆固醇结晶、磺胺类结晶、含铁血黄素颗粒。（2017）

9. 1h 尿有形成分计数：留 3h 尿（上午 6:00～9:00），参考值：成人红细胞，男＜30 000/h，女＜40 000/h；白细胞，男＜70 000/h，女＜140 000/h。

10. 在新鲜尿中大量出现此结晶伴随红细胞，患者有肾或膀胱的刺激症状，多为肾或膀胱结石的征兆，尿路结石约 90%为草酸钙结晶。

11. 尿液干化学检测出红细胞、白细胞、尿蛋白阳性需要进行显微镜检查。

第 9 单元　尿液化学检验

一、尿酸碱度测定

（一）定义

尿液酸碱度是反映肾调节机体内环境体液酸碱平衡能力的重要指标之一，通常简称为尿液酸度。尿液酸度分两种。①滴定酸度：可用酸碱滴定法进行滴定，相当于**尿液酸度总量**；②真正酸度：指尿液中所有能离解的氢离子浓度，通常用 pH 来表示。

（二）检测方法及评价

1. 试带法　用 pH 广泛试带浸入尿液中，是目前应用最广泛的筛检方法，但试带易吸潮变质，影响准确性。

2. 指示剂法　常用的指示剂为 0.4g/L **溴麝香草酚蓝**溶液，显示黄色为酸性尿；显蓝色为碱性尿；显绿色为中性尿。本法操作简单，但溴麝香草酚蓝的 pH 变色范围为 6.0～7.6，当尿液 pH 偏离范围时，检测结果不准确。黄疸尿、血尿易干扰指示剂法。

3. 滴定法　可检查尿液酸度的总量。用于尿液酸度的动态监测，但操作复杂。

4. pH 计法　用 pH 电极能直接精确地测定出尿液的 pH。对肾小管酸中毒的定位诊断、分型、鉴别诊断，有一定的应用价值，但需要特殊仪器，且操作更烦琐。

（三）质量控制和参考值

1. 质量控制　标本必须新鲜，陈旧标本可因 CO_2 挥发或细菌生长使 pH 增高；也可因细菌和酵母菌作用，使尿中葡萄糖降解为酸和乙醇而使 pH 减低。

（1）试带法：试带应满足生理和病理尿 pH 的变化范围，未被酸、碱污染，未吸潮变质。

（2）指示剂法：一般指示剂多不易溶于水，配制指示剂溶液时，应先用少许碱液（如 NaOH 稀溶液）助溶后，再加蒸馏水稀释到适当浓度，以满足指示剂颜色变化范围，因为指示剂的解离质点状态与未解离质点状态呈现不同的颜色。

（3）滴定法：氢氧化物溶液浓度必须标准。

（4）pH 计法：应经常校准 pH 计，确保仪器在正常良好状态下检测。

2. 参考值　在正常饮食条件下，晨尿多偏弱酸性，多数尿标本 pH 5.5～6.5，平均 pH 6.0。随机尿 pH 4.5～8.0。尿可滴定酸度为 20～40mmol/24h。

（四）临床应用

1. 生理性变化

（1）尿液 pH 易受食物影响。如进食含蛋白质高的食物过多或饥饿状态等，尿 pH 减低；而进食过多的蔬菜、水果等含碱性物质较多的食品时，尿 pH 增高。

（2）进餐后尿 pH 增高。机体每次进餐后，尿液的 pH 呈一过性增高，称为碱潮。

（3）剧烈运动、饥饿、出汗、应激状态等生理活动，夜间入睡后呼吸减慢，体内酸性代谢产物增多均可使尿液 pH 减低。许多药物也会影响尿液 pH。尿内含有大量脓、血或细菌污染，分解尿素可使尿液碱化。

2. 病理性变化

（1）尿 pH 减低：见于酸中毒、慢性肾小球肾炎、发热、服用氯化铵等药物时。代谢性疾病，如糖尿病、痛风、低血钾性碱中毒（肾小管分泌 H^+增强，尿酸度增高）等。其他，如白血病、呼吸性酸中毒。

（2）尿 pH 增高：见于碱中毒，如呼吸性碱中毒、严重呕吐。尿路感染，如膀胱炎、肾盂肾炎、变形杆菌性尿路感染，由于细菌分解尿素产生氨等。肾小管性酸中毒，尿 pH 呈相对偏碱性。应用利尿药，进食太多蔬菜、水果等。

观察尿液 pH 变化，指导临床用药，预防肾结石的形成和复发，减轻泌尿系统微生物的感染。

二、尿蛋白质检查

尿液中蛋白质≥150mg /24h 或≥100mg/L 时，蛋白定性试验呈阳性，即称为蛋白尿。参考值：定性试验阴性。定量试验：＜0.1g/L；或＜0.15g/24h。

（一）蛋白尿生成原因及机制

1. 肾小球性蛋白尿　因肾小球的损伤而引起的蛋白尿，使血液中相对分子质量较小的血浆蛋白（以白蛋白为主）滤出原尿中，若损害较重时，球蛋白及其他少量大相对分子质量蛋白滤出也增多，超过了肾小管重吸收能力而形成蛋白尿。

（1）**选择性蛋白尿**：主要成分是相对分子质量为 4 万～9 万的白蛋白。相对分子质量＞9 万的蛋白则极少出现。尿免疫球蛋白/白蛋白的比值＜0.1。尿蛋白半定量多为+++～++++。当尿蛋白定量＞3.5g/24h 时，称为肾病性蛋白尿，最典型的病例是肾病综合征。

（2）**非选择性蛋白尿**：反映肾小球毛细血管壁有严重破裂损伤。尿蛋白成分，以大和中分子质量蛋白质同时存在为主，尿蛋白中，免疫球蛋白/白蛋白比值＞0.5，半定量为+～++++，定量在 0.5～3.0g/24h。多见于：①原发性肾小球疾病，如急进性肾炎、慢性肾炎、膜性或膜增生性肾炎等；②继发性肾小球疾病，如糖尿病肾炎、狼疮肾炎等。出现非选择性蛋白尿提示预后较差。

2. 肾小管性蛋白尿　肾小管近曲小管段对肾小球滤过液中的小相对分子质量蛋白质重吸收能力减低，而出现以小分子质量蛋白为主的蛋白尿，称为**肾小管性蛋白尿**。单纯性肾小管性蛋白尿，尿蛋白含量较低，一般＜2g/24h，定性半定量试验+～++。多见于以下情形。

（1）肾小管间质病变：如间质性肾炎、肾盂肾炎、遗传性肾小管疾病，如 Fanconi 综合征、慢性失钾性肾病等。

（2）中毒性肾间质损伤：汞、镉、铀、砷和铋等重金属类或苯四氯化碳等有机溶剂，以及卡那霉素、庆大霉素、磺胺、多黏菌素、四环素等抗生素类，可引起肾小管上皮细胞肿胀、变性与坏死，又称中毒性肾病。

（3）中草药：如使用马兜铃、木通过量，也可引起高度选择性肾小管蛋白尿，此时常伴有明显管型尿。

（4）器官移植排斥反应。

3. 混合性蛋白尿　指肾疾病时，肾小球和肾小管同时或相继受损而产生的蛋白尿，其组分与血浆蛋白相似。

4. 溢出性蛋白尿　指血液循环中，出现了大量以中、小相对分子质量为主的异常蛋白质，如游离血红蛋白、肌红蛋白、溶菌酶等增多，经肾小球滤出后，原尿中的含量超过了肾小管重吸收最大能力，而大量出现在尿液中形成的蛋白尿。尿蛋白质定性，多为+～++，定量为 1.0～2.0g/24h。可见于：①浆细胞病；②急性血管内溶血；③急性肌肉损伤；④其他，如急性白血病时血溶菌酶增高、严重胰腺炎时血淀粉酶增高形成的蛋白尿。

5. 组织性蛋白尿　凡肾组织细胞代谢产生的蛋白质、组织破坏分解的蛋白质，以及肾组织炎症，或受药物等刺激泌尿道组织分泌的蛋白质等，进入尿液中形成的蛋白尿，均称为组织性蛋白尿。定性±～+，定量 0.5～1.0g/24h。其组成成分多以 T-H 蛋白为主。

6. *生理性蛋白尿*

（1）功能性蛋白尿：机体剧烈运动、发热、低温刺激、精神紧张、交感神经兴奋等生理状态时，导致暂时性、轻度的蛋白尿，称为功能性蛋白，定性一般不超过+，定量＜0.5g/24h，多见于青少年。

（2）体位性蛋白尿：又称为直立性蛋白尿，特点：卧位时，尿蛋白阴性，起床活动或站立过久后，尿蛋白阳性，平卧休息后，又为阴性。亦多见于青少年。

7. *偶然性蛋白尿* 指由于偶然因素，尿液中混入了多量血液、脓液、黏液或生殖系统排泌物，如白带、月经血、精液、前列腺液等成分时，导致尿蛋白定性试验阳性，但不伴随肾本身的损害，故又称假性蛋白尿。主要见于肾以下泌尿道的炎症、出血及生殖系统排泌物的污染。

（二）检测方法及评价

1. *尿蛋白定性试验* 为蛋白尿的筛检试验。

（1）干化学试带法：本法**对白蛋白较敏感，对球蛋白不敏感**，仅为白蛋白的 1/100～1/50，且可漏检本周蛋白。尿液 pH 增高可产生假阳性。本法快速、简便、易于标准化，适于健康普查或临床筛检。

（2）加热乙酸法：为传统的经典方法，特异性强、干扰因素少，能同时检出白蛋白及球蛋白尿，但敏感度较低，一般在 0.15g/L 左右。本法能使含造影剂尿液变清，可用于鉴别试验。

（3）磺基水杨酸法：操作简便、反应灵敏、结果显示快，与白蛋白、球蛋白、糖蛋白和本周蛋白等均能发生反应；敏感度高达 0.05～0.1g/L，因而有一定的假阳性。被 NCCLS 作为干化学法检查尿蛋白的参考方法，并推荐为检查尿蛋白的确证试验。

2. *尿蛋白定量试验* 有沉淀法、比色法、比浊法、染料结合法、免疫测定法和尿蛋白电泳法等。目前染料结合法、比色法应用较为广泛，免疫法及尿蛋白电泳法具有更高的灵敏度和特异性，有很好的临床应用前景。

尿蛋白检测方法的选择：对于进行现场快速检验，或初次就诊的门诊患者，采用试带法或磺基水杨酸法，基本可满足健康体检和基本筛查需要。在疾病确诊后需要进行疗效观察或预后判断时，则需要配合加热乙酸法，必要时需进行尿蛋白定量和特殊蛋白分析。

（三）质量控制

1. *试带法* 使用标准合格的试带，并严格按照注意事项操作。

2. *加热乙酸法* 控制加酸量及盐类浓度，加酸过少、过多，导致远离蛋白质等电点时，可使阳性程度减弱。如尿液盐类浓度过低，又可致假阴性，此时可加饱和氯化钠溶液 1～2 滴后，再进行检查。

3. *磺基水杨酸法* 使用某些药物（如青霉素钾盐、复方新诺明、对氨基水杨酸等）和有机碘造影剂，以及尿内含有高浓度尿酸、草酸盐或黏蛋白时，可呈假阳性反应。此时，可通过加热煮沸后浊度是否消失予以鉴别。

4. *注意方法间差异，加强质量控制* 用于尿蛋白定量的各种方法之间存在较大差异。应尽力做到标本、试剂合格，操作规范，结果有可比性。

（四）临床应用

1. *生理性蛋白尿*

（1）功能性蛋白尿：见于剧烈运动后、发热、寒冷刺激、精神紧张、过度兴奋等，呈混合性蛋白尿，一般 2～3d 后消退。

（2）直立性蛋白尿：多见于青少年，绝大多数无肾病证据。

（3）摄入性蛋白尿：尿液中可偶然被检出尿蛋白。

（4）偶然性蛋白尿：受白带、月经血、精液、前列腺液的污染，偶尔出现假性蛋白尿。

（5）老年性蛋白尿：与年龄低于 60 岁的人相比，老年人蛋白尿的发生率增高。这些人应每隔 6 个月，随访检查血压等，但总体预后良好。

（6）妊娠性蛋白尿：妊娠时可有蛋白尿，但应注意随访。无症状者，尿蛋白持续 1～2g/d 或伴血尿时，则预后比暂时性或直立性蛋白尿者差。

2. *病理性蛋白尿*

（1）肾前性蛋白尿：见于浆细胞病（如多发性骨髓瘤、巨球蛋白血症、浆细胞白血病等），血管内溶血性疾病（如阵发性睡眠性血红蛋白尿等），大面积肌肉损伤（如挤压伤综合征、电灼伤、多发性肌炎、进行性肌肉萎缩等），酶类增高（如急性单核细胞白血病尿溶菌酶增高、胰腺炎严重时尿淀粉酶增高等）。

（2）肾性蛋白尿：肾小球性蛋白尿见于肾病综合征、原发性肾小球肾炎、继发性肾小球疾病、狼疮肾炎、妊娠高血压综合征。肾小管性蛋白尿见于肾小管间质病变、重金属中毒、药物中毒、中草药类中毒、有机溶剂中毒和器官移植。

（3）肾后性蛋白尿：见于泌尿生殖系炎症反应；泌尿系结石、结核、肿瘤等；泌尿系邻近器官炎症性疾病。

三、尿糖检查

正常人尿液几乎不含或仅含微量葡萄糖，一般尿糖定性试验为阴性。尿糖定性试验呈阳性的尿液称为**糖尿**，**葡萄糖**是尿糖的主要成分，偶见乳糖、半乳糖、果糖、戊糖等。葡萄糖是否出现于尿液中，主要取决于 3 个因素：①血糖浓度；②肾血流量；③肾糖阈，当血糖浓度超过 8.88mmol/L 时，尿液中开始出现葡萄糖。

（一）检测方法及评价

1. *班氏法*　可检出多种尿糖，简便，但易受其他还原物质干扰，倾向于淘汰。

2. *试带法*　本法检测葡萄糖的特异性强、灵敏度高、简便快速，适用于自动化分析。

3. *薄层层析法*　临床上少用。

（二）质量控制

1. *班氏法*　试验前，必须首先煮沸班氏试剂，避免试剂变质。

2. *试带法*　**假阳性**可见于尿标本容器残留**强氧化性物质**，如**漂白粉、次亚氯酸**等或低比密尿等。**假阴性**见于尿液含有高浓度**酮体、维生素 C、阿司匹林**；标本久置，葡萄糖被细菌或细胞酶分解。（*高频考点*）

（三）参考值

定性试验：阴性。定量试验：0.56～5.0mmol/24h。

（四）临床应用

1. *血糖增高性糖尿*

（1）摄入性糖尿：摄入增多。摄入大量的糖类食品、饮料、糖液时，可引起血糖短暂性增高而导致糖尿；输入性增多。静脉输注高渗葡萄糖溶液后，可引起尿糖增高。

（2）应激性糖尿：由于情绪激动、脑血管意外、颅脑外伤等情况，出现暂时性高血糖和一过性糖尿。

（3）代谢性糖尿：最常见的是糖尿病。

（4）内分泌性糖尿：见于甲状腺功能亢进、肢端肥大症、嗜铬细胞瘤、Cushing（库欣）综合征。

2. *血糖正常性糖尿*　又称肾性糖尿，是由于肾小管对滤过液中葡萄糖重吸收能力减低，肾糖阈减低所致的糖尿。

（1）家族性肾性糖尿：Fanconi 综合征患者，空腹血糖、糖耐量试验均正常，但由于先天性近曲小管对糖的重吸收功能缺损，空腹尿糖则为阳性。

（2）新生儿糖尿：因肾小管对葡萄糖重吸收功能还不完善所致。

（3）后天获得性肾性糖尿：可见于慢性肾炎、肾病综合征，伴有肾小管损伤者。

（4）妊娠期或哺乳期妇女：因细胞外液容量增高，肾滤过率增高而近曲小管的重吸收能力受到抑制，使肾糖阈减低，出现糖尿；但如出现持久且强阳性尿糖时，应进一步检查原因。

3. 其他糖尿　血液中除了葡萄糖外，其他糖类有乳糖、半乳糖、果糖、戊糖、蔗糖等。如果进食过多或受遗传因素影响，体内糖代谢失调后，亦可使血液中浓度增高，易出现相应的糖尿。

四、尿酮体检查

（一）定义

尿酮体（KET）是尿液中**乙酰乙酸**（占 20%）、β-**羟丁酸**（占 78%）及**丙酮**（占 2%）的总称。酮体是机体脂肪氧化代谢产生的中间代谢产物，当糖代谢发生障碍、脂肪分解增高，酮体产生速度超过机体组织利用速度时，可出现酮血症，酮体血浓度一旦超过肾阈值，就可产生酮尿。

（二）检测方法及评价

1. 试带法　基于湿化学**亚硝基铁氰化钠法**而设计，是目前临床最常用的尿酮体筛检方法。检测过程简易快速，尤其适合于床边检验。应注意不同试带对丙酮和乙酰乙酸的灵敏度可能不一。

2. 湿化学法

（1）Rothera 法：在碱性条件下，亚硝基铁氰化钠可与尿中的乙酰乙酸、丙酮起反应呈现紫色，但不与β-羟丁酸起反应。（高频考点）

（2）Gerhardt 法：高铁离子（Fe^{3+}）与乙酰乙酸的烯醇式基团发生螯合，形成酒红色复合物。

（3）片剂法：原理为亚硝基铁氰化钠法。

（三）参考值

定性：阴性。定量：酮体（以丙酮计）170～420mg/L；乙酰乙酸＜20mg/L。

（四）临床意义

尿酮体检查主要用于糖代谢障碍和脂肪不完全氧化疾病或状态的诊断，强阳性试验结果具有医学决定价值。

1. 糖尿病酮症酸中毒

（1）早期诊断：糖尿病由于未控制或治疗不当，血酮体增高而引起酮症，出现酸中毒或昏迷。尿酮体检查有助于糖尿病酮症酸中毒的早期诊断（**尿酮体阳性**），并能与低血糖、心脑血管疾病乳酸中毒或高血糖高渗性糖尿病昏迷（**尿酮体阴性**）相鉴别。值得注意的是，当患者肾功能下降，肾阈值增高时，尿酮体排出反而降低，甚至消失。因此高度怀疑糖尿病酮症酸中毒时，即便是尿酮体阴性，亦不能排除诊断，应进一步检查血酮体。

（2）治疗监测：糖尿病酮症酸中毒早期，酮体主要成分是β-羟丁酸（试带法一般无法检测到），而乙酰乙酸很少或缺乏，此时测得结果可导致对总酮体量估计不足。当症状缓解后，β-羟丁酸转变为乙酰乙酸，反而使乙酰乙酸含量比早期还高，此时易导致对病情估计过重。因此，应注意病程发展，综合分析测定结果。

（3）新生儿：出现尿酮体强阳性，应怀疑为遗传性疾病。

2. 非糖尿病性酮症　如应激状态、剧烈运动、饥饿、禁食过久、饮食缺乏糖类或高脂肪，感染性疾病如肺炎、伤寒、败血症、结核等发热期，严重腹泻、呕吐包括妊娠反应性、全身麻醉后等，可出现酮尿。

3. 中毒　如氯仿、乙醚麻醉后，磷中毒等。服用双胍类降糖药（如苯乙双胍）等，由于药物抑制细胞呼吸，可出现血糖减低而尿酮体阳性的现象。

五、尿胆红素检查

血浆胆红素分为**未结合胆红素**（UCB）、**结合胆红素**（conjugated bilirubin，CB）和**δ-胆红素**三种。成人每日平均产生 250～350mg 胆红素，其中，约 75%来自衰老红细胞中血红蛋白的分解，另 25%主要来自骨髓内未成熟红细胞的分解及其他非血红蛋白的血红素分解产物。UCB 不溶于水，在血中与蛋白质结合不能通过肾小球滤膜。UCB 入肝后在葡萄糖醛酸转移酶作用下形成胆红素葡萄糖醛酸，即为 CB。CB 相对分子质量小，溶解度高，可通过肾小球滤膜由尿中排出。δ-胆红素的反应性与结合胆红素相似，但它是未结合胆红素与白蛋白通过非酶促反应形成的共价结合物，通常在血浆中含量很低。当血中 CB 增高，超过肾阈值时，结合胆红素即从尿中排出，尿胆红素试验可呈阳性反应。

（一）检查方法及评价

1. 重氮法　目前多用此法做定性筛检试验，如果反应不典型，应进一步分析鉴定。在尿液 pH 较低时，某些药物或其代谢产物如吡啶和依托度酸可引起假阳性反应；产生橘红色或红色而干扰结果。**维生素** C 浓度达 1.42mmol/L 和**亚硝酸盐**存在时，可**抑制重氮反应而呈假阴性**。

2. 氧化法　Smith 碘环法最为简单，但灵敏度低，目前已很少使用；Harrison 法操作稍繁，但灵敏度较高。

（二）质量控制

胆红素在阳光照射下易转变为胆绿素，因此检测时应使用新鲜尿液标本，为避光宜用棕色容器收集标本。维生素 C、亚硝酸盐和某些药物可引起假阴性结果。

（三）参考值

定性：阴性。

（四）临床意义

尿胆红素检测主要用于黄疸的诊断和黄疸类型的鉴别诊断。

1. 胆汁淤积性黄疸　因胆汁淤积使肝胆管内压增高，导致毛细胆管破裂，结合胆红素不能排入肠道而反流入血由尿中排出，故尿胆红素阳性。可见于各种原因引起的肝内或肝外、完全或不完全梗阻，如胆石症、胆管癌、胰头癌、原发性胆汁性肝硬化、门静脉周围炎、纤维化及药物所致胆汁淤滞等。

2. 肝细胞性黄疸　肝细胞摄取血浆中 UCB 能力减低，使 UCB 在血中浓度增高，但受损的肝细胞仍能将 UCB 转变为 CB。见于各种使肝细胞广泛损害的疾病，如急性黄疸性肝炎、病毒性肝炎、肝硬化、中毒性肝炎、败血症等。因肝细胞损伤，致使肝细胞对胆红素的摄取、结合、排泄功能受损。在病毒性肝炎黄疸前期，当血清总胆红素增高或黄疸不明显时，尿胆红素阳性为最早出现阳性的检测指标之一，阳性率达 86%，因此尿胆红素的检测有利于病毒性肝炎的早期诊断。

3. 溶血性黄疸　由于大量红细胞的破坏，形成大量的 UCB，超过肝细胞的摄取、结合、排泄能力；同时，由于溶血性造成的贫血缺氧和红细胞破坏产物的毒性作用，削弱了肝细胞对胆红素的代谢功能，使 UCB 在血中潴留而引起黄疸。但肝细胞将 UCB 转变为 CB，并经胆管排泄均正常，因而血液中并无 CB 存在，故尿胆红素阴性。溶血性黄疸可见于各种溶血性疾病。

4. 先天性高胆红素血症　如 Dubin-Johnson 综合征、Rotor 综合征、Gilbert 综合征、Crigler-Najjar 综合征。

六、尿液尿胆原和尿胆素检查

CB 排入肠腔转化为尿胆原，从粪便中排出为粪胆原。大部分尿胆原从肠道重吸收经肝转化为结合胆红素再排入肠腔，小部分尿胆原从肾小球滤过或肾小管排出后即为尿尿胆原。无色尿胆原经空气氧化及光线照射后转变成黄色的尿胆素。尿胆红素、尿胆原和尿胆素俗称尿三胆。由于送检的标本多为新鲜尿标本，尿胆原尚未氧化成尿胆素，故一般检查尿胆红素和尿胆原，俗称尿二胆。

（一）检测方法

1. 尿胆原 ①湿化学 Ehrlich 法。尿胆原在酸性溶液中，与对二甲氨基苯甲醛反应，生成樱红色化合物。②试带法。检测原理基于 Ehrlich 法。尿胆原检测已成为尿分析仪试带法分析项目组合之一，用于疾病的尿筛检。

2. 尿胆素 用湿化学 Schleisinger 法。

（二）参考值

尿胆原定性：阴性或弱阳性（1∶20 稀释后阴性）。尿胆素定性：阴性。

（三）临床意义

尿胆原检查结合血清胆红素、尿胆红素和粪胆原等检查，主要用于黄疸的诊断和鉴别诊断。

1. 溶血性黄疸

尿液尿胆原呈明显强阳性，尿胆素阳性。可见于各种先天性或后天获得性溶血性疾病，如珠蛋白生成障碍性贫血、遗传性球形红细胞增多症、自身免疫性溶血性贫血、新生儿溶血、输血后溶血、**蚕豆病**、蛇毒、阵发性睡眠性血红蛋白尿等，也可见于大面积烧伤等。

2. 肝细胞性黄疸

尿胆原可轻度或明显增高，尿胆素阳性，是早期发现肝炎的简易有效的方法。

3. 梗阻性黄疸

粪便呈白陶土色，尿胆原和尿胆素均阴性。

七、尿血红蛋白检查

血红蛋白为含血红素的色素蛋白，正常人血浆中含有 50mg/L 游离血红蛋白，尿中无游离血红蛋白。当有血管内溶血时，血红蛋白释放入血液形成血红蛋白血症。若血红蛋白超过结合珠蛋白所能结合的量，则血浆存在大量游离血红蛋白，当其量＞1000mg/L 时，血红蛋白可随尿液排出。其特点为外观呈浓茶色、红葡萄酒色或酱油色，隐血试验阳性。

（一）检测方法及评价

1. 湿化学法 常用**邻联甲苯胺法**、氨基比林（匹拉米洞）法等，操作简单，但试剂稳定性差，特异性较低；尿液中混入铁盐、硝酸、铜、锌、碘化物等均可使结果呈假阳性；尿液中含有过氧化物酶或其他对热不稳定酶也可呈假阳性。

2. 试带法 基本克服了湿化学法试剂不稳定的弱点，但尿液中含有对热不稳定酶、尿液被氧化剂污染或尿路感染时某些细菌产生过氧化物酶，可致结果呈假阳性；大剂量的维生素 C 或其他还原物质导致假阴性；甲醛可使反应假阴性，大量亚硝酸盐则可延迟反应。试带法除与游离血红蛋白反应外，也与完整的红细胞反应，但在高蛋白、高比密尿液中，红细胞不溶解，试带灵敏度减低。

3. 胶体金单克隆抗体法 灵敏度高、特异性强、操作快速、使用方便，基本克服了化学法试带法的缺点。

（二）质量控制

标本应新鲜。湿化学法所用试剂必须稳定、可靠；3%的过氧化氢易挥发失效，宜新鲜配制。为防止假阳性，可将尿液煮沸 2min，破坏尿中白细胞过氧化物酶。

（三）参考值

阴性。

（四）临床意义

尿血红蛋白测定有助于**血管内溶血**疾病的诊断。常见疾病如下。

1. 红细胞破坏 如心脏瓣膜修复术后、大面积烧伤、剧烈运动、急行军、严重的肌肉外伤和血管组织损伤。

2. 生物因素　如疟疾感染、梭状芽胞杆菌中毒。

3. 红细胞膜缺陷　见于 6-磷酸葡萄糖脱氢酶缺乏，如食用蚕豆，服用药物伯氨喹、乙酰苯胺、磺胺、呋喃妥因、非那西汀后。

4. 不稳定血红蛋白疾病　如接触氧化性药物后。

5. 免疫因素　见于溶血性尿毒综合征、血栓性血小板减少性紫癜、血型不合输血反应；温抗体、冷抗体引起的阵发性寒冷性血红蛋白尿、阵发性睡眠性血红蛋白尿；药物诱导的半抗原（青霉素、甲基多巴型、奎尼丁等）导致的自身免疫性溶血性贫血。

八、尿本-周蛋白检查

本周蛋白能自由通过肾小球滤过膜，当浓度增高超过近曲小管重吸收的极限时，可从尿中排出，即本-周蛋白尿（Bence Jones protein，BJP）。BJP 在 pH 4.9±0.1 条件下，加热至 40～60℃时可发生凝固，温度升至 90～100℃时可再溶解，而温度减低至 56℃左右，又可重新凝固，故又称为**凝溶蛋白**。

BJP 主要通过两种机制损伤肾功能：①当 BJP 通过肾排泄时，BJP 可在肾小管内沉淀，阻塞肾小管，抑制肾小管对其他蛋白成分的重吸收，损害近曲、远曲小管；②κ轻链相对分子质量小，且具有肾毒性，可直接损害肾小管细胞。

（一）检查方法及方法学评价

1. 热沉淀-溶解法　灵敏度不高，致使假阴性率高。

2. 对-甲苯磺酸法　操作简便、灵敏度高，是较敏感的筛检试验方法。

3. 蛋白电泳法　经乙酸纤维素膜电泳，BJP 可在α_2至γ球蛋白区带间出现“M”带。

4. 免疫电泳　样品用量少、分辨率高、特异性强。

5. 免疫固定电泳　比区带电泳和免疫电泳更敏感。

6. 免疫速率散射浊度法　测试速度快、灵敏度高、精确度高、稳定好，是目前免疫学分析中比较先进的方法。

（二）参考值

阴性。

（三）临床意义

1. 多发性骨髓瘤　99%多发性骨髓瘤患者在诊断时有**血清 M-蛋白或尿 M-蛋白**。早期尿本周蛋白可呈间歇性排出，50%病例每日＞4g，最多达 90g。

2. 巨球蛋白血症　80%的患者尿中有单克隆轻链。

3. 原发性淀粉样变性　70%以上的患者血和尿中发现单克隆蛋白，89%患者诊断时血或尿中有单克隆蛋白。

4. 其他疾病　μ 重链病 2/3 病例有 BJP；恶性淋巴瘤、慢性淋巴细胞白血病、转移癌、慢性肾炎、肾盂肾炎、肾癌等患者尿中也偶见本周蛋白。20%“良性”单克隆免疫球蛋白血症病例可查出本周蛋白，但尿中含量低，多数＜60mg/L；一些患者有稳定的血清 M-蛋白和尿本周蛋白，长达 15 年也未发展为多发性骨髓瘤或有关疾患。

九、尿微量白蛋白测定

微量白蛋白尿是指尿液中白蛋白超过正常水平，但低于常规试带法可检出的范围。微量白蛋白尿是早期糖尿病肾病的临床主要征象，其概念主要用以区别传统的临床蛋白尿。

（一）检测方法及评价

尿液微量白蛋白尿，用磺基水杨酸法、加热乙酸法及试带法基本不能检出，多采用免疫学方法，如放射免疫法、酶免疫法、免疫浊度法等。

（二）收集及报告方式

1. *定时尿法*　计算出单位时间内的排出率（μg/min 或 mg/24h）。

2. *随机尿法*　用肌酐比值报告排出率（mg/mmolCr 或 mg/gCr）。

3. *晨尿法*　报告每升尿排出量（mg/L）；推荐以 24h 尿白蛋白排泄总量，即尿白蛋白排泄率（UAE）表示。

（三）参考值

成人：1.27±0.78mg/mmolCr 或 11.21±6.93mg/gCr。

（四）临床意义

尿微量白蛋白检测主要用于**早期肾损害**的诊断，尤其当尿白蛋白排泄率持续超过 20μg/min，常作为糖尿病、系统性红斑狼疮（SLE）等全身性疾病早期肾损害的敏感指标。微量白蛋白尿还见于：①大多数肾小球疾病、狼疮肾炎、肾小管间质疾病等；②妊娠子痫前期、自身免疫病、多发性骨髓瘤的肾衰竭、充血性心力衰竭、肝癌、肝硬化等；③高血压、肥胖、高脂血症、吸烟、剧烈运动与饮酒等。

十、尿蛋白电泳

（一）检测方法及评价

尿蛋白电泳常用十二烷基硫酸钠-聚丙烯酰胺凝胶电泳法（SDS-PAGE），亦称尿蛋白 SDS 盘状电泳。本法是目前分析蛋白质亚基组成和测定其相对分子质量的最好方法。

（二）参考值

各相对分子质量的尿蛋白均显示微量蛋白区带，以白蛋白区带为主。

（三）临床意义

尿蛋白电泳主要用于蛋白尿的分型。①低相对分子质量蛋白见于以肾小管损害为主的疾病；②中、高相对分子质量蛋白见于以肾小球损害为主的疾病；③混合性蛋白尿见于整个肾单位受损的病理情况。

十一、尿肌红蛋白检查

当肌肉组织受损伤时，肌红蛋白（Mb）可大量释放至细胞外进入血循环，因其相对分子质量较小可迅速通过肾小球滤过而由肾排出。Mb 尿可用**隐血试验法**、80%饱和硫酸铵法进行检测。

（一）检测方法及评价

1. *隐血试验（OBT）法*　Mb 具有过氧化物酶样活性，能用尿隐血试验方法检出。

2. *80%饱和硫酸铵法*　在 80%饱和硫酸铵条件下，Mb 溶解，而 Hb 和其他蛋白沉淀。因此，在尿液中加入试剂分离 Mb，再进行隐血试验，若为阳性，则为 Mb 尿。本法操作烦琐，灵敏度差。

3. *单克隆抗体免疫法*　是最敏感、特异性高的方法，既可以作为确证试验，又可进行尿中 Mb 定量分析，尤其对**急性心肌梗死**的 Mb 尿检查有重要临床意义。

（二）参考值

定性：阴性。定量：＜4mg/L。

（三）临床意义

Mb 尿见于：①阵发性 Mb 尿，见于剧烈运动后。②创伤。③组织局部缺血：心肌梗死早期、动脉阻塞缺血。④代谢性 Mb 尿。酒精中毒，砷化氢、一氧化碳中毒，苯巴比妥中毒、肌糖原积累等。⑤原发性肌肉疾病。皮肌炎、多发性肌炎、肌肉营养不良等。

十二、尿 β_2-微球蛋白测定

β_2-微球蛋白（β_2-M）相对分子质量小且不和血浆蛋白结合，可自由地经肾小球滤入原尿，

其中 99.9%由近端肾小管以胞饮形式重吸收，并在肾小管上皮细胞中分解破坏，因此，仅有微量 β_2-M 自尿中排出。

（一）检测方法

β_2-M 为肾小管性蛋白尿，用试带法筛检常为阴性，用加热乙酸法可为阳性。可用放射免疫法、酶免疫法、特定蛋白检测仪法进行定量测定。

（二）参考值

<0.2mg/L，或 370μg/24h。

（三）临床意义

尿 β_2-M 增高见于：①肾小管-间质性疾病、药物或毒物所致早期肾小管损伤。②肾移植术后，若持续出现尿 β_2-M 增高，表明排斥反应未得到有效控制。

十三、尿人绒毛膜促性腺激素检查

人绒毛膜促性腺激素（HCG）存在于孕妇的血液、尿液、初乳、羊水和胎儿体内。HCG 是惟一不随胎盘重量增加而分泌增多的胎盘激素，分泌后直接进入母血，几乎不进入胎血循环。HCG 可通过孕妇血液循环而排泄到尿液中，血清 HCG 浓度略高于尿液，且呈平行关系。

（一）检测方法和评价

检测 HCG 的方法很多，目前临床上主要采用免疫学方法，如 ELISA 法、单克隆抗体胶体金试验、电化学发光法、放射免疫试验、检孕卡法、血凝抑制试验等。

（二）质量控制

标本采集与处理：宜采集首次晨尿（中段尿）100ml，离心取上清液用于检查。若为蛋白尿、血红蛋白尿，应加热煮沸 3min 后，离心取上清液检查。不宜使用严重的血尿、菌尿标本。检验过程每批试验均应设定阳性对照和阴性对照。

尿中 LH、FSH、TSH 等，可与 HCG 产生试验的交叉反应，呈现假阳性。避免假阳性方法：①尽量采用单克隆抗体二点酶免疫法，减低交叉反应；②应在排卵期或排卵后 3d，留尿检查；③对双侧卵巢切除的患者，可肌注丙酸睾酮，使 LH 下降，再留尿检查。

（三）参考值

定性：阴性。

（四）临床意义

早期妊娠诊断；流产诊断和监察；异位妊娠的诊断；其他畸胎瘤、睾丸间质细胞癌、肺癌、胃癌、肝癌、卵巢癌、宫颈癌等患者血液和尿液中 HCG 也明显增高。

十四、尿 Tamm-Horsfall 蛋白测定

Tamm-Horsfall 蛋白（THP）为尿中黏蛋白的一种，是一种肾特异性蛋白质。THP 为管型的主要基质成分。机体炎症、自身免疫病、尿路梗阻性疾病等引起肾实质损伤时，THP 可沉着于肾间质并刺激机体产生相应的自身抗体。

临床意义：THP 在尿中含量增高提示远端肾小管各种原因的病变。尿 THP 一过性增高，可见于重铬酸钾中毒和肾移植后急性排斥反应期。THP 持续维持较高水平，提示易于形成尿结石。尿中 THP 测定有助于判断泌尿道结石患者体外震波碎石治疗效果。

十五、尿 β_1-微球蛋白测定

β_1-微球蛋白（β_1-M）广泛分布于体液及淋巴细胞膜表面。结合型 β_1-M 不能通过肾小球滤过膜。游离型 β_1-M 可自由通过肾小球，但约 99%被近曲小管上皮细胞以胞饮形式重吸收并分解，微量 β_1-M 可从尿中排泄。

临床意义：尿 β_1-M 增高是反映和评价各种原因包括肾移植后排斥反应所致早期近端肾小管

功能损伤的特异、灵敏指标。与 β_2-M 相比，β_1-M 不受恶性肿瘤的影响，酸性尿中不会出现假阴性，故结果更为可靠。评估肾小球滤过功能，血清和尿 β_1-M 都增高，表明肾小球滤过功能和肾小管重吸收功能均受损，故测定血清 β_1-M 比检测血肌酐或 β_2-M 在反映肾小球滤过功能和肾小管重吸收功能上更灵敏。

十六、尿纤维蛋白降解产物检查

纤维蛋白或纤维蛋白原在纤维蛋白溶酶作用下产生纤维蛋白降解产物（FDP）。正常人尿液中无 FDP。检测尿液 FDP 的临床意义：①原发性肾小球疾病时，尿 FDP 阳性并进行性增高，提示肾小球内有局部凝血、微血栓形成和纤溶变化；②弥散性血管内凝血、原发性纤溶性疾病、泌尿系统感染、肾移植排斥反应、肾肿瘤等也可见尿液 FDP 含量增高。

十七、尿乳糜液和脂肪检查

从肠道吸收的乳糜液未经正常的淋巴道引流入血而反流至泌尿系淋巴管中，引起该处淋巴管内压力增高、曲张破裂，乳糜液流入尿称乳糜尿。乳糜尿主要含卵磷脂、胆固醇、脂肪酸盐及少量纤维蛋白原、白蛋白等。若合并泌尿道感染，则可出现乳糜脓尿。

（一）检测方法

离心沉淀法；有机溶剂抽提法。

（二）参考值

阴性。

（三）临床意义

累及淋巴循环疾病（如腹腔结核、腹腔肿瘤等）的辅助诊断；丝虫病诊断；其他如过度疲劳、妊娠及分娩后、糖尿病高脂血症、肾盂肾炎、棘球蚴病（包虫病）、疟疾等。

十八、尿其他化学物质检验

（一）尿液免疫球蛋白、补体 C3

1. *参考值* IgG、IgA、IgM、C3 为阴性。

2. *临床意义* ①尿液 C3 及 IgG、IgM 阳性，提示非选择性蛋白尿；②微小病变型肾炎及肾小管疾病，尿液内 C3 及 IgG、IgM 多为阴性；③尿 IgM 阳性，提示肾小球滤过膜损害严重、治疗效果及预后差。

（二）尿酶

1. *溶菌酶* 主要来自单核细胞和中性粒细胞，可从肾小球基底膜滤出，但 90%以上被肾小管重吸收，因此尿液中很少或无溶菌酶。测定尿液内的溶菌酶主要有助于判断肾小管的功能：①肾小管炎症、中毒时，尿液溶菌酶增高，可作为鉴别肾小管与肾小球病变的标志之一；②作为肾移植排斥反应观察的指标；③作为判断急性肾小管坏死预后的指标；④急性单核细胞白血病化疗后尿溶菌酶增高。（高频考点）

2. *尿 N-乙酰 β-D-氨基葡萄糖酐酶（NAG）* 广泛存在于各组织的溶酶体中，近端小管上皮细胞中含量较为丰富。正常情况下，血清中的 NAG 不能通过肾小球滤过膜，因而 NAG 是肾小管功能损害最敏感的指标之一。（高频考点）NAG 增高可见于各种肾病，因而特异性较差，如缺血或中毒引起的肾小管性肾炎、肾移植排斥反应、急性肾小球肾炎、梗阻性肾病、急性肾盂肾炎或慢性肾盂肾炎的活动期等。下尿路感染时尿 NAG 正常。

3. *尿淀粉酶（AMY）* 淀粉酶主要来自于胰腺和腮腺，人血清淀粉酶易通过肾小球滤膜而出现于尿中。急性胰腺炎和任何阻塞胰腺管原因均可使尿淀粉酶活性增高（如胰腺癌、胰腺损伤和急性胆囊炎等），慢性胰腺炎一般不增高。（高频考点）

（三）尿氨基酸

1. 胱氨酸尿　胱氨酸尿症是一种先天性、家族性、常染色体隐性遗传性代谢疾病，反复发生结石、尿路梗阻合并尿路感染；严重者可形成肾盂积水、梗阻性肾病，最后导致肾衰竭。

2. 苯丙酮尿　常见于先天性常染色体隐性遗传病，表现为氨基酸代谢紊乱。游离苯丙氨酸及苯丙酮酸在患者血液、脑脊液和体内蓄积，对神经系统造成损害并影响体内色素代谢。大量的苯丙酮酸可自尿内排出，有特殊鼠臭气味。

3. 酪氨酸尿　测定血清和尿液中酪氨酸有助于酪氨酸尿症的诊断。

（四）含铁血黄素

含铁血黄素为含有铁质的棕色色素颗粒，当血管内溶血发生时，大部分血红蛋白自尿中排出；另有部分被肾小管上皮细胞重吸收，并在细胞内分解成含铁血黄素，而后随细胞脱落由尿中排出。当尿液中细胞分解时含铁血黄素也可被释放到尿中。常用普鲁士蓝铁染色法检测。参考值为阴性。

临床意义：阳性表示肾实质有铁的沉积。见于慢性血管内溶血、阵发性睡眠性血红蛋白尿、“行军”性肌红蛋白尿、自身免疫性溶血性贫血、恶性贫血、严重肌肉疾病等。当尿中血红蛋白量较少时，隐血试验可能为阴性，此时可进一步检测是否有含铁血黄素。但是，应注意在溶血初期虽有血红蛋白尿，但因血红蛋白尚未被肾上皮细胞摄取，不可能形成含铁血黄素，因此本试验可呈阴性反应。

（五）卟啉尿

卟啉尿见于先天性或获得性卟啉代谢紊乱的疾病。

1. 急性间歇性卟啉症　是一种常染色体显性遗传性疾病。急性发作期，尿中卟胆原和δ-氨基-γ-酮戊酸的日排泄量显著增高，据此基本可以明确诊断。

2. 先天性红细胞生成性卟啉症　是一种常染色体隐性疾病，由尿卟啉原Ⅲ辅合酶缺乏引起。

3. 迟发性皮肤卟啉症　由肝中尿卟啉原脱羧酶缺乏引起。诊断特征是尿中以尿卟啉为主，且粪便中异粪卟啉增多。尿中δ-氨基-γ-酮戊酸可以轻度增高，而卟胆原正常。

历年考点串讲

尿液化学检查必考，其中，尿液蛋白质、尿糖、尿胆红素和尿胆原、尿液人绒毛膜促性腺激素检查是考试的重点，应熟练掌握。尿液酸碱度、尿酮体、尿血红蛋白、尿液本-周蛋白、尿液微量白蛋白和尿乳糜液检查应熟悉。

历年常考的细节：

1. 随机尿pH 4.5～8.0，尿pH减低常见于酸中毒、慢性肾小球肾炎、发热、服用氯化铵等药物、代谢性疾病，如糖尿病、痛风、低血钾性碱中毒（肾小管分泌H^+增强，尿酸度增高）等；尿pH增高常见于碱中毒、严重呕吐、尿路感染、肾小管性酸中毒等。

2. 尿蛋白质定量试验：正常参考值＜0.1g/L；或＜0.15g/24h。尿液中蛋白质＞150mg/24h或＞100mg/L时，蛋白定性试验呈阳性，即称为蛋白尿。

3. 机体剧烈运动、发热、低温刺激、精神紧张、交感神经兴奋等生理状态时，导致暂时性、轻度的蛋白尿，称为功能性蛋白。

4. 葡萄糖试带法特异性强、灵敏度高。假阳性可见于尿标本容器残留强氧化性物质；假阴性见于尿液含有高浓度酮体、维生素C、阿司匹林等。

5. 肾性糖尿是由于肾小管对滤过液中葡萄糖重吸收能力减低，肾糖阈减低所致的糖尿。

6. 尿酮体是尿液中乙酰乙酸、β-羟丁酸及丙酮的总称。（2015）

7. 溶血性黄疸尿胆红素阴性，尿胆原阳性；阻塞性黄疸尿胆红素阳性，尿胆原阴性。

8. 尿胆原试带法检测原理基于Ehrlich法。

9. 血红蛋白尿试带法可因尿液中含有对热不稳定酶、尿液被氧化剂污染或尿路感染时某些细菌产生过氧化物酶导致结果呈假阳性；大剂量的**维生素 C** 或其他还原物质导致假阴性。

10. 本周蛋白尿在 pH 4.9±0.1 条件下，加热升温至 **40～60℃时凝固**，**90～100℃时溶解**，温度降低至 **56℃左右**又凝固，称**凝溶蛋白**。

11. 尿微量白蛋白检测主要用于**早期肾损害**的诊断，常作为**糖尿病**、系统性红斑狼疮等全身性疾病早期肾损害的敏感指标。

12. β_2-M 为尿中肾小管性尿蛋白，用试带法筛检常为阴性，用**加热乙酸法**可为阳性。

13. 尿中 LH、FSH、TSH 等，可与 HCG 产生试验的交叉反应，呈现假阳性。

14. HCG 可用于早期妊娠诊断；流产诊断和监察；异位妊娠的诊断；其他畸胎瘤、睾丸间质细胞癌等患者血液和尿液中 HCG 也明显增高。

15. 尿液中混有淋巴液而呈稀牛奶状称乳糜尿。

16. 急性肾小球肾炎引起的蛋白尿属于**肾小球蛋白尿**，肾盂肾炎引起的蛋白尿属于**肾小管性蛋白尿**。（2017）

17. 干尿液化学法对白蛋白较敏感，对**球蛋白不敏感**，尿液 **pH 增高**可产生**假阳性**。（2017）

第 10 单元　尿液分析仪及其临床应用

一、尿干化学分析仪

（一）尿干化学分析仪的检测原理

1. 组成　尿干化学分析仪由机械系统、光学系统、电路系统三部分组成。

2. 试剂带　以滤纸为载体，将各种试剂成分浸渍后干燥作为试剂层。多联试剂带一次尿液可同时测定多个项目，是目前国内较常用的。多联试剂带采用多层膜结构：第一层为**尼龙膜**，起保护作用，防止大分子物质对反应的污染；第二层为**试剂层和碘酸盐层**，试剂层与尿液所测定物质发生化学反应，**碘酸盐层可破坏维生素 C 等干扰物质**，有些**无碘酸盐层，但相应增加了 1 块检测维生素 C 的试剂块**以进行某些项目的校正；第三层为**吸水层**，可使尿液均匀、快速地浸入，并能抑制尿液流到相邻反应区；最后一层选取尿液不浸润的塑料片作为支持体。

不同型号的尿液分析仪的配套试带各异，且测试项目试剂块的排列顺序不尽相同。通常情况下，试带上的试剂块要比测试项目多一个空白块，有的甚至多参考块（亦称固定块）。空白块的目的是为了消除尿液本身的颜色在试剂块上的分布不均等产生的测试误差，以提高测试准确性；固定块的目的在于测试过程中，使每次测定试剂块的位置准确，降低由此引起的误差。

3. 检测原理　尿液中相应的化学成分使尿多联试带上各种含特殊试剂的膜块发生颜色变化，颜色深浅与尿液中相应物质的浓度成正比；将多联试带置于尿液分析仪比色进样槽，各膜块依次受到仪器光源照射并产生不同的反射光，仪器接收不同强度的光信号后将其转换为相应的电信号，再经微处理器由下列公式计算出各测试项目的反射率，然后与标准曲线比较后校正为测定值，最后以定性或半定量方式自动打印出结果。

$$R（\%）=\frac{\mathrm{Tm}\cdot\mathrm{Cs}}{\mathrm{Ts}\cdot\mathrm{Cm}}\times 100\%$$

式中，R，反射率；Tm，试剂膜块对测定波长的反射强度；Ts，试剂膜块对参考波长的反射强度，Cm，标准膜块对测定波长的反射强度，Cs，标准膜块对参考波长的反射强度。

尿液分析仪测试原理的**本质是光的吸收和反射**。试剂块颜色的深浅对光的吸收、反射是不一样的。颜色越深，吸收光量值越大，反射光量值越小，反射率越小；反之，颜色越浅，吸收光量值越小，反射光量值越大，反射率也越大。换言之，特定试剂块颜色的深浅与尿样中特定化学成分浓度成正比。

（二）尿干化学分析仪的检测参数

1. 检测项目

(1)用于初诊患者及健康体检使用的 8～11 项筛检组合试带。8 项检测项目包括酸碱度(pH)、蛋白（PRO）、葡萄糖（GLU）、酮体（KET）、胆红素（BIL）、尿胆原（URO）、红细胞或血红蛋白或隐血（ERY 或 HB）和亚硝酸盐（NIT）；9 项检测项目在 8 项基础上增加了尿白细胞（LEU，WBC）；10 项检测项目又在 9 项的基础上增加了尿比密（SG）；11 项则又增加了 VitC。

（2）用于已确诊疾病的疗效观察，如尿糖、尿蛋白等单项试带和各种组合型试带。（高频考点）

2. 检测参数

(1)酸碱度：采用**酸碱指示剂法**。pH 试剂块含有甲基红(pH4.6～6.2)和溴麝香草酚蓝(pH6.0～7.6）两种酸碱指示剂，在 pH4.5～9.0 的范围内，颜色由橙红经黄绿到蓝色变化。

（2）比密：采用**多聚电解质离子解离法**。尿比密偏高时，尿液中所含盐类成分较多，试剂带中电解质多聚体释放出的 H^+增多，溴麝香草酚蓝为分子型，呈现黄色；尿比密偏低时，尿液中所含盐类成分较少，试带中电解质多聚体释放出的 H^+减低，溴麝香草酚蓝多为离子型，呈现蓝色。

（3）尿糖：采用**葡萄糖氧化酶-过氧化物酶法**。常见的色素原有邻联甲苯胺、碘化钾等。

（4）蛋白质：采用 **pH 指示剂蛋白质误差法**，即在 pH3.2 的条件下，溴酚蓝产生的阴离子与带阳离子的蛋白质结合发生颜色变化。当尿蛋白浓度由低至高时，其颜色由黄绿色经绿至蓝色，当尿蛋白阴性时，试垫呈原有黄色。

（5）酮体：**采用亚硝基铁氰化钠法**，碱性条件下亚硝基铁氰化钠可与尿液中的乙酰乙酸、丙酮起紫色反应，颜色的深浅与酮体含量成正比。本试条对**乙酰乙酸敏感，对丙酮敏感度较差，与β-羟丁酸不起化学反应**。（高频考点）

（6）胆红素：采用**偶氮反应法**。强酸性条件下，结合胆红素与二氯苯胺重氮盐起偶联反应，使试剂膜块发生由黄色到红色的颜色变化，颜色的深浅与胆红素含量成正比。

（7）尿胆原：采用醛反应法或重氮反应法，强酸性条件下，尿胆原与对-二甲氨基苯甲醛发生醛化反应，使试剂膜块发生由黄色到红色的颜色变化，颜色的深浅与尿胆原含量成正比。

（8）尿红细胞或血红蛋白：采用**血红蛋白类过氧化物酶法**：血红蛋白类过氧化物酶催化试剂块中的过氧化氢烯钴和色素原四甲替联苯胺（或邻甲联苯胺），后者脱氢氧化而呈色。颜色深浅与血红蛋白或红细胞含量成正比。

（9）亚硝酸盐：采用**硝酸盐还原法**，当尿液中感染的具有硝酸盐还原酶的细菌（如大肠埃希菌）增加时，可使膜块呈现由黄至红色的变化，颜色的深浅与亚硝酸盐含量成正比，但不一定与细菌的含量成比例。

（10）白细胞：采用**白细胞酯酶法**。粒细胞中存在酯酶，它能作用于膜块中的吲哚酚酯，使其产生吲哚酚，吲哚酚与重氮盐发生反应形成紫色缩合物，试剂膜块区发生由黄至紫的颜色变化，颜色的深浅与白细胞含量成正比。

（11）维生素 C：维生素 C 采用还原法，维生素 C 具有 1，2-烯二醇还原性基团，在酸性条件下，能使试剂膜块区发生由蓝色变成紫色，颜色深浅与尿液中维生素 C 含量呈正相关。测定维生素 C 主要是用于维生素 C 对其他干扰项目的评估。尿液肌酐测定主要用于评估尿液蛋白质、激素等物质的分泌率。

（12）其他：如采用校正块反射率测定原理来判定颜色，将颜色分为 23 种色调；采用散射比浊法测定透明度，根据浊度不同将尿液透明度分为透明、混浊、高度混浊 3 个档次。

（三）尿干化学分析仪检测的临床应用

1. 酸碱度　主要用于了解体内酸碱平衡情况，了解尿 pH 变化对试带上其他膜块区反应的干扰作用，监测泌尿系统患者的临床用药情况。须注意：①检测时应使用新鲜尿液标本。标本放置过久，因尿液中细菌繁殖，分解尿素产生氨，使尿液呈碱性；或尿液中 CO_2 自然扩散造成的丢失，使 pH 呈现假阳性结果。②检测时应严格按照使用说明书操作。试带在尿液中浸渍时间过长，有使尿 pH 减低的趋势，出现假阴性结果。

2. 比密　主要用于了解尿液中固体物质的浓度，估计肾的浓缩功能。在出入量正常的情况下，比密增高表示尿液浓缩，比密减低则反映肾浓缩功能减退。须注意：①尿液标本必须新鲜，不能含有强酸、强碱等物质。使用干化学尿比密测定时，变化范围为 pH 6.2～7.0。当尿液 pH＞7.0 时，造成结果偏低，应在测定结果的基础上增加 0.005，作为由于碱性尿损失的补偿。②干化学尿比密测定结果表达值的变化范围为 1.000～1.030，间隔值较大（0.005），不能反映较小的比密变化。对比密范围在 1.000～1.004 的新生儿尿液，也不宜使用此法。③尿液中蛋白或糖浓度增加将使比密结果增加；尿素大于 10g/L 或 pH 小于 6.5 时，致比密结果减低。

3. 尿糖　主要用于内分泌性疾病如糖尿病及相关疾病的诊断与治疗监测。须注意：①干化学尿糖检测只与葡萄糖反应，特异性强，且干化学法较班氏法有更高的灵敏度；②低葡萄糖浓度时，**维生素** C 使干化学法测定尿糖产生**假阴性反应**，而使班氏法产生假阳性；③尿液被过氧化物、次氯酸盐、强氧化性清洁剂污染可使尿糖呈现**假阳性**结果；尿液中含有 L-多巴、大量水杨酸盐、氟化钠、维生素 C 超过 500mg/L、尿酮体超过 0.4g/L 或尿比密过高，则将使尿糖呈现**假阴性**结果。（高频考点）

4. 蛋白质　尿蛋白检测主要用于肾疾病及其他相关疾病的诊断、治疗、预后等。须注意：①尿液的 pH 会影响测试结果，最适宜的 pH 是 5～7，当尿液呈强碱性（pH＞9.0），干化学法出现假阳性结果；当尿液 pH≤3.0 时，出现假阴性结果。②多种药物可使尿蛋白干化学法检查结果呈假阳性或假阴性，如滴注青霉素 250 万 U、2h，320 万 U、3h，480 万 U、5h，可能对化学法产生假阴性。③尿蛋白检测主要对**白蛋白敏感**（70～100mg/L），而对球蛋白、黏蛋白不敏感。因此，对肾病患者，最好使用对清、球蛋白灵敏度一致的磺柳酸法。（高频考点）

5. 酮体　主要用于糖代谢障碍和脂肪不完全氧化及其他相关疾病的诊断和治疗。干化学法尿酮体检测采用硝基铁氰化钠法。须注意：①尿酮体中丙酮和乙酰乙酸都具有挥发性，因此应使用新鲜尿液标本测定；②本法对酮体各组成成分的灵敏度不一：乙酰乙酸为 50～100mg/L，丙酮 400～700mg/L，**与 β-羟丁酸不发生反应**。干化学检测所得结果可能与实际总的酮体量有所差异。

6. 胆红素与尿胆原　主要用于消化系统肝、胆道疾病及其他相关疾病的诊断、治疗，尤其对黄疸的鉴别有特殊意义。须注意：①当患者接受大剂量氯丙嗪治疗或尿液中含有高浓度的**维生素** C、**亚硝酸盐**时，胆红素检测呈现**假阴性**；尿液中含有**酚噻嗪**类或吩嗪类药物时，胆红素呈现**假阳性**。②避免胆红素在阳光照射下氧化为胆绿素、尿胆原氧化为尿胆素，应使用**新鲜**尿液标本。③下午 14:00～16:00 尿胆原排出量达最高峰；为提高阳性检出率，可预先给患者服用碳酸氢钠以碱化尿液。④尿液中一些内源性物质（如胆色素原、吲哚、胆红素等）和一些药物（如酚噻嗪类、磺胺药等），尿胆原检测时呈现假阳性；而亚硝酸盐、重氮药物、对氨基水杨酸则在尿胆原检测时呈现假阴性。

7. 隐血　主要用于肾、泌尿道疾病及其他相关疾病的诊断、治疗。尿液中含有肌红蛋白、对热不稳定酶、氧化剂或菌尿，可使干化学法尿隐血测定呈现假阳性结果；尿液中大量**维生素** C 的存在（＞100mg/L），可竞争性抑制反应，产生**假阴性**结果。

8. 亚硝酸盐　用于**尿路细菌感染**的快速筛检。尿亚硝酸盐试验是细菌感染的指标，阳性结果的产生取决于 3 个条件：①体内有适量硝酸盐的存在；②尿液中的致病菌须含有硝酸盐还原酶；③尿液在膀胱内有足够的停留时间（＞4h）且排除药物等干扰因素。如果试验阳性的 3 个条件不能满足，加之诸多因素（如尿液中尿胆原、维生素 C、尿 pH>6、尿量过多）可导致假阴性，因此，检测结果阴性并不能排除菌尿的可能。干化学法亚硝酸盐诊断大肠埃希菌感染的阳性符合率为 80%，但诸多因素可呈假阳性结果，因此对阳性结果的解释仍须慎重。

9. 白细胞　尿白细胞检测主要用于肾、泌尿道疾病的诊断、治疗等。干化学法白细胞检测采用**中性粒细胞酯酶法**。须注意：①中性粒细胞胞质中含有酯酶，而单核细胞、淋巴细胞胞质中则无酯酶，因此，干化学白细胞检测方法**只对粒细胞敏感**。②尿液标本污染甲醛、高浓度胆红素、使用某些药物如呋喃妥因时，干化学法呈现假阳性结果。尿液中含维生素 C，尿液中含有大剂量先锋霉素Ⅳ、庆大霉素等药物，或尿蛋白大于 5g/L 时，干化学法呈现假阴性结果。

10. 维生素 C　尿液中维生素 C 含量的高低对**胆红素、血红蛋白、葡萄糖及亚硝酸盐**可产生严重的**负干扰**，干扰的程度随维生素 C 浓度的增加而增加。因此，维生素 C 检测的作用在于提示其他项目检测结果的准确性，防止假阴性的出现。（高频考点）

（四）尿干化学分析仪检测的质量控制

1. 检测前　正确的尿液标本收集方法、适宜的防腐剂或冷藏装置、有效的标本标记与识别、规定的时间内完成检测等，同时应了解患者可能影响尿化学检测的进食及用药情况等。

2. 检测中　规范的实验操作和合理的应用尿液质量控制物来监控、判断尿分析仪是否处于最佳或正常的工作状态。

3. 检测后　主要体现在对检验报告的审核、签发。除了检验报告的文字书写或计算机录入有无错误外，更应分析尿化学分析结果与显微镜镜检结果的相互关系，如出现：①化学分析隐血强阳性，而镜检却不见或仅见极少量红细胞；②化学分析隐血阴性，而镜检见多量红细胞；③化学分析白细胞阳性，而镜检不见或仅见极少量白细胞；④化学分析白细胞阴性，而镜检见多量白细胞；⑤尿镜检红细胞、白细胞和管型增多，而尿化学分析蛋白质为阴性。⑥化学分析亚硝酸盐为阳性，而尿蛋白质和白细胞均为阴性。

上述这些均被视为**可疑结果**，应进一步查明原因。**特别注意维生素 C 含量对其他检测结果的影响；注意临床诊断和检验结果的符合性**。

二、尿有形成分分析仪

（一）检测原理

目前，尿沉渣分析仪主要有两大类：①基于尿沉渣镜检影像分析原理。②基于尿沉渣流式细胞术和电阻抗检测原理。

1. 影像分析原理　影像式尿沉渣分析仪，亦称“工作站”，其检测原理与显微镜人工检查基本相似，都是直观地观察有形成分的形态。但须经过严格定时、定速离心，随后取定量的尿沉渣，由动力装置将其传送至显微镜载物台上刻有标尺的流动样品池内，通过频闪光源灯、聚光镜、数码摄像等，在显示屏上得到清晰的尿沉渣图像，再由工作人员在屏幕上统计各有形成分的数量，由计算机自动换算成每微升单位体积的数据。

2. 流式细胞术和电阻抗分析的原理　尿液中有形成分经荧光色素（如菲啶与羧花氰）染色后，在鞘流液的作用下形成单列、快速通过氩激光检测区，仪器检测散射光、荧光和电阻抗的变化。仪器捕获荧光强度（Fl）、前向荧光脉冲宽度（Flw）、前向散射光强度（Fsc）、前向散射光脉冲宽度（Fscw）、电阻抗信号后，综合识别、计算得到细胞的大小、长度、体积和染色质长度等资料，并作出定量报告。荧光强度主要反映细胞定量特性，指从染色尿液细胞发出的荧光，主要反映细胞染色质的强度；前向荧光脉冲宽度主要反映细胞染色质的强度；前向散射光脉冲宽度主要反映细胞的长度；前向散射光强度成比例反映细胞大小；电阻抗信号的大小主要与细胞的体积成正比。

（二）检测参数

1. 定量参数　包括红细胞（RBC/μl）、白细胞（WBC/μl）、上皮细胞（EC/μl）、管型（CAST/μl）、

细菌（BACT/μl）。

2. 标记参数　包括管型（Path.CAST）、小圆上皮细胞（SRC）、类酵母细胞（YLC）、结晶（X'TAL）和精子（SPERM）。红细胞参数主要提示红细胞的均一性。此外，仪器还提供白细胞平均前向散射强度（WBC-MFI）和电导率参数。

（三）尿有形成分分析仪的临床应用

1. 红细胞　帮助血尿有关疾病的鉴别诊断；有助于确定患者的治疗效果，对鉴别血尿来源具有过筛作用。

2. 白细胞与细菌　尿沉渣白细胞数量可鉴别诊断泌尿系统的感染、膀胱炎、结核、肿瘤等疾病。动态观察患者尿白细胞数量的变化，有助于确定患者的治疗效果和预后。泌尿系感染时，患者尿液中白细胞数量增高，常同时存在细菌。尿液白细胞存活时，呈现出前向散射光强和前向荧光弱；而当其受损或死亡时，呈现前向散射光弱和前向荧光强。因此，若 WBC＞10/μl，低 Fsc 和高 Fl，则提示慢性泌尿系感染；若 WBC＞10/μl，且 Fsc 强而 Fl 弱，多为急性泌尿系感染。仪器可定量报告细菌数量，但不能鉴别细菌种类，如需进一步明确感染，需做细菌培养和鉴定。

3. 上皮细胞　尿沉渣分析仪能给出上皮细胞的定量结果，并标记出是否含有小圆上皮细胞，但并不能准确区分肾小管上皮细胞、中层或底层移行上皮细胞，因此，当上皮细胞数量明显增多时，须用显微镜**检查尿沉渣进行准确分类**。

4. 管型　对诊断肾实质性病变有重要价值。正常尿液中，可见极少量的透明管型。仪器只能区分出透明管型和病理管型，若仪器标明出现病理管型，须进一步用显微镜检查尿沉渣进行分类。

5. 其他　流式细胞术尿沉渣分析仪还能标记类酵母细胞（YLC）、结晶（X'TAL）和精子（SPERM）。当仪器提示有酵母细胞、精子细胞和结晶时，均应离心镜检。电导率反映尿中离子的电荷，仅代表总粒子中带电荷的部分即电解质，与反映尿中粒子总数的尿渗量既有关系又有区别。如患者尿液电导率长期偏高，表明尿液中存在大量易形成结石的电解质，应高度警惕。

三、方法学评价

（一）尿干化学分析仪检查与显微镜检查

尿液分析仪标本用量少，检测速度快、检测项目多，检测准确性、重复性好，适用于大批量普查。但是多联试带成本较昂贵、保存和使用要求高；尿蛋白试带以检测白蛋白为主，对球蛋白不敏感，故不适用于肾病患者；易受各因素的干扰而出现假阳性或假阴性，不能替代显微镜对病理性尿标本的检查，特别是管型、结晶、上皮细胞、淋巴细胞、单核细胞等其他有形物质。

尿液分析仪与传统显微镜检查的原理不同，在临床上可能出现**化学法分析结果与镜检结果不相符的情形**。

1. 白细胞

（1）分析仪法（+）、镜检法（-）：可能解释为尿液在膀胱贮存时间过长或其他原因导致白细胞破坏，中性粒细胞酯酶释放到尿液中所致。

（2）分析仪法（-）、镜检法（+）：该情况多见于肾移植后发生排斥反应时，尿中以淋巴细胞为主，另外尿液中以单核细胞为主时亦会出现此结果。因此，干化学法检测的是尿中完整的及溶解的中性粒细胞，而与淋巴细胞和单核细胞不起反应，此时应以显微镜检查为准。（高频考点）

2. 红细胞

（1）分析仪法（+）、镜检法（-）：见于尿中红细胞被破坏而释放出血红蛋白，如肾病患者，或患者尿中含有对热不稳定酶、肌红蛋白或菌尿，引起红细胞干化学法测定结果假阳性。将尿液煮沸冷却后再测试，可以排除对热不稳定酶的影响。

（2）分析仪法（-）、镜检法（+）：该情况较为少见，发生于尿中含高浓度维生素 C（＞100mg/L）

或试带失效时。若使用尿 11 联试带，可通过观察维生素 C 的含量来加以鉴别。

对上述两种检测方法出现的结果不一致，要结合临床综合分析，动态观察，合理解释试验结果。

中华医学会经过多次专家研讨会，制订了尿液干化学分析仪筛检标准。当干化学尿试带质量合格、尿液分析仪运转正常情况下，试验结果中红细胞、白细胞、蛋白及亚硝酸盐全部为阴性时，可以免去对红细胞和白细胞的显微镜检查，但如果其中有一项阳性结果，必须同时进行显微镜检查。该原则能筛查出健康人标本，但不会遗漏异常标本，避免出现假阴性。对于假阳性标本，可以通过镜检进一步排除，避免误诊。但是这种筛查亦具有局限性：①肾病患者尿液不适于干化学检查，而应做湿化学及显微镜检查。②以镜检有形成分（如结石、结晶等）结果作为主要诊断依据和疗效观察指标时，上述原则适用。总之，虽然干化学尿液分析取得了重大进展，但迄今为止，尚无一台仪器的检测结果能完全替代显微镜。（高频考点）

（二）尿有形成分分析仪检查与显微镜检查

流式细胞术尿沉渣分析仪分析，尿液不需离心，标本用量少，检测细胞多，检测速度快，易于质量控制和标准化，检测精确度较高。尿沉渣分析仪目前尚不能检出滴虫、胱氨酸、脂肪滴或药物结晶等，也不能鉴别异常细胞，大量细菌、酵母会干扰计数，对影红细胞容易漏检；尤其不能明确病理性管型的分类，若仪器提示有酵母细胞、精子细胞、结晶时，均应离心镜检。因此，目前的流式细胞术尿沉渣分析仪还不能完全取代显微镜镜检。此外，国内尚未建立公认的尿沉渣分析仪检查结果的参考值，其临床实际应用价值尚需更多的临床实践。

历年考点串讲

尿液分析仪及临床应用历年必考，应作为重点复习。其中，尿干化学分析仪的临床应用是考试的重点，应熟练掌握。尿有形成分分析仪的检测参数与临床应用应熟悉。

历年常考的细节：

1. 尿液分析仪检测项目中，酸碱度：采用酸碱指示剂法；比密：采用多聚电解质离子解离法；尿白细胞：采用中性粒细胞酯酶法；亚硝酸盐：采用硝酸盐还原法；蛋白质：采用pH 指示剂蛋白质误差法；尿糖：采用葡萄糖氧化酶-过氧化物酶法；尿酮体：采用亚硝基铁氰化钠法；尿胆原：采用醛反应法或重氮反应法；胆红素：采用偶氮反应法；隐血：邻甲联苯胺（酚酞还原反应）。

2. 尿液分析仪检测项目中，尿白细胞：采用中性粒细胞酯酶法，只能检测到中性粒细胞。（2017）

3. 尿糖检测**维生素 C** 使干化学法产生假阴性反应，而使班氏法产生假阳性；尿蛋白试带以检测白蛋白为主，大剂量青霉素对磺基水杨酸法产生假阳性，对干化学法产生假阴性反应。

4. 影响亚硝酸盐导致假阴性的因素（如尿液中尿胆原、维生素 C、尿 pH>6、尿量过多）。

5. 尿液中维生素 C 含量的高低对胆红素、血红蛋白、葡萄糖及亚硝酸盐可产生严重的负干扰。

6. **尿蛋白检测**，尿液的 pH 会影响测试结果，最适宜的 pH 是 5～7，当尿液呈**强碱性**（pH>9.0），干化学法出现**假阳性**结果；当尿液 pH≤3.0 时，出现**假阴性**结果。（2017）

7. 尿 10 项不能测定维生素 C。（2017）

第 11 单元　粪 便 检 验

正常粪便中水分约占 75%，固体成分约占 25%，后者包括消化道分泌物、食物残渣、肠道脱落上皮细胞、无机盐及细菌等。粪便检验主要用于：①了解消化道及通向肠道的肝、胆、胰等器官有无炎症、梗阻、出血、寄生虫感染等；②根据粪便性状与颜色，判断肝、胆、胰腺功能；③了解肠道菌群分布是否合理，有无致病菌，以防治肠道传染病；④粪便隐血试验作为消化道恶性肿瘤的过筛试验。

一、粪便标本采集

标本的收集、存放与运送是否得当，直接关系到检验结果的准确性。

（一）容器

盛标本的容器应清洁、干燥、有盖，无吸水和渗漏，不得混有尿液、水或其他物质，以免破坏有形成分；细菌学检查，粪便标本应采集于灭菌、有盖的容器内。

（二）标本采集

采集标本时应选取含有黏液、脓血等病变成分的粪便；外观无异常的粪便须从表面、深处及粪端多处取材，其量至少为拇指末段大小（3～5g）。

（三）送检时间

标本采集后一般应于 1h 内检验完毕，否则可因 pH 及消化酶等影响导致有形成分破坏分解。

（四）阿米巴检查标本

检查阿米巴滋养体时，应于排便后立即检验，冬季还需对标本进行保温处理。隐血试验应连续检查 3d，选取外表及内层粪便，应迅速进行检查，以免因长时间放置使隐血反应的敏感度降低。

（五）蛲虫检查标本

检查蛲虫卵需用透明薄膜拭子于晚 24:00 或清晨排便前自肛门周围皱襞处拭取并立即镜检。

（六）24 小时标本

检查胆石、胰石、寄生虫体及虫卵计数时，应收集 24h 内粪便送检。

（七）特殊情况标本

无粪便排出而又必须检验时，可采用肛门指诊或采便管采集标本，灌肠或服油类泻药的粪便常因过稀且混有油滴等而不适于做检查标本。

二、粪便理学检查

（一）粪便量

粪便量的多少与进食量、食物的种类及消化器官的功能状态有关。进食粗糙粮食及含纤维素较多的食物，粪便量相对较多。反之则较少。

（二）粪便性状

正常成人粪便为成形的、黄褐色软便；婴儿为黄色、金黄色糊状便。

1. 黏液便　常见于肠道受刺激或有炎症，如各种肠炎、**细菌性痢疾**及阿米巴痢疾、急性血吸虫病等。

2. 鲜血便　提示**下消化道出血**，常见于肛裂、痔疮、直肠息肉及结肠癌等。

3. 脓便及脓血便　常见于**细菌性痢疾、阿米巴痢疾**、溃疡性结肠炎、结肠癌或直肠癌等。细菌性痢疾呈脓中带血，而阿米巴痢疾血中带脓，呈暗红色稀果酱样。

4. 柏油样便　多见于上消化道出血量超过 50ml。

5. 胨状便　多见于肠易激综合征患者腹部绞痛之后。

6. 稀糊状　便常见于急性胃肠炎，洗肉水样便见于副溶血性弧菌食物中毒。

7. 白陶土样便　多见于粪胆素生成减少甚至缺如，如梗阻性黄疸等。钡剂造影后也可使粪便呈现灰白色，但有明显的节段性。

8. 米泔样便　多见于霍乱、副霍乱。

9. 球形硬便　常见于习惯性便秘患者，亦可见于老年人排便无力时。

10. 乳凝块状便（蛋花样便）　提示婴儿对脂肪或酪蛋白消化不完全，常见于婴儿消化不良等。

（三）粪便颜色

主要是由粪胆素所致，常受食物的影响。成人一般为黄褐色，婴儿呈金黄色。在病理情况下，粪便也可呈现不同的颜色变化（表 1-34）。（高频考点）

表 1-34　粪便颜色改变及可能的原因

颜　色	可能的原因
鲜红色	肠道下段出血，如痔疮、肛裂、直肠癌等
暗红色（果酱色）	阿米巴痢疾
白色或灰白色	胆道梗阻、钡剂造影
绿色	乳儿的粪便中因含胆绿素而呈现绿色
黑色或柏油色	上消化道出血、服（食）用铁剂、动物血、活性炭及某些中药

（四）寄生虫与结石

肉眼可见较大虫体，如蛔虫、蛲虫、绦虫节片。过筛冲洗后可见小虫体，如钩虫、鞭虫。其中蛔虫是人体最常见的寄生虫之一。粪便中排出的结石有胆结石、胰石、肠石等，最重要的是胆结石，还有胰石、肠石等。较大者肉眼可见，较小者需用铜筛淘洗粪便后才能发现。

三、粪便化学检查

（一）隐血试验

胃肠道少量出血时，粪便外观的颜色可无明显变化，因红细胞被溶解破坏，故显微镜也观察不到红细胞，这种肉眼及显微镜均不能证明的出血称为隐血。隐血可以通过隐血试验来证实，用化学法或免疫法等方法来证实隐血的试验，称为隐血试验。

1. 原理

（1）化学法：利用血红蛋白中的含铁血红素有类似过氧化物酶的作用，其可催化分解过氧化氢，释放新生态氧，新生态氧因氧化能力较强，可氧化色原物而使之呈色。常用化学方法有邻联甲苯胺法、联苯胺法、氨基比林法、无色孔雀绿法、愈创木酯法等。其化学法隐血试验的比较见表 1-35。

表 1-35　几种化学法隐血试验的比较

方　法	灵敏度（Hb 最小检出量）	检出血量	临　床
邻联甲苯胺法	高，0.2～1mg/L	1～5ml	易出现假阳性
邻甲苯胺法	高，0.2～lmg/L	1～5ml	易出现假阳性
还原酚酞法	高，1mg/L	5～10ml	试剂不够稳定，淘汰
联苯胺法	中，2mg/L	5～10ml	试剂有致癌性，淘汰
匹拉米洞法	中，1～5mg/L	5～10ml	灵敏度适中，较适宜
无色孔雀绿法	中，1～5mg/L，未加入异喹啉时为 6～10mg/L	20ml	灵敏度适中，较适宜
愈创木酯法	低，6～10mg/L	1～5ml	假阳性极少，假阴性较高

（2）免疫法：常用免疫法有如酶联免疫吸附法、胶体金法、免疫斑点法、胶乳凝聚法及反向

间接血凝法等。免疫法具有快速、方便、特异、灵敏度和特异性高等优点，一般血红蛋白为 0.2mg/L 或 0.03mg/g 粪便可得到阳性结果。

2. 方法学评价

（1）化学法：操作简单易行，但缺乏特异性和准确性。影响因素较多：①**动物性食品**可使隐血试验出现**假阳性**；②大量**生食蔬菜**也可使结果出现假阳性；服用**大量维生素** C 可出现假阴性；血液在肠道滞留过久，血红蛋白被细菌降解，亦可导致假阴性。因此采用此法，要求患者素食 3 天，并且不要服用维生素 C 等还原性药物。

（2）免疫法：具有快速、方便、灵敏度和特异性高等优点。但亦有诸多影响因素：①假阳性：因灵敏度过高而引起。一些胃肠道生理性失血（＜2ml/24h），或服用刺激胃肠道的药物引起消化道出血（2～5ml/24h）可为阳性。②假阴性：消化道出血后，血红蛋白在胃肠道中被消化酶及细菌作用后分解而使免疫原性减弱、消失或改变，而出现假阴性。大量出血时，血红蛋白浓度过高造成与单克隆抗体不匹配（即后带现象），亦可出现假阴性。故免疫学法主要用于下消化道出血检验，40%～50%上消化道出血不能检出。

3. 参考值 阴性。

4. 临床意义 消化道疾病如消化道溃疡，药物（如阿司匹林、糖皮质激素、吲哚美辛等）对胃黏膜的损伤、肠结核、克罗恩病、溃疡性结肠炎、钩虫病、结肠息肉及消化道肿瘤（如胃癌、结肠癌等），粪便隐血试验常为阳性。消化道溃疡经治疗后粪便颜色已趋正常，但隐血试验阳性仍可持续 5～7d，隐血试验转为阴性可作为判断出血完全停止的可靠指标。隐血试验可作为消化道恶性肿瘤普查的一个筛选指标，其连续检测对**早期发现结肠癌**、**胃癌**等恶性肿瘤有重要的价值。

（二）粪便脂肪检查

正常成人 24h 粪便中脂肪总量为 2～5g，如果超过 6g，则称为脂肪泻。脂肪定量检查应先食定量脂肪食，每天进食脂肪 50～150g，连续 6d。从第 3 天起收集 72h 粪便，混合称量，从中取出约 60g 送检。简易法为在正常膳食情况下收集 24h 的全部粪便，混合称量，从其中取出约 60g 送检。

（三）粪胆色素检查

粪胆色素包括胆红素、粪胆原、粪胆素。正常人胆汁中的胆红素在回肠末端和结肠被细菌分解为粪胆原，部分被肠道重吸收进入肠肝循环外，大部分在结肠被氧化为粪胆素，并随粪便排出体外。

1. 粪便胆红素 正常人粪胆红素阴性。婴幼儿因正常肠道菌群尚未建立、成年人大量应用抗生素、严重腹泻、肠蠕动加速等，粪便可呈金黄色，胆红素阳性。

2. 粪胆原 正常人 100g 粪便中粪胆原含量为 75～350mg。加欧立区试剂及醋酸钠使粪胆原呈红色反应。粪便中粪胆原含量在梗阻性黄疸时明显减少，而各种溶血性疾病可表现为强阳性。

3. 粪胆素 正常人粪胆素阴性。粪胆素与氯化汞化合形成红色化合物。胆道梗阻时，粪便中无粪胆素而呈白陶土色，氯化高汞试验为阴性反应。

四、显微镜检查

（一）操作方法

显微镜下观察粪便中的有形成分，有助于消化系统各种疾病的诊断。最常用的方法是生理盐水涂片法，先用低倍镜观察有无虫卵、原虫、包囊等，再用高倍镜详细检查病理成分的形态结构。有时可借助染色技术使病原体外观更清晰，如**碘染**能用于鉴别阿米巴滋养体和淀粉颗粒；**伊红染色**能用于鉴别阿米巴滋养体；碱性**亚甲蓝染色**能用于白细胞形态学观察；**苏丹Ⅲ染色**能用于脂肪颗粒观察。进行显微镜检验时，原则上要观察 10 个以上的高倍视野，并按表 1-36 方式报告结果。

表 1-36　粪便中镜检细胞报告方式

10 个以上高倍镜视野所见情况	报告方式（/HPF）
仅看到 1 个某种细胞	偶见
有时不见，最多见到 2～3 个	0～3
最少可见 5 个，最多 10 个	5～10
细胞数大多超过 10 个以上	多数
细胞均匀布满视野不能计数	满视野

（二）粪便细胞检查

1. 白细胞　正常粪便中偶见白细胞。肠道炎症时增多，其数量多少与炎症轻重程度及部位有关。肠道寄生虫感染（如钩虫病及阿米巴痢疾时）和过敏性肠炎时，可见较多的嗜酸粒细胞；小肠炎症时白细胞数量不多，因细胞部分被消化而不易辨认。

2. 红细胞　正常粪便中无红细胞。上消化道出血时红细胞在胃及肠道中被消化液破坏，必须通过隐血试验来证实；而下消化道的病变（如炎症、痔、直肠息肉、肿瘤及其他出血性疾病）可见到多少不等的红细胞；**细菌性痢疾**时红细胞少于白细胞，多分散存在且形态正常，为草黄色、稍有折光性的圆盘状；**阿米巴痢疾**者红细胞多于白细胞，多成堆存在并有残碎现象。

3. 大吞噬细胞　正常粪便中无吞噬细胞。**细菌性痢疾时**常可见较多的吞噬细胞（来自单核细胞），因此吞噬细胞可作为诊断急性细菌性痢疾的依据；也可见于急性出血性肠炎或偶见于溃疡性结肠炎。

4. 上皮细胞　生理条件下，少量脱落的肠道上皮细胞大多被破坏，故正常粪便中很难发现上皮细胞。在结肠炎症，如坏死性肠炎、霍乱、副霍乱、假膜性肠炎等时上皮细胞数量增多。其中以假膜性肠炎的肠黏膜柱状上皮细胞增多最明显。

（三）粪便食物残渣检查

1. 脂肪　正常粪便中少见，以中性脂肪（脂肪小滴）、非酯化脂肪酸、结合脂肪酸为主。镜检脂肪小滴＞6 个/HPF **为脂肪排泄增多**，多见于腹泻、梗阻性黄疸及胰腺外分泌功能减退等。粪便量多、灰白色、有光泽、泡沫状、恶臭是慢性胰腺炎的粪便特征，镜检时可见较多的脂肪小滴。

2. 淀粉颗粒　正常粪便中少见。在**慢性胰腺炎，胰腺功能不全**，糖类消化不良时，粪便中可大量出现。玻片上滴加碘液 1～2 滴混合镜检，淀粉颗粒被染为蓝色或棕红色。

3. 肌肉纤维　正常粪便中有少量肌肉纤维，呈柱状、两端圆形、有不清楚的横纹。肌肉纤维增多可见于腹泻、肠蠕动亢进或蛋白质消化不良等。如果见到肌细胞核，则是胰腺功能障碍的佐证。

4. 结缔组织　正常粪便中少见，呈无色、微黄色、成束、边缘不清、线条状的弹性肌纤维和胶原纤维，胃蛋白酶缺乏时可较多出现。

5. 植物纤维及植物细胞　形态多样，植物细胞可呈多角形、圆形、长圆形、双层胞壁等，细胞内有时含有淀粉颗粒或叶绿素小体。植物纤维导管常为螺线形，植物毛是一端呈尖形的管状、细长、有强折光性的条状物。

（四）粪便结晶检查

正常人粪便中可见草酸钙、磷酸钙、碳酸钙等结晶，一般无临床意义。病理性结晶：①**夏科-莱登结晶**，为菱形无色透明结晶，其两端尖长、大小不等、折光性强，常见于**阿米巴痢疾、钩虫病**、过敏性肠炎的粪便。②血红素结晶，斜方形结晶，棕黄色，不溶于氢氧化钾溶液，遇硝酸呈青色，见于胃肠道出血后的粪便。③脂肪酸结晶，多见于梗阻性黄疸患者。④胆红素结晶。见于痢疾和乳儿粪便。

（五）粪便病原生物检查

1. 细菌　细菌约占粪便干重的 1/3。成人粪便中主要的菌群是大肠埃希菌、肠球菌和厌氧菌，占 80%，还有少量的产气杆菌、变形杆菌、芽胞菌及酵母菌等。健康婴幼儿粪便中主要是双歧杆菌、拟杆菌、肠杆菌、肠球菌、葡萄球菌等。粪便中球菌（革兰阳性菌）和杆菌（革兰阴性菌）的比例大致为 1∶10。长期使用广谱抗生素，免疫抑制药、慢性消耗性疾病的患者，粪便中球/杆菌比值变大。霍乱弧菌肠毒素具有极强的致病力，采用粪便悬滴检验和涂片染色筛选霍乱弧菌。

2. *寄生虫卵*　正常粪便中无虫卵。寄生虫卵主要有蛔虫卵、鞭虫卵、钩虫卵、蛲虫卵、血吸虫卵、肺吸虫卵、肝吸虫卵、姜片虫卵等，其中**最小**的是华支睾吸虫卵，**最大**的是肺吸虫卵。临床上常采用饱和盐水漂浮法、离心沉淀法、静置沉淀集卵法等方法来提高阳性检出率。蛲虫卵主要通过**肛门拭子法查找**。

3. *肠道原虫*　正常粪便中无原虫。①溶组织阿米巴：取新鲜粪便的脓血黏液部分镜检可见到滋养体，并可找到包囊。②蓝氏贾第鞭毛虫：滋养体的形态如纵切的半个去核的梨，前端钝圆，后端尖细，背面隆起而腹面凹陷，两侧对称似勺形，腹部前半部有吸盘，借此可吸附于肠黏膜上。③隐孢子虫：免疫功能缺陷者，表现为持续性霍乱样水泻，为获得性免疫缺陷综合征患者主要致死病因之一，因此本虫被列为获得性免疫缺陷综合征患者的重要检查项目。④人芽胞子虫：人芽胞子虫与白细胞及原虫包囊形态十分相似，这时可借破坏试验来进行鉴别，人芽胞子虫遇水被破坏而消失，白细胞与原虫则因不易破坏而仍可看见。

4. *酵母菌*　正常粪便中少见，为卵圆形，其排列因芽生增殖呈出芽或短链状。

5. *真菌*　正常粪便中少见。真菌孢子直径 3～5μm，椭圆形，有较强的折光性，革兰染色阳性，大都有菌丝同时出现。一般见于应用大量抗生素所致的肠道菌群紊乱。

（六）粪便工作站

粪便工作站是继尿沉渣分析工作站应用后的新一代工作系统，代替了传统湿片显微镜法来检验粪便有形成分。系统包括标本浓缩收集管、自动加样装置、流动计数室、显微镜（含明视野、偏振光和相差）系统和微电脑控制台等。与传统镜检方法相比，系统优点较多，其评价见表 1-37。

表 1-37　粪便分析工作站的优点与评价

优　点	评　价
无须特殊培训	操作简便、快速便捷，只需按提示按钮，工作站将在数秒内完成自动吸样、自动染色、定量标本输送进行分析，自动冲洗全过程，可重复进行测试。并与显微镜系统、电脑、打印机组合，可储存和查询检验结果，并可打印报告单
阳性率提高	标本浓缩收集管能对粪便进行浓集合过滤处理，避免粪便粗渣对观察视野的影响，使镜下视野非常清晰，易于发现病理成分
定量和染色检测	具有标本染色和不染色双通道流动计数室，经过双重计数，从而提高阳性检出率
高安全性封闭系统	标本前处理是在粪便浓缩离心管内经过甲醛杀菌、乙酸乙酯乳化的无害化处理，达到无臭无污染。处理后标本分析全过程均在封闭系统内进行，避免粪便标本对操作人员的危害和环境污染
成本低	每次检验结束后可自动清洗管道及双流动计数室，无须吸管、载玻片、盖玻片等

五、质量控制

（一）粪便标本的采集与运送

容器要求干净、大小适宜、不漏不溢、无吸水性、不破坏粪便有形成分，细菌培养时采用无菌容器；尽可能采集含脓血、黏液等异常部分的新鲜粪便，外观无异常粪便应从浅、深处多处取材，标本应无尿液、药物等的污染，常规检验应取指头大小，浓集卵时要取鸡蛋大小粪便；标本应在 1h 内完成检验；阿米巴标本应注意保温。

（二）显微镜检验质量控制

检验人员要掌握粪便中正常和异常成分的形态特点及相似物的鉴别方法；玻片要用清洁的玻

片，生理盐水要定期更换，防止被真菌污染；涂片要厚薄适宜；先低倍镜观察全片，检查虫卵和原虫，再在高倍镜下 10 个以上视野观察细胞；可采用集卵法检验寄生虫及虫卵，以提高检出率。

（三）隐血试验

化学法检测试验前 3d 内要禁食影响试验的食品和药物（如动物血、肉类、维生素 C 等）；试验器具要干净，标本不能被血液或脓液污染；要严格控制操作时间，防止出现结果的误判；免疫学法检测时要注意后带现象，必要时可将粪便稀释后重做实验。

历年考点串讲

粪便检验历年必考，应作为重点复习。其中，隐血试验和显微镜检查是考试的重点，应熟练掌握。标本采集和理学检查应熟悉。

历年常考的细节：

1. 粪便中镜检细胞报告方式。**10 个以上高倍镜视野**所见情况，报告方式（××个/HPF）。（2017）

2. 细菌性痢疾呈脓中带血，而阿米巴痢疾血中带脓，呈暗红色稀**果酱样**；**白陶土样便**多见于梗阻性黄疸；**柏油样便**多见于上消化道出血量超过 50～70ml。

3. 粪便中发现肌肉纤维增多，且纵横纹易见，偶见细胞核，提示可能为**胰腺功能严重不全**。（2017）

4. 正常粪便中无或**偶见白细胞，无红细胞，无大吞噬细胞**。

5. 粪便中病理性结晶有夏科-莱登结晶、血红素结晶、脂肪酸结晶、胆红素结晶。

6. 粪便中细菌约占干重的 1/3，粪便中球菌（革兰阳性菌）和杆菌（革兰阴性菌）的比例大致为 1∶10。

7. 粪便标本采集后一般应于 **1 小时内**检验完毕，否则可因 pH 及消化酶等影响导致有形成分破坏分解。（2015）

8. 生理条件下，少量脱落的肠道上皮细胞大多被破坏，故正常粪便中**很难发现上皮细胞**。（2015）

第 12 单元　脑脊液检验

脑脊液（CSF）是存在于脑室和蛛网膜下腔内的一种无色透明液体，70%来自脑室脉络丛主动分泌和超滤形成的液体，30%由大脑和脊髓细胞产生。正常成人脑脊液总量为 **120～180 ml**（平均 150ml）。脑脊液的生理作用：①缓冲、减轻或消除外力对脑组织和脊髓的损伤；②调节颅内压；③提供中枢神经系统营养物质，并运走代谢产物；④调节神经系统碱贮量，维持脑脊液酸碱平衡（pH7.31～7.34）；⑤转运生物胺类物质，参与神经内分泌调节。

一、标本采集与处理

（一）脑脊液检验的适应证和禁忌证

脑脊液检验有一定的创伤性，因此临床应用中必须要严格掌握其适应证和禁忌证。

1. 适应证　①**有脑膜刺激症**状者；②疑颅内出血者、脑膜白血病和肿瘤颅内转移者；③有原因不明的剧烈头痛、昏迷、抽搐或瘫痪者；④中枢神经系统疾病椎管内给药治疗、术前腰麻、造影；⑤脱髓鞘疾病者。

2. 禁忌证　①**颅内压增高**；②有颅后窝占位性病变者；③有脑疝先兆者；④处于休克、衰竭状态者；⑤穿刺局部有化脓性感染者均禁忌穿刺。

（二）标本采集与处理

腰椎穿刺采集标本，穿刺后应做压力测定，正常脑脊液压力卧位为80～180mmH_2O（0.78～1.76kPa），＞200mmH_2O表明颅内压增高，＜60mmH_2O表明颅内压降低。分别收集于3个无菌小瓶（或试管）中，每瓶1～2ml。第1管做**病原生物学检查**，第2管做**化学或免疫学检查**，第3管做**理学和细胞计数**。标本采集后应立即送检，不得超过1h。

标本久置可影响检验结果：①细胞破坏或沉淀，或纤维蛋白凝集成块，导致细胞分布不匀而使计数不准确；②葡萄糖迅速分解，造成含糖量降低；③细胞离体后迅速变形乃至渐渐消失，影响分类计数；④细菌溶解，影响细菌检出率。

二、理学检查

（一）颜色

正常脑脊液为无色透明液体。当中枢神经系统有炎症、损伤、肿瘤或梗阻时，破坏了血-脑屏障，可导致其颜色和成分发生变化。

1. 红色　见于各种出血。穿刺损伤的出血者3管标本中第1管为血性，以后2管颜色逐渐变淡，红细胞计数结果也依次减少；离心后上清液呈无色透明。病理性出血者3管标本都呈均匀红色，离心后上清液显淡红色或黄色，如蛛网膜下腔或脑室出血。脑脊液新鲜出血与陈旧性出血的鉴别见表1-38。

表1-38　脑脊液新鲜出血与陈旧性出血的鉴别

项　目	新鲜出血	陈旧性出血
外观	混浊	清晰、透明
易凝性	易凝	不易凝
离心后上清	无色、透明	红色、黄褐色和柠檬色
红细胞形态	无变化	皱缩
上清隐血（OB）试验	多为阴性	阳性
白细胞	不增高	继发性或反应性增高

2. 黄色　主要是出血、梗阻、淤滞、黄疸等引起，见于陈旧性蛛网膜下腔或脑室出血，椎管梗阻（如髓外肿瘤、吉兰-巴雷综合征），化脓性脑膜炎、重症结核性脑膜炎，重症黄疸（如胆红素脑病、新生儿溶血病）。

3. 乳白色或灰白色　常见于化脓性脑膜炎（白细胞增加）。

4. 淡绿色　见于铜绿假单胞菌性脑膜炎、急性肺炎双球菌性脑膜炎。

5. 褐色或黑色　见于脑膜**黑色素肉瘤**、黑色素瘤。

（二）透明度

正常脑脊液清晰透明，病毒性脑炎、神经梅毒等脑脊液也可呈透明外观。脑脊液的透明度与其所含的细胞数量和细菌多少有关，脑脊液中白细胞增多（＞300×10^6/L）或含大量细菌、真菌等呈混浊，**结核性脑膜炎**常呈**毛玻璃样**微浑，**化脓性脑膜炎**常呈明显**脓样混浊**，穿刺损伤性脑脊液可呈轻微的红色混浊。

（三）凝固性

正常脑脊液静置12～24h后不形成薄膜、凝块和沉淀物。脑脊液形成凝块或薄膜与其所含的蛋白质有关，脑脊液内蛋白质超过10g/L时可出现凝块、薄膜或沉淀。化脓性脑膜炎的脑脊液在1～2h内呈块状凝固。结核性脑膜炎的脑脊液在12～24h内呈薄膜或纤细的凝块。神经梅毒的脑脊液可有小絮状凝块。蛛网膜下腔梗阻时，远端的脑脊液蛋白质含量常高达15g/L，脑脊液呈黄色胶胨状。脑脊液同时存在胶样凝固、黄变症和**蛋白质-细胞分离**（蛋白质明显增高，细胞正

常或轻度增高），称为 Froin-Nonne 综合征，是蛛网膜下腔梗阻的脑脊液特点。（高频考点）

（四）比密

脑脊液比密为：腰椎穿刺为 1.006～1.008，脑室穿刺为 1.002～1.004，小脑延髓池穿刺为 1.004～1.008。脑脊液中的蛋白质含量增高和细胞数量增加的疾病，其比密均增高，常见于中枢神经系统感染、神经系统寄生虫病、脑肿瘤、脑血管病、脑出血、脑退行性变和神经梅毒等。

三、显微镜检查

（一）细胞计数与分类计数

1. 检测方法

（1）清亮或微浑的脑脊液标本，可直接显微镜计数细胞总数，或稀释后计数（结果乘以稀释倍数）。该法简单、快速，但准确性差，分类困难，误差较大。

（2）涂片染色分类法细胞分类详细，结果准确可靠，尤其是可以发现异常细胞如肿瘤细胞，因此推荐使用此法，但不足之处是操作较复杂，费时。

（3）血细胞分析仪进行脑脊液细胞和白细胞分类计数，此法简单、快速，可自动化。但病理性、陈旧性标本中的组织、细胞碎片和残骸及变形细胞对计数有影响，因此其重复性、可靠性一般。蛋白含量较高、尤其有凝块的脑脊液标本容易使仪器发生堵孔现象，故不推荐使用。

2. 质量控制

（1）细胞计数：标本采集后应在 1h 内进行细胞计数；标本必须混匀后方可进行检查。

（2）细胞的校正与鉴别：穿刺损伤血管可引起血性脑脊液，白细胞计数结果必须校正，以消除因出血带来的白细胞。应注意白细胞、红细胞与新型隐球菌的鉴别，新型隐球菌不溶于乙酸，**加优质墨汁后可见未染色的荚膜**；白细胞也不溶于乙酸，**加酸后细胞核和细胞质更加明显**；而**红细胞加酸后溶解**。（高频考点）

（3）检查方法：采用涂片染色分类法分类计数；白细胞直接计数法的试管与吸管中的冰乙酸要尽量去净。

（4）染色固定：涂片染色分类计数时，离心速度不能太快，涂片固定时间不能太长，更不能高温固定，以免使细胞皱缩，影响检验结果。

3. 参考值　成人脑脊液无红细胞，白细胞为（0～8）×10^6/L，主要为**单核细胞**，淋巴细胞与单核细胞之比为 7∶3。

4. 临床意义　脑脊液白细胞达（10～50）×10^6/L 为轻度增高，（50～100）×10^6/L 为中度增高，大于 200×10^6/L 为显著增高。感染性疾病脑脊液细胞病理学变化分三个时期：**急性炎性渗出期**，呈粒细胞反应；**亚急性增殖期**，呈激活淋巴细胞或单核-吞噬细胞系统反应；**修复期**，呈淋巴细胞反应。

（1）化脓性脑膜炎：急性期变化最突出，持续时间最长，脑脊液细胞数显著增高，以中性粒细胞为主。

（2）病毒性脑炎：亚急性期出现较早，持续时间较长，脑脊液中细胞数轻度增加，以淋巴细胞为主。

（3）结核性脑膜炎：脑脊液细胞数可增加，早期以中性粒细胞为主，后期以淋巴细胞为主。患者多在发病数天后才来就诊，因此首次腰穿时，脑脊液中往往以淋巴细胞为多。

（4）真菌性脑膜炎：以新型隐球菌脑膜炎常见，细胞总数可轻度升高，早期以中性粒细胞为主，后期以淋巴细胞占优势。

（二）细胞学检查

近年来，常用玻片离心法、沉淀室法、微孔薄膜筛虑法、纤维蛋白网细胞捕获法等收集细胞，并进行染色。常用的染色方法如 May-Grunwald-Ginmsa 染色法、PAS 染色、POX 染色、脂类染色法、硝基四氮唑蓝（NBT）染色法、吖啶橙荧光染色法等，主要检测脑脊液壁细胞、肿瘤细胞和污染细胞，见表 1-39。

表 1-39 脑脊液细胞学检查及临床意义

细 胞	细胞类型	临床意义
腔壁细胞	脉络丛室管膜细胞	脑积水、脑室穿刺、气脑、脑室造影或椎管内给药
	蛛网膜细胞	气脑、脑室造影或腰椎穿刺后，多为蛛网膜机械性损伤所致
肿瘤细胞	恶性细胞	原发性肿瘤、转移性肿瘤、白血病和淋巴瘤
污染细胞	骨髓细胞	穿刺损伤将其带入脑脊液所致
	红细胞	穿刺损伤脊膜血管所致

四、化学与免疫学检查

（一）酸碱度

正常脑脊液 pH 为 7.31～7.34，较血 pH 稳定。中枢神经系统炎症时，脑脊液 pH 低于正常，化脓性脑膜炎时 pH 明显减低，测定脑脊液 pH 的同时测定脑脊液中乳酸含量，对判断病情变化更有参考价值。

（二）蛋白质

脑脊液蛋白质的检测可用定性和定量方法，并根据需要计算蛋白商（球蛋白/白蛋白）和脑脊液白蛋白指数（R_{alb}）[脑脊液白蛋白（g/L）血清白蛋白（g/L）]。

1. 定性检查

（1）Pandy 试验：脑脊液中的蛋白质与苯酚结合形成不溶性的蛋白盐而出现白色混浊沉淀。操作简单，需要的标本量少，结果观察较为明确，此法临床实验室最常用，但易出现假阳性。

（2）硫酸铵试验：包括 Ross-Jone 试验和 Nonne-Apelt 试验。饱和硫酸铵能沉淀球蛋白，出现白色混浊或沉淀。若球蛋白增多，则 Ross-Jone 试验阳性；Nonne-Apelt 试验可检测球蛋白和白蛋白。操作较复杂，不如 Pandy 试验敏感，但特异性高于 Pandy 试验，一旦试验阳性，其诊断价值较大。

（3）Lee-Vinson 试验：磺基水杨酸和氯化高汞均能沉淀脑脊液蛋白质，根据沉淀物的比例不同，可鉴别化脓性和结核性脑膜炎。并非鉴别脑膜炎的特异性试验，仅在实验室条件较差时考虑应用。

2. 定量检查　主要利用比浊法、染料结合比色法和免疫学方法检测脑脊液蛋白质含量，其中常用的方法为磺基水杨酸-硫酸钠比浊法。①浊度法：如磺基水杨酸-硫酸钠浊度法，重复性差，影响因素较多，但因操作简便，结果对临床有诊断意义，故仍为大多数实验室采用；②染料结合比色法：如考马斯亮蓝法，操作快速、灵敏度高、标本用量少、重复性好，但该法要求高、线性范围窄；③免疫学方法：标本用量少，但对试剂要求高。

3. 质量控制

（1）滴管和试管不洁净、苯酚不纯、穿刺出血易出现假阳性。

（2）室温低于 10℃、苯酚饱和度减低可引起假阴性。

（3）人工配制含球蛋白的溶液作阳性对照，可在正常脑脊液或配制与正常脑脊液基本成分相似的基础液中加不同量的球蛋白。

4. 参考值　正常脑脊液蛋白定性试验阴性，定量试验：腰椎穿刺蛋白含量为 0.20～0.40g/L，小脑延髓池穿刺为 0.10～0.25g/L，脑室穿刺为 0.05～0.15g/L，蛋白商为 0.4～0.8，白蛋白指数（R_{alb}）为 7×10^{-3}。

5. 临床意义　脑脊液蛋白质含量增高是血-脑屏障功能障碍的标志。脑脊液蛋白质增高可见于中枢神经系统的感染、梗阻和出血等多种疾病（表 1-40）。由于脑脊液白蛋白只来自血清，因

此 R_{alb} 更能反映血-脑屏障完整性（表 1-41）。蛋白商反映了脑脊液球蛋白与白蛋白的比例变化，蛋白商减低提示脑脊液白蛋白含量增高，见于化脓性脑膜炎急性期、脊髓压迫症、脑肿瘤等；蛋白商增高提示脑脊液球蛋白含量增高，见于多发性硬化症、脑脊髓膜炎、神经梅毒、亚急性硬化性全脑炎等。

表 1-40　脑脊液蛋白质增高常见原因

原　因	临床意义
感染	以化脓性、结核性脑膜炎脑脊液蛋白增高最为明显，病毒性脑膜炎则轻度增高
神经根病变	常见于急性感染性多发性神经根神经炎，有蛋白质-细胞分离现象
梗阻	脊髓肿瘤、肉芽肿、硬膜外脓肿造成的椎管部分或完全梗阻，可有脑脊液自凝现象
出血	脑血管畸形、高血压、脑动脉硬化症及全身出血性疾病
其他	肺炎、尿毒症等出现中枢神经系统症状时，脑脊液蛋白含量亦可增高

表 1-41　导致血-脑屏障功能障碍的原因

血-脑屏障受损程度	可能原因
轻度（$R_{alb}10\times10^{-3}$）	多发性硬化、慢性 HIV 脑炎、带状疱疹神经炎、乙醇性多发神经病、肌萎缩性侧索硬化
中度（$R_{alb}20\times10^{-3}$）	病毒性脑炎、机会致病菌性脑膜脑炎、糖尿病性多发神经病、脑梗死、皮质萎缩
重度（$R_{alb}>20\times10^{-3}$）	Guillain-Barre 综合征、单纯疱疹性脑炎、结核性脑膜炎、化脓性脑膜炎

（三）葡萄糖

脑脊液葡萄糖含量为血糖的 50%～80%（平均 60%），其高低与血糖浓度、血-脑脊液屏障的通透性、携带运转系统的功能、葡萄糖的酵解程度有关。

1. 检测原理　常采用葡萄糖氧化酶法和己糖激酶定量法检测脑脊液中葡萄糖。

2. 参考值　成人腰穿脑脊液为 2.5～4.4mmol/L；小脑延髓池脑脊液为 2.8～4.2mmol/L；脑室脑脊液为 3.0～4.4mmol/L。

3. 临床意义

（1）葡萄糖减低：常见于细菌性脑膜炎和真菌性脑膜炎，脑寄生虫病，神经梅毒，脑肿瘤，低血糖昏迷或胰岛素过量所致的低血糖状态。

（2）葡萄糖增高：常见于糖尿病或静脉注射葡萄糖，新生儿及早产儿，脑或蛛网膜下腔出血所致的血性脑脊液，病毒性脑膜炎或脑炎，急性颅脑外伤、中毒、缺氧、脑出血等所致下丘脑损伤等。

（四）氯化物

脑脊液中蛋白质含量较少，为了维持脑脊液和血浆渗透压的平衡（Donnan 平衡），氯化物含量为血浆 1.2～1.3 倍。

1. 检测原理　氯化物定量检验方法有硝酸汞滴定法、电量分析法、离子选择性电极法和硫酸汞比色法，其中临床上常用的是电极法。

2. 参考值　成人为 120～130 mmol/L，婴儿为 110～130mmol/L，儿童：111～123mmol/L。

3. 临床意义

（1）氯化物减低：主要见于化脓性、结核性和隐球菌性脑膜炎，特别是结核性脑炎氯化物显著减少。值得注意的是，脑脊液中氯化物含量低于 85mmol/L 时，有可能导致呼吸中枢抑制而出现呼吸停止。

（2）氯化物增高：主要见于尿毒症、肾炎、心力衰竭、病毒性脑膜炎或脑炎。

（五）酶学

正常脑脊液中含有多种酶，其活性远低于血清。血-脑屏障通透性增高、各种原因引起的脑组织损伤、脑肿瘤、颅内压增高等均可导致脑脊液各酶活性增高。

1. 肌酸激酶（CK） 增高见于中枢神经系统感染（以化脓性脑膜炎最明显）、脑出血、蛛网膜下腔出血、进行性脑积水、继发性癫痫、脱髓鞘病。

2. 乳酸脱氢酶（LD） 增高见于脑组织损伤、感染，细菌性脑膜炎。

3. 天冬氨酸氨基转移酶（AST） 增高见于脑血管、病脑萎缩、中毒性脑病、中枢神经系统转移癌等。

4. 腺苷脱氨酶（ADA） 增高见于**结核性脑膜炎**，可用于结核性脑膜炎的诊断及鉴别诊断。（高频考点）

5. 溶菌酶（Lys） 增高见于**化脓性或结核性脑膜炎**（增高程度明显高于化脓性脑膜炎）。（高频考点）

（六）蛋白电泳

1. 参考值 前白蛋白 2%～6%，白蛋白 55%～65%，α_1-球蛋白 3%～8%，α_2-球蛋白 4%～9%，β-球蛋白 10%～18%，γ-球蛋白 4%～13%。

2. 临床意义 前白蛋白增加见于脑萎缩、脑积水及中枢神经系统变性疾病等；白蛋白增加见于脑血管病变（脑梗死、脑出血）、椎管阻塞等；α-球蛋白增加见于脑膜炎（化脓性、结核性）、脑肿瘤；β-球蛋白增加可见于动脉硬化、脑血栓等脂肪代谢障碍性疾病；α_2-球蛋白增加见于脑肿瘤、脱髓鞘病等。

（七）免疫球蛋白

1. 参考值 IgG 10～40mg/L，IgA 0～6mg/L，IgM 0～0.22mg/L。

2. 临床意义 IgG 增高多见于 90%的多发性硬化症，脑脊液 IgG 的检查结果正常时，可排除多发性硬化症，而检查结果增高时，须结合临床才能诊断为多发性硬化症；IgG 减低多见于癫痫、放射线损伤和服用类固醇药物等。

IgA 增高多见于化脓性、结核性脑膜炎及神经性梅毒等。

IgM 增高多见于急性化脓性脑膜炎，也可见于脑肿瘤、多发性硬化症等，而 IgM 明显增高可排除病毒性感染。

（八）其他检查

1. 淋巴细胞亚群 正常脑脊液细胞总数为（0～10）×10^9/L，多为淋巴细胞。自身免疫病（如多发性硬化症）时，T 淋巴细胞及 B 淋巴细胞的绝对值均增高；中枢神经系统炎症时 T 淋巴细胞数量减少，提示细胞免疫功能减低。

2. 结核杆菌抗体 酶联免疫吸附试验（ELISA）是目前检测脑结核较为简便、敏感的方法。脑脊液中抗结核抗体水平高于血清，对结核性脑膜炎的诊断及鉴别诊断有参考价值。

3. 髓鞘碱性蛋白（MBP） MBP 是反映**神经细胞有无实质性损伤的灵敏指标**。正常脑脊液 MBP＜4μg/L。MBP 是多发性硬化症病情活动的指标，90%以上的多发性硬化症的急性期表现为 MBP 明显增高，50%的慢性活动者 MBP 增高，非活动者 MBP 不增高。MBP 增高亦可见于神经梅毒、脑血管瘤、颅脑外伤等。

4. 谷氨酰胺 脑脊液谷氨酰胺可反映脑组织氨的含量，正常脑脊液谷氨酰胺为 0.4～0.96mmol/L，约为血中氨含量的 1/3，主要用于**肝性脑病的诊断**。晚期肝硬化患者脑脊液中谷氨酰胺含量明显增高，肝性脑病患者可高达 3.4mmol/L 以上。

5. 乳酸 正常脑脊液乳酸为 1.0～2.9mmol/L。细菌性脑膜炎，如化脓性、结核性脑膜炎，由于细菌分解葡萄糖所致增高，而病毒性脑膜炎则在正常范围，因此对二者有鉴别诊断意义。

五、病原生物学检查

（一）细菌学检查

1. 显微镜检查 脑脊液涂片常采用革兰染色或碱性亚甲蓝染色检查致病菌。革兰染色用于检查肺炎链球菌、流感嗜血杆菌、葡萄球菌、铜绿假单胞菌、大肠埃希菌、链球菌等。碱性亚甲蓝染色用于检查脑膜炎球菌。若怀疑为结核性脑膜炎，可采用抗酸染色。新型隐球菌检查常采用印度墨汁染色。

2. 细菌培养　主要适用于脑膜炎奈瑟菌、葡萄球菌、链球菌、大肠埃希菌、流感嗜血杆菌等。同时，也要注意厌氧菌、真菌的培养。

3. ELISA　检测结核杆菌感染时，可采用最简便、灵敏度高的 ELISA 检测结核杆菌抗体。

4. PCR 检测　是目前检查脑脊液中结核杆菌最敏感的方法。

（二）寄生虫检查

1. 脑脊液涂片检查　可发现卫氏并殖吸虫卵、血吸虫卵、弓形虫、阿米巴滋养体等。

2. 脑囊虫检查　脑囊虫补体结合试验诊断脑囊虫的阳性率可达 88%；致敏乳胶颗粒玻片凝集试验诊断脑囊虫的符合率为 90%；ELISA 法对诊断脑囊虫病具有高度特异性。

3. 梅毒螺旋体检查　神经梅毒的诊断首选灵敏度、特异性均很高的螺旋体荧光毒标记抗体吸收试验（FTA-ABS）；其次选用性病研究实验室玻片试验（VDRL），现在多使用快速血清反应素试验（RPR）作为筛检，梅毒螺旋体（明胶）微粒凝集试验（TPPA）作为梅毒确诊试验。

六、质量控制与临床应用

（一）质量控制

为了给临床诊断提供准确的依据，必须严格质量控制，以保证结果的准确性。

1. 规范操作规程　脑脊液检验应统一操作规程，采用标准化的检验方法，并定期检查各种试剂的质量及仪器的性能。脑脊液细胞计数和分类计数的室内质量控制：①严格操作规程，控制各种影响因素。②白细胞分类采用染色分类法，采用玻片离心沉淀法或细胞室沉淀法收集细胞。

2. 设立阳性和阴性对照或质量控制物　①脑脊液化学和免疫学检验应选择灵敏度和特异性高、操作简便的方法。②对于定量检验，可使用定值的质量控制物伴随常规检验做室内质量控制，以减少结果的误差，提高检验结果的可靠性。③对于定性检验，为防止假阳性和假阴性结果，每次都应做阳性和阴性对照，以保证结果的可靠性。

（二）临床应用

脑脊液常规检查项目：脑脊液压力、细胞总数测定、细胞分类、CSF/血浆葡萄糖比值测定、蛋白质测定。而特定检查项目有病原体培养（细菌、病毒、结核分枝杆菌检测）、染色（革兰染色、抗酸染色）、真菌和细菌抗原检测、细胞学检查、蛋白质电泳等（表 1-42）。

表 1-42　常见脑或脑膜疾病的脑脊液检验结果

疾　病	外　观	凝　固	蛋白质	葡萄糖	氯化物	细胞增高	细　菌
化脓性脑膜炎	混浊	凝块	↑↑	↓↓↓	↓	多核细胞	化脓菌
结核性脑膜炎	混浊	薄膜	↑	↓	↓↓	中性，淋巴	结核菌
病毒性脑膜炎	透明或微浑	无	↑	正常	正常	淋巴细胞	无
隐球菌性脑膜炎	透明或微浑	可有	↑↑	↓	↓	淋巴细胞	隐球菌
流行性乙脑	透明或微浑	无	↑	正常或↑	正常	中性，淋巴	无
脑出血	血性	可有	↑↑	↑	正常	红细胞	无
蛛网膜下腔出血	血性	可有	↑↑	↑	正常	红细胞	无
脑肿瘤	透明	无	↑	正常	正常	淋巴细胞	无
脑脓肿	透明或微浑	有	↑	正常	正常	淋巴细胞	有或无
神经梅毒	透明	无	正常	正常	↑	淋巴细胞	无

1. 鉴别诊断中枢神经系统感染性疾病　脑膜炎或脑炎的患者，通过检查脑脊液压力、颜色，

并对脑脊液进行化学和免疫学、显微镜检查；细菌性和病毒性脑膜炎的鉴别诊断，可选用 LD、ADA、溶菌酶等指标。

2. 鉴别诊断脑血管疾病　穿刺损伤出血、脑出血、蛛网膜下腔出血的鉴别：若第 1 管脑脊液为红色，以后逐渐变清，则多为**穿刺损伤出血**；若脑脊液为均匀一致的红色，则可能为脑出血、蛛网膜下腔出血；若脑脊液为无色透明，则多为**缺血性脑病**。还可选用 LD、AST、CPK 等指标诊断或鉴别诊断脑血管病。

3. 辅助诊断脑肿瘤　脑肿瘤患者脑脊液中单核细胞增加、蛋白质增高、葡萄糖减少或正常。若白血病患者脑脊液中发现白血病细胞，则可诊断为脑膜白血病。脑脊液涂片，免疫学检查，β_2-M、LD、溶菌酶等指标有助于肿瘤的诊断。

4. 诊断脱髓鞘病　脱髓鞘病是颅内免疫反应活性增高的疾病，其中多发性硬化症是其代表性疾病。除了常规检查外，MBP、免疫球蛋白、AChE 等检查也有重要诊断价值。

历年考点串讲

脑脊液检查历年常考，其中，脑脊液标本采集与处理、理学检查（颜色，透明度，凝固性）、细胞计数与分类计数、化学与免疫学检查（蛋白质，葡萄糖）、临床应用是考试的重点，应熟练掌握。脑脊液检查的适应证和禁忌证、病源生物学检查应熟悉。

历年常考的细节：

1. 化脓性脑膜炎脑脊液**细胞数量明显增高**。（2017）
2. 脑脊液采集后，分别收集于 3 个无菌小瓶（或试管）中，每瓶 1 ~ 2ml，第 1 瓶做**细菌学检查**，第 2 瓶做**化学或免疫学检查**，第 3 瓶做**细胞计数**。
3. 正常脑脊液为无色透明液体；病理性出血者 3 管标本都呈均匀红色，离心后上清液显淡红色或黄色；结核性脑膜炎常呈**毛玻璃样**微浑；化脓性脑膜炎常呈明显**脓样**混浊。
4. 脑脊液内蛋白质超过 10g/L 时可出现凝块、薄膜或沉淀。化脓性脑膜炎的脑脊液在 1 ~ 2h 呈块状凝固，结核性脑膜炎的脑脊液在 12 ~ 24h 呈**薄膜**或纤细**凝块**。
5. 成人脑脊液无红细胞，白细胞为（0 ~ 8）$\times 10^6$/L，主要为**单核细胞**，淋巴细胞与单核细胞之比为 7∶3。（2017）
6. 蛋白质定性主要方法为 **Pandy 试验**，临床实验室最常用。
7. 氯化物定量检验方法有硝酸汞滴定法、电量分析法、离子选择性电极法和硫酸汞比色法，其中临床上常用的是**电极法**。（2017）
8. 新型隐球菌检查常采用**印度墨汁染色**。（2017）

第 13 单元　浆膜腔积液检验

正常情况下，人体的胸膜腔、腹腔和心包腔、关节腔统称为浆膜腔，内有少量的起润滑作用的液体。根据产生的原因及性质不同，将浆膜腔积液分为漏出液和渗出液。漏出液的产生是由于毛细血管流体静压增高、血浆胶体渗透压降低、淋巴回流受阻及水钠潴留，常见于静脉回流受阻、充血性心力衰竭和晚期肝硬化，血浆白蛋白浓度明显降低的各种疾病，肾病综合征、丝虫病、肿瘤压迫等所致的淋巴回流障碍。渗出液的产生是由于微生物的毒素、缺氧及炎性介质、血管活性物质增高、癌细胞浸润、外伤、化学物质刺激等，常见于结核性、细菌性感染，转移性肺癌、乳腺癌、淋巴瘤、卵巢癌，血液、胆汁、胰液和胃液等刺激，外伤等。

一、胸腔、腹腔和心包积液检查

（一）标本采集

1. *适应证*　①胸膜腔穿刺适应证：原因不明的积液或伴有积液症状；需进行诊断性或治疗性穿刺的患者。②腹腔穿刺的适应证：新发生的腹腔积液；已有腹腔积液且有突然增多或伴有发热的患者；需进行诊断或治疗性穿刺的患者。③心包穿刺的适应证：原因不明的大量心包积液；需进行诊断性或治疗性穿刺的患者。总之，浆膜腔积液检验的主要目的是鉴别积液的性质和引起积液的致病原因。

2. *采集及注意事项*　穿刺成功后，留取中段液体于无菌的容器内。理学检查、细胞学检查和化学检查各留取 2ml，厌氧菌培养留取 1ml，结核杆菌检查留取 10ml。由于积液极易出现凝块、变性，因此标本应及时送检，不能及时送检的标本可加乙醇以固定细胞成分。理学检查和细胞学检查宜采用 EDTA-Na_2 抗凝，化学检查宜采用肝素抗凝。需留取 1 份不加任何抗凝剂，用于检查积液的凝固性。

（二）理学检查

1. *量*　正常浆膜腔内均有少量的液体，胸腔液＜200ml，腹腔液＜50ml，心包腔液 10～30ml。病理情况下液体增多，其量与病情严重程度和病变部位有关。

2. *颜色*　正常浆膜腔液为淡黄色。一般渗出液颜色随病情而改变，漏出液颜色较浅，不同颜色变化及临床意义见表 1-43。

表 1-43　浆膜腔积液颜色变化及临床意义

颜　色	临床意义
红色	穿刺损伤、结核、肿瘤、内脏损伤、出血性疾病等
乳白色	化脓性感染、真性乳糜积液、假性乳糜积液。有恶臭气味脓性积液多为厌氧菌感染
绿色	铜绿假单胞菌感染
棕色	阿米巴脓肿破溃进入胸腔或腹腔
黄色或淡黄色	各种原因的黄疸
黑色	曲霉菌感染
草黄色	尿毒症引起的心包积液
咖啡色	内脏损伤、恶性肿瘤、出血性疾病及穿刺损伤等

3. *透明度*　正常浆膜腔液清晰透明。漏出液因其所含细胞、蛋白质少，且无细菌而呈清晰透明外观；渗出液因含有大量细菌、细胞、蛋白质而呈不同程度的混浊。

4. *凝块*　正常浆膜腔液无凝块。漏出液一般不易凝固或出现凝块；渗出液多有凝块，与凝血因子Ⅰ（纤维蛋白原）、细菌、凝血活酶有关。

5. *比密*　比密常采用比密计法和折射仪法测定，其高低与其所含溶质的多少有关。**漏出液比密常**＜1.015，而**渗出液比密常**＞1.018。

（三）化学检查

1. *蛋白质*

（1）检测原理　①**黏蛋白定性检验，又称李凡他（Rivalta）试验**，当炎症时浆膜腔间皮细胞被刺激，分泌黏蛋白增多。黏蛋白是酸性糖蛋白，等电点为 pI 3～5，在稀乙酸中产生白色雾状沉淀。②蛋白质定量检验，采用双缩脲法。

（2）参考值：Rivalta 试验中漏出液为阴性，而渗出液为阳性；漏出液蛋白质＜25g/L，而渗出液蛋白质＞30g/L。

（3）方法学评价：Rivalta 试验是一种简易过筛试验，简便、快速，无需特殊仪器，但只能测定黏蛋白。积液蛋白质定量检验可测定白蛋白、球蛋白、凝血因子Ⅰ等蛋白质的含量。

（4）质量控制：蛋白质定性或定量试验应离心取上清液进行；若标本中球蛋白含量过高，Rivalta 试验可呈假阳性；进行 Rivalta 试验时，量筒中的蒸馏水加入冰乙酸后应充分混匀；人工配制含黏蛋白的溶液做阳性对照，按漏出液成分配制基础液并加入不同量的黏蛋白。

2. 葡萄糖

（1）检测原理：多采用葡萄糖氧化酶法或己糖激酶法。

（2）参考值：正常积液 3.6～5.5mmol/L。漏出液较血糖稍减低；渗出液＜3.33mmol/L。

（3）临床意义：鉴别腹水的性质，结核性腹水中葡萄糖与血糖比值为 0.25～0.93，而肝硬化腹水中葡萄糖与血糖比值为 1.00～3.68；判断积液的性质，葡萄糖减低主要见于化脓性积液，其次是结核性积液。

3. 脂类

（1）检测原理：胆固醇、三酰甘油均采用酶法测定，脂蛋白电泳采用琼脂糖凝胶电泳。

（2）参考值：胆固醇为 1.6mmol/L，三酰甘油为 0.56 mmol/L。

（3）临床意义：腹腔积液中胆固醇＞1.6mmol/L 时，多为恶性积液，而胆固醇＜1.6mmol/L 多为肝硬化性积液。

4. 酶学

（1）乳酸脱氢酶（LD）：**漏出液 LD 接近血清**，渗出液 LD＞200U/L，积液 LD/血清 LD 比值≥0.6。LD 活性增高见于化脓性积液、恶性积液、结核性积液等，以化脓性积液 LD 活性增高最明显，且与感染程度呈正相关。由于恶性肿瘤细胞分泌大量 LD，因此积液 LD/血清 LD 比值＞1.0 则为**恶性积液**。

（2）溶菌酶（Lys）：活性增高见于感染性积液。94%的结核性积液的 Lys 含量＞30mg/L，且积液与血清 Lys 比值＞1.0，明显高于恶性积液、结缔组织病性积液。

（3）腺苷脱氨酶（ADA）：活性增高主要见于结核性、风湿性积液，而恶性积液、狼疮性积液次之，漏出液最低。结核性积液 ADA 活性可高于 100U/L，当经抗结核药物治疗有效时，其 ADA 活性随之减低，因此 ADA 活性可作为**抗结核治疗时疗效观察的指标**。

（4）其他：胸膜间皮瘤透明质酸酶（HA）增高；结核性积液β-葡萄糖苷酸酶（β-G）显著增高；恶性浆膜腔积液、小肠狭窄或穿孔所致腹腔积液碱性磷酸酶（ALP）明显增高；胰源性腹腔积液淀粉酶（AMY）显著增高；结核性胸腔积液血管紧张素转换酶（ACE）显著增高，恶性胸腔积液低于血清水平。

（四）免疫学检查

1. C-反应蛋白（CRP）：感染性和恶性积液 CRP 含量明显增高，漏出液 CRP＜10mg/L，渗出液 CRP＞10mg/L。因此，CRP 对诊断感染性、恶性积液及鉴别渗出液和漏出液有重要价值。

2. 癌胚抗原（CEA） 常用 ELISA、放射免疫或化学发光法检测。恶性积液 CEA 明显增高，当积液中 CEA＞20μg/L，积液 CEA/血清 CEA 比值＞1.0 时，应高度怀疑为恶性积液，且 CEA 对腺癌所致的积液诊断价值最高。

3. 甲胎蛋白（AFP） 常用 ELISA、放射免疫或化学发光法检测。血清 AFP 对原发性肝癌和胚胎性肿瘤的诊断价值较大。当腹腔积液 AFP＞25μg/L 时，对诊断**原发性肝癌**所致的腹水有重要价值。

（五）显微镜检查

1. 细胞计数

（1）检测原理：细胞计数方法主要有显微镜计数法和仪器法。显微镜计数法操作简便，但受主观因素影响，结果准确性较差；仪器法简便、快速，可自动化，但病理性标本，细胞形态改变及细胞碎片可影响仪器计数结果。

（2）质量控制：标本放置过久可影响细胞计数结果，标本采集后 1h 内及时完成检验；标本中有凝块将影响细胞计数，因此细胞计数前应混匀标本；应计数 10 个大方格的细胞，细胞总数和有核细胞计数时应包括间皮细胞。

（3）参考值：正常浆膜腔积液中无红细胞，漏出液中白细胞＜0.1×10^9/L，渗出液中白细胞＞0.5×10^9/L。

（4）临床意义：红细胞计数对鉴别漏出液和渗出液的意义不大，淋巴细胞、中性粒细胞增高对诊断积液的性质有一定的帮助。中性粒细胞增高常见于化脓性积液，淋巴细胞增高见于结核性、肿瘤性积液。

2. 有核细胞分类计数

（1）检测原理：浆膜腔积液中有核细胞分类计数方法主要有直接分类法和染色法。直接分类法简便、快速，但准确性差，细胞变形则分类困难，适用于新鲜的清晰或微浑的浆膜腔积液标本；染色结果准确，可以发现异常细胞，但操作烦琐、费时。

（2）临床意义：漏出液中细胞较少，以淋巴细胞和间皮细胞为主，渗出液中细胞种类较多。中性粒细胞增高主要见于化脓性积液、早期结核性积液、肺梗死、膈下脓肿；浆细胞增高主要见于充血性心力衰竭、恶性肿瘤或多发性骨髓瘤浸润浆膜所致积液；淋巴细胞增高主要见于结核性积液，肿瘤、病毒、结缔组织疾病等所致积液；嗜酸粒细胞增高主要见于血胸、气胸、肺梗死、真菌或寄生虫感染、间皮瘤、过敏综合征等胸腔积液和腹膜透析、血管炎、淋巴瘤、充血性心力衰竭等腹水；间皮细胞增高主要见于漏出液，提示浆膜受刺激或损伤；大量红细胞增高主要见于恶性肿瘤。

（六）病原生物学检查

1. 细菌学检查　积液为漏出液则不需做细菌学检验；积液为渗出液或疑为渗出液则需做涂片镜检和细菌培养。感染性积液常见的细菌有大肠埃希菌、粪肠球菌、脆弱类杆菌、铜绿假单胞菌、结核杆菌等。

2. 寄生虫检查　积液离心沉淀后，在显微镜下观察有无寄生虫及虫卵。阿米巴病的积液中可见阿米巴滋养体，乳糜样积液中可查见微丝蚴，棘球蚴病所致积液中可见棘球蚴的头节和小钩。

（七）质量控制

为了保证检验结果的准确性，必须严格遵守操作规程，加强室内质量控制措施。浆膜腔积液检验应该统一操作规程，采用规范化的检验方法，统一报告方式；定量试验应随常规工作做室内质量控制，以提高结果的准确性和可比性；定性试验应做阴性、阳性对照，防止假阴性和假阳性结果，保证结果的准确性和可靠性。

（八）临床应用

浆膜腔积液检查对鉴别积液的类型、病因诊断具有重要价值。随着检验方法和手段的不断发展，化学、免疫指标的应用，提高了浆膜腔积液诊断的符合率。漏出液与渗出液的鉴别见表 1-44；结核性与恶性胸腔积液鉴别见表 1-45；良性与恶性胸腔积液鉴别见表 1-46。

表 1-44　漏出液与渗出液的鉴别

项　目	漏出液	渗出液
病因	非炎性	炎症性、外伤、肿瘤或理化刺激
颜色	淡黄色	黄色、红色、乳白色
透明度	清晰透明或琥珀色样	混浊或乳糜样
比密	＜1.015	＞1.018
凝固性	不易凝固	易凝固
Rivalta 试验	阴性	阳性
蛋白定量（g/L）	＜25	＞30
积液蛋白/血白蛋白	＜0.5	＞0.5
葡萄糖（mmol/L）	接近血糖	＜3.33

续表

项　目	漏出液	渗出液
LD（U/L）	<200	>200
积液 LD/血清 LD	<0.6	>0.6
细胞总数（$\times10^6$/L）	<100	>500
有核细胞分类	淋巴细胞为主，可见间皮细胞	炎症以中性粒细胞为主，慢性炎症或恶性积液以淋巴细胞为主
细菌	无	有
pH	>7.3	<7.3

表 1-45　结合性与恶性胸腔积液的鉴别

项　目	结核性	恶性胸腔积液
外观	黄色、血性	血性多见
ADA	>40	<25
积液 ADA/血清 ADA	>1.0	<1.0
LZM（mg/L）	>27	<15
积液 LZM/血清 LZM	>1.0	<1.0
CEA（μg/L）	<5	>15
积液 CEA/血清 CEA	<1.0	>1.0
铁蛋白（μg/L）	<500	>1000
LD（U/L）	>200	>500
细菌	结核杆菌	无
细胞	淋巴细胞	可见肿瘤细胞

表 1-46　良性与恶性腹腔积液的鉴别

项　目	良性腹腔积液	恶性腹腔积液
外观	少见血性	多为血性
总蛋白（g/L）	>40	20～40
LD（U/L）	接近血清	>200
积液 LD/血清 LD	<0.6	>0.6
FN（mg/L）	<30	>30
铁蛋白（μg/L）	<100	>500
CEA（μg/L）	<20	>20
积液 CEA/血白蛋白 CEA	<1.0	>1.0
AFP（μg/L）	<100	>100
LZM （mg/L）	增高	减低
CA125	正常	增高
细胞学检查	阴性	阳性

二、关节腔积液检查

（一）标本采集

关节腔穿刺的适应证：①原因不明积液伴肿痛；②关节炎伴积液过多；③急性关节肿胀、疼痛或伴有局部炎症反应；④需进行关节造影、关节镜检查、滑膜活检或切除、关节腔内注射药物治疗。

关节腔积液穿刺标本应分装在 3 支无菌试管内，第 1 管做理学和微生物学检查；第 2 管做化学和细胞学检查，需加适量肝素抗凝，但不能用草酸盐和 EDTA 抗凝；第 3 管做凝固性检查，不加抗凝剂。化学和免疫学检查的标本需预先用透明质酸消化，以减低标本的黏稠度。

（二）关节腔积液理学检查

1. 量　正常关节腔内液体极少，为 0.1～2.0ml，关节炎症、创伤和化脓性感染时关节腔积液量增多，且积液的多少可反映关节局部刺激、炎症或感染的严重程度。

2. 颜色　正常关节腔液为淡黄色、草黄色或无色黏稠液体。病理情况下可出现颜色变化。①淡黄色：关节腔穿刺损伤。②乳黄色：细菌感染性关节炎。③金黄色：胆固醇含量增高。④绿色：铜绿假单胞菌性关节炎。⑤红色：穿刺损伤、创伤、出血性疾病、恶性肿瘤、关节置换术后。⑥乳白色：结核性、慢性类风湿关节炎、痛风、系统性红斑狼疮等。⑦黑色：褐黄病。

3. 透明度　正常关节腔液清晰透明，其混浊主要与细胞成分、细菌、蛋白质增多有关，随病变加重而增加，甚至呈脓性，见于炎性积液。结晶、纤维蛋白、类淀粉样物、脂肪滴、软组织碎屑等也可致其混浊，但临床较少见。

4. 黏稠度　正常关节腔液高度黏稠，其高低与透明质酸有关。黏稠度增高见于重度水肿、外伤引起的急性关节腔积液，关节炎症越严重，积液的黏稠度越低。黏稠度增高见于甲状腺功能减退、系统性红斑狼疮、腱鞘囊肿及骨关节炎引起的黏液囊肿等。

5. 凝块　正常关节腔液不发生凝固现象。当关节有炎症时，血浆中凝血因子渗出增多，可形成凝块，凝块形成的速度、大小与炎症的严重程度成正比。

（三）关节腔积液化学检查

1. 黏蛋白凝块形成试验　正常关节腔液中含有大量的黏蛋白，在乙酸的作用下形成黏蛋白凝块，有助于反映玻璃酸的含量和聚合作用。凝块形成良好见于创伤性关节炎、系统性红斑狼疮，凝块形成不良见于化脓性关节炎、结核性关节炎、痛风、类风湿关节炎。

2. 蛋白质　正常关节腔液蛋白质为 11～22g/L，**白蛋白与球蛋白之比为 4∶1**，无凝血因子Ⅰ。关节腔积液蛋白质含量增高主要见于化脓性关节炎、类风湿关节炎、创伤性关节炎，总蛋白、白蛋白、球蛋白和凝血因子Ⅰ均增高，并与炎症严重程度有关。

3. 葡萄糖　正常关节腔液葡萄糖为 3.3～5.3mmol/L。浆膜腔积液葡萄糖减少见于化脓性、结核性、类风湿关节炎，以化脓性关节炎减少最明显。关节腔积液葡萄糖定量测定时应注意：①关节腔积液葡萄糖测定最好与空腹血糖测定同时进行，特别是禁食或低血糖时。②采用含氟化物的试管留取积液标本，并且采集后立即检测，以防白细胞将葡萄糖转化为乳酸，影响其准确性。

（四）关节腔积液显微镜检查

1. 细胞计数　正常关节腔中**无红细胞**，白细胞为（0.2～0.7）$\times10^9$/L。关节腔积液白细胞计数可筛选炎症性和非炎症性积液。**急性尿酸盐痛风**、类风湿关节炎时细胞数可达 20×10^9/L，而化脓性关节炎的细胞总数往往超过 50×10^9/L。

2. 细胞分类计数　主要是单核细胞、淋巴细胞及少量中性粒细胞，偶见散在的软骨细胞。白细胞增高主要见于感染性炎症疾病（如急性细菌性感染、结核、Reiter 综合征、病毒感染等）、轻度非感染性炎症疾病（如系统性红斑狼疮、硬皮病、绒毛结节状滑膜炎等）、重度非感染性炎症疾病（如类风湿关节炎、风湿性关节炎、痛风性关节炎）；类风湿细胞见于类风湿关节炎、痛风及化脓性关节炎等；红斑狼疮细胞见于 SLE 等；组织细胞（吞噬细胞）见于 Reiter 综合征等；多核软骨细胞见于骨关节炎；肿瘤细胞见于骨肿瘤。

3. 结晶　采用光学显微镜，最好采用偏振光显微镜观察积液中结晶的类型。正常关节腔液结晶为阴性。**尿酸盐结晶**可见于尿酸盐引起的痛风；**焦磷酸钙结晶**见于软骨钙质沉着症；滑石粉结晶见于滑石粉引起的慢性关节炎；**类固醇结晶**见于类固醇制剂引起的急性滑膜炎；**胆固醇结晶**见于结核性、类风湿关节炎。

（五）关节腔积液病原生物学检查

感染的关节腔积液中可发现致病菌，如链球菌、革兰阴性杆菌及淋病奈瑟菌。若怀疑结核杆菌感染可行抗酸染色寻找结核杆菌，必要时进行结核杆菌培养或 PCR 检查，以提高阳性率。大约 30%细菌性关节炎的关节腔积液中找不到细菌，因此，需氧菌培养阴性时，不能排除细菌性感染，还应考虑到厌氧菌和真菌的感染。

（六）关节腔积液检查的质量控制

关节腔穿刺液分析技术已成为关节炎最有价值的检查方法之一。目前尚无理想的质量控制方法，为了保证关节腔积液检验质量应做到：①严格执行操作规程；②标本及时检验；③采用生理盐水合理稀释积液，以防黏蛋白凝块的形成；④结晶检验最好采用偏振光显微镜；⑤化学和免疫学检验标本需预先用透明质酸消化处理，以降低标本的黏稠度；⑥细胞分类采用染色分类法。

（七）关节腔积液临床应用

临床上将关节腔积液分为 4 类：非炎症性积液、炎症性积液、化脓性积液、出血性积液（表 1-47）。

表 1-47　常见关节腔积液的特征

项　目	非炎症性积液	炎症性积液	化脓性积液	出血性积液
病因	骨关节病、创伤性关节病	类风湿、晶体性关节炎	化脓性、结核性关节炎	关节创伤、出血性疾病、过度的抗凝治疗
外观	淡黄色、清亮	黄色、微浑	黄或乳白色、混浊	红色、混浊
黏稠度	升高	降低	降低	降低
白细胞	增高	中度增高	明显增高	增高
葡萄糖	正常	降低	中度降低	正常
蛋白质	正常	增高	明显增高	增高
细菌	阴性	阴性	阳性	阴性
结晶	阴性	阳性/阴性	阴性	阴性
乳酸	增高	中度增高	明显增高	正常
RF	阴性	阳性/阴性	阴性	阴性

历年考点串讲

浆膜腔积液检验必考，应作为重点复习。其中，胸腔、腹腔和心包积液检查为考试重点，对漏出液和渗出液形成的机制与原因，漏出液和渗出液的理学、化学、显微镜细胞学、免疫学检查的鉴别应熟练掌握。浆膜腔积液标本的采集及送检、化学检查中积液与血清的浓度差异应熟悉。

历年常考的细节：

1. 漏出液的常见原因：静脉回流受阻、充血性心力衰竭、晚期肝硬化、淋巴回流障碍。

2. 渗出液的常见原因：细菌性感染，结核、转移性肺癌、乳腺癌、淋巴瘤、卵巢癌，血液、胆汁、胰液和胃液等刺激，外伤等。

3. 漏出液理学检查的特点：颜色较浅，清晰透明无凝块，比密常＜1.015。

4. 渗出液理学检查的特点：颜色随病情而改变，有不同程度的混浊，多有凝块，比密常＞1.018。

5. 漏出液和渗出液的蛋白定性和定量测定：蛋白定性试验中漏出液为阴性，而渗出液为阳性；蛋白定量测定中漏出液蛋白质＜25g/L，而渗出液＞30g/L。以积液总蛋白/血清总蛋白比值鉴别漏出液与渗出液，其界值为 0.5。

6. 漏出液和渗出液的葡萄糖测定：漏出液比血糖稍低，渗出液＜3.33mmol/L。渗出液葡萄糖/血清葡萄糖比值＜0.5。

7. 漏出液和渗出液的乳酸脱氢酶（LD）及腺苷脱氨酶测定：LD，漏出液 LD 接近血清，渗出液 LD＞200U/L，积液 LD/血清 LD 比值＞0.6；ADA，**活性增高**主要见于结核性、风湿性积液，而恶性积液、狼疮性积液次之，漏出液最低，ADA 活性可作为抗结核治疗时**疗效观察的指标**。

8. 细胞学的细胞总数和分类检查：细胞总数：漏出液白细胞$<0.1\times10^9$/L，渗出液白细胞$>0.5\times10^9$/L。细胞分类：漏出液中细胞较少，以淋巴细胞和间皮细胞为主，渗出液中细胞种类较多，中性粒细胞增高主要常见于化脓性积液、早期结核性积液、肺梗死、膈下脓肿；浆细胞增高主要见于充血性心力衰竭、恶性肿瘤或多发性骨髓瘤浸润浆膜所致积液；淋巴细胞增高主要见于结核性积液，肿瘤、病毒、结缔组织疾病等所致积液；嗜酸粒细胞增高主要见于血胸、气胸、肺梗死、真菌或寄生虫感染、间皮瘤、过敏综合征等胸腔积液和腹膜透析、血管炎、淋巴瘤、充血性心力衰竭等腹水；间皮细胞增高主要见于漏出液，提示浆膜受刺激或损伤；大量红细胞增高主要见于恶性肿瘤。

9. 腹腔积液 AFP 检测的意义：腹腔积液 **AFP＞25μg/L**，对诊断**原发性肝癌**所致的腹水有重要价值。

10. 浆膜腔积液标本送检：**理学检查、细胞学检查和化学检查各留取 2ml**，**厌氧菌培养留取 1ml**，**结核杆菌检查留取 10ml**。如不能及时送检的标本可加乙醇以固定细胞成分。理学检查和细胞学检查宜采用 EDTA-Na_2 抗凝，化学检查宜采用肝素抗凝。需留取 1 份不加任何抗凝剂，用于检查积液的凝固性。

第 14 单元　精 液 检 查

一、概述

（一）精液的组成

由精子和精浆组成，其中 5%为精子，其余 95%为精浆。精子产生于**睾丸**，在附睾内发育成熟。精浆是男性附性腺分泌的混合液，60%来自精囊 30%来自前列腺，其中所含的蛋白水解酶及纤维蛋白水解酶有助于精液的液化和精子穿过宫颈黏液栓及卵子的透明带，有利于受孕；还有 5%～10%的精浆来自附睾、输精管壶腹、尿道球腺、尿道旁腺等。精液中含有大量维持精子生命活动的物质，如果糖、酸性磷酸酶、5-核苷酸酶、精胺、无机盐（锌、酶、钙、铜、铁、钾、钠等）及其他各种具有催化作用的酶。此外，还有少量白细胞、生殖道脱落的上皮细胞等。

（二）精液检查的主要目的

精液检查用于：①评估男性生育功能，提供不育症诊断和疗效观察的依据；②辅助诊断男性生殖系统疾病；③输精管结扎术疗效；④体外受精；⑤计划生育科研；⑥婚前检查；⑦法医学鉴定。

二、标本采集

（一）标本采集

采集前禁欲 3～5d，采集时先排净尿液，将 1 次射出的全部精液排入洁净、干燥的容器内（不能用乳胶安全套）。微生物培养标本须无菌操作。

（二）标本运送

保温（20～40℃）立即送检（≤1 h）。温度低于 20℃或高于 40℃，影响精子活动。

（三）采集次数

每隔 1～2 周检查 1 次，连续检查 2～3 次。

三、理学检查

（一）外观和气味

正常人精液刚射出呈微混浊灰白色，有腥味，液化后呈半透明乳白色，久未射精者呈浅黄色。红色血性精液见于前列腺炎、精囊炎症、结核、肿瘤、结石；黄色脓性精液见于前列腺炎或精囊炎。

（二）量

用 10ml 刻度吸管测定精液。正常男性一次排精量为 2～6ml，平均 3.5ml。精液量少于 1ml 或大于 8ml，即可视为异常，不利于生育。

（三）液化时间

指精液由胶胨状转变为自由流动状态所需的时间。正常精液在排出后 5～10min 开始液化，30min 完全液化，若超过 60min 仍未液化为异常，提示前列腺炎。液化过程受精浆中的枸橼酸（柠檬酸）的影响，枸橼酸通过与钙离子结合而调节精浆钙离子的浓度，影响射精后精液凝固与液化过程。

常用吸管法，即刚排出的精液较为稠厚，一般难以吸入吸管，置 37℃水浴中，每 5min 检查一次，直至液化，记录精液呈胶胨状至流动状所需时间。

（四）黏稠度

黏稠度增加的精液常伴有不液化，影响精子活力，致使精子穿透障碍；黏稠度下降，见于先天性无精囊腺、精子浓度太低、无精子症。黏稠性主要与凝固酶有关。

检测方法：①直接玻棒法，将玻棒插入精液标本，观察提棒时黏丝长度，正常精液黏丝长度不超过 2cm，黏稠度增加时可形成长于 2cm 的长丝。②黏度计法：测定 0.5ml 精液通过黏度计所需的时间。

（五）酸碱度

用精密 pH 试带或酸度计在射精后 1h 内测定。正常精液 pH 7.2～7.8；pH＜7.0，伴少精症，常反映输精管道阻塞、先天性精囊缺如或附睾病变；pH＞7.8 常见于急性前列腺炎、精囊炎或附睾炎。

四、化学检查

（一）精浆果糖

测定方法：间苯二酚比色法、吲哚显色法。

临床意义：先天性精囊腺缺如、精囊炎、精囊阻塞、射精管阻塞时，果糖减低。

（二）精浆α-葡糖苷酶

测定方法：比色法测定精浆中α-葡糖苷酶的活性，葡萄糖氧化酶法测定葡萄糖的生成量；

临床意义：阻塞性无精子症，α-葡糖苷酶活性下降，具有肯定性诊断价值。

（三）精浆乳酸脱氢酶同工酶-X（LD-X）

测定方法：聚丙烯酰胺凝胶电泳、酶联染色、光度计扫描法。

参考值：相对活性＞42.6%。

临床意义：精子发生缺陷、少精或无精、精液理学检查正常的不育者，LD-X 活性降低，精液常规检查正常的不育患者，也可因 LD-X 活性下降而引起不育。（高频考点）

（四）精浆酸性磷酸酶（ACP）

测定方法：速率法β-硝基酚法。

临床意义：前列腺癌和前列腺肥大时，ACP 活性增高；前列腺炎时 ACP 活性减低。（高频考点）

五、显微镜检查

（一）涂片检查方法及检测指标

1. 涂片检查　取 1 滴混匀的精液置于载玻片上，在低倍镜下粗略观察有无精子，是活动精子还是不活动精子。若遇无精子症，应将标本离心后取沉淀物重复检查。

2. 检测指标

（1）精子活动率：取液化均匀的精液 1 滴置玻片上，加盖玻片放置片刻，高倍镜下观察计数 100 个精子中活动精子与不活动精子的比例。正常人精液在排精 30～60min，精子活动率应＞70%。

（2）精子存活率：取液化均匀的精液 1 滴置载玻片上，加染液（伊红 Y、锥虫蓝等）混匀，放置片刻，高倍镜下观察计数 100 个精子中不着色的精子与着色精子的比例。正常精液精子存活率应＞75%。

（3）精子活动力：取液化均匀的精液 1 滴置玻片上，加盖玻片放置片刻，高倍镜下观察计数 100 个精子中各级活动力百分率。结果判断：a 级，快速前向运动（Ⅲ级：直线运动）；b 级，缓慢或呆滞前向运动（Ⅱ级：运动缓慢）；c 级，非前向运动（Ⅰ级：原地运动）；d 级，不动（0 级：不活动）。参考值：射精后 60min 内，a 级精子应＞25%；或 a 和 b 级精子的总和＞50%。临床意义：精子活动率减低，见于精索静脉曲张、使用某些药物（雌激素、抗疟药）、泌尿生殖系感染（前列腺炎等）。

（二）精子计数

单位体积中的精子数即精子浓度。精子计数乘以 1 次射精量，即 1 次射精的精子总数。

1. 粗略估计法　取液化均匀的精液 1 滴置玻片上，盖上盖玻片放置片刻，高倍镜下观察 5 个视野，取每个视野的精子平均数×10^9 即为精子数。该法操作简便，但只能粗略估计。

2. 精确计数法

（1）血细胞计数板计数：只能用于精子数量的观察，不能同时进行精子活动率、活动度等的检查。

（2）Makler 精子计数板：精液不需要稀释，一次加样不但可计数精子密度，还可分析精子的活动力和活动率，简便、快速。

（3）计算机辅助精液分析（CASA）：利用图像和计算机视屏技术来进行精子计数，简单、快速，但易受精液中细胞成分和非精子颗粒物质的影响。

3. 参考值　精子总数＞40×10^6/次，精子浓度（50～100）×10^9/L。

4. 临床意义　精子数量减少可见于：精索静脉曲张、输精管或精囊缺如、先天性或后天性睾丸疾病（如睾丸畸形、萎缩、结核、淋病、炎症等）、重金属损害（如铅、镉中毒或放射性损害）、某些药物（如抗癌药、棉酚）、50 岁以上男性。

（三）精子形态检查

1. 检测方法

（1）涂片染色检查：将精液涂成薄片、干燥、固定后进行 HE 染色，或直接进行瑞特-吉姆萨染色，油镜下计数 200 个精子，报告正常或异常精子的百分率。本法不需特殊设备，目前临床上多采用此法。

（2）相差显微镜检查：用相差显微镜（×600）直接对新鲜精液湿片观察。本法操作较简单，但需特殊设备，目前在临床上开展较少。

2. 精子形态

（1）正常形态：蝌蚪状，由头、体（颈、中段）、尾构成。头部正面呈卵圆形，侧面呈扁平梨形；体部轮廓直而规则；尾部细长。

（2）异常形态：头部呈大头、小头、锥形头、梨形头、无定形头，体部呈肿胀、不规则，尾部呈短尾、多尾、发夹状尾、断尾。

3. 临床意义　正常精液中异常精子＜20%。＞40%会影响到精液质量，＞50%导致不育。感染、外伤、酒精中毒、高温、放射线、药物和精索静脉曲张均可使畸形精子数量增加。

（四）精液其他细胞

1. 未成熟生殖细胞　各阶段发育不完全的生精细胞，包括精原细胞、初级精母细胞、次级精母细胞及发育不全的精子细胞。正常人未成熟生精细胞＜1%，成熟精细胞＞99%；曲细精管受损（如药物或其他因素）时，可出现较多的未成熟生精细胞。

2. 红细胞、白细胞、上皮细胞　正常偶见红细胞、上皮细胞，白细胞＜5 个/HP。红细胞、白细胞数增高见于生殖道炎症、结核、恶性肿瘤。上皮细胞增多见于前列腺增生。

3. 癌细胞　精液中查见癌细胞对生殖系恶性肿瘤的诊断提供重要依据。

六、免疫学检查

（一）抗精子抗体（AsAb）

1. 混合抗免疫球蛋白试验（MAR）　用混匀的未处理的新鲜精液，与包被 IgG 的胶乳颗粒混合，再加入特异性单克隆抗 IgG 抗血清。若胶乳颗粒和活动精子之间形成混合凝集，即表示精子表面存在 IgG 抗体。

参考值：阴性。

临床意义：＞50%的精子与颗粒黏附，可能为免疫性不育，10%～15%的精子与颗粒黏附，可疑为免疫性不育。

2. 精子凝集试验（SAT）　血清、生殖道分泌物中存在的 AsAb 与精子膜上抗原相结合，精子可出现各种各样的凝集现象，如头-头、尾-尾、头-尾凝集。

参考值：阴性。

临床意义：SAT 阳性（出现各种凝集现象）提示血清、生殖道分泌物中存在 AsAb。

3. 免疫珠试验（IBT）　免疫珠是兔抗人免疫球蛋白与聚丙烯酰胺通过共价键结合的一种微球，此实验可同时检测 IgG、IgA、IgM 类型的抗体。

参考值：免疫珠黏附率＜20%。

临床意义：IBT 黏附率＞20%为阳性，此时精子在宫颈黏液中的穿透和体外受精无明显受损倾向；IBT 黏附率＞50%有临床意义。

（二）精浆免疫抑制物质

人类精液中含有 30 余种抗原，因其含有免疫抑制物质，故当精液进入女性生殖道后通常不会引起免疫应答。免疫抑制物质降低，可见于不育症、习惯性流产、配偶对丈夫精液过敏等。

（三）精浆免疫球蛋白

AsAb 阳性者，IgM 增高。生殖道炎症时，分泌型 IgA 增高。

七、微生物学检查

精液中常见微生物有金黄色葡萄球菌、大肠埃希菌、淋球菌、支原体、衣原体等。在常规消毒的条件下，以手淫法采集精液于无菌容器内，常规涂片进行革兰染色，亦可做细菌培养。

八、精子功能检测（精子低渗肿胀试验，HOS）

（一）原理

观察精子在低渗溶液中尾部形态变化，以检测精子膜的完整性。将精子置入低渗溶液中，用相差显微镜观察 100～200 个精子，计算肿胀率。

（二）结果判断

a 型：未出现肿胀；b 型：尾尖肿胀；c 型：尾尖弯曲肿胀；d 型：尾尖肿胀伴弯曲肿胀；e

型：尾弯曲肿胀；f 型：尾粗短肿胀；g 型：全尾部肿胀。

（三）参考值

g 型精子肿胀率>50%。

（四）临床意义

肿胀率可作为体外精子膜功能和完整性评估指标。不育症患者肿胀率明显减低。

九、计算机辅助精子分析

利用计算机视频技术，通过一台与显微镜相连的视频摄像系统，确定、跟踪单个精子的活动，计算精子的运动学参数。CASA 既可定量分析精子总数、活动率、活动力，又可分析精子运动速度和运动轨迹特征，所有参数均按 WHO 规定的标准设定，在分析精子运动能力方面显示了其独特的优越性。分析时，加 7μl 精液标本于专用载玻片上，然后盖特制盖玻片；亦可采用特殊的镜子计数板。

十、精液检查的质量控制

注意标本的正确收集，收到标本后应立即放入 37℃**水浴中保温**。应 1 人 1 管，避免吸管、试管等的交叉污染。尽可能保证在同一实验室或同一地区，检查的项目、方法和结果判断一致。试验操作者应做好安全防护，防止被精液污染所造成的意外伤害。用过的精液标本应用火烧毁，也可将其浸入 0.1%过氧乙酸溶液中 12h 或 5%甲酚皂溶液中，24h 后倒掉。

历年考点串讲

精液涂片检查方法及检测指标历年常考，近几年来考试的频率为 3 次。

其中，精液检查的主要目的、精液量、液化时间、精子形态检查、精子计数、精子形态检查是考试的重点，应熟练掌握。精液的组成、精液化学检查应熟悉。

历年常考的细节：

1. 精子产生于**睾丸**，在附睾内发育成熟。睾丸曲细精管受损，精液检查可见**未成熟生精细胞增多**。（2017）
2. 正常精液在排出后 5～10min 开始液化，30min 完全液化，若超过 60min 仍未液化为异常。（2017）
3. 前列腺分泌**纤溶酶减少**是精液不液化的最常见原因。（2017）
4. 正常精子总数>40×10^6/次，精子浓度（50～100）$\times10^9$/L。（2017）
5. 精液检查的主要目的：①评估男性生育功能，提供不育症诊断和疗效观察的依据；②辅助诊断男性生殖系统疾病；③输精管结扎术疗效；④体外受精；⑤计划生育科研；⑥婚前检查；⑦法医学鉴定。（2017）

第 15 单元　前列腺液检查

前列腺液是精液的重要组成部分，约占精液的 30%，前列腺液检查主要用于前列腺炎、结石、肿瘤和前列腺肥大的诊断及疗效观察，亦可用于性传播疾病的检查。

一、标本采集

按摩法采集前列腺液，应弃去第 1 滴腺液，再用玻璃片或玻璃管收集随后的腺液进行检验。如需做微生物培养，标本须无菌采集。前列腺炎时前列腺液减少。疑为前列腺结核、脓肿、肿瘤者禁忌前列腺按摩。

二、理学检查

（一）量

成年男性一次可采集**数滴至** 2ml 前列腺液。

（二）外观

正常前列腺液为较稀薄、不透明的**淡乳白色**液体。严重的化脓性前列腺或精囊炎可黄色混浊呈脓性或脓血性；前列腺炎、精囊炎、前列腺结核、结石和恶性肿瘤等或按摩时用力过重可呈红色。

（三）酸碱度

正常 pH 为 6.3～6.5。50 岁以上者或混入精囊液较多时 pH 可增高。

三、显微镜检查

（一）非染色检查

1. 卵磷脂小体　正常前列腺内卵磷脂小体几乎布满视野，圆形，其大小不等，多大于血小板，小于红细胞，折光性强。**前列腺炎**时数量常减少或消失。（高频考点）

2. 红细胞　正常前列腺液中偶见红细胞。前列腺炎时可见红细胞增多；按摩时用力过重可导致出血，此时镜检可见红细胞增多。

3. 白细胞　正常前列腺液一般≤10/HPF。白细胞＞10～15/HPF，可诊断为**前列腺炎**。

4. 前列腺颗粒细胞　正常不超过 1/HPF，老年人和前列腺炎时增多。

5. 滴虫　发现滴虫，可诊断为**滴虫性前列腺炎**。

6. 淀粉样小体　正常人前列腺液中可存在淀粉样小体，并随年龄增长而增多，一般无临床意义。

7. 精子　前列腺按摩时，精囊受挤压使少量精子溢出，无临床意义。

（二）染色检查

当直接镜检见到畸形、巨大细胞或疑有肿瘤时，应做巴氏或 HE 染色，有助于鉴别前列腺肿瘤和前列腺炎。

（三）微生物学检查

前列腺液可直接涂片做革兰染色或抗酸染色，但微生物检出率低，且不能鉴别，故宜做细菌培养或用其他检查方法进行微生物学检查。

历年考点串讲

前列腺液理学检查、显微镜检查是考试的重点，应熟练掌握。前列腺液采集应熟悉。

历年常考的细节：

1. 正常前列腺内**卵磷脂小体**几乎布满视野，前列腺炎时数量常减少或消失。
2. 白细胞：正常前列腺液一般＜10/HPF。白细胞＞10～15/HPF，可诊断为**前列腺炎**。
3. 前列腺颗粒细胞：正常不超过 1/HPF，老年人和前列腺炎时增多。
4. 滴虫：发现滴虫，可诊断为**滴虫性前列腺炎**。

第 16 单元　阴道分泌物检查

阴道分泌物是女性生殖系统分泌的液体，主要由阴道黏膜、宫颈腺体、前庭大腺及子宫内膜的分泌物混合而成，俗称白带（leukorrhee）。阴道分泌物的检查，常用于女性生殖系统炎症、肿瘤的诊断及雌激素水平的判断。

一、阴道分泌物的标本采集

通常由妇产科医师采集。采集前 24h 内禁止性交、盆浴、阴道灌洗和局部上药等。一般用消毒棉拭子自阴道深部或阴道穹后部、宫颈管口等处取材，制备成生理盐水涂片直接观察。生理盐水悬滴可观察滴虫，或制成薄片，经固定、染色后，进行肿瘤细胞或病原微生物检查。

二、阴道分泌物一般性状检查

（一）外观

正常阴道分泌物为**白色稀糊状、无味**、量多少不等。①**大量无色透明黏白带**见于应用雌激素药物后及卵巢颗粒细胞瘤；②有**臭味血性白带**见于宫颈癌、宫颈息肉、子宫黏膜下肌瘤、慢性重度宫颈炎、宫内节育器不良反应等；③**黄色有臭味脓性白带**见于慢性宫颈炎、老年性阴道炎、子宫内膜炎、宫腔积脓、阴道异物等；④**黄色泡沫状脓性白带**见于滴虫性阴道炎；⑤**豆腐渣样白带**见于真菌阴道炎（常见假丝酵母菌阴道炎）。（高频考点）

（二）酸碱度

正常阴道分泌物呈酸性，pH4～4.5。pH 增高见于幼女和绝经后妇女的各种阴道炎。

三、阴道分泌物清洁度检查

加生理盐水涂片后高倍镜检查，根据所见的**上皮细胞、白细胞**（或脓细胞）、**阴道杆菌**与球菌的数量进行判断，并划分清洁度（表 1-48）。Ⅰ、Ⅱ度为正常；Ⅲ、Ⅳ度为不清洁，常可同时发现病原微生物，提示存在感染引起的阴道炎。阴道清洁度与卵巢功能相关，排卵前阴道趋于清洁，雌激素减低阴道不清洁。

表 1-48　阴道清洁度判断标准

清洁度	杆　菌	上皮细胞	白（脓）细胞（个/HPF）	球（杂）菌	临床意义
Ⅰ	+++	++++	0～5	-	正常
Ⅱ	++	++	5～15	-	正常
Ⅲ	-	-	15～30	++	提示炎症
Ⅳ	-	-	>30	++++	严重阴道炎

四、病原学检查

（一）阴道滴虫

阴道寄生虫检查最常见的是阴道毛滴虫。滴虫呈梨形，大小为白细胞的 2～3 倍，前端有 4 根前鞭毛，生长的适宜温度为 25～42℃，最适 pH 为 5.5～6.0。检测方法主要有①直接涂片法，最简便常用，但阳性率较低（约 50%），革兰或瑞特染色可提高检出率，送检标本应保温。②培养法，阳性率高达 98%，但操作复杂，不宜常规应用。③胶乳凝集快速法（LAT），操作简便、快速，敏感性和特异性高，优于直接涂片镜检和培养法。

（二）真菌

真菌能引起真菌阴道炎，多为白色假丝酵母菌，偶见阴道纤毛菌、放线菌。使人类致病者 **85%为白色假丝酵母菌**。主要检查方法：①直接涂片法，最简便常用的方法，必要时可做革兰染色。②浓集法，标本内加 2.5mmol/L NaOH 溶液 1ml，混匀 37℃水浴 3～5min，低速离心 5min，取沉淀物做涂片镜检，提高阳性检出率。③培养法，阳性率高，但操作复杂、费时。

（三）阴道加德纳菌

阴道加德纳菌（革兰染色阴性或染色不定小杆菌）和某些厌氧菌能引起细菌性阴道病，属性传播疾病。阴道加德纳菌感染的实验室诊断依据：①**线索细胞**，阴道扁平细胞黏附大量加德纳菌或其他短小杆菌。②胺试验阳性。③pH＞4.5。④乳酸杆菌缺乏或＜5 个/油镜视野。凡有线索细胞，再加上述任意两条，诊断即成立。

（四）淋球菌

革兰阴性双球菌，形似肾或咖啡豆状，凹面相对，能引起淋病。主要检查方法：①直接涂片法，以子宫颈管分泌物涂片阳性率最高，WHO 推荐亚甲蓝染色。②培养法，阳性率为 80%～90%，是 WHO 推荐方法。③PCR 法，适用于淋球菌数量过少、杂菌过多的标本，特异性和灵敏度较高。④直接荧光素标记抗体法，简便、快速，但特异性差，需特殊设备。

（五）衣原体

沙眼衣原体感染属于性传播疾病。标本主要来自泌尿生殖道拭子或刮片，少数取前列腺液、精液、关节液或输卵管、直肠活检物。主要检查方法：①衣原体培养，可靠，但技术难度大、特异性差、敏感性差、费时、价高。②衣原体细胞学检查，操作简便，但特异性和敏感性较差，阳性率较低。③衣原体抗原检测，酶免疫反应（EIA）和直接荧光素标记抗体检测（DFA），需有经验技术人员操作。④PCR 法，对无症状感染者的敏感性和特异性高。

历年考点串讲

阴道清洁度检查方法与临床意义历年常考。其中，阴道清洁度判断标准是考试的重点，应熟练掌握。阴道分泌物采集、阴道真菌检查、阴道淋球菌和衣原体检查应熟悉。

历年常考的细节：

1. 阴道加德纳菌感染的实验室诊断依据　①线索细胞：阴道扁平上皮细胞黏附大量加德纳菌或其他短小杆菌。②胺试验阳性。③pH＞4.5。④乳酸杆菌缺乏或＜5 个/油镜视野。凡有线索细胞，再加上述任意两条，诊断即成立。（2017）
2. 黄色泡沫状脓性白带见于滴虫阴道炎。
3. 豆腐渣样白带见于真菌阴道炎（常见假丝酵母菌阴道炎）。

第 17 单元　羊 水 检 查

一、概述

羊水是母体妊娠期血浆通过胎膜进入羊膜腔的液体。妊娠早期，羊水成分与组织间漏出液相似；妊娠中后期，胎尿成为羊水的主要来源，成分也发生相应变化。羊水检查可以了解胎儿生长发育情况。目前，羊水检查产前诊断正越来越多地受到重视。

（一）羊水检查的适应证

羊水检查属创伤性检查，必须具有下列指征之一方可进行：①高危妊娠有引产指征。②有过多次原因不明的流产、早产或死胎史，怀疑胎儿有遗传性疾病。③夫妇双方或一方有染色体异常或亲代患有代谢性缺陷疾病者；曾分娩过染色体异常婴儿者及高龄孕妇。④性连锁遗传病携带者需确定胎儿性别时。⑤妊娠早期曾患过严重病毒感染，或接触过大剂量电离辐射。⑥母胎血型不合，需确定治疗措施及判断预后的。⑦检查胎儿有无宫内感染。

（二）羊水采集

羊水标本应由临床医师穿刺羊膜腔获取。穿刺时间取决于羊水检查目的。①胎儿是否患有遗传性疾病或性别的基因诊断，应选择妊娠 16～20 周抽取羊水 20～30ml 检查。②胎儿成熟度、疑有母婴血型不合的判断，应在妊娠晚期抽取羊水 10～20ml 检查。应立即送检或 4℃冰箱保存，但不能超过 24h。标本以 1000～2000r/min 离心 10min 除去残渣，取上清液做生化检查。

二、理化检查

（一）羊水理学检查

1. 一般性状　妊娠早期羊水为无色透明或淡黄色、清晰、透明液体，晚期因上皮细胞、胎脂等的混入略显混浊。

2. 羊水异常　①黄绿或绿色提示羊水内混有胎粪，见于胎儿宫内发育迟缓。②黏稠黄色且能拉丝见于过期妊娠、胎盘功能减退。③黄色，深黄色可能为母儿血型不合所引起的羊水胆红素过高。④脓性混浊且有臭味表示细菌增多，见于羊膜腔内感染。⑤棕红或褐色多为胎儿已经死亡。

3. 比密及酸碱度　正常足月妊娠的羊水比密 1.007～1.025，pH 7.20～7.60。

4. 渗透压及黏度　妊娠后期羊水渗透压 230～270mmol/L，黏度 1.75～1.85。

5. 量　正常妊娠 16 周时约 250ml，妊娠晚期 1000ml（800～1200ml），足月妊娠羊水量约 800ml。

羊水过多（＞2000ml）见于胎儿畸形、胎盘脐带病变、孕妇及胎儿各种疾病、多胎妊娠、原因不明特发性羊水过多。羊水过少（妊娠晚期＜300ml）见于胎儿畸形、过期妊娠、胎儿宫内发育迟缓。

（二）羊水化学检查

羊水化学检查项目较多，对预测和了解胎儿的生长发育、某些遗传疾病的诊断有重要意义。

1. 无机成分　主要有电解质钠、钾、氯、钙、镁，其浓度随着妊娠时间而增加，足月妊娠羊水 $PCO_2$8.0kPa（60mmHg），妊娠早期 $PCO_2$4.4～7.3kPa（33～55mmHg），后期 $PCO_2$5.6～7.3kPa（42～55mmHg）。

2. 有机成分　主要有蛋白质、胆红素、葡萄糖、肌酐、尿酸、尿素、γ-谷胺酰转移酶、肌酸激酶、胆碱酯酶、碱性磷酸酶、乳酸脱氢酶等，常用于胎儿遗传性代谢缺陷病产前诊断。妊娠 16～20 周羊水中甲胎蛋白（AFP）为 40mg/L，32 周为 25mg/L；羊水中 AFP 增高，主要见于开放型神经管畸形。

三、胎儿成熟度检查

（一）胎儿肺成熟度检查

胎儿肺成熟度检查，对判定新生儿特发性呼吸窘迫综合征或称新生儿透明膜病具有重要意义。

1. 羊水泡沫试验（振荡试验）　采用双管法，第 1 支试管羊水与 95%乙醇以 1∶1 混合；第 2 支试管以 1∶2 混合，用力振荡 15～20s 后，静置 15min 后观察结果。两管液面均有完整的泡沫环为阳性，意味着 L/S＞2，提示胎儿**肺成熟**；第一管液面有完整的泡沫环，而第二管无泡沫环为临界值，提示 L/S＜2；两管均无泡沫环为阴性，提示胎儿**肺未成熟**。本法最常用，操作简单、快速。

2. 羊水吸光度测定　用波长 650nm 分光光度计测定羊水中磷脂类物质的吸光度。A650＞0.075 为阳性，表示胎儿肺成熟；A650≤0.050 为阴性，表示胎儿肺不成熟。

3. 卵磷脂/鞘磷脂（L/S）测定　通过检测卵磷脂和鞘磷脂的含量及其比值可判断胎儿肺的成熟度。①L/S＞2 表示胎儿肺成熟。②L/S＜2 表示胎儿肺不成熟，易发生 IRDS。临床意义：卵磷脂和鞘磷脂是肺泡表面活性物质的主要成分，可维持肺的稳定性，因此通过检测卵磷脂和鞘磷脂的含量及其比值可判断胎儿肺的成熟度。

4. 磷脂酰甘油（PG）测定　PG 是肺泡表面活性物质中主要的磷脂成分之一，占表面活性物质的 10%。随孕周增加，羊水中 PG 含量不断增加，PG 阳性为胎儿肺成熟的标志。PG 测定不受血液或胎粪污染的影响，故具有临床参考价值。

（二）胎儿肾成熟度检查

随着妊娠进展胎儿肾逐渐成熟，测定羊水肌酐和葡萄糖的含量可作为评估、观察胎儿肾成熟度的指标。

1. 肌酐测定　从妊娠中期起，羊水中肌酐逐渐增加。妊娠 34～36 周肌酐＞132.4μmol/L，足月妊娠肌酐＞176.8μmol/L，132.6～176.7μmol/L 为临界值，＜131.7μmol/L 为危险值。

2. 葡萄糖测定　妊娠 23 周开始，羊水中葡萄糖浓度逐渐增加，24 周达高峰，以后随胎儿肾成熟，肾小管对葡萄糖重吸收作用增强，葡萄糖浓度逐渐降低，临产时可降低至 0.40mmol/L 以下。羊水葡萄糖＜0.56mmol/L 提示胎儿肾发育成熟；＞0.80mmol/L 为不成熟。

（三）胎儿肝成熟度检查

胎儿肝成熟后处理间接胆红素能力增强，排入羊水的胆红素逐渐减少。检查羊水中胆红素可以反映胎儿肝成熟程度。

1. 胆红素测定　正常胎儿羊水胆红素＜1.71μmol/L；1.71～4.61μmol/L 为临界值；＞4.61μmol/L 胎儿安全受到威胁；＞8.03μmol/L 多有胎儿宫内发育迟缓；母胎血型不合溶血时羊水中胆红素达 16.2μmol/L 时，应采取终止妊娠措施。

2. 吸光度测定　A450＜0.02 提示胎儿肝成熟；0.02～0.04 为胎儿肝成熟可疑；＞0.04 为胎儿肝未成熟。

（四）胎儿皮脂腺和唾液腺成熟度检查

1. 皮脂腺　脂肪细胞经 1g/L **尼罗蓝**溶液染色后为无核橘黄色，**计数 200～500 个细胞**中脂肪细胞百分率。羊水中脂肪细胞出现率＞20%则认为胎儿**皮肤已经成熟**；10%～20%为临界值；＜10%则认为胎儿皮肤不成熟；＞50%表示过熟儿。

2. 唾液腺　羊水淀粉酶＞300U/L 为胎儿**唾液腺成熟**的指标；200～300U/L 为临界值；＜200U/L 为胎儿唾液腺不成熟。

四、先天性遗传性疾病产前诊断

产前诊断是指在胎儿出生前采用影像学、生物化学、细胞遗传学及分子生物学技术，观察胎儿外形，分析胎儿染色体核型、检测羊水生化项目、胎儿细胞基因等，判断是否患有先天性遗传性疾病，以确定是否选择流产。先天性遗传性疾病产前诊断项目如下。

1. 性连锁遗传病　羊水细胞性染色体检查、性别基因诊断。
2. 神经管缺陷　甲胎蛋白（AFP）、总胆碱酯酶、真性胆碱酯酶测定。
3. 黏多糖沉积病　甲苯胺蓝定性试验、糖醛酸半定量试验。
4. 胰腺纤维囊性变　γ-谷氨酰转移酶（G-GT）、碱性磷酸酶（ALP）测定。

历年考点串讲

历年偶考，其中，羊水一般性状、理化检查和胎儿成熟度检查应熟悉。羊水检查的适应证和羊水采集和处理；先天性遗传性疾病产前诊断项目应了解。

历年常考的细节：

1. 正常的羊水为无色透明或淡黄色、清晰、透明液体；黄绿或绿色提示羊水内混有胎粪；黏稠黄色且能拉丝见于过期妊娠、胎盘功能减退；黄色、深黄色可能为母儿血型不合所引起的羊水胆红素过高；脓性混浊且有臭味表示细菌增多；**棕红或褐色**多为胎儿已经**死亡**。

2. 妊娠期羊水量**超过 2000ml** 为**羊水过多**；见于胎儿畸形、胎盘脐带病变、孕妇及胎儿各种疾病、多胎妊娠、原因不明特发性羊水过多。羊水过少（妊娠晚期＜300ml）见于胎儿畸形、过期妊娠、胎儿宫内发育迟缓。羊水中 AFP 增高，主要见于开放型神经管畸形。

3. 胎儿肺成熟度检查方法：羊水泡沫试验（振荡试验）L/S＞2，提示胎儿**肺成熟**，L/S＜2，提示胎儿**肺未成熟**。本法最常用，操作简单、快速；羊水吸光度测定 A650＞0.075 为阳性，表示胎儿肺成熟；A650≥0.050 为阴性，表示胎儿肺不成熟。薄层色谱法（TLC）L/S＞2 表示胎儿肺成熟，L/S＜2 表示胎儿肺不成熟，易发生 IRDS。磷脂酰甘油（PG）测定 PG 阳性为胎儿肺成熟的标志。

4. 羊水肌酐和葡萄糖的含量可作为评估、观察胎儿**肾成熟度**的指标。妊娠 34 ~ 36 周肌酐＞132.4μmol/L，足月妊娠肌酐＞176.8μmol/L，132.6 ~ 176.7μmol/L 为临界值，＜131.7μmol/L 为危险值。羊水葡萄糖＜0.56mmol/L 提示胎儿肾发育成熟；＞0.80mmol/L 为不成熟。

5. 检查羊水中**胆红素**可以反映胎儿**肝成熟程度**。胆红素测定：正常胎儿羊水胆红素＜1.71μmol/L；1.71 ~ 4.61μmol/L 为临界值；＞4.61μmol/L 胎儿安全受到威胁；＞8.03μmol/L 多有胎儿宫内发育迟缓；母胎血型不合溶血时羊水中胆红素达 16.2μmol/L 时，应采取终止妊娠措施。吸光度测定：A450＜0.02 提示胎儿肝成熟；0.02 ~ 0.04 为胎儿肝成熟可疑；＞0.04 为胎儿肝未成熟。

6. 计数经**尼罗蓝溶液**染色后的 200～500 个细胞中脂肪细胞百分率，出现率＞20%则认为胎儿皮肤已经成熟。

7. 羊水淀粉酶＞300U/L 为胎儿**唾液腺成熟**的指标。

8. 先天性遗传性疾病产前诊断包括性连锁遗传病、神经管缺陷、黏多糖沉积病、胰腺纤维囊性变。

第 18 单元　痰液与支气管灌洗液检验

一、痰液检查

（一）标本的采集

痰液理学检验以清晨**第一口痰**标本最适宜。细胞学检验以 9:00～10:00 留痰最好。做漂浮或浓集结核杆菌检验时，应采集 12:00～24:00 内的痰液。用于细菌培养的标本，必须无菌采集，并先用无菌水漱口，以避免口腔内正常菌的污染。

（二）理学检查

1. 量　健康人无痰或仅有少量泡沫样或黏液样痰。痰量增多常见于支气管扩张、肺脓肿、肺水肿和慢性支气管炎，有时甚至超过 100ml/24h。

2. 颜色与性状　正常情况下为白色或灰白色黏液样痰。病理情况下痰液颜色可发生改变，其颜色和形状改变见表 1-49、表 1-50。

表 1-49　常见痰液颜色改变原因及临床意义

颜　色	原　因	临床意义
黄色、黄绿色	脓细胞增多	肺炎、肺脓肿、支气管扩张、肺结核、慢支
红色、棕红色	出血	肺结核、肺癌、支气管扩张
铁锈色	血红蛋白变性	急性肺水肿、大叶性肺炎、肺梗死
棕褐色	红细胞破坏	阿米巴肺脓肿、肺吸虫病
灰色、灰黑色	吸入粉尘、烟雾	矿工、锅炉工、长期吸烟者

表 1-50　痰液形状改变及临床意义

颜　色	特　点	临床意义
黏液性	黏稠、无色或灰色	急性支气管炎、支气管哮喘、早期肺炎
浆液性	稀薄且有泡沫	肺水肿、肺淤血
脓性	脓性、混浊、黄绿色、有臭味	支气管扩张、肺脓肿、脓胸向肺内破溃、活动性肺结核
黏液脓性	黏液、淡黄白色、有脓细胞	性气管炎发作期、支气管扩张、肺结核
浆液脓性	静置后分 4 层，上层为泡沫和黏液，中层为浆液，下层为脓细胞，底层为坏死组织	肺脓肿、肺组织坏死、支气管扩张

3. 气味　正常人的新鲜痰液无特殊气味。血腥味见于肺癌、肺结核等。粪臭味见于膈下脓肿与肺相通时。恶臭见于肺脓肿、晚期肺癌或支气管扩张等。

4. 常见异物　①支气管管型常见于慢性支气管炎、纤维蛋白性支气管炎、大叶性肺炎。②干酪样小块常见于肺结核、肺坏疽。③**硫磺样颗粒**常见于**肺放线菌病**。④肺结石常见于肺结核、异物进入肺内钙化。⑤库施曼螺旋体常见于**支气管哮喘**、喘息性支气管炎。

（三）显微镜检查

直接涂片检验为常规方法，简便、快速，对临床诊断帮助较大。涂片染色检验主要用于细胞学检验和细菌学检验。正常痰液中查不到红细胞，有少量中性粒细胞和少量上皮细胞。病理性痰液可见较多的红细胞、白细胞及其他有形成分。

红细胞多见于支气管扩张、肺癌、肺结核。中性粒细胞增多见于化脓性感染。嗜酸粒细胞增多见于支气管哮喘、过敏性支气管炎、肺吸虫病、嗜酸粒细胞增多症。淋巴细胞增多见于肺结核。上皮细胞增多见于呼吸系统炎症。

（四）质量控制

标本采集应挑取标本中有脓液、血液等异常部分，取量应适宜。显微镜检验要遵守操作规程，严格控制各种主观因素对结果的影响。先用低倍镜观察全片，再用高倍镜，至少观察 10 个以上高倍镜视野。对标本较少或有形成分较少的标本，应扩大观察视野。

二、支气管肺泡灌洗液检查

支气管肺泡灌洗液检查主要用于肺部感染的病原学诊断、恶性肿瘤检查和对间质性肺疾病的诊断、疗效评价和预后评估等。

（一）标本采集

一般需要行纤维支气管镜检查时采集。先用单层纱布过滤，800r/min 离心 10min 后，上清液用于生化和免疫检测，沉淀物用于显微镜检查。

（二）细胞学检查

1. 有核细胞　**中性粒细胞增多见于细菌感染**；**淋巴细胞增多见于病毒性感染**等；嗜酸粒细胞增多见于支气管哮喘、嗜酸粒细胞增高性肺炎等。

2. 淋巴细胞亚群分析　淋巴细胞增多时，可进行淋巴细胞亚群分析。

3. 癌细胞　检查出癌细胞有利于肺部肿瘤的确诊。

（三）微生物学检查

1. 涂片　气管肺泡灌洗液的肺病原性杂菌很少。因此，涂片检查病原菌的意义较大。

2. 培养　适应细菌、真菌、支原体和病毒的培养。

（四）寄生虫检查

痰液中寄生虫卵的检出率低，但支气管肺泡灌洗液对**卡氏肺囊虫**、卫氏并殖吸虫的检出率高。

历年考点串讲

历年偶考，其中，痰液标本的理学检查是重点和显微镜检查应熟练掌握。痰液标本的采集处理、质量控制以及支气管肺泡灌洗液检查应了解。

历年常考细节如下。

1. 痰液标本的采集：理学检验以清晨**第一口痰**，细胞学检验以 9:00～10:00 留痰最好。做漂浮或浓集结核杆菌检验时，应采集 12:00～24:00 内的痰液。

2. 理学检查有痰液颜色变化：黄色、黄绿色痰，多见于**慢性支气管炎**、肺炎、肺脓肿、支气管扩张、肺结核，由脓细胞增多引起；红色、棕红色痰，多见于肺结核、肺癌、支气管扩张，由出血引起；铁锈色痰多见于急性肺水肿、大叶性肺炎、肺梗死，多由于血红蛋白变性引起；棕褐色痰见于**阿米巴肺脓疡**、卫氏并殖吸虫病，多由红细胞破坏引起；灰色、灰黑色痰，多见于**长期吸烟者**、矿工、锅炉工，由吸入粉尘、烟雾引起、性状、有形成分与疾病的关系。性状改变：黏液性痰，多见于急性支气管炎、支气管哮喘、早期肺炎；浆液性痰，多见于肺水肿、肺淤血；脓性痰，多见于支气管扩张、肺脓肿、脓胸向肺内破溃、活动性肺结核等；黏液脓性痰：多见于慢性气管炎发作期、支气管扩张、肺结核等；浆液脓性痰，多见于肺脓肿、肺组织坏死、支气管扩张。常见异物：支气管管型常见于慢性支气管炎、纤维蛋白性支气管炎、大叶性肺炎；干酪样小块常见于肺结核、肺坏疽；硫磺样颗粒常见于**肺放线菌病**；肺结石常见于肺结核、异物进入肺内钙化；库施曼螺旋体常见于**支气管哮喘**、喘息性支气管炎。

3. 显微镜检查：正常痰液中查不到红细胞，有少量中性粒细胞和少量上皮细胞。病理情况下红细胞多见于支气管扩张、肺癌、肺结核；中性粒细胞增多见于化脓性感染；**嗜酸粒细胞增多见于支气管哮喘、过敏性支气管炎**、卫氏并殖吸虫病、嗜酸粒细胞增多症；淋巴细胞增多见于肺结核；上皮细胞增多见于呼吸系统炎症。

4. 质量控制先用低倍镜观察全片，再用高倍镜，至少观察 10 个以上高倍镜视野。

5. 支气管肺泡灌洗液：中性粒细胞增多见于**细菌感染**；淋巴细胞增多见于**病毒性感染**等；嗜酸粒细胞增多见于支气管哮喘、嗜酸粒细胞增高性肺炎等。气管肺泡灌洗液的肺病原性杂菌很少。因此，涂片检查病原菌的意义较大。适用于细菌、真菌、支原体和病毒的培养。对**卡氏肺囊虫**、卫氏并殖吸虫的检出率高。

第 19 单元 胃液和十二指肠引流液检验

一、胃液检查

（一）理学检查

1. 量 在插管成功后持续负压吸引 1h 所得的胃液总量称为**基础胃液量**，正常 10～100ml。胃液量＞100ml，常见于胃**分泌增多**、胃排空障碍、十二指肠液反流等；胃液量＜10ml，主要见于**萎缩性胃炎**、胃蠕动功能亢进等。

2. 颜色 正常胃液为无色透明液体，不含血液、胆汁，无食物残渣。①混浊灰白色：混有大量黏液所致。②鲜红血丝：多因插胃管时损伤胃黏膜所致。③棕褐色：见于胃炎、胃溃疡、胃癌等。④咖啡渣样：胃内有大量陈旧性出血，见于胃癌、胃溃疡及糜烂性胃炎等。⑤黄色、黄绿色：混有胆汁，见于插管时引起的恶心、呕吐，以及幽门闭锁不全等所致的胆汁反流等。

3. 黏液 正常胃液中有少量分布均匀的黏液。胃液中出现大量黏液，提示胃有炎症，特别是慢性炎症。黏液一般呈弱碱性。

4. 气味 ①发酵味，消化不良或明显的胃液潴留、有机酸增多时可出现发酵味，见于幽门梗阻、胃张力高度缺乏。②氨味，见于尿毒症。③恶臭味，见于晚期胃癌。④粪臭味，见于小肠低位梗阻、胃大肠瘘等。

5. 组织碎片 正常胃液中无组织碎片。胃癌、胃溃疡患者胃液中有时会出现组织碎片。

6. 酸碱度 正常胃液 pH 为 0.9～1.8。①胃酸减少：见于胃癌、萎缩性胃炎、继发性缺铁性贫血等。②胃酸增多：见于十二指肠球部溃疡、**胃泌素瘤**、幽门梗阻等。

7. 分层 正常胃液放置片刻后形成不很明显的两层，上层为少量黏液，下层为无色透明的胃液层。病理情况下，如胃癌、幽门梗阻时，胃液可分为三层，上层为黏液，中间为胃液，下层为食物残渣或坏死组织。

（二）胃液化学检查

1. 胃酸分泌量测定 以五肽胃泌素等作刺激物，定时留取基础胃液，测定单位时间内胃酸的分泌量。

参考值：BAO，（3.90±1.98）mmol/h（很少超过 5mmol/h）。MAO，3～23mmol/h（男），女性略低。PAO，（20.60±8.37）mmol/h。BAO/MAO，0.2。

临床意义：影响胃酸分泌的因素很多，尽管采集标本、试验方法满意，但其检测仍可受患者的性别、精神、年龄、食欲、酒烟嗜好等影响。故胃酸分泌量测定对诊断疾病的特异性较差，仅在十二指肠溃疡、胃泌素瘤、胃癌等的诊断中有一定意义。

2. 乳酸测定 正常空腹胃液中有少量乳酸，但一般方法不易检出。当胃液呈中性或碱性而食物在胃内潴留 6h 以上时，由于细菌分解糖类而使胃液中的乳酸、醋酸等增多。乳酸测定主要用于观察胃内食物潴留及协助诊断胃癌。

3. 隐血试验 正常胃液不含血液，镜检无红细胞。急性胃炎、胃溃疡、胃癌时可有不同程度胃出血而隐血试验呈阳性，多次连续检查的意义更大。溃疡病的隐血试验阳性多为**间歇性**的，而胃癌则多为**持续性**。由于隐血试验比较敏感，插管损伤、牙龈出血咽下后均可呈阳性。

（三）胃液显微镜检查

1. 细胞

（1）红细胞：正常胃液无红细胞。胃液内有大量红细胞时，常提示胃可能有溃疡、糜烂、炎症和恶性肿瘤等。

（2）白细胞：＞1.0×10^9/L 有病理意义，见于胃黏膜的多种炎症。

（3）上皮细胞：柱状上皮细胞增多提示胃黏膜有炎性病变。

（4）肿瘤细胞：发现有成堆的大小不均、形态不规则、核大或多核、染色质粗糙、可见核仁的细胞时，应高度怀疑是癌细胞。

2. 细菌 在低酸、无酸或有食物潴留时可以出现一些有意义的细菌，如八叠球菌、抗酸杆菌、化脓性球菌、幽门螺杆菌、酵母菌等。

3. 食物残渣 正常空腹 12h 胃液中食物残渣极少。若胃液中出现大量淀粉颗粒、脂肪小滴、肌肉纤维等，多见于幽门梗阻、幽门溃疡、胃扩张、胃下垂等。

（四）临床应用

1. 胃分泌功能检查 大于 100ml，BAO＞15mmol/h，MAO＞30mmol/h，且 BAO/MAO＞0.6，即可考虑**胃泌素瘤**。临床上通过胃液检查和血清胃泌素的测定，95%的胃泌素瘤可确诊。

2. 贫血的鉴别诊断 由于内因子生成减少和（或）体内有抗内因子抗体的存在，使维生素 B_{12} 吸收减少所致的恶性贫血，是一种巨幼细胞贫血。胃液检查五肽促胃液素刺激后无盐酸分泌，为真性胃酸缺乏，给予维生素 B_{12} 治疗后贫血纠正，但仍无胃酸分泌，可与营养性巨幼细胞贫血鉴别。（高频考点）

3. 肺结核的辅助诊断 肺结核患者，特别是不会咳痰的儿童，常将含有结核杆菌的痰液咽下，如果胃液浓缩找到结核杆菌，则可协助肺结核的诊断。

二、十二指肠引流液检查

（一）理学检查

十二指肠引流液的特性：①十二指肠分泌液（D 液），量 10～20ml，无色或淡黄色，透明或微浑，较黏稠，pH7.6，有少量团絮状物。②胆总管液（A 胆汁）量，10～20ml，金黄色，透明，略黏稠，pH7.0，无团絮状物。③胆囊液（B 胆汁），量 30～60ml，深褐色，透明，黏稠，pH6.8，无团絮状物。④肝胆管液（C 胆汁），量随引流时间而异，柠檬黄色，透明，略黏稠，pH7.4，无团絮状物。

病理情况下，十二指肠引流液发生改变：①胆汁排出异常。②胆汁黏稠度异常，引流出异常黏稠胆汁，多见于**胆石症**所致的胆囊淤积；引流出稀薄胆汁，多因**慢性胆囊炎**而胆汁浓缩不良所致。③胆汁透明度异常，胆汁中混入大量胃液时可使胆汁混浊，加入 NaOH 后可使沉淀的胆盐被溶解而变清。④颗粒沉淀物和胆砂，引流液中出现颗粒状沉淀物或胆砂见于胆石症。⑤颜色异常，血丝多因插管损伤所致；血性见于急性十二指肠炎症、消化性溃疡、胆囊癌等；污秽陈旧血块见于胆囊癌。

（二）化学检查

主要是针对胰腺外分泌功能所进行的检查，即促胰酶素-促胰液素试验。常见于胰腺炎、胰腺癌和胰腺纤维囊性纤维性变。

（三）显微镜检查

1. 细胞

（1）红细胞：正常引流液无红细胞，插管损伤引起少量红细胞，若大量出现见于十二指肠、肝、胆等部位的炎症、消化性溃疡或肿瘤等。

（2）白细胞：正常引流液中可有白细胞 0～10/HPF，主要为中性粒细胞。在十二指肠炎和胆管感染时可大量增多，并可见吞噬细胞。

（3）上皮细胞：十二指肠炎、胆管炎时，柱状上皮细胞增多，并伴有白细胞增高和黏液增多。

（4）肿瘤细胞：引流液为血性时，应做巴氏染色以检查有无肿瘤细胞。

2. 结晶　正常十二指肠引流液中无结晶，胆石症时可出现相应的结晶。

3. 病原生物

（1）寄生虫及寄生虫卵：肝吸虫患者在胆汁中检查出虫卵的机会远较粪便为高。

（2）细菌：正常胆汁中无细菌，在胆管感染的胆汁中主要致病菌是**革兰阴性杆菌**。

（四）临床应用

1．协助诊断某些寄生虫病对可疑有寄生虫感染而又需确诊时，十二指肠引流液检查常可获得理想的结果，如肝吸虫病、阿米巴肝脓肿和胆管蛔虫的诊断等。

2．诊断胆石，国内最常见的胆结石为胆固醇结石、胆红素结石和胆红素钙结石。对于胆囊造影不显影或 B 超检查不能确诊的结石，十二指肠引流液检查是惟一的选择，并且可进一步做胆石化学成分分析，以确定胆石的性质。

3．诊断伤寒带菌者性囊液中培养出伤寒杆菌即可诊断为伤寒带菌者。

4．诊断胰腺疾病采用促胰酶素-促胰液素试验，观察胰液量、碳酸氢盐和淀粉酶的变化。对诊断慢性胰腺炎、胰腺癌有一定价值。

历年考点串讲

本单元胃液的化学检查应掌握；胃液的一般性状、显微镜检查、十二指肠引流液的组成及各自颜色特点应熟悉。

历年常考的细节：

1. 胃酸分泌量测定在十二指肠溃疡、胃泌素瘤、胃癌等的诊断中有一定意义。如果空腹胃液量大于 100ml，BAO 大于 15mmol/h，MAO 大于 30mmol/h，且 BAO/MAO 大于 0.6，即可考虑**胃泌素瘤**。乳酸测定主要用于观察胃内食物潴留及协助诊断胃癌。隐血试验检测胃液是否含血液，溃疡病的阳性多为**间歇性**的，而胃癌则多为**持续性**。

2. 正常胃液为无色透明液体；正常**基础胃液量是 10～100ml**；棕褐色胃液见于胃炎、胃溃疡、胃癌等；咖啡渣样胃液见于胃癌、胃溃疡及糜烂性胃炎；黄色、黄绿色：混有胆汁，见于胆汁反流等。胃液中出现大量黏液，提示胃有慢性炎症。黏液一般呈弱碱性。

3. 显微镜检查正常胃液无红细胞。白细胞＞1.0×10^9/L 有病理意义，见于胃黏膜的多种炎症。柱状上皮细胞增多提示胃黏膜有炎性病变。肿瘤细胞：发现有成堆的大小不均、形态不规则、核大或多核、染色质粗糙、可见核仁的细胞时，应高度怀疑是癌细胞。在低酸、无酸或有食物潴留时可以出现如八叠球菌、抗酸杆菌、化脓性球菌、幽门螺杆菌、酵母菌等。

4. 十二指肠引流液有十二指肠分泌液（D 液），无色或淡黄色，透明或微浑；胆总管液（A 胆汁）金黄色，透明，略黏稠；胆囊液（B 胆汁）深褐色，透明，黏稠；肝胆管液（C 胆汁）柠檬黄色，透明，略黏稠。显微镜检查正常引流液无红细胞，可有白细胞 0 ~ 10/HPF，主要为中性粒细胞，在十二指肠炎和胆管感染时可大量增多，并可见吞噬细胞。十二指肠炎、胆管炎时，柱状上皮细胞增多，并伴有白细胞增高和黏液增多。引流液为血性时，应做**巴氏染色**以检查有无肿瘤细胞。

第 20 单元　脱落细胞检查

一、概述

脱落细胞学和细针吸取细胞学是细胞病理学的一个分支，是采集人体各部位的上皮细胞，经染色后用显微镜观察其形态，协助临床诊断疾病的一门学科。

脱落细胞学检查简单易行、对设备要求不高、安全性强。对患者造成的痛苦少，可多次重复取材。诊断迅速，癌细胞检出率较高，特别适用于大规模防癌普查和高危人群的随访观察。但也有一定的误诊率，如只能检测到少数细胞，不能全面观察病变组织结构，具体部位难确定，不易对癌细胞做出明确的分型。

二、正常脱落细胞形态

（一）正常脱落上皮细胞

正常脱落的上皮细胞主要来源于复层扁平上皮（鳞上皮）和柱状上皮。

1. *扁平上皮细胞*　复层扁平上皮，一般有 10 多层细胞。覆于全身皮肤、口腔、喉部、鼻咽的一部分，食管、阴道的全部，以及子宫颈，扁平上皮细胞分为基底层细胞、中层细胞和表层细胞。

（1）基底层细胞：分为内底层细胞和外底层细胞。

1）内底层细胞：细胞呈圆形或卵圆形，直径 12～15μm；胞质巴氏染色呈深蓝、暗绿和灰蓝色，HE 染色呈暗红色；胞核圆形或卵圆形，居中，染色质细颗粒状；核与胞质比（即核的直径与细胞质幅缘之比，简称核胞质比）为 1∶（0.5～1）。

2）外底层细胞：细胞呈圆形或椭圆形，直径 15～30μm；胞质较丰富，巴氏染色呈染浅蓝色，HE 染暗红色；核圆形，居中或偏位，染色质疏松细颗粒状；核与胞质比为 1∶（1～2）。

（2）中层细胞：细胞呈圆形、梭形或多边形，直径 30～40μm；胞质巴氏染色呈浅蓝色或淡绿色，HE 染色呈淡红色；胞核较小居中，染色质疏松成网状。

（3）表层细胞：位于黏膜最表面，细胞扁平，呈不规则多边形，细胞体积增大，直径 40～60μm。根据细胞成熟程度，可分为角化前、不完全角化和完全角化细胞。①**角化前细胞**：细胞核直径 6～8μm，染色较深，但染色质仍均匀细致呈颗粒状；胞质巴氏染色呈浅蓝色或淡绿色，HE 染色呈淡红色。②**不完全角化细胞**：细胞核固缩、深染，直径为 4μm；胞质透明，巴氏染色呈粉红色，HE 染色呈淡红色。③**完全角化细胞**：细胞核消失，胞质极薄，有皱褶，巴氏染色呈杏黄或橘黄色，HE 染色呈淡红色。

（4）复层扁平上皮从底层到表层细胞形态的变化规律：细胞体积由小到大。胞核由大到小，最后消失。核染色质由细致、疏松、均匀到粗糙、紧密、固缩。核胞质比由大到小。胞质量由少到多，胞质染色由暗红色到浅红色。

2. 柱状上皮细胞　柱状上皮主要被覆于鼻腔、支气管树、胃肠、子宫颈管等部位。主要包括纤毛柱状细胞、黏液柱状细胞和储备细胞。

（1）纤毛柱状细胞：细胞呈锥形，顶端宽平，其表面有密集的纤毛，纤毛巴氏染色呈亮红色；胞质泡沫状，巴氏染色染蓝色，HE 染淡红色；核圆形位于细胞中部，染色质细颗粒状。在涂片中的常见排列形式：蜂房状排列，细胞成群或呈片，排列紧密，不重叠；栅栏状，细胞紧密排列，可有重叠。

（2）黏液柱状细胞：细胞呈圆柱形或卵圆形，有时呈锥形；胞质丰富，含大量黏液，呈空泡状，故着色淡而透明，有时含巨大空泡，将核挤到一侧，呈月牙形或戒指形，染色与纤毛柱状细胞相同；核呈卵圆形，核圆形位于细胞的底部，染色质细致呈网状，可见小核仁。

（3）储备细胞：是有增生能力的幼稚细胞（未分化）。居假复层柱状上皮的基底部，体积小，呈圆形、卵圆形或多角形，染色质呈均匀细颗粒状，核边清楚。常见核仁。胞质量少，略嗜碱性。

3. 上皮细胞成团脱落时的形态特点

（1）成团脱落的扁平上皮：基底层细胞呈多边形，细胞大小一致，核一致，距离相等，呈嵌铺砖状。

（2）成团脱落的纤毛柱状上皮：细胞常紧密聚合成堆，细胞间界线不清楚，呈融合体样，可见细胞核互相重叠，形成核团。在核团的周围是胞质融合形成的“胞浆质带”。整个细胞团的边缘有时可见纤毛。

（3）成团脱落的黏液柱状上皮：细胞呈蜂窝状，胞质内含大量黏液，细胞体积较大。

（二）脱落上皮细胞的退化变性

细胞脱落后，因营养不良就会发生变性直至坏死，称退化变性，简称退变。脱落细胞退变可分为肿胀性退变和固缩性退变。

1. 肿胀性退变　胞体肿胀，增大 2～3 倍，细胞边界不清楚；胞质内出现液化空泡，有时可将细胞核挤压至一边；细胞核表现为肿胀变大，染色质颗粒模糊不清。最后胞膜破裂，胞质完全溶解消失，剩下肿胀的淡蓝色裸核，直至逐渐核溶解消失。

2. 固缩性退变　胞质染成深红色，整个细胞变小而皱缩变形；细胞核染色质致密着深蓝色，最后细胞核破裂为碎片或溶解成淡染的核阴影，称**影细胞**。

脱落细胞学涂片上，固缩性退变常见于**表层扁平上皮**；肿胀性退变常见于**中、底层细胞**。柱状上皮细胞较扁平上皮细胞更易发生退变，多见于肿胀性退变。

三、良性病变的上皮细胞形态

（一）上皮细胞增生、再生和化生

1. 增生　指细胞分裂繁殖能力增强，数目增多，常伴有**细胞体积增大**。多由慢性炎症或其他理化因素刺激所致。增生的细胞形态特点：胞核增大，可见核仁。胞质量相对较少，嗜碱性，核胞质比略大。少数染色质形成小结，但仍呈细颗粒状。核分裂活跃，可出现双核或多核。

2. 再生　组织损伤后，由邻近组织的同类细胞增殖补充的过程。细胞形态与增生的细胞相似，常伴有数量不等的白细胞。

3. 化生　一种已分化成熟的组织在某些因素的作用下，被另一类型的成熟组织所替代的过程。例如，子宫颈柱状上皮细胞在慢性炎症时转变为扁平上皮细胞，这种过程叫扁平上皮化生，简称鳞化。若鳞化的细胞核增大，形态、大小异常，染色质增粗、深染，表明在化生的同时发生了核异质，称为异型化生或不典型化生。

（二）上皮细胞的炎症变性

按病程可将炎症分为以下几类。①急性炎症，以变性、坏死为主，伴有较多的中性粒细胞和巨噬细胞。②亚急性炎症，除有变性、坏死外，还有增生的上皮细胞和各种白细胞。③慢性炎症，以增生、再生和化生病理性改变为主，可见较多成团的增生上皮细胞，炎症细胞以浆细胞和淋巴细胞为主。④炎症时上皮细胞的改变主要是核的改变，核增大较明显，核胞质比稍增大；核固缩、深染，核胞质比不大。核形轻度畸形。

炎症时细胞较杂，既有大量白细胞、红细胞，有时可见小组织细胞或多核巨细胞，也可见到黏液及退化坏死的细胞碎屑。

（三）核异质

核异质指上皮细胞的核异常，主要表现为核增大、形态异常、染色质增多、分布不均、核膜增厚、核染色较深，胞质尚正常。

核异质细胞是介于良性和恶性之间的过渡型细胞，根据核异质细胞形态改变程度，分为①轻度核异质，又称**炎症核异质**，由慢性炎症等刺激而引起。细胞核轻度增大，较正常细胞大 0.5 倍左右，并有轻度至中度畸形，染色质轻度增多，染色稍加深，核胞质比尚在正常范围内，多见于扁平上皮中、表层细胞。②重度核异质，因部分可发展为癌，又称**癌前核异质**。细胞核比正常大 1～2 倍，核有中度以上畸形，染色质增多，偶见染色质结节，核边增厚，核胞质比轻度增大。多见于癌前期病变及**原位癌**。

（四）异常角化

异常角化指扁平细胞胞质的成熟程度超过胞核的成熟程度，又称不成熟角化或角化不良。巴氏染色表现为上皮细胞核尚幼稚，而胞质已出现角蛋白，并染成红色或橘黄色。若出现在中、底层细胞称为早熟角化；若出现在表层角化前细胞，则称为假角化。有人认为可能是一种癌前表现，应给予重视，定期复查。

四、肿瘤脱落细胞形态

（一）恶性肿瘤细胞的主要形态特征

1. 细胞核的改变

（1）核增大：胞核显著增大，为同类正常细胞 1～4 倍，有时可达 10 倍以上。

（2）核畸形：各种畸形，如结节状、分叶状、长形、三角形、不规则形，可有凹陷、折叠。某些腺癌细胞畸形不明显。

（3）核深染：由于癌细胞 DNA 大量增加，染色质明显增多、增粗，染色加深，呈蓝紫色似墨滴状。腺癌深染程度不及鳞癌明显。

（4）核胞质比失调：由于胞核显著增大，引起核胞质比增大。癌细胞分化越差，核胞质比失调越明显。

2. 细胞质的改变

（1）胞质量异常：胞质相对减少，分化程度越低，胞质量越少。

（2）染色加深：由于胞质内含蛋白质较多，HE 染色呈红色，且着色不均。

（3）细胞形态畸形：癌细胞呈不同程度的畸形变化，如纤维形、蝌蚪形、蜘蛛形及其他异型。细胞分化程度越高，畸形越明显。

（4）空泡变异：腺癌细胞较突出，可融为一个大空泡，将核挤向一侧，形成戒指样细胞。

（5）吞噬异物：癌细胞胞质内常见吞噬的异物，如血细胞、细胞碎片等。偶见胞质内封入另一个癌细胞，称为封入细胞，也称同类相食现象，因形状如鸟眼，又称**鸟眼细胞**。

3. *癌细胞团*　涂片中除可见单个散在癌细胞，还可见成团脱落的癌细胞。癌细胞团中，细胞大小、形态不等，失去极性，排列紊乱，癌细胞繁殖快，互相挤压，呈堆叠状或镶嵌状。

（二）恶性肿瘤细胞涂片中背景成分

涂片中常见较多红细胞和坏死组织，如有继发感染，还可见数量不等的中性粒细胞。

（三）癌细胞与核异质细胞的鉴别（表 1-51）

表 1-51　癌细胞与核异质细胞的鉴别

	癌细胞	核异质细胞
核增大	显著增大（1～5 倍）	轻度增大（1 倍左右）
核畸形	显著	轻度至中度
染色质结构	明显增多、增粗，深染	轻度增多、轻度加深
核胞质比	显著增大	无明显变化

1. *癌细胞*　核显著增大；核边明显增厚；核仁可多个，有时巨大；染色质结构明显增多、增粗；胞质大小不等，形态不一；核胞质比显著增大。

2. *核异质细胞*　核轻度增大；核边轻度增厚；核仁轻度增大；染色质结构轻度增多，加深；胞质的质和量尚正常；核胞质比无明显变化。

（四）常见癌细胞的形态特征

1. *鳞癌*　由扁平上皮细胞癌变称为扁平上皮细胞癌，简称鳞癌。根据细胞分化程度，可分为高分化鳞癌和低分化鳞癌。①高分化鳞癌：癌细胞分化程度较高，以**表层细胞**为主。癌细胞的**多形性**和**癌珠**是高分化鳞癌的标志。②低分化鳞癌：癌细胞分化程度较低，以**中、底层细胞**为主。

2. *腺癌*　由柱状上皮细胞恶变而来的癌称为腺癌，可分为高分化腺癌和低分化腺癌。

3. *未分化癌*　从形态上难以确定其组织来源，分化程度最低，恶性程度最高的癌，称未分化癌。根据癌细胞形态分为大细胞未分化癌和小细胞未分化癌。

五、脱落细胞标本采集与涂片制作

（一）标本采集的主要方法

1. *直视采集法*　对阴道、宫颈、口腔、鼻咽部等部位可采用刮取、吸取或刷取等方式采集标本，对食管、胃、肠道、气管、支气管可借助于内镜在病灶处直接刷取标本。

2. *直接留取*　液体标本的采集如尿液、痰液、乳头溢液等。

3. *针穿抽吸法*　浆膜腔积液可用穿刺吸取标本；浅表及深部组织器官，如淋巴结、乳腺、甲状腺等则用**细针穿刺吸取**。

4. *灌洗法*　向空腔器官或腹腔、盆腔灌注一定量生理盐水冲洗，使其中的细胞成分脱落于液体中，收集灌洗液离心制片，做细胞学检查。

5. *摩擦法*　用摩擦工具在病变处摩擦，取擦取物直接涂片。

（二）常用的涂片制作方法

1. *推片法*　适用于较稀薄的液体标本，如尿液、浆膜腔积液。通常将标本低速离心或自然沉淀后，取沉淀物推片。

2. *涂抹法*　适用于较黏稠的标本，如食管和宫颈黏液及痰液。用竹签将标本顺向涂抹，不宜重复。

3. *薄层细胞检测法或液基细胞学检查* 用特制的刷子将所取到的脱落细胞样本收集到细胞保存液中，通过 ThinPrep2000 系统程序化处理制成薄层涂片。

（三）固定

固定目的是保持细胞的自然形态，防止细胞自溶和细菌所致的腐败。

1. *常用固定液* ①乙醚乙醇固定液。此液渗透性强，固定效果好。适用于 HE 染色和巴氏染色。②95%乙醇固定液。制备简单，但渗透能力较差。适用于大规模防癌普查。

2. *固定方法* ①带湿固定，即涂片尚未干燥即行固定，适用于痰液、宫颈刮片及食管刷片等较黏稠的标本。②干燥固定，即涂片自然干燥后，再行固定，适用于较稀薄的标本，如尿液、浆膜腔积液等。

3. *固定时间* 一般为 15～30min。含黏液较多的标本，固定时间要适当延长；不含黏液的标本，固定时间可适当缩短。

（四）常用染色方法

1. *HE 染色* 染色效果好，但胞质色彩不丰富，不能用于观察阴道涂片对雌激素水平测定。优点是操作简易。

2. *巴氏染色* 细胞具有多色性染色效果，染色效果好，是细胞病理学检查常用的方法，尤其是观察女性雌激素水平对阴道上皮细胞的影响。缺点是染色程序较复杂。

3. *瑞特-吉姆萨染色* 适用于血片、淋巴穿刺液和胸腔积液、腹水涂片。

六、显微镜检查

（一）涂片观察方法

涂片主要在低倍镜下观察，当发现有异常细胞时，换用高倍镜辨认，必要时用油镜观察。

（二）报告方式

1. *直接法* 根据细胞形态，对有特异性细胞学特征、较容易确诊的疾病可直接诊断，如痰涂片检查为“肺支气管鳞癌”。

2. *分级法* 常用的报告方式，能客观地反映细胞学的变化。有三级、四级和五级 3 种分类方法。

（1）**三级分类法**

Ⅰ级：阴性。涂片中均为正常细胞或一般炎症变性细胞。

Ⅱ级：可疑。涂片发现核异质细胞。

Ⅲ级：阳性。涂片中找到典型的癌细胞。可根据癌细胞形态，进一步分类。

（2）**四级分类法**

Ⅰ级：阴性。

Ⅱ级：核异质。涂片中发现少量轻度核异质细胞，多由炎症变性所致。

Ⅲ级：可疑。涂片中有重度核异质细胞，其形态基本符合癌细胞标准。但由于数量过少，或形态不典型，不能排除癌前病变的可能性。

Ⅳ级：阳性。涂片中可见典型的癌细胞。

（3）**五级分类法**（Papanicolaou 分级）

Ⅰ级：涂片中均为正常细胞和一般炎症变性细胞。

Ⅱ级：有少量轻度核异质细胞，但无恶性迹象。

Ⅲ级：有较多重度核异质细胞，但不能肯定为恶性。

Ⅳ级：有大量重度核异质细胞，强烈提示为恶性肿瘤，但仍缺乏特异性癌细胞。

Ⅴ级：可见典型癌细胞，并能根据细胞学特点，做出初步分类。

（三）质量控制

标本采集应保证各类标本中出现有效细胞成分。涂片应厚薄适当、分布均匀、细胞结构须清晰，制好后立即固定。必要时，对涂片进行复查或会诊。定期随访细胞学诊断阳性或出现异常细胞病例。

七、阴道脱落细胞检查

（一）正常脱落上皮细胞

1. *扁平上皮细胞*　从**外阴**向内直至**子宫颈外口**的黏膜均被覆扁平上皮。在其脱落细胞中可见底层、中层、表层 3 层细胞，细胞形态与正常脱落的扁平上皮细胞基本相同。阴道上皮细胞形态变化与卵巢激素关系很密切。

2. *柱状上皮细胞*　来自子宫颈内膜和子宫内膜。

（1）子宫颈内膜细胞：根据其形态，分为以下两种。

1）分泌型柱状细胞：又称黏液细胞。常见于排卵期分泌旺盛时的涂片。

2）纤毛柱状细胞：较少见，在绝经后较多见。

（2）子宫内膜细胞：可出现于月经周期的开始直到周期的第 10～12d。一般而言，除使用子宫内避孕器具外，如在月经周期第 12 天后出现，应认为宫内膜有病变。根据其雌激素水平可分为周期型和萎缩型。

输卵管上皮细胞一般不易脱落，即使脱落也与子宫内膜细胞相混而不易辨认。

（二）正常脱落非上皮细胞

可见少许中性粒细胞、红细胞、阴道杆菌、黏液、纤维素和精子，有精子的涂片不宜做阴道细胞学检查。

（三）阴道上皮与卵巢功能关系

阴道上皮受卵巢内分泌直接影响，其成熟程度与体内雌激素水平呈正相关，雌激素水平高，涂片内有大量**角化细胞**，核深染致密；雌激素水平低，涂片内出现**底层细胞**，故根据涂片内上皮细胞的变化可以评价卵巢功能。

雌激素低落，分为极度、高度、中度及轻度低落 4 级，涂片主要是底部及中层细胞多，多见于老年妇女和卵巢切除者。

雌激素影响，分为轻度、中度、高度及极度影响 4 级，以角化细胞为主。见于行经后至排卵前、接受雌激素治疗及卵巢颗粒细胞癌，子宫肌瘤等。

（四）女性一生中各阶段阴道脱落细胞的表现

1. *青春期*　内分泌系统尚未稳定，故阴道涂片上皮细胞无明显周期性改变。

2. *性成熟期*　青春期后，卵巢发育成熟，阴道上皮随卵巢激素水平改变发生周期性变化。

（1）行经期：一般 3～5d，雌激素轻度影响，角化前细胞增多。

（2）行经后期：周期第 5～11d。雌激素水平轻度到中度影响，以角化前细胞为主，角化细胞逐渐增多。

（3）排卵前期：周期第 11～13d 角化细胞占 30%～50%。背景较清晰。

（4）排卵期：周期第 14～16d，雌激素高度影响，角化细胞占 50%～70%，胞质鲜艳多彩，涂片背景清晰。

（5）排卵后期：周期第 16～24d，受黄体影响，孕激素增多，角化细胞减少，主要以中层细胞为主。细胞聚集成堆，边缘卷折。

（6）月经前期：周期第 25～28d，黄体衰退，雌激素和孕激素都陡然下降，角化细胞难见，涂片中细胞聚集成堆，边缘不清，易见裸核和碎屑。可见大量白细胞和杂菌。

（五）阴道炎症细胞学改变

1. 炎症时阴道涂片一般改变

（1）背景：有大量白细胞、红细胞，有时可见小组织细胞、巨细胞黏液及退化坏死的细胞碎屑。巴氏染色：

小组织细胞：圆形或椭圆形，细胞常常成群散在排列，少数单个出现；胞质蓝灰色呈泡沫状；核常偏位，典型的核呈肾形，也可呈圆形或卵圆形。

多核巨噬细胞：胞体巨大，呈不规则圆形；胞质丰富，染淡蓝色，含空泡；核常达数个至几十个，大小形态基本一致。

（2）上皮细胞：上皮细胞变性。涂片见核淡染或呈云雾状或出现核固缩或碎裂。上皮细胞增生、化生。上皮细胞增大，形态轻度不规则；胞质致密，可有空泡、核同晕、异染或多彩性，甚至胞质可消失出现裸核；胞核轻度增大，双核、多核；涂片中外底层细胞增多，也可出现内底层细胞、修复、储备细胞。

2. 特殊病原体感染阴道涂片改变　除有炎症时阴道涂片一般改变外，常见的滴虫、真菌及嗜血杆菌感染。巴氏染色特征：滴虫，形态多样，常为梨形。胞质染蓝灰色，核模糊常偏位。真菌、白色假丝酵母菌常见，以菌丝及孢子形式存在。嗜血杆菌，此菌常均匀地黏附在表层上皮细胞，细胞边缘呈锯齿状或模糊不清，称为**线索细胞**。（高频考点）

3. 萎缩性炎症改变　以嗜碱性外底层细胞多见；核可出现增大、固缩、碎裂及溶解；合并炎症时，背景中伴有大量白细胞、组织细胞及黏液和杂菌。

（六）宫颈癌及癌前病变

WHO 分类法应用后，核异质被不典型增生取代，近年来又逐渐被宫颈上皮内瘤变取代。宫颈上皮内瘤样变主要出现在癌前病变，还可出现在一些良性病变，如慢性宫颈炎等。

1. 宫颈上皮内瘤变

（1）低度扁平上皮内病变：①细胞单个散在或片状排列，细胞边界分明。②中表层细胞为主，胞质嗜酸性。③核增大；核中度畸形，常见双核或多核；核深染，染色质均匀；核仁少见或不明显。

（2）高度扁平上皮内病变：①细胞单个或成片排列。②底层细胞为主，胞质多嗜碱性，③核增大明显，核胞质比明显增大，核中度以上畸形。④核深染，染色质细颗粒状或块状核仁多不明显。

2. 宫颈扁平上皮癌

（1）低分化鳞癌特点：①癌细胞常成群出现。②癌细胞圆形或卵圆形，分化越差，细胞越小，胞质越少，核着色越深。③胞核为不规则圆形或卵圆形，畸形明显。核胞质比明显增大。

（2）高分化鳞癌特点：①癌细胞多散在分布。②癌细胞体积较大，胞质丰富，多有角化。③胞核显著增大，畸形、深染明显。④癌细胞形态多异，有时可见癌珠。

3. 子宫内膜腺癌特点（少见）

（1）胞体中等大小，大小不一，呈圆形、卵圆形或不规则形。

（2）胞质丰富，胞质内含有黏液空泡，可见印戒样癌细胞。

（3）胞核呈圆形、卵圆形或不规则圆形，有轻度至中度畸形，常见巨大核仁。

（4）癌细胞分散，也可成团脱落，成团的癌细胞极性紊乱，在细胞团周边部位的癌细胞呈栅栏状排列。

（七）阴道细胞学的诊断结果报告方式

1. 五级分类法（1978 年）　也称改良巴氏五级分类法。

2. 描述性细胞病理学诊断报告系统（TBS 报告系统）　是目前较新的报告方式，1988 年在美国由 50 位病理学家提出的宫颈/阴道细胞病理学诊断报告方式，并提出两个癌前病变术语，即低度扁平上皮内病变（LSIL）和高度扁平上皮内病变（HSIL）。目的是促进宫颈/阴道细胞病理学诊断报告系统的统一，达到细胞病理与临床有效交流。

TBS 是一种描述性诊断，包括 4 个部分：①对涂片的满意程度评判。②良性细胞改变：感染、反应性改变。③上皮细胞的异常包括扁平上皮细胞和腺上皮细胞不正常。④雌激素水平的评估。

八、浆膜腔积液脱落细胞检查

（一）浆膜腔积液中良性病变脱落细胞

1. 积液内间皮细胞形态

（1）脱落间皮细胞：圆形或卵圆形；胞质弱嗜碱性或嗜酸性；核增大，居中，染色质纤细，分布均匀；细胞间可见空隙。

（2）退化变性的间皮细胞：常发生肿胀退变，易与癌细胞混淆。

（3）异型细胞与癌细胞：胞质染色正常，核质比正常；核染色质增加，分布均匀，核有轻度畸形。

2. 非上皮细胞成分

（1）淋巴细胞在积液中最常见，以小淋巴细胞为主。淋巴细胞在浆膜腔积液涂片中可作为其他细胞大小的“标尺”。

（2）**中性粒细胞**和吞噬细胞是炎症和恶性肿瘤时常见的细胞成分。

（3）嗜酸粒细胞与**变态反应性疾病**和寄生虫感染有关。

（4）浆细胞在慢性炎症和肿瘤时可见。

（5）红细胞出现提示局部有出血或渗血。

3. 浆膜腔积液良性病变脱落细胞形态特征

（1）急性炎症：①急性化脓性炎症。见大量中性粒细胞，且有高度退变和坏死碎屑。②急性非化脓性炎症。有较多中性粒细胞、吞噬细胞及淋巴细胞；间皮细胞增生活跃。

（2）慢性炎症：①结核病。形成血性、浆液性或乳糜样积液。涂片可见大量淋巴细胞；有时见朗格汉斯巨细胞或成片干酪样坏死，但类上皮细胞罕见。②非特异性慢性炎症。可见大量淋巴细胞和成团脱落增生活跃的间皮细胞，且有中性粒细胞、浆细胞及吞噬细胞。

（3）肝硬化：一般漏出液涂片内细胞成分少，可见少量间皮细胞、淋巴细胞和吞噬细胞。伴有肝细胞坏死和活动性肝硬化患者，涂片内可见异形间皮细胞及较多的巨噬细胞。

（4）尿毒症：可以引起浆膜纤维性炎症。涂片内间皮细胞增生，常成团出现，可见单核或多核异形间皮细胞。患者有明显尿毒症临床表现。

（二）浆膜腔积液中恶性病变脱落细胞

1. 积液内各类癌细胞形态特征

（1）腺癌：占积液中转移癌的 80%以上。腺癌细胞形态多样，按细胞大小可分为大、中、小 3 种类型。大小相差悬殊，最多可相差 10 倍，有单个细胞散在和成团细胞两种类型存在。单个散在的癌细胞核偏位，呈圆形或椭圆形，核边不规则，染色深，核仁明显增大或多个核仁；胞质中常有空泡，常见异常分裂象。成团的癌细胞，有些细胞排列紧密，重叠拥挤；有些细胞排列疏松。胞质中见大小不等空泡。腺癌细胞排列形式多变，形成各种图案，如腺腔样、梅花状、乳头状、桑葚状、菊团状等。

（2）鳞状细胞癌：积液中少见，仅占 2%～3%。有 3 种形态，第 1 种形态为高分化鳞癌，细胞奇形怪状，胞质有角化倾向，此类所占比例最少；第 2 种形态为单个散在癌细胞，胞体圆形，胞质厚实且界限清楚，核居中、染色质深染；第 3 种形态为成团成堆癌细胞，立体感不明显，核圆形或见核仁，易误认为腺癌细胞。**胸腔积液中常见原发灶肺鳞癌，其次为食管癌**。**腹水中宫颈鳞癌为原发病灶常见**。

（3）小细胞型未分化癌：胸腔积液中发现比鳞癌多，为 3%～5%。其特点为胞质少，在癌细胞核边缘可有少量胞质或呈裸核样。可单个散在，与间皮细胞大小相当，更多成团排列呈腺腔样、链状、葡萄状或堆叠挤压呈镶嵌样。核圆形或不规则形，染色质粗大、分布不匀、深染，有时呈墨水滴状。

2. 各种常见的浆膜腔积液中转移癌细胞形态特征

（1）肺癌：是导致胸腔积液最常见的恶性肿瘤，以周围型腺癌为多见，鳞癌和未分化癌则很少见。偶尔有中央型肺癌，累及心包膜引起心包积液。

（2）乳腺癌：引起女性胸腔积液恶性肿瘤之一。癌细胞形态变化较大。乳腺导管浸润癌、乳头状癌、髓样癌和胶样癌在胸腔积液中是大细胞型腺癌，胞核中可见2个或多个性染色质。乳腺浸润小叶癌和硬癌是小细胞型腺癌，癌细胞常呈长链状排列，有时胞核呈长形或方形，且深染。

（3）胃肠癌：主要出现于腹水中，多数是分泌黏液的腺癌。可见较多印戒样癌细胞，多为胃癌；大肠癌细胞可出现腺腔样结构或呈柱状的癌细胞团。

（4）卵巢癌：女性腹水的常见肿瘤，以浆液性乳头状囊腺癌和黏液性囊腺癌多见。浆液性乳头状囊腺癌，癌细胞呈分支状、乳头状或成团脱落；排列紧密，胞质嗜碱性，有的癌细胞团内可见深蓝色砂粒体。黏液性囊腺癌，积液呈黄色黏稠状，涂片内可见大量淡蓝色黏液，柱状癌细胞可散在或呈小团分布，胞质内富含淡染黏液，有的成行排列；胞核染色深，小而偏位；背景成分少，有白细胞、吞噬细胞和间皮细胞。

（5）肝细胞癌：癌细胞体积大，呈多边形。胞质丰富，染成紫红或淡红色，常可见空泡或颗粒。核不规则形，染色质粗颗粒状，核质比增大，有明显的核仁，电镜下癌细胞中可见**胆汁样物**和微胆管结构。**免疫荧光技术**和**抗甲胎蛋白免疫组化**可显示**癌细胞中甲胎蛋白抗原阳性**。

九、泌尿系统脱落细胞检查

（一）标本采集

1. 自然排尿法　可用中段晨尿。若怀疑有泌尿系统肿瘤时，可收集初始尿，尿量>50ml。尿液标本采集的注意事项：①标本采集。标本必须新鲜，保证足够的尿量（>50ml）。②防止各种污染。如防止阴道分泌物、尿液被外源物质污染。

2. 导尿　当怀疑肾盂、输尿管肿瘤时适用。

3. 膀胱冲洗液　对获得鳞癌及原位癌标本效果较好。

4. 膀胱镜直接刷取标本　准确率高，细胞成分多。

（二）尿液正常脱落细胞

1. 移行上皮细胞　内表层细胞体积大，呈扁圆形或多边形；双核或多核，核圆形或卵圆形，染色质呈细颗粒状，分布均匀，核仁不明显。

2. 扁平细胞和柱状上皮细胞　正常尿液中少见。形态同阴道涂片。

（三）泌尿系统良性病变脱落细胞

1. 炎症细胞　细胞数目明显增多，细胞常变性，体积增大，胞质内可有液化空泡或核固缩细胞。

2. 上皮细胞　可见大量扁平上皮细胞，多为不全角化细胞和角化前细胞。在慢性腺性膀胱炎时，可见柱状细胞。

（四）泌尿系统常见恶性肿瘤脱落细胞

95%以上的泌尿系统恶性肿瘤来源于上皮组织。

1. 乳头状瘤及乳头状移行细胞癌Ⅰ级　两种瘤细胞的形态与正常移行上皮细胞相似，或有轻度异型性。如出现长形细胞团，细胞形态大小一致，排列紧密，核染色略深，细胞团围绕一细长结缔组织轴心，或轴心周围见紧密排列多层细胞呈乳头状，有诊断价值。

2. 移行细胞癌Ⅱ级和Ⅲ级　异型细胞数量明显增多，癌细胞形态各异；胞质嗜碱；核大、核高度畸形，核深染；核质比明显增大。

十、痰液脱落细胞检查

（一）标本采集

1. 基本要求　①痰液新鲜；②采集从肺部咳出的痰液。

2. 细胞学检查方法　①痰液细胞学检查。简便易行，适用于肺癌高危人群的普查。②支气管液细胞学检查。在纤维支气管镜下直接吸取支气管液做涂片；或对可疑部位刷取、冲洗及细针吸取标本。③经皮肺部细针吸取检查。在 X 线或 CT 引导下做穿刺获得标本。主要用于痰液和支气管液细胞学检查阴性的患者、无痰液患者和肺转移患者。

（二）肺部良性病变脱落细胞

肺部良性病变脱落细胞包括炎症病变的脱落上皮细胞和炎症细胞成分。

（三）肺部原发性肺癌脱落细胞

1. 鳞癌　最常见。可见细胞形状及大小异常、核异常、胞质异常，出现细胞吞噬细胞。

2. 腺癌　常发生于小支气管，**以周围型肺癌多见**。①支气管腺癌。支气管刷片的特点：脱落细胞成群出现，染色质主要集于核膜下，核仁明显。②支气管肺泡细胞癌。常成群出现，细胞群界线清楚，常为圆形或卵圆形，胞质较少，染色较浅。癌细胞常与大量肺泡吞噬细胞同时存在，肺泡灌洗液对本病诊断有价值。

3. 未分化癌　①未分化小细胞癌。恶性程度较高的肺癌，细胞体积小。②未分化大细胞癌。细胞体积大、核大而不规则，核仁明显，胞质较多。

4. 腺鳞癌　具有鳞癌和腺癌特点的混合性癌，细胞学检查无特殊表现。

历年考点串讲

脱落细胞学检查历年必考。其中，恶性肿瘤细胞的主要形态特征为重点，应熟练掌握。正常脱落上皮细胞，常见癌细胞类型形态特征，常用染色方法，阴道正常脱落细胞和浆膜腔积液恶性脱落细胞要求掌握。脱落上皮细胞的退化变性，良性病变，脱落细胞标本采集的主要方法，固定方法应熟悉。阴道正常脱落细胞卵巢功能关系，阴道细胞学的诊断结果报告方式，浆膜腔积液脱落细胞检查，泌尿系统脱落细胞检查及痰液脱落细胞检查应熟悉。

历年常考细节如下。

1. **内底层细胞**：细胞呈圆形或卵圆形，直径 12～15μm；胞质巴氏染色呈深蓝、暗绿和灰蓝色，HE 染色呈暗红色；胞核圆形或卵圆形，居中，染色质细颗粒状；核与胞质比（即核的直径与细胞质幅缘之比，简称核胞质比）为 1∶（0.5～1）。外底层细胞：细胞呈圆形或椭圆形，直径 15～30μm；胞质较丰富，巴氏染色呈浅蓝色，HE 染暗红色；核圆形，居中或偏位，染色质疏松细颗粒状；核与胞质比为 1∶（1～2）。

2. **中层细胞**：细胞呈圆形、梭形或多边形，直径 30～40μm；胞质巴氏染色呈浅蓝色或淡绿色，HE 染色呈淡红色；胞核较小居中，染色质疏松成网状。

3. **角化前细胞**：细胞核直径 6～8μm，染色较深，但染色质仍均匀细致呈颗粒状；胞质巴氏染色呈浅蓝色或淡绿色，HE 染色呈淡红色；不完全角化细胞：细胞核固缩、深染，直径为 4μm；胞质透明，巴氏染色呈粉红色，HE 染色呈淡红色；完全角化细胞：细胞核消失，胞质极薄，有皱褶，巴氏染色呈杏黄或橘黄色，HE 染色呈淡红色。

4. 复层扁平上皮从底层到表层细胞形态的变化规律：细胞体积由小到大。胞核由大到小，最后消失。核染色质由细致、疏松、均匀到粗糙、紧密、固缩。核胞质比由大到小。胞质量由少到多，胞质染色由暗红色到浅红色。

5. **纤毛柱状细胞**：细胞成锥形，顶端宽平，其表面有密集的纤毛，纤毛巴氏染色呈亮红色；胞质泡沫状，巴氏染色染蓝色，HE 染淡红色；核圆形位于细胞中部，染色质细颗粒状。在涂片中的常见排列形式：蜂房状排列：细胞成群或成片，排列紧密，不重叠。栅栏状：细胞紧密排列，可有重叠。黏液柱状细胞：细胞成圆柱形或卵圆形，有时成锥形；胞质丰富，含大量黏液呈空泡状，故着色淡而透明，有时含巨大空泡，将核挤到一侧，呈月牙形或戒指形，染色与纤毛柱状细胞相同；核呈卵圆形，核圆形位于细胞的底部，染色质细致呈网状，可见小核仁。储备细胞：是有增生能力的幼稚细胞（未分化）。居假复层柱状上皮的基底部，体积小，呈圆形、卵圆形或多角形，染色质呈均匀细颗粒状，核边清楚。常见核仁。胞质量少，略嗜碱性。

6. 退化变性包括肿胀性退变和固缩性退变。肿胀性退变：胞体肿胀，增大 2～3 倍，细胞边界不清楚；胞质内出现液化空泡，有时可将细胞核挤压至一边；细胞核表现为肿胀变大，染色质颗粒模糊不清。最后胞膜破裂，胞质完全溶解消失，剩下肿胀的淡蓝色裸核，直至逐渐核溶解消失。肿胀性退变常见于**中、底层细胞**。柱状上皮细胞较扁平细胞更易发生退变，多见于肿胀性退变。固缩性退变：胞质染成深红色，整个细胞变小而皱缩变形；细胞核染色质致密着深蓝色，最后细胞核破裂为碎片或溶解成淡染的核阴影，称**影细胞**，常见于**表层扁平上皮**。

7. **增生**：指细胞分裂繁殖能力增强，数目增多，常伴有**细胞体积增大**。多由慢性炎症或其他理化因素刺激所致。形态特点：胞核增大，可见核仁。胞质量相对较少，嗜碱性，核胞质比略大。少数染色质形成小结，但仍呈细颗粒状。核分裂活跃，可出现双核或多核。

8. **再生**：组织损伤后，由邻近组织的同类细胞增殖补充的过程。细胞形态与增生的细胞相似，常伴有数量不等的白细胞。

9. **化生**：一种已分化成熟的组织在某些因素的作用下，被另一类型的成熟组织替代的过程。如子宫颈柱状上皮细胞在慢性炎症时转变为扁平上皮扁平细胞，这种过程叫扁平上皮化生，简称**鳞化**。若鳞化的细胞核增大，形态、大小异常，染色质增粗、深染，表明在化生的同时发生了核异质，称为异型化生或不典型化生。

10. **核异质**：指上皮细胞的核异常。主要表现为核增大、形态异常、染色质增多、分布不均、核膜增厚、核染色较深，胞质尚正常。核异质细胞是介于良性和恶性之间的过渡型细胞。

11. **异常角化**：指扁平上皮细胞胞质的成熟程度超过胞核的成熟程度，又称不成熟角化或角化不良。巴氏染色表现为上皮细胞核尚幼稚，而胞质已出现角蛋白，并染成红色或橘黄色。

12. 恶性肿瘤细胞的主要形态特征：①**细胞核的改变**。核增大；为同类正常细胞 1～4 倍。核畸形；核深染；核胞质比失调。②**细胞质的改变**。胞质量异常：胞质相对减少，分化程度越低，胞质量越少。③**染色加深**。HE 染色呈红色，且着色不均；细胞形态畸形：细胞分化程度越高，畸形越明显。④**空泡变异**。腺癌细胞较突出，可融为一个大空泡，将核挤向一侧，形成戒指样细胞。⑤**吞噬异物**。癌细胞胞质内常见吞噬的异物，偶见胞质内封入另一个癌细胞，称为封入细胞，也称同类相食现象，因形状如鸟眼，又称“**鸟眼细胞**”。出现癌细胞团。⑥**高分化鳞癌**：癌细胞分化程度较高，以**表层细胞**为主。癌细胞的**多形性和癌珠**是高分化鳞癌的标志。⑦**低分化鳞癌**：癌细胞分化程度较低，以**中、底层细胞**为主。⑧**腺癌**：由柱状上皮细胞恶变而来。⑨**未分化癌**：从形态上难以确定其组织来源，分化程度最低，恶性程度最高的癌。

13. 标本直视采集法和摩擦法：推片法适用于较稀薄的液体标本；涂抹法适用于较黏稠的标本。乙醚乙醇固定液渗透性强，固定效果好，适用于 **HE 染色和巴氏染色**。95%乙醇固定液。制备简单，但渗透能力较差。适用于大规模防癌普查。固定方法：带湿固定，即涂片尚未干燥即行固定。适用于较黏稠的标本。干燥固定，即涂片自然干燥后，再行固定。适用于较稀薄的标本。固定时间：一般为 15～30min。HE 染色：染色效果好，但胞质色彩不丰富，不能用于观察阴道涂片对雌激素水平测定。优点是操作简易。巴氏染色：细胞具有多色性染色效果，染色效果好，是细胞病理学检查常用的方法，尤其是观察女性雌激素水平对阴道上皮细胞的影响。缺点是染色程序较复杂。瑞特–吉姆萨染色：适用于血片、淋巴穿刺液和胸腹水涂片。

14. 显微镜检查主要在低倍镜下观察，当发现有异常细胞时，换用高倍镜辨认，必要时用油镜观察。报告方式有直接法和分级法，分级法是常用的报告方式，能客观地反映细胞学的变化。有三级、四级和五级 3 种分类方法。

15. 阴道脱落细胞受卵巢内分泌直接影响，雌激素低落：涂片主要是底部及中层细胞多，多见于老年妇女和卵巢切除者。雌激素水平高：以角化细胞为主。见于行经后至排卵前、接受雌激素治疗及卵巢颗粒细胞癌，子宫肌瘤等。阴道上皮随卵巢激素水平改变发生周期性变化。行经期：角化前细胞增多。行经后期：以角化前细胞为主，角化细胞逐渐增多。排卵前期：角化细胞占 30%～50%。背景较清晰。排卵期：雌激素高度影响，角化细胞占 50%～70%，胞质鲜艳多彩，涂片背景清晰。排卵后期：角化细胞减少，主要以中层细胞为主。细胞聚集成堆，边缘卷折。月经前期：角化细胞难见，涂片中细胞聚集成堆，边缘不清，易见裸核和碎屑，可见大量白细胞和杂菌。阴道炎症细胞学改变：有大量白细胞、红细胞，有时可见小组织细胞、巨细胞黏液及退化坏死的细胞碎屑，上皮细胞变性，增生、化生。

16. 浆膜腔积液可能有脱落间皮细胞，退化变性的间皮细胞，异型细胞与癌细胞，非上皮细胞成分：淋巴细胞在积液中最常见，以**小淋巴细胞**为主。淋巴细胞在浆膜腔积液涂片中作为**其他细胞大小的“标尺”**。肺癌：是导致胸腔积液常见的恶性肿瘤。

17. 泌尿系统恶性肿瘤大约 95%以上来源于上皮组织。尿液细胞学检查以**移行细胞癌**最常见。鳞癌和腺癌少见。

18. 肺部原发性肺癌以**扁平细胞癌**最常见。

19. 固定，目的是保持细胞的**自然形态**，防止细胞自溶和细菌所致的腐败。

第 2 部分　临床血液学检验

第 1 单元　绪　　论

一、基本概念

（一）血液学

血液学是以血液和造血组织为主要研究对象的医学科学的一个独立分支学科。其主要研究内容包括血细胞形态学、血细胞生理学、血液生化学、血液免疫学、遗传血液学、血液流变学、实验血液学等。

（二）临床血液学

临床血液学以来源于血液和造血组织的**原发性血液病**及非血液病所致的**继发性血液病**为主要**研究对象**，基础理论与临床实践紧密结合的一门综合性临床学科。重点研究各种血液疾病的致病病因、发病机制、临床表现和诊治措施等。此外，也研究其他系统疾病所引起的血液学异常。

（三）临床血液学检验

以血液学的理论为基础，以检验学实验方法为手段，以血液病为工作对象，创建了一个理论-检验-疾病相互结合、紧密联系的新的临床分支学科——临床血液学检验，且在实践过程中不断发展、完善和提高。

二、血液学与临床的关系

（一）血液学与疾病的关系

血液通过血管循环全身，各种组织都与血液密切接触。全身各系统的疾病可反映在血液变化中，血液系统疾病也可影响其他器官和组织的功能。

（二）血液学与检验的关系

血液学检验是利用多种检验技术，对血液系统疾病和非血液系统疾病所导致的血液学异常进行基础理论研究和临床诊治观察，从而推动和促进血液学和临床血液学的发展和提高。检验医师不仅要有熟练的和多方面的实验医学技能，而且要有扎实的和全面的基础医学和临床医学知识，具有在基础与临床之间进行沟通的能力。

（三）血液学检验与循证医学和转化医学之间的关系

循证医学是寻求、应用证据的医学。对血液学检验的循证可称为循证血液检验医学。转化医学是将基础研究成果转化为临床应用，即从实验室到病房，从病房到实验室。尽快地学习并努力地实践循证血液检验医学和转化医学是检验医师、检验人员的重要任务。

历年考点串讲

本单元为绪论部分，近几年考试出现的频率为偶考，只要求了解临床血液学检验研究的对象和意义即可。

第 2 单元　造血与血细胞分化发育

造血是指造血器官生成各种血细胞的过程。能够生成并支持造血细胞分化、发育、成熟的组织器官称为造血器官。人体的造血器官起源于中胚层的原始间叶细胞，主要包括骨髓、胸腺、淋巴结、肝和脾等。造血过程分为**胚胎期造血**及**出生后造血**，分别由不同造血器官完成。

一、造血器官与造血微环境

（一）胚胎期造血的特点

1．中胚叶造血期　此期造血在人胚发育第 2 周末至第 9 周。卵黄囊壁上的**血岛是人类最初的造血中心**。

2．肝造血期　始于胚胎**第 6 周**，至胚胎第 5 个月逐渐退化，**3～6 个月**的**胎肝**是体内主要的造血场所。此期肝造血的特点是主要以生成红细胞为主，约 90%的血细胞为有核红细胞。胚胎第 4 个月以后胎肝才有粒细胞生成，肝不产生淋巴细胞。

3．骨髓造血期　胚胎第 14 周骨髓开始造血，第 5 个月骨髓造血已高度发达。

胚胎时三个造血阶段不是截然分开的，而是互相交替此消彼长的，各类血细胞形成的**顺序依次是红细胞、粒细胞、巨核细胞、淋巴细胞**和**单核细胞**。

（二）出生后造血器官

1．骨髓造血　正常情况下，骨髓是出生后惟一产生红细胞、粒细胞和血小板的场所，也产生淋巴细胞和单核细胞。骨髓分为红骨髓和黄骨髓，随着年龄的增长，由远心端向近心端发展，红骨髓逐渐脂肪化为黄骨髓。健康成人黄骨髓约占骨髓总量的 50%，当机体需要时，黄骨髓可重新转变为红骨髓参与造血。

2．淋巴器官造血　造血干细胞分化出淋巴干细胞，其再分化成 T、B 淋巴祖细胞。B 淋巴祖细胞在骨髓内发育；T 祖细胞随血流迁移至胸腺、脾和淋巴结内发育成熟。

3．髓外造血　生理情况下，出生 2 个月后，婴儿的肝、脾、淋巴结等不再制造红细胞、粒细胞和血小板。在某些病理情况下，这些组织可重新恢复其造血功能，称为髓外造血。

（三）造血微环境

造血微环境指造血器官实质细胞四周的支架细胞、组织，包括微血管系统、末梢神经、网状细胞、基质及基质细胞分泌的细胞因子。

二、造血干细胞的分化与调控

（一）造血干细胞

造血干细胞是一类具有高度自我更新及进一步分化能力的最早的造血细胞，其特点是①多数细胞处于 G_0 期或**静止期**；②绝大多数表达 **CD34** 和 **Thy-1**（CD^{+}_{34} Thy-1^{+}）；③低表达或不表达 **CD38** 和 **HLA-DR**；④缺乏特异系列抗原表面标志。

（二）造血祖细胞

造血祖细胞是一类由造血干细胞分化而来，但部分或全部失去自我更新能力的过渡性、增殖性细胞群，以前称为定向干细胞。

（三）造血调节因子及其作用

1．造血生长因子　对造血进行**正向调控**，促进造血细胞增殖、分化的因子，主要包括干细胞因子（SCF）、芙来 3 配体（FL）即 fam 样酪氨酸激酶受体 3（FLT）、**集落刺激因子（CSF）**、白细胞介素（IL）、**红细胞生成素（EPO）**、血小板生成素（TPO）、白血病抑制因子（LIF）、其他细胞因子等。

2．抑制造血的因子　对造血进行**负向调控**，主要包括转化生长因子-β（TGF-β）、肿瘤坏死因子-α、β（TNF-α、β）、干扰素α、β、γ（IFN-α、β、γ）和趋化因子（CK）。

三、血细胞的增殖、发育与成熟

（一）血细胞的增殖

有丝分裂是血细胞分裂的主要形式。巨核细胞增殖时，细胞核成倍增殖，胞质并不分裂，因此巨核细胞体积逐渐增大，属多倍体细胞，其胞质量极为丰富，最后胞质脱落形成血小板。造血细胞生长发育的过程可分为 3 个阶段：**造血干细胞阶段、造血祖细胞阶段、原始细胞及幼稚细胞阶段**。

（二）血细胞的命名

血细胞分为**红细胞**系、**粒细胞**系、**单核细胞**系、**淋巴细胞**系、**浆细胞**系和**巨核细胞**系。每个系统按细胞成熟水平分为原始、幼稚和成熟 3 个阶段；红系和粒系的幼稚阶段又分为早幼、中幼和晚幼 3 个阶段；而粒细胞根据胞质所含颗粒特点的不同，又分为中性、嗜酸和嗜碱粒细胞。

（三）血细胞发育成熟的一般规律（表 2-1）

表 2-1　血细胞发育的形态演变规律

项　目	幼稚原始→成熟	备　注
细胞大小	大→小	原粒细胞比早幼粒细胞小，巨核细胞由小到大
核质比例	大→小	
核大小	大→小	成熟红细胞核消失
核形状	圆→凹陷→分叶	有的细胞不分叶
核染色质	细致→粗糙　疏松→紧密	
核染色	淡紫色→深紫色	
核膜	不明显→明显	
核仁	显著可见→无	
胞质量	少→多	淋巴细胞例外
胞质颜色	蓝→红或深蓝→浅蓝	
胞质颗粒	无→有	粒细胞分化为 3 种颗粒，有的细胞无颗粒

四、细胞凋亡的概念与基因调控

（一）细胞凋亡的概念

细胞凋亡是细胞死亡的一种生理形式，是在基因调控下细胞主动死亡的过程，是细胞衰老自然死亡的主要方式之一。细胞凋亡和细胞坏死的区别见表 2-2。

表 2-2　细胞凋亡和细胞坏死的区别

特　征	细胞凋亡	细胞坏死
诱发因素	特定的或生理性	各种病理性
细胞数量	单个细胞丢失	成群细胞死亡
细胞膜	完整保持	肿胀溶解破坏
细胞核	固缩碎裂为片段	溶解破碎
染色质	凝集呈半月状	模糊疏松
线粒体	肿胀通透性增加细胞色素 c 释放	肿胀破裂
细胞器	完整	损伤
内容物释放	无	有
炎症反应	无	有
核 DNA	降解为完整倍数大小的片段	随机不规则断裂
凝胶电泳	梯状条带形	分散形态

（二）细胞凋亡的基因调控

细胞凋亡基因受多种凋亡信号传导途径的调节。①启动和促进细胞凋亡的基因：P53、c-rel、Fas、Bax、ICE 等。②抑制细胞凋亡的基因：Bcl-2、C-myc、c-abl、C-kit 等；一些细胞外因素也可诱导细胞凋亡，如 TNF、辐射及射线等。

历年考点串讲

造血与血细胞分化发育必考，应作为重点复习。近几年考试出现的频率极高。其中，造血器官与造血微环境、造血干细胞的分化与调控、血细胞的增殖、发育与成熟、血细胞发育的形态演变规律是考试的重点，应熟练掌握。细胞凋亡的概念与基因调控应了解。

历年及近年高频考点如下。

1. 胚胎期造血的特点：中胚叶造血期，胚胎 2～9 周；卵黄囊壁上的血岛是人类最初的造血中心；肝造血期，3～6 个月的胎肝是体内主要的造血场所；骨髓造血期，胚胎第 3 个月开始，第 8 个月时骨髓成为造血中心。

2. 出生后造血器官：骨髓造血，正常情况下，骨髓是出生后惟一产生红细胞、粒细胞和血小板的场所；骨髓分为红骨髓（具有活跃造血功能，5 岁以下儿童全为红骨髓，成人仅存在于扁平骨、短骨及长管骨近心端）和黄骨髓（脂肪化的骨髓，当机体需要时，黄骨髓可重新转变为红骨髓参与造血）。髓外造血，在某些病理情况下，肝、脾、淋巴结重新恢复其造血功能。

3. 造血微环境：包括微血管系统、末梢神经、网状细胞、基质及基质细胞分泌的细胞因子。

4. 造血干细胞是一类具有高度自我更新及进一步分化能力的最早的造血细胞，其特点包括：多数细胞处于 G_0 期或静止期、绝大多数表达 CD34 和 Thy-1、低表达或不表达 CD38 和 HLA-DR、缺乏系特异系列抗原表面标志。

5. 造血祖细胞（是一类由造血干细胞分化而来但失去自我更新能力的过渡性、增殖性细胞群）。

6. 造血正向调控因子：干细胞因子（SCF）、芙来 3 配体、集落刺激因子（CSF）、白细胞介素（IL）、红细胞生成素（EPO）、血小板生成素（TPO）、白血病抑制因子（LIF）、其他细胞因子等。

7. 抑制造血的因子：TGF-β、TNF-α、TNF-β、IFN-α、IFN-β、IFN-γ 和趋化因子。

8. 血细胞的增殖：造血细胞生长发育的过程可分为三个阶段，造血干细胞阶段、造血祖细胞阶段、原始细胞及幼稚细胞阶段。

9. 血细胞的命名：血细胞分为红细胞系、粒细胞系、单核细胞系、淋巴细胞系、浆细胞系和巨核细胞系。每个系统按细胞成熟水平分为原始、幼稚和成熟 3 个阶段；红系和粒系的幼稚阶段又分为早幼、中幼和晚幼 3 个阶段；而粒细胞根据胞质所含颗粒特点的不同，又分为中性、嗜酸和嗜碱粒细胞。

10. 血细胞发育过程中形态演变的一般规律：从原始到成熟阶段，细胞胞体由大到小（巨核细胞例外）；核质比例由大到小；核染色质由细致疏松到致密粗糙；核仁从有到无；颗粒从无到有；胞质颜色由深至浅。

11. 从原粒到中幼粒细胞构成粒细胞的增殖池（分裂池）；晚幼粒细胞构成粒细胞的成熟池；由晚幼粒分化发育而来的杆状核和分叶核粒细胞构成贮存池，等待向外周血释放。因微静脉边缘血流较慢，进入外周血的半数成熟粒细胞可黏附于血管壁构成边缘池。另一半随血液而循环构成循环池。两池的粒细胞间可互相换位，保持动态平衡。

12. CFU-GM：粒细胞-单核细胞集落生成单位。

第 3 单元　骨髓细胞学检查

骨髓细胞可通过多种方法进行检查，如细胞形态学、细胞生物化学、细胞免疫学、细胞遗传学等。最实用的是普通显微镜检查，它是诊断许多疾病的重要手段之一。通过骨髓细胞学形态检验可以了解骨髓中各系细胞数量、形态、有无异常等，从而协助疾病的诊断、疗效观察及预后判断。

一、骨髓检查的内容与方法

（一）骨髓常规检验的临床应用

骨髓检查的适应证与禁忌证

（1）适应证

1）出现不明原因的外周血细胞数量及成分异常，如一系、二系、或三系减少或增多，一系增多伴二系减少、外周血中出现原始细胞等。

2）不明原因发热，肝、脾、淋巴结肿大。

3）不明原因骨痛、骨质破坏、肾功能异常、黄疸、紫癜、红细胞沉降率明显增加等。

4）血液系统疾病定期复查，化疗后的疗效观察。

5）其他：骨髓活检、骨髓细胞表抗原（CD）测定、造血祖细胞培养、染色体核型分析、电镜检查、骨髓移植、微量残留白血病测定、微生物及寄生虫学检查（如伤寒、疟疾）等。

（2）禁忌证

1）**有出血倾向或凝血时间明显延长者**。

2）晚期妊娠的妇女做骨髓穿刺时应慎重。

（二）骨髓标本的采集

骨髓标本大部分采用**穿刺法**吸取。骨髓穿刺部位选择要从以下几个方面考虑：①骨髓腔中红骨髓丰富；②穿刺部位应浅表、易定位；③应避开重要脏器。**髂骨上棘**（包括髂前、髂后上棘）处是临床上首选的穿刺部位，其他穿刺部位包括胸骨、胫骨等。

骨髓取材满意的指标：抽取骨髓时，患者有特殊的痛感；抽出的骨髓液中有较多的骨髓小粒和脂肪滴；显微镜下涂片有骨髓特有的细胞，如巨噬细胞、浆细胞、造血细胞、破骨细胞、脂肪细胞、肥大细胞、组织细胞、纤维细胞等；骨髓中中性杆状核粒细胞与分叶核粒细胞之比大于外周血涂片的比值。

（三）骨髓涂片的细胞学检查

1．普通光镜低倍镜检验　观察骨髓和巨核细胞系统增生情况；涂片边缘、尾部、骨髓小粒周围，有无体积较大或成堆分布的异常细胞。

2．油镜　选择满意的片膜段，观察 200～500 个细胞，计算细胞的种类、发育阶段的百分率；观察各系统的增生程度和各阶段细胞数量和质量的变化（表 2-3）。

表 2-3　骨髓有核细胞增生程度五级分类法及标准

增生程度	成熟红细胞：有核细胞	有核细胞均数/HP	临床意义
增生极度活跃	1：1	＞100	各种白血病
增生明显活跃	10：1	50～100	各种白血病、增生性贫血
增生活跃	20：1	20～50	正常骨髓象、某些贫血
增生减低	50：1	5～10	造血功能低下、部分稀释
增生极度减低	200：1	＜5	再生障碍性贫血、完全稀释

（四）骨髓象检查的注意事项

1．确认细胞应综合根据细胞大小、核质比例、核的形状、染色质结构、核仁、胞质着色和颗粒等条件全面综合分析判断。

2．各系统的原始细胞甚难鉴别，除应做相应的细胞化学染色协助区别外，可根据伴随出现的幼稚细胞或成熟细胞，推测原始细胞的归属。

3．介于两个阶段之间的细胞，应统一按照成熟方向的下一阶段计算。若确诊为浆细胞性白血病、淋巴细胞白血病或红白血病，应将这些细胞随确诊而划分其归属；实在难以确定类型的细胞，可列为“分类不明细胞”。

（五）正常骨髓象

1．骨髓增生程度　有核细胞增生活跃，粒/红细胞比例为2∶1～4∶1。

2．各血细胞系统

（1）粒细胞系统：占有核细胞的50%～60%。其中原粒细胞＜2%，早幼粒细胞＜5%，中、晚幼粒细胞均＜15%，成熟粒细胞中杆状核多于分叶核。嗜酸粒细胞＜5%，嗜碱粒细胞＜1%。

（2）红细胞系统：幼红细胞约占有核细胞的20%，其中原红细胞＜1%，早幼红细胞＜5%，以中、晚幼红细胞为主，平均各约10%。

（3）淋巴细胞系统：约占20%，小儿可达40%，原始淋巴和幼稚淋巴细胞极罕见。

（4）单核细胞和浆细胞系统：一般均＜4%，均系成熟阶段的细胞。

（5）巨核细胞系统：通常在1.5cm×3cm的片膜上，可见巨核细胞7～35个，其中原巨核细胞0，幼巨核细胞0%～5%，颗粒巨核细胞10%～27%，产生血小板巨核细胞44%～60%，裸核8%～30%。

（6）其他细胞：可见到极少量网状细胞、内皮细胞、组织嗜碱细胞等骨髓成分。不易见到核分裂象，不见异常细胞和寄生虫。成熟红细胞的大小、形态、染色正常。

（六）骨髓象的分析与报告

1．骨髓涂片特征包括　①骨髓有核细胞增生程度；②粒细胞与有核红细胞比例；③粒系统细胞改变；④红系统细胞改变；⑤巨核系统细胞改变；⑥淋巴系统细胞改变；⑦单核系统细胞改变和其他血细胞改变。

2．血涂片特征　详见血象检验。

3．细胞化学染色特征　逐项对每个细胞化学染色结果进行描述，每项染色结果的报告一般包括阳性率、阳性指数或阳性细胞的分布情况。

4．诊断意见及建议。

5．报告日期、签名。

（七）血象检查的重要性

1．骨髓象相似而血象有区别的疾病　溶血性贫血与缺铁性贫血，慢性粒细胞白血病与类白血病反应。

2．骨髓象有区别而血象相似的疾病　传染性淋巴细胞增多症与慢性淋巴细胞白血病。

3．骨髓象变化不显著而血象有显著异常的疾病　传染性单核细胞增多症。

4．骨髓象有显著异常而血象变化不显著的疾病　多发性骨髓瘤、戈谢病、尼曼-匹克病等。

5．骨髓象细胞难辨认而血象细胞较易辨认。

二、骨髓细胞形态学

（一）正常血细胞形态学

1．粒细胞系统形态

（1）原始粒细胞：胞体圆形或类椭圆形，胞核大，核染色质呈细粒状，核仁2～5个，胞质量少，呈透明天蓝色，绕于核周，无颗粒。

（2）早幼粒细胞：胞体圆或椭圆形，胞核大，核染色质较原粒粗糙，核仁可见或消失。胞质量较多，呈淡蓝、蓝或深蓝色，质内含紫红色非特异性的天青胺蓝颗粒。

（3）中幼粒细胞：①中性中幼粒细胞胞体圆形，胞核椭圆形或一侧开始扁平，染色质聚集成索块状，核仁消失。胞质量多，内含中等量、大小较一致的特异的中性颗粒。②嗜酸中幼粒细胞胞核与中性中幼粒细胞相似。胞质内充满粗大、均匀、排列紧密、**橘红色**的特异的嗜酸性颗粒。③嗜碱中幼粒细胞胞体，胞核椭圆形，轮廓不清楚，核染色质较模糊。胞质内及核上含有数量不多、排列零乱、大小不等的**紫黑色**特异的嗜碱性颗粒。

（4）晚幼粒细胞：①中性晚幼粒细胞胞体，呈圆形，胞核明显凹陷。核染色质粗糙，排列更紧密。胞质量多，染浅红色，充满中性颗粒。②嗜酸晚幼粒细胞胞体，胞核在中央或偏一侧，呈肾形或椭圆形。胞质充满着嗜酸性颗粒。③嗜碱晚幼粒细胞胞体胞核固缩呈肾形，轮廓模糊。胞质内及核上含有少量、分布不匀的嗜碱性颗粒。

（5）杆状核粒细胞：①中性杆状核粒细胞胞体圆形。胞核凹陷，形态弯曲成带状，核染色质粗糙呈块状，核两端钝圆染深紫红色。胞质充满中性颗粒。②嗜酸杆状核粒细胞胞体圆形，胞核与中性杆状粒细胞相似。胞质充满着粗大的橘红色嗜酸性颗粒。③嗜碱杆状核粒细胞胞核呈模糊杆状。胞质内及胞核上含有紫黑色、大小不匀、数量较少的嗜碱性颗粒。

（6）分叶核粒细胞：①中性分叶核粒细胞胞体圆形。胞核分叶状，核染色质浓集或呈较多小块。胞质丰富，质内分布着细小紫红色中性颗粒。②嗜酸分叶核粒细胞胞核多分为两叶。胞质充满着粗大呈橘红色的嗜酸性颗粒。③嗜碱性分叶核粒细胞胞核可分 3～4 叶或分叶不明显。胞质嗜碱性颗粒呈紫黑色。

粒细胞系统从中幼阶段到杆状核阶段的划分主要依据**细胞核的凹陷程度**。

2．红细胞系统形态

（1）原始红细胞：胞体圆形或椭圆形，边缘常有**钝角状或瘤状突起**。胞核圆形，核染色质呈颗粒状，核仁 1～2 个，胞质量少，深蓝色，在核周围常形成淡染区。

（2）早幼红细胞：胞体圆形或椭圆形，胞核圆或椭圆形，核染色质可浓集成粗密的小块，核仁模糊或消失，胞质量多，染不透明蓝或深蓝色，仍可见瘤状突起及核周淡染区。

（3）中幼红细胞：胞体圆形，胞核圆形或椭圆形，核染色质凝聚成索条状或块状，其中有明显空隙，核仁消失。胞质内血红蛋白形成逐渐增多，可呈嗜多色性。

（4）晚幼红细胞：胞体圆形，胞核圆形，核染色质聚集成数个大块或凝缩成紫黑色团块状，胞质量较多，浅灰或浅红色。

（5）网织红细胞：为晚幼红细胞刚脱核的分化阶段，胞质内仍含嗜碱物质，属未成熟红细胞。

（6）红细胞：正常红细胞呈双面微凹之圆盘状，中央较薄，边缘较厚，染色后呈淡红略带紫色，中央部分淡染，无核。

3．单核细胞系统形态

（1）原始单核细胞：胞体圆或椭圆形。核较大，圆形、类圆形。核染色质纤细，呈疏松网状，核仁 1～3 个。胞质较丰富，呈灰蓝色，不透明，边缘不规则，有时可见伪足状突出。

（2）幼稚单核细胞：胞体圆形，不规则形。胞核圆或不规则形，呈扭曲折叠状，核染色质较原单核细胞粗糙疏松，呈丝网状，无核仁。胞质较多，染灰蓝色，可见细小染紫红色的天青胺蓝颗粒。

（3）单核细胞：胞体圆或不规则形，胞核形态不规则并有明显的扭曲折叠。核染色质较细致，疏松呈丝网状或条索状。胞质量多，染灰蓝色和淡粉红色，胞质内见细小的、分散均匀的灰尘样紫红色天青胺蓝颗粒。

（4）巨噬细胞：单核细胞进入组织内变成巨噬细胞。

4．淋巴细胞系统形态

（1）原始淋巴细胞：胞体圆或椭圆形。胞核大，位于中央或稍偏一侧，圆或椭圆形、核染色质细致，呈颗粒状，核膜浓厚，界限清晰，核仁 1～2 个，胞质极少，呈淡蓝色，透明，核周界明显，无颗粒。

（2）幼稚淋巴细胞：胞核圆或椭圆形，核仁模糊不清或消失，核染色质仍较细致。胞质较少，淡蓝色，偶有少许天青胺蓝颗粒。

（3）淋巴细胞：①大淋巴细胞，胞体圆形，胞核椭圆形稍偏一侧，核染色质排列紧密而均匀。胞质较多，呈清澈的淡蓝色，可有少量大小不等的天青胺蓝颗粒。②小淋巴细胞，胞体圆形，胞核圆形或有小切迹，核染色质聚集紧密成大块状。胞质量很少，颇似裸核，如可见，呈淡蓝色，一般无颗粒。

5．浆细胞系统形态

（1）原始浆细胞：胞体圆或椭圆形。胞核圆形，核染色质呈粗颗粒网状，核仁 2～5 个。胞质量多，染深蓝色，不透明，核附近较淡染，无颗粒。

（2）幼稚浆细胞：胞体多呈椭圆形。胞核圆或椭圆形，核染色质较原始浆细胞粗糙紧密，开始聚集，染深紫红色，核仁消失。胞质量多，染深蓝色，不透明，近核处有淡染色区，有时可有空泡及少数天青胺蓝颗粒。

（3）浆细胞：胞体圆形或椭圆形。胞核明显缩小可偏位，核染色质浓密成块，常排列成车轮状，无核仁。胞质丰富，染蓝色或红蓝相混的蓝紫色，**有泡沫感**，核的外侧常有明显的淡染区，**质内常有小空泡**，偶见少数天青胺蓝颗粒。

6．巨核细胞系统形态

（1）原始巨核细胞：胞体较大，圆形或不规则形。胞核较大，圆形，不规则，核染色质呈粗大网状，排列紧密，核仁 2～3 个。胞质量较少，不均匀，边缘不规则，染深蓝色，无颗粒，核周着色浅淡。

（2）幼稚巨核细胞：胞体明显增大，外形常不规则。胞核不规则，核染色质呈粗颗粒状或小块状，排列紧密，核仁可有可无，胞质量增多，染蓝色或浅蓝色，近核处呈淡蓝色或浅粉红色，出现少量天青胺蓝颗粒。

（3）巨核细胞：①颗粒型巨核细胞，形态不规则。胞核较大，形态不规则，核染色质较粗糙，排列紧密呈团块状，无核仁，胞质极丰富，染粉红色，夹杂有蓝色，质内含有大量细小的紫红色颗粒，常聚集成簇，但无血小板形成。②血小板型巨核细胞，胞体巨大，胞核不规则，高度分叶状，核染色质呈团块状。胞质呈均匀粉红色，质内充满大小不等的紫红色颗粒或血小板。胞膜不清晰，多呈伪足状，其内侧及外侧常有血小板的堆集。③裸核型巨核细胞产生血小板型巨核细胞的胞浆解体后，释放出大量血小板，仅剩一胞核，称为**裸核**。

（4）血小板：胞质染浅蓝色或淡红色，中心有细小紫红色颗粒，但无细胞核。

（二）正常骨髓中形态类似细胞的鉴别（表 2-4～表 2-6）

表 2-4　骨髓中原始细胞的鉴别

	原淋细胞	原粒细胞	原单细胞	原红细胞	原巨细胞	原浆细胞
胞体大小	10～18μm	10～20μm	14～25μm	15～25μm	15～30μm	15～25μm
胞体形态	圆、类圆形	圆形	圆形、不规则可有伪足突起	圆形、常有瘤状突起	圆形、不规则常有指状突起	圆形、椭圆形
核形	圆形	圆形	圆形、不规则可扭曲、折叠	圆形	圆形、不规则常凹陷、折叠核	圆形
位置	居中或偏位	居中或偏位	居中或偏位	居中	居中或偏位	偏位

续表

	原淋细胞	原粒细胞	原单细胞	原红细胞	原巨细胞	原浆细胞
核仁	1～2个、小、边界清楚	2～5个、小、边界清楚	1个、大、边界清楚	1～3个、较大、边界欠清楚	2～3个、边界模糊	2～5个、边界清楚
染色质	颗粒状	细颗粒状	纤细疏松	细颗粒状	粗、排列紧密	粗颗粒网状
胞质量	少	较少	较多	较多	较少	丰富
胞质颜色	淡蓝色	淡蓝色	淡蓝、灰蓝色	深蓝色	深蓝色	深蓝色
颗粒	无或少许	无或少许	无或少许	无	无	无
其他			有时胞质中可见空泡	核周常有淡染区	胞体周围常有血小板附着	可有空泡、核旁淡染区

表 2-5　单核细胞与中性中幼粒细胞的鉴别

项　目	中性中幼粒细胞	单核细胞
胞体	10～20μm，圆形	12～20μm，圆形或不规则形，可见伪足
胞质量	量中等	量常较多
胞质颜色	淡红色或淡蓝色	灰蓝色或略带红色，半透明如毛玻璃样
空泡	常无	常有
颗粒	充满大小一致的中性颗粒	细小、紫红色、灰尘样
胞核	椭圆形或一侧扁平或凹陷	不规则，常有明显扭曲折叠
染色质	呈索块状	较疏松

表 2-6　浆细胞、中幼红细胞及淋巴细胞的鉴别

	浆细胞	中幼红细胞	小淋巴细胞
胞体	8～15μm，椭圆形	8～15μm，圆形	6～9μm，圆形
胞质量	丰富	多	极少
胞质颜色	深蓝色，有时为红色	灰蓝色、灰红色	淡蓝色
颗粒	无	无	有时可有少许
核形	圆形	圆形	类圆形或有切迹
核位置	常偏位	居中	居中或偏位
核仁	无，偶有似核仁	无	消失，有时可有假核仁
染色质	结块、龟背状	结块、副染色质明显	结块、副染色质不明显
其他	有核旁淡染区	无空泡	胞质有时可见毛状突起

（三）异常骨髓细胞形态变化特点及其意义

1．胞体异常　包括大小和形态异常，后者见于急性粒细胞白血病、急性单核细胞白血病、恶性组织细胞病。

2．胞核异常

（1）数目异常：见于各系统白血病细胞、严重贫血。

（2）形态异常：见于白血病细胞、恶性异常组织细胞。

（3）核染色质异常：见于巨幼细胞贫血、骨髓增生异常综合征等。

（4）核仁异常：见于急性白血病的原始细胞、恶性组织细胞病的异常组织细胞。

（5）核分裂异常：见于白血病、恶性组织细胞病。

3．胞质异常

（1）胞质量异常。

（2）内容物异常：出现 Auer 小体、中毒颗粒、空泡、杜勒小体、Chediak-Higashi 畸形、Alder-Reilly 畸形、May-Hegglin 畸形；红细胞出现 Cabot 环、Howell-Jolly 小体、嗜碱性点彩、变性珠蛋白小体；浆细胞可见 Russel 小体。

（3）着色异常：见于溶血性贫血、巨幼红细胞性贫血、缺铁性贫血。

（4）颗粒异常：见于早幼粒细胞白血病，巨幼红细胞贫血等。

（5）内外质现象：胞质内外带发育不平衡，见于白血病细胞。

4．核质发育不平衡　核发育落后于胞质，即**幼核老质**；胞质发育落后于核，即**老核幼质**。可见于白血病、巨幼红细胞贫血及缺铁性贫血等。

5．特殊异常细胞　如 Reed-Sterberg 细胞、戈-谢细胞、尼曼-匹克细胞等有多方面形态异常，并且对相关疾病诊断价值较高。

历年考点串讲

骨髓细胞形态学和骨髓检查部分必考，应作为重点复习。近几年考试出现的频率高。

其中，正常血细胞形态学的粒、红、巨核、单核、淋巴、浆细胞系统形态特征是考试的重点，应熟练掌握。异常骨髓细胞形态变化特点及其意义应熟悉。骨髓检查的主要临床应用、骨髓检查的适应证与禁忌证、骨髓穿刺部位的选择、骨髓涂片的检查方法和内容、骨髓象检查的注意事项及骨髓象的分析是考试的重点，应熟练掌握。血象检查的重要性应熟悉。

历年常考的细节：

1．正常粒细胞系统形态：**原始粒细胞**，核染色质呈细粒状，核仁 2～5 个，胞质量少，呈透明天蓝色，无颗粒；**早幼粒细胞**，核仁可见或消失，浆内含紫红色非特异性的天青胺蓝颗粒。**中幼粒细胞**，核仁消失，胞质开始出现特异颗粒：中性颗粒、嗜酸性颗粒、嗜碱性颗粒；**晚幼粒细胞、杆状核粒细胞、分叶核粒细胞**，粒细胞系统从中幼阶段到杆状核阶段的划分主要是依据细胞核的凹陷程度；细胞的类型分类依据特异性颗粒。

2．正常红细胞系统形态：**原始红细胞**，胞体边缘有**瘤状突起**，核染色质呈较粗颗粒状，核仁 1～2 个，模糊；**早幼红细胞**，核染色质可浓集成粗密的小块，其余同原红；**中幼红细胞**，核染色质凝聚成索条状或块状，胞质可呈嗜多色性；**晚幼红细胞**，核染色质凝缩成紫黑色团块状，如**炭核**；**网织红细胞**，刚脱核，属未成熟红细胞；**成熟红细胞**，无核。

3．正常单核细胞系统形态：胞体胞核较大而不规则，核扭曲折叠、疏松成网状。**原始单核细胞**—核染色质纤细，呈疏松网状，核仁 1～3 个；**幼稚单核细胞**—核质较原单粗糙疏松，呈丝网状，无核仁，胞质可见少量细小染紫红色的天青胺蓝颗粒；**单核细胞**—胞质充满细小的、分散均匀的灰尘样紫红色天青胺蓝颗粒。

4．正常淋巴细胞系统形态：**原始淋巴细胞**—核染色质呈颗粒状，核仁 1～2 个，胞质极少，呈透明淡蓝色，无颗粒；**幼稚淋巴细胞**—核仁模糊不清或消失；**成熟淋巴细胞**—大淋巴细胞，核染色质排列紧密而均匀，胞质可有少量大小不等的天青胺蓝颗粒；小淋巴细胞，核染色质聚集紧密成大块状，颇似裸核，胞质一般无颗粒。

5．正常浆细胞系统形态：**原始浆**细胞—核染色质呈粗颗粒网状，核仁 2～5 个，胞质量多染深蓝色不透明，无颗粒；**幼稚浆**细胞—核染色质较原始浆细胞粗糙紧密，开始聚集，核仁消失；**浆细胞**—胞核明显缩小可偏位，核染色质浓密成块，车轮状，胞质丰富染蓝色或红蓝相混的蓝紫色，有泡沫感。

6．骨髓中属于多倍体细胞的是**巨核细胞**，正常巨核细胞系统形态：胞体越成熟越大，胞体胞核均不规则。**原始巨核**细胞：核染色质呈粗大网状，核仁 2～3 个，胞质边缘不规则，染深蓝色，无颗粒；**幼稚巨核**细胞：胞体明显增大，核仁可有可无，胞质近核处呈淡蓝色或浅粉红色，出现少量天青胺蓝颗粒；**巨核细胞**：颗粒型巨核细胞，形态不规则，胞质极丰富，染粉红色，夹杂有蓝色，胞质内含有大量细小的紫红色颗粒，常聚集成簇，但无血小板形成；

血小板型巨核细胞，胞体巨大，胞质内充满大小不等的紫红色颗粒或血小板；裸核型巨核细胞，产生血小板型巨核细胞释放出大量血小板，仅剩一裸核。**血小板**：无细胞核。

7. 异常骨髓细胞形态变化特点及其意义：胞体异常、胞核异常、胞质异常及核质发育不平衡（核发育落后于胞质，即**幼核老质**；胞质发育落后于核，即**老核幼质**）。

8. 骨髓检查的主要临床应用：**确诊某些造血系统疾病**，各类白血病、再生障碍性贫血、巨幼细胞贫血、恶性组织细胞病、戈谢病、尼曼-匹克病、海蓝色组织细胞增生症、多发性骨髓瘤等。协助诊断部分血液系统疾病，如骨髓转移癌、淋巴瘤骨髓浸润、骨髓增殖异常综合征、缺铁性贫血、溶血性贫血、脾功能亢进和原发性血小板减少性紫癜等。提高某些疾病的诊断率。

9. 骨髓检查的**适应证**与**禁忌证**。

10. **髂后上棘**是临床上首选的骨髓穿刺部位。

11. 骨髓取材满意的标志：可见**骨髓小粒**及少量**脂肪滴**，镜下可见**巨核细胞**、浆细胞、组织细胞、成骨细胞、破骨细胞等骨髓特有细胞，骨髓中性杆状核粒细胞与中性分叶核粒细胞比值大于外周血的中性杆状核粒细胞与中性分叶核粒细胞比值。

12. 骨髓涂片低倍镜（观察涂片情况、判断有核细胞增生程度：**五级**、巨核细胞计数并分类、观察涂片边缘和尾部有无较大或成堆的异常细胞）和油镜观察的内容（有核细胞的计数及分类 **200～500 个细胞**、发育阶段的百分率；观察各系统的增生程度和各阶段细胞数量和质量的变化）。

13. 骨髓象检查的注意事项：介于两个阶段之间的细胞，应归入下一阶段；介于两个系统之间的细胞难以判断时，可采用多数归类法，如似浆系又似红系的细胞应归入红系。

14. 大致正常骨髓象：骨髓有核细胞增生活跃，**粒/红细胞比例为 2∶1～4∶1**；各血细胞系统的比例和形态大致正常；可见到极少量网状细胞、内皮细胞、组织嗜碱细胞等骨髓成分，不易见到核分裂象，不见异常细胞和寄生虫。成熟红细胞的大小、形态、染色正常。

15. 骨髓象分析内容与报告单书写。

16. 血象检查的重要性。

第 4 单元　血细胞化学染色的临床应用

一、过氧化酶染色

（一）原理

血细胞内的过氧化酶（POX）分解 H_2O_2，释出初生态氧，使无色联苯胺氧化成蓝色联苯胺，后者进一步变成棕黑色化合物，沉着于胞质内。

（二）结果判断

胞质中无蓝黑色颗粒者为阴性反应，出现细小颗粒、分布稀疏者为弱阳性反应，颗粒粗大而密集者为强阳性反应。

（三）正常血细胞的染色反应

嗜酸粒细胞为强阳性，单核细胞系统呈**阴性或弱阳性**。淋巴细胞系统、红细胞系统、巨核细胞系统、嗜碱粒细胞、浆细胞、组织细胞呈**阴性**。

（四）临床意义

1. 急性粒细胞白血病时，白血病细胞多呈强阳性反应；急性单核细胞白血病时呈弱阳性或阴性反应；急性淋巴细胞白血病，原始和幼淋巴细胞则呈阴性反应。

2．小型原始粒细胞和原始淋巴细胞区分时，POX 阳性者为小型原始粒细胞，阴性者为原始淋巴细胞。

3．急性早幼粒细胞白血病与急性单核细胞白血病鉴别时，急性早幼粒细胞白血病的白血病细胞呈强阳性反应。

4．异常组织细胞的 POX 呈阴性反应，白血病性幼单核细胞和单核细胞呈弱阳性反应。

二、过碘酸-雪夫反应（PAS）

（一）原理

过碘酸能将血细胞内的糖类物质氧化生成醛基，醛基与雪夫试剂中的无色品红结合，形成紫红色化合物。

（二）结果判断

胞质中出现**红色**颗粒、块状或呈弥漫状红色为阳性反应。

（三）正常血细胞的染色反应

1．原粒细胞为阴性反应，自早幼粒细胞至中性分叶核粒细胞均呈阳性反应，随细胞的成熟，阳性反应程度渐增强。

2．嗜酸粒细胞中颗粒本身不着色，颗粒之间的胞质呈红色；嗜碱粒细胞中的嗜碱颗粒呈阳性。

3．幼红细胞和红细胞均呈阴性反应。

4．单核细胞、巨核细胞和血小板呈**阳性反应**。

5．淋巴细胞大多呈阴性反应，少数呈弱阳性反应；浆细胞一般为阴性。

（四）临床意义

1．红细胞系统

（1）红血病或红白血病及骨髓增生异常综合征时，幼红细胞可呈**阳性**反应。

（2）巨幼细胞贫血、缺铁性贫血、珠蛋白生成障碍性贫血、溶血性贫血、再生障碍性贫血等疾病时，幼红细胞为阴性反应。

2．白细胞系统

（1）急性淋巴细胞白血病时，白血病性原始淋巴细胞的阳性反应物质为红色块状或粗颗粒状，底色不红。

（2）急性粒细胞白血病时，白血病性原始粒细胞的阳性反应物质呈均匀分布的红色或红色细颗粒状。

（3）急性单核细胞白血病时，白血病性原始单核细胞的阳性反应物质呈红色细颗粒状，弥散分布。

3．其他细胞

（1）鉴别不典型巨核细胞和霍奇金细胞或 Reed-Sternberg 细胞，前者呈强阳性反应，后者呈阴性或弱阳性反应。

（2）鉴别**戈谢细胞**和**尼曼-皮克细胞**，前者呈强阳性反应，后者呈阴性或弱阳性反应。

（3）鉴别白血病细胞和腺癌骨髓转移的**腺癌细胞**，后者呈**强阳性**反应。

三、中性粒细胞碱性磷酸酶染色

（一）原理（偶氮偶联法）

中性粒细胞内的碱性磷酸酶（NAP）在 pH 9.4～9.6 的条件下将基质液中的 α-磷酸萘酚钠水解，产生 α-萘酚与重氮盐偶联形成不溶性**灰黑色**沉淀，定位于**酶活性**所在之处。

（二）结果判断

1．胞质无灰褐色沉淀为“-”。

2．胞质出现灰褐色沉淀为“+”。

3．胞质深褐色沉淀为“++”。

4．胞质基本充满棕黑色颗粒状沉淀，但密度较低，为“+++”。

5．胞质全被深黑色团块沉淀所充满，密度高，为“++++”。

（三）正常血细胞的染色反应

除中性粒细胞可呈阳性反应外，其他血细胞均呈阴性反应。

（四）临床意义

1．生理变化　NAP 活性可因年龄、性别、应激状态、月经周期、妊娠及分娩等因素有一定的生理性变化。

2．病理性变化　NAP 积分增加见于细菌性感染、急性淋巴细胞白血病、慢性淋巴细胞白血病、淋巴瘤、骨髓纤维化、原发性血小板增多症、真性红细胞增多症、慢性中性粒细胞白血病、慢性粒细胞白血病（加速期、急变期）、再生障碍性贫血、骨髓转移癌、肾上腺皮质激素及雌雄激素治疗后等。NAP 积分降低见于慢性粒细胞白血病（慢性期）、阵发性睡眠性血红蛋白尿、骨髓增生异常综合征、恶性组织细胞病等。

3．疾病的鉴别

（1）慢性粒细胞白血病与类白血病反应：前者 NAP 积分明显降低，后者 NAP 积分明显增加。

（2）性粒细胞白血病（慢性期）与慢性中性粒细胞白血病：前者 NAP 积分明显降低，后者 NAP 积分明显增加。

（3）再生障碍性贫血与阵发性睡眠性血红蛋白尿：前者 NAP 积分明显增高，后者 NAP 积分明显降低。

（4）急性粒细胞白血病和急性单核细胞白血病，NAP 积分值一般减低，急性淋巴细胞白血病时明显增高。

（5）细菌性感染与病毒性感染：前者 NAP 积分明显增高，后者一般无明显变化。

（6）真性红细胞增多症与继发性红细胞增多症：前者 NAP 积分明显增高，后者一般无明显变化。

（7）恶性淋巴瘤与恶性组织细胞病：前者 NAP 积分明显增高，后者常下降。

（8）原发性血小板增多症与继发性血小板增多症：前者 NAP 积分明显增高，后者一般无明显变化。

（9）恶性组织细胞病与反应性组织细胞增多症：前者 NAP 积分常下降，后者一般无明显变化。

四、氯乙酸 AS-D 萘酚酯酶染色

（一）原理

血细胞内的氯乙酸 AS-D 萘酚酯酶（NAS-DCE）将基质液中的氯乙酸 AS-D 萘酚水解，产生萘酚 AS-D，进而与基质液中的重氮盐（常用坚牢紫酱 GBC）偶联，形成不溶性红色沉淀，定位于胞质内。NAS-DCE 几乎仅出现于粒细胞，其特异性高，因此又称为粒细胞酯酶。

（二）结果判断

胞质无色为“-”；胞质呈淡红色为“+”；鲜红色沉淀布满胞质为“++”；深红色沉淀充满胞质为“+++”。

（三）正常血细胞的染色反应

1．粒细胞系统　原粒细胞为阴性或弱阳性反应，自早幼粒细胞至成熟中性粒细胞均呈阳性反应，以早幼粒和中幼粒细胞阳性反应最强，但酶活性并不随着细胞的成熟而增强，反而逐渐减

弱；嗜酸粒细胞为阴性或弱阳性反应，嗜碱粒细胞为阳性反应；氯乙酸 AS-D 萘酚酯酶几乎只出现在粒细胞中，其特异性高，又称**“粒细胞酶”**或**“特异性酶”**。

2. 其他血细胞　单核细胞为阴性反应，个别可呈弱阳性反应；淋巴细胞、浆细胞、幼红细胞和血小板均呈阴性反应。

（四）临床意义

1. 急性粒细胞白血病时，白血病性原始粒细胞可出现阳性反应。

2. 急性单核细胞白血病及急性淋巴细胞白血病时，白血病细胞均呈阴性反应。

3. 急性粒-单核细胞白血病时，原粒和早幼粒细胞呈阳性反应，原始单核和幼单核细胞呈阴性反应。

五、α-醋酸萘酚酯酶染色

（一）原理

血细胞内的 α-醋酸萘酚酯酶（α-NAE）将基质液中的 α-醋酸萘酚水解，产生 α-萘酚，萘酚再与重氮染料（常用坚牢蓝 B）偶联，形成不溶性灰黑色或棕黑色沉淀，定位于胞质内。

（二）结果判断

胞质中出现棕黑色颗粒沉淀为阳性结果。

（三）正常血细胞的染色反应

1. 原单核细胞为阴性或弱阳性反应，幼单核细胞和单核细胞呈阳性反应，**单核系细胞的阳性反应可被氟化钠抑制**。（高频考点）

2. 粒细胞系统和淋巴细胞系统一般为阴性或弱阳性反应，阳性反应不能被氟化钠抑制。

3. 幼红细胞为阴性或弱阳性，阳性反应不被氟化钠抑制。

4. 巨核细胞和血小板呈阳性，阳性反应不被氟化钠抑制。

（四）临床意义

1. 急性单核细胞白血病细胞呈强阳性反应，**单核细胞中的酶活性可被氟化钠抑制**。

2. 急性粒细胞白血病时，原粒细胞呈阴性或个别阳性反应，阳性反应不被氟化钠抑制。

3. 急性早幼粒细胞白血病时，早幼粒细胞呈强阳性，阳性反应不被氟化钠抑制。

4. 急性淋巴细胞白血病时，白血病原始淋巴细胞为阴性反应，有时可出现阳性反应。

5. 急性粒-单核细胞白血病时，部分原始白血病细胞呈阳性反应，并能被氟化钠抑制。

六、醋酸 AS-D 萘酚酯酶染色

（一）原理

血细胞内醋酸 AS-D 萘酚酯酶（AS-DAE）将基质液中的醋酸 AS-D 萘酚水解，产生 AS-D 萘酚，进而与基质液中的重氮盐（常用坚牢蓝 BB）偶联，形成不溶性蓝色沉淀，定位于细胞质内酶所在的部位。单核细胞的阳性可被氟化钠抑制，因此通常同时作氟化钠抑制试验。

（二）结果判断

无颗粒沉淀为“-”；颗粒少量、稀疏为“±”；胞质内 1/2 区域出现颗粒沉淀为“+”；胞质内 3/4 区域出现颗粒沉淀“++”；胞质内布满颗粒沉淀“+++”；胞质内充满浓密的颗粒沉淀“++++”。

（三）正常血细胞的染色

1. 粒细胞系统　原粒细胞为阴性或阳性反应，自早幼粒细胞至成熟中性粒细胞均为阳性反应，此反应不被氟化钠抑制。

2. 单核细胞系统　原始单核细胞为阴性或阳性反应，幼单核细胞和单核细胞均为阳性反应，此反应能被氟化钠抑制。

3. 淋巴细胞　淋巴细胞呈弱阳性反应，此反应不被氟化钠抑制。

4．红细胞系统　早期幼红细胞可呈阳性反应，随细胞的成熟阳性反应程度逐渐减弱，此反应不被氟化钠抑制。

5．巨核细胞和血小板　为阳性反应。

（四）临床意义

1．急性粒细胞白血病时，白血病原始粒细胞呈阳性反应，此反应不被氯化钠抑制。

2．急性单核细胞白血病时，白血病原始单核细胞呈阳性反应，幼单核细胞和单核细胞为阳性反应，此反应被氯化钠抑制。

3．急性粒-单核细胞白血病时，部分白血病细胞的阳性反应可被氟化钠抑制，部分不被氯化钠抑制。

七、α-丁酸萘酚酯酶染色

（一）原理

碱性条件下，血细胞内的α-丁酸萘酚酯酶（α-NBE）水解基质液中的α-丁酸萘酚，释放α-萘酚与基质液中的重氮盐偶联，呈不溶性的有色沉淀。本试验常用的重氮盐味坚牢紫酱 GBC，形成红色沉淀。**单核细胞的阳性可被氟化钠抑制**，因此通常同时作氟化钠抑制试验。

（二）结果判断

胞质中出现有色颗粒为阳性结果。

（三）正常血细胞的染色反应

1．粒细胞系统中各期细胞呈阴性反应。

2．原单细胞呈阴性或阳性反应，幼稚和成熟单核细胞呈阳性，此反应能被氟化钠抑制。

3．T 淋巴细胞呈阳性，B 淋巴细胞呈阴性。

4．巨核细胞、幼红细胞、浆细胞呈阴性或弱阳性，组织细胞也可呈阳性反应，但不被氟化钠抑制。

（四）临床意义

1．急性单核细胞白血病时，单核系细胞呈阳性反应，此反应能被氟化钠抑制。

2．急性粒细胞白血病、急性早幼粒细胞白血病、急性淋巴细胞白血病时，白血病细胞呈阴性反应。

3．急性粒单核细胞白血病时，部分白血病细胞呈阳性反应，部分呈阴性反应。

八、酸性磷酸酶染色

（一）原理

血细胞内的酸性磷酸酶（ACP）在酸性条件下，将基质中的磷酸萘酚 AS-BI 水解，释放萘酚 AS-BI，萘酚 AS-BI 与六偶氮付品红（重氮盐）偶联，形成不溶性红色沉淀。有些细胞内的 ACP 耐 L（左旋）-酒石酸，故可做对照试验，予以判定。

（二）结果判断

胞质无色为“-”；胞质出现淡红色颗粒“+”；胞质布满鲜红色颗粒“++”；胞质充满深红色颗粒“+++”。

（三）正常血细胞的染色反应

粒细胞、单核细胞、淋巴细胞、巨核细胞、血小板、浆细胞、巨噬细胞呈阳性。

（四）临床意义

1．帮助鉴别**戈谢细胞和尼曼-匹克细胞**，前者酸性磷酸酶染色为阳性反应，后者为阴性反应。（高频考点）

2．多毛细胞白血病时多毛细胞、淋巴肉瘤细胞和慢性淋巴细胞白血病的淋巴细胞的酸性磷

酸酶染色都为阳性，前者**耐 L-酒石酸**的抑制作用，后两者可**被 L-酒石酸抑制**。（高频考点）

3. **T 淋巴细胞**呈阳性反应，而 **B 淋巴细胞**为阴性反应。（高频考点）

九、铁染色

（一）原理

细胞外含铁血黄素和幼红细胞内的铁与酸性亚铁氰化钾发生普鲁蓝反应，形成蓝色的亚铁氰化铁沉淀，定位于含铁的部位。

（二）结果判断

1. 细胞外铁　存在于**骨髓小粒**中，铁染色可呈弥散蓝色、颗粒状、小珠状或块状，根据其存在方式及数量分为“-”、“+”、“++”、“+++”、“++++”。

2. 细胞内铁　观察 100 个中幼红细胞和晚幼红细胞，计算出铁粒幼红细胞的百分比。**铁粒幼红细胞**是指胞质中出现蓝色铁颗粒的幼红细胞，分为Ⅰ型、Ⅱ型、Ⅲ型、Ⅳ型及环形铁粒幼红细胞。**环形铁粒幼红**细胞是指幼红细胞胞质内蓝色在 **5 颗**以上，围绕核周 1/2 以上者。成熟红细胞中出现铁颗粒称为铁粒红细胞。

（三）正常血细胞染色反应

细胞外铁为“+”～“++”，铁粒幼红细胞阳性率 19%～44%，以Ⅰ型多见。

（四）临床意义

1. 缺铁性贫血　细胞外铁明显减低甚至为阴性，细胞内铁阳性率减低或为零。

2. 铁粒幼细胞贫血　细胞外铁明显增多，细胞内铁阳性率增多，出现较多环形铁粒幼细胞。

3. 骨髓增生异常综合征　细胞外铁明显增多，环形铁粒幼细胞＞15%。

4. 感染、肝硬化、慢性肾炎及尿毒症、血色病及多次输血后，骨髓细胞外铁增加；非缺铁性贫血细胞外铁和内铁正常或增加。

十、组织化学染色小结

从上述细胞化学染色中可以看出，不同细胞系的细胞，其各种细胞化学染色的结果不尽相同（表 2-7）。

表 2-7　各种血细胞细胞化学染色结果

细胞化学染色	内铁	NAP	POX	SB	PAS	NAS-DCE	α-NAE	NAS-DAE	α-NEB	ACP
原始、早幼红细胞	-	-	-	-	-	-	-～+	-～+	-	+～++
中、晚幼红细胞	-～+	-	-	-	-	-	-～+	-～+	-	+++
原始粒细胞	-	-	-～++	-～++	-～+	-～+++	-～+	-～+	-	-～+
早幼粒细胞	-	-	++～++++	++～++++	+	++～++++	-～+++	++～+++	-	-～+
中性粒细胞	-	-～++++	+++～++++	+++～++++	++～++++	+++～++++	-～++	+～++	-	++
嗜酸粒细胞	-	-	++++	++++	+～++	-～+	-	-	-	+++
嗜碱粒细胞	-	-	-	-	-～++	-～++	-	-	-	+
单核系细胞	-	-	-～+	-～+	+	-，个别+	+～++++*	+～++++*	+～++++*	+
淋巴系细胞	-	-	-	-	+	-	-～+	-～+	-～+	-～++
巨核细胞	-	-	-	-	++～++++	-	-～+	-～+	-	+++～++++
浆细胞	-	-	-	-	-～++	-	-	-	-	+++

续表

细胞化学染色	内铁	NAP	POX	SB	PAS	NAS-DCE	α-NAE	NAS-DAE	α-NEB	ACP
肥大细胞	–	–	–	–	++	+	–	–	–	++++
毛细胞	–	–	–	–	–～+	–	–～+	–～+	–～+	++～++++**

*加氟化钠阳性可被抑制；**加L-酒石酸阳性不被抑制。

急性白血病分为急性淋巴细胞白血病（急淋，ALL）和急性髓细胞白血病（包括M0、M1、M2、M3、M4、M5、M6、M7）。由于在急性白血病骨髓象中，以原始和（或）幼稚细胞增生为主，仅仅根据瑞特染色观察细胞形态，不容易做出准确判定。因此，不论急性白血病细胞形态学表现是否典型，均应做细胞化学染色。建议急性白血病至少应做：过氧化物酶染色、特异性酯酶染色、非特异性酯酶染色及过碘酸-雪夫反应。

四种常见类型急性白血病为急性粒细胞白血病（M1、M2a）、急性早幼粒细胞白血病（M3）、急性单核细胞白血病（M5）及急性淋巴细胞白血病，其细胞化学染色结果见表2-8。

表2-8　四种常见类型急性白血病的染色结果

	ALL	M1、M2a	M3	M5
POX染色	–	–～++	+++～++++	–～+
SB染色	–，个别+	–～++	+++～++++	–～+
NAS-DCE染色	–	–～++	+++～++++	–，个别+
α-NAE	–或+	–～++	–～+++	+～++++

历年考点串讲

细胞化学染色必考，其中，每种细胞化学染色的正常血细胞染色反应、临床意义及临床应用是考试的重点，应熟练掌握。每种细胞化学染色的原理应熟悉。

历年常考的细节：

1. 过氧化酶染色正常血细胞的染色反应：粒细胞系呈阳性反应，且随着细胞的成熟阳性反应逐渐增强，**嗜酸粒细胞为强阳性，嗜碱粒细胞为阴性**；单核细胞系统呈**阴性或弱阳性**；淋巴细胞系统、红细胞系统、巨核细胞系统、嗜碱粒细胞、浆细胞、组织细胞呈**阴性**。过氧化酶染色是临床上辅助判断急淋和急非淋首选的、最重要的细胞化学染色，是鉴别急淋和急粒的重要指标，急淋其阳性率＜3%，急粒其阳性率＞3%。

2. 过碘酸-雪夫反应正常血细胞的染色反应：**幼红细胞和红细胞均呈阴性反应**，浆细胞一般为阴性；淋巴细胞、粒细胞、单核细胞、巨核细胞和血小板呈阳性反应。过碘酸-雪夫反应在红白血病及骨髓增生异常综合征时，幼红细胞可呈**阳性反应**，**良性贫血**幼红细胞为**阴性反应**。**戈谢细胞呈强阳性反应**，**尼曼-匹克细胞呈阴性反应**。

3. 碱性磷酸酶染色正常血细胞的染色反应：除中性粒细胞可呈阳性反应外，其他血细胞均呈阴性反应。NAP积分增加和NAP积分降低的疾病；**NAP积分用于**疾病的鉴别。

4. 氯乙酸AS-D萘酚酯酶染色正常血细胞的染色反应：氯乙酸AS-D萘酚酯酶几乎只出现在粒细胞中，其特异性高，又称“**粒细胞酶**”或“**特异性酶**”，其酶活性并不随着粒细胞的成熟而增强，而是逐渐减弱；急粒为阳性，急单和急淋为阴性。

5. α-醋酸萘酚酯酶染色正常血细胞的染色反应：**单核系细胞的阳性反应**可**被氟化钠抑制**；粒系、淋巴细系、红系一般为阴性或弱阳性反应，阳性反应不能被氟化钠抑制；巨核细胞和血小板呈阳性，阳性反应不被氟化钠抑制。

6. 醋酸AS-D萘酚酯酶染色基本同α-醋酸萘酚酯酶染色。

7. 碱性 α-丁酸萘酚酯酶染色：**粒细胞系统**中各期细胞呈阴性反应，其余基本同醋酸AS-D萘酚酯酶染色和α-醋酸萘酚酯酶染色。

8. 酸性磷酸酶染色：**多毛细胞白血病**、淋巴肉瘤和慢淋都为阳性，前者**耐L-酒石酸**，后两者可被L-酒石酸抑制；T淋巴细胞呈阳性反应，而B淋巴细胞为阴性反应。

9. 铁染色的结果判断：正常血细胞外铁为“+”～“++”，铁粒幼红细胞阳性率**19%～44%，以Ⅰ型多见**；铁染色主要用于缺铁性贫血和铁粒幼细胞贫血的鉴别。

10. 环形铁粒幼红细胞是指幼红细胞胞质内蓝色在**6颗以上**，围绕核周1/2以上者。(2017)

第 5 单元　血细胞超微结构检查的临床应用

一、正常血细胞的超微结构

(一) 正常血细胞透镜下的超微结构

1. 粒细胞系统　随着粒细胞系统的发育，胞核的形态由圆形到有凹陷到分叶，常染色质逐渐减少，异染色质逐渐增多，核仁从有到无。胞质中核糖体由多到少，粗面内质网原粒细胞较少，早幼粒细胞增多，中幼粒细胞及以下各阶段又减少，线粒体逐渐减少，高尔基体在原粒细胞较小，发育差，早幼粒细胞及中幼粒细胞中发育良好，晚幼粒及以下各阶段高尔基体少，处于不活跃状态，胞质中随细胞发育逐渐出现糖原颗粒。在早幼粒细胞中可见非特异性颗粒，至中幼粒细胞可见中性颗粒、嗜酸颗粒及嗜碱颗粒。

2. 红细胞系统　随着红细胞系统的发育，胞核由大到小，最后排出细胞外，异染色质逐渐增多，核仁从有到无。胞质中核糖体、内质网、高尔基体及线粒体等逐渐减少，血红蛋白逐渐增多，胞质中常有吞饮泡。

3. 单核细胞系统　随着单核细胞系统的发育，胞核由圆形、卵圆形到不规则形，有凹陷，核仁从有到无。胞质中逐渐出现颗粒，形态不一，可呈圆形、卵圆形或杆状，随细胞成熟颗粒增多，变小。核糖体丰富，粗面内质网逐渐增多，高尔基体逐渐发育成熟。

4. 巨核细胞系统　随着巨核细胞系统的发育，胞核由圆形、椭圆形到不规则形并分叶，异染色质逐渐增多。胞质内核糖体和粗面内质网由多到少，线粒体小呈圆形。糖原及颗粒逐渐增多，在胞质中逐渐出现分界膜系统，扩展到整个细胞质。

5. 淋巴细胞系统　随着淋巴细胞系统的发育，胞核中异染色质逐渐增多。胞质少，核糖体丰富，粗面内质网少而分散，线粒体较少，高尔基体发育差。

(二) 正常血细胞扫描电镜下的超微结构

1. 红细胞　呈双凹圆盘形，表面光滑，中心凹陷。

2. 粒细胞　外形呈圆形、椭圆形或阿米巴样，表面有皱膜，嗜酸粒细胞表面有一些球形颗粒，嗜碱粒细胞表面有短棒状结构。

3. 单核细胞　呈阿米巴样，表面皱膜宽长，其间有少数长绒毛。

4. 淋巴细胞　T淋巴细胞圆形，较小，表面光滑或带有少数皱纹或球状突起；B淋巴细胞圆形，稍大，表面有许多微绒毛。

5. 血小板　血小板为盘状，表面光滑，血小板管道系统的外在开口呈锯齿样结构。

二、血细胞超微结构检查的临床应用

(一) 白血病细胞的鉴别

白血病细胞的鉴别见表2-9。

表 2-9　三种急性白血病原始细胞电镜观察的比较

观察项目	急性粒细胞白血病	急性淋巴细胞白血病	急性单核细胞白血病
扫描电镜			
细胞表面微结构	光滑、嵴样、球样突起	光滑型，B 细胞型出现长而多的微绒毛	皱膜型为主
透射电镜			
胞核			
形状	卵圆形或不规则形	卵圆形或有凹陷	卵圆形或有凹陷
核质比	中等	较高	高低不一
异染色质	异染色质较多核周凝集	异染色质少	异染色质极少
核仁	明显	小，明显	小，明显
核内小体	多见	未见	少见
核环	偶见	多见	未见
核泡	多见	少见	多见
假包涵体	多见	可见	多见
胞质			
核糖体	丰富	丰富	丰富
粗面内质网	多少不等	少	较多
线粒体	多少不等、较大	较少、较大	较多、较大
高尔基复合体	发育好	发育差	发育较好
Auer 小体	可见	未见	少见
颗粒	少	无或偶见	多少不等

（二）病理性红细胞检查

1．幼红细胞　①缺铁性贫血，红细胞胞质内缺乏**游离铁蛋白**，无铁小体，吞饮泡内也无铁蛋白。②铁粒幼细胞贫血，线粒体的基质内有**铁质**沉着，核周常见环形铁粒沉着，胞质内含铁蛋白的吞饮小泡，铁小体也较正常增多。

2．红细胞　①口形红细胞，见于遗传性口形红细胞增多症，肝疾病和肿瘤性疾病。②球形红细胞，主要见于遗传性球形红细胞增多症及伴球形红细胞增多的其他溶血性贫血。③椭圆形红细胞，主要见于遗传性椭圆形红细胞增多症，也可见于恶性贫血、白血病、严重缺铁性贫血等。④靶形红细胞，见于缺铁性贫血、珠蛋白生成障碍性贫血及其他血红蛋白病。⑤**棘形红细胞**，见于遗传性β**脂蛋白缺乏症、脾切除后及慢性肝病**。⑥**刺状红细胞**，见于**尿毒症**、胃癌、丙酮酸激酶缺乏症、新生儿肝病等。⑦**裂红细胞**，见于**弥散性血管内凝血**、巨大血管瘤等。⑧**泪滴形红细胞**，可见于**骨髓纤维化**、珠蛋白生成障碍性贫血及骨髓癌转移等。

历年考点串讲

血细胞超微结构检查的临床应用近几年考试出现的频率不是很高。

其中，正常血细胞透镜下和扫描电镜下的超微结构、血细胞超微结构检查的临床应用是考试的重点，应掌握。

历年常考的细节：

1．粒细胞系统透镜下和扫描电镜下的超微结构：随着粒细胞系统的发育，胞核的形态由圆形到有凹陷到分叶，胞质中随细胞发育逐渐出现糖原颗粒；在早幼粒细胞中可见非特异性颗粒，至中幼粒细胞可见中性颗粒、嗜酸颗粒及嗜碱颗粒；嗜酸粒细胞表面有一些球形颗粒，嗜碱粒细胞表面有短棒状结构。

2．红细胞系统透镜下和扫描电镜下的超微结构：胞质中常有**吞饮泡**。

3. 单核细胞系统透镜下和扫描电镜下的超微结构：核糖体丰富。

4. 巨核细胞系统透镜下和扫描电镜下的超微结构：在胞质中逐渐出现分界膜系统。

5. 淋巴细胞系统透镜下和扫描电镜下的超微结构：B 淋巴细胞表面有许多微绒毛，又称绒毛细胞。

6. 三种急性白血病原始细胞电镜观察的比较。

7. 病理性红细胞超微结构。

第 6 单元　血细胞染色体检查的临床应用

一、染色体的基本概念

（一）染色体的结构

每条染色体由两条染色单体通过着丝粒相连，着丝粒到染色体两端之间的部分为染色体臂，分为长臂和短臂，臂的末端有端粒，臂上还有次缢痕。

（二）染色体的命名

根据显带技术在染色体上所显现的特点，将各号染色体划区分布，一般 4 个符号代表某一特定区带，如“2p35”表示 2 号染色体短臂 3 区 5 带（图 2-1）。

图 2-1

（三）染色体的基本特征

染色体是生物遗传的物质，其基本物质是 DNA 和蛋白质。在细胞间期，它以分子状态的 DNA 双螺旋散布在细胞核内，在有丝分裂中期，其基本特征表现得最典型、清晰，因此一般细胞培养观察染色体，皆以分裂中期染色体为准。

（四）染色体的核型

染色体的核型是指用显微摄影的方法得到的单个细胞中所有染色体的形态特点和数目，它代表该个体的一切细胞的染色体组成。

（五）核型的书写

人类染色体的正常核型中共有 22 对常染色体和 1 对性染色体。女性的核型为 46，XX，男性的核型为 46，XY。核型书写顺序为染色体数目、性染色体、各确定的染色体异常。各项之间以逗号隔开，性染色体以大写的 X 与 Y 表示，各具体的染色体变异以小写字母表示，如 t 表示易位；del 表示缺失；inv 表示倒位；iso 表示等臂染色体；ins 表示插入；–表示丢失，+表示增加等。后接第一括号内是累及染色体的号数，第二括号内是累及染色体的区带，其中 p 表示短臂，q 表示长臂。（高频考点）

（六）染色体畸变

1. 数目畸变　以二倍体为标准，染色体出现单条、多条或成倍增减，其畸变类型有整倍体和非整倍体。

2. 结构畸变　指染色体出现各种结构的异常，主要包括断裂、缺失、重复、易位、倒位、等臂染色体、环状染色体、双着丝粒染色体。

二、血液病染色体畸变检查的应用

许多血液病（尤其是绝大多数血液系统肿瘤）可以观察到染色体的变化。除染色体数目异常外，大部分是结构异常。原发性染色体畸变，与疾病的发生有关，并决定疾病的基本生物学特性，如预后和治疗反应性等。原发性特异性标记染色体常见于某一类型造血系统恶性肿瘤，对血液系统肿瘤有诊断、标记和分类意义，已被 MIC 协作组列为急性白血病 MIC（形态学、免疫学和细胞遗传学）分型的主要指标之一（表 2-10～表 2-12）。

表 2-10 淋巴细胞白血病与淋巴瘤染色体异常

染色体异常	白血病或淋巴瘤类型
t（4；11）	ALL-L_2
t（1；9）	ALL-L_1
t（8；14）（q24；q32）	ALL-L_3
超二倍体	ALL-L_1，ALL-L_2
t（9；22）	ALI-L_1，ALL-L_2
t（10；14）	T 细胞型白血病
t（8；14）（q24；q32）	Burkitt 淋巴瘤
t（8；22）（q24；q21）	Burkitt 淋巴瘤
t（2；8）（p11；p24）	Burkitt 淋巴瘤
t（14；8）（q32；q21）	滤泡淋巴瘤
inv（14）（q11；q32）	T 细胞型慢性淋巴细胞白血病
+12	B 细胞型慢性淋巴细胞白血病

（一）在白血病诊断中的应用

1．*在白血病诊断和分型中的应用* 在 AML 中，最常见的染色体异常是+8、−7、−5。染色体易位、缺失、倒位是常见染色体结构异常。其中，t（8；21）（q22；q22）异常，多见于 AML-M2 型；t（15；17）（q22；q12）仅见于 AML-M3 型，可作为 M3 的诊断标准。Ph 染色体 t（9；22）（q34；q11）异常，可见于 20%～30%的前 B 细胞-ALL；t（4；11）（q21；q23）异常可见于具有早期前 B 细胞-ALL。

2．*在白血病预后判断、指导治疗中的应用* AML 中具有 t（15；17）、inv（16）、t（8；21）异常的患者对治疗反应良好，缓解期较长；而具有−5、−7、+8 及 t（9；22）的 AML 患者则预后较差。在 ALL 中，染色体数超过 50 的超二倍体对治疗的反应良好，其次是染色体数载 47～50 的异常者及正常核型者，而 t（9；22）、t（4；11）及 t（8；14）者则预后很差，中位数生存期多小于 1 年。

3．*鉴别白血病微小残留病灶* 微量残留白血病（MRL）是指白血病经化疗或骨髓移植后达到完全缓解，但体内残存微量白血病细胞的状态，估计此时仍有 10^6～10^8 个白血病细胞存在。用形态学方法难以检出 MRL，FISH 技术可发现染色体数目或结构异常，灵敏度可达 10^{-3} 细胞水平。

表 2-11 髓系白血病染色体异常

染色体异常	白血病类型
t（8；21）（q22；q22）	M_2
bt（15；17）	M_3
inv（16）及 del（16）	M_4EO
+8	各种亚型
+21	M_1，M_7
+13	表型
$5q^-$，−5，−7	继发性白血病

续表

染色体异常	白血病类型
t（8；16）（p11；p13）	M_5b
t（9；22）	M_1 等
t（4；11）	双表型
t（9；22）（q34；q11）	慢性粒细胞白血病

表 2-12　少见类型白血病染色体异常

染色体异常	血液病类型
$-5/5q^-$，$-7/7q^-$，+8，$20q^-$，-Y	骨髓增生异常综合征
8 三体、iso（q17）	嗜酸粒细胞白血病
t（11；14），$14q^+$	浆细胞白血病
$14q^+$，$6q^-$，del（14）（q22；q23）	多毛细胞白血病

（二）在淋巴瘤中的应用

越来越多的证据表明，核型异常同恶性淋巴瘤亚型相关，如大多数 Burkitt 淋巴瘤具有 t（8；14），少数为 t（2；8）和 t（8；22）。t（11；18）是黏膜相关样淋巴组织（MALT）淋巴瘤最常见的染色体易位。

（三）在其他血液病中的应用

在骨髓增生性疾病中，细胞遗传学为真性红细胞增多症（PV）是一种克隆性疾病提供了有力证据。约 40%的 PV 有克隆性染色体异常，常见的染色体异常有 del（2v）（q11），+8 和+9，可见于 PV 病程始终，对临床表现和病程影响很小。原发性骨髓纤维化染色体异常核型检出率约为 30%，最常见的染色体异常为-7，-9，+8，+2 或 1q、12q 等结构异常。

历年考点串讲

血细胞染色体检查的临床应用近几年考试出现的频率较高。其中，血液病染色体畸变检查的应用、染色体的命名、染色体的核型及核型书写、染色体结构畸变是考试的重点，应熟练掌握。染色体的基本特征应熟悉。

历年常考的细节：

1. 染色体的核型及书写：人类染色体的正常核型中共有 22 对常染色体和 1 对性染色体。女性的核型为 46，XX，男性的核型为 46，XY；**t 表示易位**，**del 表示缺失**，**inv 表示倒位**等；**-表示丢失，+表示增加**；**p 表示短臂，q 表示长臂**。

2. 染色体结构畸变主要包括**断裂、缺失、重复、易位、倒位、等臂染色体、环状染色体、双着丝粒染色体**。

3. 血液病染色体畸变检查的应用：**ALL-L3 染色体异常为 t（8；14）（q24；q32）**；**Burkitt 淋巴瘤**染色体异常为 t（8；14）（q24；q32）、t（8；22）（q24；q21）、t（2；8）（p11；p24）；**慢性粒细胞白血病**染色体异常为 t（9；22）（q34；q11）等。

第 7 单元　贫血概述

贫血由多种原因引起外周血单位容积内血红蛋白（Hb）浓度、红细胞计数（RBC）及血细胞比容（Hct）低于本地区、相同年龄和性别的人群的参考值下限的一种症状。

一、贫血的分类

（一）根据外周血红细胞形态学特征分类

传统形态学分类是根据 MCV、MCH 和 MCHC，分为正常细胞性贫血、小细胞低色素贫血、单纯小细胞性贫血和大细胞性贫血（表 2-13）。MCV 和 RDW 对贫血的形态学分类方法见表 2-14。

表 2-13　贫血的 MCV、MCH 和 MCHC 分类

贫血形态学类型	MCV（fl）	MCH（pg）	MCHC（g/L）	常见疾病举例
大细胞性贫血	＞100	＞34	320～360	DNA 合成障碍性贫血，骨髓增生异常综合征
正常细胞性贫血	80～100	27～34	320～360	急性失血，双相性贫血，部分再生障碍性贫血，白血病
单纯小细胞性贫血	＜80	＜27	320～360	慢性炎症性贫血，尿毒症
小细胞低色素性贫血	＜80	＜27	＜320	缺铁性贫血，慢性失血，地中海贫血

表 2-14　贫血的 MCV 和 RDW 分类（Bessman 分类）

RDW（参考值 5%～14.5%）	增加、大细胞（＞94）	红细胞 MCV（fl）正常（80～94）	降低、小细胞（＜80）
增加	巨幼细胞贫血贫血 铁粒幼细胞贫血 骨髓增生异常综合征 化疗后	早期缺铁 免疫性溶血 骨髓病性贫血 混合型贫血	缺铁性贫血 红细胞碎片
正常	骨髓增生异常综合征 再生障碍性贫血 肝病	急性失血 酶缺陷 急性溶血	骨髓增生低下 珠蛋白生成障碍性贫血

（二）根据贫血的病因及发病机制分类

1．根据骨髓有核细胞增生程度及形态学特征对贫血的分类　可分为增生性贫血、增生不良性贫血、骨髓红系成熟障碍（无效生成）（表 2-15）。

2．根据血清中可溶性转铁蛋白受体（sTfR）、血清铁蛋白（SF）和网织红细胞（Ret）的测定结果分类　可分为缺铁性贫血、增生障碍性贫血、无效生成性贫血、溶血性贫血（表 2-16）。

3．病因学分类　分为红细胞生成减少、破坏过多、丢失过多性贫血（表 2-17）。

表 2-15　根据骨髓象细胞形态学特征对贫血进行分类

类　型	疾病举例
增生性贫血	溶血性贫血、失血性贫血、缺铁性贫血
增生不良性贫血	再生障碍性贫血、纯红细胞再生障碍性贫血
骨髓红系成熟障碍（无效生成）	巨幼细胞贫血、MDS、慢性疾病性贫血

表 2-16　根据 sTfR、SF、Ret 的测定结果对贫血进行分类

sTfR	SF	Ret	贫血类型
↑	↓	正常	缺铁性贫血
↓	↑	↓	增生障碍性贫血
↑	↑	正常	无效生成性贫血
↑	↑	↑	溶血性贫血

二、贫血的实验诊断方法与步骤

（一）诊断方法

实验室检查是诊断贫血的主要依据。①血常规检查用来确定贫血的程度与类型。②血涂片检

查可对贫血的性质、类型提供诊断与鉴别诊断线索。③网织红细胞计数是了解骨髓红细胞的增生情况及贫血的早期疗效的指标。④骨髓检查是确定贫血性质的最关键手段，任何不明原因的贫血都应做骨髓穿刺。

表 2-17　根据贫血的病因及发病机制对贫血进行分类

病　因	贫血类型
红细胞生成减少	
骨髓造血功能障碍	
干细胞增殖分化障碍	再生障碍性贫血、纯红再障、骨髓增生异常综合征等
骨髓被异常组织侵害	骨髓病性贫血（白血病、骨髓瘤、癌转移、骨髓纤维化）
骨髓造血功能低下	继发性贫血（肾病、肝病、感染性疾病、内分泌疾病等）
造血物质缺乏或利用障碍	
铁缺乏和铁利用障碍	缺铁性贫血、铁粒幼细胞贫血等
维生素 B_{12} 或叶酸缺乏	巨幼细胞贫血等
红细胞破坏过多	
红细胞内在缺陷	
红细胞膜异常	遗传性球形、椭圆形、口形红细胞增多症，阵发性睡眠性血红蛋白尿症
红细胞酶异常	葡萄糖-6-磷酸脱氢酶缺乏症、丙酮酸激酶缺乏症等
血红蛋白异常	珠蛋白生成障碍性贫血、异常血红蛋白病、不稳定血红蛋白病
红细胞外在异常	
免疫溶血因素	自身免疫性疾病、药物诱发、血型不合输血等
理化感染等因素	微血管病性溶血性贫血、理化及生物因素所致溶血
其他	脾功能亢进
失血	急性失血性贫血、慢性失血性贫血

（二）实验诊断步骤

1．确定有无贫血　成人男，血红蛋白＜120g/L，血细胞比容＜0.40，红细胞计数＜4.0×10^{12}/L；成人女，血红蛋白＜110g/L（孕妇＜100 g/L），血细胞比容＜0.35，红细胞计数＜3.5×10^{12}/L；小儿，出生 10d 内血红蛋白＜145g/L；1 个月以上血红蛋白＜90g/L；4 个月以上血红蛋白＜100g/L；6 个月至 6 岁者血红蛋白＜110g/L；6～14 岁者血红蛋白＜120g/L。（高频考点）

2．贫血严重程度　根据血红蛋白浓度，成人贫血的程度分为 4 级。**轻度**，血红蛋白为 91g/L 至参考值下限，症状轻微；**中度**，血红蛋白 61～90g/L，体力劳动时心慌气短；**重度**，血红蛋白 31～60g/L，休息时感心慌气短；**极重度**，血红蛋白≤30g/L，常合并贫血性心脏病。6 个月以上小儿贫血程度的划分为同成人标准。（高频考点）

3．贫血类型　通过血液学的一般检查，根据检查结果，分析和确定贫血的类型。

4．贫血病因　结合临床资料，明确诊断。

三、贫血的临床表现

贫血是最常见的临床症状之一，既可以是原发于造血器官的疾病，也可以是某些系统疾病的表现。贫血的临床表现主要是由体内器官组织缺氧和机体对缺氧的代偿机制所引起，同时也取决于引起贫血的基础疾病。常见临床表现见表 2-18。

表 2-18　贫血常见的临床表现

项　目	临床表现
一般临床表现	疲乏、无力，皮肤、黏膜和甲床苍白
心血管及呼吸系统	心悸、心跳加快及呼吸加深（运动和情绪激动时更加明显），重者可出现心脏扩大，甚至心力衰竭

续表

项 目	临床表现
神经系统	头晕，目眩，耳鸣，头痛，畏寒，嗜睡，精神委靡不振等
消化系统	食欲缺乏，恶心，消化不良，腹胀，腹泻和便秘等
泌尿生殖系统	肾浓缩功能减退，可有多尿、蛋白尿等轻微的肾功能异常
特殊表现	溶血性贫血常见黄疸、脾大

历年考点串讲

贫血概述近几年常考，应作为重点复习。其中，贫血的概念与分类、贫血的实验诊断方法与步骤是考试的重点，应熟练掌握。贫血的临床表现应熟悉。

历年常考的细节：

1. 贫血的概念 贫血由多种原因引起外周血单位容积内血红蛋白（Hb）浓度、红细胞计数（RBC）及血细胞比容（Hct）低于本地区、相同年龄和性别的人群的参考值下限的一种症状。

2. 根据 MCV、MCH 和 MCHC，分为正常细胞性贫血、小细胞低色素性贫血、单纯小细胞性贫血和大细胞性贫血。

3. 红细胞生成减少包括骨髓造血功能障碍、干细胞增殖分化障碍、骨髓被异常组织侵害、骨髓造血功能低下。

4. 造血物质缺乏或利用障碍包括铁缺乏和铁利用障碍和维生素 B_{12} 或叶酸缺乏。

5. 叶酸和维生素 B_{12} 缺乏可引起巨幼细胞贫血。

6. 贫血患者共同的临床表现是心悸、气短，心率加快及呼吸加深；头痛，头晕，目眩，耳鸣，畏寒，嗜睡，精神委靡不振，反应迟钝；食欲缺乏，恶心，消化不良，腹胀，腹泻和便秘。

7. 贫血严重程度 轻度，血红蛋白为 91g/L 至参考值下限；中度，血红蛋白 61～90g/L；重度，血红蛋白 31～60g/L；极重度，血红蛋白≤30g/L。

8. 确定有无贫血 成人男，血红蛋白＜120g/L，血细胞比容＜0.40，红细胞计数＜4.0×10^{12}/L；成人女，血红蛋白＜110g/L（孕妇＜100g/L），血细胞比容＜0.35，红细胞计数＜3.5×10^{12}/L；小儿，出生 10d 内血红蛋白＜145g/L；1 个月以上血红蛋白＜90g/L；4 个月以上血红蛋白＜100g/L；6 个月至 6 岁者血红蛋白＜110g/L；6～14 岁者血红蛋白＜120g/L。

第 8 单元 溶血性贫血的实验诊断

一、溶血性贫血概述

（一）定义与分类

1．定义 溶血性贫血（HA）是由于红细胞自身缺陷（如细胞膜、能量代谢酶和血红蛋白分子缺陷等）或外在因素使红细胞存活期缩短，破坏加速，超过了骨髓造血的代偿能力而引起的一类贫血。

2．分类

（1）病因学分类：见表 2-19。

表2-19　主要溶血性贫血的病因学分类

病　因	主要疾病	溶血发生部位
遗传性溶血性贫血		
红细胞膜缺陷	遗传性球形红细胞增多症	血管外
	遗传性椭圆形红细胞增多症	血管外
	遗传性口形红细胞增多症	血管外
	棘细胞增多症	血管外
红细胞磷酸戊糖途径和谷胱	葡萄糖-6-磷酸脱氢酶缺陷症	血管外
甘肽合成酶缺陷	谷氨酰半胱氨酸合成酶缺陷症	血管外
红细胞糖酵解酶类缺陷	丙酮酸激酶缺陷症	血管外
	葡萄糖磷酸异构酶缺陷症	血管外
血红蛋白病	珠蛋白生成障碍性贫血	血管外
	镰状细胞贫血	血管外
	不稳定血红蛋白病	血管外
获得性溶血性贫血		
免疫因素	自身免疫溶血性贫血	血管外/内
	冷凝集素综合征	血管外
	阵发性冷性血红蛋白尿	血管内
	药物诱发的免疫性溶血性贫血	血管外/内
	新生儿同种免疫性溶血性贫血	血管外
	溶血性输血反应	血管外/内
红细胞膜缺陷	阵发性睡眠性血红蛋白尿	血管内
	弥漫性血管内凝血	血管内
	心脏瓣膜异常	血管内
	血栓性血小板减少性紫癜	血管内
	行军性血红蛋白尿	
	大面积烧伤	
化学因素	砷化物、硝基苯、苯肼、药物等	血管外/内
生物因素	溶血性链球菌、疟原虫、产气荚膜梭菌等感染	血管内
	蛇毒、蜘蛛毒、蝎子毒等	
其他	脾功能亢进	血管外

红细胞内在缺陷所致的溶血性贫血（遗传性/先天性）：主要由膜缺陷、酶缺乏、珠蛋白结构与合成缺陷等因素引起；红细胞外来因素所致的溶血性贫血（获得性）：主要由免疫因素、膜缺陷、物理因素、化学因素、感染因素、其他等因素引起。

（2）按溶血发生的部位分血管内溶血和血管外溶血。

（二）确定有无溶血

溶血的临床表现通常有**贫血**、**黄疸**和**脾大**三大症状。

溶血存在与否的实验依据：①红细胞寿命缩短或破坏过多，红细胞寿命测定明显缩短、外周血血红蛋白浓度降低、血中游离血红蛋白浓度增加、乳酸脱氢酶总活性和（或）其同工酶活性增高、血清间接胆红素增加、尿胆原阳性、血清结合珠蛋白下降甚至为零、血红蛋白尿和含铁血黄素尿等。②骨髓红细胞造血代偿性增加，因红细胞过度破坏，骨髓红细胞系统代偿性增加的证据主要有外周血网织红细胞和嗜多色红细胞增多、骨髓呈增生性改变、红系增生活跃、粒/红比例缩小或倒置等。

（三）血管内和血管外溶血的鉴别

血管内和血管外溶血的鉴别见表2-20。

表 2-20 血管内与血管外溶血的鉴别

特 征	血管内溶血	血管外溶血
病因	红细胞内缺陷，外因素获得性多见	红细胞内缺陷，外因素遗传性多见
红细胞破坏场所	血管内	单核-吞噬细胞系统
病程	急性多见	常为慢性，可急性加重
贫血、黄疸	常见	常见
肝大、脾大	少见	常见
红细胞形态学改变	少见	常见
红细胞脆性改变	变化小	多有改变
血红蛋白血症	常＞100mg/L	轻度增高
血红蛋白尿	常见	无或轻微
尿含铁血黄素	慢性可见	一般阴性
骨髓再障危象	少见	急性加重时可见
LDH	增高	轻度增高

（四）溶血性贫血的红细胞形态异常

溶血性贫血的红细胞形态异常见表 2-21。

表 2-21 常见溶血性贫血的红细胞形态异常与分型

异常改变	溶血性贫血	
	先天性	获得性
裂红细胞及碎片	不稳定血红蛋白血症包涵体贫血	微血管病性溶血性贫血、人工心瓣膜
棘红细胞	β-脂蛋白缺乏症	重型肝病
球形红细胞	遗传性球形红细胞增多症	免疫性溶血性贫血（温抗体型 IgG）
靶形红细胞	珠蛋白生成障碍性贫血、异常血红蛋白血症（HbE）	重型肝病
红细胞凝集现象		冷凝集素病（IgM）

（五）确定溶血性贫血的实验诊断步骤

1．确定有无溶血性贫血。

2．确定血管内或血管外溶血。

3．结合临床资料，查找病因，明确诊断。

4．不同类型溶血性贫血的实验选择。

二、溶血性贫血的筛查项目与应用

（一）血浆游离血红蛋白测定

1．*原理* 血红蛋白可催化 H_2O_2 释放新生态氧，使联苯胺氧化成为蓝紫色。根据显色深浅，可测出血浆游离血红蛋白的量。

2．*参考值* ＜40mg/L。

3．*临床意义* 血管内溶血时显著升高；珠蛋白生成障碍性贫血、自身免疫性溶血性贫血时轻度增高；血管外溶血、红细胞膜缺陷性溶血性贫血时不增高。

（二）血清结合珠蛋白测定

1．*原理* 在待测血清中加入一定量的血红蛋白液，使之与待测血清中的结合珠蛋白（Hp）形成 Hp-Hb 复合物。通过电泳法将结合的 Hp-Hb 复合物与未结合的 Hb 分开，测定 Hp-Hb 复合物的量出结合珠蛋白的含量。

2．*参考值* 0.8～2.7g/L。

3．临床意义　增高见于妊娠、慢性感染、恶性肿瘤等，但不能排除溶血；减低见于各种溶血、肝病或无结合珠蛋白血症、巨幼细胞贫血等。

（三）血浆高铁血红素白蛋白测定

1．原理　血浆中游离的血红蛋白可被氧化为高铁血红蛋白，再分解为珠蛋白和高铁血红素，后者先与血中的血红蛋白结合，血红蛋白消耗完后，高铁血红素与白蛋白结合形成高铁血红素白蛋白，后者与硫化胺形成一个容易识别的铵血色原，用光谱仪观察结果，在绿光区 558nm 处有一最佳吸收区带。

2．参考值　阴性。

3．临床意义　本试验阳性表示患者是严重的血管内溶血，而阴性不能排除血管内溶血存在；出血性胰腺炎的患者可出现假阳性。

（四）血红蛋白尿测定

1．原理　血管内大量红细胞破坏，血浆中的游离血红蛋白＞1000mg/L 时，血红蛋白可随尿排出，尿中血红蛋白检查阳性。其特点为外观呈浓茶色或透明的酱油色，镜检无红细胞，但隐血试验呈阳性反应。

2．参考值　尿隐血试验阴性。

3．临床意义　血型不合的输血、大面积烧伤、恶性疟疾、某些传染病、溶血性中毒症等，明显增多。

（五）尿含铁血黄素试验

1．原理　又称 Rous 试验。当血红蛋白通过肾过滤时，部分铁离子以含铁血黄素的形式沉积于上皮细胞，并随尿液排出。尿中含铁血黄素是不稳定的铁蛋白聚合体，其中的高铁离子与亚铁氰化钾作用，在酸性环境下产生普鲁士蓝色的亚铁氰化铁沉淀。尿沉渣肾小管细胞内外可见直径 1～3μm 的蓝色颗粒。

2．参考值　阴性。

3．临床意义　①阳性提示慢性**血管内**溶血，结果可持续 2～3 周。②血管内溶血初期，本试验可呈阴性反应。

历年考点串讲

溶血性贫血的实验诊断近几年常考，应作为重点复习。其中，溶血性贫血的定义与分类、确定有无溶血、溶血性贫血的红细胞形态异常、溶血性贫血的实验诊断步骤、血浆游离血红蛋白测定、血清结合珠蛋白（Hp）测定、血浆高铁血红素白蛋白测定、血红蛋白尿测定、尿含铁血黄素试验是考试的重点，应熟练掌握。血管内和血管外溶血的鉴别应熟悉。

历年常考的细节：

1．红细胞**内在缺陷**所致的溶血性贫血（遗传性/先天性）：主要由膜缺陷、酶缺乏、珠蛋白结构与合成缺陷等因素引起；红细胞**外来因素**所致的溶血性贫血（获得性）：主要由免疫因素、膜缺陷、物理因素、化学因素、感染因素、其他等因素引起。

2．因物理因素导致的获得性溶血性贫血包括微血管病性溶血性贫血、心源性溶血性贫血、行军性血红蛋白尿症。

3．溶血性贫血检查：红细胞寿命测定明显缩短、外周血血红蛋白浓度降低、血中游离血红蛋白浓度增加、乳酸脱氢酶总活性和（或）其同工酶活性增高、血清间接胆红素增加、尿胆原阳性、血清结合珠蛋白下降甚至为零、血红蛋白尿和含铁血黄素尿阳性等。

4．溶血性贫血外周血**网织红细胞**和嗜多色红细胞增多、骨髓呈增生性改变、红系增生活跃、粒/红比例缩小或倒置等。

5. 血管内溶血的特征是**贫血、黄疸常见，肝大、脾大少见**，红细胞形态学改变少见，血红蛋白血症常>100mg/L，血红蛋白尿常见，尿含铁血黄素慢性可见，LDH 增高。

6. 血管外溶血的特点是**脾大**、血红蛋白血症、血浆结合珠蛋白减低、贫血、黄疸。

7. **裂红细胞**及碎片见于微血管病性溶血性贫血。

8. 溶血性贫血时会出现的现象是**有核红细胞**、网织红细胞增高、出现缗钱状红细胞、红细胞寿命缩短。

9. 诊断溶血最可靠的证据是**红细胞寿命缩短**。(2016)

10. 属于血管内溶血的疾病是 **PNH**、温抗体型**自身免疫性溶血性贫血**。

11. 测定血清中**结合珠蛋白**的含量可反映溶血的情况。

12. 血浆游离血红蛋白测定在血管内溶血时显著升高；珠蛋白生成障碍性贫血、自身免疫性溶血性贫血时轻度增高；血管外溶血、红细胞膜缺陷性溶血性贫血时不增高。

13. 血清结合珠蛋白（Hp）测定增高见于妊娠、慢性感染、恶性肿瘤等，但不能排除溶血；减低见于各种溶血、肝病或无结合珠蛋白血症、巨幼细胞贫血等。

14. 血浆高铁血红素白蛋白测定阳性表示严重的血管内溶血，而阴性不能排除血管内溶血存在；出血性胰腺炎的病人可出现假阳性。

15. 尿含铁血黄素试验阳性提示慢性**血管内溶血**，结果可持续 2～3 周；血管内溶血初期，本试验可呈阴性反应。

16. 血管外溶血是红细胞在**单核-吞噬细胞系统**破坏。

第 9 单元 红细胞膜缺陷性贫血及其实验诊断

一、红细胞膜的结构与功能

（一）组成与结构

红细胞膜含脂类 40%，蛋白质 50%，糖类 10%。膜的主要蛋白有主体蛋白和外周蛋白，后者起支架作用，对维持红细胞的形状、稳定性和变形性有重要作用。膜的主要脂类为磷脂和胆固醇，起屏障和保持内环境稳定性的作用。

（二）红细胞膜的功能

①维持红细胞正常形态及变形性；②物质运输；③红细胞膜上有受体；④红细胞免疫功能；⑤承载血型抗原；⑥维持出血、凝血平衡。

（三）影响红细胞膜稳定性的因素

红细胞膜蛋白有遗传性缺陷；化学因素损伤，最常见的为**氧化损伤**；免疫因素；酶代谢异常，ATP 生成不足；生物因素等。

二、红细胞膜缺陷的检验及其应用

（一）红细胞渗透脆性试验

1. 原理　检测红细胞对不同浓度低渗盐溶液的抵抗力，通过**红细胞表面积与容积的比值**，反映其对低渗盐溶液的抵抗性，且比值越小，红细胞抵抗力**越小**，渗透脆性**越大**；反之抵抗力增大。

2. 参考值　开始溶血 0.42%～0.44%（NaCl 液），完全溶血 0.32%～0.34%（NaCl 液）。

3. 临床意义　脆性增高见于遗传性球形细胞增多症、椭圆形细胞增多症等；降低见于阻塞性黄疸、珠蛋白生成障碍性贫血、缺铁性贫血等。

（二）自身溶血试验及其纠正试验

1．原理　红细胞 37℃孵育 48h，由于膜异常引起钠内流倾向明显增加，ATP 消耗过多或糖酵解途径酶缺乏引起 ATP 生成不足等原因可导致溶血，称为**自身溶血试验**。在孵育时，加入葡萄糖或 ATP 作为**纠正剂**，观察溶血能否被纠正，称为纠正试验。

2．参考值　正常人红细胞孵育 48h，不加纠正物的溶血率<3.5%，加葡萄糖的溶血率<1.0%，加 ATP 纠正物的溶血率<0.8%。

3．临床意义　自身溶血率增加见于：①遗传性球形红细胞增多症：加葡萄糖或 ATP 后明显纠正。②G-6-PD 缺乏等戊糖旁路代谢缺陷症。加葡萄糖或 ATP 能纠正。③丙酮酸激酶缺乏症：加葡萄糖不能纠正，加 ATP 可纠正。

（三）酸化甘油溶血试验（AGLT）

1．原理　当红细胞膜蛋白及膜脂质有缺陷时，在 pH 6.85 的甘油缓冲液中红细胞溶解比正常速度快，导致红细胞悬液的吸光度降至 50%的时间（$AGLT_{50}$）明显缩短。

2．参考值　正常人 $AGLT_{50}$≥290s。

3．临床意义　遗传性球形红细胞增多症时 $AGLT_{50}$ 明显缩短，多在 25～150s。自身免疫性溶血性贫血、肾衰竭及妊娠等 $AGLT_{50}$ 亦可缩短。

（四）蔗糖溶血试验

1．原理　等渗低离子强度的蔗糖溶液可加强补体与红细胞膜结合，引起患者补体敏感红细胞膜缺损，所以将患者红细胞、新鲜血清与 10%蔗糖溶液混合，蔗糖溶液可通过缺损处进入红细胞内，引起渗透性溶血。

2．参考值　定性试验，正常为阴性；定量试验，正常溶血率<5%。

3．临床意义　PNH 时蔗糖溶血试验为阳性或溶血率增加，可作为 PNH 的筛选试验；自身免疫性溶血性贫血有的可为阳性；白血病、骨髓硬化时可出现假阳性。

（五）酸化血清溶血试验（Ham 试验）

1．原理　将红细胞置于酸化（pH 6.4～6.5）的含补体的血清中，正常红细胞不被溶解，无溶血现象，而 PNH 的部分患者中补体敏感红细胞被破坏而发生溶血。一般采用 AB 型或与患者同型血清进行试验。

2．参考值　正常人为阴性。

3．临床意义　本试验阳性主要见于 PNH，但若患者经过多次输血，其血中所含补体敏感红细胞相对减少，可呈弱阳性或阴性。某些自身免疫性溶血性贫血发作严重时亦可呈阳性。

（六）红细胞膜蛋白电泳分析

1．原理　将制备的红细胞膜样品进行十二烷基硫酸钠-聚丙烯酰胺凝胶电泳（SDS-PAGE），根据样品中各蛋白相对分子质量不同，分离得到红细胞膜蛋白的电泳图谱，从而可见各膜蛋白组分百分率。

2．参考值　红细胞膜蛋白一般以正常红细胞膜蛋白电泳图谱作比较，或以带 3 蛋白为基准，其他膜蛋白含量以与带 3 蛋白的比例表示。

3．临床意义　各种膜缺陷疾病可见红细胞膜蛋白异常，如 HS。

三、遗传性红细胞膜缺陷性贫血的实验诊断

（一）遗传性球形红细胞增多症

1．定义　遗传性球形红细胞增多症（HS）是一种**红细胞膜蛋白基因**异常导致的家族遗传性溶血性疾病，其特点是外周血中出现较多的小球形红细胞。最常见的临床表现为贫血、黄疸和脾大。

2．检验 ①血象。红细胞呈球形，网织红细胞增加。②骨髓象。骨髓红细胞系统增生活跃，有核红细胞高达 25%～60%。③渗透脆性试验。渗透脆性增加，孵育后脆性更高。④自身溶血试验及纠正试验。HS 溶血度＞5%，加葡萄糖或 ATP 可纠正。⑤酸化甘油溶血试验：HS 的 $AGLT_{50}$＜150s。⑥高渗冷溶血试验。溶血率增高。⑦特殊试验。红细胞膜电泳分析、红细胞膜蛋白定量测定和膜蛋白基因的突变位点检测。

3．诊断标准 ①临床上具有慢性溶血的症状和体征，有阳性家族史。②血象中网织红细胞增高，MCHC 增高，外周血中小球形红细胞＞10%。③红细胞渗透脆性，尤其是孵育渗透脆性增高。④48h 自溶试验：溶血率＞5%，葡萄糖、ATP 能纠正。⑤酸化甘油溶血试验：阳性（$AGLT_{50}$＜150s）。⑥高渗冷溶血试验：阳性。本病需与**自身免疫性溶血性贫血**（Coombs 试验阳性）相鉴别。

（二）遗传性椭圆形红细胞增多症

1．定义 遗传性椭圆形红细胞增多症（HE）是一组由于红细胞膜蛋白分子异常而引起的家族性遗传性溶血病，原发病变是膜骨架蛋白的异常，主要为膜收缩蛋白结构缺陷，影响了收缩蛋白二聚体自我连接形成四聚体的能力，破坏或降低了膜骨架的稳定性。根据临床表现和分子病变的不同，可将 HE 分为 4 类：普遍型 HE、遗传性热变性异形红细胞增多症、球形细胞性 HE、口形细胞性 HE。

2．检验 ①血象。外周血红细胞硬度增加，血片椭圆形红细胞＞25%。②骨髓象。骨髓红细胞系统增生活跃。③红细胞渗透脆性试验。部分普通型正常，其他亚型渗透脆性、孵育后和自身溶血试验均阳性。④特殊试验。红细胞膜蛋白电泳分析等。

3．诊断 依据临床表现，红细胞呈椭圆形，外周血椭圆形红细胞＞25%，有家族史，绝大多数 HE 可明确诊断。

四、获得性红细胞膜缺陷性贫血的实验诊断

1．定义 阵发性睡眠性血红蛋白尿症（PNH）是由红细胞膜获得性缺陷引起的对激活补体异常敏感的慢性血管内溶血性疾病，临床表现以与睡眠有关的、间歇发作的**血红蛋白尿**为特征。

2．检验 ①血象：血红蛋白常低于 60g/L。②骨髓象：半数以上患者表现为三系细胞均增生活跃，以**幼红细胞**为甚。③溶血检查：血清游离血红蛋白可升高，结合珠蛋白可降低，提示存在血管内溶血。④尿液检查：血红蛋白尿发作期有蛋白尿，**尿隐血试验阳性**。⑤血清学试验：蔗糖溶血试验为 PNH 筛选试验；Ham 试验是诊断 PNH 的最基本的试验，热溶血试验可作为简单的筛选方法，蛇毒因子溶血试验特异性强。

3．诊断 ①临床表现：符合 PNH。②实验室检查：酸溶血、蔗糖溶血、蛇毒因子溶血或尿含铁血黄素试验中有任两项阳性；或以上试验仅一项阳性，但有肯定的血管内溶血实验室根据或红细胞膜上 CD_{55} 和 CD_{59} 表达下降，即可诊断。③有全血细胞减少时，必须排除再生障碍性贫血。

历年考点串讲

红细胞膜缺陷性贫血及其实验诊断近几年常考，其中，红细胞渗透脆性试验、自身溶血试验及其纠正试验、酸化甘油溶血试验（AGLT）、蔗糖溶血试验、酸化血清溶血试验（Ham 试验）、红细胞膜蛋白电泳分析、遗传性球形红细胞增多症（HS）、遗传性椭圆形红细胞增多症（HE）、阵发性睡眠性血红蛋白尿症（PNH）是考试的重点，应熟练掌握。历年高频考点包括以下几个方面。

1. 影响红细胞膜的稳定的因素有生物因素、酶代谢异常、红细胞膜有遗传性缺陷、红细胞能量代谢紊乱。

2. 有关红细胞渗透脆性试验，操作时在白色背景下观察、判断每管溶血程度。

3. 红细胞渗透脆性增加见于遗传性球形红细胞增多症、部分自身免疫性溶血性贫血。（2015）

4. 膜蛋白质大多数是与脂质或糖结合在一起的脂蛋白、糖蛋白，做 SDS-聚丙烯酰胺凝胶电泳可见 7～8 条区带。

5. HS 患者红细胞在氯化钠溶液中完全溶解的浓度常是 0.40%。

6. 遗传性球形红细胞增多症的血象特征是红细胞大小一致，中心淡染区消失，硬度增加，简易红细胞滚动试验呈阳性。

7. 诊断 PNH 最基本的试验是酸溶血试验。

8. 尿含铁血黄素试验阳性的是阵发性睡眠性血红蛋白尿症。

9. 关于 PNH 正确的是：常见晨起第一次尿呈酱油色、尿沉渣用铁染色可见含铁血黄素、观察患者血液在轻度酸性时的溶血情况有助于诊断、中性粒细胞碱性磷酸酶染色积分值降低。

10. 自身溶血试验及其纠正试验：①遗传性球形红细胞增多症，加葡萄糖或 ATP 后明显纠正；②G-6-PD 缺乏等戊糖旁路代谢缺陷症，加葡萄糖或 ATP 能纠正；③丙酮酸激酶缺乏症，加葡萄糖不能纠正，加 ATP 可纠正。

第 10 单元 红细胞酶缺陷性贫血及其实验诊断

一、红细胞酶代谢与功能

（一）维持红细胞能量代谢的主要酶

1. 与糖代谢有关酶 如丙酮酸激酶（PK）、2，3-二磷酸甘油酸（2，3-DPG）、葡萄糖-6-磷酸脱氢酶（G-6-PD）等。

2. 谷胱甘肽还原酶系统 如谷胱甘肽过氧化物酶（GSH-Px）、谷胱甘肽合成酶（GSH-Syn）等。

3. 高铁血红蛋白还原酶系统。

（二）红细胞酶缺陷

多属遗传性，因其结构基因突变引起酶的活性减低、增加或正常，多表现为慢性非球形红细胞溶血性贫血。较为常见的是无氧酵解途径丙酮酸激酶（PK）缺乏，以及戊糖旁路中的葡萄糖-6-磷酸脱氢酶（G-6-PD）缺乏。

二、红细胞酶缺陷的检验及其应用

（一）高铁血红蛋白试验

1. 原理 在血液中加入亚硝酸盐使红细胞中的亚铁血红蛋白变成高铁血红蛋白，正常红细胞的 G-6-PD 催化戊糖旁路可使 $NADP^+$变成 NADPH，通过亚甲蓝试剂将其脱的氢传递给高铁血红蛋白（Fe^{3+}），使其还原成亚铁血红蛋白（Fe^{2+}），通过比色可观察还原的多少。

2. 参考值 正常人高铁血红蛋白还原率＞75%（脐带血＞77%）。

3. 临床意义 G-6-PD 缺乏时，高铁血红蛋白还原率下降。中间缺乏（杂合子）为 31%～74%，严重缺乏（半合子或纯合子）＜30%。不稳定血红蛋白、血红蛋白 H 病、巨球蛋白血症、高脂血症等可产生假阳性结果，故本试验只能作筛选试验。

（二）变性珠蛋白小体检查

1. 原理 G-6-PD 缺乏的患者血样中加入乙酰苯肼于 37℃孵育 2～4h，用煌焦油蓝染色观察红细胞中珠蛋白小体的生成情况，计算含珠蛋白小体≥5 个的红细胞的百分率。

2．参考值　正常人含珠蛋白小体≥5 个的红细胞一般<30%。

3．临床意义　G-6-PD 缺乏症时常高于 45%，可作为 G-6-PD 缺乏的筛检试验；不稳定血红蛋白病含珠蛋白小体的细胞百分率为 75%～84%，但还原型谷胱甘肽缺乏症也增高，HbH 病和化学物质中毒时也增高。

（三）红细胞葡萄糖-6-磷酸脱氢酶测定

1．原理　在 G-6-PD 和 $NADP^+$存在下，G-6-PD 能使 $NADP^+$还原成 NADPH，后者在紫外线照射下发出荧光。NADPH 的吸收峰在波长 340nm 处，通过单位时间生成的 NADPH 的量来测定 G-6-PD 活性。

2．参考值　正常人有很强荧光。正常人酶活性为（4.97±1.43）U/gHb。

3．临床意义　G-6-PD 缺陷者荧光很弱或无荧光；杂合子或某些 G-6-PD 变异者则可能有轻到中度荧光，G-6-PD 缺乏者酶活性减少。

（四）丙酮酸激酶测定

1．原理　在二磷酸腺苷（ADP）存在的条件下丙酮酸激酶（PK）催化磷酸烯醇丙酮酸（PEP）转化成丙酮酸，在辅酶Ⅰ还原型（NADH）存在情况下，丙酮酸被 LDH 转化为乳酸，若标记荧光于 NADH 上，此时有荧光的 NADH 变为无荧光的 NAD。

2．参考值　正常荧光在 20 min 内消失。

3．临床意义　PK 严重缺乏者荧光 60 min 不消失；PK 中间缺乏者荧光 25～60 min 消失。纯合子 PK 值在正常活性到 25%以下，杂合子为正常 25%～50%。

三、红细胞酶缺陷性贫血的实验诊断

（一）红细胞 G-6-PD 缺乏症

1．定义　红细胞 G-6-PD 缺乏症是一种红细胞 G-6-PD 活性降低和（或）酶性质改变，从而引起以溶血为主要临床表现的遗传性疾病。本病分 5 型：蚕豆病、药物致溶血性贫血、感染诱发溶血、新生儿高胆红素血症和遗传性（先天性）非球形红细胞溶血性贫血。

2．筛检试验　①高铁血红蛋白还原试验：阳性，G-6-PD 活性杂合子中等缺乏者 31%～74%，脐血 41%～77%；纯合子或半合子 G-6-PD 严重缺乏者大于 30%，脐血小于 40%。②G-6-PD 荧光斑点法：G-6-PD 活性中等缺乏者 10～30min 出现荧光；严重缺乏者 30min 不出现荧光。

3．确诊试验　G-6-PD 活性降低。

（二）红细胞丙酮酸激酶缺陷症

1．定义　红细胞丙酮酸激酶缺陷症（PKD）是 PK 基因缺陷导致 RBC 内无氧糖酵解途径中常见的关键酶——PK 酶活性减低或性质改变所致的溶血性贫血，本病属常染色体隐性遗传病。

2．筛检试验　PK 荧光斑点法：中等缺乏者（杂合子型）20～60min 荧光消失，严重缺乏者（纯合子型）60min 荧光不消失。

3．确诊试验　PK 活性检测，中等缺乏者（杂合子型）为正常活性的 25%～50%，严重缺乏者（纯合子型）为正常的活性 25%以下。

历年考点串讲

红细胞酶缺陷性贫血及其实验诊断近几年常考，应作为重点复习。

其中，维持红细胞能量代谢的主要酶及其缺陷、高铁血红蛋白试验、变性珠蛋白小体检查、磷酸脱氢酶测定、红细胞葡萄糖-6-磷酸脱氢酶测定、丙酮酸激酶测定、红细胞 G-6-PD 缺乏症、红细胞丙酮酸激酶缺陷症（PKD）、红细胞丙酮酸激酶缺陷是考试的重点，应熟练掌握。

历年常考的细节：
1. 具有保护血红蛋白的巯基及红细胞膜作用的红细胞酶是**谷胱甘肽还原酶**。
2. 蚕豆病属于红细胞酶缺陷性贫血。
3. 高铁血红蛋白还原试验及荧光点试验是检测 G-6-PD 缺乏症的特异性实验。

第 11 单元 血红蛋白异常所致的贫血及其实验诊断

一、血红蛋白的结构与功能

（一）血红素

血红素由**原卟啉**和**亚铁原子**组成，其合成的场所主要在骨髓内的**幼红细胞**和**肝细胞线粒体**，它是血红蛋白、肌红蛋白、多种酶（如过氧化氢酶）和多种细胞色素的辅基。

（二）珠蛋白

人类血红蛋白由珠蛋白和血红素形成，珠蛋白肽链有 6 种，分别命名为α、β、γ、δ、ε、ζ链，这些肽链按四级结构形成血红蛋白（Hb）。

（三）生理性血红蛋白

几种正常生理性血红蛋白在胎儿时期和出生后各异，新生儿期 HbF（$\alpha 2\gamma 2$）仍高，以后 2～4 个月逐渐下降, 1 岁左右接近成人水平。成人血红蛋白 HbA（$\alpha 2\beta 2$）出生后逐渐增多，占 95%～97%，HbA_2（$\alpha 2\delta 2$）出生后占 1.2%～3.5%。

（四）血红蛋白的功能

血红蛋白在红细胞内能**结合氧**或**释放氧**。在肺部与氧结合形成氧合血红蛋白，转运到全身各组织并释放氧，然后将组织产生的 CO_2 从组织中运出，从而完成在肺和组织之间进行的 O_2 和 CO_2 交换，血红蛋白也称为“双向呼吸载体”。

二、血红蛋白异常的检验及其应用

（一）血红蛋白电泳

1. 原理 不同的血红蛋白相对分子质量不同，在一定 pH 的缓冲液中所带电荷不同，其泳动方向和速度不同，因此经一段时间电泳后，可分离出各自的区带，对电泳出的各区带进行电泳扫描，可进行各种血红蛋白的定量分析。

2. 参考值 pH8.6 TEB 缓冲液醋酸纤维薄膜电泳，正常血红蛋白电泳区带：HbA＞95%、HbF＜2%、HbA_2 为 1.0%～3.1%。

3. 临床意义 通过与正常人的血红蛋白电泳图谱进行比较，可发现异常血红蛋白区带；HbA 增高至 4%～8%，多数为珠蛋白生成障碍性贫血，为杂合子的重要实验室诊断指标。HbE 病时也在 HbA_2 区带位置处增加，但含量很高（在 10%以上）。HbA_2 轻度增加亦可见于肝病、肿瘤和某些血液病；大约只有 1/3 的异常血红蛋白可用常规的电泳方法分离出异常区带，其余的因其结构异常不引起电荷改变或改变不明显，不能与 HbA 分开，称为**潜隐性**或**静止性血红蛋白**。需用等电点聚焦电泳、高效液相层析等技术分离或检查。

（二）抗碱血红蛋白测定

1. 原理 将待检的溶血液与一定量的 NaOH 溶液混合，作用 1min 后加入半饱和硫酸铵中止碱变性反应，由于 HbF 抗碱变性作用强，上清液中没有变性存在，HbA 变性沉淀，取上清液于 540nm 处测定吸光度，检测出 HbF 的浓度，此试验也叫碱变性试验。

2．参考值　2岁以上＜2%；新生儿＜40%。

3．临床意义　①HbF绝对增多。珠蛋白生成障碍性贫血。②HbF相对增多。可见于**再生障碍性贫血**、白血病、骨髓纤维化、浆细胞瘤、PNH及卟啉病等。③HbF生理性增多。见于**孕妇**和新生儿。

（三）异丙醇沉淀试验

1．原理　不稳定血红蛋白较正常血红蛋白更容易裂解，异丙醇作为一种非极性溶剂，能降低血红蛋白分子内部的氢键，不稳定血红蛋白可快速沉淀。可通过观察血红蛋白液在异丙醇中的沉淀现象对不稳定血红蛋白进行筛检。

2．参考值　正常人血红蛋白液为**阴性**（30min内不沉淀）。

3．临床意义　不稳定血红蛋白存在时，常于5min时出现沉淀，20min开始出现**绒毛状**沉淀；血液中含有较多HbF、HbH、HbE时及G-6-PD缺乏、仅珠蛋白合成障碍性贫血时亦可出现阳性结果。

（四）红细胞包涵体试验

1．原理　将**煌焦油蓝液**与新鲜血液一起孵育，不稳定血红蛋白易变性沉淀形成包涵体。

2．参考值　正常人＜0.01（1%）。

3．临床意义　不稳定血红蛋白病、HbH病呈阳性；G-6-PD缺乏、红细胞还原酶缺乏及化学物质中毒时可出现包涵体。

（五）HbA_2测定

1．原理　同血红蛋白电泳，将各区带分别剪下，洗脱颜色后测其光密度，然后，换算出其浓度。

2．参考值　1.2%～3.5%。

3．临床意义　同血红蛋白电泳。

（六）珠蛋白肽链分析

1．原理　血红蛋白的珠蛋白可被**尿素**或**对氯汞苯甲酸**裂解成肽链亚单位，通过**聚丙烯酰胺凝胶**电泳可分离出各肽链区带。

2．参考值　HbA裂解后可电泳出四条带，分别为β、HbA、HbA_2、α带。

3．临床意义　若出现异常血红蛋白肽链的区带，表示有异常血红蛋白存在；对珠蛋白生成障碍性贫血的诊断和鉴别诊断有参考价值。

（七）红细胞镰变试验

1．原理　在低氧分压条件下，HbS转变为还原状态后溶解度**降低**，从而聚合成**短棒状**凝胶使红细胞变形，呈**镰刀状**。

2．参考值　正常人**阴性**，HbS浓度＞7%时，镰变实验呈**阳性**。

3．临床意义　阳性见于镰状细胞贫血（HbS病），HbBart、HbI病可见少量镰状细胞。

三、血红蛋白病及实验诊断

（一）定义和分类

1．定义　是一组由于生成血红蛋白的珠蛋白肽链（α、β、γ、δ）结构异常或合成肽链速率改变而引起血红蛋白功能异常所致的一组**遗传性**血液病。

2．分类　根据珠蛋白结构异常类型分析，分为①珠蛋白生成障碍性贫血：主要是遗传性α珠蛋白基因缺陷或遗传性β珠蛋白基因缺陷，导致α珠蛋白链或β珠蛋白链缺失或合成不足所引起的溶血性贫血或病理状态或一组疾病。②异常血红蛋白病：主要是遗传性珠蛋白基因突变，导致珠蛋白链**氨基酸组成**异常而引起，其珠蛋白链并不缺乏，但氨基酸构成变化可引起珠蛋白**理化性质改变**而导致疾病。

（二）镰状细胞性贫血

1．定义　又称**血红蛋白 S** 病（HbS 病）。常染色体显性遗传病，为 HbA β 链第 6 位上的谷氨酸被缬氨酸替代形成 HbS，Hb S 在脱氧状态下相互聚集形成多聚体。本病的溶血以**血管外溶血**为主。

2．检验　①外周血涂片：红细胞大小不等，嗜多色性红细胞及嗜碱性点彩红细胞增多，有核红细胞、靶形红细胞、异形红细胞、**Howell-Jolly** 小体均多见。②特殊试验：**镰变试验阳性**。③血红蛋白电泳：HbS 占 80%以上，HbF 增多（2%～15%），HbA_2 正常，HbA 减少。

（三）血红蛋白 E 病

1．定义　血红蛋白 E 病是一种β链第 26 位谷氨酸被赖氨酸取代的血红蛋白病。

2．检验　**呈小细胞低色素性**贫血，血片中靶形红细胞明显增多；网织红细胞轻度增加；红细胞渗透脆性**减低**；血红蛋白电泳见 HbE 明显增高；异丙醇沉淀试验阳性和热变性试验弱阳性；变性珠蛋白小体检测阳性。

（四）高铁血红蛋白血症

高铁血红蛋白血症（HbM）也称**高铁血红蛋白 M** 病，是由于血红蛋白肽链中α^{87}、β^{92}、α^{58}、β^{63} 位组氨酸被酪氨酸取代，酪氨酸酚侧链上的羟基与二价铁离子结合，形成稳定的高铁血红蛋白而失去携氧能力，引起**发绀**。血液呈紫色，试管内通氧不变鲜红；pH7. 1 缓冲液血红蛋白电泳 HbM 与 HbA 分离较快，溶血液氰化后吸收高峰消失，部分 HbM 热变性试验呈**阳性**。

（五）不稳定血红蛋白病

不稳定血红蛋白病是由于控制血红蛋白的肽链基因突变，维持 Hb 稳定性有关的氨基酸被取代或缺失，使血红蛋白分子结构不稳定，发生变性和沉淀，形成不稳定血红蛋白引起的溶血性贫血。血片中红细胞大小不均，异形或碎片。热变性试验、**异丙醇试验**及变性珠蛋白小体试验阳性，但以上试验易出现假阳性，需做正常对照。

（六）珠蛋白生成障碍性贫血

1．定义　原名为**地中海贫血**或海洋性贫血，是由于**遗传的珠蛋白基因缺失**，使血红蛋白中一种或一种以上珠蛋白链合成缺失或不足所致的贫血。

2．分类　可分为α-珠蛋白生成障碍性贫血和β-珠蛋白生成障碍性贫血，前者根据缺失基因不同可分为四种类型：**静止型**、标准型、HbH、HbBart 病；后者从临床分为轻型、微型、中间型、重型，也可按纯合子和杂合子区分。

3．α-珠蛋白生成障碍性贫血　即α-地中海贫血，是由于α-珠蛋白基因的缺失或缺陷使α-珠蛋白肽链合成速度降低或不能合成引起的。健康人α链的合成是由第16号染色体上2对连锁的α-珠蛋白基因（从父母双方各继承2个）所控制。根据α基因的异常情况，α-珠蛋白生成障碍性贫血分为以下4类。

（1）1个α基因异常，患者无血液学异常表现，称为α^+-珠蛋白生成障碍性贫血**静止型**；平常无症状，血象无特殊表现，仅在出生时脐血或出生8个月内血液中Hb Barts 轻度增加（小于 2%）。

（2）2 个α基因异常，红细胞呈小细胞低色素性改变，称为α^+-珠蛋白生成障碍性贫血**标准型**；无症状或轻度贫血，出生时Hb Barts 可占 5%～15%，但几个月后消失，检测α和β链合成速度对该疾病有诊断意义。

（3）3 个α基因异常，为α^o/α^+双重杂合子，有代偿性溶血性贫血表现，多余的β链聚合形成 HbH（β链形成4聚体β_4），即 HbH 病。患者血象呈小细胞低色素性改变，靶形红细胞增多，血红蛋白电泳出现HbH 和 Barts 带，大部分细胞中可出现 HbH 包涵体。

（4）4 个α基因异常，为α^o/α^o纯合子，即胎儿水肿综合征。胎儿期无HbF（$\alpha_2\gamma_2$），多余的 γ 链聚合成 Hb Barts（γ 链形成 4 聚体 γ4），又称 **Hb Barts 病**。胎儿多死于宫内，或产后数小时内死亡。血红蛋白电泳 Hb Barts 大于 90%，有少量 HbH，无 HbA、HbA_2 和 HbF。

4. β-珠蛋白生成障碍性贫血　即β地中海贫血，是珠蛋白生成障碍性贫血中**发病率最高**的类型。第11号染色体上控制β-珠蛋白肽链合成的基因突变，β-珠蛋白合成受到抑制。多余的α链聚合形成4聚体，而γ、δ链代偿性增多，多余的α链与γ、δ链聚合形成 HbA_2 和 HbF 而使之含量增加。

临床分型中轻型仅有轻度小细胞低色素性贫血，靶形红细胞和网织红细胞增多，可见嗜碱性点彩；Hb 电泳，HbA_2 明显增高是其特点，HbF 正常或轻度增加。重型，血象靶形红细胞多达10%～35%，网织红细胞增生，HbF 增高达 30%；骨髓，红系增生过度，细胞内外铁增多，脆性试验显著降低。中间型实验室检查与重型类似。

历年考点串讲

血红蛋白异常所致的贫血及其实验诊断近几年常考，应作为重点复习。

其中，生理性血红蛋白、抗碱血红蛋白测定、异丙醇沉淀试验、红细胞包涵体试验、HbA_2 测定、珠蛋白肽链分析、红细胞镰变试验、血红蛋白病的定义和分类、珠蛋白生成障碍性贫血是考试的重点，应熟练掌握。血红蛋白电泳、异丙醇沉淀试验、镰状细胞性贫血应熟悉。

历年常考的细节：

1. 正常血红蛋白由两对珠蛋白肽链和**4个亚铁血红素**构成。
2. 关于生理性血红蛋白描述正确的是成人**血红蛋白A占95%**。
3. 正常成人红细胞中 Hb 应包括 HbA、HbA_2、HbF。
4. 血红蛋白电泳区分各种区带的检测原理是不同的血红蛋白相对分子质量不同、在一定 pH 的缓冲液中所带电荷不同，其泳动方向和速度不同，因此经一段时间电泳后，可分离出各自的区带，对电泳出的各区带进行电泳扫描，可进行各种血红蛋白的定量分析。
5. 具有**抗碱能力的血红蛋白**有血红蛋白 F、血红蛋白 H、血红蛋白 Barts。
6. 血红蛋白的珠蛋白在**尿素**的作用下裂解成肽链亚单位。
7. **镰变试验可呈阳性反应**的有血红蛋白 Bart 病、血红蛋白 I 病、血红蛋白 S 病。
8. 是一组由于生成血红蛋白的珠蛋白肽链（α、β、γ、δ）结构异常或合成肽链速度改变而引起血红蛋白功能异常所致的一组**遗传性**血液病，由**珠蛋白基因突变**引起。
9. 轻型珠蛋白生成障碍性贫血属于**小细胞低色素性贫血**。
10. 珠蛋白生成障碍性贫血的患者常表现有家族史，自幼贫血，脾大，靶形红细胞，RDW 多在正常水平。

第12单元　自身免疫性溶血性贫血及其实验诊断

一、自身免疫性溶血的检验及其应用

（一）免疫性溶血性贫血的定义和分类

1. 定义　是由抗体或补体等参与的溶血反应所致的贫血。由于红细胞表面抗原，或与外来抗原（如药物等）相结合，在相应抗体（IgG 或 IgM）作用下，或激活补体，导致**红细胞凝集或破坏**而发生溶血；或在脾或肝内的单核-巨噬细胞的吞噬作用下被破坏而发生溶血。

2. 分类　见表 2-22。

表 2-22　免疫性溶血性贫血的分类

分　类	抗体型别
自身免疫性溶血性贫血	通常为温抗体，IgG 为主
温反应性抗体型	为温抗体 IgG 为主，少部分 IgA、C_3
冷反应性抗体型	通常为 IgG、补体
冷凝集素综合征	几乎均为 IgM
阵发性冷性血红蛋白尿症	一般为 IgG
药物免疫性溶血	免疫复合物型、IgG、IgM 等
同种免疫	
新生儿溶血症	ABO、Rh、MN 型
血型不合输血	ABO、Rh 型

（二）免疫性溶血性贫血的检验方法

1. 抗人球蛋白试验（Coombs 试验）

（1）原理：Coombs 试验检测自身免疫性溶血性贫血的自身抗体（IgG）。①直接抗人球蛋白试验（DAGT）：检测红细胞表面有无不完全抗体。应用抗人球蛋白试剂抗 IgG 和（或）抗 C3d 与红细胞表面的 IgG 分子结合，如红细胞表面存在自身抗体，出现凝集反应。该法常用。②间接抗人球蛋白试验（IAGT）：检测血清中有无不完全抗体。应用 Rh（D）阳性 O 型正常人红细胞与受检血清混合孵育，如血清中存在不完全抗体，红细胞致敏，再加入抗人球蛋白血清，可出现凝集。

（2）参考值：均为阴性。

（3）临床意义：阳性见于自身免疫性溶血性贫血、冷凝集素综合征、阵发性寒冷性血红蛋白尿、药物致免疫性溶血性贫血、输血引起溶血性贫血和新生儿同种免疫性溶血性贫血。阴性不能排除免疫性溶血性贫血。

2. 冷凝集素试验

（1）原理：冷凝集素为 IgM 类完全抗体，在低温时可使自身红细胞、O 型红细胞或与受检者血型相同的红细胞发生凝集。凝集反应的高峰在 0～4℃，当温度回升到 37℃时凝集消失。

（2）参考值：正常人血清抗红细胞抗原的 IgM 冷凝集素效价＜1∶32（4℃）。

（3）临床意义：阳性见于冷凝集素综合征（＞1∶1 000），支原体肺炎、传染性单核细胞增多症、疟疾、肝硬化、淋巴瘤及多发性骨髓瘤者亦可增高，但不超过 1∶1000。

3. 冷热溶血试验

（1）原理：阵发性冷性血红蛋白尿症患者血清中有一种特殊的冷反应抗体（D-L 抗体），在 20℃以下（常为 0～4℃）与红细胞结合，同时吸附补体，但不溶血。当温度升至 37℃时补体激活，红细胞膜破坏而发生急性血管内溶血。

（2）参考值：阴性。

（3）临床意义：阵发性寒冷性血红蛋白尿患者呈阳性，D-L 抗体效价可＞1∶40。病毒感染可出现阳性反应。

二、自身免疫性溶血性贫血的实验诊断

（一）温抗体型自身免疫性溶血性贫血

1. 血象　急性型红细胞和血红蛋白迅速下降，红细胞可＜0.8×10^{12}/L，血红蛋白降至 20g/L，白细胞常增高，可＞50×10^{9}/L；慢性型 Hb 多在 40～80g/L，白细胞比急性型更高，但两型也可都减少。两者红细胞呈小球形，表面凹凸不平，有核红细胞多见，可见红细胞自身凝集、碎片，偶见红细胞被吞噬现象，网织红细胞可超过 10%。

2. 骨髓象　骨髓粒红比例缩小或倒置，呈现幼红细胞增生，偶见红细胞系统轻度巨幼样变。再障危象发生时，全血细胞减少，迁延数周。

3. Coombs 试验　**是本病重要的诊断方法**，直接法意义更大，能半定量测定，可作为病情程度变化和随访的指标。临床上分为三型：①多数是**抗 IgG 及抗 C3 型**，预后差，治疗困难。②**抗 IgG 型**。③少数是**抗 C3 型**，预后好。抗 IgA 型偶见。

（二）冷凝集素综合征

冷凝集素综合征又名**冷凝集素病**，是一种自身免疫性溶血性贫血。

1. 血象　血片红细胞大小不等、异型、嗜多色、红细胞**呈缗钱状**及自身凝结现象，制备血片特别困难。网织红细胞增高，有时也可下降。

2. 骨髓象　骨髓增生活跃，**幼红细胞**增生显著。③冷凝集素试验：阳性、抗体几乎均为 IgM，抗体效价甚至高至 1:1000～1:16 000，但也有报告 IgG 或 IgA 增高，故广谱抗人球蛋白直接反应是阳性。

（三）阵发性冷性血红蛋白尿症

1. 血象　多是重度贫血，血片中红细胞大小不等，呈球、异型、碎片、嗜碱性点彩和有核红细胞。白细胞轻度增高，血小板**正常**。

2. 骨髓象　骨髓增生活跃，主要为**幼红细胞系统**增高，粒红比例缩小或倒置。

3. 确诊试验　①抗人球蛋白试验阳性，属**低温 IgG 型**，有双相溶血素（D-L 抗体），具有抗-P 血型特异性，抗 C_3 阳性；②冷热溶血试验**阳性**。

历年考点串讲

自身免疫性溶血性贫血及其实验诊断近几年常考，应作为重点复习。

其中，抗人球蛋白试验（Coombs 试验）、温抗体型自身免疫性溶血性贫血是考试的重点，应熟练掌握。免疫性溶血性贫血的定义和分类、冷凝集素试验、冷热溶血试验、冷凝集素综合征、阵发性冷性血红蛋白尿症应熟悉。

历年常考的细节：

1. 属于自身免疫性溶血性贫血的有**温反应性抗体型**溶血性贫血、**冷反应性抗体型**溶血性贫血、**冷凝集素**综合征、**阵发性冷性血红蛋白尿症**。

2. 对确定是否有自身免疫性溶血性贫血价值最大的实验室检查是**抗人球蛋白试验**。

3. 抗人球蛋白试验：检查红细胞表面不完全抗体，加抗人球蛋白血清发生凝集，直接试验阳性不一定发生溶血，试验阴性也不能完全排除自身免疫性溶血。

4. 急性型温抗体型自身免疫性溶血性贫血可出现**类白血病反应**。

5. 温抗体型自身免疫性溶血性贫血血象特征是红细胞呈小球形，表面凹凸不平，有核红细胞多见，白细胞可减少。

6. 诊断温抗体型溶血性贫血的最重要的实验检查是 **Coombs 试验**。

7. 温抗体型自身免疫性溶血性贫血的临床特征是贫血、黄疸、脾大、继发性者有原发病的表现。

8. 温抗体型自身免疫性溶血性贫血有原发和继发性两型，抗体多为 **IgG 型**，溶血不一定要补体参加，是自身免疫性溶血性贫血中最常见的类型。

9. **冷凝集素综合征**患者的血液制备血片比较困难。

10. 冷凝集素综合征冷凝集素试验阳性、冷凝集素效价可高达 1:16 000、血片红细胞呈**缗钱状**排列、骨髓涂片见幼红细胞增生显著。

第 13 单元　铁代谢障碍性贫血及其实验诊断

一、红细胞铁代谢与功能

（一）红细胞铁的代谢

正常人体内铁的总量为 3～5g，其中以**血红蛋白铁**所占的比例最大。铁的吸收部位主要在十二指肠和空肠上段的黏膜。进入血浆中的 Fe^{2+}经铜蓝蛋白氧化作用变为 Fe^{3+}，与运铁蛋白结合运行至身体各组织中。主要以**铁蛋白**和含铁血黄素的形式储存在骨髓、肝、脾的单核巨噬细胞中和血浆内。

（二）铁的功能

铁几乎存在于所有的细胞内，是人体必需的微量元素。铁除了主要参与**血红蛋白的合成、肌红蛋白的合成**及**氧的输送**外，还参加体内的一些生物氧化过程，如儿茶酚胺的代谢、线粒体内氧化还原反应中酶系的电子传递和 DNA 的合成。另外，参加三羧酸循环的酶和辅酶均含有铁或需要铁的存在。

（三）铁代谢障碍

临床上常见的有由于各种原因导致的**铁缺乏**而致的缺铁性贫血、**铁利用障碍**导致的铁粒幼细胞贫血、慢性疾病性贫血、**铁过多**导致的血色病和含铁血黄素沉着症。

二、铁代谢的检验及其应用

（一）血清铁测定

1．*原理*　清铁以 Fe^{3+}形式与**转铁蛋白**（Tf）结合存在，降低介质 pH 及加入还原剂（如维生素 C、羟胺盐酸盐等）能将 Fe^{3+}还原为 Fe^{2+}，此时，转铁蛋白对铁离子的亲和力降低而解离，解离出的 Fe^{2+}与显色剂（如菲咯嗪和 2, 2′ -联吡啶等）反应，生成粉红色络合物，经与铁标准液比色，计算出血清铁的含量。

2．*参考值*　成年男性 11. 6～31. 3 mmol/L，女性 9. 0～30. 4mmol/L。

3．*临床意义*　血清铁降低见于：①缺铁性贫血，可用于鉴别缺铁与非缺铁性贫血的诊断；②慢性感染；③真性红细胞增多症；④急性心肌梗死等。增高见于：①反复输血；②造血不良；③无效性增生；④肝疾病；⑤慢性溶血等。

（二）血清铁蛋白测定

1．*原理*　常采用固相放射免疫法，先用兔抗人脾铁蛋白与铁蛋白相结合，再用 ^{125}I 标记兔抗人脾铁蛋白与固相上结合的铁蛋白相结合，除去未结合的过多的放免标志物，洗脱结合放免标记的铁蛋白，用 γ 计数器与标准曲线比较，计算出铁蛋白值。

2．*参考值*　成人男性 15～200mg/L，女性 12～150mg/L。

3．*临床意义*　血清铁蛋白降低见于：①缺铁性贫血早期；②慢性贫血；③失血；④营养缺乏等。增高见于：①血色病；②含铁血黄素沉积症；③肝脏疾病；④急性感染；⑤恶性肿瘤等。

（三）血清总铁结合力测定

1．*原理*　通常情况下，仅有 1/3 的转铁蛋白与铁结合。在血清中加入已知过量的铁标准液，使血清中全部的转铁蛋白全部与铁结合，达到饱和状态，再用吸附剂（轻质碳酸镁）除去多余的铁。再按上法测定血清铁含量，其结果为总铁结合力（TIBC），如再减去先测的血清铁，则为未饱和铁结合力（UIBC）。

2．*参考值*　TIBC：男性 50～77mmol/L，女性 54～77mmol/L。

UIBC：25. 1～51. 9mmol/L。

3．临床意义　增高见于缺铁性贫血和红细胞增多症等。降低或正常见于珠蛋白生成障碍性贫血、恶性肿瘤、感染性贫血、血色病、肝疾病和溶血性贫血等，显著降低者见于肾病综合征。

（四）血清转铁蛋白饱和度测定

1．原理　转铁蛋白饱和度（TS）等于血清铁的观测值与总铁结合力之比值。

2．参考值　20%～55%（均值：男性34%，女性33%）。

3．临床意义　转铁蛋白饱和度降低见于**缺铁性贫血**（TS＜15%）、炎症等。增高：①铁利用障碍，如铁粒幼细胞贫血、再生障碍性贫血。②铁负荷过重，如血色病早期，储存铁增加不显著，但血清铁已增加，TS＞70%，这是诊断的可靠指标。

（五）血清转铁蛋白测定

1．原理　一般采用免疫散射比浊法进行测量。利用抗人转铁蛋白血清与待检测的转铁蛋白结合形成抗原-抗体复合物，其光吸收和散射浊度增加，与标准曲线比较，可计算出转铁蛋白含量。目前，还可用电泳免疫扩散法和放射免疫法来测定。

2．参考值　免疫散射比浊法为28.6～51.9mmol/L。

3．临床意义　血清转铁蛋白增高见于缺铁性贫血、中晚期妊娠和慢性失血等。降低常见于肾病综合征、肝硬化、恶性肿瘤、炎症等。

（六）血清转铁蛋白受体测定

1．原理　一般采用酶联免疫双抗体夹心法。包被血清转铁蛋白受体（s-TfR）特异的多克隆抗体，与血清中的转铁蛋白受体进行反应，形成抗原-抗体复合物，再加入酶标记的对铁蛋白受体有特异性的抗体，使之与抗原抗体复合物进行特异性结合，洗去未与酶标记的抗体结合部分，加入底物和显色剂，其颜色深浅与转铁蛋白受体的量成正比。

2．参考值　参见试剂说明书。

3．临床意义　血清转铁蛋白受体增高见于缺铁性贫血、**溶血性贫血**等。降低常见于**再生障碍性贫血**、慢性病贫血、肾衰竭等。另外可用于临床观察骨髓增生状况和治疗反应。

三、缺铁性贫血的实验诊断

（一）缺铁性贫血的分期

缺铁性贫血（IDA）是由于体内储存铁消耗殆尽，又得不到足够的补充，不能满足正常红细胞生成的需要而发生的**小细胞低色素性贫血**。缺铁性贫血是最常见的贫血。临床分期为①缺铁期（或潜在性缺铁期）：储存铁下降，早期出现血清铁蛋白下降。②缺铁性红细胞生成期：储存铁更进一步减少，铁蛋白减少，血清铁和转铁蛋白饱和度下降，总铁结合力增高和游离原卟啉升高，出现一般症状。③缺铁性贫血期：除上述特点外，尚有明显红细胞和血红蛋白减少，并出现多个系统症状。

（二）缺铁性贫血的血象与骨髓象特点

1．血象　红细胞及血红蛋白均降低，**血红蛋白**降低尤甚。MCV＜80 fl；MCH＜26pg；MCHC＜0.30。轻度贫血时红细胞形态无明显异常，中度以上贫血时红细胞体积减小，中心淡染区扩大，严重时红细胞可呈环状，并有嗜多色性红细胞及点彩红细胞增多。网织红细胞大多为正常或轻度增高。白细胞计数及分类一般正常，钩虫病引起的缺铁性贫血可有嗜酸粒细胞增多。血小板计数一般在正常范围内。

2．骨髓象　骨髓有核细胞增生活跃或明显活跃，以**红系增生为主**，粒红比值降低。增生的红系细胞以中、晚幼红为主，其体积较正常为小，边缘不规整，细胞核小而致密，细胞质量少，因血红蛋白合成不足而着色偏碱。成熟红细胞形态同外周血。粒细胞系相对减少，各阶段间比例及细胞形态大致正常，因钩虫病导致的缺铁性贫血可见各阶段嗜酸粒细胞增多。巨核细胞系正常。淋巴细胞和单核细胞正常。

（三）缺铁性贫血的铁染色与铁代谢的检查特点

骨髓铁染色是一种诊断缺铁性贫血的直接而可靠的方法。骨髓细胞外铁染色**阴性**，示铁消失。缺铁性贫血时铁粒幼细胞＜15%，血清铁蛋白（SF）＜14μg/L，转铁蛋白饱和度＜15%，血清铁＜8.95μmol/L，总铁结合力＞64.44μmol/L，全血红细胞游离原卟啉＞0.9μmol/L。

四、铁粒幼红细胞性贫血的实验诊断

（一）血象

贫血可轻可重，为正细胞低色素性贫血，血片上细胞大小正常或偏大，部分为低色素性，部分为正色素性，即**呈两种红细胞并存的“双形性”**，这是本病的特征之一。亦可出现红细胞大小不均、异形、碎片、靶形红细胞或有核红细胞等。点彩红细胞可增多，尤其是继发于铅中毒者。网织红细胞正常或轻度增高。白细胞和血小板正常或减低。获得性原发性者可出现中性粒细胞颗粒减少、Pelger 样核异常和少量幼稚粒细胞。

（二）骨髓象

有核细胞增生活跃，红系明显增生，特别是以**中幼红细胞**为主，有的细胞呈巨幼样改变、双核或核固缩，胞质常缺少血红蛋白或有空泡。粒细胞系相对减少，有的患者可见幼稚细胞偏高。巨核细胞系一般正常。

（三）铁粒幼红细胞性贫血的铁染色与铁代谢的检查特点

骨髓铁染色细胞内铁和外铁细胞均明显增加，**环形铁粒幼红细胞**占幼红细胞的 15%以上，有时可高达 30%～90%，为本病特征和重要诊断依据。在成熟红细胞中也常见铁粒（铁粒红细胞）。

铁代谢各项指标的结果与缺铁性贫血明显不同。铁代谢的检查血清铁、血清铁蛋白、运铁蛋白饱和度均明显增高，而血清总铁结合力为正常或降低；红细胞游离原卟啉多增高，少数病例可降低。

历年考点串讲

铁代谢障碍性贫血及其实验诊断近几年常考，应作为重点复习。其中，缺铁性贫血的铁染色与铁代谢的检查特点是考试的重点，应熟练掌握。红细胞铁的代谢、血清铁测定的临床意义、血清铁蛋白测定的临床意义、血清总铁结合力测定的临床意义、血清转铁蛋白饱和度测定的临床意义、血清转铁蛋白测定的原理及参考值、血清转铁蛋白受体测定的原理及参考值临床意义、缺铁性贫血的分期、缺铁性贫血的血象与骨髓象特点、铁粒幼红细胞性贫血的血象与骨髓象特点、铁粒幼红细胞性贫血的铁染色与铁代谢的检查特点应熟悉。

历年常考的细节：

1. 铁代谢异常的贫血包括慢性疾病性贫血、先天性运铁蛋白缺乏症、血色病、铁粒幼细胞贫血。

2. **血清铁**作为衡量**铁储存量**的标准则比较准确。

3. 血清铁降低见于**缺铁性贫血**。

4. 血清**铁蛋白**降低见于缺铁性贫血早期、慢性贫血、失血、营养缺乏等。增高见于血色病、含铁血黄素沉积症、肝疾病、急性感染、恶性肿瘤等。

5. 缺铁性贫血骨髓铁染色示铁消失；血清总铁结合力增高，总铁结合力＞64. 44mol/L；转铁蛋白饱和度降低，转铁蛋白饱和度＜15%；转铁蛋白增高。**骨髓铁染色**是一种诊断缺铁性贫血的直接而可靠的方法。

6. 在临床上，测定血清**转铁蛋白受体**可用于监测肿瘤化疗后骨髓恢复情况、骨髓移植后的骨髓重建情况、肿瘤化疗后骨髓受抑制情况、红细胞生成素治疗各类贫血过程中的疗效观察。

7. 小细胞低色素性红细胞常见于缺铁性贫血。

8. 缺铁性红细胞生成期表现为游离原卟啉增高、铁蛋白减少、转铁蛋白饱和度下降。

9. 骨髓象中出现小型原始红细胞，见于缺铁性贫血。

10. 缺铁性贫血 MCV＜80fl；MCH＜26pg；MCHC＜0.30。

11. 缺铁性贫血血涂片特征是以小红细胞为主、红细胞大小不均、红细胞中央淡染区扩大。

12. 幼红细胞在透射电镜下在核周可见环形铁粒沉着，以中幼红细胞更为明显，胞质内含铁蛋白的吞饮小泡和铁小粒也增多，线粒体内有铁质沉着，呈电子密度高的颗粒或团状。据此，最有可能的是铁粒幼红细胞贫血。

13. 铁粒幼细胞贫血可见骨髓铁染色细胞内外铁增加，有较多环形铁粒幼细胞。

14. 铁粒幼红细胞性贫血铁代谢各项指标的结果与缺铁性贫血明显不同。铁代谢的检查血清铁、血清铁蛋白、运铁蛋白饱和度均明显增高，而血清总铁结合力为正常或减低。

15. 血清铁以 Fe^{3+}形式与转铁蛋白（Tf）结合存在。

第 14 单元　脱氧核苷酸合成障碍性贫血及其实验诊断

一、维生素 B_{12} 缺乏症和叶酸缺乏症的实验诊断

（一）维生素 B_{12}、叶酸缺乏症

1. 维生素 B_{12} 缺乏症

（1）血象：呈大细胞正色素性贫血，红细胞呈卵圆形。白细胞计数正常或偏低，粒细胞出现巨形杆状核和核分叶过多，5 叶者＞5%或 6 叶者＞1%。

（2）骨髓象：主要表现为三系细胞巨幼样改变，尤其是红细胞系列出现早、中和晚巨幼红细胞＞10%，粒细胞和巨核细胞系统亦有巨幼样变。③血清维生素 B_{12} 检测＜74～103pmol/L；红细胞叶酸检测＜227nmol/L。

2. 叶酸缺乏症

（1）血象：呈大细胞正色素性贫血，红细胞呈卵圆形。白细胞计数正常或偏低，粒细胞出现巨形杆状核和核分叶过多，5 叶者＞5%或 6 叶者＞1%。

（2）骨髓象：主要表现为三系细胞巨幼样变，尤其是红细胞系列出现早、中、晚巨幼红细胞常＞10%，粒细胞和巨核细胞系统亦有巨幼样变。

血清叶酸检测＜6.81nmol/L（＜3ng/ml）；红细胞叶酸检测≤227nmol/L（100ng/ml）。

（二）维生素 B_{12} 和叶酸含量变化

1. 维生素 B_{12} 缺乏症　血清维生素 B_{12} 检测（放免法）＜74～103pmol/L；红细胞叶酸检测（放免法）：＜227nmol/L。

2. 叶酸缺乏症　血清叶酸检测（放免法）＜6.81nmol/L；红细胞叶酸检测（放免法）≤227nmol/L。

二、恶性贫血的实验诊断

（一）恶性贫血的血象与骨髓象特点

1. 血象　大细胞性贫血，红细胞呈卵圆形，白细胞和血小板可减少，中性粒细胞核分叶过多。

2．骨髓象 三系细胞呈巨形变，粒细胞和巨核细胞系核分叶过多。

（二）维生素 B_{12} 吸收试验

血清维生素 B_{12} 检测（放免法）＞29.6pmol/L（＞40pg/ml）；核素标记的维生素 B_{12} 吸收试验，24h 尿中排出量＜4%，加内因子后可恢复正常（＞7%）。

历年考点串讲

脱氧核苷酸合成障碍性贫血及其实验诊断近几年常考。其中，维生素 B_{12}、叶酸缺乏症是考试的重点，应熟练掌握。维生素 B_{12} 和叶酸含量变化应熟悉。

历年常考的细节：

1．维生素 B_{12} 缺乏症的血象特点是**大细胞低色素性**贫血，红细胞呈卵圆形、5 叶核粒细胞＞5%、放免法检测红细胞维生素 B_{12}＜227nmol/L。

2．叶酸缺乏症红细胞**呈大细胞正色素性**改变，白细胞计数正常或偏低，放免法检测血清叶酸＜6.81nmol/L，红细胞叶酸＜22.7pmol/L，骨髓象表现为红系、粒系、巨核系巨幼样改变。

3．**恶性贫血**属于大细胞性贫血。

4．诊断巨幼细胞贫血最有价值的是**骨髓幼红细胞巨幼变**。

第 15 单元 造血功能障碍性贫血及其实验诊断

一、再生障碍性贫血的实验诊断

（一）再生障碍性贫血（AA）

1．概念 简称再障，是多种原因导致**造血干细胞**减少和（或）功能异常，从而引起红细胞、中性粒细胞、**血小板减少**的一种获得性疾病。

2．临床表现 贫血、**感染**和出血。根据发病原因，再障分为先天性和获得性两种，以获得性居多，先天性再障罕见，其主要类型为 Fanconi 贫血。

3．发病机制 与造血干细胞受损、造血微环境损伤及**免疫介导**因素有关。继发性再障的病因主要有**药物**，化学毒物，电离辐射，**病毒感染**，免疫因素。

（二）再生障碍性贫血的血象与骨髓象特点

1．血象 呈全血细胞减少，贫血多属正常细胞性，红细胞轻度大小不一，网织红细胞显著减少。各类白细胞都减少，**中性粒细胞**减少明显，淋巴细胞相对**增多**。血小板数量及体积和颗粒减少，功能降低。其中急性再障：网织红细胞＜1%，且绝对值＜15×10^9/L；中性粒细胞绝对值常＜0.5×10^9/L；血小板＜20×10^9/L；慢性再障：网织红细胞、白细胞与中性粒细胞和血小板数常较急性再障为高。

2．骨髓象 急性再障呈多部位增生降低或重度降低，骨髓穿刺液和制片后均可见**脂肪滴**明显增多，骨髓液稀薄，有核细胞增生极度低下。造血细胞（粒系、红系、巨核系细胞）明显减少，且不见**早期幼稚细胞**，巨核细胞常缺少；非造血细胞（指淋巴、浆、组织嗜碱和网状细胞）比例增高，有时淋巴细胞比例高达 80%。如有骨髓小粒，染色后镜下为空网状结构或为一团纵横交错的纤维网，其中造血细胞极少，大多为非造血细胞。

（三）再生障碍性贫血的诊断标准

1．全血细胞减少，网织红细胞绝对值减少。

2．一般无肝大、脾大。

3．骨髓检查至少一部位增生降低或重度降低。

4．能排除引起全血细胞减少的其他疾病，如阵发性睡眠性血红蛋白尿症、骨髓增生异常综合征中的难治性贫血、急性造血功能停滞、骨髓纤维化、急性白血病、恶性组织细胞病等。

5．一般抗贫血药物治疗无效。

（四）急性与慢性再生障碍性贫血的鉴别诊断

急性与慢性再生障碍性贫血的鉴别诊断见表 2-23。

表 2-23　急性与慢性再生障碍性贫血的鉴别诊断

发　病	急性再生障碍性贫血	慢性再生障碍性贫血
病程	≤6 个月，6～12 个月为亚急性	≥1 年
全血细胞	↓↓↓	↓↓
网织红细胞	＜1%	＞1%
绝对值	＜15×10^9/L	＜0.5×10^9/L
粒细胞绝对值	＜0.5×10^9/L	＞0.5×10^9/L
血小板	＜20×10^9/L	＜20×10^9/L
骨髓象	多部位增生降低，三系造血细胞减少	三或二系减少，至少一个部位增生不良或向心性萎缩，脂肪、晚幼红细胞增多。巨核细胞明显减少
非造血细胞	↑↑＞70%	↑↑＜70%
脂肪细胞	↑↑	↑↑
HbF	↑	↑↑↑
免疫功能	受损重	受损轻
EPO↑	不显著	显著

二、急性造血功能停滞的实验诊断

（一）定义

急性造血功能停滞（AAH）又称急性再生障碍危象，在原有慢性贫血病或其他疾病的基础上，在某些诱因作用下，促使造血功能紊乱和代偿失调，血细胞暂时性减少或缺少，一旦诱因去除危象随之消失。

（二）血象

贫血比原有疾病严重，Hb 常低至 15～20g/L，网织红细胞减低，淋巴细胞占绝大多数，中性粒细胞有中毒颗粒。除去诱因后，血象可逐渐恢复，先是网织红细胞和粒细胞上升，Hb 则恢复较慢。

（三）骨髓象

多数增生活跃，但有的降低，尤其红细胞系受到抑制，粒红比例增大。在涂片周边部位出现巨大原始红细胞是本病的突出特点，胞体呈圆形或椭圆形，有少量细胞质内含嗜天青颗粒，出现空泡及中毒颗粒，细胞核圆形或多核分裂型，核仁 1～2 个，核染色质呈疏网状。部分患者有粒系和巨核细胞系成熟障碍。

三、纯红细胞再生障碍性贫血的实验诊断

（一）定义

纯红细胞再生障碍性贫血（PRCA）简称纯红再障，是以骨髓单纯红细胞系统造血障碍为特征的一组异质性综合征。临床上分为先天性和获得性两大类。

（二）血象

外周血红细胞、血红蛋白显著减少，网织红细胞显著减少（＜0. 1%）或缺少，呈正常细胞性贫血，白细胞和血小板计数正常。

（三）骨髓象

多数增生活跃，少数增生低下，幼红细胞显著减少，粒系、巨核系增生正常，粒红比值明显增高。

历年考点串讲

造血功能障碍性贫血及其实验诊断近几年常考，应作为重点复习。

其中，再障的血象与骨髓象特点、再生障碍性贫血（再障）的诊断标准、急性与慢性再生障碍性贫血的鉴别诊断、急性造血功能停滞（AAH）是考试的重点，应熟练掌握。

历年常考的细节：

1. 再生障碍性贫血的致病因素有药物、化学毒物、电离辐射、病毒感染、免疫因素。
2. 与再生障碍性贫血发病机制相关的因素有造血干细胞受损、造血微环境损伤、免疫介导、遗传倾向。
3. 在再生障碍性贫血未受累部位穿刺骨髓，有核细胞增生活跃时，巨核细胞一定减少。
4. 再生障碍性贫血的血象特点是全血细胞减少，红细胞、粒细胞和血小板减少程度和先后可不一致，网织红细胞绝对值减低，多为正常细胞性贫血；骨髓象特征是骨髓增生低下，造血细胞减少，非造血细胞增多。
5. 鉴别再生障碍性贫血与急性白血病最主要的检查是骨髓检查。
6. 再生障碍性贫血与阵发性睡眠性血红蛋白尿症最难鉴别。
7. 再生障碍性贫血诊断标准是全血细胞减少，网织红细胞绝对值减少；一般无肝大、脾大；骨髓检查至少一部位增生降低或重度降低；能排除引起全血细胞减少的其他疾病，如阵发性睡眠性血红蛋白尿症、骨髓增生异常综合征中的难治性贫血、急性造血功能停滞、骨髓纤维化、急性白血病、恶性组织细胞病等；一般抗贫血药物治疗无效。
8. 区别急性和慢性再生障碍性贫血包括发病病程、全血细胞、网织红细胞绝对值、粒细胞绝对值、血小板、骨髓象非造血细胞及脂肪细胞、HbF、免疫功能、EPO 等项目。
9. 慢性再生障碍性贫血网织红细胞、白细胞与中性粒细胞和血小板数常较急性再生障碍性贫血为高；三系或二系减少，至少一个部位增生不良或向心性萎缩，脂肪、晚幼红细胞增多。巨核细胞明显减少。
10. 病态造血一般不包括异形淋巴细胞。
11. 再生障碍性贫血危象早期骨髓检查的特征是发现巨大原始红细胞。
12. 急性再生障碍性贫血危象短期内诱因去除可自然恢复。
13. 先天性单纯红细胞再生障碍性贫血存在先天畸形。
14. 获得性单纯红细胞再生障碍性贫血有周围血红细胞、血红蛋白显著减少，网织红细胞显著减少（<0.1%）或缺少，呈正常细胞性贫血，白细胞和血小板计数正常；骨髓象：多数增生活跃，少数增生低下，幼红细胞显著减少，粒系、巨核系增生正常，粒红比值明显增高。

第 16 单元　白血病概述

一、白血病的特点

（一）概念及分类

1. 概念　白血病（leukemia）属于造血系统的恶性肿瘤，是一组高度异质性的恶性血液病。

其特点为白血病细胞异常增生、分化成熟障碍，并伴有凋亡受阻，致使白血病细胞在骨髓中大量增生积聚，正常的造血受到抑制。

2．根据白血病细胞的分化成熟程度分类

（1）急性白血病：细胞分化停滞在**较早**阶段，骨髓中某一系列原始细胞（或原始加幼稚细胞）高于30%，一般自然病程短于**6个月**。

（2）慢性白血病的细胞分化停滞在较晚阶段，骨髓中某一系列的白细胞增多，以接近成熟的白细胞增生为主，原始细胞不超过10%。

3．根据主要受累的细胞系列　分为淋巴细胞型、粒细胞型、单核细胞型，及少见型，如红血病、红白血病、巨核细胞、嗜酸粒细胞、嗜碱粒细胞、组织嗜碱细胞、浆细胞、多毛细胞及分类不明等型白血病。

4．临床分型

（1）急性白血病：如急性淋巴细胞白血病、急性非淋巴细胞白血病、急性单核细胞白血病等。

（2）慢性白血病：如分为慢性粒细胞白血病、慢性淋巴细胞白血病、多毛细胞白血病、幼淋巴细胞白血病等。

（3）少见型白血病：嗜酸粒细胞白血病、嗜碱粒细胞白血病、组织嗜碱细胞白血病、多毛细胞白血病等。

5．FAB形态学分型　1976年，法（F）、美（A）、英（B）三国协作组提出的**FAB分型**方案，主要依据形态学特征将急性白血病分为急性淋巴细胞性白血病和急性非淋巴细胞性白血病两大类型及其亚型，在指导临床对急性白血病的诊断、治疗和预后判断方面起了很重要作用。

2001年，WHO造血与淋巴肿瘤分类法，将患者临床特点与**形态学**（morphology）、**免疫学**（immunology）、**细胞遗传学**（cytogenetics）和**分子生物学**（molecular biology）结合起来，形成**MICM分型**。

（二）急性白血病临床特征

1．因白血病细胞增生，抑制了正常的白细胞、血小板和红细胞的生长，从而导致**感染、出血、贫血**。

2．因异常增生的白血病细胞对器官和组织的浸润所引起的肝、脾、淋巴结肿大，齿龈增生，皮肤结节，眼部绿色瘤，骨骼和关节疼痛和中枢神经系统白血病等。

二、急性白血病分型

（一）细胞形态学分型

急性白血病按照细胞形态学分为**急性非淋（髓）细胞白血病（ANLL）**和**急性淋巴细胞白血病（ALL）**两种。

1．急性非淋（髓）细胞白血病（ANLL）　共分8型。

（1）M0（急性髓细胞白血病微分化型）：核仁明显，细胞质透明，嗜碱性，无嗜天青颗粒及Auer小体。

（2）M1（急性粒细胞白血病未分化型）：原粒细胞（Ⅰ型+Ⅱ型）占骨髓非红系细胞的**90%以上**，至少3%细胞为过氧化酶染色（+）。

（3）M2（急性粒细胞白血病部分分化型）：原粒细胞（Ⅰ型+Ⅱ型）占骨髓非红系细胞的**30%～89%**，单核细胞＜20%，其他粒细胞＞10%。

（4）M3（急性早幼粒细胞白血病）：骨髓中以多颗粒的**早幼粒细胞**为主，此类细胞在非红系细胞中≥30%。

（5）M4（急性粒-单核细胞白血病）：骨髓中原始细胞占非红系细胞的30%以上，各阶段粒细胞占：30%～79%，各阶段单核细胞＞20%。

（6）M5（急性单核细胞白血病）：骨髓中非红系细胞中原单核、幼单核≥30%，如果原始单核细胞（Ⅰ型+Ⅱ型）≥80%为 M_{5a}；＜80%，为 M_{5b}。

（7）M6（急性红白血病）：骨髓中幼红细胞≥50%，骨髓原始细胞（NEC）≥30%或外周血原始细胞≥30%。

（8）M7（急性巨核细胞白血病）：骨髓中原始巨核细胞≥30%。CD41、CD61、CD42 阳性，电镜下血小板过氧化物酶（PP0）阳性。

2．急性淋巴细胞白血病（ALL）　共分 3 型。

（1）L1：原始和幼淋巴细胞以小细胞（直径≤12μm）为主，细胞质较少，核型规则，核仁不清楚。

（2）L2：原始和幼淋巴细胞以大细胞（直径＞12μm）为主，细胞质较多，核型不规则，常见凹陷或折叠，核仁明显。

（3）L3：原始和幼淋巴细胞以大细胞为主，大小较一致，细胞质较多，细胞内有明显空泡，细胞质嗜碱性，染色深，核型较规则，核仁清楚。

（二）免疫学分型

1．T 细胞　绵羊红细胞受体（Es）及细胞表面分化抗原　CD7、CD2、CD3、CD4、CD8、CD5 为 T 细胞标记，CD7 为出现早、且贯穿表达整个 T 细胞分化发育过程中的抗原。目前认为 CD7、CyCD3 同属于检测 T-急性淋巴细胞白血病（T-ALL）的最敏感指标，但 CR2 与髓系（急性髓细胞性白血病）有 5%～10%的交叉反应，只表达 $CD7^+$的不能诊断 T-ALL。CD5 与部分 B 淋巴细胞有交叉反应，CD25 为激活的 T、B 淋巴细胞的标记。

2．B 淋巴细胞　成熟 B 淋巴细胞特征性的标记是细胞膜表面免疫球蛋白（SmIg）及小鼠红细胞受体（Em），Em 为早期成熟 B 细胞标志。B 淋巴细胞表面的非特异性标记有 HLA-DR、补体 CR2 受体和 Fc 受体等。B 淋巴细胞分化抗原 CD10、CD19、CD20、CD21 和 CD22。CD19 是鉴别全 B 系的敏感而又特异的标记。CD10 为诊断 common-ALL 的必需标记。

3．粒-单核细胞　有些共有的标记，如 CD11b、CD31～CD36、CD64、CD68 等，CD14 为单核细胞特异的，胞质中 CD13（CyCD13）、CD14（CyCD14）、CD15（CyCD15）表达早于膜表面表达，且特异性更强。髓过氧化物酶（MPO）为髓系所特有。

4．巨核细胞　巨核细胞系分化发育过程中，其特异性标记主要有 CD41a（GPⅡb/Ⅲa）、CD41b（Ⅱb）和 CD61（Ⅲa）及血小板过氧化物酶（PPO）等。

5．红细胞　红细胞表面有多种抗原存在，与红白血病的免疫分型有关的主要是血型糖蛋白 A、H 和 CD71（转铁蛋白受体）。

6．干细胞和祖细胞　CD34 为造血干细胞标记，无系的特异；CD38 为定向造血干细胞的标记。HLA-DR 属非特异性抗原，它可表达于干细胞、祖细胞、各分化阶段的 B 细胞及激活的 T 细胞。

目前，已初步建立了 FAB（M0～M7）与免疫学两者的联系（表 2-24）。

表 2-24　急性髓细胞白血病 FAB 分型与免疫标志

亚　型	典型的免疫标记	亚　型	典型的免疫标记
M0	CD34,CD33,CD13	M4	MPO,CD33,CD15,CD14,CD13
M1	MPO,CD34,CD33,CD13	M5	MPO,CD33.CD14,CD13
M2	MPO,CD33,CD15,CD13	M6	CD33,血型糖蛋白
M3	MPO,CD33,CD13（HLA-DR 阴性）	M7	CD33,CD41,CD42b,CD61

（三）细胞遗传学分型

1．ANLL 细胞遗传学分型　见表 2-25。

表 2-25　ANLL 的细胞遗传学分型与形态学分型的关系

ANLL 类型	细胞遗传学核型
M2	t（8；21）（q22；q22）
M3	t（15；17）（q21；q12）
M1/M2/M4	t（6；9）（q23；q34）
M4E0	Inv（16）（p13；q22）

2．ALL 细胞遗传学分型　见表 2-26。

表 2-26　ALL 的细胞遗传学分型与免疫学分型的关系

ALL 亚型	细胞遗传学
早 B-ALL	t（9；22）（q34；q11）
前 B-ALL	11q23
B-ALL	t（8；14）（q24；q11）
T-ALL	t（11；14）（p13；q11）
T-ALL	t（1；14）（p32；q11）
T-ALL	t（10；14）（q24；q11）
T-ALL	t（8；14）（q24；q11）

（四）分子生物学分型

白血病的这些特异性染色体易位在分子水平的改变，表现为与白血病发病机制有关的基因重排及各种**融合基因**的形成，在病程中比较稳定，是可靠的分子标志。

三、白血病疗效观察

（一）急性白血病疗效标准

1．完全缓解（complete remission，CR）

（1）临床无白血病细胞浸润所致的症状和体征，生活正常或接近正常。

（2）血象：Hb≥100g/L（男性），或≥90g/L（女性及儿童），中性粒细胞绝对值≥1. 5×10^9/L，血小板≥100×10^9/L。外周血白细胞分类中无白血病细胞。

（3）骨髓象：原粒细胞Ⅰ型+Ⅱ型（原单核+幼单核细胞或原淋巴+幼淋巴细胞）≤5%，红细胞及巨核细胞系正常。

2．部分缓解（partial remission，PR）　骨髓原粒细胞Ⅰ型+Ⅱ型（原单核+幼单核细胞或原淋巴+幼淋巴细胞）＞5%而≤20%；或临床、血象中有一项未达完全缓解标准者。

3．未缓解（non-remission，NR）　骨髓象、血象及临床 3 项均未达上述标准者。

4．持续完全缓解（CCR）　指从治疗后完全缓解之日起计算，其间无白血病复发达 3 年以上者。

5．临床治愈　指停止化学治疗 5 年或无病生存（DFS）达 10 年者。

（二）急性白血病复发标准

有下列任何一项者称为急性白血病复发。

1．骨髓原粒细胞Ⅰ型+Ⅱ型（原单核+幼单核或原淋巴+幼淋巴细胞）在 5%～20%；经过有效抗白血病治疗一个疗程仍未达到骨髓完全缓解标准者。

2．骨髓原粒细胞Ⅰ型+Ⅱ型（原单核+幼单核或原淋巴+幼淋巴细胞）＞20%者。

3．骨髓外白血病细胞浸润。

（三）中枢神经系统白血病诊断标准

1．有中枢神经系统症状和体征（尤其是颅内压增高的症状和体征）。

2．有脑脊液的改变　①压力增高（＞2kPa 或 200mmH_2O），或＞60 滴/min。②白细胞数＞0.01×10^9/L。③涂片见到白血病细胞。④蛋白≥450mg/L，或潘氏试验阳性。

3．排除其他原因造成的中枢神经系统或脑脊液的相似改变。（全国白血病防治研究协作会议，1978 年）

历年考点串讲

白血病概述部分为必考内容，近几年考试出现的频率极高。

其中白血病的概念、临床特征、细胞形态学分型及免疫学分型为考试重点，应熟练掌握。细胞遗传学分型、急性白血病缓解标准及中枢神经系统白血病诊断标准应熟悉。

历年常考的细节：

1. 白血病是造血干细胞克隆性、高度异质性的造血系统恶性肿瘤，其特点为白血病细胞异常增生、分化成熟障碍，并伴有凋亡减少。

2. 依据细胞的分化成熟程度分为急性白血病和慢性白血病。急性白血病骨髓中某一系列原始细胞（或原始加幼稚细胞）高于 30%，而慢性白血病原始细胞不超过 10%。

3. 急性白血病的主要临床特征：感染、出血、贫血及骨痛。

4. FAB 按细胞形态学将急性白血病分为急性淋巴细胞白血病和急性非淋巴细胞白血病。

5. FAB 对急性白血病的分型及各型的标准。

6. Auer 小体是形态学上鉴别急性淋巴细胞白血病和急非淋巴细胞白血病的重要指标。

7. CD7、CyCD3 是检测 T-急性淋巴细胞白血病的最敏感指标；CD19 是鉴别全 B 系的敏感而又特异的标记；CD10 为诊断 common-ALL 的必需标记；CD14 为单核细胞特异的；髓过氧化物酶（MPO）为髓系所特有；巨核细胞系特异性标记主要有 CD41a（GPⅡb/Ⅲa）、CD41b（Ⅱb）和 CD61（Ⅲa）以及血小板过氧化物酶（PPO）；红细胞；免疫分型有关的主要是血型糖蛋白 A；CD34 为造血干细胞标记。

8. M2 t（8；21）（q22；q22）；M3 t（15；17）（q21；q12）；M4E0 Inv（16）（p13；q22）。

9. 急性白血病完全缓解的指标　Hb≥100g/L（男性），或≥90g/L（女性及儿童）；中性粒细胞绝对值≥1.5×10^9/L；血小板≥100×10^9/L；骨髓象：原粒细胞Ⅰ型+Ⅱ型（原单核+幼单核细胞或原淋巴+幼淋巴细胞）≤5%。

10. 中枢神经系统白血病诊断标准最重要的是脑脊液涂片见到白血病细胞。

第 17 单元　急性淋巴细胞白血病及其实验诊断

急性淋巴细胞白血病（ALL）简称急淋，是由于未分化或分化很差的淋巴细胞在造血组织（特别是骨髓、脾和淋巴结）无限增殖所致的恶性血液病。

一、形态学检查

（一）血象

1．红细胞及血红蛋白中度降低，有核红细胞罕见。

2．白细胞计数多在 100×10^9/L 以上，也可正常或减少。

3．外周血中以原淋巴细胞和幼稚淋巴细胞为主，可占 10%～90%。由于此种细胞较脆，易于推破而成破碎细胞。

4．血小板计数在 100×10^9/L 以下。

（二）骨髓象

骨髓增生极度或明显活跃，少数病例呈增生活跃，以原始和幼稚淋巴细胞为主，大于30%，伴有形态异常，粒细胞系统增生受抑制，红细胞系统增生也受抑制。巨核细胞显著减少或不见，血小板减少。退化细胞明显增多，蓝细胞（涂抹细胞）多见，这是该病的特征之一。本病可发生在任何年龄，儿童及青壮年多见，临床上起病多急骤，发热、常有贫血、皮肤黏膜及内脏出血，淋巴结无痛性肿大。按FAB形态学分类：急淋可分为L1、L2、L3三种亚型，详见表2-27。

表2-27　急淋各型的细胞形态学特征

细胞特征	L1	L2	L3
细胞大小	小细胞为主	大细胞为主，大小不均匀	大细胞为主，大小较均一
核染色质	较粗，结构较一致	较疏松，但结构较不一致，或细而分散，或粗而浓集	呈细点状，均匀一致
核形	规则，偶有凹陷或折叠	不规则，常见凹陷和折叠	较规则
核仁	小而不清楚，少或不见	清楚，1个或多个，较大	明显，1个或多个，呈小泡状
胞质量	少	不定，常较多	较多
胞质嗜碱性	轻或中度	不定，有些细胞深染	深蓝
胞质空泡	不定	不定	常明显，呈蜂窝状

二、其他检查

（一）细胞化学染色

1．过氧化物酶（POX）与苏丹黑（SB）染色　各阶段淋巴细胞均为阴性。

2．糖原染色（PAS）　20%～80%的原淋巴细胞呈阳性反应。

3．酸性磷酸酶染色（ACP）　T淋巴细胞阳性，B淋巴细胞阴性。

4．其他　非特异性酯酶及溶菌酶均呈阴性反应。

（二）免疫学检测

根据膜表面标记，将ALL分为T系ALL和B系ALL及其各自的亚型。

（三）染色体及分子生物学检验

绝大多数的急淋有克隆性核型异常，其中66%为特异性染色体重排，染色体数目异常可有超二倍体、亚二倍体、假二倍体及正常二倍体。

历年考点串讲

急性淋巴细胞白血病及其实验诊断为历年必考内容，近几年考试出现的频率极高。

其中，急性淋巴细胞白血病形态学检查中的血象和骨髓象、FAB形态学分类和细胞化学染色应熟练掌握。免疫学检查应掌握。

历年常考的细节：

1．急淋外周血中以原淋巴细胞和幼稚淋巴细胞为主，可占10%～90%。易见破碎细胞或称蓝细胞。

2．骨髓以原始和幼稚淋巴细胞为主，≥30%。

3．FAB将急淋分为L1、L2、L3三种亚型，注意鉴别各型形态特点。

4．细胞化学染色　POX（−），PAS（+）。

5．根据膜表面标记，将ALL分为T系ALL和B系ALL及其各自的亚型。

6．绝大多数的急淋有克隆性核型异常，其中66%为特异性染色体重排。

7．急性淋巴细胞白血病是小儿时期最常见的白血病类型。

第 18 单元　急性髓细胞白血病

一、M0（急性髓细胞白血病微分化型）的实验诊断

1．血象　白细胞数较低，血小板较低或正常，伴有正细胞正色素性贫血。

2．骨髓象　骨髓有核细胞增生程度较轻，原始细胞＞30%，红系、巨核系有不同程度的增生减低。

3．细胞化学染色　POX 及 SB 染色为阴性或阳性率＜3%。PAS 及特异性酯酶染色呈阴性或弱阳性。

4．电镜超微结构　MPO 阳性，也有内质网和核膜 MPO 阳性，PPO 阴性。

5．染色体　大多有染色体异常，但无特异性核型。

6．免疫学检查　免疫细胞化学 MPO 阳性。免疫表型表达为髓系分化抗原 CD13，CD33，CD14，CD15，CD11b 中至少有一种阳性。不表达 B 系特异性抗原和 T 系特异性抗原，**可表达未成熟标志 CD34，TdT，HLA-DR**。也有免疫细胞化学 MPO 阴性，但表达髓系分化抗原。

二、M1（急性粒细胞白血病未分化型）的实验诊断

特点是骨髓中**原始粒细胞＞90%**（非红系细胞），早幼粒细胞很少，中幼粒细胞以下阶段不见或罕见。POX 或 SB（+）的原始细胞＞3%。

1．血象　显著**贫血**，外周血可见幼红细胞，白细胞总数**升高**。血片中以原始粒细胞为主，少数患者可无或极少见幼稚粒细胞出现，血小板中度到重度减少。

2．骨髓象　骨髓增生**极度活跃或明显活跃**，少数病例可**增生活跃甚至减低**。骨髓中原始粒细胞＞90%，白血病细胞内可见 **Auer 小体**，幼红细胞及巨核细胞明显减少，淋巴细胞也减少。

3．细胞化学染色　至少有 3%原粒细胞 POX 染色阳性。

4．免疫学检验　HLA-DR、MPO、CD34、CD33 及 CD13 阳性，CD11b、CD15 阴性。CD33 阳性者 CR 率高，CD13 阳性、CD33 阴性者 CR 率低。

5．染色体和分子生物学检验核型异常　Ph 染色体 t（9;22）形成 BCR-ABL 融合基因，约见于 3%的 AML，大多为 M1 型。

三、M2（急性粒细胞白血病部分分化型）的实验诊断

（一）M2a 型的实验诊断

该病患者骨髓特点是原始粒细胞为 30%～90%（非红系细胞），单核细胞＜20%，早幼粒以下阶段＞10%。

1．血象　贫血很显著，白细胞**中度升高**和 M1 相似，以**原始粒细胞及早幼粒**细胞为主。血小板**中度到重度减少**。

2．骨髓象　骨髓增生**极度活跃或明显活跃**，骨髓中原始粒细胞占 **30%～89%**（非红系），早幼粒、中幼粒和成熟粒细胞＞10%，白血病细胞内可见 Auer 小体，幼红细胞及巨核细胞明显减少，此型白血病细胞的特征是形态变异及核质发育不平衡。

3．细胞化学染色　①POX 与 SB 染色，均呈**阳性**反应。②PAS 染色，原粒呈阴性反应，早幼粒细胞为**弱阳性**反应。③中性粒细胞碱性磷酸酶（NAP），成熟中性粒细胞的 NAP 活性**明显降低，甚至消失**。④特异性和非特异性酯酶染色，氯醋酸 AS-D 萘酚酯酶染色呈**阳性反应**，醋酸 AS-D 萘酚酯酶染色（AS-D-NAE）可呈阳性反应，但强度较弱，且不被氟化钠抑制。⑤原始和幼稚粒细胞内出现 **Phi(Φ)小体**，此对急性粒细胞白血病有诊断意义，并借以与急淋鉴别。⑥染色体及分子生物学检验：特异性染色体重排 t（6；9）约见于 1%的 AML，主要为本型。

4. 免疫学检验　表达髓系抗原，可有原始细胞和干细胞相关抗原，CD34、HIA-DR、CD13、CD33 和 CD57 阳性。

5. 染色体和分子生物学检验　分子生物学研究表明，易位导致 6 号短臂上的 DEK 基因和 9 号长臂上的核孔素基因 CAN 发生融合（DEK-CAN）。

（二）急性粒细胞白血病部分成熟型（M2b 型）的实验诊断

骨髓中原始及早幼粒细胞明显增多，以异常的中性中幼粒细胞增生为主，其胞核常有 1～2 个大核仁，核质发育显著不平衡，此类细胞＞30%。

1. 血象　多数病例为**全血细胞减少**，血红蛋白及红细胞数**减低**常较其他类型白血病明显，白细胞数大多**正常或低于正常**，而少数病例**增高**。分类可见幼稚粒细胞，异常中性中幼粒细胞。血小板**明显减少**，形态多异常。

2. 骨髓象　骨髓多为**增生明显活跃或增生活跃**，红细胞系及巨核细胞系增生均**减低**。粒细胞系增生**明显活跃**。骨髓中原粒细胞和早幼粒细胞比例略高，但以形态异常的中性中幼粒细胞增生为主（＞30%），该类细胞胞核/胞质发育明显不平衡，细胞核常有凹陷，染色质细致、疏松，常有 1～2 个大而明显的核仁，胞质量丰富，可见 Auer 小体。其中分化差的细胞胞质嗜碱性，核凹陷处有透亮区，可见少量中性颗粒。分化良好者含有较多细小而弥散分布的粉红色中性颗粒。

3. 细胞化学染色　POX 及 SBB 染色呈**阳性或强阳性**反应；AS-D-NCE 染色阳性；α-NBE 阴性；高碘酸-雪夫（PAS）反应大多数原粒细胞为阴性，少数呈弥散性淡红色阳性；NAP 染色其活性明显减低。

4. 免疫学检验　白血病细胞表达 HLA-DR、MPO、CD13、CD33 和 CD57，其中 CD33、CD13 阳性率减低，而表达更成熟的髓系抗原 CD15 和 CD11b 阳性率增高。

四、M3（急性早幼粒细胞白血病）的实验诊断

骨髓中以颗粒增多的异常早幼细胞增生为主，＞30%（非红系细胞），其胞核大小不一，胞质中有大小不等的颗粒，可见束状的 Auer 小体，也可逸出胞体之外。依颗粒粗细分以下 2 个亚型。①M3a 粗颗粒型：嗜天青颗粒粗大，密集甚至融合。②M3b 细颗粒型：嗜天青颗粒密集而细小。

1. 血象　血红蛋白及红细胞数呈**轻度到中度减少**，部分病例为**重度减少**。大多病例白细胞计数在 15×10^9/L 以下，分类以异常早幼粒细胞为主，可高达 90%，Auer 小体易见。血小板中度到重度减少。

2. 骨髓象　多数病例骨髓增生**极度活跃**，个别病例增生**低下**。分类以颗粒增多的**早幼粒细胞为主**，占 30%～90%（NEC），与原始细胞之比为 3∶1 以上，幼红细胞和巨核细胞均明显减少。

3. 细胞化学染色　POX、SB、AS-D-NCE 和 ACP 染色均呈阳性或强阳性反应。AS-D-NAE 可呈阳性反应，但不被氟化钠抑制，α-萘酚丁酸酯酶染色阴性，依次可与急性单核细胞白血病做鉴别。

4. 免疫学检验髓系标志　CD13、CD33、MPO、CD68 等阳性，而 HIA-DR、CD34 为阴性者。

5. 染色体及分子生物学检验　70%～90%的 APL 具有特异性的染色体易位 t（15；17），是 APL 特有的遗传学标志，t（15；17）染色体易位使 **17 号染色体上的维甲酸受体 a（RARa）基因发生断裂**，**与 15 号染色体上的早幼粒细胞白血病（PML）基因发生融合**，形成 **PML-RARa 融合基因**。（高频考点）

五、M4（急性粒-单核细胞白血病）的实验诊断

按粒、单核细胞的比例、形态不同可分为以下 4 个亚型。①M4a：以原始及早幼粒细胞增生为主，原、幼单核及成熟单核细胞＞20%（非红系细胞）。②M4b：以原、幼单核细胞增生为主，原粒和早幼粒细胞＞20%（非红系细胞）。③M4c：具有粒系又具有单核特征的原始细胞＞30%（非

红系细胞)。④M4E0：除上述特征外，有颗粒粗大且圆、着色较深的嗜酸粒细胞，占 5%～30%（非红系细胞）。

M4E0 型为 M4 的一个特殊亚型,易伴重现性 16 号染色体异常。WHO 分型为急性髓系白血病伴 inv(16)(q13;q22)或 t(16;16)(p13;q22)；CBFβ-MYH11。

1. 血象　血红蛋白和红细胞数常有不同程度的**减少**；白细胞数可**增高、正常或减少**，可见粒及单核两系早期细胞，血小板常**减少**。

2. 骨髓象　骨髓增生**极度活跃或明显活跃**。粒、单核系统同时**增生**，红系、巨核系**受抑制**。根据粒、单核两系增生程度的不同可分为**四种**亚型。M4a 型，骨髓中以原粒细胞及早幼粒细胞增生为主，原幼单核和单核细胞＞20%（NEC）；M4b 型，骨髓中以原幼单核细胞增生为主，原粒细胞和早幼粒细胞＞20%（NEC）；M4c 型，原始细胞既具有粒系又具有单核系特征者≥30%（NEC）；M4E0 型，除上述特点外，嗜酸粒细胞占 5%～30%，胞质中嗜酸颗粒粗大而圆着色较深。本病是一组异质性很强的疾病，尽管从骨髓涂片容易确认粒系和单核系细胞同时存在，但有时原始细胞难以明确地判断其为原粒或原单核，有的幼稚细胞也难以明确地判断其为早幼粒或幼单核细胞。细胞化学染色有助于区别这两系细胞。

3. 细胞化学染色　POX、SBB 染色在原单核和幼单核细胞呈阴性或弱阳性反应，而幼粒细胞呈阳性或强阳性反应；非特异性酯酶染色在应用 α-醋酸萘酚为底物时，原始和幼稚细胞呈阳性反应，其中原粒细胞不被氟化钠（NaF）抑制，而原单核细胞可被 NdF 抑制；酯酶双重染色可呈现醋酸萘酚酯酶阳性细胞、氯醋酸酯酶阳性细胞或双酯酶阳性细胞。

4. 免疫学检验　白血病细胞主要表达粒、单系抗原 CD13、CD14、CD15、CD33、HLA-DR。

5. 遗传学及分子生物学检验　常累及 11 号染色体长臂，包括缺失和易位；后者尤以 t（9；11）（p21；q23）为多见。

六、M5（急性单核细胞白血病）的实验诊断

M5 分 2 个亚型，M5a（未分化型）和 M5b（部分分化型）。

1. 血象　血红蛋白和红细胞数呈**中度到重度减少**，大多数患者白细胞数**偏低**，分类以**原单和幼单核细胞**增多为主，可占细胞总数的 30%～45%，血小板均重度减少。未分化 M5a 以原单细胞为多、部分分化型，M5b 以幼单和单核细胞为主。

2. 骨髓象　骨髓增生**极度活跃或明显活跃**。M5a 以**原单细胞为主**，可＞80%（NEC 或单核系细胞），幼单细胞较少。M5b 中原单、幼单及单核细胞均可见到，原单细胞＜80%。白血病细胞中有时可见到 1～2 条细而长的 Auer 小体。

3. 细胞化学染色　①POX 和 SB 染色：原单核细胞是**阴性和弱阳性反应**，而幼单细胞多数为**阳性反应**。②PAS 染色：原单细胞约多数为**阴性反应**。半数呈细粒状或粉红色弱阳性反应，而幼单细胞多数为阳性反应。③酯酶染色：非特异性酯酶染色阳性，可被氟化钠抑制，其中 α-丁酸萘酚酯酶（α-NBE）染色诊断价值较大。

4. 免疫学标志　白血病细胞表面抗原表达 CD11、CD13、CD14、CD15、CD33、CD34、HLA-DR。

5. 染色体和分子生物学检验　t/del（11）（q23）约见于 22%M5 型，染色体的缺失和易位均累及 11q123 带的 HRX 基因，以 t（9；11）易位致 MLL-AF9 融合基因及 t（11；19）易位致 MLL-ENL 融合基因最多见。

6. 其他　血和尿中的溶菌酶水平中度升高。

七、M6（急性红白血病）的实验诊断

M6 特点是骨髓中红细胞系＞50%，且常有形态学异常，红系 PAS 阳性，骨髓非红系细胞中

原粒细胞（或原单十幼单核细胞）>30%，或血片中原粒（或原单）细胞>5%，骨髓非红系细胞中原粒细胞（或原单+幼单核）>20%。

1．血象　血红蛋白和红细胞数大多有**中度或重度减少**。血片中可见嗜碱点彩、靶形及异形红细胞，并可见到各阶段的幼红细胞，以中、晚幼红细胞为多，且形态异常。白细胞数一般**偏低**，少数病例**正常或升高**，可见到原粒及早幼粒细胞，随着病程的发展，幼稚粒细胞逐渐增多，部分病例后期发展为急性髓细胞白血病，其血象也随之而改变，此时幼红细胞逐渐减少，血小板**减少明显**。

2．骨髓象　骨髓增生**极度活跃或明显活跃**。红系和粒系（或单核系）细胞同时呈**恶性增生**。大部分病例以中晚幼红细胞为主，原红、早幼红细胞次之，但有的病例原红、早幼红细胞多于中幼红、晚幼红细胞，幼红细胞往往>50%。该病的幼红细胞的形态学特点是类巨幼样改变（胞体巨大，核染色质细致、胞质丰富、常有突起）和副幼红细胞改变（核形不规整、核凹陷、扭曲、双核、多核、核碎裂和巨型核等）明显。白细胞系统明显增生，原粒（或原单核+幼单核）细胞占优势，>30%（NEC），部分原始和幼稚细胞中可见 Auer 小体。粒系细胞也有巨幼样和形态异常的改变。巨核细胞显著减少。

3．细胞化学染色　幼红细胞 PAS 常呈强阳性反应，积分值明显增高，且多呈粗大颗粒、块状、环状或弥漫状分布；成熟中性粒细胞内 PAS 积分比正常人明显为低；而淋巴细胞 PAS 反应增强。

4．免疫学检查　表面抗原表达血型糖蛋白 A、CD13、CD33、CD34。

5．染色体检查　常见 $5q^-$/−5、$7q^-$/−7、−3、dup（1）、+8 异常。

八、M7（急性巨核细胞白血病）的实验诊断

外周血有原巨核（小巨核）细胞；骨髓中原巨核细胞≥30%；原巨核有电镜、细胞化学或单克隆抗体证实；骨髓细胞少时往往干抽，活检有原始和巨核细胞、网状纤维增加。

1．血象　全血细胞**减少**，白细胞总数**大多减低**，少数**正常或增高**，血小板**减少**。少数病例**正常**。可见到类似淋巴细胞的小巨核细胞，亦可见到有核红细胞。

2．骨髓象　骨髓象**增生明显活跃或增生活跃**。粒系及红系细胞增生均减低。巨核细胞系异常**增生**，全片巨核细胞可达 1000 个以上，以**原始及幼稚**细胞为主。其中原始巨核细胞>30%，根据分化程度分两种亚型：未成熟型，以原始巨核细胞增多为主；成熟型，原始巨核至成熟巨核细胞同时存在。

3．细胞化学染色　5′-核苷酸酶、酸性磷酸酶染色（ACP）和糖原染色（PAS）为**阳性**，酯酶染色醋性酯酶**阳性**，并可被 NaF 抑制。MPO 及 SB 染色阴性。

4．免疫学检查　CD41、CD42 可呈阳性表达。

5．染色体检验　染色体有 inv（3）或 del（3）、+8、+21 异常。

6．电镜　M7 的原始巨核细胞根据其体积大小（4～8 倍体）及特异性细胞器的出现，加以识别。MKB 和 Pro-MKB 均示血小板过氧化物酶（PPO）阳性反应，髓过氧化物酶（MPO）呈阴性反应。

九、中枢神经系统白血病的实验诊断

1．有中枢神经系统症状和体征　尤其是**颅内压增高的症状和体征**。

2．有脑脊液的改变　①压力增高，>1.96kPa（200mmH_2O），或>60 滴/分。②白细胞数≥0.01×10^9/L。③涂片见到**白血病细胞**。④蛋白>450mg/L，**潘氏试验阳性**，蛋白含量越高，说明白血病细胞对中枢早期浸润，预后不佳。

3．排除其他原因的中枢神经系统或脑脊液有相似改变的疾病　符合 3 及 2 中任何一项者为

可疑中枢神经系统白血病；符合 3 及 2 中涂片见到白血病细胞或任两项者可诊断 CNSL；如无症状，但有脑脊液改变，可诊断 CNSL；但如只有单项脑脊液压力增高，暂不确定 CNSL 诊断；若脑脊液压力持续增高，而经 CNSL 治疗压力下降，恢复正常者可诊断 CNSL，应严密进行动态观察；如有症状而无脑脊液改变者，且有脑神经、脊髓或神经根受累的症状和体征，可排除其他原因所致，且经抗 CNSL 白血病治疗后症状有明显改善者，可诊断为 CNSL。

十、微量残留白血病的实验诊断

微量残留白血病（MRL）是指白血病化疗或骨髓移植达到临床和血液学的完全缓解，而体内残存微量白血病细胞（MRLC）的状态。估计此时仍有 10^6～10^8 个白血病细胞存在，这些微量残留白血病细胞是复发的根源。

1．免疫学检验

（1）间接免疫荧光法：TdT 细胞可用于微量白血病的检测，95%ALL 有 TdT 阳性细胞，检测 TdT 阳性细胞可算出白血病细胞的检出率。

（2）免疫双标记技术：检测同一细胞上两种相关抗原的表达，如发现相关的双标记阳性细胞，可判定 MRL，本法敏感度可达 10^{-4}。

2．细胞遗传学检验

（1）染色体分带技术：部分白血病细胞有染色体异常，通过较多分裂象的观察，可以发现白血病细胞。

（2）流式核型分析：可检测 DNA 非整倍体细胞，本法快速、精确，敏感度可达 10^{-2}，但一半以上白血病不存在 DNA 非整倍体细胞。

（3）荧光原位杂交：可用于分裂中期和分裂间期细胞，进行双标记原位杂交，检测染色体结构异常，可快速筛选大量细胞，敏感度可达 10^{-3}。

3. 分子生物学检验　MRL 的分子生物学检验的关键是寻找肿瘤性的标志，如基因过度表达、点突变、染色体易位，基因重排或融合基因等，通过各种 PCR 技术进行检测。另外对一些无特异性基因改变的白血病，现已开展小卫星 DNA 多态性分析技术，以小卫星 DNA 序列作为一种标志物用于检测 MRL。

历年考点串讲

AML-M2 和 AML-M3 历年必考，其余 AML 亚型常考。M0、中枢神经系统白血病的实验诊断和微量残留白血病的实验诊断为历年偶考内容。其中各亚型的血象、骨髓象特点，白血病细胞形态特征及常规细胞化学染色结果掌握或熟练掌握，M3 的免疫标志、染色体及分子生物学检查应掌握。M0、中枢神经系统白血病的实验诊断和微量残留白血病的实验诊断应熟悉。

历年常考的细节：

1. M0　原始细胞＞30%，形态学无法分型，常规细胞化学染色阴性；不表达淋系抗原，但表达髓系分化抗原；免疫细胞化学和电镜检测 MPO 呈阳性。

2. M1　骨髓中原始粒细胞＞90%（非红系细胞），POX 或 SB（+）的原始细胞＞3%。

3. M2a 型　骨髓原始粒细胞 30%～90%（非红系细胞），单核细胞＜20%，早幼粒以下阶段＞10%；血象以原始粒细胞及早幼粒细胞为主；此型白血病细胞的特征是形态变异及核质发育不平衡。POX、AS-D-NCE 染色均呈阳性反应，AS-D-NAE 可呈阳性反应，但强度较弱，且不被氟化钠抑制。

4. M2b 多为全血细胞减少，分类可见幼稚粒细胞，以异常中性中幼粒细胞增多为主。

骨髓以形态异常的中性中幼粒细胞增生为主（>30%），细胞胞核/胞质发育明显不平衡。POX染色呈阳性或强阳性反应；AS-D-NCE染色阳性；α-NBE阴性。

5. M3骨髓中以颗粒增多的异常早幼细胞增生为主>30%（非红系细胞），异常早幼粒细胞胞质中有大小不等的颗粒，可见束状的Auer小体；POX、SB、AS-D-NCE和ACP染色均呈阳性或强阳性反应，AS-D-NAE可呈阳性反应，但不被氟化钠抑制，α-NBE阴性。髓系标志CD13、CD33、MPO、CD68等阳性，而HIA-DR、CD34为阴性。70%~90%的M3具有特异性的染色体易位t（15；17）形成PML/RARα融合基因。M3易并发DIC。

6. M4以粒及单核两系早期细胞增多为主，可分为四种亚型：M4a型，骨髓中以原粒细胞及早幼粒细胞增生为主，原幼单核和单核细胞>20%（NEC）；M4b型，骨髓中以原幼单核细胞增生为主，原粒细胞和早幼粒细胞>20%（NEC）；M4c型，原始细胞既具有粒系又具有单核系特征者≥30%（NEC）；M4E0型，除上述特点外，嗜酸粒细胞占5%~30%，胞质中嗜酸颗粒粗大而圆着色较深。细胞化学染色中酯酶双重染色可见双酯酶阳性细胞。

7. M5a以原单细胞为主>80%（NEC），M5b中原单、幼单及单核细胞均可见到，原单细胞<80%。单核的Auer小体细而长。

8. M6骨髓中红细胞系>50%，且常有形态学异常，骨髓非红系细胞中原粒细胞（或原单+幼单核细胞）>30%；幼红细胞PAS常呈强阳性反应。表面抗原表达血型糖蛋白A。

9. M7血象全血细胞减少，可见小巨核细胞。骨髓象原始巨核细胞>30%，根据分化程度分未成熟型和成熟型。PAS为阳性，CD41、CD42可呈阳性表达，MKB和Pro-kMKB均示PPO阳性，MPO呈阴性。

10. 中枢神经系统白血病脑脊液的改变：压力增高，>1.96kPa（200mmH_2O）；白细胞数>0.01×10^9/L；涂片见到白血病细胞；蛋白>450mg/L，潘氏试验阳性。MRL是体内残存微量白血病细胞（MRLC）的状态。

11. 骨髓检查巨核细胞常缺少或缺如的是急性粒细胞白血病。

12. 各型急性白血病免疫标志。（2015）

第19单元　慢性白血病及其诊断

一、慢性粒细胞白血病（CML）的实验诊断

（一）血象

1. 血红蛋白减低，呈进行性减少。红细胞和血红蛋白早期正常，少数甚至稍增高，随病情发展渐呈轻、中度降低，急变期呈重度降低。

2. 呈正细胞正色素性贫血。

3. 白细胞计数明显增高，其中以中性中幼粒及晚幼粒细胞增多尤为突出，杆状粒和分叶核也增加、原始粒细胞<10%，嗜碱细胞达10%~20%，是慢性粒细胞白血病的特征之一。嗜酸粒细胞和单核细胞也可增多。

4. 疾病初期血小板可增多，加速期和急变期血小板进行性减少。

（二）骨髓象

骨髓增生极度活跃，粒红比例明显增高。粒细胞分类与周围血象相似，这是慢性粒细胞白血病慢性期的特点。显著增生的粒细胞中，以中性中幼粒、晚幼粒和杆状核粒细胞居多。原粒细胞和早幼粒细胞易见，但<10%；嗜碱和嗜酸粒细胞增多；幼红细胞早期增生，晚期受抑制；巨核

细胞增多，骨髓可发生轻度纤维化。加速期及急变时，原始细胞逐渐增多。慢粒是多能干细胞水平上突变的克隆性疾病，故可向各系列急性变，如急粒变占50%～60%，急淋变约占30%。急变期红系、巨核系均受抑制，慢粒的粒细胞有形态异常，细胞大小不一，核质发育不平衡，有些细胞核染色质疏松，胞质内有空泡或呈细胞破裂现象。

（三）细胞化学染色

中性粒细胞碱性磷酸酶染色（NAP）阳性率及积分明显**减低**，慢性粒细胞白血病合并感染、妊娠及急变期，NAP积分可**升高**。

（四）免疫学检查

慢性粒细胞白血病急变后根据其急变的细胞类型表达其相应的免疫学标记。

（五）染色体及分子生物学检查

Ph染色体是慢性粒细胞白血病（CML）的特征性异常染色体，检出率为90%～95%，其中绝大多数为t（9；22）（q34；q11），称为典型易位。它不仅出现于粒细胞，也出现于其他骨髓细胞，提示CML是起源于多能干细胞的克隆性疾病。其所产生的BCR/ABL融合基因表达具有高酪氨酸蛋白激酶（PrrK）活性的BCR/ABL融合蛋白，该蛋白在本病发病中起重要作用。（高频考点）

（六）临床分期及诊断标准

1．慢性期　具有下列四项者诊断成立。①贫血或脾大。②外周血白细胞≥30×10^9/L，粒系核左移，原始细胞（Ⅰ型+Ⅱ型）＜10%。嗜酸粒细胞和嗜碱粒细胞增多，可有少量有核红细胞。③骨髓象：增生明显活跃至极度活跃，以粒系增生为主，中、晚幼粒和杆状粒细胞增多，原始细胞（Ⅰ型+Ⅱ型）≤10%。④中性粒细胞碱性磷酸酶积分极度降低或消失。⑤**Ph染色体阳性及分子标志BCR/ABL融合基因**。⑥CFU-GM培养示集落或集簇较正常明显增加。

2．加速期　具下列2项者可诊断。①不明原因的发热、贫血、出血加重和（或）骨骼疼痛。②脾进行性增大。③非药物引起的血小板进行性降低或增高。④原始细胞（Ⅰ型+Ⅱ型）在血中和（或）骨髓中＞10%。⑤外周血嗜碱粒细胞＞20%。⑥骨髓中有显著的胶原纤维增生。⑦出现Ph以外的其他染色体异常。⑧对传统的抗慢粒药物治疗无效。⑨CFU-GM增殖和分化缺陷，集簇增多，集簇和集落的比值增高。

3．急变期　具下列之一者可诊断：①原始细胞或淋巴母细胞+幼淋巴细胞，或原单核细胞+幼单核细胞在外周血或骨髓中≥20%。②外周血中原始粒细胞+早幼粒细胞≥30%。③骨髓中原始粒细胞+早幼粒细胞≥50%。④有髓外原始细胞浸润，此期临床症状、体征比加速期更恶化，CFU-GM培养呈小簇生长或不生长。

二、慢性淋巴细胞白血病的实验诊断

（一）血象

红细胞和血红蛋白晚期**减少**。多数病例白细胞总数＞10×10^9/L，少数＞100×10^9/L，淋巴细胞**≥60%**，晚期可达90%～98%。血片中**蓝细胞**明显增多是慢淋特征之一。

（二）骨髓象

骨髓增生明显活跃或极度活跃。**淋巴细胞**显著增多；占40%以上，细胞大小和形态基本上与外周血一致。在疾病早期，骨髓中各类造血细胞都可见到。但至后期，几乎全为淋巴细胞。淋巴母细胞和幼淋巴细胞较少见（5%～10%）。粒细胞系和红细胞系都减少，晚期巨核细胞也减少。

（三）细胞化学染色

PAS染色淋巴细胞呈**阳性**反应或粗颗粒状阳性反应。

（四）免疫学检查

大多数为**B细胞**异常增生（B-CLL），少数为T细胞异常增生（T-CLL）。B细胞主要表达B

细胞特异性抗原，有 CD19、CD20、CD21、SmIg、HLA-DR、CD5 阳性。

（五）染色体与分子生物学检验

大约半数慢淋有克隆性核异常，以 12 号三体（+12）检出率最高。20%的慢淋可见 13q14 异常。T 细胞慢淋特征性染色体异常为 inv（14）（q11；q32），已知 TCRα、δ 基因位于 14q11。

历年考点串讲

慢性白血病是历年必考内容，近几年考试出现的频率极高，应重点复习。

其中，慢性白血病血象、骨髓象和细胞化学染色，慢粒的染色体及分子生物学检查、临床分期和标准为考试重点内容，应熟练掌握。

历年常考的细节：

1. CML 血象红细胞和血红蛋白早期正常，随病情发展呈轻、中度降低。
2. CML 血象和骨髓象分类以中性中幼粒以下阶段细胞增多为主，嗜酸粒细胞增高。嗜碱粒细胞增高是慢粒特征之一。
3. CML 慢性期原粒细胞和早幼粒细胞易见，但＜10%。
4. CML 骨髓可发生轻度纤维化。
5. CMLNAP 阳性率及积分明显减低。Ph 染色体是 CML 的特征性异常染色体，检出率为 90%～95%，形成 bcr/abl 融合基因。
6. CML 加速期血中或骨髓中原始细胞＞10%；急变期血中或骨髓中原始细胞≥20%。
7. 慢淋大多数为 B 细胞异常增生，血象淋巴细胞≥60%，骨髓象淋巴细胞显著增多≥40%，片中蓝细胞明显增多。
8. PAS 染色淋巴细胞呈阳性反应。

第 20 单元　特殊类型白血病及其实验诊断

一、浆细胞白血病的实验诊断

浆细胞白血病（PCL）是一种少见的白血病，外周血和骨髓中出现大量异常浆细胞，并广泛浸入各器官和组织，病情发展迅速。本病可分为原发性浆细胞性白血病（PPCL）和继发性浆细胞性白血病（SPCL）。原发性浆细胞性白血病是一种独立细胞类型的白血病，其特征为异常白细胞广泛浸润，可遍及全身各组织，并常伴有出血和淀粉样变，引起脏器肿大或功能障碍；临床表现有贫血、高热、皮肤及黏膜出血，多脏器浸润，肝、脾大；若病变侵犯胸膜，可有胸腔积液，胸腔积液内可见大量浆细胞；若侵犯心脏，可发生心律不齐、心力衰竭等。继发性浆细胞白血病主要源自多发性骨髓瘤、慢性淋巴细胞白血病、巨球蛋白血症等；其白血病病理改变和临床表现与原发性浆细胞白血病基本类似。

（一）血象

浆细胞＞20%，或绝对值≥2. 0×10^9/L，其他改变基本同白血病或多发性骨髓瘤的血象变化。一般为中度贫血，正细胞正色素性或低色素性。白细胞增多，最高可达 90×10^9/L，浆细胞＞20%或绝对值≥2×10^9/L，包括原始浆细胞、幼稚浆细胞，形态异常。血小板减少，红细胞沉降率加快。

（二）骨髓象

增生明显活跃，浆细胞明显增生，原始和幼稚浆细胞比例明显增高，多＞40%，伴有形态异常。粒系、红系和巨核细胞系相对抑制。

（三）免疫学检查

CD_{10}、CD_{20}及膜表面免疫球蛋白阳性。

（四）浆细胞白血病与多发性骨髓瘤的鉴别诊断

1．临床症状

（1）多发性骨髓瘤，肝、脾、淋巴结不大；病程较慢，多为 2～4 年；老年多见，男多于女，发病率较高；无细胞浸润，有骨质破坏。

（2）浆细胞白血病，肝、脾、淋巴结增大；病程较快，多在几个月内；年轻人多见，发病率低；细胞浸润较重；无骨质破坏。

2．血象

（1）多发性骨髓瘤：浆细胞少见或偶见；白细胞数正常。

（2）浆细胞白血病：白细胞多为（50～90）$\times10^9$/L，浆细胞范围内＞20%或绝对值≥2. 0×10^9/L。

3．骨髓象

（1）多发性骨髓瘤：增生活跃或轻度低下或极度低下，瘤细胞绝对值增高，但不如浆细胞白血病多，浆细胞＜15%。

（2）浆细胞白血病：浆细胞明显增生，原始浆细胞与幼浆细胞明显增多，伴形态异常。

二、多毛细胞白血病的实验诊断

多毛细胞白血病（HCL）是一种少见的特殊类型的慢性 B 淋巴细胞白血病，属慢性淋巴组织增殖性疾病。

（一）血象

1．血红蛋白减低，绝大多数患者全血细胞减少，呈正细胞正色素性贫血。

2．白细胞可明显增高，亦可正常或减低。白细胞计数通常低于 4×10^9/L，以中性粒细胞和单核细胞减少为突出。淋巴细胞相对增高，有 10%～15%的患者白细胞计数超过 10×10^9/L，白细胞分类可见大量毛细胞。毛细胞大小不一，呈圆形或多角形，直径为 10～20μm（似大淋巴细胞）；毛发突出的特点是边缘不整齐，呈锯齿状或伪足状，有许多不规则纤绒毛状突起，但有时不显著，而在活体染色时更为明显。胞质呈淡灰蓝色、无颗粒、有不同数量的毛状突起，核呈圆形、卵圆形、肾形，哑铃状，核染色质呈一致性，核仁不显著。

3．血小板计数正常或减少。

（二）骨髓象

骨髓增生明显活跃、活跃或低下。红细胞系、粒细胞系及巨核细胞系均受抑制，但以粒细胞系受抑制更显著。淋巴细胞相对增多，浆细胞增多，可见到数量不等的多毛细胞，多毛细胞特点：大小不一，类似成熟淋巴细胞，在暗视野下可见细胞质不规则，有锯齿状或伪足突起。核呈椭圆形，可有凹陷，偶见核仁。红系、粒系及巨核细胞系可相对抑制。扫描电镜：可见细胞质突起，有交叉现象；透射电镜：可见核糖体-板层复合物。约有半数的病例骨髓穿刺呈“干抽”，有时可见多毛细胞以疏松海绵样形式互相连接。

（三）细胞化学染色

POX、ALP 和 SB 阴性；非特异性酯酶可呈弱阳性且不被 NaF 抑制；半数病例 PAS 染色阳性；具有特征性的是酸性磷酸酶染色阳性，不被左旋（L）酒石酸抑制（TRAP），阳性率达 48%～100%。

（四）免疫学检查

多数病例为 B 淋巴细胞型，此型幼细胞表面携有膜表面免疫球蛋白（SmIg）。白血病细胞免疫表型的特点是 CD11、FMCT、CD22 和 CD25 等高表达。CD19、CD20 亦呈阳性，但 CD21 呈阴性。

（五）染色体检查

常见 $14q^{+}$、$6q^{-}$、del（14）（q22；q23）等异常。

（六）电镜超微结构检查

在电镜下，可见胞质边缘有绒毛，长短不等，线粒体中等量，胞质中有核糖体-板层复合物（RLc），亦有少量粗面内质网、微丝及溶酶体，细胞表面有许多饮液小泡和大小不一的吞噬泡。在扫描电镜下，多毛细胞伸出许多拉长的胞质微绒毛或广泛的基底皱褶或伪足。

三、幼淋巴细胞白血病的实验诊断

（一）血象

不同程度的正细胞正色素贫血，白细胞总数增高，多数＞100×10^9/L，分类中以幼淋巴细胞占优势，有时几乎全为幼淋巴细胞，其形态学特点：细胞体积较淋巴细胞略大，直径为 12～14μm，胞质丰富，浅蓝色，无颗粒。核/质比低，胞核圆形或卵圆形。血片中蓝细胞较慢淋显著为少。血小板有不同程度减少。

（二）骨髓象

骨髓增生明显活跃，以幼淋巴细胞为主，其中有核仁的幼淋巴细胞占 17%～80%，其他细胞系受抑而减少。

（三）细胞化学染色

酸性磷酸酶染色阳性且能被酒石酸钠抑制，PAS 阳性率 0～19%，SB、POX、ALP 等均阴性，酸性非特异性酯酶为强阳性（T 细胞型）。

（四）免疫学检查

该病多为 B 细胞型，因而 SmIgM 多为阳性，单抗 FMC7（成熟 B 细胞抗原）几乎 100%阳性，CD19、CD20、CD22 阳性率＞90%，CD103、CD11c、CD5、CD10 阴性。

（五）染色体检查

B-PLL 常见有 14q+，t（6；12）（q15；p13），del（3）（p13），del（12）（p12—13）异常。T-PLL 主要有 inv（14）（q11；q32）和 14q+异常。

四、成人 T 细胞白血病的实验诊断

（一）血象

贫血程度不一，血小板一般轻度降低或正常，白细胞数增高，多在（10～500）$\times10^9$/L，外周血原始淋巴细胞一般＞10%。

（二）骨髓象

白血病细胞所占比例较一般白血病为低，可以＜30%。白血病细胞比成熟红细胞稍大，呈多形性改变，核扭曲畸形及凹陷很深，有粗而凝固成块的染色质，可呈分叶状、棒球手套状、佛手状、花瓣状，也称花细胞。

（三）细胞化学染色

酸性磷酸酶染色及 β-葡萄糖醛酸酶均呈阳性；POX 染色阴性；非特异性酯酶阳性，但不被 NaF 抑制；PAS 染色阳性。

（四）免疫学检查

ATL 细胞有成熟 T 细胞标志，表现为辅助 T 细胞（TH），其免疫学标志为 $CD5^{+}$、$CD2^{+}$、$CD3^{+}$、$CD4^{+}$、$CD7^{-}$、CD8、$CD25^{+}$，绵羊红细胞受体阳性。

（五）分子生物学检查

常见染色体异常是 3q、6q、14q、inv（14），还可有 X 染色体的缺失、t（9；21）、5p、$2q^{+}$、$17q^{+}$和 18 三倍体等。有 TcRB 基因重排、整合的 HTLV-1 原病毒基因序列的检出可确诊。

（六）血清病毒学检查

患者血清抗 HTLV 抗体阳性，这是诊断 ATL 及 HTLV-1 健康携带者（无症状者）的重要依据。

（七）分子生物学

有 TCR 基因重排、整合的 HTLV-1 原病毒基因序列的检出可确诊。

五、急性混合细胞白血病的实验诊断

急性混合细胞白血病（MAL）又称急性杂交性白血病。根据白血病细胞来源及表型分为：①双表型，在混合细胞白血病中，确定有≥10%的恶变细胞，既有淋巴细胞系，又有髓细胞系特性。②双系列型，白血病细胞一部分表达髓系特征，另一部分表达淋巴系特征。

（一）形态学检查

具有急性白血病的特征，注意检查 Auer 小体、胞质内有无颗粒及白血病细胞学特征，单纯形态学特征不能诊断 MAL。

（二）细胞化学染色

应用髓系标志如 POX、SB、特异性酯酶、非特异性酯酶染色来检测髓系特征细胞，应用淋巴系列标志如 PAS、TdT 染色来检测淋巴系特征细胞，同时要用双标记染色检测既有髓系又有淋巴系特征的细胞。

（三）免疫学检查

利用荧光标记或流式细胞仪等方法进行双标记检测，可发现表达一种细胞系以上的免疫学标记。

（四）染色体及分子生物学检查

90%的患者有克隆性染色体异常，以 t（4；11）、Ph 染色体多见，其他异常还有 $6q^-$、t（9；12）、t（8；21）等。

历年考点串讲

特殊类型白血病及其实验室诊断是历年偶考内容，近几年考试的频率低。

其中，浆细胞白血病和多毛细胞白血病的血象、骨髓象细胞、化学染色和浆细胞白血病与多发性骨髓瘤鉴别为考试的重点内容，应掌握。多毛细胞白血病的免疫学检查、染色体检查和电子显微镜检查及幼淋巴细胞白血病、成人 T 细胞白血病和急性混合细胞白血病的实验诊断应熟悉。

历年常考的细节：

1. 浆细胞白血病血象浆细胞＞20%，或绝对值≥2.0×10^9/L；而多发性骨髓瘤血象浆细胞少见或偶见；红细胞沉降率加快。

2. 多毛细胞白血病是慢性 B 淋巴细胞白血病；血象淋巴细胞相对增高；多毛细胞特点：大小不一，类似成熟淋巴细胞，在暗视野下可见细胞质不规则，有锯齿状或伪足突起，核呈椭圆形，可有凹陷，偶见核仁；扫描电镜：可见细胞质突起，有交叉现象；透射电镜：可见核糖体-板层复合物。毛细胞白血病约有半数的病例骨髓穿刺呈“干抽”。

3. 毛细胞白血病酸性磷酸酶染色阳性，不被左旋（L）酒石酸抑制。膜表面免疫球蛋白（SmIg）阳性。

4. 幼淋巴细胞白血病以幼淋巴细胞为主，SmIgM 多为阳性。

5. 成人 T 细胞白血病具有特征性的花细胞　细胞呈多形性改变，核扭曲畸形及凹陷很深，有粗而凝固成块的染色质，可呈分叶状、棒球手套状、佛手状、花瓣状，也称花细胞。有成熟 T 细胞标志，病人血清抗 HTLV 抗体阳性。

6. MAL 既有淋巴细胞系，又有髓细胞系特性；单纯形态学特征不能诊断 MAL。

第21单元 骨髓增生异常综合征及其实验诊断

一、骨髓增生异常综合征概念与FAB分型

骨髓增生异常综合征（myelodysplastic syndrome，MDS）是一组造血功能严重紊乱的**造血干细胞的克隆性疾病**。FAB协作组将该病分为原发性和继发性两类，原发性MDS又分为五个亚型：难治性贫血（RA）、环状铁粒幼细胞增多性难治性贫血（RAS）、原始细胞增多性难治性贫血（RAEB）、转化型原始细胞增多性难治性贫血（RAEB-T）和慢性粒-单核细胞白血病（CMML）。目前MDS的诊断仍是以FAB协作组提出的**三系病态造血**的形态学异常为**主要标准**，以骨髓中原始细胞的多少及外周血中原始细胞的有无进行分类（表2-28）。

表2-28 MDS的分型标准（FAB）

亚 型	原始粒细胞（%）		骨髓中环状铁粒幼细胞	外周血中单核细胞	Auer小体#
	骨 髓	外周血	（%）	（$\times10^9$/L）	
RA	＞5	＜1	＜15	不定	（－）
RAS	＞5	＜1	＞15	不定	（－）
RAEB	5～20	＜5	±	＜1	（－）
RAEB-T	21～30	≥5	±	＜1	（±）
CMML	5～20	＜5	±	＞1	（－）

#见到Auer小体，即使其他条件不符合，亦诊断为RAEB-T。

二、骨髓增生异常综合征实验诊断

（一）血象

本病初期血液学异常主要有贫血、血小板和中性粒细胞减少。

1. 红细胞 患者不同程度的贫血，可为正细胞正色素性，并可为大细胞或小细胞及双形性贫血。成熟红细胞大小不等，形态不一，可见大红细胞、小红细胞，球形、靶形红细胞，嗜多色性红细胞，嗜碱性点彩和（或）有核红细胞。网织红细胞可正常、减少或增高。

2. 白细胞 有不同程度的质和量的变化。白细胞数减少、正常或增多，有少量幼稚粒细胞，中性粒细胞胞质内颗粒稀少或缺如，核分叶过多或减少，且有异形粒细胞样变。单核细胞增多，可见不典型的单核细胞，内含有空泡。

3. 血小板 **多数减少，少数病例可增多**，有大而畸形的火焰状血小板，偶可见小巨核细胞。

（二）骨髓象

多数病例骨髓增生明显活跃，有少数增生正常或减低，伴明显病态造血。

1. 红细胞系 多为明显增生，少数增生减低，原红和早幼红细胞增多，有类巨幼样变，可见核碎裂、核畸形、核分叶、双核或多核幼红细胞，核质发育不平衡，胞质嗜碱着色不均。

2. 粒细胞系 粒细胞系增生活跃或减低，原粒和早幼粒细胞可增高，伴成熟障碍，有的早幼粒细胞核仁明显、颗粒粗大，有的类似单核细胞，核凹陷或折叠。可有巨晚幼粒、杆状核及分叶过多的中性粒细胞，而吞噬功能降低。

3. 巨核细胞系 巨核细胞量正常、减少或增多，**且多为小巨核细胞**，其特点是体积小、畸形，含单个核、双核、多核及分叶过多，核仁明显等，此有助于早期诊断。

（三）细胞化学染色

骨髓铁染色常显示细胞外铁丰富，大多数病例的铁粒幼红细胞增多，有的可见环形铁粒幼红细胞。

（四）骨髓活组织检查

多数病例骨髓造血组织超常增生，主要发现为不成熟粒细胞增多，并有未成熟前体细胞异常定位，正常情况下，原始粒细胞、早幼粒细胞位于骨内膜表面，MDS 时此两种细胞聚集成簇，并位于骨髓中央。还可见到巨核系形态、定位异常和网络纤维增生等改变。

（五）免疫学检验

髓系细胞表面抗原及淋巴细胞亚群分布异常是 MDS 病态造血的另一种表现，外周血 $CD3^+$、$CD4^+$细胞减少，CD4/CD8 比值减低或倒置，与 MDS 病态发育相关。

（六）染色体和分子生物学检验

35%～70%患者有染色体异常，骨髓细胞克隆性染色体核型改变以-5/5q⁻、-7/7q⁻，+8，20q⁻，-y，等较为常见，此外还有 11q⁻，13q⁻，17q⁻等。

历年考点串讲

MDS 为历年常考内容，近几年考试出现频率极高。其中，MDS 概念及 FAB 分型为考试重点内容，应掌握。MDS 血象、骨髓象、细胞化学染色及骨髓活组织检查应熟悉。

历年常考的细节：

1. MDS 是一组造血干细胞的克隆性疾病。
2. FAB 将 MDS 分为 5 个亚型，RA、RAS、RAEB、RAEB-T 和 CMML，尤其是 MDS 的分型标准（FAB）。
3. MDS 血象 RBC 可为大细胞或小细胞及双形性。偶可见小巨核细胞。
4. 骨髓巨核多为小巨核细胞。
5. 骨髓铁染色常显示细胞外铁丰富，铁粒幼红细胞增多。
6. 活检有未成熟前体细胞异常定位。
7. 外周血 $CD3^+$、$CD4^+$细胞减少，CD4/CD8 比值减低或倒置。
8. MDS 预后较差的核型是-7/7q⁻，预后较好的核型是 20q⁻。

第 22 单元　恶性淋巴瘤及其实验诊断

恶性淋巴瘤是一组起源于淋巴结或其他淋巴组织的淋巴细胞或组织细胞的恶性肿瘤。淋巴瘤累及骨髓时可形成淋巴细胞白血病。恶性淋巴瘤可分为**霍奇金病**和**非霍奇金淋巴瘤**两大类。

一、霍奇金病的实验诊断

霍奇金病（HD）是一种独特的淋巴瘤类型，是淋巴结或其他淋巴组织中的淋巴细胞发生恶性增生而引起的淋巴瘤。其瘤细胞成分复杂，多呈肉芽肿改变，在多形性炎症浸润性背景中找到里-斯（Reed-Stemberg，RS）细胞为特征。其他成分均为反应性改变。

（一）组织学分型

2008 年，WHO 对霍奇金病再次进行分型，可分为结节性淋巴细胞为主型霍奇金病和经典型霍奇金病。后者有包括富含淋巴细胞型、结节硬化型、混合细胞型、淋巴细胞消减型。

（二）血象

部分霍奇金病患者有轻度到中度的贫血，可为正色素正细胞型，或小细胞低色素型。白细胞、血小板一般正常。但在疾病晚期，尤其病变浸润骨髓后，可发生全血细胞减少，也有中性、嗜酸粒细胞及淋巴细胞增多。

（三）骨髓象

霍奇金病的骨髓象多为非特异性改变。若骨髓穿刺涂片检查找到R-S细胞对诊断有重要意义，骨髓组织活检可提高其阳性率，达9%～22%。

二、非霍奇金淋巴瘤的实验诊断

非霍奇金淋巴瘤（NHL）是淋巴结或其他淋巴组织中的淋巴细胞或组织细胞发生恶性增生而引起的淋巴瘤。病理组织学是确诊非霍奇金淋巴瘤的主要依据。

（一）分类

非霍奇金淋巴瘤分类甚为复杂，我国广泛应用的是1985年成都会议上拟定的NHL工作分类方法（表2-29）。

表2-29　我国NHL工作分类方法（成都，1985）

低度恶性	中度恶性	高度恶性
1．小淋巴细胞性		
2．淋巴浆细胞性		
3．裂细胞性（滤泡型）	4．裂细胞性（弥漫型）	
5．裂-无裂细胞性（滤泡型）	6．裂-无裂细胞性（弥漫型）	8．无裂细胞性（弥漫型）
	7．无裂细胞性（滤泡型）	9．Burkitt淋巴瘤
		10．免疫母细胞性
11．髓外浆细胞瘤（分化好）	12．髓外浆细胞性（分化差）	
13．蕈样肉芽肿（Sezary综合征）		14．透明细胞性
18．不能分类		15．多形细胞性
		16．淋巴母细胞性
		17．组织细胞性

（二）血象和骨髓象

白细胞数多正常，淋巴细胞可增多。随着病情的进展可有淋巴细胞减少，约20%的淋巴肉瘤病例在晚期可并发白血病，此时血象及骨髓象类似急淋。约5%的组织细胞性淋巴瘤也可并发急性组织细胞性或单核细胞性白血病。

（三）免疫学检验

1．玫瑰花结试验　可用肿瘤组织细胞悬液进行。①绵羊红细胞玫瑰花结形成提示为T细胞来源。②小鼠红细胞玫瑰花结以及EAC玫瑰花结形成提示为B细胞来源，特别是中小细胞型淋巴瘤及慢性淋巴细胞白血病时最适用。

2．免疫球蛋白的检测　用抗κ、抗λ及IgM和抗IgD抗体分别检测，细胞表面Ig阳性的细胞为B细胞来源。用此方法并可证实增生的细胞系单克隆性增生，从而证实肿瘤的诊断。

3．白细胞分化抗原的检测　利用流式细胞仪来检测细胞表面的分化抗原表达，不但可确定T细胞或B细胞，尚可以确定其亚型。例如，CD5、CD3在大部分T细胞为阳性；CD4在辅助性T细胞为阳性，抑制性T细胞为阴性；CD8在抑制性T细胞为阳性而辅助性T细胞为阴性；CD57阳性提示为NK细胞。

历年考点串讲

恶性淋巴瘤及其实验诊断是历年偶考内容，其中，霍奇金病概念、组织学分型、血象和骨髓象，以及非霍奇金淋巴瘤概念、病理学检查、血象和骨髓象为考试重点内容，应掌握。非霍奇金淋巴瘤的分类应熟悉。

历年常考的细节：

1. 霍奇金病是淋巴结或其他淋巴组织中的淋巴细胞发生恶性增生而引起的淋巴瘤。

2. 病理活检以多形性炎症浸润性背景中找到 R-S 细胞为特征，也是霍奇金病与非霍奇金淋巴瘤的主要区别。

3. Rye 会议将霍奇金病分为淋巴细胞为主型、结节硬化型、混合细胞型、淋巴细胞消减型。

4. 霍奇金病骨髓穿刺涂片检查找到 R-S 细胞对诊断有重要意义。

5. 非霍奇金淋巴瘤是**淋巴结**或其他淋巴组织中的**淋巴细胞**或**组织细胞**发生恶性增生而引起的淋巴瘤。

6. 非霍奇金淋巴瘤病理组织学特点为**淋巴细胞**正常结构为肿瘤组织所取代，这是确诊本病的主要依据。

7. **病理组织学**是确诊淋巴瘤的主要依据。

8. 我国 NHL 工作分类方法。（成都，1985）

第 23 单元　浆细胞病及其实验诊断

一、多发性骨髓瘤的实验诊断

多发性骨髓瘤（MM）是骨髓中**浆细胞**异常增生的一种恶性肿瘤，属于成熟 **B 细胞**肿瘤。其特征是**单克隆浆细胞**过度增生（超常增生）并产生单克隆免疫球蛋白，骨髓中单克隆浆细胞的增生侵犯骨髓，引起骨骼破坏、骨痛或骨折、贫血、高钙血症、肾功能不全及免疫功能异常。

（一）血象

绝大多数患者有不同程度的贫血，贫血的严重性随病情的进展而加重。贫血多属正细胞正色素性，少数呈低色素性，也有大细胞性者。红细胞多呈**“缗钱状”**排列，红细胞沉降率明显增快。

白细胞数正常或偏低，白细胞减少的原因与骨髓受损有关。白细胞分类中，淋巴细胞相对增多，可占 40%～55%。外周血片可见到骨髓瘤细胞，多为 2%～3%；若瘤细胞超过 20%，绝对值超过 2×10^9/L，即可考虑浆细胞白血病的诊断。

血小板数正常或偏低，血小板减少与骨髓被浸润及微血栓形成有关。

（二）骨髓象

骨髓穿刺检查对本病诊断有决定性意义。早期患者的瘤细胞可呈灶性分布，因此、需多部位、多次穿刺，才有助于诊断，瘤细胞常成堆分布于涂片的尾部。骨髓象一般呈**增生活跃**，各系统比例常随瘤细胞的多少而异。当瘤细胞所占比例较高时，粒系细胞及红系细胞则明显减少。正常骨髓内浆细胞为 1%～1. 5%，在多发性骨髓瘤时异常浆细胞增多，一般为 5%～10%，多者可高达 70%～95%以上。瘤细胞的大小、形态和成熟程度有明显异常。

（三）临床生化检验

蛋白尿、血尿、尿中若能检出大量**浆细胞**和 **B-J 蛋白**对诊断有重要意义。

1．电泳检验　尿蛋白电泳和免疫电泳可检出 **B-J 蛋白**和鉴别 κ 和 λ 链，与血清电泳的结果相吻合。此法敏感性高，特异性强，几乎所有患者（除不分泌型）均为阳性。

2．血清钙磷和碱性磷酸酶的检测　血钙常升高，可达 12%～16%，血磷一般正常，当肾功能不全时，血磷常因排出受阻而升高。碱性磷酸酶可正常、降低或升高。

3．肾功能检验　由于 B-J 蛋白沉淀于肾小管上皮细胞，**蛋白管型阻塞**而导致肾功能受累。因此酚红排泄试验、放射性核素、肾图、血肌酐及尿素氮测定多有异常，晚期出现尿毒症。

（四）免疫电泳经血清和尿中免疫电泳

“M”成分分类如下。

1．IgG 型　占 70%，具有典型多发性骨髓瘤的临床表现。

2．IgA 型　占 23%～27%，电泳中“M”成分出现在 A_2 区，有火焰状瘤细胞，高血钙，高胆固醇。

3．IgD 型　含量低，不易在电泳中发现，多见于青年人，常出现 B-J 蛋白（多为 γ 链），高血钙、肾功能损害及淀粉样变性。

4．IgE 型　罕见，血清 IgE 升高，骨损害少见，易并发浆细胞白血病。

5．轻链型　约占 20%，尿中出现大量 B-J 蛋白，而血清中无“M”成分，瘤细胞生长迅速，病情进展快，常有骨损害改变，易出现肾功能不全。

6．双克隆或多克隆免疫球蛋白型　约占 20%，本型瘤细胞分泌双克隆、三克隆或四克隆免疫球蛋白，它们属于同一免疫球蛋白型。

7．不分泌型　此型仅占 1 %，血清中无“M”成分，尿中无 BJ 蛋白。

二、巨球蛋白血症的实验诊断

巨球蛋白血症是血液中呈现大量单克隆巨球蛋白（IgM）为特征的 B 淋巴细胞恶性病变，血清中 IgM＞10g/L。

（一）血象

正细胞正色素性贫血，血红蛋白一般在 40～70g/L，少数低至 11g/L。极个别可发生溶血性贫血，白细胞减少或正常，中性粒细胞减低，淋巴细胞增多，嗜酸粒细胞、单核细胞亦可轻度增多，血小板正常或减少，甚至全血细胞减少。涂片中可见红细胞缗线样排列和吞噬红细胞现象。

（二）骨髓象

淋巴细胞样浆细胞呈弥漫性增生，其形态介于淋巴细胞与浆细胞之间，细胞质呈碱性，核内有 1～2 个核仁，在胞外可见断离的小滴状细胞质，淋巴细胞、浆细胞易见，嗜酸粒细胞和网状细胞增多，嗜碱粒细胞和组织嗜碱细胞散在于异常细胞之间。

（三）临床化学检查

红细胞沉降率增快、红细胞抗人球蛋白试验偶见阳性、凝血酶原时间延长、部分患者有高尿酸血症、全血黏度增高、血浆胆固醇可低值。

（四）免疫电泳

蛋白电泳 IgM 的单株峰见于 γ 区或　与 γ 区间，轻链以 κ 为常见。巨球蛋白超速离心沉降系数为 19s。单克隆 IgM 浓度不一，10～120g/L（1. 0～1. 2g/dl），占总蛋白浓度的 20%～70%。白蛋白/球蛋白比值倒置。约 1/3 患者尿中可出现 B-J 蛋白，且与巨球蛋白的轻链相一致。

历年考点串讲

浆细胞病及其实验诊断近几年来常考，其中，多发性骨髓瘤的实验诊断是考试的重点，应熟练掌握。巨球蛋白血症的实验诊断应熟悉。

历年常考的细节：

1．多发性骨髓瘤（MM）是骨髓中浆细胞异常增生的一种恶性肿瘤，患者尿中主要出现 Ig 轻链。

2．对多发性骨髓瘤的诊断具有决定性意义的是骨髓穿刺。有些骨髓瘤细胞含嗜酸棒状包涵体（Russel 小体）（2017）。

3．血涂片中红细胞呈缗钱状排列最常见的是多发性骨髓瘤。

4. 骨髓白细胞介素-6 检查与骨髓瘤的进展相关。
5. 属于多发性骨髓瘤细胞是葡萄状细胞、桑葚细胞。
6. 多发性骨髓瘤患者血小板减少与骨髓被浸润、微血栓形成有关。
7. 多发性骨髓瘤患者血清总蛋白浓度、血清钙离子浓度、血清乳酸脱氢酶活力、血清 β_2-微球蛋白含量常增高。
8. 骨髓涂片中嗜碱粒细胞和组织嗜碱细胞散在于异常细胞之间的疾病是巨球蛋白血症。
9. 急性巨核细胞白血病属于正细胞正色素性贫血。
10. 巨球蛋白血症与多发性骨髓瘤比较较少出现溶骨性病变、肾功能损害。
11. 巨球蛋白血症凝血酶原时间、血清尿酸、全血黏度升高。

第 24 单元 骨髓增生性疾病及其实验诊断

骨髓增生性疾病是指一系列或多系列骨髓细胞持续不断地异常增殖所引起的一组疾病，增生的细胞可以是红、粒、巨核细胞为主，亦可以成纤维细胞为主。本组疾病常指真性红细胞增多症、慢性粒细胞白血病、原发性骨髓纤维化和原发性血小板增多性疾病。本组疾病之间可以互相转化。

一、真性红细胞增多症的实验诊断

真性红细胞增多症是原因未明的一种红系增生的骨髓增生性疾病。其特点为**骨髓的造血功能亢进**，血液中三系均增高，但以红系祖细胞增殖尤为突出，而红系的成熟、释放及寿命仍正常，故红细胞总量增多。

（一）血象

血液呈暗紫色，红细胞数增多 [（7.0～10.0）×10^{12}/L]，血红蛋白增高（180～240g/L），血细胞比容增高（0.54～0.80），网织红细胞百分率不增多。红细胞形态正常，可轻度大小不均，嗜多色和嗜碱点彩红细胞增多，偶见有核红细胞。白细胞数增高（12～15）×10^9/L，少数患者可达 50×10^9/L。分类以中性粒细胞为主，核左移，嗜酸及嗜碱粒细胞稍多，血片可见中幼粒及晚幼粒细胞。血小板增高，可达（400～500）×10^9/L。中性粒细胞碱性磷酸酶增高。

（二）骨髓象

外观深红色，增生**明显活跃**，粒红比正常或下降，粒、红、巨三系均增生，以红系增生为显著，偶有“**干抽**”现象。巨核细胞增多，常成堆出现，这是一个突出的特征，各系各阶段比值及形态大致正常，骨髓铁减少或消失。

（三）其他检查

全血容量增加（为正常的 150%～300%），红细胞容量增加，血液比密增加（0.750～1.080），全血黏度增加（比正常高 5～6 倍）。血清维生素 B_{12} 增高（>900pg/ml），**红细胞沉降率减慢**，动脉血氧饱和度正常，血清铁正常或减低，未饱和铁结合力正常或增高。

二、骨髓纤维化的实验诊断

骨髓纤维化（MF）简称骨纤，是指骨髓造血组织被纤维组织所代替而影响造血功能、胶原纤维沉积伴有肝、脾等器官髓外造血特征的综合征，临床特征有**贫血**和**脾大**，血象出现**幼稚红细胞**和**幼稚粒细胞**，并有不同程度的骨髓纤维化及髓外造血等。按照病因可分为原发性和继发性。

（一）血象

1. 红细胞　多为中度**正细胞正色素性**贫血，晚期可有严重的贫血，网织红细胞轻度增高，血涂片中可见有核红细胞，多为中、晚幼红细胞，成熟红细胞常大小不一并有畸形，可见嗜碱性点彩、泪滴样、椭圆形、靶形红细胞。

2．白细胞　数目正常或中度增高，一般＜50×10^9/L，分类以成熟中性粒细胞为主，也可出现少数中、晚幼粒细胞，比例可达 10%～20%，原始及早幼粒细胞一般＜5%。

3．血小板　计数高低不一，约 1/3 患者可增高，晚期血小板可逐渐减少，可见巨大血小板或畸形血小板；偶见巨核细胞碎片。

（二）骨髓象

骨髓穿刺坚硬，抽吸骨髓液时常抽不出骨髓液（干抽）现象。病变早期骨髓的造血细胞特别是粒细胞系、巨核细胞系可见到增生，少数病例骨髓呈灶性增生，但在后期显示增生低下。

（三）骨髓活检

骨髓活检是骨髓纤维化确诊的主要依据。可见不同程度的纤维化改变，有的病例尚残留有造血灶，巨核细胞可见到，但数量很少。几乎所有病例的骨髓网状纤维及胶原纤维均可见增多，骨髓病理学改变分为 3 期。①早期（全血细胞增生期或高增生期）：造血细胞占 70%以上，骨髓三系增生均很活跃，其中尤以巨核细胞系高度增生为主，并有形态上的异常，可见网状细胞增生，网状纤维增厚。②中期（胶原形成期或斑块期）。可见大量嗜银纤维和胶原纤维增生，此期纤维化区与造血区呈交替性斑块状分布，细胞的增生程度已不及上期旺盛。③晚期（骨髓硬化期或闭塞期）：本期的特点为几乎不见红、粒两系成分，巨核细胞也寥寥无几，所见的是一片纤维组织。骨髓腔变狭窄，骨小梁增多、扭曲，骨松质表面有新骨形成，骨髓造血功能丧失。

（四）原发性骨髓纤维化与慢性粒细胞白血病的鉴别

原发性骨髓纤维化与慢性粒细胞白血病的鉴别见表 2-30。

表 2-30　原发性骨髓纤维化与慢性粒细胞白血病的鉴别

	骨髓纤维化	慢性粒细胞白血病
发病年龄	40 岁以上多见	20～40 岁多见
胸骨压痛	较少见	较多见
血象		
红细胞大小不一	++	+
红细胞形态异常	++	+
泪滴状红细胞	+	
白细胞计数	（10～20）$\times10^9$/L，很少＞50×10^9/L	常＞50×10^9/L
白细胞分类	大部为中性粒细胞，可见幼稚粒细胞及幼稚红细胞	粒细胞左移，可见各阶段幼稚粒细胞，嗜碱、嗜酸粒细胞增多
血小板计数	早期增多，晚期减少	早期增多，急变时减少
血小板形态及巨核细胞	可见巨型血小板和巨核细胞	无巨核细胞，血小板形态有异常
中性粒细胞碱性磷酸	增加或正常、少数病例减少	减少或阴性
PAS	增加	减少
骨髓穿刺	不易取得骨髓液或增生减低，有时可有灶性增生	有核细胞增生明显活跃，粒细胞增多，嗜酸嗜碱增多
骨髓活检	纤维化显著	无或轻度纤维化
染色体	Ph 染色体（-）	Ph 染色体 90%以上阳性

三、原发性血小板增多症的实验诊断

原发性血小板增多症是一种原因不明的以巨核细胞异常增生，血小板持续增多为特征的骨髓增生性疾病。

（一）血象

血小板＞1000×10^9/L，多为（1000～3000）$\times10^9$/L，MPV 增大，血小板压积明显增高。95%

以上的病例白细胞＞10×10^9/L，40%者＞30×10^9/L，但一般均＜50×10^9/L。约有 10%病例中性粒细胞碱性磷酸酶积分和血清维生素 B_{12} 浓度减低，20%升高，70%正常，血红蛋白一般正常或轻度增多，但可因出血导致低色素性贫血。

（二）骨髓象

增生明显活跃，巨核细胞系统的增生尤为显著，原始及幼稚巨核细胞的比例增高，约有 40%的病例见到**小巨核细胞**。巨核细胞形态异常，多见变性型巨核细胞，核质发育不平衡，颗粒稀缺，空泡形成，核分叶过多，血小板生成增多。无胶原纤维的增生，需做骨髓活检以证实。红细胞和粒细胞系统亦明显增生，幼稚粒细胞和幼稚红细胞增多，但无白血病细胞浸润现象。

（三）细胞化学染色

鉴于小巨核细胞在光学显微镜下不易辨认，故化学染色具有重要意义。其中以 5′-核苷酸酶、非特异性酯酶、酸性磷酸酶、糖原等染色较有价值。

（四）血小板功能检测

1．血小板聚集试验　大多数患者血小板缺乏对 ADP 和肾上腺素的聚集反应，而对胶原的反应正常；一半以上的患者有自发性血小板聚集性增高现象，原因不明。

2．获得性贮存池病　患者血小板致密体颗粒减少，其内含物如 ADP、ATP、5-HT 的摄取和贮存量减少；α 颗粒中 β 血小板球蛋白（β-TG）、血小板因子（PF_4）、血小板凝血酶敏感蛋白（TSP）的含量也减少，但血浆中的浓度增高。

3．获得性血管性假血友病因子（vWF）　患者血浆中 vWF 活性减低，大分子量 vWF 多聚体减少或消失；而小分子量 vWF 多聚体相对增多。

4．血小板膜受体异常　患者血小板膜-肾上腺素能受体及前列腺素 D_2（PGD_2）受体减少或缺如，致使 cAMP 生成减少，血小板聚集活性可以增强。

5．花生四烯酸代谢异常　约 40%的患者缺乏脂氧酶代谢途径中的脂氧酶，而环氧酶代谢途径增强，导致血栓素 A（TxA）：增多，使 cAMP 减少，易诱发血栓形成。

（五）原发性血小板增多症与继发性血小板增多症的鉴别（表 2-31）

表 2-31　原发性血小板增多症与继发性血小板增多症的鉴别

	原发性血小板增多	继发性血小板增多
巨核细胞增殖原因	原因未明	多能干细胞向巨核细胞分化增多
增生表现	巨核细胞增多血小板增多	巨核细胞和血小板均可增多，其他干细胞子代也增多
巨核细胞总数	明显增多	轻度增加
巨核细胞体积	增大	减少
每个巨核细胞的核数	增加	减少
髓外巨核细胞生成	存在	不存在
血小板计数	＞1000×10^9/L	＜1000×10^9/L
血小板形态	巨大，伴巨核细胞碎片	正常
血小板寿命	正常略缩短	正常
血小板功能	异常	一般异常，脾切后血小板黏附增高
血栓栓塞出血	常见	不常见
脾大	常见 80%大	无
白细胞计数	90%增高	正常

历年考点串讲

骨髓增生性疾病及其实验诊断近几年常考，其中，骨髓增生性疾病及其实验诊断、真性红细胞增多症的实验诊断、骨髓纤维化的实验诊断应熟悉。

历年常考的细节：

1. 真性红细胞增多症：**红细胞沉降率减慢**；不属于血红蛋白继发性增多的疾病；骨髓铁不增多；骨髓三系均有异常增生；血小板增高、**红细胞容量增加**、**血液比密增加**、全血黏度正常、红细胞（7～10）$\times 10^{12}$/L。

2. 骨髓纤维化血象特点，骨髓纤维化骨髓穿刺坚硬，抽吸骨髓液时常抽不出骨髓液（**干抽**）现象。（2016）

3. 骨髓纤维化应与慢性粒细胞白血病鉴别；诊断骨髓纤维化的依据是骨髓活检见到大**量网状纤维组织**；骨髓纤维化**多见泪滴形红细胞**；**过碘酸-雪夫反应阳性**增加、**纤维化显著**。

4. 原发性血小板增多症患者骨髓中巨核细胞形态异常**不包括颗粒致密**；患者不应有的血小板功能是患者血小板膜 PGD_2 受体减少致血小板聚集活性减低；血小板破坏可引起假性**高钾血症**；易诱发血栓形成是由于 cAMP 减少；易诱发血栓形成主要是由于血小板花生四烯酸代谢异常。鉴别要点包括**血小板计数**、**巨核细胞体积**、**血小板形态**、白细胞计数、**巨核细胞总数**。

第25单元　恶性组织细胞病及其实验诊断

一、概述

恶性组织细胞病（MH）简称恶组，是**单核-吞噬细胞**系统的恶性增生性疾病。该病特点是组织细胞及其前体细胞呈系统性、进行性浸润，其主要的病理特点是肝、脾、淋巴结、骨髓等器官和组织中出现形态异常的恶性组织细胞的灶性增生，常伴有明显的吞噬血细胞的现象。临床表现：起病急，以高热、贫血、肝、脾、淋巴结增大、全血细胞减少、出血、黄疸和进行性衰竭为主要特征。病程短，多在半年内死亡。

二、实验诊断

（一）血象

全血细胞呈进行性减少是该病的典型表现。血红蛋白降低，网织红细胞计数正常或轻度增高。半数以上病例白细胞＜4.0×10^9/L，低者可达 1.0×10^9/L。少数患者早期白细胞可增多。涂片可见少量异常组织细胞，偶见中、晚幼粒细胞和幼红细胞，中性粒细胞的碱性磷酸酶染色阳性率和积分值明显低于正常或完全阴性。采用浓缩涂片，可提高异常组织细胞的检出率，少数病例在晚期可出现组织细胞性或单核细胞性白血病的血象。

（二）骨髓象

本病的最主要特征是可见形态异常的组织细胞。骨髓有核细胞多为增生活跃，增生低下病例多已达晚期。这类细胞呈多少不一的散在或成堆分布。由于病变分布不均，故多次多部位骨髓穿刺可提高阳性检出率。

恶性组织细胞按形态学特征，分为五型：①异常组织细胞；②多核巨细胞；③淋巴样组织细胞；④单核样组织细胞；⑤吞噬性组织细胞。

（三）细胞化学染色

ALP 积分显著减低，苏丹黑 B 和 β-葡萄糖醛酸酯酶为阴性，恶组细胞 ACP、NAE 呈阳性，且 NAE 染色不被 NaF 所抑制。

历年考点串讲

恶性组织细胞病及其实验诊断近几年常考，其中，恶性组织细胞病概述、恶性组织细胞病实验诊断应熟悉。

历年常考的细节：

1. 恶性组织细胞病与反应性组织细胞增多临床特点均以肝功能衰竭少见。

2. 恶性组织细胞病的主要临床特征：起病急，以高热、贫血、肝、脾、淋巴结增大、全血细胞减少、出血、黄疸和进行性衰竭为主要特征。

3. 在临床上病程进展最快的是恶性组织细胞病。

4. 为了减少恶性组织细胞病的误诊，除骨髓细胞形态检查外，还应做免疫表型检查、病理学检查、染色体检查、细胞化学染色。

5. 可用于鉴别恶性组织细胞与正常单核细胞的细胞化学染色是过氧化物酶染色。

6. 恶性组织细胞病的最主要特征是可见形态异常的组织细胞。

第 26 单元　其他白细胞疾病及其实验诊断

一、白细胞减少症和粒细胞缺乏症的实验诊断

白细胞减少症是指外周血白细胞计数持续＜$4.0×10^9$/L，由于粒细胞占白细胞总数的 50%～70%，因而白细胞减少症亦称中性粒细胞减少症。当外周血中性粒细胞绝对值＜（1.5～2.0）×10^9/L 为中性粒细胞减少症；＜（0.5～1.0）×10^9/L 为粒细胞缺乏症。

（一）血象

白细胞数＜$4.0×10^9$/L，中性粒细胞＜$2.0×10^9$/L，严重者＜$0.5×10^9$/L。粒细胞尤其是中性粒细胞的百分率极度减少，甚至降到 1%～2%或缺如。淋巴细胞明显增多，有时单核细胞及浆细胞亦相对增多。红细胞及血小板大致正常。感染时，粒细胞可有明显中毒颗粒和空泡。

（二）骨髓象

骨髓检验是确定诊断和明确病因的重要方法之一。骨髓象改变主要表现为粒系细胞明显减低或缺乏成熟阶段的中性粒细胞，但可见原粒及早幼粒细胞，表明粒细胞系成熟障碍，同时幼粒细胞尚伴退行性变化。当病情恢复时，所缺乏的粒细胞相继恢复到正常。

二、传染性单核细胞增多症的实验诊断

传染性单核细胞增多症（IM），简称传单，是由 EB 病毒（EBV）引起的一种急性或亚急性淋巴细胞良性增生的传染病，又称腺性热。根据临床表现可分为咽炎型、发热型、淋巴结肿大型、肺炎型、肝炎型、胃肠型、皮疹型、伤寒型、疟疾型、脑炎型、心脏型、生殖腺型及腮腺炎型等。

（一）血象

白细胞数正常或增多，多为（10～30）×10^9/L。本病早期中性分叶核粒细胞增生，以后则淋巴细胞增多，占 60%～97%，并伴有异型淋巴细胞。后者于发病第 4、5 天开始出现，第 7～10 天达高峰，多数＞10%～20%。一般异型淋巴细胞＞10%具有诊断意义。白细胞增多可持续数周或数月。红细胞、血红蛋白和血小板多正常。

（二）骨髓象

淋巴细胞轻微增多或正常，可有异型淋巴细胞出现，但不如血象改变明显，淋巴母细胞不增多。组织细胞可增多。

（三）血清学检查

患者血清中存在**嗜异性抗体**，该抗体属于 IgM，能使绵羊和马的红细胞凝集，故又称**嗜异性凝集素**。患者嗜异性凝集素阳性反应常在发病后第 1～2 周出现，第 2～3 周凝集素滴定度最高，并能在体内保持 3～6 个月或更长时间。但该抗体不会被含有 Forssman 抗原组织（如豚鼠肾、马肾）所吸收。

酶联免疫法查血清中 EBV **特异性抗体**是诊断该病的重要依据。

三、类白血病反应的实验诊断

（一）概念

类白血病反应指机体受某些疾病或外界因素激发后，造血组织出现的一种异常反应，其血象类似白血病但非白血病，故称类白血病反应。

（二）分型

根据白细胞数量分为白细胞增多型和白细胞减少型；根据病情的急缓分为急性与慢性两型；根据细胞的类型分为①中性粒细胞型：最常见；②嗜酸粒细胞型；③淋巴细胞型；④单核细胞型。

（三）血象

外周血**白细胞计数**明显增高，常＞50×10^9/L，但一般在 120×10^9/L 以下，也有少数白细胞数不增多者。类白血病反应时，不同类型的白细胞有形态异常。按细胞类型分为中性粒细胞型、淋巴细胞型、嗜酸粒细胞型、单核细胞型及浆细胞型。胞质中常有中毒颗粒、空泡，胞核固缩，分裂异常。红细胞和血红蛋白无明显变化，血小板正常或增多。

（四）骨髓象

类白血病反应患者的骨髓象变化不大。除骨髓增生活跃，有核左移、中毒性颗粒改变外，其他正常。

（五）细胞化学染色及染色体检查

中性粒细胞碱性磷酸酶活性及积分明显增高，**Ph 染色体**阴性。

历年考点串讲

其他白细胞疾病及其实验诊断近几年常考，其中，白细胞减少症和粒细胞缺乏症的概念、类白血病反应的概念及分型、类白血病反应的血象与骨髓象的特点是考试的重点，应熟练掌握。类白血病反应的细胞化学染色及染色体检查、传染性单核细胞增多症的血象与骨髓象的特点、传染性单核细胞增多症的血清学检查、传染性单核细胞增多症的概念应熟悉。

历年常考的细节：

1. 白细胞减少症骨髓象特征为**粒系细胞明显减低**或缺乏成熟阶段的中性粒细胞，但可见原粒细胞及早幼粒细胞，表明粒细胞系成熟障碍，同时幼粒细胞尚伴退行性变化。当病情恢复时，所缺乏的粒细胞相继恢复到正常。

2. 类白血病血象类似白血病而骨髓象有区别。

3. 机体受某些疾病或外界因素激发后，造血组织出现的一种异常反应，其**血象**类似白血病但非白血病，故称类白血病反应。根据细胞的类型分为 **4 型**：①中性粒细胞型，最常见；②嗜酸粒细胞型；③淋巴细胞型；④单核细胞型。

4. **类白血病骨髓象变化不大**。除骨髓增生活跃，有核左移、中毒性颗粒改变外，其他正常。

5. 类白血病反应**有明确的病因**、白细胞一般＜120×10^9/L、以中性粒细胞增多为主、常伴中性粒细胞中毒性改变。

6. 类白血病反应与白血病鉴别最有意义的染色体是 Ph 染色体。

7. 类白血病反应与急性白血病最有鉴别价值的细胞化学染色是中性粒细胞碱性磷酸酶染色。

8. 传染性单核细胞增多症根据临床表现可分为咽炎型、发热型、淋巴结肿大型、肺炎型、肝炎型、胃肠型、皮疹型、伤寒型、疟疾型、脑炎型、心脏型、生殖腺型及腮腺炎型等；一般不包括黄疸。

9. 外周血涂片检查比骨髓涂片重要的是传染性单核细胞增多症；本病早期中性分叶核粒细胞增生，以后淋巴细胞增多，占 60%～97%，并伴有异型淋巴细胞；后者于发病第 4、5 天开始出现，第 7～10 天达高峰，多数＞10%～20%；一般异型淋巴细胞＞10%具有诊断意义。

10. 传染性单核细胞增多症骨髓象检查淋巴细胞轻微增多或正常，可有异型淋巴细胞出现，但不如血象改变明显，淋巴母细胞不增多。组织细胞可增多。

11. 嗜异性凝集试验检查对诊断传染性单核细胞增多症具有重要价值；患者血清中存在嗜异性抗体，该抗体属于 IgM，能使绵羊和马的红细胞凝集，故又称嗜异性凝集素。患者嗜异性凝集素阳性反应常在发病后第 1～2 周出现，第 2～3 周凝集素滴定度最高，并能在体内保持 3～6 个月或更长时间。但该抗体不会被含有 Forssman 抗原组织（如豚鼠肾、马肾）所吸收。

12. 传染性单核细胞增多症患者血清中抗病毒壳抗原 IgM 抗体首先出现，数周内消失、抗病毒壳抗原 IgG 抗体在发病 2 周时达高峰、抗弥漫型早期抗原抗体急性期有 80%的阳性率。

第 27 单元　类脂质沉积病及其实验诊断

类脂质沉积病（lipoid storage disease）是一组较为罕见的遗传性类脂代谢紊乱性疾病。由溶酶体中参与类脂代谢的酶不同程度缺乏引起。不同酶的缺乏导致鞘脂类不能分解而以各种神经酰胺衍生物沉积于肝、脾、淋巴结、骨髓及中枢神经等全身各组织而引起各种疾病，大多有肝脾大、中枢神经系统症状及视网膜病变。患者多为儿童，少数至青春期或其后症状才明显。至今，已知有十种类脂沉积病。较常见的有戈谢病和尼曼-匹克病。

一、戈谢病及其实验诊断

（一）概念

戈谢病亦称葡萄糖脑苷脂病，是一种常染色体隐性遗传病。主要是由于 β-葡萄糖苷脂酶缺乏或减少，导致葡萄糖脑苷脂在单核巨噬细胞内大量蓄积，形成戈谢细胞。被累及的器官有脾、肝、骨髓和淋巴结。

（二）血象

多为轻至中度正细胞正色素性贫血，血小板减少，淋巴细胞相对增加。

（三）骨髓象

骨髓象特征表现是数量不等的戈谢细胞（可达 10%以上）。该细胞胞体大，直径 20～80mm；胞核小，1～2 个，偏位。胞核圆形、椭圆形或不规则形，染色质粗糙，偶见核仁。胞质丰富，淡蓝色。无空泡，胞质含许多起皱的波纹状纤维样物质，排列如蜘蛛网状或洋葱皮样。

（四）其他检查

糖原（PAS）、酸性磷酸酶（ACP）染色呈阳性，可做出本病的诊断。如有条件，测定 β-葡萄糖脑苷脂酶的活性对诊断有决定性意义。

二、尼曼-匹克病及其诊断

（一）概念

尼曼-匹克病亦称神经磷脂病，是一种少见的**常染色体隐性遗传性**疾病。本病是由于缺乏**神经鞘磷酸酯酶**导致神经鞘磷脂不能被水解而大量沉积在单核/巨噬细胞内，形成特殊的尼曼-匹克细胞。

（二）血象

轻度或中度贫血，为正细胞正色素性。淋巴细胞及单核细胞的胞质中出现空泡，电镜下证实为含脂粒的溶酶体。白细胞中缺乏神经鞘磷脂酶。

（三）骨髓象

骨髓象特征是可见到尼曼-匹克细胞。该细胞胞体巨大，直径 20～90mm，圆形、椭圆形或三角形。胞核小，1～2 个，圆形、椭圆形偏位。胞质丰富，经美蓝-伊红染色后呈浅蓝色，有的细胞胞质中充满大小均匀、**透明的脂滴**，形如**桑葚状**。有的脂滴不甚明显，而呈泡沫状或蜂窝状，即**尼曼-匹克细胞**。

（四）细胞化学染色

尼曼 PAS 染色，空泡壁呈弱阳性，空泡中心呈阴性。酸性磷酸酶（ACP）、碱性磷酸酶（NAP）、过氧化物酶（POX）染色均为阴性。脂类（Sudan Ⅲ）染色阳性。

历年考点串讲

类脂质沉积病及其实验诊断近几年常考，其中，戈谢病及其实验诊断、尼曼-匹克病及其诊断应熟悉。

历年常考的细节：

1. 戈谢病的特征是细胞内积聚大量的**葡萄糖脑苷脂酶**。
2. 与戈谢病密切相关的酶是**葡萄糖脑苷脂酶**。
3. 戈谢细胞形态的主要特征是胞质中含有**条纹样结构如洋葱皮**。
4. 戈谢病一般不常累及的组织器官是**生殖系统**。
5. **尼曼-匹克**病骨髓、脾等器官中有**泡沫细胞**。
6. 与尼曼-匹克病密切相关的酶是**鞘磷酸酯酶**。
7. 尼曼-匹克细胞形态的主要特征是胞质呈**泡沫状或蜂窝状**。

第 28 单元　血栓与止血的基本理论

一、血管壁止血功能

（一）血管壁的结构与调控

1. 血管壁的结构　血管壁由**内膜层**（包括内皮细胞、基膜）、**中膜层**（包括弹力纤维、平滑肌、胶原）和**外膜层**（结缔组织）构成，以维持血管的舒缩性、通透性和脆性。内皮细胞可合成和贮存多种活性蛋白，包括血管性血友病因子（vWF）、组织纤溶酶原激活物（t-PA）、凝血酶敏感蛋白（TSP）、纤溶酶原激活酶抑制剂-1（PAI-1）及凝血酶调节蛋白（TM）等。

2. 血管壁的调控　血管收缩和舒张反应受神经和体液的调控，血管壁中的平滑肌受神经的支配，通过神经轴突反射来实现；内皮细胞可以产生多种活性物质调节血管的收缩和舒张（表 2-32）。

表 2-32　调节血管舒缩功能的体液活性物质

收缩血管物质	舒张血管物质
儿茶酚胺	乙酰胆碱
去甲肾上腺素	激肽
血管紧张素	核苷酸（腺嘌呤）
血管加压素	前列环素（PGI_2）
内过氧化物（PGG_2，PGH_2，PGD_2）	低血氧
血栓烷 A_2（TXA_2）	H^+增高
纤维蛋白肽 A（FPA）	CO_2 增高
纤维蛋白肽 B（FPB）	K^+增高
肾上腺素（兼有扩张血管作用）	组胺（兼有收缩血管作用）
5-羟色胺（5-HT）（兼有扩张血管作用）	NO
内皮素（ET）	

（二）血管壁的止血功能

1. *收缩反应*　血管壁受到损伤后，通过神经及体液的调节，立即发生收缩，有利于止血。调控血管收缩的活性物质如**儿茶酚胺**、血管紧张素、**血栓烷 A_2（TXA_2）**、**5-HT** 和 ET 等。

2. *激活血小板*　小血管损伤后，血管内皮下组分暴露，致使血小板发生黏附、聚集和释放反应，结果在损伤的局部形成**血小板血栓**，堵塞伤口，也有利于止血。

3. *凝血系统激活*　小血管损伤后，内皮下组分暴露，激活因子Ⅻ，启动**内源凝血系统**；释放组织因子，启动外源凝血系统。最后在损伤局部形成纤维蛋白凝血块，堵塞伤口，有利于止血。

4. *局部血黏度增高*　血管壁损伤后，通过激活因子Ⅻ和激肽释放酶原，生成激肽，激活的血小板释放出血管通透性因子。激肽和血管通透性因子使局部血管通透性增加，血浆外渗，血液浓缩，**血黏度增高**，血流减慢，有利于止血。

5. *抗纤溶作用*　内皮细胞可以合成纤溶酶原活化物（PAI），当其受损时，分泌入血的 PAI 增多，远大于组织纤溶酶原活化剂（t-PA）的合成和释放。PAI 活性增高可致血液凝块的溶解，可以促进止血作用。

历年考点串讲

血管壁止血功能近几年常考。血管壁的结构与调控及血管壁止血功能应掌握。

历年常考的细节：

1. 血管壁由**内膜层**、**中膜层**和**外膜层**构成。

2. 调控血管收缩的活性物质包括**儿茶酚胺**、血管紧张素、**血栓烷 A_2（TXA_2）**、**5-HT** 和 ET 等。

3. 小血管损伤后，血管内皮下组分暴露，致使血小板发生黏附、聚集和释放反应，结果在损伤的局部形成**血小板血栓**，堵塞伤口，也有利于止血。

4. 小血管损伤后，内皮下组分暴露，激活因子Ⅻ，启动**内源凝血系统**。

5. 激肽和血管通透性因子使局部血管通透性增加，血浆外渗，血液浓缩，**血黏度增高**，血流减慢，有利于止血。

6. 小血管受损后止血功能：血小板激活、血管收缩反应增强、凝血系统激活、局部血黏度增高。

7. 血管壁的止血功能包括：收缩反应增强、血小板的激活、凝血系统激活、局部血黏度增高。

二、血小板止血功能

（一）血小板结构

电子显微镜下，血小板结构可分为表面结构、骨架系统、细胞器和特殊膜系统等部分。

1．血小板的表面结构　正常血小板表面光滑，有些小的凹陷是开放管道系统（OCS）的开口。表面结构主要有细胞外衣和细胞膜组成。细胞外衣覆盖于血小板的外表面，主要由糖蛋白（GP）的糖链部分组成，是许多**血小板受体**（如 ADP、肾上腺素、胶原、凝血酶等）所在部位。细胞膜主要由蛋白质（包括糖蛋白）和脂质（包括糖脂）组成。膜脂质中磷脂占主要成分（75%～80%），其次是胆固醇（20%～25%），糖脂占 2%～5%。各种磷脂在血小板膜两侧呈不对称分布。血小板膜糖蛋白有多种，他们对维持血小板膜内外的离子梯度和平衡起着重要作用。

2．血小板骨架系统和收缩蛋白　电镜下，血小板的胞质中可见微管、微丝及膜下细丝等，它们构成血小板的骨架系统，在血小板的变形、伸展、颗粒内含物释放和血块收缩中起着重要作用。

3．细胞器和内容物　电镜下血小板内有许多细胞器，其中最为重要的是 α 颗粒、致密颗粒和溶酶体颗粒三种。其中，**α 颗粒**含量最多。三种颗粒中，含有多种活性物质，与血细胞生理功能密切相关。

4．血小板特殊膜系统。

（二）血小板活化的代谢基础

血小板代谢是维持血小板正常结构和功能的基础，包括能量代谢和膜磷脂代谢。能量代谢为维持血小板正常形态、离子平衡和其他反应提供能量。其中与血小板活化最为密切相关的是膜磷脂代谢。

膜磷脂代谢中最主要的**花生四烯酸（AA）代谢**，是血小板止血作用的集中体现。AA 是含 20 个碳原子的不饱和脂肪酸，连接在磷脂 PC、PE 和 PI 甘油骨架上。血小板受刺激时，胞质内 Ca^{2+}浓度升高，激活 PLA_2 和 PLC，使 AA 从这些磷脂中释放出来。在环氧酶作用下，转变为前列腺素环内过氧化物（PGG_2、PGH_2）。PGG_2、PGH_2 在血栓烷（TX）合成酶作用下生成 TXA_2，后者很快自发地转变为稳定而无活性的最终产物 TXB_2。PGG_2、PGH_2 可在各种异构酶的作用下转变为 PGD_2、PGE_2、PGF_2 或分解成丙二醛（MDA）和十六碳羟酸（HHT）。TXA_2 是腺苷酸环化酶的重要抑制剂，使 cAMP 生成降低，从而促进血小板的聚集和血管收缩。血管内皮细胞膜上的 PGG_2、PGH_2，在 PGI_2 合成酶的作用下，转变为 PGI_2，后者极不稳定，很快自发转变为稳定而无活性的终产物 6-酮-PGF1α。PGI_2 是腺苷酸环化酶的重要兴奋剂，使 cAMP 生成增加，从而抑制血小板聚集和扩张血管。因此，TXA_2 和 PGI_2 在血小板和血管的相互作用中，形成一对生理作用完全相反的调控系统。**阿司匹林因其抑制了环氧化酶，从而抑制了 TXA_2 的生成，发挥抑制血小板聚集的作用**。

（三）血小板止血功能

1．黏附功能　当血管内皮受损伤时，血小板黏附于血管内皮下组分或其他异物表面，黏附反应主要依赖于 vWF、血小板膜糖蛋白 GPⅠb/Ⅸ复合物、GPⅠa/Ⅱa 复合物和内皮下的胶原之间的相互作用。

2．聚集功能　血小板与血小板之间相互黏附在一起，称血小板聚集。诱导血小板聚集反应的物质有 ADP、胶原、凝血酶、肾上腺素、花生四烯酸等。血小板的聚集作用是在 Ca^{2+}存在条件下，活化的血小板通过 GPⅡb/Ⅲa 复合物与凝血因子Ⅰ结合的结果，分为第一相聚集和第二相聚集。

3．释放反应　在诱导剂作用下，血小板被激活，储存在颗粒中的内容物通过开放管道系统（OCS）释放到血小板外，促进血液凝固。参与释放反应的因素有诱导剂、Ca^{2+}和完整的骨架系统。

4．促凝功能　静止血小板的磷脂酰丝氨酸（PS）分布在细胞膜的内侧。当血小板被激活时，

PS 翻转向外侧，称为 PF3。PF3 为凝血因子(因子Ⅸa、Ⅷa、Ⅴa)的活化提供磷脂催化表面。同时，还可释放凝血因子及激活凝血因子Ⅺ、Ⅻ的成分，促进血液凝固。

5．血块收缩功能　通过骨架蛋白的收缩，被激活的血小板使血块纤维蛋白网中的血清被挤出，血凝块缩小并得以加固，从而有利于伤口的缩小和愈合。

6．维护血管内皮的完整性　血小板能充填受损血管内皮细胞脱落所造成的空隙，参与血管内皮细胞的再生和修复过程，故能增强血管壁的抗力，减低血管壁的通透性和脆性。

历年考点串讲

血小板止血功能近几年常考，其中，血小板止血功能是考试重点，应熟练掌握。血小板的结构、特点、生化组成及代谢应掌握。

历年常考的细节：

1. 血小板止血功能：黏附功能、聚集功能、释放反应、促凝功能、血块收缩功能、维护血管内皮的完整性。

2. 细胞外衣覆盖于血小板的外表面，主要由糖蛋白（GP）的糖链部分组成，是许多**血小板受体**（如 ADP、肾上腺素、胶原、凝血酶等）所在部位。

3. 电镜下血小板内有许多细胞器，其中最为重要的是颗粒、致密颗粒和溶酶体颗粒三种。其中，**α 颗粒**含量最多。**β-血小板球蛋白（β-TG）**和**血小板第四因子（PF_4）**是血小板特异的蛋白质。

4. 膜磷脂代谢中最主要的是**花生四烯酸**（AA）代谢，是血小板止血作用的集中体现。

5. 血小板黏附反应主要依赖于 vWF、血小板膜糖蛋白 GPⅠb/Ⅸ复合物、GPⅠa/Ⅱa 复合物和**内皮下的胶原**之间的相互作用。

6. 血小板被激活，贮存在颗粒中的内容物通过**开放管道系统（OCS）**释放到血小板外，促进血液凝固。

7. 电镜下，血小板的胞质中可见微管、微丝及膜下细丝等，它们构成血小板的骨架系统。

三、血液凝血机制

（一）凝血因子种类、特性

凝血因子目前包括 14 个，除 Ca^{2+}（因子Ⅳ）外，均为蛋白质。正常血液中除**组织因子**（因子Ⅲ）分布在全身组织中以外，其余都可在血浆中找到。根据理化性质分为 4 组。

1．维生素 K 依赖的凝血因子　包括因子Ⅱ、Ⅶ、Ⅸ、Ⅹ。其共同特点是在各自分子结构的氨基末端含有数量不等的 γ 羧基谷氨酸残基，在肝合成中必须依赖维生素 K。通过 γ-羧基谷氨酸与 Ca^{2+}结合，再与磷脂结合，这是维生素 K 因子参与凝血反应的基础。

2．接触凝血因子　包括Ⅻ、Ⅺ和激肽系统的激肽释放酶原、高分子量激肽原（HMWK）。它们的共同特点是通过接触反应启动内源凝血途径，并与激肽、纤溶和补体等系统相联系。

3．对凝血酶敏感的凝血因子　包括Ⅰ、Ⅴ、Ⅷ和ⅩⅢ，它们的共同特点是对凝血酶敏感。

4．其他因子　包括Ⅲ、Ⅳ。组织因子（TF）又称Ⅲ因子，是惟一不存在于健康人血浆中的凝血因子，其广泛存在于各种组织中，尤其是脑、胎盘和肺组织中含量极为丰富。此外，单核/巨噬细胞和血管内皮细胞均可表达 TF，在血管内皮细胞受损时被释放入血循环中，是血液凝固的始动因子。Ca^{2+}作为因子Ⅳ存在于血浆中，可能与其他二价金属离子（如 Mg^{2+}和 Zn^{2+}）共同参与凝血过程。血管性血友病因子（vWF）是一巨大的分子结构多聚体，作为Ⅷ因子的载体，保护因子Ⅷ不被破坏而顺利完成凝血过程，是一个重要的凝血辅助因子。

（二）凝血机制

1．内源凝血途径　指由凝血因子Ⅻ被激活到Ⅸa-Ⅷa-Ca^{2+}-PF3 复合物形成的过程。

2．外源凝血途径　指从凝血因子 TF 释放到 TF-Ⅶa-Ca^{2+}复合物形成的过程。

3．共同凝血途径　指由凝血因子Ⅹ的激活到纤维蛋白形成的过程，它是内外源系统的共同凝血阶段。

历年考点串讲

血液凝血机制近几年常考。凝血因子种类、特性及凝血机制是考试重点，应熟练掌握。

历年常考的细节：

1．凝血因子目前包括 14 个，除 Ca^{2+}（因子Ⅳ）外，均为蛋白质。正常血液中除组织因子（因子Ⅲ）分布在全身组织中以外，其余都可在血浆中找到。

2．依赖维生素 K 的凝血因子：包括因子Ⅱ、Ⅶ、Ⅸ、Ⅹ。其共同特点是在各自分子结构的氨基末端含有数量不等的γ羧基谷氨酸残基，在肝合成中必须依赖维生素 K。

3．具有丝氨酸蛋白水解酶作用的凝血因子包括因子Ⅱ、Ⅶ、Ⅸ、Ⅹ、Ⅺ、Ⅻ及 PK。共同特点：其氨基酸组成与胰蛋白酶等蛋白水解酶一样，都是以丝氨酸为酶的活性中心基团。

4．辅因子：包括因子Ⅲ、Ⅴ、Ⅷ、HMWK 和 Ca^{2+}。

5．接触凝血因子：包括Ⅻ、Ⅺ和激肽系统的激肽释放酶原、高相对分子质量激肽原（HMWK）。它们的共同特点是通过接触反应启动内源凝血途径。

6．对凝血酶敏感的凝血因子：包括Ⅰ、Ⅴ、Ⅷ和Ⅻ。

7．内源凝血途径指由Ⅻ被激活到Ⅸa-Ⅷa-Ca^{2+}-PF3 复合物形成的过程。外源凝血途径指从 TF 释放到 TF-Ⅶa-Ca^{2+}复合物形成的过程。共同凝血途径指由Ⅹ的激活到纤维蛋白形成的过程，它是内外源系统的共同凝血阶段。

四、抗凝血系统

抗凝系统包括细胞抗凝和体液抗凝两方面；细胞抗凝作用主要包括血管内皮细胞合成分泌抗凝物质、光滑内皮阻止血小板的黏附活化，以及单核/巨噬细胞对活化凝血因子的清除作用等；体液抗凝主要包括以下系统。

（一）抗凝血酶

抗凝血酶（AT）由肝、血管内皮细胞分泌，体内主要的抗凝物质，能抑制Ⅱa、Ⅶa、Ⅸa、Ⅹa、Ⅺa、Ⅻa 及纤溶酶、胰蛋白酶、激肽释放酶等，占生理抗凝作用的 70%～80%。AT 是肝素依赖的丝氨酸蛋白酶抑制物，分子中有肝素结合位些酶的活性中心而使之失活。

肝素（heparin）是一种酸性糖蛋白，主要由肥大细胞和嗜碱粒细胞产生，存在于大多数组织中，在肝、肺、心和肌肉组织中更为丰富。肝素在体内外都具有抗凝作用，它作为辅因子作用于 AT 的赖氨酸残基时，可大大增强 AT 的抗凝血酶活性，使 AT 与凝血酶结合得更快、更稳定，使凝血酶立即失活。

（二）蛋白 C 系统

蛋白 C 系统（PC）是微循环抗血栓形成的主要血液凝固调节物质，包括蛋白 C（PC）、蛋白 S（PS）、血栓调节蛋白（TM）及内皮细胞蛋白 C 受体（EPCR）。该系统具有灭活凝血因子、限制凝血因子与血小板的结合、增强纤维蛋白溶解等作用，从而起到抗凝血、抗血栓功能。

（三）组织因子途径抑制物

组织因子途径抑制物（TFPI）是一单链糖蛋白，属于丝氨酸蛋白酶抑制物，由体内巨核细胞和活化的巨噬细胞合成。血小板活化后可将 TFPI 释放入血浆。TFPI 可以直接抑制活化的Ⅹ因子，并以依赖Ⅹa 的形式在 Ca^{2+}存在条件下抑制 TF/Ⅶa 复合物。除此之外，还能抑制胰蛋白酶，对纤溶酶及糜蛋白酶也有轻微抑制。

（四）蛋白 Z（PZ）和蛋白 Z 依赖的蛋白酶抑制物（ZPI）

PZ 由肝合成分泌后进入循环血液中，是一种维生素 K 依赖的糖蛋白，凝血酶可以与 PZ 结合也可以将 PZ 裂解。ZPI 由肝合成分泌，是一种丝氨酸蛋白酶，ZPI 在血液凝固或血栓形成时会大量消耗。ZPI 在 PZ 的协助下，可形成Ⅹa-ZPI-PZ 复合物使因子Ⅹa 在 1min 内失去 95%以上的凝血活性。

历年考点串讲

抗血液凝固系统近几年常考，细胞抗凝系统和体液抗凝系统（尤其是体液抗凝系统）是考试重点，应掌握。

历年常考的细节：

1. 细胞抗凝系统主要通过单核-吞噬细胞系统吞噬活化的凝血因子、光滑的血管内皮阻止血小板活化和纤维蛋白沉积、肝细胞及血管内皮细胞合成分泌抗凝物质来完成。

2. 抗凝血酶（AT）：由肝、血管内皮细胞分泌，对以丝氨酸为活性中心的被激活的凝血因子（Ⅻa、Ⅺa、Ⅸa、Ⅹa、Ⅱa）及蛋白酶（纤溶酶、激肽释放酶、胰蛋白酶）都有抑制作用。

3. 肝素作用于 AT 的赖氨酸残基时可大大增强 AT 的抗凝血酶活性。

4. 体液抗凝系统：主要包括抗凝血酶（AT）、蛋白 C 系统（包括蛋白 C、蛋白 S、血栓调节蛋白、内皮细胞蛋白 C 受体）、组织因子途径抑制物（TFPI）、蛋白 Z（PZ）和蛋白 Z 依赖的蛋白酶抑制物（ZPI）。

五、纤维蛋白溶解（纤溶）系统

（一）纤溶系统组成及特性

纤溶系统主要由纤溶酶原激活物、纤溶酶原、纤溶酶及纤溶抑制物组成。

1. 组织型纤溶酶原激活物（t-PA）　是一种丝氨酸蛋白酶，由血管内皮细胞合成。当游离状态的 t-PA、纤溶酶原和纤维蛋白三者形成复合体后，能有效地激活纤溶酶原（PLG）转变成纤溶酶，使纤维蛋白凝块溶解。

2. 尿激酶型纤溶酶原激活物（u-PA）　亦属丝氨酸蛋白酶，由肾小管上皮细胞和血管内皮细胞产生。u-PA 有两种类型，未活化的单链尿激酶（sau-PA）和已活化的双链尿激酶（tcu-PA）。两者均可以直接激活纤溶酶原而不需要纤维蛋白作为辅因子。

3. 纤溶酶原（PLG）　由肝合成而分泌入血，当血液凝固时，PLG 大量吸附在纤维蛋白网上，在 t-PA 或 u-PA 的作用下，被激活为纤溶酶，促使纤维蛋白溶解。

4. 纤溶酶（PL）　PL 是一种活性较强的丝氨酸蛋白酶，主要作用：①降解纤维蛋白和凝血因子Ⅰ；②水解多种凝血因子Ⅴ、Ⅷ、Ⅹ、Ⅶ、Ⅺ、Ⅱ等；③使纤溶酶原转变为纤溶酶；④水解补体等；⑤激活转化生长因子，降解纤维连接蛋白、TSP 等各种基质蛋白质；⑥将谷氨酸 PLG 转变为赖氨酸 PLG。

5. 纤溶抑制物　主要包括纤溶酶原激活抑制剂（PAI）和α_2抗纤溶酶（α_2-AP）。PAI 主要有 PAI-1 和 PAI-2 两种形式，能特异性与 t-PA 以 1∶1 比例结合，使其失活，同时激活 PLG。α_2-AP 由肝合成，与 PL 以 1∶1 比例结合形成复合物，从而抑制 PL 活性；凝血因子使α_2-AP 以共价键与纤维蛋白结合，减弱纤维蛋白对 PL 作用的敏感性。

（二）纤维蛋白溶解机制

纤维蛋白溶解过程分为两个阶段，纤溶酶原激活阶段和纤维蛋白（原）降解阶段。

1. 纤溶酶原激活途径　PLG 可通过三条途径被激活为 PL。①内激活途径：主要通过内源凝血系统的有关因子裂解纤溶酶原形成纤溶酶的过程，是继发性纤溶理论基础。②外激活途径：主要指 t-PA 和 u-PA 激活纤溶酶原转变为纤溶酶的过程，是原发性纤溶理论基础。③外源激活途径：又称药物依赖途径，外源性制剂（如链激酶、尿激酶、重组 t-PA）注入体内，激活纤溶酶原转变为纤溶酶，是溶栓治疗的理论基础。

2. 纤维蛋白（原）降解机制　PL 不仅降解纤维蛋白，而且可以降解凝血因子Ⅰ（纤维蛋白原）。PL 降解凝血因子Ⅰ产生 X 片段、Y 片段及 D、E 片段。降解纤维蛋白则产生 X'、Y'、D-D、E'片段。上述所有的片段统称为纤维蛋白降解产物（FDPS）。其作用：①所有的碎片都可抑制血小板的聚集和释放反应。②碎片 X（X'）可与凝血因子Ⅰ竞争凝血酶，并可与纤维蛋白单体形成复合物，阻止纤维蛋白单体的交联。③碎片 Y（Y'）和 D 可抑制纤维蛋白单体的聚合。④碎片 E 可抑制凝血活酶的生成。⑤附属物 A、B、C、H 可延长 APTT 及凝血时间。

历年考点串讲

纤维蛋白溶解系统近几年常考，纤溶系统组成、特性及纤维蛋白溶解机制应掌握。

历年常考的细节：

1. 纤溶酶主要作用是降解纤维蛋白和凝血因子Ⅰ。

2. 纤溶酶原激活抑制药（PAI）使 t-PA 失活，同时激活 PLG。

3. α_2-AP 由肝合成，与 PL 以 1∶1 比例结合形成复合物，从而抑制 PL 活性。

4. 纤溶酶原内激活途径主要通过内源凝血系统的有关因子裂解纤溶酶原形成纤溶酶的过程，是继发性纤溶理论基础。

5. 纤溶酶原外激活途径主要指 t-PA 和 u-PA 激活纤溶酶原转变为纤溶酶的过程，是原发性纤溶理论基础。

6. 外源性激活途径又称药物依赖途径，是溶栓治疗的理论基础。

7. 纤溶酶降解纤维蛋白原产生 X、Y、D、E 片段。降解纤维蛋白则产生 X′、Y′、D-D、E′片段。上述所有的片段统称为纤维蛋白降解产物（FDPS）。

8. FDPS 作用　所有的碎片都可抑制血小板的聚集和释放反应；碎片 X（X′）可与凝血因子Ⅰ竞争凝血酶，并可与纤维蛋白单体形成复合物，阻止纤维蛋白单体的交联；碎片 Y（Y′）和 D 可抑制纤维蛋白单体的聚合；碎片 E 可抑制凝血活酶的生成；附属物 A、B、C、H 可延长 APTT 及凝血时间。

9. 纤溶系统主要由纤溶酶原激活物、纤溶酶原、纤溶酶及纤溶抑制物组成。

10. 当游离状态的 t-PA、纤溶酶原和纤维蛋白三者形成复合体后，能有效地激活纤溶酶原（PLG）转变成纤溶酶，使纤维蛋白凝块溶解。

六、血液流变学

（一）血液流动性和黏滞性

血液是非牛顿型流体，它的流动性或黏滞性不仅随组成成分的变化而变化，而且也随所受到的压力及管道几何形状的变化而变化，即受切变率的影响。因此，可以用血液的流动性和黏滞性作为反映血液、心脏和血管的正常生理功能和病理变化的指标。

（二）影响血液黏度的因素

1. 内在因素　①红细胞因素，包括血细胞的比容、红细胞大小、形态、变形能力和聚集性，比容越大、平均体积越大、变形能力越强和聚集性越高，则血液黏度越大。②白细胞、血小板因素，当两者数量显著增多时，血液黏度增高。③血浆因素，包括血浆中的蛋白质、脂类和**糖类**等高分子化合物，其中**蛋白质**影响最大，但不同蛋白质影响不同，主要取决于蛋白质在血浆中的浓度、相对分子质量及分子结构，相对分子质量越大，链越长，血浆黏度越高，其中以**凝血因子Ⅰ**的影响最大，球蛋白次之，白蛋白最小。

2. 外在因素　包括年龄、性别、温度、pH 和渗透压及标本的存放时间、抗凝剂、测量所用的仪器等。

历年考点串讲

血液流变学近几年偶考。血液的流动性和黏滞性及影响血液黏度的因素应了解。

历年常考的细节：

1. 血液的**流动性**和**黏滞性**作为反映血液、心脏和血管的正常生理功能和病理变化的指标。

2. 影响血液黏度的血浆因素包括血浆中的蛋白质、脂类和**糖类**等高分子化合物，其中以**蛋白质**影响最大。

3. 蛋白质中以**凝血因子Ⅰ**的影响最大，球蛋白次之，白蛋白最小。

七、血栓形成

（一）血栓类型

1. 白色血栓（pale thrombus）　又称**灰色血栓**，通常发生于血流较急的动脉内，通常与血管壁创伤有关，因此又称**动脉血栓**。主要由血小板、纤维蛋白、白细胞及少量红细胞组成，肉眼呈灰白色，表面粗糙、卷曲，有条纹，质硬，与血管壁紧连。

2. 红色血栓（red thrombus）　又称**凝固性血栓**，通常发生在血流较为缓慢处或瘀滞于静脉内，因此又称**静脉血栓**。主要由红细胞、白细胞、纤维蛋白及少量血小板组成。肉眼暗红色，新鲜红色血栓湿润，有一定弹性，而陈旧的红色血栓则变得干燥，失去弹性，并易于脱落造成栓塞。

3. 血小板血栓（platelet thrombus）　多见于微血管内，主要由大量的血小板聚集成团块，期间有少量的纤维蛋白网，血小板与纤维蛋白交织在一起，在聚集体周围的血小板易发生释放反应及颗粒丢失现象。

4. 微血管血栓（capillary thrombus）　主要存在于前毛细血管、小动脉、小静脉内，且只能在显微镜下观察到，故又称**微血栓**（microthrombus）。主要由纤维蛋白及单体组成，内含数量不等的血小板、白细胞及少量红细胞，外观呈透明状，因此又称**透明血栓**（hyaline thrombus），DIC 时此类血栓常见。

5. 混合血栓（mixed thrombus）　可发生在动脉、静脉或心脏腔内，由头、体、尾三部分组成，头部由白色血栓组成，体部由白色和红色血栓组成，尾部则是由红色血栓组成，血栓头部往往黏附于血管壁上，形成**附壁血栓**。

（二）血栓形成机制

血栓形成主要有以下三个条件。

1. 血管壁损伤　损伤发生后血栓形成主要机制包括促进血小板黏附与聚集、激活凝血系统、促进血管收缩、局部血黏度增高、纤溶活性降低。

2．血液成分的改变　包括血小板改变、凝血因子的异常、抗凝作用减弱、纤溶活性降低、红细胞及白细胞的作用、血液及血浆黏度增加。

3．血流因素　如某些病理因素使血流缓慢、停滞、产生漩涡时，可导致血栓形成。

历年考点串讲

血栓形成近几年偶考。其中，血栓形成机制应掌握，血栓类型应了解。

历年常考的细节：

1．血栓分为白色血栓、红色血栓、血小板血栓、微血管血栓（**透明血栓**）、混合血栓。

2．**血管壁损伤，内膜受损，启动内源性凝血**系统及**外源性凝血**系统；同时内皮细胞分泌**缩血管物质**，有助于血栓形成。

3．某些病理因素使血流缓慢、停滞、产生漩涡时，可导致血栓形成。

第 29 单元　血栓与止血检查基本方法

一、一期止血缺陷筛查试验

一期止血（又称**初期止血**）缺陷是指**血管壁**和**血小板缺陷**所致出血性疾病。常用的筛查实验包括出血时间、束臂试验、血块收缩试验和血小板血栓阻塞试验等，在此介绍前两种试验。

（一）出血时间

1．原理　在皮肤受特定条件外伤后，从血液自然流出到自然停止所需的时间，称为出血时间（bleeding time，BT）。BT 反映了血小板的数量和质量、毛细血管完整性核收缩功能，以及血小板与毛细血管之间的相互作用。凝血因子对 BT 影响较小。

2．操作　目前，**推荐**使用**标准化出血时间测定器法**。

3．临床意义

（1）**BT 延长**：①血小板功能缺陷，如血小板无力症、药物引起的血小板病及骨髓增生异常综合征等；②血小板数量异常，如原发性血小板增多症、血栓性血小板减少性紫癜及特发性血小板减少性紫癜等；③血管性血友病（vWD），血管壁及结构异常，如遗传性出血性毛细血管扩张症等；④严重的凝血因子缺乏，比较少见，如凝血因子Ⅱ、Ⅴ、Ⅷ、Ⅸ或凝血因子Ⅰ缺乏，弥散性血管内凝血等。

（2）**BT 缩短**：主要见于某些严重的血栓前状态和血栓形成时，主要由于血管壁损害，血小板或凝血因子活性过度增强所致，如妊娠高血压综合征、心肌梗死、脑血管病变、DIC 高凝期等。

4．注意事项　①穿刺部位避开浅表静脉、瘢痕和病变皮肤。②刀片长度与前臂平行，以保证伤口与神经、血管走向一致。③滤纸吸去血液时，避免与伤口接触，更不能挤压伤口；④测定时要注意保暖，尤其在冬季，否则会影响结果。⑤严格无菌操作。⑥试验**前 1 周**患者应**停服阿司匹林、噻氯吡啶等抗血小板的药物**。

（二）束臂试验

1．原理及操作　通过在上臂给静脉及毛细血管加“标准压力”，以增加血管负荷，观察前臂一定范围内皮肤出血点的数量，来估计毛细血管结构和功能，束臂试验（tourniquer test 或 canpillary fragility test，CFT）也能反映血小板质量和数量。

2．临床意义　当新出血点的数目超过正常时为阳性，见于：①毛细血管有缺陷的疾病。②血小板的量和（或）质异常。③其他，偶见于严重的凝血异常和毛细血管造成损伤的疾病。

3. 注意事项　①实验前的出血点需要标记；②观察出血点时要选择好光线与角度，以防遗漏。

二、二期止血缺陷筛查试验

二期止血缺陷主要指**凝血因子和抗凝物质的异常**，常用的筛查实验包括凝血酶原时间（PT）和活化部分凝血活酶时间（APTT）等。

（一）凝血酶原时间

1. 原理　在受检血浆中加入足够量的组织凝血活酶（人脑、兔脑、胎盘及肺组织等制品的浸出液）和钙离子，使凝血酶原变为凝血酶，在凝血酶的作用下，凝血因子Ⅰ转变为纤维蛋白，使血液发生凝固，其间所用的时间即凝血酶原时间（prothrombin time，PT）。该试验是反映**外源凝血系统功能**最常用的**筛选试验**。

2. 操作　采用手工试管法。

3. 临床意义　PT 的长短反映了血浆中凝血酶原、凝血因子Ⅰ原和因子Ⅴ、Ⅶ、Ⅹ的水平。①**PT 延长**：主要见于遗传性凝血因子Ⅱ、Ⅴ、Ⅶ、Ⅹ减少及凝血因子Ⅰ的缺乏（减低或无纤维蛋白血症）；获得性凝血因子缺乏，如肝病的阻塞性黄疸和维生素 K 缺乏、血循环中抗凝物质增加、DIC、原发性纤溶亢进症等。②**PT 缩短**：DIC 早期（高凝状态）；先天性因子Ⅴ增多；口服避孕药、其他血栓前状态及血栓性疾病。

4. 注意事项　采血要熟练，抗凝要充分，最好在 1h 内完成测定，水浴温度控制在（37.0±0.5）℃。

（二）活化部分凝血活酶时间

1. 原理　在 37℃条件下，**以白陶土（或鞣花酸）激活因子Ⅻ和Ⅺ，以脑磷脂（部分凝血活酶）代替血小板提供催化表面**，在 Ca^{2+}参与下，观察缺乏血小板时血浆凝固所需的时间，即为活化部分凝血活酶时间（activate partial thromboplatin time，APTT）。该试验是**内源凝血系统较敏感和最常用的筛选试验**。

2. 操作　0.1ml 受检血浆中加入 0.1ml 白陶土-脑磷脂悬液，混匀，置 37℃水浴中 3min，其间轻轻振荡多次，然后加 0.1ml 25mmol/L 氯化钙，不停振荡，并记录出现纤维蛋白丝的时间。

3. 临床意义　APTT 的长短反映了血浆中内源凝血途径凝血因子和共同途径中凝血因子Ⅱ、凝血因子Ⅰ和因子Ⅴ、Ⅹ的水平。①**APTT 延长**：凝血因子Ⅻ和Ⅺ缺乏症和甲、乙血友病；凝血因子Ⅱ、凝血因子Ⅰ及凝血因子Ⅴ、Ⅹ缺乏；血中肝素水平增高，如肝素治疗期间，APTT 须维持在正常对照的 1.5～3.0 倍；存在抗凝物质如凝血因子抑制物。②**APTT 缩短**：见于 DIC 早期，血栓前状态及血栓性疾病。

4. 注意事项　注意抗凝剂与血液的比例为 **1∶9**。

（三）简易凝血激酶生成试验

简易凝血激酶生成试验（STGT）亦称简易凝血活酶生成试验、简易凝血酶生成试验。用水稀释受检者全血，所得溶血液中含有各种凝血因子和可以代替血小板第 3 因子（PF3）的红细胞素，加入 Ca^{2+}后，便有内源性凝血活酶生成。将后者加入基质血浆，根据基质血浆凝固时间的长短，了解凝血活酶生成有无障碍，从而有助于诊断**血友病**。

正常值参考范围：10～14s，大于 15s 为异常。

化验结果临床意义：

（1）缺乏因子Ⅷ：见于血友病甲、血管性血友病（VWD）、DIC 等。

（2）缺乏因子Ⅸ：见于血友病乙、肝病、维生素 K 缺乏缺乏症、口服抗凝剂、DIC 等。

（3）缺乏因子Ⅺ：见于因子Ⅺ缺乏症、肝疾病、DIC 等。

（4）血液中有抗凝物质：见于抗因子Ⅷ抗体等。

历年考点串讲

筛查试验近几年常考，其中，APTT 和 PT 试验的原理、临床意义、操作及注意事项是考试重点，应熟练掌握。出血时间测定和束臂试验的原理、临床意义、操作及注意事项应掌握。

历年常考的细节：

1. 一期止血缺陷是指**血管壁和血小板缺陷**所致出血性疾病。常用的筛查实验包括**出血时间和束臂试验**。

2. **BT 缩短**主要见于某些严重的血栓前状态和血栓形成时，主要由于血管壁损害，血小板或凝血因子活性过度增强所致。

3. BT 目前推荐使用标准化**出血时间测定器法**。试验前 1 周患者应**停服阿司匹林、噻氯吡啶**等抗血小板的药物。

4. **BT 延长**见于血小板功能缺陷、血小板数量异常、血管性血友病（vWD）、血管壁及结构异常、严重的凝血因子缺乏等。

5. **束臂试验**反映毛细血管结构和功能，也能反映血小板质量和数量。

6. 二期止血缺陷是指凝血因子缺乏或病理性抗凝物质存在所致的出血性疾病。常用的筛查实验包括**凝血酶原时间**（PT）和**活化部分凝血活酶时间**（APTT）。

7. APTT 试验是**内源性凝血系统**较敏感和最常用的筛选试验。APTT 的长短反映了血浆中内源凝血途径凝血因子和共同途径中凝血酶原、凝血因子Ⅰ和因子Ⅴ、Ⅹ的水平。

8. APTT 试验以**白陶土**（**或鞣花酸**）激活因子Ⅻ和Ⅺ，以**脑磷脂**（部分凝血活酶）代替血小板提供催化表面，在 Ca^{2+} 参与下，观察缺乏血小板时血浆凝固所需的时间。

9. **PT 试验**是反映**外源凝血系统**最常用的筛选试验。PT 的长短反映了血浆中凝血酶原、凝血因子Ⅰ原和因子Ⅴ、Ⅶ、Ⅹ的水平。

10. STGT 是**简易凝血激酶生成试验**、简易凝血活酶生成试验、简易凝血酶生成试验的简称，可帮助了解凝血活酶生成有无障碍，从而有助于诊断**血友病**。

11. PT 超过正常对照 **3s 以上**者有临床意义。

12. **INR** 即国际标准化比值。

三、血管壁检验

（一）血浆血管性血友病因子检测

1．原理　血浆血管性血友病因子（**vWF**）是一种大分子蛋白多聚体，主要由血管内皮细胞合成，合成后一部分储存于内皮细胞中，一部分直接释放入血作为血小板黏附于内皮下胶原的黏附蛋白和血浆中凝血因子Ⅷ:c 的载体。

2．检测方法　①血浆血管性血友病因子**抗原（vWF:Ag）检测**：直接用抗 vWF 的单克隆抗体试剂盒经双抗体夹心 ELISA 检测。②血浆 vWF **瑞斯托霉素辅因子**（vWF:Rcof）活性检测：在瑞斯托霉素存在的条件下，vWF 与血小板 GPⅠb/Ⅸ复合体相互作用，使血小板发生凝集。凝集的强度与受检血浆中的 vWF 的含量和结构有关。

3．临床意义　①vWF:Ag 检测。减低常见于**血管性血友病**。增高：当血管内皮受损时，内皮细胞中 vWF 释放入血而增高，见于缺血性心脑血管病、周围血管病、肾小球病、尿毒症、妊娠高血压综合征、大手术后等。②vWF:Rcof 活性检测：**诊断血管性血友病及其分型的主要指标**。对于绝大多数血管性血友病患者而言其凝集率都减低，而且除Ⅱ**B 型**正常外，其余分型均减低。

4．血浆血管性血友病因子检测的操作及注意事项　①vWF:Ag 检测：采集静脉血，以枸橼酸钠抗凝，分离血浆后，按照试剂盒说明书进行 ELISA 操作。操作时注意对血浆中血管性假血友病因子抗原含量过高的标本，应作稀释后再测定。②vWF:Rcof 活性检测：常规静脉采血，枸橼酸钠抗凝，分离血浆。从标准曲线中计算出受检血浆中 vWF：Rcof 的含量。注意事项：试管和注射器均应硅化或用塑料制品；不宜以 EDTA 抗凝。

（二）血浆 6-酮-前列腺素 F1α检测

1．原理　血管内皮细胞合成释放的 PGI_2 半衰期短，很快转化为稳定的 6-酮-前列腺素 F1α（6-酮-PGF1α），测定血浆 6-酮-$PGF_1α$的含量可反映 PGI_2 的水平。

2．操作　现在通常用 ELISA 法测定血浆中 6-酮-PGF1α的含量。常规采血后分离血浆，按试剂盒要求向酶标反应板中加入受检血浆，作用一定时间后，再加入酶标记第二抗体，37℃孵育，洗涤，以 OPD 显色，4mol/L 硫酸终止反应，立即在 492nm 处读出 A 值。根据标准曲线计算出待测血浆中 6-酮-PGF1α的含量。

3．临床意义　临床上 6-酮-PGF1α含量降低，多见于糖尿病、急性心肌梗死、心绞痛、动脉粥样硬化、脑血管病变、肿瘤转移、血栓性血小板减少性紫癜、周围血管血栓形成、先天性花生四烯酸代谢缺陷性疾病或口服阿司匹林后等。

4．注意事项　①试验前 10d 停服阿司匹林类药物。②实验所用的试管均需用塑料或硅化材料，待检测标本及标准品均需在低温下保存。

（三）血栓调节蛋白检测

1．原理　血栓调节蛋白（TM）具有重要的抗凝作用，由内皮细胞合成和分泌，正常人血浆中含量很低，而当血管内皮受损时，血浆中 TM 含量将明显升高，且与损伤程度相关。

2．操作　通常应用 ELISA 双抗夹心法测定血浆中 TM 的含量：待测血浆中 TM 与包被抗 TM 单克隆抗体结合，并与加入的过氧化物酶标记的抗体结合形成复合物，最后加入底物显色，其颜色的深浅与 TM 含量成正比。

3．临床意义　目前认为，血浆 TM 检测是了解血管内皮损伤的最好指标。血浆中 TM 含量增高见于 SLE、DIC、血栓性血小板减少性紫癜、急性心肌梗死、糖尿病、脑血栓、溶血性尿毒综合征等；而血浆 TM 水平下降则没有太大价值。

4．注意事项　①标本用枸橼酸钠抗凝后，取缺乏血小板的血浆。该血浆在室温下可保存 8h，-20℃可保存 2 个月，-80℃可保存 6 个月，冷冻标本复溶时，应置 37℃水浴中进行。②若 TM 含量超过标准曲线范围，应酌情稀释。

历年考点串讲

血管壁检验近几年常考。其中，血浆血管性血友病因子检测（抗原检测和 vWF 瑞斯托霉素辅因子活性检测）的操作及注意事项为考试重点，应熟练掌握。血浆血管性血友病因子检测的原理、临床意义，血浆 6-酮-前列腺素 F1α和血栓调节蛋白检测的原理、操作及注意事项应掌握。血浆 6-酮-前列腺素 F1α和血栓调节蛋白检测的临床意义应了解。

历年常考的细节：

1．血浆血管性血友病因子（vWF）是一种大分子蛋白多聚体，主要由血管内皮细胞合成，合成后一部分储存于内皮细胞中，一部分直接释放入血作为血小板黏附于内皮下胶原的黏附蛋白和血浆中凝血因子Ⅷ: c 的载体。

2．在**瑞斯托霉素**存在的条件下，vWF 与血小板 GPⅠb/Ⅸ复合体相互作用，**使血小板发生凝集**。

3．vWF 减低常见于**血管性血友病**。Rcof 活性检测是诊断**血管性血友病**及其分型的主要指标。对于绝大多数血管性血友病患者而言，其凝集率都减低，而且除ⅡB 型正常外，其余分型均减低。

4. vWF: Ag 及 vWF: Rcof 活性检测均用构橼酸钠抗凝。Ag 检测通常用 ELISA 法。

5. 血管内皮细胞合成释放的 PGI_2 半衰期短，很快转化为稳定的 6-酮-前列腺素 $F_1\alpha$（6-酮-PGF1α），测定血浆 6-酮-$PGF_{1\alpha}$的含量可反映 PGI_2 的水平。

6. 血浆 6-酮-$PGF_{1\alpha}$测定试验前 10d 停服阿司匹林类药物。

7. 血栓调节蛋白（TM）具有重要的抗凝作用，由内皮细胞合成和分泌。当血管内皮受损时，血浆中 TM 含量将明显升高，且与损伤程度相关。

8. 目前认为，血浆 TM 检测是了解血管内皮损伤的最好指标。通常应用 ELISA 双抗夹心法检测。

四、血小板检验

血小板具有黏附、聚集、释放反应、促凝血、血块收缩及花生四烯酸代谢等多种生理功能，通过一些体外试验，包括血小板黏附试验（platelet adhesion test，PAdT）、血小板聚集试验（platelet aggregation test，PAgT）、血小板膜糖蛋白（glycoprotein）与血小板活化分析（platelet activation analysis）、血小板第 3 因子有效性试验（platelet factor 3 avalability test，PF3aT）、血小板自身抗体和血小板生存时间（platelet survival time，PST）等可以部分反映血小板的一些生理、病理变化，并有助于血小板病的诊断与治疗等。

（一）血小板生存时间测定

1. 原理　阿司匹林能不可逆性抑制血小板花生四烯酸代谢过程中的环氧化酶活性，使其代谢产物丙二醛（MDA）合成减少。只有当骨髓产生新生血小板时，才能恢复 MDA 的生成量。根据口服阿司匹林后血小板的 MDA 生成量的恢复曲线即可推算出血小板的生存时间。

2. 临床意义　血小板生存时间缩短见于①血小板破坏增多性疾病：如特发性血小板减少性紫癜、系统性红斑狼疮、脾功能亢进、药物免疫性血小板减少性紫癜及输血后紫癜等。②血小板消耗过多性疾病：如 DIC、血栓性血小板减少性紫癜（TTP）、溶血尿毒症综合征（Hus）。③血栓性疾病：如糖尿病伴血管病变、深静脉血栓形成、肺梗死、妊娠高血压综合征、心肌梗死、心绞痛、恶性肿瘤。

3. 操作及注意事项　丙二醛（MDA）法或 TXB_2 法①制备血小板悬液；②按试剂盒说明书操作检测血小板 MDA 含量；③测得被检者 MDA 含量后，给患者口服阿司匹林 0. 6g，隔日采血测定 MDA 生成量，直至 MDA 含量回复到基础水平为止所需时间即为血小板生存时间。操作时注意每次测定的血小板计数必须相同。

（二）血小板相关免疫球蛋白检测

1. 原理　血小板相关免疫球蛋白（PAIg）包括 PAIgA、PAIgM 和 $PACD_3$，通常用 ELISA 法测定。包被在板中的抗人 PAIgG 抗体与受检血小板溶解液中的 PAIgG 形成复合物，再加入酶标的抗人 IgG 抗体，最后加底物显色，其颜色深浅与受检血小板溶解液中的抗体含量成正比。根据被检者所测得的吸光度，从标准曲线中计算出血小板相关免疫球蛋白的含量。

2. 临床意义　PAIg 增高见于 ITP，90%以上 ITP 患者的 PAIgG 增高，若同时测定 PAIgM、PAIgA 和 $PACD_3$，其灵敏度可高达 100%，但其特异性较低，许多疾病如免疫性血小板减少性紫癜、SLE、慢性活动性肝炎、恶性淋巴瘤、慢性淋巴细胞白血病、多发性骨髓瘤及 Evan 综合征等也有不同程度的升高，因此，PAIg 只能作为筛查指标。

3. 操作（ELISA 法检测）　①静脉采血，用 5% EDTA-Na_2 1∶9 抗凝，加 2ml 左右血小板分离液，以 850r 离心 20min。②吸出血小板层，用血小板洗涤液洗 3 次，用 PBS 调整血小板数为 100×10^9/L。③以终浓度为 1%的 Triton X-100 在 4℃裂解血小板，1000r 离心 10min，吸上清液待测。④用 ELISA 法检测血小板破碎液中血小板相关免疫球蛋白的含量。

4．注意事项　①注射器和试管必须硅化或用塑料产品。②血小板计数要准确。③每次反应要设阴性对照。

（三）血小板聚集试验

1．原理　正常血小板具有彼此粘连聚集的功能。试验时向富含血小板血浆或全血中加入诱聚剂（如 ADP、肾上腺素、胶原、瑞斯托霉素等），然后放入专用仪器内，在恒温和不断搅拌条件下，血小板聚集，血浆浊度变化，透光度增加。通过测定其透光度变化，描绘出聚集图像来反映血小板的聚集水平。

2．临床意义　①**血小板聚集功能增高**见于高凝状态和（或）血栓前状态和血栓性疾病，如心肌梗死、心绞痛、糖尿病、脑血管病变、高脂血症、糖尿病及口服避孕药后等。②**血小板聚集功能减低**见于：获得性血小板功能减低，如尿毒症、肝硬化、MDS、原发性血小板减少性紫癜、急性白血病、服用抗血小板药物、低（无）凝血因子Ⅰ血症等；血小板无力症（Glanzinann 病）：ADP、胶原和花生四烯酸诱导的血小板聚集减低和不聚集；巨大血小板综合征：ADP、胶原和花生四烯酸诱导的血小板聚集正常，但瑞斯托霉素诱导的血小板不凝集；还见于遗传性血小板功能缺陷，不同的血小板功能缺陷病对各种诱导剂的反应不同；贮存池病：致密颗粒缺陷时，ADP 诱导的聚集常减低，无二相聚集；胶原和花生四烯酸诱导的血小板聚集正常；α 颗粒缺陷时，血小板凝集和聚集均正常；血小板花生四烯酸代谢缺陷：ADP 诱导的聚集常减低，无二相聚集，胶原和花生四烯酸诱导的血小板聚集均低下。

3．操作及注意事项　①试验前 10d 必须停止服用一切抑制血小板的药物，如阿司匹林、双嘧达莫、肝素、双香豆素等；②标本采集后应在 3h 内完成试验，且不能用 EDTA 作抗凝剂。

（四）血小板释放产物测定

1．原理　β-血小板球蛋白（β-TG）和血小板第 4 因子（PF4）是血小板**α颗粒**中特有的蛋白。当体内有过多的血小板被激活，释放反应亢进时，二者血浆中的浓度升高，因此，通过测定血浆β-TG 和 PF4 可以反映血小板是否被激活及其释放反应。二者的检测多采用 ELISA 法，采血过程中要防止血小板活化，采血后立即分离血浆。

2．临床意义　①增高见于血栓前状态和（或）血栓性疾病，如心肌梗死、脑血管病变、糖尿病、肾病综合征、尿毒症、妊娠高血压综合征、DIC、静脉血栓形成等。②降低见于遗传性血小板贮存池缺陷病，包括致密颗粒缺乏症、仪颗粒缺乏症和致密颗粒与仪颗粒联合缺乏症；继发性血小板释放功能减低：骨髓增生异常综合征、ITP、多发性骨髓瘤等。

（五）血浆血栓烷 B_2 测定

1．原理　TXB_2 是血小板活化后花生四烯酸代谢产物 TXA_2 的最终代谢物，**是血小板活化的标志**。通常用 ELISA 方法检测血浆血栓烷 B_2 水平。

2．临床意义　①增高见于血栓前状态和血栓性疾病，如心肌梗死、心绞痛、糖尿病、动脉粥样硬化、深静脉血栓形成、肺梗死、肾小球疾病、高脂血症、妊高症、大手术后等。②减低见于环氧酶或 TXA_2 合成酶缺乏症、服用抑制环氧酶或 TXA_2 合成酶的药物如阿司匹林、咪唑及其衍生物等。

3．注意事项　①试验前 10d 必须停用阿司匹林类药物。②采血要顺利，预先可将抗凝剂抽入注射器内。③注射器和试管必须用塑料或硅化产品。

（六）血小板膜糖蛋白测定

1．原理　血小板膜糖蛋白分为质膜糖蛋白和颗粒膜糖蛋白，前者包括 GPⅠb-Ⅸ-Ⅴ、GPⅡb/Ⅲa、GPIa/Ⅱa 等，后者包括 CD63 和 CD62P。血小板未活化时，CD63 仅分布于溶酶体膜，活化后，则表达在血小板膜表面。CD62P 又称 P-选择素、GMP140，血小板未活化时，CD62P 分子仅表达于颗粒膜上，活化后，CD62P 分子在细胞膜呈高表达。因此 CD63 和 CD62P 分子在细胞膜上高表达被视为血小板活化的标志。

2．临床意义　①减少见于血小板无力症，GPⅡb/Ⅲa 缺乏；巨血小板综合征，GPⅠb-Ⅸ-V 复合物显著减少或缺乏；贮存池缺陷病，血小板 GMP-140 表达降低。②增高见于急性心肌梗死、心绞痛、急性脑梗死、糖尿病、高血压、外周动脉血管病等。

3．操作及注意事项　目前多采用单克隆抗体免疫荧光染色结合流式细胞术来准确测定血小板细胞和颗粒膜糖蛋白阳性百分率和平均分子数。实验需用塑料或硅化制品。

（七）血块收缩试验

1．原理　在富含血小板血浆中加入 Ca^{2+}和凝血酶，使血浆凝固形成凝块，在血小板收缩蛋白的作用下，纤维蛋白网眼缩小，血清析出，使血块的止血作用更加牢固。测定析出血清量，计算其占原有全血量的百分数来反映血小板血块收缩能力。

2．临床意义　血块收缩试验（CRT）主要反映了血小板的质量，也与血小板数量、凝血酶原、凝血因子Ⅰ浓度有关。①血块过度收缩：见于先天性（遗传性）因子ⅩⅢ缺乏症等。②血块收缩不良或血块不收缩：见于 ITP（特发性血小板减少性紫癜）、血小板增多症、血小板无力症、红细胞增多症、低（无）凝血因子Ⅰ血症、多发性骨髓瘤、原发性巨球蛋白血症等。

3．注意事项　①离心管要清洁，刻度要准确。②试验温度保持在 37℃。③对于严重贫血者，因血细胞比容减小，析出的血清增多，对试验结果有影响。

历年考点串讲

血小板检验近几年常考。其中，血小板聚集试验的原理、临床意义、操作、注意事项及血小板相关免疫球蛋白检测的操作、注意事项是考试重点，应熟练掌握。血小板释放产物测定、血小板膜糖蛋白测定、血浆血栓烷 B_2 测定的原理、临床意义、操作及注意事项，血块收缩试验、血小板生存时间测定的操作及注意事项，血小板相关免疫球蛋白检测的原理、临床意义应掌握。血块收缩试验、血小板生存时间测定的原理、临床意义应了解。

历年常考的细节：

1. **血小板生存时间**测定的原理：阿司匹林能不可逆性抑制血小板花生四烯酸代谢过程中的环氧化酶活性，使其代谢产物**丙二醛**（MDA）合成减少。只有当骨髓产生新生血小板时，才能恢复 MDA 的生成量。根据口服阿司匹林后血小板的 MDA 生成量的恢复曲线即可推算出血小板的生存时间。血小板生存时间缩短见于血小板破坏增多、血小板消耗过多性疾病。

2. 血小板相关免疫球蛋白（PAIg）通常用 **ELISA** 法测定。PAIg 增高见于 **ITP**，＞90% 的 ITP 患者 PAIgG 增高，若同时测定 PAIgM、PAIgA 和 PAC_3，其灵敏度可高达 100%。由于其特异性较低，PAIg 只能作为筛查指标。

3. 随着治疗好转 PAIgG 水平下降，故本试验为**免疫性血小板减少性紫癜**诊断、及预后估计的有价值指标。

4. 向富含血小板血浆或全血中加入**诱聚剂**（如 ADP、肾上腺素、胶原、瑞斯托霉素等），通过测定其透光度变化，描绘出聚集图像来反映血小板的聚集水平。

5. **血块收缩试验**是在富含血小板血浆中加入 Ca^{2+}和凝血酶，使血浆凝固形成凝块，在血小板收缩蛋白的作用下，纤维蛋白网眼缩小，血清析出，使血块的止血作用更加牢固。测定析出血清量，计算其占原有全血量的百分数来反映血小板血块收缩能力。

6. 血块收缩试验（CRT）主要反映了血小板的**质量**，也与血小板**数量**、**凝血酶原**、**凝血因子Ⅰ**浓度有关。

7. β-血小板球蛋白（β-TG）和血小板第四因子（PF4）是血小板 α 颗粒中特有的蛋白。通过测定血浆 β-TG 和 PF4 可以反映血小板**是否被激活**及其**释放反应**。二者的检测多采用

ELISA 法。

8. 通常用 ELISA 方法检测血浆血栓烷 B_2 水平。

9. 血小板膜糖蛋白分为质膜糖蛋白和颗粒膜糖蛋白，前者包括 GPⅠb-Ⅸ-Ⅴ、GPⅡb-Ⅲa、GPⅠa-Ⅱa 等，后者包括 CD63 和 CD62P。CD63 和 CD62P 分子在质膜上高表达被视为血小板活化的标志。

10. 血小板无力症（Glanzinann 病）：ADP、胶原和花生四烯酸诱导的血小板聚集减低和不聚集。巨大血小板综合征：ADP、胶原和花生四烯酸诱导的血小板聚集正常，但瑞斯托霉素诱导的血小板不凝集。贮存池病：致密颗粒缺陷时，ADP 诱导的聚集常减低，无二相聚集；胶原和花生四烯酸诱导的血小板聚集正常。（2015）

11. 血小板聚集试验的临床意义。

五、凝血因子检验

凝血因子（coagulation factor，CF）的单个检测，一般是在 PT、APTT 或 TT 的筛选基础上选择性进行。由于血浆中 CF 的含量一般很低，因此首选 CF 的凝血活性测定，必要时测定 CF 的含量。血浆纤维蛋白原（fibrinogen，FIB）是血浆中含量最高的 CF，易于测定，常常首选含量测定。目前尚无ⅩⅢ因子的筛查试验，一般根据临床需要检测。一些反映凝血活化的分子标志物多用于血栓前状态或血栓性疾病的辅助诊断。

（一）血浆凝血因子Ⅰ（FIB）含量测定

1. 原理　血浆凝血因子Ⅰ检测有凝血酶凝固法（Clauss 法）、比浊法（PT 衍生法）及免疫学方法等。目前广泛使用比浊法，本方法的原理是在受检血浆中加入一定量凝血酶，使血浆中的凝血因子Ⅰ转变成纤维蛋白，血液发生凝固。其凝固时间的长短与凝血因子Ⅰ的含量呈负相关。

2. 操作　①将正常人混合血浆按 1∶5、1∶10、1∶20、1∶40 稀释，待测血浆按 1∶10 稀释。②取 0.2ml 稀释血浆于小试管中，置 37℃水浴中预热。③再加 0.1ml 凝血酶溶液，记录凝固时间。检测结果与参比血浆制成的标准曲线对比可得出凝血因子Ⅰ的含量。

3. 临床意义　①增高见于各种血栓前状态及血栓栓塞病、糖尿病、急性心肌梗死、急性传染病、结缔组织病、急性肾炎、多发性骨髓瘤、休克、大手术后、妊娠高血压综合征、急性感染、恶性肿瘤和应急状态等。②降低见于先天性低或无 FIB 血症、遗传性 FIB 异常、DIC、原发性纤溶症、重症肝炎和肝硬化、异常凝血因子Ⅰ血症、新生儿及早产儿、某些产科意外、恶性肿瘤等。

4. 注意事项　①将待测血浆与正常人混合血浆一起操作，以保证结果可靠。②所有标本检测都应做复管，且两管相差不超过 0. 5s。③凝血酶复溶后，在 4℃保存不超过 2d，在室温中不超过 4h。

（二）凝血因子含量与活性测定

1. 原理　凝血因子含量通常采用免疫方法测定。单个凝血因子活性测定多采用缺乏某种凝血因子的血浆做纠正试验，检测结果以相当于对照血浆凝血因子活性的百分比表示。

2. 操作　①制备标准曲线。以稀释度为横坐标，凝固时间为纵坐标，在双对数纸上绘制曲线。②受检血浆测定。将受检血浆以 1∶20 稀释，将其凝固时间在标准曲线标出，得到凝血因子的活性。

3. 临床意义　凝血因子含量或活性降低见于血友病、血管性血友病、维生素 K 吸收不良、肝疾病、药物影响。

4. 注意事项　①受检标本应立即测定，或将分离血浆后置-20℃冰箱中，在 2～3 个月测定，避免反复冻融。②每次测定都应做标准曲线。③正常标准血浆要求至少 10 人以上的混合血浆。

（三）血浆因子XIII定性试验

1. 原理　在钙离子作用下，因子XIII使溶解于尿素溶液的可溶性纤维蛋白原变成不溶性的纤维蛋白凝块。如果患者血浆中缺乏因子XIII，则凝块可溶于5mmol/L尿素溶液中。

2. 操作　①取受检血浆0.1ml，加入25mmol/L氯化钙溶液0.1ml，混合。②置37℃水浴中。30min后取出检测试管，去除管中液体。③加入5mol/L尿素溶液，置37℃水浴中，每2～4h观察1次，共24h。

3. 临床意义　因子XIII减少见于先天性或获得性因子XIII缺乏，后者见于肝疾病、SLE、类风湿关节炎、恶性淋巴瘤、白血病、溶血性贫血、多发性骨髓瘤、DIC、原发性纤溶等。

4. 注意事项　钙离子溶液应新鲜配制，以防止假阴性发生。

（四）血浆因子XIII亚基抗原检测

1. 原理与操作　凝血因子XIII由两个亚基α和β构成的四聚体，多采用免疫火箭电泳法进行测定：在含有XIIIα亚基和β亚基抗血清的琼脂凝胶板中，加入受检血浆（抗原），在电场作用下，出现抗原抗体反应形成的火箭样沉淀峰，此峰的高度与受检血浆中XIII亚基的浓度成正比。因此，根据沉淀峰的高度，即可从标准曲线中计算出XIIIα:Ag和XIIIβ:Ag相当于正常人的百分率。

2. 临床意义　因子XIII亚基抗原减少或缺乏见于：①先天性因子XIII缺乏症；②获得性因子XIII减少症，严重肝病、DIC、SLE、原发性纤溶症、急性心肌梗死、白血病、淋巴瘤、免疫性血小板减少性紫癜、溶血性贫血等。

历年考点串讲

凝血因子检验近几年常考。其中，血浆凝血因子Ⅰ含量测定的操作及注意事项是考试重点，应熟练掌握。血浆凝血因子Ⅰ含量测定的原理、临床意义，凝血因子含量与活性测定的原理、临床意义、操作、注意事项，血浆因子XIII定性试验和血浆因子XIII亚基抗原检测的原理、操作及注意事项应掌握。血浆因子XIII定性试验和血浆因子XIII亚基抗原检测的临床意义应了解。

历年常考的细节：

1. 凝血因子Ⅰ（FIB）检测有凝血酶凝固法（Clauss法）、比浊法（PT衍生法）以及免疫学方法等，其中比浊法最常用。

2. FIB检测　将正常人混合血浆按1∶5、1∶10、1∶20、1∶40稀释，待测血浆按1∶10稀释；取0.2ml稀释血浆于小试管中，置37℃水浴中预热；再加0.1ml凝血酶溶液，记录凝固时间。所有标本检测都应做复管，且两管相差不超过0.5s。

3. FIB降低见于先天性低或无FIB血症、遗传性FIB异常、DIC、原发性纤溶症、重症肝炎和肝硬化、异常凝血因子Ⅰ血症、新生儿及早产儿、某些产科意外、恶性肿瘤等。

4. 血浆因子XIII定性试验：取受检血浆0.1ml，加入25mmol/L氯化钙溶液0.1ml，混合；37℃水浴30min，去除管中液体；加入5mol/L尿素溶液，37℃水浴，每2～4h观察1次，共24h。

5. 血浆因子XIII亚基抗原检测多采用免疫火箭电泳法进行测定。

六、抗凝物质的检验

（一）抗凝血酶Ⅲ测定

1. 原理与操作　抗凝血酶Ⅲ（AT-Ⅲ）活性测定多采用发色底物法；AT-Ⅲ抗原测定多采用免疫学方法。

2．临床意义　①AT-Ⅲ增高见于血友病、白血病和再生障碍性贫血等的急性出血期及口服抗凝药物治疗过程中。②减低见于先天性和获得性 AT-Ⅲ缺乏症，后者见于血栓前状态、血栓性疾病、DIC 和肝疾病等。

3．注意事项　①样品需用枸橼酸钠抗凝；②AT-Ⅲ抗原和 AT-Ⅲ活性以同时测定为佳。

（二）蛋白 C 测定

1．原理　蛋白 C 测定分为活性测定及抗原测定。蛋白 C 活性（PC∶A）测定采用发色底物法，其原理为在血浆中加入 PC 特异激活剂（从蛇毒中提取），被活化的蛋白 PAC 作用于特异发色底物，释放出产色基团**对硝基苯胺（PNA）**，显色深浅与 APC 含量呈平行关系。PC 抗原检测通常采用免疫学方法。

2．操作　正常混合血浆用缓冲液稀释成浓度为 80%、60%、40%、20%、10%，分别加入激活剂，置于 37℃水浴中，后加入显色液，反应结束时加入冰醋酸终止反应，比色读取 A 值，计算蛋白 C 活性。

3．临床意义　①减低见于先天性 PC 缺陷，根据 PC∶A 和 PC∶Ag 可分为Ⅰ型（PC∶Ag 与 PC∶A 均减低）和Ⅱ型（PC∶Ag 正常而 PC∶A 减低）；获得性 PC 缺陷，DIC、肝功能不全、手术后、口服双香豆素抗凝剂、急性呼吸窘迫综合征等。②增高见于糖尿病、冠心病、肾病综合征、妊娠后期等。

4．注意事项　①不能立即检测的标本必须储存于−20℃以下的冰箱内。②样本不能反复冻融。

（三）蛋白 S 测定

1．原理　蛋白 S 是**活化蛋白 C** 的辅因子，大约 60%与补体 C4 结合成 C4bP-PS，游离的蛋白 S（FPS）可以作为活化蛋白 C 的辅因子，灭活**凝血因子Ⅴa 和Ⅷa**。在待测血浆中加入一定量的聚乙二醇，C4bP-PS 会沉淀，用上清液即可检测 FPS 的量。用免疫学方法可检测血浆中的总蛋白 S（TPS）及 FPS 的含量。

2．临床意义　蛋白 S 减低多见于先天性和获得性蛋白 S 缺乏症，后者见于肝疾病、口服抗凝药物如双香豆素类。

3．注意事项　通常采用 ELISA 或 RIA 的方法检测血浆中总蛋白 S（TPS），用**凝固法**检测游离蛋白 S（FPS）的含量，注意 FPS 的制备中要在加入聚乙二醇后充分混匀，并在室温下维持 30min 后再离心取上层血浆待测。

（四）活化蛋白 C 抵抗试验

1．原理　凝血过程中，由于因子Ⅴa 和因子Ⅷa 的参与，使凝血酶形成大大加快。而活化的蛋白 C 可裂解因子Ⅴa 和因子Ⅷa，使其灭活，导致 APTT 延长。在 APTT 检测的试剂中，加入外源性的活化蛋白 C，可使 APTT 延长，如果受检血浆 APTT 延长不明显，提示患者存在活化蛋白 C 抵抗（APCR）现象。

2．临床意义　血浆中存在 APCR 现象，提示可能有血栓性疾病的发生，发生率是无抵抗现象人群的 5～7 倍。因子Ⅴ基因的 Leitten 突变时可引起活化蛋白 C 抵抗现象。

3．注意事项　通过比较加和未加活化蛋白 C 的 APTT 比值的高低判断 APCR 存在与否。注意本试验成败的关键在于活化蛋白 C 活性的保持，因此，在分装时，应尽可能小包装冻干，检测时，快速溶解，在室温下不超过 30min，否则将造成假阳性。

历年考点串讲

生理抗凝蛋白检验近几年常考。其中，抗凝血酶Ⅲ、蛋白 C、蛋白 S 及活化蛋白 C 抵抗试验原理、操作及注意事项应掌握。上述四个试验的临床意义应了解。

历年常考的细节：

1. 抗凝血酶Ⅲ（AT-Ⅲ）活性测定多采用**发色底物法**。

2. 被活化的蛋白 PAC 作用于特异发色底物，释放出产色基团**对硝基苯胺（PNA）**，显色深浅与 APC 含量呈平行关系。

3. 蛋白 S 是**活化蛋白 C** 的辅因子，大约 60%与 C4b 结合成 C4bP-PS，游离的蛋白 S（FPS）可以作为活化蛋白 C 的辅因子，灭活**凝血因子Ⅴa** 和Ⅷa。

4. 用**凝固法**检测游离蛋白 S（FPS）的含量。

5. 而活化的蛋白 C 可裂解因子Ⅴa 和因子Ⅷa，使其灭活，导致 **APTT** 延长。

七、病理性抗凝物质检验

（一）狼疮抗凝物质测定

1．原理　狼疮抗凝物质测定通常用改良的 Russell 蝰蛇毒稀释试验，包括①Lupo 试验：即当蝰蛇毒试验延长时，在受检血浆中加入正常血浆后，**蝰蛇毒时间仍延长**，提示被检血浆中存在**狼疮抗凝物质**。②Lucor 试验：在脑磷脂和激活剂存在的条件下，检测 **APTT**，若被检血浆中有狼疮抗凝物质存在，则血浆凝固时间延长。

2．临床意义　试验测定阳性多见于有狼疮抗凝物质存在的患者，如 SLE、自发性流产、先天性凝血因子缺乏、口服抗凝剂、肝素治疗及 DIC 等。

3．操作及注意事项

（1）Lupo 试验：将待检血浆与一定量正常新鲜血浆混合，加入稀释的蝰蛇毒溶液，混匀，37℃水浴后加入氯化钙溶液，记录凝固时间。

（2）Lucor 试验：将待检血浆与内含脑磷脂以中和狼疮抗凝物质的试剂混匀后，再加入稀释的蝰蛇毒溶液及氯化钙，记录凝固时间。注意蝰蛇毒稀释液不稳定，要注意保存方法，用时摇匀。

（二）血浆因子Ⅷ抑制物检测

1．原理　受检血浆与正常人新鲜血浆等量混合，在 37℃温育后，测定混合血浆的Ⅷ因子活性，若受检血浆中存在因子Ⅷ抑制物，则混合血浆的因子Ⅷ活性将会降低。

2．操作过程　①以 1∶1 稀释的正常人混合血浆为 100%因子活性，按检测Ⅷ：c 的方法，测出正常人混合血浆Ⅷ：c 活性百分比。②以 1∶1 稀释的受检血浆与等量正常人血浆混合，置 37℃温育 2h 后，按Ⅷ：c 检测方法，确定因子Ⅷ：c 活性百分比。③计算：受检者温育后剩余Ⅷ：C=（温育后受检者Ⅷ：C/正常人血浆Ⅷ:C）×100%。

3．临床意义　阳性多见于反复输血、接受抗血友病球蛋白治疗的**血友病 A 患者**，也可见于某些免疫性疾病如 SLE、类风湿关节炎，恶性肿瘤、妊娠和恶性肿瘤等。

4．注意事项　①本法对同种免疫引起的因子抑制物测定较为敏感，而对自身免疫、药物免疫、肿瘤免疫和自发性凝血因子抑制物则不敏感。②因子Ⅷ抑制物的最终确定要排除是否存在狼疮抗凝物质。

（三）血浆游离肝素时间（甲苯胺蓝纠正试验）

1．原理　由于甲苯胺蓝有中和肝素的作用，可以纠正肝素的抗凝作用，在凝血酶时间（TT）延长的受检血浆中加入少量甲苯胺蓝，若延长的 TT 明显恢复正常和缩短，则表示受检血浆中肝素或类肝素样物质增多，否则，表示受检血浆中存在其他抗凝血酶类物质或凝血因子Ⅰ异常。

2．操作　取 0.1ml 受检血浆，加入 0.1ml 0.1%甲苯胺蓝溶液混匀，置 37℃水浴中，加入凝血酶溶液 0.1ml，记录血浆凝固时间。

3．临床意义　受检 TT 值延长多见于血中有肝素和类肝素物质存在（如肝素治疗中、SLE

和肝疾病等)、低（无）纤维蛋白原血症、血中 FDP 增高（DIC）等。

4. 注意事项　一定不能用 EDTA 或肝素作抗凝剂。

历年考点串讲

病理性抗凝物质检验近几年偶考。其中，狼疮抗凝物质测定、血浆因子Ⅷ抑制物检测、血浆游离肝素时间测定的原理、操作及注意事项应掌握。上述三个试验的临床意义应了解。

历年常考的细节:

1. Lupo 试验　当蝰蛇毒试验延长时，在受检血浆中加入正常血浆后，蝰蛇毒时间仍延长，提示被检血浆中存在**狼疮抗凝物质**。

2. Lucor 试验　在脑磷脂和激活剂存在的条件下，检测 APTT，若被检血浆中有狼疮抗凝物质存在，则血浆凝固时间延长。

3. 血浆因子Ⅷ抑制物检测阳性多见于反复输血、接受抗血友病球蛋白治疗的**血友病 A 患者**，也可见于某些免疫性疾病如 SLE、类风湿关节炎，恶性肿瘤、妊娠和恶性肿瘤等。

4. 由于甲苯胺蓝有中和肝素的作用，在凝血酶时间（TT）延长的受检血浆中加入少量甲苯胺蓝，若延长的 TT 明显恢复正常和缩短，则表示受检血浆中**肝素**或类肝素样物质增多，否则表示受检血浆中存在其他抗凝血酶类物质或凝血因子Ⅰ异常。(2016)

八、纤溶活性的检验

（一）血浆纤溶酶原

1. 原理　血浆纤溶酶原测定分为活性测定和抗原测定。活性测定通常用发色底物法，其原理为在受检血浆中加尿激酶（SK）和发色底物（S-2251），受检血浆中的纤溶酶原（PLG）在尿激酶作用下，转变成纤溶酶，后者作用于发色底物，生成**对硝基苯胺（PNA）**而显色。显色的深浅与纤溶酶的水平呈正相关，通过计算求得血浆中纤溶酶原的活性。纤溶酶原抗原测定通常采用免疫学方法。

2. 操作过程　纤溶酶原抗原检测通常采用 ELISA 法，具体操作按试剂盒及仪器说明书进行。

3. 临床意义　①纤溶酶原的活性增高表示纤溶活性减低，见于血栓前状态和血栓性疾病。②减低表示纤溶活性增高，见于原发性纤溶、继发性纤溶和先天性纤溶酶原缺乏症，其中，根据纤溶酶原活性和纤溶酶原抗原检测的结果，可将纤溶酶原缺乏症分为交叉反应物质阳性（CRM^+）型（纤溶酶原抗原正常和纤溶酶原活性减低）和交叉反应物质阴性（CRM^-）型（纤溶酶原抗原和纤溶酶原活性均减低）；此外，肝硬化、重症肝炎、门静脉高压、肝切除、前置胎盘、肿瘤扩散、大手术后等获得性 PLG 缺陷症，PLG 减低。

4. 注意事项　①采血时若发生溶血或凝固，检测结果将会受到严重影响。②标本须用枸橼酸钠抗凝，并立即送检，冷冻保存会使检测结果受影响。③止血带束缚过久，可造成纤溶酶原假性降低。

（二）血浆组织型纤溶酶原活化剂测定

1. 原理　可用发色底物法和免疫学方法分别检测血浆组织型纤溶酶原活化剂（t-PA）的活性和抗原。

2. 操作　溶酶原活化剂抗原检测通常采用 ELISA，具体操作根据试剂盒及仪器的说明书进行。

3. 临床意义　①增高表明纤溶活性亢进，见于原发性纤溶症、继发性纤溶症如 DIC 等。②减低表明纤溶活性减弱，见于血栓前状态和血栓性疾病，如深静脉血栓形成、动脉血栓形成、高脂血症、口服避孕药、缺血性脑卒中等。

4．注意事项　①所用的器材需硅化或用塑料制品；②采血时不要加压或使用止血带。

（三）血浆纤溶酶原活化抑制物测定

1．原理　通常用发色底物法和免疫学方法分别检测血浆纤溶酶原活化抑制物（PAI）的活性和抗原。

2．临床意义　①增高见于血栓前状态和血栓性疾病。②减低见于原发性和继发性纤溶症。

3．注意事项　纤溶酶原活化抑制剂活性检测基本同 t-PA 测定，但考虑到 PAI 随时间延后分泌量会明显增加，因此，做 PAI 的检测以早晨采血为佳。

（四）血浆 α_2 纤溶酶抑制物测定

1．原理　可分别用发色底物法和免疫学方法检测血浆 α_2 纤溶酶抑制物（α_2-PI）的活性和抗原。

2．临床意义　①增高见于血栓性静脉炎和动脉血栓形成、恶性肿瘤、分娩后等。②减低见于肝病、DIC、手术后及先天性 α_2-PI 缺乏症。

3．操作及注意事项　α_2-PI 活性测定基本同 t-PA 测定；α_2-PI 抗原检测通常采用 ELISA 法。注意受检血浆在室温放置不宜超过 3h。

（五）D-二聚体检测

1．原理　通常用胶乳凝集法或 ELISA 法对血浆中 D-二聚体进行定性或定量检测。

2．胶乳凝集法操作步骤　①常规取患者抗凝静脉分离血浆；②按说明书将受检血浆 1∶5 稀释，分别取稀释标本和未稀释标本各 20μl，加入胶乳颗粒抗 D-二聚体结合物，迅速混匀，置室温 2min，在较强的光线下观察结果，若出现明显的凝集颗粒者为阳性，否则为阴性。ELISA 法按试剂盒及仪器的说明书操作。

3．临床意义　D-二聚体是**交联纤维蛋白**的特异性降解产物，只有在血栓形成后才会在血浆中增高，因此，D-二聚体增高多见于深静脉血栓形成、肺栓塞、DIC 等继发性纤溶亢进，是诊断**血栓形成**的重要分子标志物。**D-二聚体**是鉴别原发性纤溶症和继发性纤溶亢进的重要指标，前者正常，后者显著增高。

4．注意事项　①胶乳凝集法操作快速简便，结果易于观察，不需要其他特别的设备，但结果易受主观因素的影响，只能做半定量测定，不适合作**溶栓治疗**的监测指标。②采血要迅速，分离血浆后 1h 内测定完毕，或保存在-20℃，但不能超过 1 周。③由于不同厂家的试剂有差别，因此，D-二聚体胶乳凝集法的参考值也可能有差异。

（六）血浆纤维蛋白降解产物测定

1．原理　通常用胶乳凝集法检测血浆纤维蛋白降解产物 FDP 的含量。原理为向血浆中加入 FDP 抗体包被的胶乳颗粒悬液，当 FDP 浓度大于或等于 5μg/ml 时，便与胶乳颗粒上的抗体结合，使胶乳颗粒发生凝集。根据被检血浆的稀释度可计算血浆中 FDP 的含量。

2．操作　常规采集静脉血，分离血浆，取 20μl 胶乳试剂，置于胶乳反应板，再加入 20μl 受检血浆，搅匀，轻轻摇动 3～5min，在较强的光线下观察结果，若出现明显的凝集颗粒者为阳性，否则，为阴性。如果为阳性，进一步将被检血浆用缓冲液作 1∶2、1∶4、1∶8、1∶16 等比稀释，分别按上法进行测定，以发生凝集反应最高稀释度作为反应终点。

3．临床意义　FDP 增高常见于 DIC、原发性纤溶症、恶性肿瘤、急性早幼粒细胞白血病、肺栓塞、深静脉血栓形成、肾疾病、肝疾病、器官移植的排斥反应、溶栓治疗等。

4．注意事项　①胶乳反应板应清洁干燥；②测定温度应高于 20℃，若环境温度较低，应延长 1～2min 观察结果。

（七）血浆鱼精蛋白副凝固试验（3P 试验）

1．原理　在受检血浆中加入鱼精蛋白溶液，如果血浆中存在可溶性纤维蛋白单体（SFM）与纤维蛋白降解产物（FDP）的复合物，则鱼精蛋白将使其解离释出 SFM，SFM 可自行聚合成肉眼可见的纤维状物，这种无需凝血酶即能凝固的现象称为副凝固。

2．操作　取枸橼酸钠抗凝的血浆 0.5ml 于试管中，置 37℃水浴 3min，加入 10g/L 鱼精蛋白溶液 0.05ml 混匀，置 37℃水浴 15min，立即观察结果。

3．临床意义　①阳性见于 DIC 的早、中期，恶性肿瘤、上消化道出血、外科大手术后、肾小球疾病、人工流产、分娩等。②阴性见于正常人、晚期 DIC 和原发性纤溶症。

4．注意事项　本试验不宜用草酸盐、肝素或 EDTA 盐作抗凝剂。

历年考点串讲

纤溶活性检验近几年常考。其中，D-二聚体和血浆纤维蛋白降解产物测定的原理、临床意义、操作及注意事项是考试重点，应熟练掌握。血浆纤溶酶原、血浆纤溶酶原活化剂、血浆纤溶酶原活化抑制物、血浆α_2纤溶酶抑制物测定及血浆硫酸鱼精蛋白副凝固试验（3P 试验）的原理、操作及注意事项应掌握。血浆纤溶酶原、血浆纤溶酶原活化剂、血浆纤溶酶原活化抑制物、血浆α_2纤溶酶抑制物测定及 3P 试验的临床意义应了解。

历年常考的细节：

1. 血浆纤溶酶原活性其原理　在受检血浆中加尿激酶（SK）和发色底物（S-2251），受检血浆中的纤溶酶原（PLG）在尿激酶作用下，转变成纤溶酶，后者作用于发色底物，生成对硝基苯胺（PNA）而显色。

2. 做 PAI 的检测以早晨采血为佳。

3. D-二聚体是交联纤维蛋白的特异性降解产物，只有在血栓形成后才会在血浆中增高。D-二聚体增高多见于深静脉血栓形成、肺栓塞、DIC 等继发纤溶亢进，是诊断血栓形成的重要分子标志物。

4. D-二聚体是鉴别原发性纤溶症和继发性纤溶亢进的重要指标，前者正常，后者显著增高。

5. 胶乳凝集法检测 D-二聚体采血要迅速，分离血浆后 1h 内测定完毕，或保存在-20℃，但不能超过 1 周。由于其结果易受主观因素的影响，只能做半定量测定，不适合作溶栓治疗的监测指标。

6. TT 延长见于低（无）凝血因子Ⅰ血症；血中 FDP 增高（DIC）；血中有肝素和类肝素物质存在（如肝素治疗中、SLE 和肝疾病等）。

7. 血浆纤溶酶原活性增高表示纤溶活性减低，见于血栓前状态和血栓性疾病。活性减低表示纤溶活性增高，见于原发性纤溶、继发性纤溶和先天性纤溶酶原缺乏症。

8. 可将纤溶酶原缺乏症分为交叉反应物质阳性（CRM^+）型（纤溶酶原抗原正常和纤溶酶原活性减低）和交叉反应物质阴性（CRM^-）型（纤溶酶原抗原和纤溶酶原活性均减低）。

9. FDP 增高常见于 DIC、原发性纤溶症、恶性肿瘤、急性早幼粒细胞白血病、肺栓塞、深静脉血栓形成、肾疾病、肝疾病、器官移植的排斥反应、溶栓治疗等。

10. 3P 试验阳性见于 DIC 的早、中期，恶性肿瘤、上消化道出血、外科大手术后、肾小球疾病、人工流产、分娩等。阴性见于正常人、晚期 DIC 和原发性纤溶症。

九、血液流变学检验

（一）全血黏度检测

1．原理　由于血液是非牛顿流体，它的表观黏度取决于剪切状况（切应力和切变率）的变化，故全血黏度测定常用锥板式黏度计来测定，以提供不同的切变率。

2．临床意义　增高见于高血压、冠心病、心肌梗死、糖尿病、高脂血症、恶性肿瘤、肺源性心脏病、真性红细胞增多症、多发性骨髓瘤、原发性巨球蛋白血症、脑血栓形成、深静脉栓塞、烧伤等。减低见于贫血等。

3．注意事项　①应在清晨空腹采集静脉血，采血时尽可能缩短压脉带压迫的时间，抽血时用力要适当；②用肝素或 EDTA-NA_2 或 EDTA-K_2 抗凝，且抗凝剂为**干粉**（勿用水溶液）。

（二）血浆黏度检测

1．原理　由于血浆为牛顿流体，其黏度与切变率变化无关，故常用测牛顿流体黏度的毛细管黏度计测定。

2．操作　将采集的肝素或 EDTA 抗凝静脉血以 3000r 离心 10min，分离血浆，将血浆加入血液黏度测定仪中，测定血浆黏度。

3．临床意义　所有引起血浆蛋白质异常增高的疾病均可导致血浆黏度升高，如多发性骨髓瘤、原发性巨球蛋白血症、糖尿病、高脂血症等。

4．注意事项　血浆制备和分离时要保证离心速度和时间。

（三）红细胞变形性检测

可用全血黏度计算或用微孔滤过法检测红细胞变形性，微孔滤过法的原理：在一定的压力下，让全血或红细胞混悬液通过直径为 3～5μm 的微孔，然后根据血样滤过的时间来判断红细胞的变形性。红细胞变形能力异常可见糖尿病、肺心病、肝疾病、高血压、冠心病、脑卒中、高血脂、周围血管病、某些血液病及急性心肌梗死、休克、灼伤等疾病。

历年考点串讲

血液流变学检验应了解全血黏度、血浆黏度及红细胞变形性检测的原理、临床意义、操作及注意事项。全血黏度检测用肝素或 EDTA-NA_2 或 EDTA-K_2 抗凝，且抗凝剂为**干粉**。

第 30 单元　常见出血性疾病的实验诊断

一、出血性疾病的概述

（一）概念

出血性疾病是由于遗传性或获得性原因，导致机体止血、血液凝固活性减弱或纤溶活性增强，引起自发性或轻微外伤后出血难止的一类疾病。该类疾病的诊断，多数依靠实验室检查。

（二）分类

①血管壁异常导致的出血性疾病。②血小板因素所致出血性疾病。③凝血因子异常所致出血性疾病。④纤维蛋白溶解过度所致出血性疾病。⑤循环抗凝物质增多。⑥复合因素引起的出血性疾病。

二、血管壁异常性疾病

（一）过敏性紫癜

1．概述　过敏性紫癜（allergic purpura）也称许兰-亨诺综合征（Schonlein-Henoch sndrome），是常见的血管变态反应性出血性疾病，好发于**儿童**和**青少年**。主要是由于机体对某些致敏物质（变应原）发生变态反应而引起全身性毛细血管壁的通透性和（或）脆性增加，伴血细胞渗出、水肿。临床表现主要为皮肤紫癜、黏膜出血，也可伴有皮疹、关节痛、腹痛及肾损害。

2．实验室检查　①白细胞计数、中性粒细胞或嗜酸粒细胞可增多，红细胞沉降率增快，血清 IgA 增高。②免疫荧光检查病变血管部位可见 IgA 与补体复合物的颗粒沉积。③血小板计数、血小板功能试验、凝血、纤溶试验和骨髓象均正常。④束臂试验阳性。

（二）遗传性毛细血管扩张症

1．概述 遗传性毛细血管扩张症亦称 Rendu-Osler-Weber 病。本病呈常染色体显性遗传，是由于遗传性血管壁结构异常所引起的出血性疾病，其基本病变是毛细血管、小动脉、小静脉管壁缺乏弹性纤维及平滑肌，血管壁异常薄，导致病变部位局部血管扩张、扭曲和破裂出血。男女均可患病、均可遗传，女性出血征象稍轻。

2．临床表现 成簇的毛细血管扩张和同一部位反复出血。

3．实验室检查 ①束臂试验阳性；②血小板计数、血块收缩及凝血检查多为正常；③毛细血管镜检：可见表皮或黏膜下有扭曲、扩张的小血管团，病灶部位毛细血管襻可有不同程度扩张，针刺扩张的小血管不收缩、易出血。病变部位组织病理学检查可见毛细血管壁缺乏弹力纤维及（或）平滑肌层，此是确诊的佐证。

（三）其他血管壁异常性疾病

其他血管壁异常性疾病包括：①单纯性紫癜；②老年性紫癜；③药物性紫癜；④感染性紫癜；⑤维生素 C 缺乏病（坏血病）。

实验室检查：以上各型紫癜束臂试验阳性，血小板计数、血块收缩及凝血检查一般正常。

三、血小板异常性疾病

（一）原（特）发性血小板减少性紫癜

1．概述 原发性血小板减少性紫癜（idiopathic thrombocytopenic purpura,ITP）也称为特发性血小板减少性紫癜，是一种自身免疫病，主要是由于患者体内产生抗血小板自身抗体，致使血小板寿命缩短、破坏过多、数量减少。

2．实验室检查 ①血小板计数明显减少，形态大多正常。②出血时间延长，束臂试验阳性。③血小板生存时间缩短。④骨髓检查可见巨核细胞数量增多或正常，急性型患者以幼稚型增多为主，慢性型患者以颗粒型增多为主。⑤抗血小板抗体及补体增高。

（二）继发性血小板减少性紫癜

1．概述 继发性血小板减少性紫癜是指各种有明确病因或在某些原发病基础上引起的血小板减少伴随临床出血综合征。它不是一种独立性疾病而是原发病的一种临床表现。病因：①血小板生成减少；②血小板破坏增多；③血小板耗损过多；④血小板分布异常。

2．实验室检查 除血小板减少、束臂试验阳性、出血时间延长外，依据不同病因有不同的检查结果。

（三）血小板功能异常性疾病

1．概述 可分为遗传性和获得性 2 种。①遗传性血小板功能异常症包括血小板无力症、巨血小板综合征，贮存池病及血小板第 3 因子（PF_3）缺乏症等。②获得性血小板功能异常可分为免疫性因素所致的血小板功能异常，继发于白血病、骨髓增殖性疾病及尿毒症的血小板功能异常，以及服用非类固醇类药物、抗生素等药物后的血小板功能异常。

2．实验室检查 ①**血小板无力症**。出血时间延长，血块收缩不良，血小板对 ADP、胶原、肾上腺素、凝血酶、花生四烯酸等诱导剂无聚集反应，但对瑞斯托霉素**有聚集反应**，GPⅡb/Ⅲa 数量减少或缺乏。②**巨血小板综合征**：出血时间延长，血小板计数减少伴巨血小板，血小板对瑞斯托霉素**不发生聚集反应**，GPⅠb/Ⅸ缺乏。③**贮存池病**：出血时间延长或正常，血小板释放产物依缺乏颗粒的类型而不同，如α颗粒缺陷症时，血小板释放产物中缺乏 PF_4、B-TG、Fig 和 Fn；致密颗粒缺陷症时，血小板释放 ATP 及 5-羟色胺减少。

历年考点串讲

出血性疾病的概述近几年偶考，应了解出血性疾病的概念及分类。过敏性紫癜、遗传性毛细血管扩张症及其他血管壁异常性疾病的实验室检查应掌握。特发性血小板减少性紫癜的概述及实验室检查，继发性血小板减少性紫癜、血小板功能异常性疾病的实验室检查应掌握。继发性血小板减少性紫癜及血小板功能异常性疾病的概述应了解。

历年常考的细节：

1. 出血性疾病是由于遗传性或获得性原因，导致机体止血、血液凝固活性减弱或纤溶活性增强，引起自发性或轻微外伤后出血难止的一类疾病。

2. 遗传性凝血因子缺乏多为单一凝血因子缺乏，获得性凝血因子缺乏多为多种凝血因子同时缺乏。

3. 过敏性紫癜是常见的血管变态反应性出血性疾病，好发于儿童和青少年。

4. 过敏性紫癜免疫荧光检查病变血管部位，可见 IgA 与补体复合物的颗粒沉积。

5. 遗传性毛细血管扩张症亦称 Rendu-Osler-Weber 病，呈常染色体显性遗传。其基本病变是毛细血管、小动脉、小静脉管壁缺乏弹性纤维及平滑肌，此是确诊的佐证。

6. 特发性血小板减少性紫癜（ITP）也称为原发性血小板减少性紫癜，主要是由于患者体内产生抗血小板自身抗体，致使血小板寿命缩短、破坏过多、数量减少。

7. ITP 实验室检查　血小板计数明显减少；出血时间延长，束臂试验阳性；血小板生存时间缩短；骨髓检查可见巨核细胞数量增多或正常，急性型患者以幼稚型增多为主，慢性型患者以颗粒型增多为主；抗血小板抗体及补体增高。

8. 遗传性血小板功能异常症包括血小板无力症、巨血小板综合征，储存池病及血小板第 3 因子缺乏症等。

9. 血小板无力症为血小板膜 GPⅡb/Ⅲa 数量减少或缺乏。

10. 血小板无力症　出血时间延长，血块收缩不良，血小板对 ADP、胶原、肾上腺素、凝血酶、花生四烯酸等诱导药无聚集反应，但对瑞斯托霉素有聚集反应。

11. 巨血小板综合征为血小板膜 GPⅠb/Ⅸ缺乏。

12. 巨血小板综合征出血时间延长，血小板计数减少伴巨血小板，血小板对瑞斯托霉素不发生聚集反应。

四、凝血因子异常性疾病

（一）血友病（hemophilia）

1. 概述　一组遗传性因子Ⅷ和Ⅸ基因缺陷、基因突变、基因缺失、基因插入等导致凝血活酶生成障碍的出血性疾病，包括血友病 A（血友病甲）、因子Ⅷ缺乏症或 AHG 缺乏症；血友病 B（血友病乙）。血友病 A、B 均为性连锁隐性遗传病，基因分别位于 Xq^{28}、Xq^{27}。

2. 血友病的临床表现　①出血部位广泛且严重，且不易止血，出血常持续数小时甚至数周。②轻微损伤及手术后出血难止。③反复关节腔内出血，引起血友病性关节炎，这是本病的出血特征之一。

3. 实验室检查　①出血时间、凝血酶原时间、血小板计数正常，APTT 延长。②因子Ⅷ、因子Ⅸ活性和抗原检测是血友病的确诊试验。③做出血时间及 vWF 抗原检测，以排除血管性血友病。

（二）血管性血友病

1. 概述　血管性血友病（vWD）是由于 von willebrand 因子（vWF）基因缺陷而致的出血

性疾病。本病为常染色体显性遗传，是仅次于血友病 A 的另一种常见的出血性疾病。男女均可患病，双亲都可遗传。根据遗传方式、临床表现和实验室检查的结果，大体可分三型。①Ⅰ型：主要是由于 vWF 量的合成减少所致，而 vWF 的多聚体的结构基本正常。②Ⅱ型：主要是 vWF 的结构与功能缺陷所致。③Ⅲ型：主要是 vWF 的抗原和活性均极度减低或缺如所致。

2．实验室检查　各型检验见表 2-33。

表 2-33　各型血管性血友病的实验室检查结果

Vwd	遗传方式	Ⅷ	vWF 抗原	瑞斯脱霉素辅因子活性	RIPA	多聚体结构	分子缺陷
Ⅰ型	显性	↓	↓5%～30%	↓	↓	血浆、血小板多聚体均正常	未知
ⅡA	显性	↓或正常	↓或正常	↓↓	↓↓	血浆中缺乏大的和中等大小的多聚体	多聚体生物合成缺陷或对蛋白溶解的敏感性增加，突变主要位于 A2 区域
ⅡB	显性	↓或正常	↓或正常	↓或正常	↑	血浆中缺乏大的多聚体，血小板多聚体类型正常	血浆中大的多聚体与血小板自发结合清除加速，突变主要位于 A1 区域
ⅡM			正常/减少	降低/正常	降低/正常	多聚体分布正常，卫星条带类型可异常	Wfal 区域突变影响与血小板糖蛋白Ⅰb 结合的亲合力
ⅡN 亚型	隐性	中等度↓	正常	正常	正常	血浆、血小板中多聚体正常	与因子Ⅷ结合的区域发生错义突变
Ⅲ型	隐性	中等度至明显↓	缺乏或很少	缺乏	缺乏	血浆或血小板中无或有少量多聚体	少数患者 vWF 基因全部或部分缺失，或 mRNA 表达缺陷

（三）维生素 K 缺乏凝血因子缺乏症

1．概述　由于缺乏维生素 K 所引起的因子Ⅱ、Ⅶ、Ⅸ、Ⅹ缺乏所导致的一系列症状，称为依赖维生素 K 凝血因子缺乏症。常有明确病因，且呈多个凝血因子联合缺乏，因此临床上除有原发病的表现外，尚有皮肤、黏膜和内在出血倾向。常见原因有吸收不良综合征、肠道灭菌综合征、新生儿出血症、口服抗凝剂等。

2．实验室检查　维生素 K 缺乏的筛选试验是 APTT 和 PT，两者均延长。直接测定血浆维生素 K 的浓度，以及因子Ⅱ:C、Ⅶ:C、Ⅸ:C、Ⅹ:C 活性减低有助于明确诊断。

（四）遗传性纤维蛋白原缺陷症和因子ⅩⅢ缺乏症

1．概述　①遗传性纤维蛋白原缺陷症：包括遗传性纤维蛋白原缺乏症和异常纤维蛋白原血症，前者为常染色体隐性遗传，又可分为低纤维蛋白原血症（纤维蛋白原≤0.9g/L）和无纤维蛋白原血症（≤0.5g/L）。异常纤维蛋白原血症是由于纤维蛋白原分子结构发生缺陷所致，表现为纤维蛋白肽链释放障碍，纤维蛋白单体聚合不良，纤维蛋白多聚体交联异常及纤维蛋白原对纤溶酶原结合能力降低等。②遗传性因子ⅩⅢ缺乏症：本病为常染色体隐性遗传，由于构成因子ⅩⅢ的α、β亚基遗传性缺乏或合成速率异常导致因子ⅩⅢα的活性减低，不能有效地使可溶性纤维蛋白单体交联成稳定的纤维蛋白。

2．实验室检查　①遗传性纤维蛋白原缺陷症：纤维蛋白原免疫学方法测定显示含量显著减少或完全缺乏，SDS-PAGE 分析可发现异常纤维蛋白原分子的条带；APTT、PT、TT 均延长，但用正常血浆或正常纤维蛋白原可纠正这些异常。②因子ⅩⅢ缺乏症。因子ⅩⅢ定性试验：如果患者血凝块在 5mol/L 尿素溶液或 2%单氯醋酸溶液中 30min 内完全溶解，提示因子ⅩⅢ完全缺乏；因子ⅩⅢ含量的测定可确诊。③APTT、PT 均正常。

历年考点串讲

凝血因子异常性疾病近几年常考。其中，血管性血友病的实验室检查为考试重点，应熟练掌握。血友病的概述、实验室检查，维生素 K 缺乏和肝病所致的凝血障碍、遗传性凝血因子Ⅰ缺陷症和因子XIII缺乏症的实验室检查应掌握。血管性血友病、维生素 K 缺乏和肝病所致的凝血障碍、遗传性凝血因子Ⅰ缺陷症和因子XIII缺乏症的概述应了解。

历年常考的细节：

1. 血友病 A（血友病甲）为因子Ⅷ缺乏；血友病 B（血友病乙）为因子Ⅸ缺乏。血友病 A、B 均为性连锁隐性遗传病，基因分别位于 Xq^{28}、Xq^{27}。

2. 血友病最主要的临床表现是出血，其中反复关节腔内出血，引起血友病性关节炎，这是本病的出血特征之一。

3. 血友病实验室检查：BT、PT、PLT 计数正常，APTT 延长。因子Ⅷ、因子Ⅸ活性和抗原检测是血友病的确诊试验。做出血时间及 vWF 抗原检测，以排除血管性血友病。

4. 血管性血友病（vWD）是由于 von willebrand 因子（vWF）基因缺陷而致的出血性疾病，为常染色体显性遗传。

5. vWD 血小板计数正常；BT 阳性；APTT 可延长或正常；FⅧ: C 可正常也可降低；vWF 降低。

6. 维生素 K 缺乏的筛选试验是 APTT 和 PT，两者均延长，因子Ⅱ: C、Ⅶ: C、Ⅸ: C、Ⅹ: C 水平减低有助于明确诊断。

7. 各型血管性血友病的实验室检查结果见表 2-33。

8. 遗传性凝血因子Ⅰ缺陷症包括遗传性凝血因子Ⅰ缺乏症和异常凝血因子Ⅰ血症，前者为常染色体隐性遗传。

9. 遗传性凝血因子Ⅰ缺陷症，凝血因子Ⅰ含量显著减少或完全缺乏。APTT、PT、TT 均延长，但用正常血浆或正常凝血因子Ⅰ可纠正。

10. 遗传性因子XIII缺乏症为常染色体隐性遗传病，因子XIII含量的测定可确诊。APTT、PT 均正常。

五、肝疾病的凝血障碍

（一）概述

出血是肝疾病的常见症状，亦是患者死亡的重要原因之一。常表现为皮肤瘀斑、黏膜出血（鼻出血、牙龈出血）、月经过多、内脏出血（黑便、血尿）等，出血严重程度与肝功能损害程度呈正相关。原因涉及凝血因子和抗凝蛋白的合成降低，以及消耗增多、异常抗凝物质和 FDP 增多、血小板减少及功能障碍，表现为一期、二期止血、纤溶亢进和血小板异常。

（二）实验室检查

同维生素 K 缺乏凝血因子缺乏症。

六、循环中病理抗凝物质增多及相关疾病

（一）概述

血液中循环抗凝物质包括肝素样抗凝物质、狼疮样抗凝物质及因子Ⅷ抑制剂。

肝素样抗凝物质具有葡胺聚糖的理化性质，可以加速抗凝血酶对多个活化凝血因子的魅惑。肝素抗凝血物质增多见于肝素治疗、严重的肝疾病、DIC、SLE、肾病综合征、流行性出血热、急性白血病、恶性肿瘤等。

狼疮样抗凝物质（lupus like anticoagulant, LA）是一种免疫球蛋白，多为IgG，少数为IgM或两者的复合物，其主要通过结合磷脂复合物，抑制磷脂表面发生的凝血反应，进而干扰依赖磷脂的凝血过程，从而起到抗凝作用。LA增多见于SLE、自身免疫病、恶性肿瘤及药物所致的免疫反应。

因子Ⅷ抑制剂是一种抑制或灭活因子Ⅷ:C的抗体，见于重型血友病A患者反复输注血液或血浆制品后、自身免疫性疾病、孕妇、产后、变态反应性疾病及DIC等。

（二）实验室检查

1．肝素样抗凝物质增多　APTT、PT、TT均延长，TT可被甲苯胺蓝或鱼精蛋白所纠正，而不被正常血浆所纠正，是本症常用的实验室检查。

2．狼疮样抗凝物质增多　APTT、PT、TT均延长，但**APTT延长**不能被正常血浆纠正，狼疮样抗凝物质检测呈阳性，有确诊价值。因子Ⅷ、Ⅸ、Ⅺ活性下降。

3．因子Ⅷ抑制剂　因子Ⅷ:C水平明显降低，抗因子Ⅷ抗体滴度增高。筛选试验为APTT和硅管法凝血时间测定，两者显著延长，且不被正常血浆纠正。

七、原发性纤溶亢进

（一）概述

原发性纤溶亢进症是由于纤溶酶原激活物（t-PA、u-PA）增多或纤溶酶原抑制物（PAI、α_2-PI）减少导致纤溶酶活性增强，后者降解血浆凝血因子Ⅰ和多种凝血因子，使它们的血浆水平及其活性降低，引起皮肤出血和黏膜内脏出血为特征的临床表现。常见于①t-PA、u-PA增多的疾病如胰腺、前列腺、甲状腺等手术或过度挤压时。②（PAI、α_2-PI）减少的疾病如严重肝病、恶性肿瘤、中暑、冻伤和某些感染等。

（二）实验室检查

血小板计数及功能正常，APTT、PT、TT均延长。血浆纤维蛋白（凝血因子Ⅰ）含量**明显降低**。3P试验阴性，D-二聚体正常。优球蛋白溶解时间（ELT）缩短。血、尿FDP增加。血浆纤溶酶原减低和（或）纤溶酶增高。纤溶酶原激活抑制物活性减低而纤溶酶原激活剂活性增高。纤维蛋白肽$\beta_{1\sim42}$水平增高，$\beta_{15\sim42}$正常。

历年考点串讲

循环抗凝物质增多及相关疾病的实验室检查应掌握，概述应了解。原发性纤溶亢进的实验室检查应掌握，概述应了解。原发性纤溶亢进的实验室检查应掌握，概述应了解。

历年常考的细节：

1．肝素样抗凝物质增多　**APTT、PT、TT均延长**，**TT可被甲苯胺蓝或硫酸鱼精蛋白纠正**，**而不被正常血浆纠正**，是本症常用的实验室检查。

2．狼疮样抗凝物质增多　APTT、PT、TT均延长，但**APTT延长**不能被正常血浆纠正，**狼疮样抗凝物质检测呈阳性**，有确诊价值。

3．原发性纤溶亢进症是**由于纤溶酶原激活物（t-PA、u-PA）增多或纤溶酶原抑制物（PAI、A_2PI）减少**导致的纤溶酶活性增强。

4．原发性纤溶亢进的实验室检查　血小板计数及功能正常，**APTT、PT、TT均延长**；**血浆凝血因子Ⅰ含量降低**；3P试验阴性，D-二聚体正常；优球蛋白溶解时间缩短；血浆FDP增加；血浆纤溶酶原减低和（或）纤溶酶增高；纤溶酶原激活抑制物活性减低而纤溶酶原激活剂活性增高；纤维蛋白肽$\beta_{1\sim42}$水平增高，$\beta_{15\sim42}$正常。

第 31 单元　常见血栓性疾病的实验诊断

一、弥散性血管内凝血

（一）概述

弥散性血管内凝血（DIC）是由于多种病因引起的血栓与止血病理生理改变的一个中间环节。其特点是体内有血小板聚集，病理性凝血酶产生，纤维蛋白在微血管内沉积，形成广泛性微血栓。在该过程中，消耗了大量的凝血因子和血小板，使凝血活性降低。同时，通过内激活途径引发继发性纤溶亢进。由此，出现了微血栓病性凝血障碍和出血症状。

原发性疾病常见于①产科意外（羊水栓塞、胎盘早剥）；②严重感染（败血症、重症肝炎）；③大量组织损伤性创伤和手术；④恶性肿瘤（广泛转移）及血液病（急性早幼粒白血病）；⑤心、肺、肾、肝等内脏疾患。

病理生理过程包括凝血激活高凝阶段、弥散性血管内凝血代偿阶段、凝血因子大量消耗的失代偿阶段、继发性纤溶的出血阶段。

（二）检验

1．筛选试验

（1）血小板计数：$\leq 100\times10^9$/L 有诊断价值，特别是进行性降低。

（2）血浆凝血酶原时间、活化的部分凝血活酶时间和凝血酶时间均可延长。

（3）血浆凝血因子Ⅰ含量明显降低，一般小于 1. 5g/L，亦有少数因代偿过度而＞4g/L 者。

（4）纤维蛋白（原）降解产物增高。

（5）D–二聚体明显升高或阳性。

2．诊断实验

（1）优球蛋白溶解时间（ELT）：ELT 缩短，常＜70min。

（2）血浆鱼精蛋白副凝固（3P）试验：在 DIC 失代偿时为阳性，但敏感性不佳。

（3）血清 FDP 测定：DIC 时明显高于正常值，一般＞40ptg/L，本试验被认为是 DIC 诊断中最敏感的指标之一。

（三）诊断标准

同时有下列 3 项以上为异常。

1．BPC＜100×10^9/L，或进行性下降（肝病、白血病＜50×10^9/L），或有 2 项以上血浆血小板活化产物升高：β–TG、PF_4、TXB_2 和 MP–140。

2．血浆凝血因子Ⅰ含量＜1. 5g/L（肝病＜1. 0g/L）或≥4. 0g/L，或进行性下降。

3．3P 试验阳性或 FDP 超过 20μg/L（肝病超过 60μg/L），或 D–二聚体升高或阳性。

4．血浆 PT 时间缩短或较正常对照延长 3s 以上，或呈动态变化（肝病超过 5s 以上）。

5．血浆纤溶酶原含量和活性降低。

6．抗凝血酶Ⅲ含量和活性降低（肝病不适用）。

7．血浆因子Ⅷ：C 低于 50%（**肝病必备**）。

二、血栓前状态

（一）概述

血栓前状态（pre–thrombotic state）也称为**血栓前期**（pre–thrombotic phase），是指血液中有形成分和无形成分的生化改变及血流变学改变，反映为血管内皮细胞受损或受刺激；血小板和白细胞被激活或功能亢进；凝血因子含量增高或被活化；血液凝固调节蛋白含量减少或结构异常；

纤溶成分含量降低或活性减弱；血液黏度增高和血流减慢等。在这些病理状态下，血液易发生血栓和栓塞性疾病。

（二）分子标志物检查

主要包括以下几个方面：血管损伤标志物；血小板激活标志物；凝血因子活化标志物；抗凝系统激活标志物；纤溶系统激活标志物。

三、易栓症

（一）概述

易栓症（thrombophilia）是一类容易发生血栓的止血机制异常的病症。如有血栓栓塞的遗传性抗凝蛋白缺陷、凝血因子缺陷、纤溶成分缺陷及代谢障碍等疾病。

（二）实验室检查

1．过筛试验　APTT、PT 与 TT。

2．确证实验　抗凝血酶与蛋白 C 活性检测，蛋白 S 抗原测定，活化蛋白 C 抵抗试验，应用分子生物学的方法检测凝血酶原有无突变，以及抗磷脂抗体（狼疮抗凝物与抗心磷脂抗体）检测。

历年考点串讲

弥散性血管内凝血近几年常考。血栓前状态、易栓症近几年偶考。

其中，弥散性血管内凝血（DIC）的概述、检验及诊断标准为考试重点，应熟练掌握。DIC 病因及发病机制、血栓前状态的概念及分子标志物检查、易栓症的概念及实验室检查应了解。

历年常考的细节：

1. **弥散性**血管内凝血（DIC）是指在某些致病因子作用下，**大量促凝物质**入血，凝血因子和血小板被激活，引起血管内广泛的**微血栓**形成；微血栓形成消耗了大量凝血因子和血小板，使**凝血活性**降低；同时引发**继发纤溶亢进**，使机体**止凝血功能障碍**，出现出血、贫血、休克甚至多器官功能障碍的病理过程。

2. DIC 筛选试验　血小板计数＜100×10^9/L 有诊断价值，特别是进行性降低。PT、APTT 和 TT 均可延长。FIB 含量明显降低，一般小于 1.5g/L，亦有少数因代偿过度而＞4g/L 者。**FDP 增高**。**D-二聚体明显升高或阳性**。

3. DIC 诊断实验　优球蛋白溶解时间（ELT）**缩短**；3P 试验在 DIC 失代偿时为**阳性**，但敏感性不佳；血清 **FDP 测定一般＞40pg/L**，本试验被认为是 DIC 诊断中最敏感的指标之一。

4. DIC 诊断标准　同时有下列 3 项以上为异常：①BPC＜100×10^9/L，或进行性下降（肝病、白血病＜50×10^9/L），或有 2 项以上血浆血小板活化产物升高：β-TG、PF_4、TXB_2 和 MP-140；②血浆凝血因子Ⅰ含量＜1.5g/L（肝病＜1.0g/L）或≥4.0g/L，或进行性下降；③3P 试验阳性或 FDP 超过 20μg/L（肝病超过 60μg/L），或 D-二聚体升高或阳性；④血浆 PT 时间缩短或较正常对照延长 3s 以上，或呈动态变化（肝病超过 5s）；⑤血浆纤溶酶原含量和活性降低；⑥抗凝血酶Ⅲ含量和活性降低（肝病不适用）；⑦血浆因子Ⅷ: C 低于 50%（**肝病必备**）。

5. 血栓前状态也称为**血栓前期**，是指血管壁、血液成分和血液流变学发生改变的条件下，血液出现**容易凝固**的倾向。

6. 易栓症是一类容易发生血栓的**止血机制**异常的病症。

第 32 单元　抗栓与溶栓治疗的实验室监测

临床常用抗凝药、抗血小板药和去纤药作为预防血栓形成的方法（抗栓治疗），用于纤溶促进剂作为溶栓治疗药物。但是，这些药物如果过量，可造成出血并发症；若用量不足，又达不到预期治疗效果。因此，在应用此类药物的过程中，必须区别不同情况，选择相应指标，作为实验预测，以指导和调整临床合理用药。

一、抗凝治疗监测

（一）肝素治疗的监测（低分子量肝素和普通肝素）

1．抗凝机制　正常人血液中肝素含量仅为 9mg/L。肝素通过以下作用来达到抗凝：①抗凝血酶作用；②抗因子Ⅹa、Ⅸa、Ⅺa、Ⅻa 及 KK 的作用；③抑制血小板；④促进纤溶；⑤改变血液黏滞性。

肝素抗凝治疗中最常见、最主要的并发症为出血。

2．监测指标　①**APTT 是监测普通肝素的首选指标**。应用小剂量肝素（5000～10 000U/24h），可以不做监测。应用 10 000U/24h 者，APTT 可延长至正常值（31～43s）的 1.5～1.7 倍，也不至于引起出血并发症。但是在应用中等剂量（10 000～20 000U/24h）和大剂量（20 000～30 000U/24h）时，必须做监测试验，使 APTT 较正常对照值延长 1.5～2.5 倍。②血浆肝素浓度：普通肝素抗凝治疗最佳的血浆肝素浓度是 0.2～0.5U/ml。

3．低分子量肝素（LMWH）抗凝治疗

（1）特点：由于糖单位的减少，对Ⅹa 的抑制活性相对增强，而对Ⅱa 的抑制活性则相对减弱；LMWH 基本不影响血小板；LMWH 的半衰期长。

（2）监测指标：目前多用抗因子Ⅹa 活性作为监测 LMWH 的指标。LMWH 的抗因子Ⅹa 活性维持在 0.5～4.0U/ml 为佳。最近。也有人用 Heptest 作为 LMWH 的监测指标，以 Heptest 小于 120s 为最佳选择。

（二）口服抗凝药治疗的监测

1．抗凝机制　此类药物的化学结构与维生素 K 相似，可与维生素 K 竞争，妨碍维生素 K 的利用，使合成的因子缺乏活性，达到抗凝作用。一般情况下，口服 24～72 h 后才见效，抗凝作用于停药后 4～5d 才消失。口服抗凝剂（华法林、新抗凝）的出血发生率可达 7.1%～20.5%。

2．监测指标　①**PT，是监测口服抗凝药的首选指标**。应用口服抗凝药时使 PT 维持在正常对照值的 1.5～2.0 倍，或**国际标准化比值（INR）为 2.0～3.0 为宜**。②F_{1+2} 监测，口服抗凝药的起始阶段，凝血因子Ⅶ活性迅速减低，随后因子Ⅹ和Ⅱ的活性减低。

二、抗血小板治疗监测

（一）阿司匹林治疗的监测

小剂量阿司匹林（80～325mg/d）已能达到较好的治疗效果而不会引起出血并发症，故通常不需做监测试验。但应注意临床上有些患者会出现“阿司匹林抵抗”现象，此时应改用其他抗血小板药物进行治疗。

（二）噻氯吡啶治疗监测

口服 250～500mg/d 时，在开始用药的 1～8 周，需每周检测血小板聚集试验（PAgT）1～2 次，使 PAgT 抑制率维持在参考值的 30%～50%，BT（国际标准化出血时间测定器法）延长是参考值（6.9min±2.5min）的 1.5～2.0 倍，PLT 减低以参考值低限（100×10^9/L）的 50%～60%为宜。

三、溶栓治疗监测

溶栓治疗的主要并发症是**出血**。**轻度出血**发生率为 5%～30%。**重度出血**为 1%～2%，致命性脑出血的发生率为 0.2%～1.1%。

监测指标：**Fg、TT 和 FDP**，持续应用溶栓药物，可致机体处于高纤溶状态。维持 Fg 在 1.2～1.5g/L，TT 在正常对照的 1.5～2.5 倍，FDP 在 0.3～0.4g/L 最为合适。

历年考点串讲

抗凝治疗的监测近几年常考。抗血小板治疗及溶栓治疗的监测近几年偶考。

其中，肝素治疗、口服抗凝药治疗及阿司匹林治疗的监测应掌握。噻氯吡啶治疗及尿激酶、链激酶、tPA 治疗的监测应了解。

历年常考的细节：

1. **APTT 是**监测普通肝素的**首选指标**。
2. 正常人血液中肝素含量仅为 9mg/L，普通肝素抗凝治疗最佳的血浆肝素浓度是 0.2～0.5U/ml。
3. 肝素抗凝治疗中最常见、最主要的并发症为**出血**。
4. **PT 是监测口服抗凝药的首选指标**（2016）。应用口服抗凝药时使 PT 维持在正常对照值的 1.5～2.0 倍，或国际标准化比值（INR）在 2.0～3.0 为宜。
5. 口服抗凝剂的化学结构与**维生素 K** 相似，口服 24～72 h 后才见效，抗凝作用于停药后 4～5d 才消失。出血发生率可达 7.1%～20.5%。
6. 口服抗凝药的起始阶段，**凝血因子Ⅶ**活性迅速减低，随后因子 X 和Ⅱ的活性减低。
7. **小剂量阿司匹林**（80～325mg/d）已能达到较好的治疗效果而不会引起出血并发症，故通常不需做监测试验。
8. 临床上有些患者可出现**"阿司匹林抵抗"**现象，此时应改用其他抗血小板药物进行治疗。
9. 溶栓治疗的主要并发症是**出血**。溶栓治疗的监测指标：**Fg、TT 和 FDP**。（2017）
10. 目前多用抗因子**Xa 活性**作为监测低分子量肝素（LMWH）的指标。（2017）

第 33 单元　出凝血试验的自动化

一、凝血仪的检测方法和原理

（一）凝固法（也称为生物学法）

将凝血因子或激活药加入血浆，使血浆发生凝固，凝血仪记录血浆凝固过程中一系列的变化（如光、电、机械运动等），并将这些变化的信号转变成数据，计算机处理分析后得出检测结果，可分为：①**光学法**；②**黏度法**；③**电流法**。

（二）发色底物法

通过测定产色物质的吸光度变化来推算所测定物质的含量，一般产色物质选用 PNA。

（三）免疫学法

利用抗原抗体的特异性结合反应来对被测物质进行定量。自动凝血仪多采用免疫比浊法进行测定，又分为透射免疫比浊法和散射免疫比浊法。

二、血凝仪性能评价

根据国际血液学标准委员会（ICSH），血凝仪主要通过以下几个方面进行性能评价。

（一）精密度

精密度（precision）亦称重复性测定，即评价血凝仪分析的偶然误差。评价时，可用相同或不同质量控制血浆或新鲜血浆在相同或不同时间内进行检测，分析批内重复性（within-day）、批间重复性（between-day）及总重复性测定，最好采用高、中、低三个水平的样本进行测定（$n \geq 15$）。常见的血凝指标（PT、APTT、FIB）的精密度性能要求见表 2-34。

表 2-34　血凝仪分析指标质量要求（美国 CLIA88 提出的意见）

项　目	PT	APTT	FIB
精密度（CV%）	＜2	＜3	＜5
批内变异	＜3	＜3	＜6
同一天批间变异	＜4	＜5	＜7
天间变异			
总允许误差（Tea）	靶值±15%	靶值±15%	靶值±25%

（二）线性

线性（lineartity）以质量控制物、定标物或混合血浆测定在不同时间稀释（4～5 个浓度）时的各种自动血凝分析相关参数，可观察各种参数是否随血浆被稀释而相应减低。理想结果是不同程度稀释及其相应结果在直角坐标上应是一条通过原点的直线。例如，大多数自动血凝仪测定纤维蛋白原的线性为 0. 5～9g/L。

（三）污染率

污染率（carryover）即不同浓度样品对测定结果的影响。采用 Bioughton 法测定，即高低 2 个活性/含量的血浆，先测定高值样品 3 次（H1、H2、H3），随后测定低值样品 3 次（L1、L2、L3）。携带污染率=[（L1-L3）/（H3-L3）] ×100%。

（四）准确性

准确性（accuracy）即以参考方法确定的参考品或校正品（calibrator）对血凝仪测定的准确性予以评价，定值参考品须有厂家提供或使用规定的校标物。美国国家临床实验室标准化委员会（NCCLS）提出，PT、APTT、FIB 的总允许误差要求（表 2-34）。准确性也可通过传统的回收率加以评价。回收率=（回收浓度/加入浓度）×100%，其中，回收浓度=测定浓度-基础浓度，加入浓度=标准液浓度×标准液量/（血浆量+标准液量）。

（五）相关性研究

相关性研究（correlation study）亦称可比性分析（comparison），主要取决于对比方法的性能。最好选择参考方法为对比方法。目前，由于大多数血凝分析参数缺乏参考方法，也可使用被评价血凝仪与已知性能并经校正的血凝仪作平行测定。如偏差为固定误差或比例误差，可能是仪器没有校准，重新校准后即可使用。如偏差缺乏规律性，则可能为仪器本身缺陷，用户难以解决。

（六）干扰

干扰（interference）即血凝仪在有异常样品或干扰物存在的情况下的抗干扰能力。干扰因素包括溶血、高血脂、高胆红素血等。

历年考点串讲

出凝血试验的自动化近几年偶考。凝血仪的检测方法和原理了解即可。

第3部分　临 床 化 学

第1单元　绪　　论

一、基本概念

临床生物化学又称临床化学，两个名词在内容上尚无严格、明确的区分，常相互使用。一般来说，临床生物化学较多地包括一些生物化学和医学伦理，即临床生物化学是研究人体器官、组织、体液的化学组成和进行着的生物化学反应过程，以及环境、食物、疾病、药物对这些过程的影响，为了解疾病的发病机制、疾病的诊断、病情监测、药物疗效、预后判断和疾病预防等各方面提供理论依据和信息。这些内容是检验医师必备的知识。

而临床化学更多地包括一些临床生物化学应用和相关实验室技术。在检验医学领域，更倾向于采用临床化学。临床化学检验技术着重研究实验方法、应用化学、生物化学的理论和实验操作技术，对人体组织和体液的各种化学成分进行定性或定量检测，从而为临床医学提供客观依据。这些内容是医学检验技术系列所应掌握的基本技能。

因此，临床生物化学是化学、生物化学和临床医学相结合的一门交叉学科。其研究领域独特，理论和实践性较强，是以化学和医学为主要基础的边缘性应用学科，亦是检验医学中一个独立的主干学科。

临床化学的主要作用体现在以下两个方面。

1．阐明有关疾病的生物化学基础和疾病发生、发展过程中的生物化学变化。该部分内容又可称为化学病理学。

2．开发应用临床化学检验方法和技术，对检验结果及其临床意义作出评价，用以帮助临床作出诊断和采取正确的治疗措施。

随着现代科技的飞速发展，临床生物化学除了要求具备上述理论知识和技能之外，还应与生物学、物理学、免疫学、数学、电子学和信息技术等各学科的知识密切联系，充分应用这些学科领域的最新成就，来充实和发展临床生物化学学科。

二、临床化学检验及其在疾病诊断中的应用

临床化学检验和实验数据主要用于疾病诊断的以下几个方面。

1．揭示疾病基本原因和机制，如动脉粥样硬化、糖尿病、遗传性代谢病等。

2．根据发病机制，建议合理的治疗，如针对苯丙酮尿症患者给予低苯丙氨酸饮食。

3．诊断特异性疾病，如利用肌红蛋白、肌钙蛋白诊断心肌梗死。

4．为某些疾病的早期诊断提供筛选试验，如测定血中甲状腺激素或促甲状腺激素，用以诊断新生儿先天性甲状腺功能减退症。

5．检测疾病的好转、恶化、缓解和复发等，如利用功能试验对肝疾病进行诊断和检测。

6．治疗药物监测，即根据血液及其他体液中的药物浓度，调整剂量，保证药物治疗的有效性和安全性。

7．辅助评价治疗效果，如测定血中癌胚抗原含量，检测结肠癌的质量效果。

8．遗传病产前诊断，降低出生缺陷的发病率等。

历年考点串讲

临床化学绪论历年常考。其中，研究内容及临床化学检验在疾病诊断中的应用为考试重点，应熟悉。

历年常考的细节：

1. 临床化学与临床生物化学的名词常互相使用。

2. 临床化学检验的检测内容为人体**血液、尿液及各种体液**的各种成分，也包括肝、肾、心、胰等器官功能的检查。

3. 临床化学检验的近期发展，在技术方面达到了微量、自动化、高精密度；在内容方面，能检测人体血液、尿液及各种体液中的各种成分，包括糖、蛋白质、脂肪、酶、电解质、微量元素、内分泌激素等。（2016）

4. 临床化学检验在疾病诊断中的应用主要是为疾病诊断、病情监测、药物疗效、预后判断和疾病预防等各个方面提供信息和理论依据。

第2单元　糖代谢紊乱及糖尿病的检查

一、糖代谢简述

糖的代谢途径有糖的无氧酵解途径、糖的有氧氧化途径、糖原的合成途径、糖异生、磷酸戊糖途径和糖醛酸途径**等6条途径**，每条途径各有其独特的生理功能，应加以重点理解。

（一）糖代谢基础知识

1. 糖的无氧酵解途径（糖酵解途径）　糖酵解是在无氧情况下，葡萄糖分解生成乳酸的过程。它是体内糖代谢**最主要的途径**。其包括三个阶段：①引发阶段；②裂解阶段；③氧化还原阶段。1分子的葡萄糖通过无氧酵解可净生成**2分子ATP**，这一过程全部在胞质中完成。

糖酵解的生理意义：①机体在缺氧或无氧状态获得能量的有效措施。②机体在应激状态下产生能量，满足机体生理需要的重要途径。③糖酵解的某些中间产物是脂类、氨基酸等的合成前体，并与其他代谢途径相联系。依赖糖酵解获得能量的组织细胞：**红细胞**、视网膜、角膜、晶状体、**睾丸**等。

2. 糖的有氧氧化途径　葡萄糖在有氧条件下彻底氧化成H_2O和CO_2的过程。**有氧氧化是糖氧化供能的主要方式**。绝大多数细胞都通过有氧氧化获得能量。肌肉进行糖酵解生成的乳酸，最终仍需在有氧时彻底氧化为H_2O和CO_2。

有氧氧化可分为两个阶段。①胞液反应阶段：糖酵解产物NADH（还原型辅酶Ⅱ，学名烟酰胺腺嘌呤二核苷磷酸）用于还原丙酮酸生成乳酸，二者进入线粒体氧化。②线粒体中的反应阶段：丙酮酸经丙酮酸脱氢酶复合体氧化脱羧生成乙酰CoA。其特征是丙酮酸氧化释放的能量以高能硫酯键的形式储存于乙酰CoA中，这是进入三羧酸循环的开端；1分子的葡萄糖彻底氧化为CO_2和H_2O，可生成**36或38分子的ATP**。

3. 糖原的合成途径　糖原是动物体内糖的储存形式，是葡萄糖通过α-1,4和α-1,6糖苷键相连而成的具有高度分支的聚合物。机体摄入的糖大部分转变成脂肪（三酰甘油）后储存于脂肪组织内，只有一小部分以糖原形式储存。糖原是可以迅速动用的葡萄糖储备。**肌糖原可供肌肉收缩的需要，肝糖原则是血糖的重要来源**。糖原合成酶是糖原合成中的关键酶，受G-6-PD等多种因素调控。葡萄糖合成糖原是耗能的过程，**合成1分子糖原需要消耗2分子ATP**。

4. 糖异生 由非糖物质（如乳酸、甘油、丙酮酸等三碳化合物和生糖氨基酸）转变为葡萄糖的过程称为糖异生，是**体内单糖生物合成的惟一途径**。**肝**是糖异生的主要器官，长期饥饿、酸中毒时肾的异生作用增强。糖异生的途径基本上是糖酵解的逆向过程，但不是可逆过程。其生理意义：①作为补充血糖的重要来源，以维持血糖水平恒定；②防止乳酸中毒；③协助氨基酸代谢。

5. 磷酸戊糖途径 在胞质中进行，存在于肝、乳腺、红细胞等组织。其生理意义：①提供5-磷酸核糖，用于**核苷酸**和**核酸的生物合成**。②提供 NADPH 形式的还原力，参与多种代谢反应，维持谷胱甘肽的还原状态等。

6. 糖醛酸途径 其生理意义在于生成有活性的葡萄糖醛酸，它是生物转化中重要的结合剂，可与胆红素、类固醇、药物和毒物等结合；还是葡萄糖醛酸的供体，葡萄糖醛酸是蛋白聚糖的重要组成成分，如硫酸软骨素、透明质酸、肝素等。

（二）血糖的来源与去路

血糖为血液中的葡萄糖，是体内绝大多数细胞的主要能源，空腹时正常血糖浓度为 3.89～6.11mmol/L。

1. 血糖来源

（1）糖类消化吸收是**血糖的主要来源**。

（2）糖原分解，短期饥饿后发生。

（3）糖异生作用，较长时间饥饿后发生。

（4）其他单糖的转化。

2. 血糖去路

（1）**氧化分解**：葡萄糖在组织细胞中通过有氧氧化和无氧酵解产生 ATP，为细胞代谢供给能量，此为血糖的主要去路。

（2）**合成糖原**：进食后，肝和肌肉等组织将葡萄糖合成糖原以储存。

（3）**转化成非糖物质**：转化为甘油、脂肪酸以合成脂肪；转化为氨基酸以合成蛋白质。

（4）**转变成其他糖或糖衍生物**，如核糖、脱氧核糖、氨基多糖等。

（5）血糖浓度高于肾阈（8.9～10mmol/L，160～180mg/dl）时可**随尿排出**一部分。

（三）血糖浓度的调节

血糖的来源与去路能保持动态平衡是因为有**神经**、**激素**和**器官**三方面的调节作用。

1. 激素的调节作用

（1）胰岛素：是主要的降低血糖激素，其作用为促进细胞摄取葡萄糖；促进糖原合成，减少糖原分解；高血糖、高氨基酸、促胰液素、胰升糖素和迷走神经兴奋等都可促进胰岛素的释放。在所有调节激素中，胰岛素是**惟一的降低血糖激素**，对于维持血糖正常浓度有着至关重要的作用。

（2）胰高血糖素：是**升高血糖浓度的重要激素**，其促进糖原分解和糖异生。低血糖、低氨基酸可刺激胰高血糖素释放。

（3）糖皮质激素和生长激素主要刺激糖异生作用，肾上腺素主要促进糖原分解。

2. 神经系统的调节作用 神经系统对血糖的调节主要通过下丘脑和自主神经系统调节其所控激素的分泌，进而再影响血糖代谢中关键酶的活性，达到调节血糖浓度的作用。

3. 肝的调节作用 **肝是维持血糖恒定的关键器官**。肝具有许多糖代谢的特异酶，许多糖代谢过程如糖原的合成和分解、糖异生作用都是在肝细胞内完成的。肝功能受损时，可能影响糖代谢而易出现血糖的波动。

（四）胰岛素的代谢

1. 胰岛素 是胰岛 B 细胞分泌的一种由 51 个氨基酸组成的多肽类激素。在分泌胰岛素的同时，总是有等分子质量的C肽和少量的胰岛素原分泌（图 3-1）。

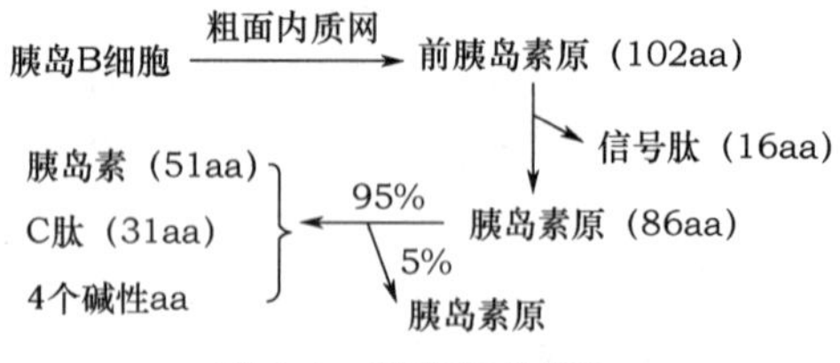

图 3-1　胰岛素的产生

C 肽无胰岛素活性，半衰期长（35min），在禁食后浓度比胰岛素高 5～10 倍。C 肽主要在肾中降解，部分以原形从尿中排出。胰岛素相对分子量为 5. 8kDa，释放入门静脉的胰岛素流经肝时，50%以上被肝细胞摄取、降解，少量由肾小球滤过后在近曲小管重吸收和降解。胰岛素的血循环半衰期为 5～10min。

2. 胰岛素分泌　主要生理刺激因子是高血糖，其他如血液中的高氨基酸、脂肪酸、酮体，胃肠道激素（促胃液素、促胰液素、胃肠道多肽等），胰高血糖素，迷走神经兴奋及一些药物（磺酰尿、异丙肾上腺素）也可刺激胰岛素分泌。胰岛素的基础分泌量为 0. 5～1U/h，每天分泌量为40U。进食后分泌量可增加 3～5 倍。

3. 胰岛素对代谢的作用　胰岛素发挥作用首先要与靶细胞表面的特殊蛋白受体结合。胰岛素受体是由两个α和两个β亚基组成。胰岛素对代谢的作用：①使肌肉和脂肪组织细胞膜对葡萄糖的通透性增加，使组织摄取葡萄糖增多。②诱导葡萄糖激酶、磷酸果糖激酶和丙酮酸激酶的合成，促进葡萄糖磷酸化和氧化分解。③抑制磷酸化酶和糖异生关键酶而使糖异生减少。④激活糖原合成酶和丙酮酸脱氢酶系，促进葡萄糖合成糖原、蛋白质和脂肪。以上作用的总效应是使血糖去路增加，来源减少，血糖水平降低。

历年考点串讲

糖代谢基础知识和胰岛素的代谢为考试重点，应熟练掌握血糖的来源与去路，以及血糖浓度的调节。

历年常考的细节：

1. 糖的无氧酵解途径的概念，1 分子的葡萄糖通过无氧酵解可净生成 2 分子 ATP，这一过程全部在胞质中完成。

2. 糖的有氧氧化途径是葡萄糖在有氧条件下彻底氧化成水和二氧化碳的过程，1 个分子的葡萄糖彻底氧化为 CO_2 和 H_2O，可生成 36 或 38 分子的 ATP。

3. 糖原是动物体内糖的储存形式，肌糖原可供肌肉收缩的需要，肝糖原则是血糖的重要来源，糖原合成酶是糖原合成中的关键酶。

4. 由非糖物质转变为葡萄糖的过程称为糖异生，是体内单糖生物合成的惟一途径，肝是糖异生的主要器官。

5. 糖酵解、糖的有氧氧化途径、糖原的合成途径、糖异生、磷酸戊糖途径、糖醛酸途径的生理意义。空腹时正常血糖浓度。(2016)

6. 血糖的四个来源及五个去路。

7. 血糖浓度能保持动态平衡是因为有神经、激素和器官三方面的调节作用。调节血糖最主要的器官是肝。肝具有许多糖代谢的特异酶，许多糖代谢过程如糖原的合成和分解、糖异生作用都是在肝细胞内完成的。肝功能受损时，可能影响糖代谢而易出现血糖的波动。

8. 升高血糖的激素：胰高血糖素（A细胞分泌）、糖皮质激素、生长激素、肾上腺素。降低血糖的激素只有一个：胰岛素（B细胞分泌的多肽）。(2017)

9. 神经系统对血糖的调节。

10. 胰岛素的分泌及胰岛素对代谢的作用。

二、高血糖症和糖尿病

（一）高血糖症

空腹血糖浓度＞7.0mmol/L（126mg/dl）称为**高血糖症**。引起高血糖症的原因如下。

1．生理性高血糖　在高糖饮食后1～2h，运动、情绪紧张、饮酒等引起交感神经兴奋和应激情况下可致血糖短期升高。

2．病理性高血糖　见于各型糖尿病及甲状腺功能亢进、肢端肥大症、嗜铬细胞瘤等内分泌疾病；脑外伤颅内出血、在疾病应激状态时、脱水、高热、呕吐、腹泻等；应用某些药物如胰高血糖素、雌激素、肾上腺素、糖皮质激素、生长激素等。

（二）糖尿病与糖尿病分型

1．糖尿病　是胰岛素的分泌障碍和胰岛素生物学效应不足，导致以高血糖症为基本生化特点的糖、脂肪、蛋白质、水电解质代谢紊乱的一组临床综合征。临床典型表现为**三多一少**（多食、多饮、多尿、体重减少），其**慢性并发症**主要是非特异和特异的**微血管病变**（以视网膜、肾受累为主，还可见冠心病，脑血管病，肢端坏疽等），末梢神经病变。糖尿病可并发危及生命的**糖尿病酮症酸中毒昏迷**和**非酮症高渗性昏迷**。

2．糖尿病分型

（1）1型糖尿病:胰岛B细胞毁坏，常导致胰岛素绝对不足。

（2）2型糖尿病：不同程度的胰岛素分泌不足，伴胰岛素抵抗。

（3）特殊类型糖尿病。

（4）妊娠糖尿病（GDM）：指在妊娠期发现的糖尿病。

（三）糖尿病诊断标准

国际普遍采用的糖尿病诊断标准：

1．**糖尿病症状**加**随机静脉血浆葡萄糖≥11.1mmol/L**（200mg/dl），如测定毛细血管全血糖（CBG），诊断标准相同。

糖尿病症状：**多尿、多饮**和**无原因的体重减轻**。

随意血糖浓度：餐后任一时相的血糖浓度。

2．空腹静脉血浆葡萄糖（FVPG）≥7.0mmol/L（126mg/dl）。

测定CBG：诊断标准应为≥7.0mmol/L（126mg/dl）。

空腹：禁热卡摄入至少8h。

3．OGTT时，2h静脉血浆葡萄糖（2hPG）≥11.1mmol/L（200mg/dl），如测定CBG，诊断标准相同。OGTT采用WHO建议，口服相当于75g无水葡萄糖的水溶液。

初诊糖尿病时可采用上述3种指标，但不论用哪一种都须在另一天，采用静脉血，以3种指标中的任何1种进行确诊。

（四）糖尿病的代谢紊乱

1．糖尿病时体内的代谢紊乱

（1）糖代谢：葡萄糖在肝、肌肉和脂肪组织的利用减少，肝糖原降解和糖异生增多，引起血糖升高。

（2）脂肪代谢：脂肪组织摄取葡萄糖及从血浆移除三酰甘油减少，脂肪合成减少；但脂蛋白脂肪酶活性增加，血浆游离脂肪酸和三酰甘油浓度升高；当胰岛素极度不足时，脂肪组织大量动员分解产生大量酮体，进一步发展为**酮症酸中毒**。

（3）蛋白质代谢：蛋白质合成减弱，分解代谢加速，可导致机体出现**负氮平衡**。

2．糖尿病并发症时体内的代谢紊乱　长期高血糖可致多种并发症，按并发症的起病快慢，可分为急性并发症和慢性并发症两大类。急性并发症除常见的感染外，还有糖尿病酮症酸中毒、糖尿病非酮症高渗性昏迷、糖尿病乳酸酸中毒昏迷等。糖尿病的慢性病变主要是微血管病变，如肾病变、眼底病变、神经病变；大血管病变如动脉粥样硬化及心、脑、肾等的病变和高血压等。

（五）糖尿病急性代谢并发症

1．糖尿病急性代谢并发症包括

（1）糖尿病酮症酸中毒（DKA），主要改变是**酮症酸中毒**。

（2）约50%同时会有乳酸酸中毒昏迷（LA）。

（3）高血糖高渗性糖尿病昏迷（NHHDC）中有约1/3的患者有轻度的酮体与乳酸增高。低血糖昏迷实际也是糖尿病急性并发症之一。

2．糖尿病酮症酸中毒昏迷　常见于1型患者伴应激时。诱发因素为感染、手术、外伤和各种拮抗胰岛素的激素分泌增加。当机体代谢紊乱发展到脂肪分解加速，酮体生成增多，血浆中酮体积累超过2.0mmol/L时称为**酮血症**。酮体进一步积聚，发生代谢性酸中毒时称为**酮症酸中毒**。表现为严重失水、代谢性酸中毒、电解质紊乱和广泛的功能紊乱。除尿酮体呈强阳性外，血酮体常＞5mmol/L、HCO_3^-降低、血pH＜7.35，病情严重时可致昏迷，称为**糖尿病酮症酸中毒昏迷**。酮体包括**丙酮、乙酰乙酸**和**β-羟丁酸**。

3．糖尿病非酮症高渗性昏迷　多见于60岁以上老年2型轻症糖尿病及少数幼年1型病者。在本症中血浆渗透压升高程度远比糖尿病酮症酸中毒明显，加上本症患者有一定量的内源性胰岛素，故在血糖极高的情况下，一般不易发生酮症酸中毒。

4．糖尿病乳酸酸中毒昏迷　正常人乳酸/丙酮酸比值为10∶1，处于平衡状态。患糖尿病后，由于胰岛素的绝对和相对不足，机体组织不能有效地利用血糖，丙酮酸大量还原为乳酸，使体内乳酸堆积增多。一般认为乳酸浓度超过5mmol/L以及pH＜7.25时提示有明显的乳酸中毒。

（六）糖尿病慢性并发症

长期高血糖使**蛋白质发生糖基化**反应，这种反应多发生在那些半衰期较长的蛋白质分子上，如胶原蛋白、晶体蛋白、髓鞘蛋白和弹性硬蛋白等，引起血管基膜增厚、晶体混浊变性和神经病变等病理变化。由此引起的大血管、微血管和神经病变，是导致眼、肾、神经、心脏和血管等多器官损害的基础。

历年考点串讲

高血糖症和糖尿病历年常考。其中，糖尿病与糖尿病分型、糖尿病诊断标准为考试重点，应熟练掌握。高血糖症的概念、糖尿病的代谢紊乱、糖尿病急性代谢并发症应熟悉。

历年常考的细节：

1．高血糖症、生理性高血糖、病理性高血糖的概念。（2016）

2．糖尿病的概念，糖尿病的临床表现为**三多一少**（多食、多饮、多尿、体重减少）。

3．糖尿病分型　1型糖尿病（缺乏内生胰岛素或C肽，易出现酮症酸中毒，**高钾血症**，多发于青年人）；2型糖尿病（具有较大的遗传性）；特异型糖尿病；妊娠糖尿病。（2017）

4．国际普遍采用的糖尿病诊断标准　糖尿病症状加**随机静脉血浆葡萄糖≥11.1mmol/L**；

空腹静脉血浆葡萄糖（FVPG）≥7.0mmol/L；OGTT 时，2h 静脉血浆葡萄糖（2hPG）≥11.1mmol/L；初诊糖尿病时可采用上述 3 种指标，但不论用哪一种都须在另一天，采用静脉血，以 3 种指标中的任何一种进行确诊。（2016）

5. 糖尿病时体内的糖代谢、脂肪代谢和蛋白质代谢紊乱。

6. 糖尿病并发症　A-晶体蛋白糖基化导致白内障，并发血管病变以心、脑、肾最严重。

7. 糖尿病急性代谢并发症　酮症酸中毒、乳酸酸中毒、高血糖高渗性糖尿病昏迷、低血糖昏迷。（2016）

8. 糖尿病酮症酸中毒和糖尿病高渗性昏迷的鉴别方法是血或尿酮体的测定。（2017）

9. 酮体包括丙酮、乙酰乙酸和β-羟丁酸。

三、糖尿病的实验室检查

（一）血糖测定

1. 标本　多采用血浆或血清测定葡萄糖浓度，而床旁测定多使用全血。**全血葡萄糖浓度**比血浆或血清浓度**低 12%～15%**，且受红细胞比容影响。一般**血浆或血清测定结果更为可靠**。除此之外，血糖还受饮食、采血部位和测定方法的影响。餐后血糖升高，**静脉血糖＜毛细血管血糖＜动脉血糖**。因此，除非特殊试验，血糖测定必须为**清晨空腹静脉采血**。采血后，室温下血细胞中的糖酵解会以每小时 5%～7%（0.4mmmol/L）的速度使血糖减少，当白细胞增多或细菌污染时，血糖的损失会增加，故标本采集后须分离血浆尽快测定。如立即分离血清或血清，可稳定 24 小时。如不能立即分离血清或血浆，必须将血液加入含**氟化钠**的抗凝容器内，抑制糖酵解途径中的酶，确保测定准确。（历年高频考点）

建议使用**氟化物-草酸盐**混合物作为抗凝剂（灰色真空采血管），如每毫升血液加 2mg 草酸钾和 2mg 氟化钠以阻止后期凝集现象。高浓度的氟离子会抑制脲酶和某些酶的活性，因此，此类标本不宜用于脲酶法测尿素，也不适于某些酶的直接测定。草酸钾会使细胞水分外渗，血浆稀释，这种标本不能用于测定其他物质。

2. 测定方法　多采用酶法测定血浆葡萄糖，主要是己糖激酶法和葡萄糖氧化酶法。国际推荐的参考方法为己糖激酶法，目前国内多采用原卫生部临检中心推荐的葡萄糖氧化酶法。由于酶法采用的是特定的酶促反应，因此具有高度特异性。

（1）**己糖激酶法（HK 法）**

1）原理：在己糖激酶和 Mg^{2+}存在下，葡萄糖被 ATE 磷酸化为 6-磷酸葡萄糖，在 NADP 参与下，葡萄糖-6-磷酸脱氢酶将 6-磷酸葡萄糖氧化为 6-磷酸葡萄糖酸，同时 NADP 转变为 NDPHH。NADPH 生成量与标本中葡萄糖含量成正比，可在 340nm 波长监测 NADPH 吸光度变化，确定葡萄糖含量。

2）评价：该法准确度和精密度高，特异性高于葡萄糖氧化酶法，适用于自动化分析，为**葡萄糖测定的参考方法**。轻度溶血、脂血、黄疸、氟化钠、肝素、EDTA 和草酸盐等不干扰本法测定。

（2）葡萄糖氧化酶-过氧化物酶法（GOD-POD 法）

1）原理：葡萄糖氧化酶（glucose oxidase，GOD）催化葡萄糖氧化成葡萄糖酸和过氧化氢（H_2O_2），再加入过氧化物酶和色源性氧受体（如联大茴香胺，4-氨基安替比林偶联酚），生成有色化合物，比色定量。

2）评价：**我国目前推荐临床常规测定血糖为 GOD-POD 法**。GOD 高特异性催化β-D-葡萄糖。过氧化物酶的特异性远低于 GOD。尿酸、维生素 C、胆红素、血红蛋白，四环素和谷胱甘肽等可抑制呈色反应（通过与 H_2O_2 竞争色素原受体）。

3．参考值　成人血清葡萄糖参考值：3.9～6.1mmol/L（70～110mg/dl）。

4．临床意义

（1）高血糖：见本单元高血糖症部分。

（2）低血糖症：血糖浓度＜2.8mmol/L（50mg/dl），称为低血糖症。引起低血糖的原因很复杂，主要有以下2方面。

1）空腹低血糖：内分泌疾病引起的胰岛素绝对或相对过剩；严重肝细胞受损及先天性糖代谢酶缺乏；营养物质缺乏；自身免疫病等。

2）反应性低血糖：原因有功能性低血糖；胃切除后饮食性反应性低血糖；2 型糖尿病或糖耐量受损出现晚期低血糖。

（二）尿糖测定

正常人尿糖定性阴性，24h尿中排出的葡萄糖少于0.5g。当血糖水平高于8.82～9.92mmol/L时，超过肾糖阈，尿中可测出糖。尿糖测定主要用于筛查疾病和疗效观察，一般不作为诊断指标。

1．标本　收集24h尿标本前，容器中应加5ml冰醋酸或5g苯甲酸钾，室温下24h后，尿葡萄糖会丢失40%，故标本应4℃贮存。

2．尿糖测定　尿糖检测快速、廉价和无创伤，适用于大规模样本的筛选。早期筛查试验用氧化还原法，但易受非糖还原物干扰。半定量或定量的特异性方法已经代替了这些非特异性方法。但氧化还原法对于筛查新生儿和婴儿某些先天代谢紊乱（常导致出现半乳糖和果糖等非葡萄糖还原物质）仍可采用。

3．临床意义

（1）尿糖阳性可见于一次性食糖过多的食饵性糖尿；应激状态下，如颅脑损伤、脑血管意外时，血糖一过性升高引起尿糖；一些引起血糖升高的内分泌疾病，如糖尿病、甲状腺功能亢进、肾上腺肿瘤等。

（2）长期处于明显饥饿状态，胰岛素呈低水平，此时给患者糖负荷可致患者不能承受而出现尿糖。如食管肿瘤、低应用状态和妊娠剧烈呕吐者，做糖耐量试验时。

（3）对于空腹或餐前尿糖阴性的轻型糖尿病患者，可通过测定餐后2h尿糖辅助诊断。也可在胰岛素治疗中用于疗效判定，调整用药剂量；24h尿糖定量对判断糖尿病的程度和指导用药较尿糖定性更为准确。

（4）了解患者的肾糖阈。

（三）口服葡萄糖耐量试验

口服葡萄糖耐量试验（oral glucose tolerance test，OGTT）是一种葡萄糖负荷试验，当胰岛B细胞功能正常时，机体在进食糖类后，通过各种机制使血糖在2～3h内迅速恢复到正常水平，该现象称为耐糖现象。利用该试验可了解胰岛B细胞功能和机体对糖的调节能力。

1．OGTT的主要适应证

（1）无糖尿病症状，随机或空腹血糖异常者。

（2）无糖尿病症状，有一过性或持续性糖尿。

（3）无糖尿病症状，但有明显糖尿病家族史。

（4）有糖尿病症状，但随机或空腹血糖不够诊断标准。

（5）妊娠期、甲状腺功能亢进、肝病、感染，出现尿糖者。

（6）分娩巨大胎儿的妇女或有巨大胎儿史的个体。

（7）不明原因的肾病或视网膜病。

2．方法　试验前3d每日食物中糖含量不低于150g，且维持正常活动。影响试验的药物应在3d前停用。试验前患者应禁食10～16h，坐位取血后5min内饮入250ml含75g无水葡萄糖的糖水，以后每隔30min取血1次，共4次，历时2h。整个试验中不可吸烟，喝咖啡、茶和进食。儿童给予葡萄糖量为1.75g/kg，但最多不超过75g。于采血同时留尿测定尿糖。若疑为反应性低血糖时，应适当地延长血标本的收集时间，可达服糖后6h。根据各次血糖水平绘制糖耐量曲线。

3. OGTT结果大致可分为以下几种情况。

（1）正常糖耐量：空腹血糖<6.1mmol/L（110mg/dl）；口服葡萄糖30～60min达高峰，峰值<11.1mmol/L（200mg/dl）；120min时基本恢复到正常水平，即<7.8mmol/L（140mg/dl），尿糖均为阴性。此种糖耐量曲线说明机体糖负荷的能力好。

（2）糖尿病性糖耐量：空腹血糖≥7.0mmol/L（126mg/dl）；峰时后延，常在1h后出现，峰值≥11.1mmol/L（200mg/dl）；120min不能恢复到正常水平，即≥7.8mmol/L（140mg/dl），其中服糖后2h的血糖水平是最重要的判断指标。许多早期糖尿病患者，可只表现为2h血糖水平的升高，且尿糖常为阳性。

（3）糖耐量受损（IGT）：为轻度的耐糖能力下降。在非妊娠的成年人，空腹血糖在6.11～7.0mmol/L（110～126mg/dl），120min血糖水平在7.8～11.1mmol/L（140～200mg/dl）之间。IGT患者长期随诊，最终约有1/3的人能恢复正常，1/3的人仍为糖耐量受损，1/3的人最终转为糖尿病。而且这些患者不易发生糖尿病所特有的微血管病变，如视网膜或肾小球的微血管病变，出现失明或肾病，而容易发生小血管并发症，如冠状动脉或脑血管病（冠心病或脑卒中）。

（四）糖化血红蛋白测定

1. *概述* 糖化血红蛋白的形成是不可逆的，其浓度与红细胞寿命（平均120d）和该时期血糖的平均浓度有关，不受每天葡萄糖波动的影响，也不受运动或食物的影响，所以糖化血红蛋白反映的是过去6～8周的平均血糖浓度，主要用于评估血糖控制效果，并不用于糖尿病的诊断。

2. *测定方法* 根据电荷差异，可采用离子交换层析、高效液相层析（HPLC）、电泳和等电聚焦电泳法。根据结构差异，可采用亲和层析、免疫测定法。化学分析法有比色法、分光光度法。结果均表示为糖化血红蛋白占总血红蛋白的百分比。化学分析技术已经使用很少。

3. *参考值* 糖化血红蛋白参考值为HbA1（A1a+b+c）：平均值6.5%（5.0%～8.0%）；HbA1c：平均值4.5%（3.0%～6.0%），是用于判定糖尿病控制效果的糖化血红蛋白主要组分。

4. *糖尿病的治疗目标* 是将HbA1c降至非糖尿病水平（<6.0%）。用胰岛素治疗的糖尿病患者，应将糖化血红蛋白作为常规检测指标，至少每3个月检测1次。

（五）糖化血白蛋白测定

1. *概述* 血清白蛋白在高血糖情况下同样会发生糖基化。主要是白蛋白肽链189位赖氨酸与葡萄糖结合形成高分子酮胺结构，其结构类似果糖胺，故又称为果糖胺测定。

2. *检测方法*

（1）硝基四氮唑蓝法（NBT法）：<285μmol/L；

（2）酮胺氧化酶法：122～236μmol/L。

（3）临床意义：反映2～3周前的血糖控制水平，作为糖尿病近期内控制的一个灵敏指标。

（六）葡萄糖-胰岛素释放试验和葡萄糖-C肽释放试验

1. *葡萄糖 胰岛素释放试验*

（1）方法：过去胰岛素测定一般采用放射免疫竞争双抗体-PEG法。现在多采用化学发光法。

（2）参考值：空腹胰岛素35～145pmol/L（化学发光法），2～25mU/ml（RIA法）。

（3）临床意义

1）胰岛素水平降低常见于1型（胰岛素依赖型）糖尿病，空腹值常<5mU/ml，糖耐量曲线

上升而胰岛素曲线低平。有时在营养不良、胆囊纤维化，嗜铬细胞瘤也可见到胰岛素水平降低，但无诊断价值。

2）胰岛素水平升高可见于非胰岛素依赖型糖尿病，患者血糖水平升高，胰岛素空腹水平正常或略高。胰岛素持续升高，而血糖持续低平则见于胰岛B细胞瘤；胰岛素持续升高，而血糖水平正常见于早期糖尿病。空腹血糖正常的轻型糖尿病病人常表现为迟发的高胰岛素水平和低血糖现象。高胰岛素血症还见于肥胖、高血压、皮质醇增多症等胰岛素抵抗者。

2. 葡萄糖-C肽释放试验　由于胰岛B细胞在分泌胰岛素的同时也等分子质量地释放C肽，其生成量不受外源性胰岛素影响，很少被肝代谢，所以C肽的测定可以更好地反映B细胞生成和分泌胰岛素的能力。

（1）方法：C肽测定可采用放射免疫分析法，化学发光法。

（2）参考值：空腹C肽0.4nmol/L（1.0ng±0.23ng/ml），峰时在30～60min，峰值达基础值的5～6倍以上。

（3）临床意义

1）C肽测定常用于糖尿病的分型，胰岛素依赖型糖尿病由于胰岛B细胞大量破坏，C肽水平低，对血糖刺激基本无反应，整个曲线低平；非胰岛素依赖型糖尿病C肽水平正常或高于正常；服糖后高峰延迟或呈高反应。

2）C肽测定还用于指导胰岛素用药的治疗，可协助确定患者是否继续使用胰岛素还是只需口服降糖药或饮食治疗。

3）C肽可用于低血糖的诊断与鉴别诊断，特别是医源性胰岛素引起的低血糖；对胰岛移植和胰腺移植的患者，C肽测定可以了解移植是否存活和B细胞的功能；C肽测定还可以用于胰腺肿瘤治疗后复发与否的诊断。

4）C肽和胰岛素同时测定，还可以帮助了解肝的变化，因为胰岛素每次血循环都被正常肝降解一半，C肽很少被肝代谢，测定外周血C肽/胰岛素比值，可以估计肝处理胰岛素的能力。

（七）糖尿病急性代谢并发症的实验室检查

1. 酮体测定

（1）测定方法：最常用的是硝普盐半定量试验。乙酰乙酸和丙酮与硝普盐（亚硝基铁氰化钠）在碱性条件下可生成紫色化合物，生成量与酮体的含量成正比。

（2）参考值：血酮体（-）（＜5mmol/L），尿酮体（-）。

2. β-羟基丁酸测定（β-HB）　在糖尿病酮症的诊断、治疗监测中比乙酰乙酸测定更灵敏、更可靠，同样在糖尿病控制的预告中也非常有价值。

（1）测定方法：采用酶动力学连续监测法。

（2）参考值：血β-羟基丁酸＜0.27mmol/L。

（3）临床意义：血或尿酮体阳性多见于糖尿病酮症酸中毒。此外还见于妊娠剧吐，长期饥饿，营养不良，剧烈运动后或服用双胍类降糖药（DBI、D860）等。

3. 乳酸测定（LA）

（1）测定方法：血乳酸分析采用酶动力学连续监测法。

（2）参考值：血乳酸＜2mmol/L。

（3）临床意义：乳酸升高见于糖尿病酮症酸中毒、肾衰竭、呼吸衰竭、循环衰竭等缺氧和低灌注状态。当乳酸＞5mmol/L时称为乳酸酸中毒。乳酸血症的严重程度常提示疾病的严重性，当血乳酸水平＞10.5mmol/L时存活率仅有30%。对于血气分析无法解释的代谢性酸中毒，可用乳酸测定来检测其代谢基础。

历年考点串讲

糖尿病的实验室检查历年必考。其中，糖尿病的血糖测定和糖尿病的口服葡萄糖耐量试验为考试重点。糖尿病的尿糖测定，糖尿病的糖化血红蛋白、糖化血白蛋白测定，葡萄糖—胰岛素释放试验，葡萄糖—C肽释放试验，糖尿病急性代谢并发症的实验室检查应熟悉。

历年常考的细节：

1. 糖尿病的血糖测定标本多采用**血浆或血清**测定葡萄糖浓度，而床旁测定多使用全血。

2. 血糖测定方法主要有己糖激酶法（葡萄糖测定的参考方法）、葡萄糖氧化酶–过氧化物酶法（**GOD–POD法**）（我国目前推荐临床常规测定血糖方法）。

3. 糖尿病的尿糖测定时，在收集**24h尿**标本前，容器中应加5ml冰醋酸或5g苯甲酸钾。

4. OGTT的**适应证**：无糖尿病症状，随机或空腹血糖异常者；无糖尿病症状，有一过性或持续性糖尿；无糖尿病症状，但有明显糖尿病家族史；有糖尿病症状，但随机或空腹血糖不够诊断标准；妊娠期、甲状腺功能亢进、肝病、感染，出现尿糖者；分娩巨大胎儿的妇女或有巨大胎儿史的个体；不明原因的肾病或视网膜病。试验前患者应禁食**10～16h**，坐位取血后5min内饮入250ml含75g无水葡萄糖的糖水，以后每隔30min取血1次，共4次，历时2h。（2016）

5. OGTT结果可分为以下几种情况。

（1）**正常糖耐量**：空腹血糖＜6.1mmol/L，口服葡萄糖30~60min达高峰，峰值＜11.1mmol/L，**120min时基本恢复到正常水平**，即＜**7.8mmol/L**，尿糖均为**阴性**。

（2）**糖尿病性糖耐量**：空腹血糖≥7.0mmol/L，峰时后延，常在1h后出现，峰值≥11.1mmol/L；**120min不能恢复到正常水平**，即＞**7.8mmol/L**。

（3）**糖耐量受损**（**IGT**）：为轻度的耐糖能力下降。在非妊娠的成年人，空腹血糖在6.11~7.0mmol/L，**120min血糖水平在7.8～11.1mmol/L**之间。

6. **糖化血红蛋白**反映的是过去**6～8周**的平均血糖浓度，**糖化血白蛋白**反映的是过去**2～3周**的平均血糖浓度，主要用于评估血糖控制效果。（2016、2017）

7. 胰岛B细胞在分泌胰岛素的同时也等分子地释放C肽，C肽与外源性胰岛素无抗原交叉，且生成量不受外源性胰岛素影响，很少被肝代谢，所以**C肽**的测定可以更好地反映B细胞生成和分泌胰岛素的能力。C肽测定可采用放射免疫分析法，现在多采用化学发光法。C肽测定常用于糖尿病的分型，指导胰岛素用药的治疗，低血糖的诊断与鉴别诊断，特别是医源性胰岛素引起的低血糖，了解肝的变化。葡萄糖–C肽释放试验的方法、参考值及临床意义。

8. 糖尿病急性代谢并发症的实验室检查，主要是**酮体**、**β–羟基丁酸**、**乳酸**的测定。

9. 糖尿病酮症酸中毒、乳酸酸中毒、糖尿病非酮症高渗性昏迷的判断标准。

四、低血糖症的分型及诊断

低血糖不是一个独立的疾病，而是由于某些病理和生理原因使血糖降低至生理低限以下（通常＜**2.78mmol/L**）的异常生化状态引起以交感神经兴奋和中枢神经系统异常为主要临床表现的综合征。

血糖恒定的主要生理意义是**保证中枢神经的功能**。脑组织和其他组织不同，它本身没有糖原储备。脑细胞所需的能量几乎完全直接来自血糖。

（一）低血糖分型

根据低血糖发作的特点和原因，可分为**空腹**低血糖、**反应性**低血糖、**药物**引起的低血糖三类。

1. 空腹低血糖　一般血浆葡萄糖浓度低于 3. 0mmol/L 时，开始出现低血糖有关症状，血糖浓度低于 2. 8mmol/L 时，发生脑功能损害。成人空腹低血糖常见原因如下。

（1）药源性低血糖。

（2）酒精性低血糖。

（3）肝源性低血糖在肝衰竭（如病毒性肝炎的晚期，中毒性肝坏死）患者因糖异生或糖原贮积减少而使葡萄糖生成减少，导致低血糖。超过 80%的肝功能受损才会出现低血糖，所以此时的低血糖可作为肝衰竭的证据。

（4）升血糖类激素缺乏，如生长激素、糖皮质激素、甲状腺素或胰高血糖素等缺乏也可能导致低血糖，但这类低血糖在儿童更易发生。

（5）胰岛 B 细胞瘤。最好的诊断方法是满足 Whipple 三联征：有低血糖的临床症状和体征；血浆葡萄糖＜2. 8 mmol/L；服糖后症状很快减轻或消失。

（6）胰岛素自身抗体性低血糖。

（7）非胰腺肿瘤所致低血糖多为巨型间质瘤，其原因为葡萄糖的过度利用和影响糖代谢过程。上皮来源的肿瘤常通过产生 IGF-Ⅱ而导致低血糖。

2. 反应性低血糖

（1）特发性餐后（功能性）低血糖：空腹血糖一般无明显降低，往往是遇到适当刺激后诱发（进食）。如餐后低血糖，占反应性低血糖的 70%。多在进食 2～4h 发作，尤其是含糖饮食后，出现乏力、心慌、饥饿、出汗和头痛等症状。确切机制不明，多见于 30～40 岁中年女性，多伴有神经质和精神紧张，半小时后可恢复正常。

（2）营养性低血糖：多发生在进食 2～3h。患者有胃切除、幽门成形术、胃造瘘术史或迷走神经切除，由于胃迅速排空，葡萄糖吸收增快，血糖快速增高，刺激胰岛素一过性升高，导致血糖浓度迅速降低。

（3）2 型糖尿病或糖耐量受损伴有低血糖：患者空腹血糖正常，OGTT 前 2h 似糖耐量受损或 2 型糖尿病，但食糖后 3～5h，血浆葡萄糖浓度迅速降低到最低点，产生原因可能是持续高血糖引起胰岛素延迟分泌，表现为后期胰岛素升高，导致血糖迅速降低。

3. 药物引起的低血糖　目前已知有 20 多种药物可引起低血糖，如胰岛素使用不当，口服降糖药（优降糖），水杨酸盐类，乙醇引起的酒精性低血糖，以及普萘洛尔、磺胺类药物、对氨基苯磺酸、四环素等。

（二）低血糖的实验室检查

血糖测定、OGTT 试验、胰岛素及 C 肽测定是低血糖检查的常用项目。

（三）低血糖的诊断

诊断指标（不论何原因）：

1. 有低血糖的症状（应注意低血糖的症状和血糖降低的速度有关，降低速度快者症状明显）。

2. 发作时血糖≤2. 8mmol/L（60 岁以上老人≤3. 0mmol/L）。

3. 给予葡萄糖后低血糖症状可消除。具备以上 3 条可诊断为低血糖症。

五、糖代谢先天性异常

（一）糖原代谢异常

糖原代谢异常最常见的是糖原贮积病，这是由于糖原生成和分解的酶系统先天性缺陷所致，使糖原在细胞中过多贮积或糖原分子异常。由于缺陷的酶不同，故糖原贮积病分为许多型。其中 I 型糖原贮积病也称 Von Gierke 病。

（二）糖分解代谢异常

糖分解代谢途径先天代谢异常：①丙酮酸激酶（PK）缺乏病，成熟红细胞中不含线粒体，完全依赖糖酵解供能。②丙酮酸脱氢酶复合物缺乏症，丙酮酸不能进一步氧化，致使患儿血液中乳酸，丙酮酸和丙氨酸的浓度显著升高，出现慢性乳酸酸中毒。

（三）G-6-PD缺乏

G-6-PD为X伴性遗传。G-6-PD催化磷酸戊糖途径的关键反应，磷酸戊糖途径提供的NADPH能维持还原型谷胱甘肽的水平，保证红细胞的正常形态与功能，当红细胞中NADPH的需要量增加，如服奎宁类抗疟疾药时，G-6-PD缺乏患者红细胞中磷酸戊糖途径的代谢速度则不能相应增加，提供的NADPH不能保证维持还原型谷胱甘肽所应有的水平，可引起严重的**溶血性贫血**。

历年考点串讲

低血糖症的分型及诊断历年偶考。其中，低血糖症概念、空腹型低血糖为考试重点，应熟练掌握。餐后低血糖应熟悉。糖原代谢异常、糖分解代谢异常、G-6-PD缺乏糖分解代谢异常应了解。

历年常考的细节：

1. 血糖浓度<2.8mmol/L（50mg/dl），称为低**血糖症**。（2015）
2. 血糖测定、OGTT试验、胰岛素及C肽测定是低血糖检查的常用项目。
3. 低血糖的3条诊断标准 有低血糖的**临床症状和体征**；血浆葡萄糖<2.8 mmol/L；**服糖后症状很快减轻或消失**。（2016）
4. 一般血浆葡萄糖浓度低于3.0mmol/L时，开始出现低血糖有关症状，血糖浓度低于2.8mmol/L时，发生**脑**功能损害。
5. 成人空腹低血糖常见原因主要有药源性低血糖、酒精性低血糖、肝源性低血糖、升血糖类素激素缺乏、胰岛B细胞瘤、胰岛素自身抗体性低血糖、非胰腺肿瘤所致低血糖等。
6. 空腹型低血糖的实验室诊断标准为多次连续测定空腹血浆葡萄糖或在发作时测定血糖，其值<2.8mmol/L。
7. 机体中对低血糖最为敏感的组织器官是**大脑**。
8. 糖原代谢异常最常见的是糖原贮积病，这是由于糖原生成和分解的酶系统先天性缺陷所致，使糖原在细胞中过多贮积或糖原分子异常。
9. I型糖原贮积病也称Von Gierke病。
10. 丙酮酸激酶（PK）缺乏病，成熟红细胞中不含线粒体，**完全依赖糖酵解供能**。
11. 丙酮酸脱氢酶复合物缺乏症，丙酮酸不能进一步氧化，致使患儿血液中乳酸，丙酮酸和丙氨酸的浓度显著升高，出现慢性**乳酸酸中毒**。
12. 当红细胞中NADPH的需要量增加，如服奎宁类抗疟疾药时，**G-6-PD缺乏**患者红细胞中磷酸戊糖途径的代谢速度则不能相应增加，提供的NADPH不能保证维持还原型谷胱甘肽所应有的水平，可引起严重的**溶血性贫血**。

第3单元 脂代谢及高脂蛋白血症

血脂是血浆中的中性脂肪酸（三酰甘油和胆固醇）和类脂（磷脂、糖脂、固醇、类固醇）的总称，是细胞基础代谢必需物质，是能量来源和细胞结构的重要成分。由于三酰甘油和胆固醇属于疏水性物质，不能直接在血液中转运而进入组织细胞内，因此必须与特殊蛋白质和极性类脂（磷脂）结合，形成亲水性的巨型球状分子，该复合物称作**脂蛋白**（lipoprotein）。和脂质结合形成脂蛋白的蛋白称为**载脂蛋白**（apolipoprotein）。血脂代谢就是指脂蛋白代谢，参与成分主要包括载脂蛋白、脂蛋白受体和酯酶。

血脂分析不仅对**动脉粥样硬化**（AS）**和冠心病**（CHD）的防治具有重要意义，而且已经渗透并应用于其他诸多临床相关疾病的研究，如高血压、糖尿病、脑血管病、肾病及绝经期妇女内分泌代谢改变等。因此，血脂检测时临床最常用的检查项目之一。

一、脂蛋白

脂蛋白是由**脂质**和**载脂蛋白**组成的同一类物质（图 3-2）。分类方法有电泳法、超速离心沉淀法。电泳法是根据各种脂蛋白所带电荷不同，在电泳图谱中的位置不同而分类，共分为乳糜微粒、β-脂蛋白、前β-脂蛋白和α-脂蛋白。**超速离心沉淀法**则是根据脂蛋白密度的大小，在离心后所分层次而定，根据其命名的主要脂蛋白有乳糜微粒（CM）、极低密度脂蛋白（VLDL）、中间密度脂蛋白（IDL）、低密度脂蛋白（LDL）和高密度脂蛋白（HDL）（表 3-1）。

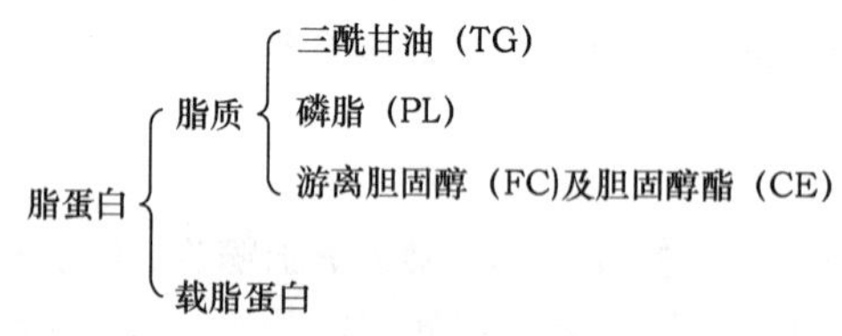

图 3-2　脂蛋白的组成

表 3-1　脂蛋白分类

脂蛋白（超速离心法）	密度（kg/L）	颗粒直径（nm）	漂浮率（SF）	电泳位置
CM	<0.95	80～1200	>400	原点
VLDL	0.95～1.006	30～80	60～400	前 α
IDL	1.006～1.019	23～35	20～60	α 和前 α 之间
LDL	1.019～1.063	18～25	0～20	α
HDL	1.063～1.21	5～12	0～9	β

（一）乳糜微粒

乳糜微粒（CM）来源于食物脂肪，颗粒最大，**密度最低**。正常人空腹 12h 后采血时，血浆中无 CM。餐后及某些病理状态下血浆中含有大量的 CM 时，因其颗粒大能使光发生散射，血浆外观混浊。将含有 CM 的血浆在 4℃静置过夜，CM 会自动漂浮到血浆表面，形成一层“奶酪”，这是检查有无 CM 存在最简单而又实用的方法。CM 中的载脂蛋白（Apo）主要是 Apo-AⅠ和 C，其次是含有少量的 Apo-AⅡ、AⅣ、B48 和 E。

（二）极低密度脂蛋白

极低密度脂蛋白（VLDL）中三酰甘油含量仍然很丰富，占一半以上（表 3-2）。由于 CM 和 VLDL 中都是以三酰甘油为主，所以这两种脂蛋白统称为富含三酰甘油的脂蛋白（RLP）。在没有 CM 存在的血浆中，其**三酰甘油的水平主要反映 VLDL 的多少**。由于 VLDL 分子比 CM 小，空腹 12h 的血浆是清亮透明的，只有当空腹血浆中三酰甘油水平超过 3. 3mmol/L 时，血浆才呈乳状光泽直至混浊，但不上浮成盖。VLDL 中的载脂蛋白含量近 10%，其中 40%～50%为 Apo-C，30%～40%为 Apo-B100，10%～15%为 Apo-E。

表 3-2　脂蛋白结构的主要成分

脂蛋白	脂　质	载脂蛋白
CM	TG：90%，TC：10%	1%，Apo-B48
VLDL	TG：60%，TC：20%	10%，Apo-B100、CⅡ、Ⅰ
IDL	TG：35%，TC：35%	15%，Apo-B100、E

续表

脂蛋白	脂 质	载脂蛋白
LDL	TG：10%，TC：50%	20%，Apo-B100
HDL	TG：<5%，TC：20%	50%，Apo-AⅠ、AⅡ
脂蛋白（a）	TG：10%，TC：50%	20%，Apo-B100、Apo（a）

（三）中间密度脂蛋白

中间密度脂蛋白（IDL）是VLDL向LDL转化过程中的中间产物，与VLDL相比，其胆固醇的含量已明显增加。正常情况下，血浆中IDL含量很低。最新的研究结果表明，IDL是一种有其自身特点的脂蛋白，应将其与VLDL和LDL区别开来。IDL中的载脂蛋白以Apo-B100为主，占60%～80%，其次是Apo-C（10%～20%）和Apo-E（10%～15%）。

（四）低密度脂蛋白

低密度脂蛋白（LDL）是血浆中胆固醇含量最多的一种脂蛋白，其胆固醇的含量（包括胆固醇酯和游离胆固醇）在一半以上。血浆中胆固醇约70%是在LDL内，单纯性高胆固醇血症时，血浆胆固醇浓度的升高与血浆中LDL水平是一致的。LDL中载脂蛋白几乎全部为Apo-B100（占95%以上），仅含有微量的Apo-C和E。

（五）Lp（α）

Lp（α）是Berg利用免疫方法发现的一种新的脂蛋白。其所含的载脂蛋白部分除1分子Apo-B100外，还含有另1分子的载脂蛋白即Apo（a），两个载脂蛋白以二硫键共价结合。目前认为Lp（a）直接由肝产生的，不能转化为其他种类脂蛋白，是一类独立的脂蛋白。

（六）高密度脂蛋白

高密度脂蛋白（HDL）颗粒最小，其结构特点是脂质和蛋白质部分几乎各占一半。HDL中的载脂蛋白以Apo-AⅠ为主，占65%，其余载脂蛋白为Apo-AⅡ（10%～23%）、Apo-C（5%～15%）和Apo-E（1%～3%），此外还有微量的Apo-AⅣ。HDL可进一步再分为HDL_2和HDL_3两个亚组分。HDL_2颗粒大于HDL_3，而其密度则小于HDL_3。两者的化学结构差别是，HDL_2中胆固醇酯的含量较多，而载脂蛋白的含量则相对较少。

二、载脂蛋白

（一）载脂蛋白的功能

脂蛋白中的蛋白部分称为载脂蛋白。其主要功能：①构成并且稳定脂蛋白的结构；②修饰并影响和脂蛋白有关的酶的代谢和活性；③一些酶的辅因子；④作为脂蛋白受体的配体。各种载脂蛋白主要合成部位是肝，小肠也可合成少量；近年发现除肝外，脑、肾、肾上腺、脾、巨噬细胞也能合成载脂蛋白E。

（二）载脂蛋白分类

迄今已发现20余种载脂蛋白，一般分为载脂蛋白（Apo）A、B、C、E、（α）五大类，每类中又有亚类。不同脂蛋白含有不同的载脂蛋白，如HDL主要含Apo AⅠ、AⅡ；LDL几乎只含Apo-B100；VLDL除含Apo-B100外，还含有Apo-CⅠ、CⅡ、CⅢ及E；CM含Apo-B100（表3-3）。

表3-3 载脂蛋白的分类和所在位置

载脂蛋白	分 布
Apo-AⅠ	HDL含大量，CM、VLDL、LDL含少量
Apo-AⅡ	HDL，CM、VLDL含少量
Apo-AⅣ	HDL
Apo（a）	Lp（a）
Apo-B48	CM

续表

载脂蛋白	分　布
Apo-B100	VLDL、IDL、LDL
Apo-CⅠ	VLDL
Apo-CⅡ	CM、VLDL、新生 HDL
Apo-E	CM、VLDL、IDL、HDL

载脂蛋白不仅在结合和转运脂质及稳定脂蛋白的结构上发挥主要作用，而且还调节脂蛋白代谢关键酶（脂蛋白脂肪酶、卵磷脂脂蛋白脂酰转移酶、肝脂肪酶）的活性，参与脂蛋白受体的识别，在脂蛋白代谢上发挥重要作用。

三、脂蛋白受体

脂蛋白受体是位于细胞膜上，能与脂蛋白结合的蛋白质。脂蛋白受体在决定脂类代谢途径，调节血浆脂蛋白水平等方面有极其重要的作用。

（一）低密度脂蛋白受体

LDL 受体广泛分布于肝、动脉壁平滑肌细胞、血管内皮细胞、淋巴细胞、单核细胞、巨噬细胞等处，但各组织或细胞的 LDL 受体活性差别很大。它不仅能识别 Apo-Bl00 还能识别 Apo-E，所以除能和 LDL 结合之外，还能和含有 Apo-E 的 VLDL、β-VLDL、LDL 残基等结合，将它们吞入细胞内，使细胞从摄取的脂蛋白中获得脂质（主要为胆固醇），此代谢过程称为**LDL 受体途径**。由于 LDL 受体能和 Apo-B、Apo-E 结合，所以又称 Apo-B 或 Apo-E 受体。LDL 受体主要**参与 VLDL、IDL 和 LDL 的分解代谢**。

（二）极低密度脂蛋白受体

与 LDL 受体不同，VLDL 受体仅对含 Apo-E 的脂蛋白如 VLDL、β-VLDL、VLDL 残基有高度的亲和力，并和这些脂蛋白结合。VLDL 受体广泛分布于心肌、骨骼肌、脂肪等组织细胞内，在肝内基本未发现 VLDL 受体。

四、脂质转运蛋白和脂蛋白代谢的重要酶类

脂质转运蛋白和脂蛋白代谢的重要酶类见图 3-3。

脂酶
- 脂蛋白脂肪酶（LPL）
- 卵磷脂胆固醇脂酰转移酶（LCAT）
- 肝脂酶（HL）

图 3-3　脂蛋白代谢的脂酶

（一）脂蛋白脂肪酶

脂蛋白脂肪酶（LPL）由几乎所有的实质性组织细胞（如肾、骨骼肌、心肌和脂肪组织等）合成和分泌，定位于全身毛细血管内皮细胞表面的 LPL 受体上。肝素引起这种结合的酶释放入血，故称为肝素后现象。**LPL 可催化 CM 和 VLDL 中的三酰甘油水解**。LPL 激活剂为 ApoCⅡ；抑制剂为 ApoCⅢ。

（二）肝脂肪酶

肝脂肪酶（HL）存在于肝和肾上腺血管床内皮细胞中，由肝素释放入血。目前认为 HL 有两种功能，一是继续 LPL 的工作，进一步催化水解 VLDL 残骸颗粒中的三酰甘油；二是参与 IDL 向 LDL 转化的过程。

（三）卵磷脂脂蛋白脂酰转移酶

卵磷脂脂蛋白脂酰转移酶（LCAT）由肝合成并分泌入血液循环，吸附在 HDL 分子上，与 Apo-AI 和胆固醇酯转运蛋白（CETP）一起组成复合物，存在于循环血液中。LCAT 催化血浆中胆固醇酯化，LCAT 激活剂为（辅助因子）Apo-AⅠ。

历年考点串讲

血浆脂质、脂蛋白、载脂蛋白、脂蛋白受体及有关酶类的分类、结构、功能历年必考。

其中胆固醇、三酰甘油的检查和脂蛋白为考试重点，应熟练掌握。载脂蛋白、脂蛋白受体、脂质转运蛋白和脂蛋白代谢的重要酶类应熟悉。

历年常考的细节：

1. 血浆胆固醇包括胆固醇酯和游离胆固醇两种，前者约占70%，后者占30%。催化胆固醇酯生成作用的酶是**卵磷脂胆固醇脂酰转移酶**。

2. 血浆**胆固醇**主要存在**LDL**中，其次为HDL和VLDL，CM中含量最少。

3. 脂蛋白密度由低到高，颗粒由大到小依次为乳糜微粒（CM）、**极低密度脂蛋白**（VLDL）、**中间密度脂蛋白**（IDL）、**低密度脂蛋白**（LDL）和**高密度脂蛋白**（HDL）。（2016、2017）

4. 电泳后各种脂蛋白的位置。

5. 由于**CM**和**VLDL**中都是以三酰甘油为主，所以这两种脂蛋白统称为富含三酰甘油的脂蛋白（RLP）。（2017）

6. IDL是VLDL向LDL转化过程中的中间产物，与VLDL相比，其**胆固醇**的含量已明显增加。

7. LDL是血浆中胆固醇含量最多的一种脂蛋白，血浆中胆固醇约70%是在LDL内，单纯性高胆固醇血症时，血浆胆固醇浓度的升高与血浆中LDL水平是一致的，LDL中载脂蛋白几乎全部为**Apo-B100**。

8. Lp(α)含有载脂蛋白Apo（a），Lp(α)直接由肝产生的，**不能转化**为其他种类脂蛋白。

9. 载脂蛋白的功能与分类。

10. 脂蛋白受体的概念、低密度脂蛋白受体和极低密度脂蛋白受体的功能。

11. LPL、HL、LCAT的生理功能。

五、脂蛋白代谢

一般来说，人体内血浆脂蛋白代谢可分为外源性代谢途径和内源性代谢途径。外源性代谢途径是指饮食摄入的胆固醇和三酰甘油在**小肠中合成CM及其代谢**过程；内源性代谢途径是指由**肝合成VLDL**，后者转变为IDL和LDL，LDL被肝或其他器官代谢的过程。此外，还有一个胆固醇逆转运途径，即HDL的代谢。

（一）外源性脂蛋白代谢

从食物中摄取的脂质（主要是**TG**），在肠内被胰腺分泌的脂肪酶（lipase）水解成脂肪酸（FFA）和一酰甘油（MG），由肠黏膜吸收进入细胞内，再重组成TG及磷脂。这些新生的TG与少量胆固醇、磷脂、Apo-B48、Apo-AⅠ构成巨大分子**CM**，经淋巴管再集中至胸导管进入血液循环。血液中CM，从HDL获得Apo-C和Apo-E而转化为成熟型。血液中CM的TG被微血管上皮细胞分泌的LPL水解产生MG及脂肪酸，被细胞摄取利用或储存。CM经LPL作用后，剩余的残留物被称作CM残粒，随血液进入肝迅速被代谢。CM是由食物而来的外源性脂质进入末梢组织的运输载体。乳糜微粒共含有Apo-B48、AI、C、E等载脂蛋白。

（二）内源性脂蛋白代谢

肝是体内主要能合成胆固醇等脂质并参加脂蛋白中间代谢的器官，由**肝合成的VLDL**是在空腹时血液中携带三酰甘油的主要脂蛋白，VLDL是内源性脂质进入末梢组织的脂质运输载体。

VLDL 中的 TG 在血液中经血管壁的 LPL 水解生成脂肪酸，被末梢组织利用。在脂解过程中，大多数的 VLDL、三酰甘油和磷脂很快被移走，VLDL 变成 IDL，进而成为 LDL 或者被直接分解代谢掉。一般，LDL 是血液中主要的携带胆固醇的脂蛋白，可以在肝和其他组织被 LDL 受体摄取进入细胞而被直接分解代谢掉。Apo-B100 是 VLDL 和 LDL 两者的主要结构蛋白，当 LDL、乳糜微粒和 VLDL 残粒过多时，就可能沉积在动脉壁上，导致动脉粥样硬化的形成。

（三）HDL 代谢

HDL 是在肝和小肠合成的，它可从富含三酰甘油的脂蛋白（乳糜微粒、VLDL）摄取脂质（磷脂、三酰甘油）和蛋白质（Apo-A、Apo-E、C）。HDL 的主要蛋白是 Apo-A。HDL 从周围组织得到胆固醇并在卵磷脂胆固醇酰基转移酶（ICAT）作用下转变成胆固醇酯后，直接将其运送到肝，再进一步代谢，起到清除周围组织胆固醇的作用，并进而**预防动脉粥样硬化**的形成，此过程称胆固醇“逆向转运”途径。HDL-C 升高则可以预防冠心病的发生。

六、血脂检查内容

（一）总胆固醇测定（TC）

血浆胆固醇包括**胆固醇酯**和**游离胆固醇**两种，前者约占 70%，后者占 30%。人体胆固醇除来自于食物以外，还可在体内由酰基辅酶-A 在肝内合成，提供内源性胆固醇的 90%。血浆**胆固醇主要存在 LDL 中**，其次为 HDL 和 VLDL，CM 中含量最少，其主要功能：①胆固醇是所有细胞膜和亚细胞器膜上的重要组成成分；②胆固醇是胆汁酸的惟一前体；③胆固醇是所有**类固醇激素**，包括性腺和肾上腺激素的前体等。

1．*检测方法* 化学法曾于很长一段时间用于常规检查，但由于其操作复杂，干扰因素多，现多已不用，而由**酶法代替**。应用胆固醇酯酶和胆固醇氧化酶的方法，快速准确，标本用量小，可完全在自动生化分析仪上操作，适合于大批量标本的检查。

2．*参考值* TC 随年龄上升。中青年男性略高于女性，老年女性高于男性。我国血脂异常防治建议中以≤5. 17mmol/L 为**合适水平**，5. 20～5. 66mmol/L 为**临界**范围（或边缘升高），≥5. 69mmol/L 为**升高**。美国以≥6. 21mmol/L 为高胆固醇血症。

3．*临床意义*

（1）胆固醇**升高**：容易引起动脉粥样硬化性心、脑血管疾病，如冠心病、心肌梗死、脑卒中等。但不能作为诊断指标，而最常用做动脉粥样硬化的预防、发病估计、治疗观察等的参考指标。胆固醇升高可见于各种高脂蛋白血症、梗阻性黄疸、肾病综合征、甲状腺功能低下、慢性肾衰竭、糖尿病等。此外，吸烟、饮酒、紧张、血液浓缩等也都可使血液胆固醇升高。妊娠末 3 个月时，可能明显升高，产后恢复至原有水平。

（2）胆固醇**降低**：可见于各种脂蛋白缺陷状态、肝硬化、恶性肿瘤、营养吸收不良、巨细胞性贫血等。此外，女性月经期也可降低。

（二）三酰甘油测定

三酰甘油（TG）属中性脂肪，在体内大量储存，其首要功能是为细胞代谢提供能量。血浆中的甘油酯 90%～95%是 TG。饮食脂肪被消化吸收后以 TG 形式形成乳糜微粒循环于血液中，血中乳糜微粒的半衰期仅为 10～15min，进食后 12h，正常人血中 TG 恢复至原有水平。

1．*检测方法* 化学法已被淘汰，由酶法代替。**酶法**快速准确，操作简单，并能在自动生化分析仪上进行大批量标本检测。

2．*参考值* 我国血脂异常防治建议提出，国人成年人的**合适 TG 水平**≤1. 69mmol/L；>1. 69mmol/L 为 **TG 升高**。NCEP-ATPⅢ文件将血清 TG 分为 4 个水平：≥5. 64mmol/L 为**极高**；2. 26～5. 63mmol/L 为**升高**；1. 69～2. 25mmol/L 为**临界**范围（边缘升高），<1. 69mmol/L 为合

适水平。

3. 临床意义

(1) TG升高：可见于各种高脂蛋白血症、糖尿病、痛风、梗阻性黄疸、甲状腺功能低下、胰腺炎等。

(2) TG降低：见于低脂蛋白血症、营养吸收不良、甲状腺功能亢进、甲状旁腺功能亢进，还可见于过度饥饿、运动等。

（三）高密度脂蛋白胆固醇测定

高密度脂蛋白（HDL）是体积最小的脂蛋白，和其他脂蛋白相比，HDL 蛋白含量最高（>50%），其主要载脂蛋白为 Apo-AⅠ、Apo-AⅡ及少量的 Apo-C、E；磷脂是其主要的脂质，还有少量胆固醇。HDL-C 表示的是和 HDL 结合的总胆固醇（包括游离胆固醇和胆固醇酯两者），以其量来估计 HDL 水平。

1. 测定方法　超速离心法。目前常规检测方法为均相测定法。

2. 参考值　我国血脂异常防治建议将 HDL-C 分为 2 个水平：≥1.04mmol/L 为合适范围；≤0.91mmol/L 为减低。NCEP-ATPⅢ文件制订 HDL-C<1.03mmol/L 为减低，≥1.3mmol/L 为理想水平；≥1.55mmol/L 为增高，具有预防 AS 发生的保护作用。

3. 临床意义　HDL-C 与冠心病（CHD）的发展呈负相关，所以 HDL-C 可用于评价患 CHD 的危险性。HDL-C 升高还可见于慢性肝炎、原发性胆汁性肝硬化。HDL-C 降低可见于急性感染、糖尿病、慢性肾衰竭、肾病综合征等。

（四）低密度脂蛋白胆固醇测定

低密度脂蛋白（LDL）是一个球形分子，其主要的载脂蛋白为 Apo-B100（约占蛋白的 95%）。LDL 是富含胆固醇的脂蛋白，正常人空腹时血浆中胆固醇的 2/3 是和 LDL 结核，其余的则由 VLDL 携带，也有极少部分在 IDL 和 Lp(a) 上。

1. 测定方法　可以用超速离心法和电泳法分离测定脂蛋白，但因为仪器昂贵，操作复杂，不适于常规检查。较长一段时间是用选择性化学沉淀法如用磷钨酸镁法（PTA-Mg^{2+}法）测定 HDL-C。用聚乙烯硫酸盐（PVS）法测定 LDL-C。LDL-C 测定也可采用 Friedewald 公式计算，下列情况不应采用公式计算：①血清中存在 CM。②血清 TG 水平>4.52mmol/L 时。③血清中存在异常β脂蛋白时（Ⅲ型高脂蛋白血症）。但因为不能用于自动生化分析仪，不适合大批量标本测定，已不多用。现在都改用双试剂的直接测定匀相法，可用于自动分析仪。

2. 参考值　血清 LDL-C 水平随年龄增加而升高。高脂、高热量饮食、运动少和精神紧张等也可使 LDL-C 水平升高。我国血脂异常防治建议将 LDL-C 分成 3 个水平：≤3.10mmol/L 为合适范围；3.13～3.59mmol/L 为边缘升高；≥3.62mmol/L 为升高。

NCEP-ATPⅢ文件将 LDL-C 分成 5 个水平，用于血脂异常的防治：<2.59mmol/L 为最适水平；2.59～3.34mmol/L 为近乎最适水平；3.38～4.13mmol/L 为临界高水平；4.16～4.89mmol/L 为高水平；≥4.92mmol/L 为极高水平。

3. 临床意义　由于 LDL-C 是冠心病的危险因素，所以最多用于判断是否存在患 CHD 的危险性，也是血脂异常防治的首要靶标。LDL-C 升高可见于遗传性高脂蛋白血症、甲状腺功能低下、肾病综合征、梗阻性黄疸、慢性肾衰竭等。LDL-C 降低可见于无β-脂蛋白血症、甲状腺功能亢进、消化吸收不良、肝硬化、恶性肿瘤等。

（五）载脂蛋白测定

1. 载脂蛋白 AⅠ　有 AⅠ、AⅡ、AⅣ。AⅠ和AⅡ主要分布在 HDL 中，是 HDL 的主要载脂蛋白。Apo-AⅠ的主要功能：①组成 HDL 并维持其结构的稳定性和完整性；②激活 LCAT，再催化胆固醇酯化；③作为 HDL 受体的配体。Apo-AⅠ由肝和小肠合成，是组织液中浓度最高的载脂蛋白，在血浆中半衰期为 45d。

（1）参考范围：正常人群空腹血清 Apo-AⅠ水平为 1.20～1.60g/L。

（2）临床意义：以 1.20g/L 为临界值，低于这个值的患者比高于 1.60 g/L 的患者有易患冠心病的倾向（1996 年）。冠心病患者、脑血管病患者 Apo-AⅠ偏低。家族性高 TG 血症患者 HDL-C 往往偏低，但 Apo-AⅠ不一定低，不增加冠心病危险；但家族性混合型高脂血症患者 Apo-AⅠ与 HDL-C 却会轻度下降，冠心病危险性高。Apo-AⅠ缺乏症（如 Tangier 病是罕见的遗传性疾病）、家族性低α-脂蛋白血症、鱼眼病等血清中 Apo-AⅠ与 HDL-C 极低。此外未控制的糖尿病、慢性肝病、肾病综合征、慢性肾衰竭等都可以引起 Apo-AⅠ降低。

2．*载脂蛋白 B*　**有 ApoB48 和 ApoB100 两种，前者主要存于 CM 中，后者存在于 LDL 中**。ApoB 是 LDL 含量最大的蛋白，90%以上的 Apo-B 是在 LDL 中，其余的在 VLDL 中。所以当有血清 LDL-C 升高时，血清 Apo-B 也升高，甚至在还未出现高胆固醇血症时 Apo-B 已升高。血浆 Apo-B 和 LDL-C 同样是冠心病的危险因素。

（1）参考范围：正常人群空腹血清 Apo-B 水平为 0.80～1.20g/L。

（2）临床意义：以 1.20g/L 为临界值，大于这个值的患者要比 Apo-B 浓度小于 1.00g/L 的人有易患冠心病的倾向（男性 $P<0.05$，女性 $P<0.001$）。Apo-B 是各项血脂指标中较好的动脉粥样硬化标志物。对一些遗传性脂蛋白异常血症，如无高脂蛋白血症、低β-脂蛋白血症等，Apo-B 具有诊断意义。此外在糖尿病、甲状腺功能低下、肾病综合征、肾衰竭、梗阻性黄疸，Apo-B 都可能升高；恶性肿瘤、营养不良、甲状腺功能亢进时都可能降低。

3．*方法学*　Apo-A 和 Apo-B 都有抗原性，因此可以利用抗原、抗体的免疫学原理方法来测定。曾用过放射免疫扩散、放射免疫等方法，现已改用免疫透射比浊法，可以直接在自动生化分析仪上操作。应注意用多点校准和数学方程进行曲线拟合制备剂量-反应曲线。

（六）脂蛋白（α）测定

Lp（α）是脂蛋白中特殊的一种，其结构在蛋白质方面与 LDL 很相似，但带有一个富含糖类和高度亲水性的叫作 Apo（α）的蛋白。绝大多数 Lp（α）在 1.050～1.100kg/L 密度范围内。Lp（α）有增加动脉粥样硬化和动脉血栓形成的危险性。Lp（α）成分和 LDL 及纤溶酶原都有相似性。

1．*参考值*　人群中呈偏态分布，一般以 300mg/L 以上作为病理性增高。

2．*临床意义*　血清 Lp（α）浓度主要由基因控制，不受性别、年龄、体重、适度体育锻炼和降胆固醇药物的影响。Lp（α）可作为动脉硬化性心脑血管疾病的独立危险因素指标。此外，Lp（α）增高还可见于终末期肾病、肾病综合征、1 型糖尿病、糖尿病肾病、妊娠和服用生长激素等，此外接受血透析、腹腔透析、肾移植等时 Lp（α）都有可能升高。

（七）各种脂蛋白在动脉粥样硬化形成中的作用和临床意义

1．*各种脂蛋白在动脉粥样硬化形成中的作用*　**胆固醇和胆固醇酯**是粥样斑块主要成分，高脂蛋白血症尤其是高胆固醇血症时，血胆固醇可通过因受损而通透性升高的内皮细胞，大量沉淀于动脉壁。富含胆固醇的 LDL，特别是小而密 LDL 亚型（sd-LDL），以及经化学修饰的氧化性 LDL（ox-LDL）、乙酰 LDL 和糖化 LDL，更具有细胞毒性，易被巨噬细胞和分泌型平滑肌细胞摄取形成泡沫细胞，引起动脉粥样硬化早期病变。Lp（α）可以对纤溶酶原和纤维蛋白及细胞表面的结合进行竞争，而抑制纤维蛋白水解作用。现在大多数的研究结果，都认为 **Lp（α）浓度的增加**是动脉粥样硬化心血管疾病的一个**独立的危险因素**。富含 TG 的 CM 和 VLDL 代谢分别生成富含胆固醇的 CM 残粒和 IDL，进而参与动脉粥样硬化的形成。但 HDL 因可将胆固醇从包括动脉壁的外周组织转运至肝代谢，有抗动脉粥样硬化形成的作用。

2．*临床意义*　目前认为血 **LDL、IDL、VLDL、TG 和 Lp（α）**浓度**升高**，**HDL 降低**，与动脉粥样硬化发病率呈**正相关**，构成动脉粥样硬化性脂蛋白表型。

历年考点串讲

脂蛋白、脂质与载脂蛋白测定方法评价、参考值及临床意义历年必考，其中胆固醇、三酰甘油测定，高密度、低密度脂蛋白测定，各种脂蛋白在动脉粥样硬化形成中的作用和临床意义为考试重点，应熟练掌握。载脂蛋白 AⅠ、B 测定，脂蛋白（α）测定应熟悉。

历年常考的细节：

1. 总胆固醇、三酰甘油、HDL-C、LDL-C、载脂蛋白 AⅠ、载脂蛋白 B、Lp（α）测定的参考值及临床意义。

2. 有关脂代谢的实验室检查中，推荐的常规检查项目。（2016）

3. 胆固醇升高容易引起动脉粥样硬化性心、脑血管疾病，但不能作为诊断指标，而最常用作动脉粥样硬化的预防、发病估计、治疗观察等的参考指标。

4. 测定总胆固醇和三酰甘油最常用酶法，测定所用试剂的组成、作用，测定的波长，方法学评价。

5. 高密度脂蛋白胆固醇测定的参考方法是超速离心法，较长一段时间是用磷钨酸镁法测定 HDL-C，用聚乙烯硫酸盐（PVS）法测定 LDL-C，现在都改用双试剂的直接测定均相法。

6. 载脂蛋白 AⅠ是 HDL 的主要载脂蛋白。

7. 大约 90%以上的 Apo-B 是在 LDL 中，所以当有血清 LDL-C 升高时，血清 Apo-B 也升高，血浆 Apo-B 和 LDL-C 同样是冠心病的危险因素。

8. Apo-AⅠ、B 的测定曾用过放射免疫扩散、放射免疫等方法，现已改用免疫透射比浊法。

9. 血清 Lp（α）浓度主要由基因控制，可作为动脉硬化性心脑血管疾病的独立危险因素指标。

10. 血 LDL、IDL、VLDL、TG 和 Lp（α）浓度升高，HDL 降低，与动脉粥样硬化发病率呈正相关。（2016）

七、高脂蛋白血症及其分型和临床分类

脂蛋白代谢紊乱疾病可以分为高脂蛋白血症和低脂蛋白血症。高脂血症是指血浆中胆固醇和（或）三酰甘油水平升高。由于血脂在血中以脂蛋白形式运输，实际上高脂血症也可认为是高脂蛋白血症（HLP）。血浆中 HDL-C 降低也是一种血脂代谢紊乱。有人建议采用脂质异常血症全面准确反映血脂代谢紊乱状态。

脂质代谢紊乱与高脂血症是动脉粥样硬化的主要危险因素。

（一）高脂蛋白血症分型

高脂蛋白血症分为 6 型（表 3-4）。

表 3-4 高脂蛋白血症的分型及特征

分 型	增加的脂蛋白	血清脂质浓度	血清载脂蛋白	血清外观	电 泳	原 因
Ⅰ	CM	TC：N to ↑ TG：↑↑↑	B48↑ A-↑ C-↓↑	奶油样表层 下层透明	原点深染	LPL 缺乏 Apo-CⅡ缺乏
Ⅱa	LDL	TC：↑ TG：N	B100↑	透明或轻度混浊	深β带	LDL 受体缺陷或活性降低 LDL 异化障碍

续表

分　型	增加的脂蛋白	血清脂质浓度	血清载脂蛋白	血清外观	电　泳	原　因
Ⅱb	LDL，VLDL	TC：↑↑ TG：↑	B↑ CⅡ↑ CⅢ↑	混浊	深β带 深前β带	VLDL 合成旺盛 VLDL→LDL 转换亢进
Ⅲ	IDL	TC：↑↑ TG：↑↑	CⅡ↑ CⅢ↑ E↑↑	混浊	宽β带	Apo-E 异常
Ⅳ	VLDL	TC：N to↑ TG：↑↑	CⅡ↑ CⅢ↑ E↑	混浊	深前β带	VLDL 合成亢进 VLDL 处理速率变慢
Ⅴ	CM VLDL	TC：↑ TG：↑↑	CⅡ↑↑ CⅢ↑↑ E↑↑	奶油样表层 下层混浊	原点及前β带，深染	LPL 缺失 VLDL，CM 处理速度变慢

1．Ⅰ型高脂蛋白血症　又称家族性高乳糜微粒血症，主要生化特征是血浆中 CM 浓度增加，三酰甘油水平升高，胆固醇水平可正常或轻度增加。

2．Ⅱa 型高脂蛋白血症　血浆中 **LDL 水平升高**，血浆外观澄清。血脂测定只有 TC 水平升高，而 TG 水平则正常。

3．Ⅱb 型高脂蛋白血症　**血浆中 VLDL 和 LDL 水平均有增加**，血浆外观澄清或轻混。血脂测定 TC 和 TG 均有增加。

4．Ⅲ型高脂蛋白血症　又称为异常β-脂蛋白血症，主要是由于血浆中乳糜微粒残粒和 VLDL 残粒水平增加。**血浆中 TC 和 TG 均明显升高**。

5．Ⅳ型高脂蛋白血症　血浆中 **VLDL 水平增加**，血浆 TG 明显升高，TC 水平正常或偏高。

6．Ⅴ型高脂蛋白血症　血浆中 CM 和 VLDL 水平均升高。血浆 TG 和 TC 均升高，**以 TG 升高为主**。

（二）临床上将高脂血症分为四类

临床上将高脂血症分为四类（表 3-5）：

1．高胆固醇血症　血清 TC 水平增高。

2．混合型高脂血症　血清 TC 与 TG 水平均增高。

3．高甘油三酯血症　血清 TG 水平增高。

4．低高密度脂蛋白血症　血清 HDL-C 水平减低。

表 3-5　高脂血症的临床分类

分　型	TC	TG	相当于 WHO 表型
高胆固醇血症	↑↑		Ⅱa 型
高甘油三酯血症		↑↑	Ⅳ型（Ⅰ型）
混合型高脂血症	↑↑	↑↑	Ⅱb（Ⅲ、Ⅴ）
低高密度脂蛋白血症	血清 HDL-C 水平降低		

（三）按病因高脂血症可分为两类

1．原发性高脂血症　是指原因不明的高脂血症，目前已发现，有相当一部分患者存在单个或多个遗传基因缺陷，如参与脂蛋白代谢的关键酶如 LPL 和 LCAT，载脂蛋白如 Apo-AI、B、CⅡ、E，以及脂蛋白受体如 LDLR 等**基因缺陷**。

2．继发性高脂血征　常见病因有糖尿病、甲状腺功能减低、肾病综合征等。

历年考点串讲

脂蛋白代谢及高脂蛋白血症部分历年偶考。其中，低密度、高密度脂蛋白代谢，高脂蛋白血症分型为考试重点，应熟练掌握。乳糜微粒和极低密度脂蛋白代谢，高脂蛋白血症的概念应熟悉。

历年常考的细节：

1. 血浆脂蛋白外源性代谢途径的概念。
2. 血浆脂蛋白内源性代谢途径的概念。
3. CM、VLDL、LDL、HDL的生理功能。
4. 食物中的脂肪被消化、吸收后，在小肠组织内组成富含三酰甘油的大分子新生乳糜微粒。（2015）
5. 在脂解过程中，大多数的VLDL、三酰甘油和磷脂很快被移走，VLDL变成IDL，进而成为LDL或者被直接分解代谢掉。
6. 脂肪酶的生物学作用。（2017）
7. LDL是血液中主要的携带胆固醇的脂蛋白，可以在肝和其他组织被LDL受体摄取进入细胞而被直接分解代谢掉。Apo-B100是VLDL和LDL两者的主要结构蛋白，当LDL、乳糜微粒和VLDL残粒过多时，就可能沉积在动脉壁上，导致动脉粥样硬化的形成。
8. HDL的主要蛋白是Apo-A。HDL从周围组织得到胆固醇并在卵磷脂胆固醇酰基转移酶（ICAT）作用下转变成胆固醇酯后，直接将其运送到肝，再进一步代谢，起到清除周围组织胆固醇的作用，并进而预防动脉粥样硬化的形成，此过程称胆固醇“逆向转运”途径。HDL-C升高则可以预防冠心病的发生。
9. 高脂血症是指血浆中胆固醇和(或)三酰甘油水平升高(高脂血症的危险因素)。(2016)
10. 高脂蛋白血症的分型，分为6型（Ⅰ、Ⅱa、Ⅱb、Ⅲ、Ⅳ和Ⅴ型）；目前临床上将高脂血症分为四类。

第4单元　血浆蛋白质检查

一、主要血浆蛋白质的理化性质、功能和临床意义

（一）血浆蛋白质的组成

血浆蛋白质是血浆中含量最多、成分极为复杂、功能广泛的一类化合物。已分离出近200多种。主要包括白蛋白、α_1-抗胰蛋白酶、α_1-酸性蛋白酶、结合珠蛋白、α_2-巨球蛋白、铜蓝蛋白、转铁蛋白、血红素结合蛋白、β_2-微球蛋白、C反应蛋白。

（二）血浆蛋白质的功能和临床意义

1. 前白蛋白（PA）　由肝细胞合成。测定其在血浆中的浓度对于了解蛋白质的营养不良和肝功能不全有较高的敏感性。在肝炎发病早期血清前白蛋白浓度下降往往早于其他血白蛋白成分的改变，急性炎症、营养不良、恶性肿瘤、肝疾患或肾炎时其浓度也可下降。前白蛋白除了作为组织修补的材料外，还可视作一种运载蛋白，它可以和T_3、T_4结合，还可以和视黄醇结合而具有运载维生素A的作用。

2. 白蛋白（Alb）　由肝实质细胞合成，是血浆中含量最多的蛋白质，占总蛋白的40%～60%。

（1）Alb 主要生理功能

1）作为内源性氨基酸营养源，具有相当的酸碱缓冲能力，是血浆中很主要的载体，可运输许多水溶性差的物质，如胆红素、胆汁酸盐、前列腺素、类固醇激素、金属离子、多种药物等。

2）维持血液胶体渗透压，白蛋白分子质量较小，它在血管外体液中的浓度可作为各种膜屏障完整性的良好指标。

（2）Alb 临床意义

1）血浆白蛋白浓度可以受饮食中蛋白质摄入量影响，在一定程度上可以作为个体**营养**状态的评价指标。

2）在血浆蛋白质浓度明显下降的情况下，可以影响许多配体在血循环中的存在形式，包括内源性的代谢物、激素和外源性的药物。

3）血浆的白蛋白增高较少见，在严重失水时，对监测血浓度有诊断意义。

4）白蛋白降低临床意义较大，可见于白蛋白**合成降低**，如急慢性肝病；营养或**吸收不良**；组织损伤或炎症引起的白蛋白**分解代谢增加**如大面积组织损伤；消耗性疾病（恶性肿瘤，严重感染等）；白蛋白**异常丢失**，如肾病综合征、慢性肾炎等；白蛋白**分布异常**，如有门静脉高压腹水时；遗传性疾病等。

3．α_1-酸性糖蛋白（AAG）　包括等分子的己糖、己糖胺和唾液酸，早期称为血清类黏蛋白。α_1-酸性糖蛋白的测定目前主要作为急性时相反应的指标，在风湿病、恶性肿瘤及心肌梗死患者亦常增高，在营养不良、严重肝损害等情况下降低。

4．α_1-抗胰蛋白酶（AAT）　是具有蛋白酶抑制作用的一种**急性时相反应蛋白**，在醋酸纤维薄膜或琼脂糖电泳中α_1-抗胰蛋白酶泳动于α_1区带，是这一区带主要组分。一般认为α_1-抗胰蛋白酶的主要功能是对抗由多形核白细胞吞噬作用时释放的溶酶体蛋白水解酶，α_1-抗胰蛋白酶缺陷也可引起肝细胞的损害而致肝硬化，炎症及外科手术后血清浓度可增加，长期接受可的松治疗、妊娠及妇女服用避孕药时，浓度亦可增高；低血浆 AAT 可以发现于**胎儿呼吸窘迫综合征**。

5．血红素结合蛋白（Hp）　又名结合珠蛋白、触珠蛋白，为一种糖蛋白，主要在肝合成，它是一种急性时相反应蛋白。每分子结合珠蛋白可以结合两分子的血红蛋白。Hp 可以防止血红蛋白从肾丢失而为机体有效地保留铁。临床意义：急性时相反应中血浆结合珠蛋白浓度增加，烧伤和肾病综合征引起大量白蛋白丢失的情况下亦可见增加。血管内溶血（如溶血性贫血、输血反应、疟疾）时结合珠蛋白含量明显下降。此外，严重**肝病患者** Hp 的合成**降低**。

6．α_2-巨球蛋白（α_2-MG 或 AMG）　是血浆中分子质量最大的蛋白质。由肝细胞与单核-吞噬细胞系统合成。其特性是能与多种分子和离子结合，特别是它可与不少蛋白水解酶结合而影响这些酶的活性，起到有选择地保持某些蛋白酶活性的作用，这在免疫应用中可能具有重要意义。在低白蛋白血症时，α_2-巨球蛋白含量可增高。

7．铜蓝蛋白（CER）　铜蓝蛋白是含铜的α_2-糖蛋白。CER 具有氧化酶的活性，对多酚及多胺类底物有催化其氧化的能力。

临床意义：最特殊的作用在于协助诊断**肝豆状核变性**（Wilson 病），Wilson 病患者血清铜蓝蛋白含量**降低**（100mg/L 以下），而伴有血浆可透析的铜含量增加，这是本病的特征。此病为常染色体隐性遗传，主要由于体内铜代谢障碍所致。铜蓝蛋白为一种急性时相反应蛋白，在感染、创伤和肿瘤时增高。增高亦见于半数以上的肝癌（转移性）、胆石症、肿瘤引起的胆道阻塞、妊娠后 3 个月及口服避孕药者。减低见于肾病综合征、严重肝病。

8．转铁蛋白（TRF）　是血浆中主要的含铁蛋白质，负责运载由消化道吸收的铁和由红细胞降解释放的铁。转铁蛋白可逆地结合多价离子，包括铁、铜、锌、钴等。主要由肝细胞合成，半衰期为 7d。血浆中转铁蛋白的浓度受铁供应的调节，在缺铁状态时，血浆 TRF 浓度上升，经铁有效治疗后恢复到正常水平。

临床意义：血浆中转铁蛋白可用于贫血的诊断和对治疗的监测。缺铁性的低血红蛋白贫血中TRF的水平升高，但铁饱和度很低；如果贫血是由于红细胞对铁的利用障碍，则血浆中转铁蛋白正常或低下，但铁的饱和度增高。在炎症、恶性病变时常随着白蛋白、前白蛋白同时下降。在肾病综合征、慢性肝疾病及营养不良时亦下降。妊娠及口服避孕药或雌激素注射可使血浆TRF升高。

9．β_2-微球蛋白（BMG） 是分子质量较低的蛋白质，广泛存在于所有的有核细胞表面，特别是淋巴细胞和肿瘤细胞，并由此释放入血循环。临床意义：肾衰竭、炎症及肿瘤时血浆中浓度升高，但临床主要应用于监测肾小管功能损伤。特别用于肾移植后排斥反应的监测，如有排斥反应影响肾小管功能时，尿中β_2-微球蛋白排出量增加。在急性白血病和淋巴瘤有神经系统浸润时，脑脊液中β_2-微球蛋白可增高。

10．C-反应蛋白（CRP） 是一种能与肺炎链球菌C多糖反应的急性时相反应蛋白，由肝细胞合成，电泳分布β区带。它广泛分布于人体，如胸腔积液、腹水、心包液、关节液、血液等处。临床意义：作为急性时相反应的一个极灵敏的指标，血浆C反应蛋白浓度在急性心肌梗死、创伤、感染、炎症、外科手术、肿瘤浸润时迅速地显著升高，可达正常水平的数千倍。结合临床病史，有助于随访病程。特别在炎症过程中，随访风湿病、系统性红斑狼疮、白血病等。

历年考点串讲

主要的血浆蛋白质的理化性质、功能和临床意义历年必考，其中前白蛋白、白蛋白、α_2-巨球蛋白、β_2-微球蛋白、血红素结合蛋白、转铁蛋白的理化性质、功能与临床意义为考试重点，应该熟练掌握；α_1-抗胰蛋白酶、α_1-酸性糖蛋白、结合珠蛋白、铜蓝蛋白、C-反应蛋白为熟悉内容。

历年常考细节：

1. 前白蛋白由肝细胞合成，除了作为组织修补的材料外，还可视作一种运载蛋白，它可以和T_3、T_4结合，还可以和视黄醇结合而具有运载维生素A的作用。（2016）

2. 白蛋白由肝实质细胞合成，是血浆中含量最多的蛋白质，占总蛋白的40%～60%。白蛋白亦是血浆中主要的非特异性载体，可运输许多水溶性差的物质，如胆红素、胆汁酸盐、前列腺素、类固醇激素、金属离子、多种药物等。（2016）

3. β_2-微球蛋白临床主要应用于监测肾小管功能损伤。特别用于肾移植后排斥反应的监测。（2016）

4. 在低白蛋白血症时，α_2-巨球蛋白含量可增高。

5. 血红素结合蛋白可以防止血红蛋白从肾丢失而为机体有效地保留铁。

6. 铜蓝蛋白具有氧化酶的活性，对多酚及多胺类底物有催化其氧化的能力，其最特殊的作用在于协助诊断肝豆状核变性（Wilson病）。Wilson病患者血清总铜浓度不变，铜蓝蛋白含量降低（10mg/dl以下），而伴有血浆可透析的铜（游离铜）含量增加。（2016）

7. C-反应蛋白是一种能与肺炎链球菌C多糖反应的急性时相反应蛋白，由肝细胞合成，是急性时相反应的一个极灵敏的指标，血浆C反应蛋白浓度在急性心肌梗死、创伤、感染、炎症、外科手术、肿瘤浸润时迅速地显著升高，可达正常水平的数千倍。（2015、2016）

二、血浆蛋白质的测定、参考值、方法评价及其临床意义

（一）血清总蛋白测定

1．方法 双缩脲比色法。它是目前首选推荐的蛋白质定量方法。原理是蛋白质分子中的肽

键在碱性条件下与二价铜离子（Cu^{2+}）作用生成**蓝紫**色的化合物，这种颜色反应强度在一定浓度范围内与蛋白质含量成正比，经与同样处理的蛋白标准液比较，可求得蛋白质含量。

2. *参考范围*　血浆总蛋白随年龄增大有所增高，60 岁后则有所下降，新生儿为 46～70g/L，数月龄至 2 岁为 51～75g/L。3 岁及以上为 60～80g/L，成人为 **64～83g/L**（直立行走）和 60～78g/L（卧床）。

3. *临床意义*　直立体位血液相对浓缩，而长久卧床者血液较直立体位稀。血清总蛋白增高是由于血液浓缩和血浆蛋白质合成增加造成的。前者见于严重腹泻、呕吐、高热时急剧失水，后者见于多发性骨髓瘤患者。血清总蛋白降低是由于血液稀释和摄入不足及消耗增加造成的。前者见于静脉注射过多低渗溶液或因各种原因引起的钠、水潴留，后者见于食物中长期缺乏蛋白质或慢性胃肠道疾病所引起的消化吸收不良及消耗性疾病，如结核病、甲状腺功能亢进、恶性肿瘤等。

（二）血清白蛋白测定

1. *方法*　**溴甲酚绿法**（BCG 法），溴甲酚绿是一种阴离子染料，在 pH 4. 2 的缓冲液中，与白蛋白结合成复合物，溶液由未结合前的黄色变成**蓝绿色**，在 **628nm** 波长的吸光度与白蛋白浓度成正比。

2. *参考范围*　0～4 天为 28～44g/L，4 天至 14 岁为 38～54g/L，平均高 3g/L。医学决定水平：＞35g/L 时正常，28～34g/L 轻度缺乏，21～27g/L 中度缺乏，＜21g/L 则严重缺乏，低于 28g/L 时会出现组织水肿。

3. *临床意义*　白蛋白浓度增高，除严重脱水，血浆浓缩而使白蛋白增高外，尚未发现单纯白蛋白浓度增高的疾病。白蛋白浓度降低，同时总蛋白浓度降低。

（三）球蛋白的含量及白蛋白与球蛋白的比例

1. *方法*　球蛋白的含量是通过血清总蛋白测定值减去血清白蛋白测定值计算出的。

2. *临床意义*　临床上球蛋白增高多见于炎症、免疫系统疾病和肿瘤。球蛋白浓度降低见于血液稀释、严重的营养不良、胃肠道疾病等。

A/G 比值反映了白蛋白与球蛋白浓度变化的关系。正常 A/G 比值为（1～2）：1。临床上常用 A/G 比值来衡量肝疾病的严重程度，当 A/G 比值＜1 时，称**比值倒置**，**为慢性肝炎或肝硬化**的特征之一。

（四）血白蛋白电泳及临床意义

1. *原理*　血清中各种蛋白质的等电点不同，在同一 pH 电场中所带电荷量也不同，加之蛋白质的分子质量亦不相同，所以在同一电场中电泳迁移率就有差异。醋酸纤维素薄膜电泳及聚丙烯酰胺凝胶电泳是目前临床生物化学检验中最常用的电泳技术，按其泳动速度可将血清（浆）蛋白质分为 5 条区带，从**正极到负极依次为**白蛋白和α_1、α_2、β和γ-球蛋白，通过染色和光密度扫描可计算出各区带蛋白质占总蛋白的百分含量，它是了解血清（浆）蛋白质全貌的有价值方法。通过醋酸纤维薄膜电泳或琼脂糖凝胶电泳将血浆蛋白质根据不同的电泳条件还可将各个区带进一步分离。在琼脂糖凝胶电泳中常可分出 13 个区带，聚丙烯酰胺凝胶电泳在适当条件下可以分出 30 多个区带。

2. *临床意义*　血白蛋白电泳图谱的分型为临床疾病诊断提供依据，异常血白蛋白电泳图谱分析及其特征见表 3-6。肾病型可见于急慢性肾炎、肾病综合征、肾衰竭等，图形表现为 Alb 降低，α_2和β-球蛋白升高；肝硬化型可见于慢性活动性肝炎、肝硬化等，图形表现为 Alb 降低，β和γ-球蛋白增高，可出现β和γ-球蛋白难以分离而连接在一起的“β-γ”桥，此现象是由于**肝纤维增生**导致 IgA 增高所致；急性反应时相型常以α_1、α_2-球蛋白增高为特征；慢性炎症型则以 Alb 降低，α_2和β-球蛋白增高较为常见；M 蛋白血症主要见于多发性骨髓瘤，患者有大量单克隆蛋白质（主要是 IgG 或 IgA），电泳时可在β和γ-球蛋白之间出现一条狭窄的区带，称 **M 区带**（表 3-6）。

表 3-6　异常血白蛋白电泳图谱的分型及其特征

血白蛋白的图谱类型	总蛋白质	Alb	α_1-球蛋白	α_2-球蛋白	β-球蛋白	γ-球蛋白
低蛋白血症	↓↓	↓↓	N↑	N	↓	N↑
肾病型	↓↓	↓↓	N↑	↑↑	↑	不定 β-γ↑
肝硬化型	↓N↑	↓↓	N↓	N↓		β-γ↑（融合）
急性炎症或急性时相反应症	N	↓N	↑	↑		N
慢性炎症型		↓	↑	↑		↑
弥漫性肝损害型	↓N	↓↓	↑↓			↑
弥漫宽 γ 球蛋白血症型	↑	↓N				↑↑
M 蛋白血症型	在 α-γ 区带中出现 M 蛋白峰-M 区带峰					
高 α_2（β）球蛋白血症		↓		↑↑	↑	
妊娠型（高 α 型）	↓N	↓	↑		↑	N
蛋白质缺陷	个别区带出现特征性缺乏					

历年考点串讲

血浆总蛋白、白蛋白测定、血白蛋白电泳及在相关疾病时血浆蛋白电泳图谱的主要变化特征等为考试重点，应该熟练掌握。

历年常考细节：

1. **双缩脲比色法**是目前首选推荐的蛋白质定量方法。原理是蛋白质分子中的肽键在碱性条件下与二价铜离子（Cu^{2+}）作用生成**蓝紫色**的化合物，这种颜色反应强度在一定浓度范围内与蛋白质含量成正比，经与同样处理的蛋白标准液比较，可求得蛋白质含量。血清总蛋白**增高**见于血液浓缩和血浆蛋白质合成增加；血清总蛋白**降低**见于血液稀释、摄入不足、消耗增加、蛋白质合成减少等。（2016）

2. 血清白蛋白常用**溴甲酚绿法**（BCG 法）测定。（2016）

3. 醋酸纤维素薄膜电泳及聚丙烯酰胺凝胶电泳是目前临床生物化学检验中最常用的电泳技术，使用 **pH8.6 的巴比妥缓冲液**，各种蛋白质的电荷状态是白蛋白和球蛋白都带负电荷，按其泳动速度可将血清（浆）蛋白质分为 5 条区带，从正极到负极依次为**白蛋白和α_1、α_2、β和γ-球蛋白**；琼脂糖凝胶电泳中常可分出 **13** 个区带，聚丙烯酰胺凝胶电泳在适当条件下可以分出 **30** 多个区带。（2017）

4. 血清总蛋白白蛋白的参考值，**A/G 比值**范围及临床意义，血白蛋白电泳图谱及临床意义。（2016）

三、急性时相反应蛋白

（一）概念

在急性心肌梗死、外伤、炎症、手术、肿瘤时血浆某些蛋白质水平可有明显的升高或降低，这一现象被称为急性时相反应（acute phase reactants, APR），这些蛋白质被称为急性时相反应蛋白。它们可能是机体防御机制的一部分，具体机制尚不十分清楚。

（二）APR 种类

APR 包括α_1-抗胰蛋白酶、α_1-酸性糖蛋白、结合珠蛋白、铜蓝蛋白、C4、C3、纤维蛋白原、C-反应蛋白等。其血浆浓度在炎症、创伤、心肌梗死、感染、肿瘤等情况下显著上升。另外有 **3 种蛋白质，即前白蛋白、白蛋白和转铁蛋白则相应低下**。

（三）APR 变化特点及临床意义

当机体处于急性时相反应时，血浆蛋白相继出现一系列特征性变化，这些变化与疾病进程相关，因此可以此鉴别急性、亚急性、慢性病理状态。在一定程度上急性时相反应蛋白与病理损伤的程度和范围也有一定的相关性。

例如，急性心肌梗死时，早期 C-反应蛋白、α_1-抗胰蛋白酶、α_1-酸性糖蛋白、触珠蛋白升高很快，然后相继在 3 周内逐步降低至正常。

组织损伤后 24h 血中触珠蛋白和α_1-抗胰蛋白酶开始升高，同时可有血中纤维蛋白原水平的上升，可使血栓形成的可能性升高。

C-反应蛋白是一种主要的急性反应期的指示蛋白，其在组织损伤后 6～8h 就可上升，上升幅度可达正常值的 20～500 倍，在致病因素消除后 C-反应蛋白可很快恢复正常。因为 C-反应蛋白在血中的半衰期＜1d，因此其在抗生素治疗时有一定的参考价值。急性反应期一般同时有免疫球蛋白水平升高是因为急性感染或其他组织损伤刺激了淋巴细胞（B 细胞）的免疫球蛋白合成。

在生理情况下，如女性妊娠、放节育环、口服避孕药时也可出现急性时相反应蛋白水平的升高。

历年考点串讲

急性时相反应蛋白概念与种类、急性时相反应蛋白在急性时相反应进程中的变化特点及临床意义等为熟悉内容。

历年常考的细节：

1. 在急性心肌梗死、外伤、炎症、手术、肿瘤时血浆某些蛋白质水平可有明显的升高或降低，这一现象被称为急性时相反应（APR），这些蛋白质被称为急性时相反应蛋白。急性时相反应蛋白包括α_1-抗胰蛋白酶、α_1-酸性糖蛋白、结合珠蛋白、铜蓝蛋白、C4、C3、纤维蛋白原、C-反应蛋白等。另外有 3 种蛋白质，即前白蛋白、白蛋白和转铁蛋白则相应低下。

2. 急性心肌梗死时，早期 C-反应蛋白、α_1-抗胰蛋白酶、α_1-酸性糖蛋白、触珠蛋白升高很快；组织损伤后 24h 血中触珠蛋白和α_1-抗胰蛋白酶开始升高，同时可有血中纤维蛋白原水平的上升，使血栓形成的可能性升高。C-反应蛋白在组织损伤后 6～8h 就可上升，上升幅度可达正常值的 20～500 倍。

第 5 单元　诊 断 酶 学

一、血清酶

（一）血清酶的分类

1. 血清酶　分为血浆特异酶和非血浆特异酶。血浆特异酶包括一系列凝血因子和纤溶因子，以及胆碱酯酶、铜氧化酶、脂蛋白脂肪酶等。非血浆特异酶可分为分泌酶和代谢酶两种。分泌酶来源于外分泌腺，包括胰淀粉酶、胰脂肪酶、胰蛋白酶、胃蛋白酶和前列腺酸性磷酸酶等。血清酶在血液中的浓度与其分泌腺体的功能活动及疾病有关。代谢酶存在于细胞内，参与细胞内新陈代谢，病理情况下极易升高，包括转氨酶、乳酸脱氢酶、肌酸激酶等。

2. 生理变异　性别、年龄、进食、运动、妊娠和分娩等生理因素可以影响血清酶测定数值。例如，男性 CK 和 GGT 高于女性；新生儿的 CK 和 LD 活性常为成人的 2～3 倍；碱性磷酸酶和骨的生长发育有密切关系。

3. 血清酶病理改变

（1）酶合成异常：血浆特异酶细胞合成下降，是引起血液中酶变化的重要因素，这些酶大多数在**肝内合成**，当肝功能障碍时酶浓度常下降，如血清胆碱酯酶活性在有肝功能障碍时可能下降。由于酶基因变异也可引起特定酶减少或消失，如**肝-豆状核综合征**患者血中**铜氧化酶活性可明显下降**。例如，有骨细胞增生时，血中 ALP 可上升，此外恶性肿瘤、应用某些药物也可引起相应的血清酶变化。

（2）酶释放增加：是疾病时大多数血清酶增高的主要机制。影响细胞酶释放的主要原因：①细胞内、外酶浓度的差异。非血浆特异的酶在细胞内、外浓度可差千倍以上，只要有少量细胞受损伤，酶从细胞中释出，就可使血液中酶明显升高。②酶在细胞内的定位和存在的形式。胞质中游离的酶如 ALT、LD 最容易释放入血，而在亚细胞结构中的酶则较难释放出来，特别是线粒体酶，如肝细胞中的 AST 常需细胞出现坏死病变时才能释放入血。③酶蛋白分子质量的大小。试验证明酶释放的速度大约和分子质量成反比，此因素对酶在血液出现时间的影响大于对酶浓度高低的影响，如 LD 分子质量大于 CK，而当有心肌梗死时，LD 在血液中升高的时间就晚于 CK。

（3）酶在细胞外间隙的分布和运送：细胞中酶有三种途径进入血液，即①血管内皮细胞和血细胞的酶直接进入血液。②酶可同时进入血液和组织间隙，后者再入血。③酶大部分进入组织间隙后再入血。这些因素都会影响酶进入血液的时间和升高的程度。

（4）酶排出异常：不同疾病和不同的酶从血液中清除的时间和机制不同，同一疾病不同酶恢复正常的时间也不一样，这和酶的半衰期及一些其他因素有关。

（二）酶活性与酶质量测定方法与评价

1. 酶活性测定方法　酶活性测定以分光光度法最为常用，可分为定时法和连续监测法两大类。

（1）定时法（两点法）：通过测定酶反应开始后某一时间段内（*t*1 到 *t*2）产物或底物浓度的总变化量来求取酶反应初速度的方法。其中 *t*1 往往取反应开始的时间。在酶反应一定时间后，通过加入强酸、强碱、蛋白沉淀剂等使反应完全停止，也叫中止反应法。

（2）连续监测法：又称动力学法或速率法、连续反应法。在酶反应过程中，用仪器监测某一反应产物或底物浓度随时间的变化所发生的改变，通过计算求出酶反应初速度。

2. 酶的活性的表示方法　通常以酶单位数表示。国际单位的含义：在实验规定的条件下（温度、最适 pH、最适底物浓度时），在 **1min 内催化 1μmol 底物**发生反应所需的酶量作为 1 个酶活力国际单位（U）。酶活性测定的单位是 U/L。

3. 酶的质量测定　可以通过抗原、抗体反应直接测定。直接用质量单位 ng/ml、μg/L 来表示酶含量的高低。

4. 酶活力测定的影响因素　包括反应速度和底物浓度，米氏方程 $v=\frac{V_{max}[S]}{K_m+[S]}$ 是反映酶促反应速度与底物浓度关系的方程式，V_{max} 为最大反应速率，**K_m 为米氏常数，K_m 值是酶的特征常数之一，只与酶的性质有关，而与酶浓度无关，K_m 值等于酶促反应速度为最大速度一半时的底物浓度**。不同的酶，K_m 值不同。同一个酶有几种底物时，则对每一种底物各有一特定的 K_m 值，其中 K_m 值最小的底物一般称为该酶的最适底物或天然底物。V_{max} 是酶完全被底物饱和时的反应速度。影响酶促反应的因素主要有酶浓度、底物浓度、pH、温度、电解质及辅酶、激活药及抑制药等。酶促反应过程中，当底物浓度足够大时，酶促反应速度与酶量成正比。抑制药可降低酶的催化活性而不引起酶蛋白变性。竞争性抑制表观 K_m 增大，V_{max} 不变；非竞争性抑制表观 K_m 不变，V_{max} 降低；反竞争性抑制表观 K_m 减小，V_{max} 降低。

5. 标本采集要点

（1）不能溶血：因大多数酶在血细胞中的含量比在血浆中高得多。如 LDH 高 150 倍，ALT 高 7 倍。

（2）及时分离血清：防止血细胞内酶进入血清。

（3）尽量用血清标本：防止某些抗凝剂对酶的抑制作用（除外测定与凝血或纤溶有关的酶）。

（4）及时测定：防止酶蛋白变性。

（5）大部分酶在低温中比较稳定。常用酶如 ALT、AST、ALP、CK、GGT、和 AMY，冷冻保存在 10 个月活性变化不大。但有些酶如 LD 在融冻时被破坏，**LD 在低温反而不如室温稳定，即所谓的“冷变性”**。

（三）工具酶

作为试剂用于测定化合物浓度或酶活力的酶称为工具酶。

1. NAD(P)$^+$或 NAD(P)H 偶联的脱氢酶及其指示反应　最常用作工具酶的脱氢酶是乳酸脱氢酶（LDH）、苹果酸脱氢酶（MD）、谷氨酸脱氢酶（GLD）和 6-磷酸葡萄糖脱氢酶（G-6-PD）。前两种酶主要以 NAD$^+$或 NAD 为辅酶，GLD 可以 NAD$^+$或 NAD(P)$^+$或其他还原型为辅酶。**NADH 和 NAD(P)H 在 340nm 有特征性光吸收**，可用分光光度计检测，亦可通过荧光法及化学发光法测定。

2. 偶联 H_2O_2 的工具酶及其指示反应　葡萄糖氧化酶、尿酸酶、甘油氧化酶、胆固醇氧化酶等工具酶分别用于葡萄糖、尿酸、甘油、胆固醇的测定，可使相应底物被氧化，生成 H_2O_2，H_2O_2 可通过下列指示反应进行检测。

（1）使单一的色素原显色：色素原是一种无色的色素前身，在过氧化物酶（POD）存在下被 H_2O_2 氧化后可生成有色的色素，如邻联茴香胺（ODA）。

（2）使成对的色素原显色：必须有两个色素原同时存在，再在过氧化物酶（POD）的催化下生成色素，如酚和 4-氨基安替比林作用，生成红色色素。

（3）发光反应：H_2O_2 也可用于化学发光反应来检测。

历年考点串讲

血清酶分类、生理变异与病理生理机制；酶活性与酶质量测定方法及其评价；常用工具酶及其应用应该熟练掌握。

历年常考细节：

1. 血浆特异酶包括一系列凝血因子和纤溶因子，以及胆碱酯酶、铜氧化酶、脂蛋白脂肪酶等；非血浆特异酶可分为分泌酶和代谢酶两种，分泌酶来源于外分泌腺，包括胰淀粉酶、胰脂肪酶、胰蛋白酶、胃蛋白酶和前列腺酸性磷酸酶等，代谢酶存在于细胞内，参与细胞内新陈代谢，病理情况下极易升高，包括转氨酶、乳酸脱氢酶、肌酸激酶等。（2016）

2. 代谢酶与分泌酶的概念及其各自常见酶。

3. 血清酶病理改变机制主要包括酶合成异常、酶释放增加、酶在细胞外间隙的分布和运送、酶排出异常。

4. 酶活性的大小通常以酶单位数表示，即在实验规定的条件下（温度、最适 pH、最适底物浓度时），在 **1min 内催化 1μmol 底物**发生反应的所需的酶量作为 **1 个酶活力国际单位（U）**；影响酶活性测定的因素包括**反应速度和底物浓度**。（2017）

5. 米氏方程 $v=\dfrac{V_{max}[S]}{K_m+[S]}$ 是反映酶促反应速度与底物浓度关系的方程式，K_m 值是酶的特征常数之一，**只与酶的性质有关**，**而与酶浓度无关**，K_m 值等于酶促反应速度为最大速度一半时的底物浓度。不同的酶，K_m 值不同。同一个酶有几种底物时，则对每一种底物各有一特定的 K_m 值，其中 K_m 值最小的底物一般称为该酶的最适底物或天然底物。（2017）

6. 一个单底物酶促反应，当 $[S] << K_m$ 时，反应速度随底物浓度增加而加快。

7. 酶促反应中抑制性底物对 K_m 和 V_{max} 影响。

二、常用血清酶及其同工酶测定的临床意义

（一）同工酶概念与诊断价值

1．同工酶 是具有相同的催化功能，但其分子组成、空间构象、理化性质、生物学性质及器官分布和细胞内定位不同的一类酶。有些具有不同的亚型，临床常用电泳法分析同工酶。

2．同工酶有较高的诊断价值

（1）某些同工酶有明显的组织和分布差异。

（2）有些酶的同工酶细胞内定位不同，细胞坏死病变时，血清中线粒体同工酶常明显升高。

（3）肿瘤患者有可能出现胚胎期同工酶，如胚胎期肌酸激酶（CK）主要为 CK-BB，约有10%恶性肿瘤患者血清可查出 CK-BB，一些肿瘤患者血中可查到胎盘性 ALP 等。

（二）常用血清酶及其同工酶

1．CK 及其同工酶

（1）CK 及其同工酶：CK 由两亚基 M 和 B 组成二聚体，在骨骼肌含量最高。CK 在细胞质内主要存在 3 种同工酶，即 CK-BB（CK_1），CK-MB（CK_2）和 CK-MM（CK_3）。在细胞线粒体内还存在线粒体 CK（CK-Mt）同工酶，也称 CK_4。CK-BB 主要存在于脑组织中；CK-MM 和 CK-MB 存在各种肌肉组织中，骨骼肌中 98%～99%是 CK-MM；心肌内 80%左右也是 CK-MM。

（2）CK 亚型：正常人血清 CK 几乎全为 CK-MM，含少量 CK-MB。CK-MM 主要有 CK-MM_3、CK-MM_2 和 CK-MM 3 种亚型。CK-MB 有 CK-MB_2 和 CK-MB_1 两种亚型。CK-BB 可分为氧化型 CK-BB、中间型 CK-BB 和还原型 CK-BB 3 种，其中氧化型 CK-BB 与 IgG 的亲和力高于其他二型，易形成巨 CK_1。CK-Mt 的寡聚体称为巨 CK_2。

（3）CK 的测定方法：有比色法、紫外分光光度法和荧光法等。IFCC 推荐的 CK 测定方法是酶偶联 HK 法（己糖激酶法）测定 CK 活性浓度。

磷酸肌酸和 ADP 在 CK 催化下，生成肌酸和 ATP。ATP 和葡萄糖在 HK 催化下，生成 6-磷酸葡萄糖（G6P）。G6P 在 G-6-PD 作用下脱氢，同时使 $NADP^+$ 还原成 NAD(P)H，后者引起 340nm 吸光度的增高。在 340nm 检测 NAD(P)H 的生成量，可计算出 CK 的活性浓度。

CK 同工酶亚型测定多用琼脂糖凝胶高压电泳和等电聚焦电泳等。

（4）参考值：男性 38～174U/L（37℃）；女性 26～140U/L（37℃）。

年龄、性别和种族对 CK 含量都有一定影响。新生儿 CK 常为正常成年人的 2～3 倍。

（5）临床意义

1）CK 是心肌梗死（AMI）早期诊断的一项较好指标，梗死发生后 2～4h 此酶开始升高，12～48h 达峰值，在 2～4d 降至正常水平，诊断较 AST、LD 的阳性率高，特异性强。

2）CK 极度升高（>3000U/L）主要见于肌肉疾病，特别有助于肌萎缩病因的鉴别。

3）病毒、细菌、寄生虫感染引起的肌肉感染性疾病（如心肌炎、皮肌炎等），都能引起 CK 升高。但神经疾病引起的肌萎缩，CK 活性一般正常。

4）CK-MB 同工酶测定是曾经公认的诊断 AMI 最有价值的生化指标。心律不齐、心包炎、心肌炎、心绞痛和充血性心力衰竭患者也可有 CK-MB 的轻度升高。当 CK-MB 增高时，临床也应考虑非心肌来源（如骨骼肌）的可能性。

5）CK-BB 增高见于脑胶质细胞瘤、小细胞肺癌和胃肠道恶性肿瘤，后者还常有线粒体 CK（CK-Mt）增高。CK-MM 亚型测定对早期 AMI 的检出更为敏感。

2．乳酸脱氢酶（LD 或 LDH）及同工酶 LD 由两种不同亚基（M 和 H）组成四聚体，形成 LD_1（H_4），LD_2（H_3M），LD_3（H_2M_2），LD_4（HM_3）和 LD_5（M_4）5 种结构不同的同工酶。

（1）LD 同工酶测定方法：LD 催化乳酸氧化生成丙酮酸，同时使氧化型辅酶Ⅰ（NAD^+）还原为还原型辅酶Ⅰ（NADPH），导致 340nm 吸光度的增加，吸光度的增加速率与样品中 LD 的活

性成正比。

（2）参考值：成人血清 LD 参考值为 109～245U/L。

正常成人为 $LD_2>LD_1>LD_3>LD_4>LD_5$，部分正常儿童血中可见 $LD_1>LD_2$。

（3）临床意义（表 3-7）

表 3-7　乳酸脱氢酶及其同工酶的临床意义

疾　病	LD 总酶	LD 同工酶
心肌梗死	升高最慢（8～10d），升高时间长（5～10d），可高于正常上限 10 倍	$LD_1>LD_2$，可持续两周
充血性心力衰竭，心肌炎	可高于正常上限 5 倍	$LD_1>LD_2$
病毒性肝炎	部分患者可高于正常上限 5 倍	$LD_5>LD_4$
肝硬化	轻度升高	LD 明显升高，$LD_5>LD_4$
原发性肝癌	部分病例升高	同上
梗阻性黄疸	不定	常 $LD_4>LD_5$
肌肉损伤	视损伤程度而异	以 LD_5 升高为主
恶性肿瘤	可增高	以 LD_3 为主，$LD_3>LD_1$

1）心肌梗死（AMI）时，LD 通常在梗死 8～18h 升高，48～144h 达峰值，持续时间可达 5～10d，但其诊断 AMI 特异性差，心肌梗死和心肌炎时以 LD_1 和 LD_2 升高为主，且绝大多数的 AMI 患者血中 LD 同工酶都出现 $LD_1/LD_2>1$，即所谓“反转比率”（flipped LD ratio）现象，且持续时间长。

2）胸腔积液 LD/血清 LD>0. 6、腹水 LD/血清 LD>0. 4 为渗出液，反之为漏出液。

3）骨骼肌和肝细胞损伤时常出现 $LD_5>LD_4$；急性肝炎时 LD_1 和 LD_2 相对下降，LD_5 升高；慢性肝炎血清 LD_5 持续升高或下降后再度升高；肝硬化时仅表现 LD_1 下降和 LD_2 升高；肝癌时 LD_5 升高，但 $LD_1>LD_3$。

4）当心肌梗死并发充血性心力衰竭、心源性休克时，LD_5 也可升高，肺、胰、脾、淋巴结坏死和炎症及各种恶性疾病时 LD_2、LD_3、LD_4 升高。

5）溶血性疾病、镰形细胞性贫血、珠蛋白生成障碍性贫血、体外循环术后引起溶血、阵发性睡眠性血红蛋白尿时均有 LD_1 和 LD_2 升高，但仍为 $LD_2>LD_1$；恶性肿瘤如转移到肝往往伴有 LD_4、LD_5 升高。

3．氨基转移酶（转氨酶）　体内有 60 多种氨基转移酶，丙氨酸氨基转移酶（ALT）和天冬氨酸氨基转移酶（AST）是其中最重要的两种，转氨酶的辅酶是磷酸吡哆醛。转氨基时，辅酶磷酸吡哆醛从 α-氨基酸上接受氨基转变为磷酸吡哆酸，后者将氨基转给 α-酮酸，辅酶又恢复为磷酸吡哆醛。辅酶磷酸吡哆醛，在催化中起着传递氨基的作用。

AST 主要存在心、肝、骨骼肌和肾等处，有 ASTs 和 ASTm 两种同工酶，正常血清中主要含 ASTs。ALT 大量存在于肝组织中，其次为肾、心、骨骼肌等，有α（ALTs）、β（ALTm）两种同工酶。肝细胞坏死血清中以 ALTm 为主。

（1）参考值：成人 ALT<40U/L，AST<45U/L。

（2）临床意义：ALT 常作为判断肝细胞损伤的灵敏指标；AST 主要用于诊断 AMI，也是肝炎患者的观察指标，AST/ALT 比值对判断肝炎的转归特别有价值（表 3-8）。

1）急性病毒性肝炎：ALT 阳性率为 80%～100%，急性黄疸型肝炎患者出现黄疸前 2～3 周即有转氨酶的明显升高，最高可达 500U 以上，多为 ALT>AST。肝炎恢复期，ALT 转入正常；重症肝炎或亚急性重型肝坏死时，一度上升的 ALT 在症状恶化的同时，酶活性反而降低，而胆红素却进行性升高，出现“酶胆分离”，常是肝坏死征兆。

2）慢性活动性肝炎或脂肪肝：ALT 轻度增高（100～200U），或属正常范围，且 AST>ALT。

3）肝硬化、肝癌时，ALT 有轻度或中度增高，提示可能并发肝细胞坏死，预后严重。

4）其他原因引起的肝损害，如心功能不全时，肝淤血可使 ALT、AST 明显升高：某些药物如异烟肼、氯丙嗪等可不同程度地损害肝细胞，引起 ALT 的升高。

5）骨骼肌损伤、多发性肌炎等亦可引起转氨酶升高。

表 3-8 常见疾病 ALT 和 AST 及其同工酶的变化

疾 病	ALT	AST	AST/ALT
病毒性肝炎	明显升高，随病情而异可达正常上限 10～100 倍	同 ALT，较 ALT 轻且恢复早	＜1.0
重症肝炎	升高在正常上限 20 倍内，有酶胆分离现象	升高超过 ALT	＞1.0
肝硬化	常轻度增高	升高超过 ALT	＞1.0
梗阻性黄疸	轻度升高	同 ALT	常＜1.0
溶血性黄疸	无变化	无变化	
心肌梗死	轻度升高	明显升高，与 CK 和 LD 比较，无优点	＞1.0
肌肉损伤	正常或轻度升高	急性期可轻度升高	＞1.0

4．碱性磷酸酶（ALP）

（1）参考值：女性，1～12 岁＜500U/L；15 岁以上 40～150U/L；男性，1～12 岁＜500U/L；12～15 岁＜750U/L；15 岁以上 40～150U/L。

（2）临床意义：主要用于骨骼和肝胆系统疾病的诊断和鉴别诊断，尤其是黄疸的鉴别诊断，无黄疸肝疾病患者血中发现有 ALP 升高应警惕有无肝癌可能。ALP 的变化与年龄相关。血清 ALP 活性升高见于骨 Paget 病、胆道梗阻、恶性肿瘤骨转移或肝转移、佝偻病、骨软化、成骨细胞瘤、甲状旁腺功能亢进及骨折愈合期；血清 ALP 活性降低比较少见，主要见于呆小病、磷酸酶过少症、维生素 C 缺乏症。

5．γ-谷氨酰氨基转移酶（GGT）

（1）参考值：男性 11～50U/L（37℃）；女性 7～30U/L（37℃）。

（2）临床意义：主要用于诊断肝胆疾病。原发性肝癌、胰腺癌和乏特壶腹癌时，血清 GGT 活性显著升高，在诊断恶性肿瘤患者有无肝转移和肝癌术后有无复发时，阳性率可达 90%。GGT 同工酶Ⅱ与 AFP 联合检测可使原发性肝癌 AFP 检测的阳性率明显提高；嗜酒或长期接受某些药物如苯巴比妥、苯妥英钠、安替比林时，血清 GGT 活性常升高；口服避孕药会使 GGT 值增高 20%。

6．淀粉酶（AMY） 主要由涎腺和胰腺分泌，胰腺含量最多，AMY 是一种需钙的金属酶，卤素和其他阴离子有激活作用，易由肾排出。除肝素外，其他抗凝药都有抑制作用。

（1）测定方法及参考值：碘-淀粉比色法，血清 80～180U/L；尿液 100～1200U/L。

对-硝基苯麦芽七糖苷法：血清淀粉酶＜220U/L（37℃）；尿淀粉酶＜1200U/L（37℃）。

（2）临床意义：血清与尿中 AMY 同时减低主要见于肝炎、肝硬化、肝癌及急性和慢性胆囊炎等。肾功能障碍时，血清 AMY 也可降低。

1）人体胰腺和腮腺组织损伤时，血清和尿中的总淀粉酶可显著增高，肾功能不全患者也有部分淀粉酶增高。

2）在急性胰腺炎发病后 2～3h 淀粉酶开始升高（也有延至 12h 后升高者），多在 12～24h 达峰值，2～5d 下降至正常。如持续性升高达数周，常提示胰腺炎有反复，或有并发症发生。

3）尿淀粉酶于发病后 12～24h 开始升高，下降也比血清 AMY 慢，因此在急性胰腺炎后期测定尿淀粉酶更有价值。

4）测定淀粉酶同工酶如胰腺淀粉酶（P-AMY），更有助于胰腺炎的特异性诊断和鉴别诊断。

5）急性阑尾炎、肠梗阻、胰腺癌、胆石症、溃疡病穿孔及吗啡注射后等均可见血清淀粉酶增高，但常低于 500U。

7. 酸性磷酸酶（ACP）　血中 ACP 含量无性别差异，成人总酶活性为 0～9U/L，前列腺酸性磷酸酶为 0～3U/L（连续监测法）。

临床意义：①临床血清 ACP 测定主要用于**前列腺癌**的辅助诊断及疗效观察。前列腺癌，特别是有转移时，血清 ACP 可明显**升高**，前列腺 ACP 酶更有意义。②溶血性疾病、变形性骨炎、急性尿潴留及近期做过直肠检查者，此酶亦可轻度增高。

历年考点串讲

肌酸激酶及其同工酶、乳酸脱氢酶及其同工酶的检测原理和临床意义是考试重点，应该熟练掌握；ALP、GGT、ACP、AMY 测定的临床意义亦为重点考察内容。

常考细节知识点：

1. CK 在细胞质内主要存在 **3 种**同工酶，即 CK-BB（CK_1），CK-MB（CK_2）和 CK-MM（CK_3）。在细胞线粒体内还存在线粒体 CK（CK-Mt）同工酶，也称 CK_4。**CK-BB 主要存在于脑组织**中；CK-MM 和 CK-MB 存在各种肌肉组织中，**骨骼肌中 98%～99%是 CK-MM**；心肌内 80%左右也是 CK-MM。**正常人血清 CK 几乎全为 CK-MM**，CK 的测定方法有比色法、紫外分光光度法和荧光法等。**CK 是心肌梗死（AMI）早期诊断的一项较好指标**，梗死发生后 **2～4h** 此酶开始升高，12～48h 达峰值，在 2～4d 降至正常水平。CK 的变化与肌肉疾病密切相关（如心肌炎、皮肌炎等）。（2015）

2. 乳酸脱氢酶由两种不同亚基（M 和 H）组成**四聚体**，形成 LD_1（H_4），LD_2（H_3M），LD_3（H_2M_2），LD_4（HM_3）和 LD_5（M_4）**5 种**结构不同的同工酶。心肌梗死（AMI）时，LD 通常在梗死 8～18h 升高，48～144h 达峰值，持续时间可达 5～10d，但其诊断 AMI 特异性差，心肌梗死和心肌炎时以 LD_1 和 LD_2 升高为主，且绝大多数的 AMI 患者血中 LD 同工酶都出现 $LD_1/LD_2>1$，即所谓"**反转比率**"（flipped LD ratio）现象，且持续时间长；胸腔积液 LD/血清 LD＞0.6、腹水 LD/血清 LD＞0.4 为**渗出液**，反之为**漏出液**；骨骼肌和肝细胞损伤时常出现 $LD_5>LD_4$；急性肝炎时 LD_1 和 LD_2 相对下降，LD_5 升高；慢性肝炎血清 LD_5 持续升高或下降后再度升高；肝硬化时仅表现为 LD_1 下降和 LD_2 升高；肝癌时 LD_5 升高，但 $LD_1>LD_3$。正常及心肌梗死发作 12h 后，LD 同工酶的电泳结果。（2017）

3. AST 主要存在心、肝、骨骼肌和肾等处，有 ASTs 和 ASTm 两种同工酶，正常血清中主要含 ASTs。ALT 大量存在于肝组织中，其次为肾、心、骨骼肌等，有α（ALTs）、β（ALTm）两种同工酶。肝细胞坏死血清中以 ALTm 为主；**ALT 常作为判断肝细胞损伤的灵敏指标**；重症肝炎或亚急性重型肝坏死时，一度上升的 ALT 在症状恶化的同时，酶活性反而降低，而胆红素却进行性升高，出现"**酶胆分离**"，常是**肝坏死征兆**。AST 主要用于诊断 AMI，也是肝炎患者的观察指标，AST/ALT 比值对判断肝炎的转归特别有价值。

4. 转氨酶的辅酶是**磷酸吡哆醛**。转氨基时，辅酶磷酸吡哆醛从 α-氨基酸上接受氨基转变为磷酸吡哆酸，后者将氨基转给 α-酮酸，辅酶又恢复为磷酸吡哆醛，在催化中起着**传递氨基**的作用。（2015）

5. ALP 主要用于**骨骼和肝胆系统疾病**的诊断和鉴别诊断，尤其是黄疸的鉴别诊断。ALP 的变化与年龄密切相关。

6. **GGT 同工酶Ⅱ与 AFP 联合检测**可使**原发性肝癌 AFP 检测**的阳性率明显提高。

7. 血清 **ACP** 测定主要用于**前列腺癌**的辅助诊断及疗效观察。

8. 对于**肝疾病**的诊断，酶的选择原则如下：①诊断**肝实质细胞受损**的酶为 ALT、AST、LD（LD5）；②反映肝细胞**合成功能**的酶为 ChE、LCAT、凝血酶原；③诊断**胆道梗阻**的酶为 ALP、GGT。

9. 诊断骨骼肌疾病常用的酶为 CK（CK-MM）、AST、LD（LD5）。

10. 胰腺疾病的诊断常选用**淀粉酶**（AMY）和**脂蛋白脂肪酶**（LPS）等。

11. CK-MB 为急性心梗（AMI）诊断的**金指标**；ASTm 用于判断预后，心梗时，$LD_1>LD_2$。

第 6 单元 体液平衡紊乱及其检查

一、体液中水、电解质分布及平衡

体液中无机物与部分以离子形式存在的有机物统称为电解质。葡萄糖、尿素等不能解离的有机物称为非电解质。机体内的电解质包括有机电解质和无机电解质两部分。

（一）水平衡

人体内含水量与年龄、性别有关。新生儿约占总体重 70%，随年龄增加逐渐降低。人体内水约 2/3 分布在细胞内液，1/3 存在于细胞外液。成人每日代谢内生水约 300ml。

（二）电解质平衡

1．钠、氯平衡 **氯和钠**是细胞外液的主要阴阳离子，主要从**肾**排出。钠的摄入与排出往往伴随有氯的出入。

2．体液电解质分布及平衡 血浆中主要电解质有 Na^+、Cl^-、K^+。体液中 Na^+主要分布在**细胞外液**，K^+主要分布在**细胞内液**。细胞内外液中钠和钾的浓度差别主要靠细胞膜上 Na^+-K^+-ATP 酶（**钠泵**）的主动转运作用维持。细胞间液是血浆的超滤液，其电解质成分和浓度与血浆相似，但细胞间液不含或仅含少量蛋白质。**细胞内液**主要的**阳离子**是 K^+和 Mg^{2+}，主要**阴离子**是蛋白质和有机磷酸盐（表 3-9）。细胞内外液中钠和钾浓度差别，主要是依赖于 Na^+-K^+-ATP 酶（钠泵）的主动转动功能。

表 3-9 体液正、负离子的分布

	细胞内液	细胞外液
主要阳离子	K^+	Na^+
主要阴离子	HPO_4^{2-}、Pr^-	Cl^-、HCO_3^-

体液中阴离子总数应与阳离子总数相等，阴离子随阳离子总量的改变而变化。血浆中 Cl^-、HCO_3^- 总和与阳离子 Na^+浓度之间保持有一定比例关系，即 $Na^+= HCO_3^- +Cl^- +12$（或 10）mmol/L，理论渗透压为 756～760kPa。

（三）阴离子隙

阴离子隙（AG）指细胞外液中所测的阳离子总数和阴离子总数之差，AG 计算可简化为 $AG=Na^+-(Cl^-+HCO_3^-)$。代谢性酸中毒可分为高 AG 代谢性酸中毒及 AG 正常代谢性酸中毒（如高血 Cl^-代谢性酸中毒）。**AG 升高**多见于**代谢性酸中毒**的全过程：肾功能不全导致氮质血症或尿毒症时，引起磷酸盐和硫酸盐的潴留；严重低氧血症、休克；组织缺氧等引起乳酸堆积；饥饿、糖尿病患者脂肪动用分解加强，酮体堆积。

（四）体液交换

体液交换包括血浆与细胞间液、细胞间液与细胞内液之间的交换，**胶体渗透压**在血浆与细胞间液的交换中起主要作用，还可影响细胞外液的总量。细胞间液与细胞内液之间的交换主要决定于细胞内外液的渗透压，水总是向渗透压高的一侧移动。

（五）体液平衡的调节

机体通过神经-体液因素调节体液的正常平衡。

1. 口渴感觉调节　机体缺水时，下丘脑-大脑皮质调节，引起口渴反射而思饮水。

2. 激素调节

（1）抗利尿激素（ADH），主要作用是增加肾远曲小管及集合管对水的**重吸收**作用。

（2）醛固酮的生理功能是促进肾远曲小管上皮细胞的排 H^+ 保 Na^+ 作用，使 Na^+ 重吸收，保留 Na^+（同时保留水）并促进 K^+ 的排出，血钾升高刺激醛固酮分泌，血钾降低抑制其分泌，其主要作用是**潴钠排钾**。

（3）其他调节因素，如利尿钠激素可减少肾小管对钠的重吸收，心房利钠肽（心钠素）可以增加肾小球滤过压，产生排钠利尿作用。

二、水、电解质平衡紊乱

（一）水平衡紊乱

水平衡紊乱可表现为总体水过少或过多，或总体水变化不大，但水分布有明显差异。水平衡紊乱往往伴随有体液中电解质的改变及渗透压的变化。脱水可分为高渗性、等渗性和低渗性脱水。

1. 高渗性脱水　**以水丧失为主**，电解质丢失较少，多见于饮水不足，如高温作业大量出汗，或非显性失水持续进行从而使水排出量增多。

2. 等渗性脱水　主要是细胞外液的丢失，丢失的水和电解质基本平衡，细胞外液渗透压保持正常。常见于**呕吐**和**腹泻**等丧失消化液情况。

3. 低渗性脱水　以电解质丢失为主，细胞外液的渗透压低于正常。病因多为丢失体液时，只给补充水而不补充电解质，从而导致低渗性脱水。

4. 水过多　当机体摄入水过多或排出量减少，使体液中水增多、体重增加、血容量增多以及组织器官水肿。

（二）钠平衡紊乱

钠离子是细胞外液含量最高的阳离子，对保持细胞外液容量、调节酸碱平衡、维持正常渗透压和细胞生理功能有重要意义。体内可交换的钠总量是细胞外液渗透压的主要决定因素，钠平衡紊乱常伴有水平衡紊乱。

1. 低钠血症　血浆钠浓度＜130mmol/L；血浆钠浓度是血浆渗透浓度（Posm）的主要决定因素，低血钠可见于摄入少（少见）、丢失多、水绝对或相对增多。①肾性低钠血症：由渗透性利尿、肾上腺功能低下，以及急、慢性肾衰竭等引起的低钠血症。②非肾性低钠血症：由于呕吐、腹泻、肠瘘、大量出汗和烧伤等疾病过程，伴有不同比例的水丢失引起的低钠血症。③假性低钠血症：由于血浆中一些不溶性物质和可溶性物质的增多，使单位体积的水含量减少，血钠浓度降低（钠只溶解在水中），引起假性低钠血症。

2. 高钠血症　血浆钠离子（Na^+）浓度＞150mmol/L，主要见于水的摄入减少（如下丘脑损害引起的原发性高钠血症）、排水过多（尿崩症）、钠的潴留（原发性醛固酮增多症、Cushing 综合征）。

（三）钾平衡紊乱

钾是细胞内液主要阳离子之一，细胞内液分布约 98%。钾是维持细胞新陈代谢、调节体液渗透压、维持酸碱平衡和保持细胞应激功能的重要电解质之一。体内钾主要经肾以尿钾形式排出。影响钾在细胞内外转移的因素很多，生理性因素：Na^+-K^+-ATP 酶、儿茶酚胺、胰岛素、血糖浓度、剧烈运动等；病理性因素：血 pH、高渗状态、组织破坏、生长过快等。

1. 低钾血症（血清钾**低于 3.5mmol/L**）常见于下列情况。

（1）钾摄入不足、钾丢失或排出增多。常见于严重腹泻、呕吐、胃肠减压和肠瘘者，因为消化液丢失，消化液本身含有一定量钾，外加消化功能障碍，吸收减少，从而导致缺钾；长期应用肾上腺皮质激素时，引起低血钾；长期使用利尿药时，因大量排尿增加钾的丢失。

（2）细胞外钾进入细胞内。代谢性碱中毒或输入过多碱性药物，形成急性碱血症，H^+从细胞内进入细胞外，细胞外K^+进入细胞内，造成低钾血症。此外，血浆稀释也可形成低钾血症。

2．高钾血症（血清钾高于5.5mmol/L）常见于以下情况。

（1）钾输入过多。

（2）钾排泄障碍，各种原因引起的少尿或无尿，如急性肾衰竭，细胞内的钾向细胞外转移，细胞内钾大量释放入血；代谢性酸中毒，血浆氢离子往细胞内转移，与此同时，肾小管上皮细胞分泌H^+增加，而泌K^+减少，使钾潴留于体内。

（四）钾、钠、氯的测定及方法学评价

钾测定结果明显受溶血的干扰，全血未及时分离或冷藏均可使血钾上升。采血前患者肌肉活动，如仰卧、握拳等，可使血钾上升。

钾、钠、氯测定方法有火焰光度法、化学测定法、离子选择电极法、滴定法和酶法等。离子选择电极法（ISE法）采用离子选择电极结构中一个对特定离子具有选择性响应的敏感膜，将离子活度转换成电位信号，测定未知溶液的离子活度，ISE法标本用量少，快速准确，操作简便，是目前所有方法中最为简便准确的方法，也是测定Cl^-的最好方法。

历年考点串讲

体液中水、电解质分布及平衡，水、电平衡紊乱为考试重点，应该熟练掌握；钾、钠、氯测定，参考范围及方法学评价为熟悉内容。

历年常考细节：

1. 水的来源包括饮水约1200ml、食物中含水约1000ml、代谢内生水约300ml，共约2500ml。（2016）水的排出途径包括肾排尿1500ml、自肺呼出400ml、皮肤蒸发500ml、粪便排出100ml，共约2500ml，摄入量与排出量持平。

2. 机体内的电解质包括有机电解质和无机电解质两部分，前者包括蛋白质和有机酸等，后者主要是无机盐，无机盐中所含的金属元素是Na^+、K^+、Ca^{2+}、Mg^{2+}及微量的铁、铜、锌、锰、钼等。氯、钠是细胞外液中主要阴、阳离子，钾是细胞内液的主要阳离子。

3. 脱水根据血浆钠浓度变化与否，又可将脱水分为高渗性、等渗性和低渗性脱水。高渗性脱水以水丧失为主，电解质丢失较少；等渗性脱水主要是细胞外液的丢失；低渗性脱水以电解质丢失为主。（2017）

4. 血浆钠浓度小于130mmol/L称为低钠血症；高钠血症主要见于水的摄入减少（如下丘脑损害引起的原发性高钠血症）、排水过多（尿崩症）、钠的潴留（原发性醛固酮增多症、Cushing综合征）。

5. 血清钾低于3.5mmol/L以下称为低钾血症，临床常见原因有：钾摄入不足、细胞外钾进入细胞内、血浆稀释等。血清钾高于5.5mmol/L以上，称为高钾血症，临床常见原因有：钾输入过多、钾排泄障碍、细胞内的钾向细胞外转移等。

6. 血清、肝素锂抗凝血浆、汗、粪便、尿及胃肠液均可作为测定钠钾样品。血清或血浆可在2～4℃或冷冻保存。钾测定结果明显受溶血的干扰，全血未及时分离或冷藏均可使血钾上升。采血前患者肌活动，如仰卧、握拳等，可使血钾上升。

7. 钠、钾、氯离子的主要排泄器官是肾，钾、钠、氯测定参考方法是火焰光度法，目前临床常用的方法是离子选择电极法。

8. AG的计算，$AG=Na^+-(Cl^-+HCO_3^-)$

三、血气分析

（一）血液气体运输及血液 pH

血中气体，主要是指与物质代谢和气体交换有关的 O_2 和 CO_2 两种气体，运输 O_2 和 CO_2 的主要物质是血红蛋白。氧从肺泡入血后，大部分进入红细胞与血红蛋白结合形成氧合血红蛋白，其结合是可逆的。机体内调节 HCO_3^- 与 H_2CO_3 的比值，以维持内环境的酸碱平衡，该比值就是 Henderson-Hasselbalch 方程的基本组成。机体通过血液中的缓冲体系、细胞内外的离子交换、肺的呼吸及肾的排酸保碱功能等多种调节机制对酸碱平衡进行调节，使血液 pH 维持在 7.35～7.45。

（二）血气分析各种指标的定义及临床意义

1．酸碱度及氢离子活度（pH 及 H^+）　正常人动脉血 pH 参考值范围是 7.35～7.45。pH＜7.35 为**酸血症**，pH＞7.45 为**碱血症**。血 pH 的相对恒定取决于 HCO_3^-/H_3CO_3 缓冲系统，正常人比值为 20∶1。

2．二氧化碳总量（T-CO_2）　指血浆中各种形式的 CO_2 的总和，包括 HCO_3^-（95%），少量物理溶解的 CO_2 及极少量的其他形式存在的 CO_2。正常人动脉全血中二氧化碳总量参考范围是 23～28mmol/L。

3．碳酸氢盐（HCO_3^-）　是体内碱储备的主要成分，判断酸碱平衡的主要参考依据，有实际碳酸氢根（AB）和标准碳酸氢根（SB）2 种。临床上 AB=SB=正常，正常酸碱平衡状态；AB=SB＜正常，为代谢性酸血症未代偿；AB=SB＞正常，为代谢性碱血症未代偿；AB＞SB，为呼吸性酸血症或代谢性碱血症，提示有 CO_2 的潴留（多见于通气不足）；AB＜SB，呼吸性碱血症或代谢性酸血症，提示 CO_2 排出过多（多见于过度通气）。

4．缓冲总碱（BB）　指所有能起缓冲作用的阴离子的总和，包括 HCO_3^-、Pr^-、Hb^- 等。参考值 45～54mmol/L。

5．碱剩余（BE）　标准状态（37℃、$PaCO_2$ 40mmHg、SaO_2 为 100%）下，将 1L 血液滴定至 pH 7.4 时，所需的酸量或碱量的毫摩尔数。血液为碱性，用酸滴定，其值为正，称碱剩余；血液为酸性，用碱滴定，其值为负，称碱不足。正值增大为碱血症，主要是代谢性碱中毒；负值增大为酸血症，主要是代谢性酸中毒。

6．动脉血二氧化碳分压（$PaCO_2$）及碳酸（H_2CO_3）　$PaCO_2$ 是血液中溶解的 CO_2 产生的压力，通气量增加，CO_2 排出增加，$PaCO_2$ 下降；通气量减少，CO_2 排出也减少，$PaCO_2$ 上升，称为呼吸性因子。临床上高于 45mmHg 为高碳酸血症；低于 35mmHg 为低碳酸血症。

7．动脉血氧分压（PaO_2）和动脉血氧饱和度（SaO_2）　PaO_2 是动脉血物理溶解氧的分压。SaO_2=氧含量/氧容量，反映 Hb 结合氧的能力，主要取决于 PaO_2，SaO_2 与 PaO_2 关系称为**氧解离曲线，呈 S 形**，SaO_2 达到 50%时相应的 PaO_2 称为 P_{50}。当血液 pH 由正常的 7.40 降为 7.20 时，氧解离曲线右移；pH 上升至 7.6 时，曲线左移。当温度降低时氧解离曲线左移；当温度上升，曲线右移，释放氧增加。

8．动脉血氧饱和度（SaO_2）　SaO_2=氧含量（血中实际所含溶解氧与化合氧之和）/氧容量（空气与血充分接触使血氧饱和后其所能溶解与化合的氧之和）。参考值：动脉血 95%～98%；静脉血 60%～85%。临床意义：反映血红蛋白结合氧的能力，主要取决于 PO_2，SaO_2 与 PaO_2 关系称为氧解离曲线，不成直线关系，为适应生理要求，氧解离曲线呈 S 形；从氧解离曲线上可以看到在 PaO_2＞80mmHg 时其改变对 SaO_2 的影响不大，所以 PaO_2 比 SaO_2 更为敏感。SaO_2 受血红蛋白质和量的影响，＜90%表示呼吸衰竭，＜80%表示严重缺氧，贫血时 SaO_2 正常并不表示不缺氧。

（三）酸碱平衡紊乱分类及如何根据实验结果进行判断

人体调节酸碱平衡依赖于血液内一些酸性或碱性物质并以一定比例构成的缓冲体系来完成，比例的恒定依赖于肺和肾等脏器的调节，消除过剩的酸或碱，使体内酸碱度保持相对平衡。

体内酸性或碱性物质过多，超出机体的调节能力，或肺和肾功能障碍致调节酸碱平衡的功能障碍，可使血浆中 HCO_3^- 与 H_2CO_3 浓度及其比值变化超出正常范围而导致酸碱平衡紊乱。

血浆的 HCO_3^-/H_2CO_3 比值<20∶1，pH 有低于正常下限（7.35）的倾向或<7.35，称为**酸中毒**。HCO_3^-/H_2CO_3 比值>20:1，pH 高于正常上限（7.45）称为**碱中毒**。

1．酸中毒

（1）**代谢性酸中毒**常见原因：①酸性代谢产物如乳酸、酮体等增加；②酸性物质排出障碍，如肾功能不全、尿液酸化不够；③碱丢失过多，如腹泻或重吸收 HCO_3^- 障碍。

过多酸性代谢产物进入血液后，机体通过多种途径调节，首先是血浆缓冲对 HCO_3^-/H_2CO_3 作用，使血浆中 HCO_3^- 含量减少、CO_2 增多、PCO_2 升高；肺排出过多的 CO_2，肾排酸保碱，增加 HCO_3^- 的重吸收，此时血浆中 HCO_3^- 降低，H_2CO_3 也随之降低，在低水平保持 $[HCO_3^-]/[H_2CO_3]$ =20:1，血 $[HCO_3^-]$ 低于正常水平，pH 仍在正常范围，即为代偿性代谢性酸中毒。如果酸性产物继续增加，超过肺和肾的调节能力，血浆 pH 下降至 7.35 以下者，称为失代偿性代谢性酸中毒（表 3-10）。

表 3-10 单纯性酸碱平衡紊乱的类型及其主要血气分析参数的改变

项 目	代谢性酸中毒			代谢性碱中毒		
	未代偿	部分代偿	完全代偿	未代偿	部分代偿	完全代偿
pH	↓	↓	=	↑	↑	=
BE	↓–	↓–	↓–	↑+	↑+	↑+
AB	↓	↓	↓	↑	↑	↑
SB	↓	↓	↓	↑	↑	↑
BB	↓	↓	↓	↑	↑	↑
T-CO_2	↓	↓	↓	↑	↑	↑
PCO_2	=	↓	↓	=	↑	↑↑

↑：上升；↓：下降；=：正常；–：负值；+：正值。

肾调节酸碱平衡发挥的作用较晚，但仍是极为重要且较为彻底的调节措施。肾主要通过 H^+–Na^+交换，K^+–Na^+交换及排出过多的酸，达到调节的目的。

（2）**呼吸性酸中毒**：由于**肺部病变**，使排出的 CO_2 减少，PCO_2 升高，H_2CO_3 浓度增加，血液 pH 有降低趋势，严重时，pH<7.35，称为呼吸性酸中毒。呼吸性酸中毒患者依赖于肾排 H^+ 保 Na^+作用进行调节，肾小管回吸收 Na^+增加，而 $NaHCO_3$ 也随之吸收加强，血中 $NaHCO_3$ 浓度有一定程度的升高，有可能使血 pH 恢复正常范围；若 pH 仍在正常范围，仅 PCO_2 和 T–CO_2 升高，此时称为代偿性呼吸性酸中毒。如病情继续发展严重，H_2CO_3 浓度增加，血中 PCO_2、T–CO_2、H_2CO_3 增加，经过代偿虽然 HCO_3^- 浓度也在增加，但 H_2CO_3 浓度增加速度高于 HCO_3^- 浓度的增长，使血液 pH<7.35，称为失代偿性呼吸性酸中毒。呼吸性酸中毒患者，由于肾排 H^+保 Na^+的作用加强，重吸收 $NaHCO_3$ 入血增加，此时，在血 HCO_3^- 浓度正常情况下使 H_2CO_3 浓度再升高，并高出正常值，即呼吸性酸中毒患者，血 H_2CO_3 浓度是升高而不是降低的（表 3-11）。

表 3-11 单纯性酸碱平衡紊乱的类型及其主要血气分析参数的改变

项 目	呼吸性酸中毒			呼吸性碱中毒		
	未代偿	部分代偿	完全代偿	未代偿	部分代偿	完全代偿
pH	↓	↓	=	↑	↑	=
BE	=	↑+	↑+	=	↓–	↓–
AB	稍↑	↑	↑	↓稍	↓	↓
SB	=	↑	↑	=	↓	↓

续表

项　目	呼吸性酸中毒			呼吸性碱中毒		
	未代偿	部分代偿	完全代偿	未代偿	部分代偿	完全代偿
BB	稍↑	↑	↑	↓稍	↓	↓
T-CO_2	稍↑	↑	↑	↓稍	↓	↓
PCO_2	↑	↑	↑	↓	↓	↓

↑：上升；↓：下降；=：正常；-：负值；+：正值。

2．碱中毒

（1）**代谢性碱中毒**：由于碱性物质进入体内过多或生成过多，或酸性物质产生过少而排出过多，引起血浆［HCO_3^-］浓度升高，使血浆pH有升高的趋势，称为代谢性碱中毒。

临床多见于：①**呕吐**。使酸性胃液大量丢失，肠液的HCO_3^-重吸收增多，血浆中$NaHCO_3$含量增加。②**低钾低氯血症**。使红细胞和肾小管上皮细胞内HCO_3^-进入血浆增多，又因排K^+保Na^+减弱，排H^+保Na^+加强，从而由肾重吸收入血的$NaHCO_3$增多，导致碱中毒。③输入碱性药物过多。

血浆［HCO_3^-］增加，［HCO_3^-］/［H_2CO_3］＞20∶1，血液pH≥7.45，SB明显升高，T-CO_2显著增加，BE往正值加大，PCO_2升高，Cl^-和K^+减少（见表3-10）。由于酸排出减少，$NaHCO_3$排出增多，尿为碱性，尿$NH^+{}_4$也减少。但是当K^+缺乏时H^+-Na^+交换加强，则有反向酸性尿。

（2）**呼吸性碱中毒**：由于过度换气，CO_2排出过多，使血浆PCO_2降低，［HCO_3^-/H_2CO_3］＞20∶1，pH有升高趋势，即为呼吸性碱中毒。

如果血浆中［HCO_3^-］水平降低，血浆［HCO_3^-］/[H_2CO_3]在低于正常水平下保持＞20:1，pH仍在正常范围，此时属于代偿性呼吸性碱中毒。如果呼吸仍处于过度换气，CO_2排出过多，PCO_2降低，血浆HCO_3^-浓度无法与PCO_2降低相平衡，超过肾的代偿能力，造成失代偿型呼吸性碱中毒，此时pH＞7.45。呼吸性碱中毒血液生化指标为血浆pH＞7.45，PCO_2明显降低，T-CO_2减少，Cl^-增高，K^+轻度降低，AG轻度增高（见表3-11）。

3．混合性酸碱平衡紊乱　临床上代谢性与呼吸性酸碱中毒，甚至酸中毒与碱中毒，可以同时或相继出现，形成混合性酸碱平衡失调。

历年考点串讲

血液气体运输与血液pH、血气分析各种试验指标的定义及其临床意义；酸碱平衡紊乱分类及如何根据试验结果进行判断是重点内容，应该熟练掌握。

历年常考的细节：

1．Hb是运输O_2和CO_2的主要物质；以PO_2值为横坐标，血氧饱和度为纵坐标作图，求得血液中HbO_2的O_2解离曲线，称为HbO_2解离曲线。血氧饱和度达到50%时相应的PO_2称为P_{50}。P_{50}是表明Hb对氧亲和力大小或对氧较敏感的氧解离曲线的位置。影响氧运输的因素主要有：pH、温度、2，3二磷酸甘油酸。

2．血液pH代表血液的酸碱度，是氢离子浓度的负对数即pH=-lg[H^+]。正常人动脉血的pH的参考值范围是7.35～7.45，平均7.4。血pH的相对恒定取决于HCO_3^-/H_3CO_3缓冲系统，此系统的比值为20∶1。

3．二氧化碳总量（T-CO_2）指血浆中各种形式的CO_2的总和，包括HCO_3（95%）、少量物理溶解的CO_2及极少量的其他形式的存在的CO_2。在体内受呼吸和代谢两个因素的影响，主要是代谢因素的影响。

4. 碳酸氢盐（HCO_3^-）是体内**碱储备**的主要成分，判断酸碱平衡的主要参考依据。

5. AB指血中HCO_3^-的真实含量，其变化易受呼吸因素（PCO_2）影响。SB是标准状态下的浓度，标准状态是指温度37℃，$SaO_2$100%，PCO_2 5.32kPa的条件下测出的HCO_3^-浓度。AB=SB=正常，正常酸碱平衡；AB=SB＜正常，代酸未代偿；AB=SB＞正常，代碱未代偿；AB＞SB，呼酸或代碱；AB＜SB，呼碱或代酸。

6. 全血**缓冲碱**指所有能起缓冲作用的阴离子的总和，包括HCO_3^-、Pr^-、Hb^-等。

7. 动脉血二氧化碳分压（$PaCO_2$）随着肺泡通气量的变化而变化，并且变化是反向的，通气量增加CO_2排出增加，PCO_2下降；通气量减少，CO_2排出也减少，PCO_2上升。45mmHg以上为高碳酸血症，呼吸性酸中毒；低于35mmHg为低碳酸血症，常见于**通气过度**造成的**呼吸性碱中毒**。

8. 代谢性酸中毒常见原因有**酸性代谢产物增加**、**酸性物质排出障碍**、碱丢失过多；呼吸性酸中毒是由于肺部病变，排出的CO_2减少，使CO_2潴留于体内，PCO_2升高，H_2CO_3浓度增加，严重时，pH＜7.35；代谢性碱中毒多见于呕吐使酸性胃液大量丢失，肠液的HCO_3^-重吸收增多；呼吸性碱中毒是由于过度换气，CO_2排出过多，使血浆PCO_2降低，血浆$[HCO_3^-/H_2CO_3]>20:1$。各种酸碱平衡紊乱的判断见教材。（2015）

四、血气分析技术

测定血气：由专门的**气敏电极**分别测出**O_2、CO_2和pH三个数据**，并推算出一系列参数。电极系统有pH测定系统、$PaCO_2$电极和PaO_2电极，管道系统主要由测定室、转换盘系统、气路系统、溶液系统及泵体等。

（一）仪器原理

测定血气仪器的结构组成基本一致，一般包括电极（pH、PO_2、PCO_2）、进样室、CO_2空气混合器、放大器元件、数字运算显示器和打印机等部件。

1. 电极系统

（1）pH测定系统：包括pH测定电极即**玻璃电极**、**参比电极**及两种电极间的**液体介质**。原理是血样中的H^+与玻璃电极膜中的金属离子进行离子交换产生电位变化，此电位与H^+浓度成正比，再与不受待测溶液H^+浓度影响的参比电极进行比较测量，得出溶液的pH。

（2）PCO_2电极：PCO_2电极属于CO_2气敏电极，主要由特殊**玻璃电极**和**Ag/AgCl参比电极**和电极**缓冲液**组成。原理与pH电极基本相同，只是pH电极外面还有一层聚四氟乙烯或硅橡胶膜，CO_2自由透过，其他离子不能透过，此膜与pH电极间含有电解液，PCO_2的改变可影响电解液的pH，PCO_2的对数与pH呈直线关系。

（3）PO_2电极：是一种对O_2敏感的电极，属于**电位法**。样本中的O_2经过聚丙烯膜到达铂阴极表面时，O_2不断地被还原，阳极又不断地产生Ag^+，并与Cl^-结合成AgCl沉积在电极上，氧化还原反应在阴阳极之间产生电流，其强度与PO_2成正比。

2. 管道系统　主要由测定室、转换盘系统、气路系统、溶液系统及泵体等组成。

（二）标本采集

1. 采血部位　血气分析的最佳标本是**动脉血**，能真实地反映体内的氧化代谢和酸碱平衡状态，常取部位是**肱动脉**、股动脉、前臂动脉等，也可用动脉化毛细血管血，只是PO_2低于动脉血；静脉血也可供做血气测定，但与动脉血差别较大。

2. 抗凝集的选择　因需测定全血血气，所以必须抗凝，一般用肝素抗凝（最适用肝素锂，浓度为500～1000U/ml）。

3. 注意防止血标本与空气接触　应处于隔绝空气的状态，与空气接触后可使 PO_2 升高，PCO_2 降低，并污染血标本。

4. 标本放置时间　宜在 30min 之内检测，否则会因为全血中有活性的 RBC 代谢，不断地消耗 O_2，并产生 CO_2，而影响结果的准确性。如 30min 内不能检测，应将标本置于冰水中保存，最多不超过 2h。

5. 采血前应让患者处于安静舒适状态，避免非静息状态造成的误差。

（三）血气分析检验质量控制

目前使用的血气分析的参考试剂按基质不同分为水剂缓冲液、全血、血液基质和人造血氟碳化合物四种。目前使用最多的是水剂缓冲液，该质量控制物具有稳定和使用方便等优点。使用血气质量控制物时应注意以下几点。

1. 室温平衡质量控制物，再用力振摇 2～3min，使气相与液相重新平衡。

2. 开启安瓿后应立即注入仪器中检测，再观察所测结果是否失控，如在质量控制范围内，表明该仪器处在正常运转状态，可以用于标本检测。

3. 观察结果，如果偏离参考范围，查明原因并排除后再测。

4. 过期的质量控制物不能使用，无参考范围说明书的质量控制物不能使用，因为每个批号的质量控制物的参考范围存在一定的差异。

历年考点串讲

血气分析样本采集和运送为熟悉内容；血气分析仪的分析原理为了解内容。

历年常考的细节：

1. 血气分析的最佳标本是动脉血，常取部位是肱动脉、股动脉、前臂动脉等。

2. 一般用肝素抗凝（最适用肝素锂，浓度为 500 ~ 1000U/ml）。

3. 标本宜在 30min 之内检测，注意防止血标本与空气接触，否则会因为全血中有活性的 RBC 代谢，不断地消耗 O_2，并产生 CO_2，而影响结果的准确性。如 30min 内不能检测，应将标本置于冰水中保存，最多不超过 2h。

4. 血气分析直接测定的三项指标是 pH、PaO_2 和 $PaCO_2$。

第 7 单元　钙、磷、镁代谢与微量元素

一、钙、磷、镁代谢

（一）钙、磷、镁的生理功能

钙盐和磷酸盐是人体含量最高的无机盐，约 99%的钙和 86%以上的磷存在于骨骼和牙齿中，骨是最大的钙贮存库。

1. 钙　细胞质内的钙浓度为细胞外液的 1/1000，细胞外钙是细胞内钙的来源。体内 Ca^{2+} 主要生理功能如下。

（1）血浆 Ca^{2+} 降低神经、肌肉的兴奋性，浓度降低时，可引起抽搐。

（2）血浆 Ca^{2+} 作为血浆凝血因子Ⅳ参与凝血过程。

（3）骨骼肌中的 Ca^{2+} 可引起肌肉收缩。

（4）Ca^{2+} 可影响膜的通透性及膜的转运。

（5）细胞内 Ca^{2+} 作为第二信使起着重要的代谢调节作用，Ca^{2+} 是许多酶（脂肪酶、ATP 酶）

的激活剂，Ca^{2+}还能抑制维生素 D_3-1α-羟化酶的活性。

2．磷

（1）血中磷酸盐（HCO_4^{2-} / $H_2PO_4^-$）是血液缓冲体系的重要组成成分。

（2）参与许多酶促反应，如磷酸基转移反应、加磷酸分解反应等。

（3）构成核苷酸辅酶类（如 NAD^+、$NADP^+$、FMN、FAD、CoA 等）和含磷酸根的辅酶（如 TPP、磷酸吡哆醛等），还构成多种重要的核苷酸（如 ATP、GTP、UTP、CTP、cAMP、cGMP 等）。

（4）细胞膜磷脂在构成生物膜结构、维持膜的功能及代谢调控上均发挥重要作用。酶蛋白及多种功能性蛋白质的磷酸与脱磷酸化则是代谢调节中化学修饰调节的最为普遍、最为重要的调节方式，调控细胞的分化、增殖。

3．镁

（1）Mg^{2+}对神经、肌肉的兴奋性有镇静作用，血清 Mg^{2+}与血清 Ca^{2+}在生理作用上有相互拮抗的关系。

（2）Mg^{2+}是近 300 种酶的**辅助因子**，参与酶底物形成。

（3）Mg^{2+}是多种酶系统的变构效应**激活因子**。

（4）Mg^{2+}在氧化磷酸化、糖酵解、细胞复制、核苷酸代谢及蛋白生物合成中起着重要作用。

（二）钙、磷、镁代谢及其调节

1．钙　食物钙主要在**活性维生素 D** 调节下，在十二指肠主动吸收，肠管的 pH 偏碱时减少钙的吸收，偏酸时促进吸收。食物中草酸和植酸可以和钙形成不溶性盐，影响吸收。钙通过肠管和肾排泄，大部分均由各段肾小管重吸收。

2．磷　主要由肾排泄，85%～95%可被**肾小管重吸收**。

3．镁　主要在回肠部位通过主动转运作用被吸收，成人也可从消化液的吸收中重吸收镁，长期丢失消化液（如消化道造瘘）是缺镁的主要原因。肾是镁排泄的主要途径，大部分被肾小管重吸收，仅 2%～5%由尿排出。

4．钙磷代谢的调节　钙、磷的吸收、排泄，血液中的浓度，机体各组织对钙、磷的摄取、利用和储存都是在**甲状旁腺激素**、**降钙素**和**活性维生素 D** 的调节下进行的。三种物质相互制约，相互协调，以适应环境的变化，保持血钙、血磷浓度的相对恒定。（高频考点）

（1）甲状旁腺激素：是维持血钙正常水平最重要的调节因素，**可升高血钙、降低血磷和酸化血液**等；促进溶骨，提高血钙；促进磷的排出，钙的重吸收，进而降低血磷，升高血钙；促进活性维生素 D 的形成，进而促进肠管对钙的重吸收。总结果：升高血钙、降低血磷。（升钙降磷）

（2）降钙素（CT）：作用的主要靶器官是**骨**、**肾**和**小肠**。CT 促进骨盐沉淀，降低血钙；抑制肾小管对磷的重吸收，以增加尿磷，降低血磷。总结果：降低血钙、降低血磷。（降钙降磷）

（3）维生素 D：维生素 D_3 转变成 1, 25-（OH）$_2$-D_3，具有较强的生理活性，比维生素 D_3 强 10～15 倍，其作用于小肠、骨和肾，促进小肠对钙、磷的吸收和运转；维持骨盐溶解和沉积，有利于骨的更新和成长；促进肾小管对钙磷的重吸收。总结果：升高血钙、升高血磷。（升钙升磷）

（三）钙、磷、镁的测定

1．钙

（1）测定方法：总钙测定的方法有原子吸收分光光度法、染料结合法和滴定法（普遍应用）等。用邻甲酚酞络合酮测定总钙，邻甲酚酞络合酮与钙在 pH 约为 12 的溶液中形成紫红色螯合物，消除 Mg^{2+}的干扰需加入的物质是 **8-羟基喹啉**。

（2）方法学评价：**邻甲酚酞络合铜**法为 WHO 和我国卫生计生委临床检验中心**推荐的常规方**

法，简便、快速、稳定，同时适用于手工和自动化分析仪，但反应体系受pH影响较大。原子吸收分光光度法，精密度高，但仪器设备成本较高。目前，离子选择电极法测定钙离子已在临床广泛应用。（高频考点）

（3）参考值：正常成人血清总钙参考范围为2.25～2.75mmol/L，游离钙参考范围为0.94～1.26mmol/L。钙代谢异常表现为血清总钙或游离钙水平异常升高或低下。

（4）临床意义：低血钙症临床上较多见，尤多见于婴幼儿。其原因：①维生素D缺乏。食物中维生素D缺乏、阳光照射不足、消化系统疾患导致维生素D缺乏。此时，钙、磷经肠道吸收少，导致血钙、血磷降低。而血钙降低又引起甲状旁腺功能继发性亢进，可使血钙维持在近于正常水平，但磷大量从肾排出，血磷下降，钙、磷乘积下降。婴幼儿缺乏维生素D可引起维生素D缺乏病，成人引起软骨病。②甲状旁腺功能低下。③新生儿低钙血症，是新生儿时期常见惊厥原因之一。④长期低钙饮食或吸收不良，严重乳糜泻时，食物中的钙与未吸收的脂肪酸结合，生成钙皂，排出体外，造成低钙。⑤严重肝病、慢性肾病、尿毒症、远曲小管性酸中毒等时血清钙可下降，血浆蛋白减低时可使非扩散性钙降低。⑥血pH可影响血清游离钙浓度，碱中毒pH升高时总钙不变但离子钙下降是碱中毒时产生手足抽搐的主要原因，如有酸中毒，pH下降，游离钙浓度可相对增加。

低血钙时神经、肌肉兴奋性增加，外界刺激可引起肌肉痉挛、手足搐搦。维生素D缺乏引起的维生素D缺乏病可表现方颅、“O”形或“X”形腿、鸡胸及串珠胸，血清碱性磷酸酶可因软骨细胞增加而活性增高。

高血钙症比较少见，引起血钙增加的原因有溶骨作用增强，小肠吸收作用增加及肾对钙的吸收增加等。

2．磷　血液中磷以有机磷和无机磷两种形式存在，红细胞中主要含有机磷酸酯；血浆中磷3/4为有机磷，1/4为无机磷。无机磷主要以磷酸盐形式存在，构成血液的缓冲系统。

血磷浓度不如血钙稳定，新生儿血磷约为1.8mmol/L，6个月时可达2.1mmol/L，此后逐渐下降，15岁时达成人水平。婴幼儿时期血磷高是由于处于成骨旺盛期，碱性磷酸酶活性较高所致，成人血磷也有一定的生理波动。正常人钙、磷浓度的乘积为35～40mg^2/dl^2。疾病时可升高或降低。

（1）测定方法：多采用磷钼酸还原法，除此之外，还有染料法和酶法，决定性方法是同位素稀释质谱法。

（2）方法学评价：目前，我国卫生计生委临床检验中心推荐的常规方法是以硫酸亚铁或米吐尔（对甲氨基酚硫酸盐）作为还原剂的还原钼蓝法。磷钼酸法是血清中无机磷与钼酸结合形成磷钼酸化合物，再用还原剂将其还原成钼蓝进行比色测定。染料法如孔雀绿直接显色测定法；虽然灵敏度高，但影响因素多，显色不稳定，重复性较差，不适于常规检验。酶法是一个偶联反应，参与反应的酶有糖原磷酸化酶、葡萄糖磷酸变位酶及葡萄糖-6-磷酸脱氢酶，反应中使$NAD(P)^+$还原成NAD(P)H，形成的NAD(P)H，在340nm波长下测定其吸光度；该方法不受有机磷酸酯的干扰。

（3）血清磷参考范围：0.81～1.45mmol/L。

（4）临床意义

1）低磷血症：血清无机磷浓度低于0.81mmol/L。常见病因：①磷向细胞内转移；②肾磷酸盐阈值降低；③肠道磷酸盐的吸收减少；④细胞外磷酸盐丢失。

2）高磷血症：血清无机磷浓度高于1.45mmol/L。常见原因：①肾排泌磷酸盐能力下降；②磷酸盐摄入过多；③细胞内磷酸盐大量转运出去。

3．镁　主要存在于细胞内，是细胞内含量仅次于钾的阳离子。血清镁也以游离镁（55%），与碳酸、磷酸、枸橼酸等结合的镁盐（15%），以及与蛋白结合的镁（30%）三种形式存在，离子镁具有生理活性。红细胞镁可作为细胞内镁的指标来测定，可用于了解镁在细胞内的动态。镁和钙有许多相似的生理功能，钙、镁之一发生紊乱时，另一个也常有紊乱，如低镁血症同时伴有低钙血症。

（1）测定方法：有比色法、荧光法、离子层析法、离子选择电极法、酶法、原子吸收风光光度计法、同位素稀释质谱法等。决定性方法是同位素稀释质谱法，参考方法是原子吸收分光光度计法。我国卫生部临床检验中心推荐甲基麝香草酚蓝（MTB）比色法、钙镁试剂法作为常规方法。

（2）方法学评价：甲基麝香草酚蓝比色法，应用广泛，操作简便，费用低，可用于自动化分析仪；但存在试剂空白吸光度高、胆红素和其他阳离子干扰、试剂稳定性差及试剂中含有腐蚀性或毒性成分等缺点。原子吸收分光光度法，比较准确可靠，可用作镁测定的参考方法。

（3）血清镁参考范围：0.74～1.0mmol/L，男性略高于女性。

（4）临床意义

1）低镁血症：胃肠道病症如持续性胃肠减压、吸收障碍综合征、急慢性腹泻、急性出血性胰腺炎及原发性低镁血症；肾丢失。

2）高镁血症：过多镁盐摄入或静脉用含镁药物。

历年考点串讲

钙、磷、镁代谢历年常考。其中，钙、磷、镁的生理功能、代谢及其调节为常考内容，应掌握；钙、磷、镁测定的参考值、临床意义及方法评价为考试重点，应熟练掌握。

历年常考的细节：

1. 钙盐和磷酸盐是人体含量最高的无机盐，约99%的钙和86%以上的磷存在于骨骼和牙齿中，骨是最大的钙贮存库，细胞质内的钙浓度为细胞外液的1/1000，血浆Ca^{2+}降低神经、肌肉的兴奋性，浓度降低时，可引起抽搐；Ca^{2+}作为血浆凝血因子Ⅳ参与凝血过程；细胞内Ca^{2+}作为第二信使起着重要的代谢调节作用；Ca^{2+}是许多酶（脂肪酶、ATP酶）的激活剂，Ca^{2+}还能抑制维生素D_3-1α-羟化酶的活性。

2. 血中磷酸盐（$HCO_4^{2-}/H_2PO_4^-$）是血液缓冲体系的重要组成成分。

3. 磷参与许多酶促反应，如磷酸基转移反应、加磷酸分解反应等；构成核苷酸辅酶类（如NAD^+、$NADP^+$、FMN、FAD、CoA等）和含磷酸根的辅酶（如TPP、磷酸吡哆醛等），还构成多种重要的核苷酸（如ATP、GTP、UTP、CTP、cAMP、cGMP等）；细胞膜磷脂在构成生物膜结构、维持膜的功能及代谢调控上均发挥重要作用。

4. 食物钙主要由活性维生素D调节，在十二指肠主动吸收，肠管的pH偏碱时减少钙的吸收，偏酸时促进吸收。食物中草酸和植酸可以和钙形成不溶性盐，影响吸收。机体各组织对钙、磷的摄取、利用和贮存都是在甲状旁腺激素、降钙素和活性维生素D的调节下进行的。甲状旁腺激素可升高血钙、降低血磷和酸化血液等；降钙素促进骨盐沉淀，降低血钙、血磷；1,25-$(OH)_2$-D_3促进小肠对钙、磷吸收和运转；维持骨盐溶解和沉积，有利于骨的更新和成长；促进肾小管对钙磷的重吸收。

5. 正常成人血清总钙参考范围为2.25～2.75mmol/L，游离钙参考范围为0.94～1.26mmol/L；低血钙症临床上较多见，其原因有①维生素D缺乏。②甲状旁腺功能低下。③新生儿低血钙症，是新生儿时期常见惊厥原因之一。④长期低钙饮食或吸收不良。⑤严重肝病、慢性肾病、尿毒症、远曲小管性酸中毒等时血清钙可下降，血浆蛋白减低时可使非扩散性钙降低。⑥血pH可影响血清游离钙浓度。低血钙症多见于婴幼儿；婴幼儿缺乏维生素D可引起维生素D缺乏病，表现方颅、“O”形或“X”形腿、鸡胸及串珠胸等佝偻病症状，成人引起软骨病。

二、微量元素

（一）微量元素的分布及生理功能

微量元素一般是指其每千克组织中，其含量是以毫克（或更少）来计算的元素，在体内含量极低，不及体重的0.01%。微量元素有广泛的生理、病理意义。**必需的微量元素**有铁、锌、铜、锰、铬、钼、钴、硒、镍、钒、锡、氟、碘、硅等。微量元素的生理功能如下所述。

1．体内50%～70%种类的酶中含微量元素或以微量元素离子为**激活剂**。

2．构成体内重要的载体及电子传递系统。

3．参与激素和维生素的合成。

4．影响生长发育、免疫系统的功能。

（二）微量元素测定的临床意义

1．铁　体内含量**最丰富**的微量元素。

（1）维持正常造血功能：铁是血红蛋白的主要成分，铁缺乏时可引起缺铁性贫血。

（2）参与体内氧的转运、交换和组织呼吸过程。

（3）对其他微量元素代谢的影响：缺铁可致锌、钴、镁、铅的代谢障碍。

体内铁的主要储存形式是**铁蛋白**。机体缺铁时首先减少的也是**血清铁蛋白**。

2．锌　可作为多种酶的功能成分或激活剂；促进机体生长发育；促进维生素A的正常代谢和生理功能；参与免疫功能过程。缺锌临床表现为食欲缺乏、消化功能减退、免疫力降低、异食癖、生长发育迟缓等。

3．铜　铜蓝蛋白是**运输铜**的基本载体。生物学作用如下。

（1）参与造血和铁的代谢，影响铁的吸收和储存。

（2）构成许多含铜酶及含铜生物活性蛋白质。

（3）与DNA结合，与维持核酸结构的稳定性有关。

（4）许多氧化酶含有铜。

4．硒　生物学作用如下。

（1）硒是谷胱甘肽过氧化物酶的必要组成成分。

（2）参与辅酶A和辅酶Q的合成。

（3）与视力及神经传导有密切关系。

（4）对某些有毒元素和物质的毒性有拮抗性。

（5）刺激免疫球蛋白和**抗体的产生**。

（6）可以保护心肌的正常结构、代谢和功能。

（7）调节维生素A、C、E、K的代谢。

（8）具有抗肿瘤作用。

克山病、心肌缺血、癌、多发性硬化症、肌营养不良等时血硒降低。

5．铬　生物学作用如下。

（1）形成葡萄糖耐量因子，协助胰岛素发挥作用。

（2）降低血浆胆固醇及调节血糖。

（3）促进血红蛋白的合成及造血功能。

糖尿病时可引起血铬降低。接触铬可引起急、慢性铬中毒。

6．钴　是维生素 B_{12} 重要的**辅因子**，体内的钴主要以维生素 B_{12} 的形式发挥作用。

当**内因子**、运钴蛋白缺乏，钴摄入不足或因消化系统疾病而干扰吸收时，可引起钴及维生素 B_{12} 缺乏。**恶性贫血**、急性白血病时血钴降低；慢性粒细胞白血病时，血钴升高。

7．锰　生物学作用如下。

（1）锰是多种酶的组成成分和激活剂，与蛋白质合成及生长、发育有密切关系。

（2）参与造血及卟啉合成。

（3）构成Mn-SOD，有**抗衰老**作用。

8．氟　为牙齿和骨骼的必需成分，与牙齿和骨骼的形成有关，可增加骨硬度和牙的耐酸蚀能力。缺少氟易生**龋齿**，氟多易生斑釉齿及骨密度增加。

9．碘　是构成甲状腺素的必需成分，碘通过甲状腺素促进蛋白质的合成，活化多种酶，维持生长及智力发育和调节能量代谢。正常人体含碘量为20～25mg，缺碘可发生**地方性甲状腺肿及呆小症**。

（三）微量元素与疾病的关系

微量元素过多或缺乏可导致某些地方病的发生。如缺碘与地方性甲状腺肿及呆小症有关；低硒与克山病和**骨节病**有关；铁过剩致**血红蛋白沉着病**；汞中毒时发生“**水俣病**”；先天性铜代谢异常时，血清铜明显降低，引起**Wilson病**等。

历年考点串讲

微量元素的生理功能、代谢及其调节为常考内容；微量元素与疾病的关系也常出现在考题中，应熟悉。

历年常考的细节：

1．微量元素一般是指每千克组织中，其含量是以毫克（或更少）来计算的元素，不及体重的0.01%。体内50%～70%种类的酶中含微量元素或以微量元素离子为**激活剂**；微量元素构成体内重要的载体及**电子传递系统**；微量元素参与激素和维生素的合成；微量元素可影响生长发育、免疫系统的功能。

2．铁是人体内含量**最丰富的微量元素**。铜蓝蛋白是运输铜的基本载体，铜参与造血和铁的代谢，影响铁的吸收和储存，构成许多含铜酶及含铜生物活性蛋白质，铜与DNA结合，与维持核酸结构的稳定性有关，许多氧化酶含有铜，Wilson病时血清铜明显降低。**克山病**、心肌缺血、癌、多发性硬化症、肌营养不良等时**血硒降低**。钴是维生素B_{12}重要的辅因子。**Mn-SOD**有**抗衰老**作用。

3．人体必需的微量元素及常见的相关疾病。缺少氟易生**龋齿**，氟多可易生斑釉齿及骨密度增加。铁过剩致**血红蛋白沉着病**、汞中毒时发生“**水俣病**”。缺碘可发生地方性甲状腺肿及呆小症。（2017）

4．人体必需的微量元素不包括硼。（2015）

第8单元　治疗药物浓度监测

药物代谢动力学是应用动力学原理研究药物在体内吸收、分布、生物转化和排泄等过程的速度规律的科学。治疗药物监测（TDM）是应用一定的分析技术测定体液中药物的浓度，以药代动力学理论为基础和电子计算机为计算工具，研究药物在体内的过程，使临床给药个体化、科学化、合理化。

一、药物在体内运转的基本过程

药物可以通过口服、肌内注射、静脉注射、静脉滴注、舌下给药、皮肤给药等途径进入体内。药物在体内转运的基本过程包括吸收、分布、生物转化、排泄等。对于非静脉给药途径，如口服、皮肤给药等都存在药物吸收机制，包括被动扩散、主动转运和促进扩散等作用。

（一）药物吸收

血管内给药不存在吸收。某些药物口服后吸收过程中，在通过胃肠道黏膜及第一次随肝门静脉血流经肝时，可有部分被胃肠黏膜，更主要是被肝细胞中酶代谢失活，从而使进入体循环的量减少。这一现象称“首过消除（首关消除）”或“第一关卡效应”。药物吸收受生物因素（胃肠道、pH、吸收表面积），药物的理化性质（药物的脂溶性、解离常数、溶解速度、药物颗粒大小、多晶型）和药物剂型、附加剂的影响。

（二）药物分布

药物分布是指药物随血液循环输送至全身各器官、组织，并通过转运进入细胞间液、细胞及细胞器内的过程。药物的分布速度取决于该组织的血流量和膜通透性。药物分布对药物疗效作用的开始、作用强度、持续时间起着重要作用。药物与血浆蛋白结合，对毛细血管和体内各生理屏障的通透性，以及药物与组织间的亲和力等因素对药物分布有影响。体内药物与蛋白的结合通常是可逆的，体内也只有游离型药才有药理作用。

（三）生物转化

机体对药物进行的化学转化、代谢称**生物转化**。生物转化通常通过两相反应，**第一相**是药物**氧化、还原和水解**；**第二相**是**结合反应**。有些药物必须经生物转化才生成具药理活性的代谢物。生物转化总的结果是使**药物极性升高**，**有利排泄**。药物生物转化主要在**肝**进行，在肝细胞微粒体混合功能氧化酶（肝药酶）的催化下进行。

（四）药物排泄

药物排泄指药物分子从组织反扩散到血液循环后，通过肾、肺、皮肤等排泄器官排出体外的过程。药物在体内的作用时间取决于生物转化和排泄。**肾**是多数药物的排泄器官，增加尿液的碱性，有利于酸性药物的排出。影响药物经肾排泄的主要因素是肾小球滤过率（可用肌酐清除率表示）和肾血浆流量（对氨基马尿酸清除率表示）。

在药物动力学中，生物转化与排泄两过程的综合效果叫**消除**，而分布与消除过程通常称为**处置**。

进入体内的药物在吸收、分布、生物转化和排泄的综合影响下，随时间而动态变化。其血药浓度受很多因素影响，如①药物方面，如生物利用度、生物药剂学等；②机体方面，如年龄、肝肾功能、遗传因素、环境因素等；③药物间的相互作用等。

二、药代动力学基本概念

药代动力学简称药动学，是指以数学模型和公式，研究体内药物量及其代谢物随时间变化的规律。

（一）吸收速度常数

吸收速度常数（*Ka*）单位时间药物被机体从用药部位吸收的固定比值。

（二）吸收分数

吸收分数（*F*）表示药物进入体循环的量与所用剂量的比值。静脉注射的 F=1；口服或肌内注射的 $F<1$。口服时，*F* 值与饮食、服药时间有关。

（三）表观分布容积

表观分布容积（*V*）表示药物在体内分布的程度。静脉注射时，V=剂量（D）/C；*V* 值增大，药物浓度下降，二者成反比关系。

（四）消除速度常数

消除速度常数（*K*）表示药物在体内代谢、排泄的速度。*K* 值增大，血药浓度下降。

（五）生物半衰期

生物半衰期（$t_{1/2}$）即血浆中药物浓度在体内**消除一半**所需要的时间。

（六）房室模型

房室是由具有相近的药物转运速率的器官、组织组合而成。同一房室内各部分的药物处于动态平衡。房室仅是按药物转运动力学特征划分的抽象模型，并不代表解剖或生理上的固定结构或成分。有单室模型和多室模型（二室模型、三室模型等）。单室模型的血药浓度只受吸收和消除的影响。多室模型的血药浓度除受吸收和消除的影响外，在室间未达分布平衡前，还受分布的影响。

（七）消除动力学模型

一级消除动力学。最主要的特点是药物浓度按恒定的比值减少，即恒比消除，这是绝大多数药物的消除方式。零级消除动力学。最基本特点为药物浓度按恒量衰减，即恒量消除。有些药物在体内存在消除动力学模型转换，当其在体内量较少，未达到机体最大消除能力时（主要是未超出催化生物转化的酶的饱和限时），将按一级动力学方式消除；而当其量超过机体最大消除能力时，将只能按最大消除能力这一恒量进行消除，变为零级消除动力学方式。苯妥英钠、阿司匹林、氨茶碱等常用药，在治疗血药浓度范围内就存在这种消除动力学模型转移。

三、影响血药浓度的主要因素与药物效应

影响药物浓度的因素有很多，主要有药物方面和机体方面的因素。

（一）药物方面

生物利用度，生物药剂学的范畴，包括剂型、药物理化性质、处方辅料、制剂工艺、储存和运输等。

（二）机体方面

年龄、肥胖、肝肾功能、心脏疾患、胃肠道功能、血浆蛋白的含量、遗传因素、环境因素等。

（三）药物的相互作用

药物进入体内后，血液循环为药物体内转运的枢纽。大多数药物只有达到作用部位和受体部位，并达到一定的浓度后，才产生一定的药理作用。多数药物的血药浓度与药理效应呈平行关系，部分药物的血药浓度与药效无明显相关关系。

四、临床上需要进行监测的药物和临床指征

临床为了判断是否使用或过量使用某种药物，以及进行科学的个体化给药，保证最佳的疗效和较低的不良反应的发生，需要监测血药浓度即治疗药物监测（TDM）。有些药物的治疗作用、不良反应呈血药浓度依赖性，而血药浓度范围和中毒浓度已确定的药物，应考虑进行 TDM。临床上需测定药物浓度进行监测的主要药物如下。

（一）强心苷类

主要有毒毛花苷K、毛花苷C（西地兰）、地高辛和洋地黄毒苷。在需长期使用强心苷时，多选用地高辛。临床上可用于慢性充血性心力衰竭、心房纤颤及心房扑动等的治疗。其主要不良反应为多种心律失常，并可因此致死，还有中枢神经系统及消化道症状等，均与血药浓度密切相关。

口服后，地高辛在胃肠道以被动扩散方式吸收。血液中的地高辛 20%～25%与血浆蛋白结合，其分布属二室模型，8～12h 转入消除相，地高辛心肌浓度约是血清浓度的 15 倍以上，只有在消除相，心肌与血药浓度的比值才较恒定，因此 TDM 取样时间应选在消除相内（至少服药后 12h）。

地高辛在体内消除主要是以原型药经肾分泌排泄，在体内的消除属一级动力学。除肝、肾、心脏及消化系统功能可影响地高辛体内过程外，同时使用奎尼丁、螺内酯（安体舒通）、呋塞米（速尿）、多种钙通道阻滞药及口服广谱抗生素，都可使地高辛血药浓度增加。此外，甲状腺功能减退症患者血清地高辛浓度升高，心肌敏感性上升，也易出现中毒；低钾、镁、高钙血症均可使心肌对强心苷敏感性提高，有效血药浓度范围内即可出现心脏毒性。

地高辛的 TDM 一般用血清作标本，一般采用免疫法测定。

（二）抗癫痫药

主要有苯妥英钠、苯巴比妥、卡马西平、乙琥胺、丙戊酸钠等，这些药物大多安全范围窄，且需预防性长期使用，需进行 TDM。

苯妥英钠是用作治疗癫痫大发作的首选药物，也是最迫切需要进行 TDM 的药物。苯妥英钠以其钠盐供临床使用。口服后，苯妥英钠以被动扩散方式经小肠吸收，血液中的苯妥英钠约 90%与白蛋白结合。苯妥英钠可迅速分布至全身，属一室分布模型。

苯妥英钠仅 2%以原型从肾排泄，绝大部分经肝细胞生物转化为无活性的代谢物后再排出。苯妥英钠为肝药酶诱导药，长期使用可因此加速自身的代谢转化。在治疗浓度范围内，苯妥英钠存在消除动力学方式的转换。

苯妥英钠 TDM 通常以血清为标本，检测方法有光谱法、HPLC 及免疫化学法。

（三）治疗情感性精神障碍药

1．抗抑郁药　主要包括三环类抗抑郁药，如丙米嗪等及非三环类抗抑郁药。其治疗作用和不良反应均与血药浓度密切相关。

该类药物口服后吸收快而完全，血液中的三环类抗抑郁药 90%左右与血浆白蛋白、脂蛋白、α_1-酸性糖蛋白结合，游离药物能迅速分布至各组织。该类药物绝大部分需在肝经过去甲基化、羟化及结合反应代谢后，由肾排泄。其中丙咪嗪、阿米替林、多塞平的去甲基化代谢物，都有和原药同样的药理活性，并且去甲丙咪嗪、去甲替林本身也为三环类抗抑郁药。在常用剂量下，该类药物消除均属一级动力学，TDM 时应特别注意同时测定原型药与代谢药的浓度。本类药中多数血药浓度存在特殊的“治疗窗”现象，即低于“治疗窗”范围无效，而高出此范围不但不良反应增强，并且治疗作用反下降。

检测技术一般均以血清为检测标本。取样时间应在达稳态后任一次用药前，以测定其稳态谷浓度。抗凝剂、某些塑料试管及橡胶塞中的增塑剂，可改变该类药物在红细胞和血浆中的分配比，应避免使用。玻璃器皿可对药物产生吸附。测定方法中免疫学方法存在交叉免疫反应可干扰测定，反相 HPLC 为推荐方法。

2．碳酸锂　Li^+具有抗躁狂症作用。碳酸锂过量中毒时可出现意识障碍、肌颤、共济失调、抽搐及低血钾所致的多种心律失常，严重者可致死亡。Li^+的治疗作用及不良反应与血清浓度关系密切，安全范围狭窄。TDM 中规定在距前晚服药后 12h 的次晨取血，测得的血清 Li^+浓度称 12h 标准血清 Li^+浓度（12h-stS Li^+）。

该药口服后在胃肠道吸收完全，不存在首过消除，其生物利用度几乎接近 100%。血 Li^+与血浆蛋白无结合，呈二室二分布模型。其消除几乎全部通过肾排泄，受钠摄入量影响，摄入多则排 Na^+增加而排 Li^+也增多致血浓度降低；反之则血 Li^+浓度升高。

检测常以血清为标本测定 12h-stS Li^+，临床多用火焰发射光谱法。

（四）氨基苷类抗生素

链霉素、庆大霉素、卡那霉素、阿米卡星等。庆大霉素等氨基苷类抗生素有较强的杀菌作用，广泛用于多种需氧革兰阴性杆菌、某些革兰阳性球菌感染的治疗，亦是主要的抗结核药。可产生第Ⅷ对脑神经损害、肾损害、神经-肌肉接点阻断等不良反应，其治疗作用及不良反应与血药浓度关系密切，安全范围狭窄。

药动学特点：口服不吸收，肌内注射后吸收迅速完全，与血浆蛋白结合率低，主要分布在细胞外液中。几乎全部以原型药从肾小球滤过排泄，故其消除属一级动力学，并受肾功能影响大。心力衰竭、肾功能损害是影响血药浓度的主要因素。

TDM 一般用血清。若用血浆，由于该类药可和肝素形成复合物，故不能用肝素抗凝。该类药物检测方法主要用免疫法检测，要注意氨基苷类药物间存在交叉免疫性。

（五）免疫抑制药

环孢素、FK506 等。环孢素的治疗作用、不良反应与血药浓度关系密切，安全范围窄。本药大多供长期预防性用药，而肾、肝毒性在肾、肝移植时，难以和排斥反应区别，因此环孢素需进行 TDM。

药动学特点：肌内注射吸收不规则，口服吸收慢而不完全，在血液中几乎全部与血细胞和蛋白结合，与血细胞（主要为红细胞）结合部分为与血浆蛋白结合的 2 倍。分布呈多室模型，易分布至细胞内。其几乎全部经肝代谢为 10 余种代谢物，再由肾或胆道排泄。

TDM 标本多主张用肝素抗凝，做全血浓度测定。取样时间通常在达稳态后用药前，以测定稳态谷浓度。检测方法常用 HPLC 和免疫法。免疫法可由于药物代谢物干扰造成 30%以上交叉免疫反应使其结果偏高，解释结果时需注意测定方法学。

（六）抗哮喘药

茶碱：治疗作用、毒性反应与血药浓度关系密切，安全范围甚狭窄。

药动学特点：口服吸收迅速完全，大多呈单室分布模型，在治疗血药浓度范围上限可发生转化为零级消除动力学。

茶碱 TDM 通常用血清为标本。涎液与血清茶碱浓度有极佳的相关性（r=0. 99），涎液浓度约为血清浓度的 50%，接近于游离血药浓度，需要时也可选用。测定稳态谷浓度，常用免疫法、HPLC 法等。

五、治疗药物监测方法

（一）标本采集时间、注意事项

取样时必须标明患者的用药情况。一般怀疑中毒情况时，要在用药后，峰值时取样；怀疑药物剂量不足时，要在下一次用药前取样。对需监测、调整用药方案者应在达稳定浓度后再取样，对急性药物中毒者应立即取样测定。TDM 工作中，标本大多需进行必要的预处理。预处理包括去蛋白、提取和化学衍生化。

（二）常用测定方法

1. 分光光度法　紫外分光光度法、荧光分光光度法、原子吸收光度法。
2. 气相色谱法　采用氢火焰检出、氮选择器检出、电子俘获检出或质谱检出。
3. 高效液相色谱法　采用紫外、荧光、电化学或质谱检出。
4. 免疫学方法　包括放射免疫法、酶免疫法、荧光免疫法、免疫化学发光法。

历年考点串讲

治疗药物监测历年偶考。其中，临床上需要进行监测的药物和临床指征应熟练掌握；药物在体内运转的基本过程包括吸收、分布、生物转化、排泄等，为重点内容，应掌握。消除动力学模型中的内容应熟悉：①一级消除动力学；②零级消除动力学以及生物半衰期；③影响血药浓度主要因素与药物效应等。标本的采集与注意事项为重点内容。

历年常考的细节：

1. TDM 的标本采集时间一般在血药浓度达到**稳态浓度**后。

2. 某些药物口服后吸收过程中，在通过胃肠道黏膜及第一次随肝门静脉血流经肝时，可有部分被胃肠黏膜，更主要是被肝细胞中酶代谢失活，从而使进入体循环的量减少。这一现象称“**首过消除**”或“第一关卡效应”。生物转化总的结果是使**药物极性升高**。（2017）**肾是多数药物的排泄器官**，增加尿液的碱性，有利于酸性药物的排出，药物的生物转化和排泄统称为消除。表观分布容积（V）表示药物在体内分布的程度。消除速度常数（K）表示药物在体内代谢、排泄的速度。**生物半衰期**（$t_{1/2}$）即血浆中药物浓度下降一半所需要的时间。（2016）单房室模型的血药浓度只受吸收和消除的影响。多室模型的血药浓度除受吸收和消除的影响外，在室间未达分布平衡前，还受**分布**的影响。（2015）

3. 一级消除动力学主要特点是药物浓度按恒定的比值减少，即恒比消除；零级消除动力学最基本特点为药物浓度按恒量衰减，即恒量消除。

4. 影响血药浓度的因素主要有药物方面、机体方面和药物的相互作用。

5. 临床为了判断是否使用或过量使用某种药物，以及进行科学的个体化给药，**保证最佳的疗效**和**较低的不良反应**的发生，需要监测血药浓度即治疗药物监测（TDM）。有些药物的治疗作用、不良反应呈血药浓度依赖性，而血药浓度范围和中毒浓度已确定的药物，应考虑进行 TDM。

6. 临床上需测定药物浓度进行监测的主要药物有强心苷类、抗癫痫药、治疗情感性精神障碍药、氨基苷类抗生素、免疫抑制药和抗哮喘药等。

7. 药物在体内生物转化的主要部位是**肝**。

8. 标本可以是血浆、血清、全血、涎液、尿、脑脊液等体液。免疫抑制药环孢素和 FK506 测定采用的标本为全血取样的多少和时间，应根据监测的要求、目的及具体药物而定。取样时，必须标明患者的用药情况。一般怀疑中毒情况时，要在用药后，峰值时取样；怀疑药物剂量不足时，要在下一次用药前取样。标本大多需进行必要的预处理。预处理包括去蛋白、提取和化学衍生化。

9. 要进行个体化给药时，需测定其药代动力学参数，常采用多点采样，计算后科学地设计给药方案，并要验证预测浓度与实测值的相符性。对需监测、调整用药方案者应在达稳定浓度后再取样，对急性药物中毒者应立即取样测定。（2016）

10. 常用测定方法有**光谱法**、**层析**和**免疫化学法**等。

第 9 单元　心肌损伤的生化标志物

急性缺血性心脏病在欧美国家具有很高的死亡率，我国近年来有明显增加的趋势。典型的病例可以根据病史、症状及心电图（electrocardiogram, ECG）的特殊改变进行诊断。大量的临床实践发现，约有 25%的急性心肌梗死（acute myocardial infarction, AMI）患者发病早期无典型临床症状；约 50%的 AMI 患者缺乏 ECG 的特征性改变。这种情况下，急性缺血性心肌损伤生化标志物的检测显得尤为重要，尤其是 AMI 早期或临床症状不典型、ECG 未出现明显改变的心肌梗死，如内膜下 AMI 的诊断，并可及时指导、监测溶栓治疗和对预后进行判断，降低 AMI 后的死亡率。

AMI 后梗死部位心肌细胞内的化学物质将释放到外周血中，引起病理生理改变，可对这些化学物质进行测定帮助诊断 AMI。决定一种标志物血浓度变化的因素有该物质分子大小、在细胞内的分布（胞质中的小分子蛋白较结构蛋白更易进入血循环）、释放率、清除率和心肌特异性等。

一、酶学检查

（一）急性心肌梗死时心肌酶及标志蛋白的动态变化

急性心肌梗死时心肌酶及标志蛋白的动态变化见表 3-12。

表 3-12 急性心肌梗死时心肌酶及标志蛋白的动态变化

标志物	医学决定水平	胸痛后升高时间（h）	达峰时间（h）	恢复时间（h）	增高倍数
Mb	>100μg/L	1～3	6～7	18～30	5～20
CK	>200U/L	3～8	10～36	72～96	5～25
CK-MB	>25 U/L	3～8	9～30	48～72	5～20
MB_2/MB_1	>1.5	1～4	4～8	12～24	3～5
MM_3/MM_1	>1.0	2～4	8～12	24～32	5～12
LD	>240	8～18	24～72	6～10d	3～5
LD_1/LD_2	>1.0	6～12	24～36	4～7d	5～10
CTnT	>0.1	3～6	12～48	5～14d	30～200
CTnI	>0.5μg/L	5～8	14～48	4～10d	20～50
AST	>45	8～12	16～48	3～6d	2～25

（二）常用于 AMI 的酶学标志物

20 世纪 70 年代以来，最常用的心肌损伤诊断标志物为心肌酶谱，包括肌酸激酶（CK）及其同工酶 CK-MB、乳酸脱氢酶（LD）及其同工酶（LD1）、天冬氨酸氨基转移酶（AST）。

1. 肌酸激酶（CK）及同工酶 CK 是由 2 个亚单位组成的二聚体，产生的同工酶有 CK-MM、CK-MB、CK-BB 三种。心肌是含 CK-MB 较多的器官，曾被认为是诊断急性心肌梗死的“金标准”。不同部位 AMI 时，CK-MB 的释放量不仅与梗死面积、程度有关，也和梗死部位有关。CK 和其同工酶 CK-MB 对 AMI 早期诊断和判断有无再灌注及再梗死上有很高的敏感性和特异性，但是在骨骼损伤时容易出现假阳性。

（1）参考范围：CK，男性 80～200U/L，女性 60～140U/L；CK-MB，10～24U/L。

（2）临床意义：AMI 时 CK 活性在 3～8h 升高，峰值在 10～36h，3～4d 后恢复至正常水平；CK 和 CK-MB 升高都在参考值的 2 倍以上；在 AMI 后，如果及时进行了溶栓治疗出现再灌注时，CK 成倍增加。

而心肌缺血时，CK 和 CK-MB 常不升高或不上升到 2 倍。CK 同工酶亚型分析在诊断 AMI 的特异性和灵敏度方面优于 CK 及其同工酶，可用于 AMI 的早期诊断。一般以 $CK-MM_3/CK-MM_1$ >1.0 作为诊断 AMI 的标准，但必须排除急性骨骼肌损伤。

由于 CK 活性很易受到 EDTA、柠檬酸、氟化物等抗凝剂的抑制，因此一般采用血清或肝素抗凝标本。

2. 乳酸脱氢酶（LD）及同工酶 由 H 亚基和 M 亚基组成 5 种同工酶：即 LD_1、LD_2、LD_3、LD_4、LD_5。LD 几乎存在于所有体细胞中，因此血清中 LD 的增高对任何单一组织或器官都是非特异的。在 AMI 时升高迟、达峰晚，故对早期诊断价值不大。由于半衰期长，多用于回顾性诊断。

LD 在组织中的分布特点是心、肾以 LD_1 为主，LD_2 次之；肺以 LD_3、LD_4 为主；骨骼肌以 LD_5 为主；肝以 LD_5 为主，LD_4 次之。血清中 LD 含量的顺序是 $LD_2>LD_1>LD_3>LD_4>LD_5$。心肌损伤时主要是 LD_1 增高。

（1）LD 参考范围：100～240U/L（以丙酮酸为底物），$LD_1/LD_2<0.7$。

（2）临床意义：AMI 的诊断值为 $LD_1/LD_2>1.0$。当 AMI 患者的 LD_1/LD_2 倒置且伴有 LD_5 增高时，预后比仅出现 LD_1/LD_2 倒置差，LD_5 增高提示患者心力衰竭伴有肝淤血或肝衰竭。LD_1 活性大于 LD_2 也可出现在心肌炎、巨细胞贫血和溶血性贫血。

LD 和 LD_1 在 AMI 发作后 8～18h 开始升高，峰值为 24～72h，持续时间 6～10d。AMI 时 LD 的升高倍数多为 5～6 倍，个别可高达 10 倍。LD 的分子质量大，AMI 升高迟，达峰晚，对 AMI 早期诊断价值不大，但如果连续测定 LD，对于就诊较迟，CK 已恢复正常的 AMI 患者有一定参考价值。同时由于 LD 存在于多组织中，其 AMI 诊断特异性不高，其同工酶测定可以提高特异性。骨骼肌疾病时 LD_5＞LD_4；肺部疾患可有 LD_3 升高。

LD 在诊断 AMI 中的应用原则：①不作为常规检查项目，对患者做个案处理，主要用于排除 AMI 诊断。②在胸痛发作 24h 后测定 LD 同工酶，作为 CK-MB 补充。③LD 出现较迟，如果 CK-MB 或 CTn 已有阳性结果，AMI 诊断明确，就没有必要再检测 LD 和 LD 同工酶。

历年考点串讲

心肌酶学检查历年必考，肌酸激酶及同工酶和同工酶亚型、乳酸脱氢酶及同工酶检查在心肌损伤诊断中的临床意义为考试重点，应熟练掌握。

历年常考的细节：

1. CK 正常参考值为男 24～195U/L，女 24～170U/L；CK-MB 正常参考值为 10～24U/L。
2. LD 参考值范围为 100～240U/L。
3. 若 AMI 后及时进行溶栓治疗出现再灌注，则 CK 活性成倍增加，达峰时间提前。
4. AMI 时各种心肌酶及标志蛋白的升高时间、达峰时间、恢复时间的动态变化。（2015、2016）
5. CK 的同工酶种类有 CK-MM、CK-MB、CK-BB 三种。CK-MB 是诊断 AMI 最有价值的酶学生化指标。
6. CK 和其同工酶 CK-MB 在 AMI 早期诊断和判断有无再灌注及再梗死上有很高的敏感性和特异性。
7. $CK\text{-}MM_3/CK\text{-}MM_1$＞1.0 曾作为诊断 AMI 的标准，现在肌钙蛋白是诊断 AMI 金标准。但必须排除急性骨骼肌损伤。
8. LD_1 在心肌损伤时增高。

二、心肌损伤的蛋白标志物

从临床角度看，理想的心肌标志物应满足以下条件。①在心肌细胞中高浓度存在而在非心肌组织中不存在，即高特异性；②心肌损伤发生后能快速释放到血中，以便在早期损伤获得高灵敏度的诊断；③在血中能维持较长时间的高浓度，即长“窗口期”；④能被快速分析。现在发展的蛋白类标志物，如肌红蛋白、肌钙蛋白等对于 AMI 的诊断明显优于酶类标志物。

20 世纪 90 年代，CK-MB 的测定被认为是诊断 AMI 的金标准；近年研究证明，心肌蛋白质如心肌肌红蛋白（myoglobin，Mb）、心肌肌钙蛋白（cardiac troponin，cTn）在心肌损伤的诊断和治疗监测中更有指导价值（表 3-13）。

表 3-13　急性心肌缺血损伤标志物

标志物	分子量（kDa）	医学决定水平	胸痛后升高时间（h）	达峰时间（h）	恢复时间（h）	增高倍数
Mb	17.8	＞100μg/L	0.5～2	5～12	18～30	5～20
CK	86	＞200U/L	3～8	10～36	72～96	5～25
CK-MB	86	＞25 U/L	3～8	9～30	48～72	5～20
LD	135～140	＞200 U/L	8～18	24～72	6～10d	3～5
LD_1/LD_2		＞1.0	6～12	24～36	4～7d	5～10
CTnT	39	＞0.5μg/L	3～6	10～24	5～10d	30～200
CTnI	24	＞1.5～3.1μg/L	3～6	14～20	7～14d	20～50
AST	93	＞45	8～12	16～48	3～6d	2～25

急性冠状动脉综合征（acute coronary syndromes, ACS）是指动脉粥样硬化斑块（atherosclerosis plaque）脱落、血小板聚集、血栓形成，导致冠状动脉狭窄、阻塞，引起心肌缺血（myocardial ischemia）及梗死（infarction）的病理现象。临床症状不明显，或为不稳定性心绞痛（unstable angina pectoris，UAP），或为 AMI，甚至心律失常导致突然死亡。心肌蛋白标志物检测在诊断 ACS 中起着极其重要的作用。**肌红蛋白目前是 ACS 时最早升高的标志物，心肌肌钙蛋白是 ACS 的确诊标志物**。（高频考点）

（一）肌红蛋白（Mb）

由于 Mb 的分子质量小，可以很快从破损的细胞中释放出来，作为 AMI 的**早期**诊断标志物。

1．测定方法　**免疫法**，如荧光酶免法、化学发光法等双抗体夹心技术检测 Mb，灵敏度可达到 ng 水平，操作简单，可在数分钟内完成，作为床边检测（POCT）越来越广泛地为临床所接受。

2．参考值　男性 28～72μg/L；女性 25～58μg/L。诊断限：＞100μg/L。

3．临床意义　Mb 具有高度的临床敏感性，一般胸痛发作后 1～3h 血中浓度迅速上升，6～9h 达高峰，24～36h 恢复至正常水平。Mb 的阴性预测价值为 100%，在胸痛发作 2～12h 内，如 Mb 阴性可排除急性心肌梗死。到目前为止，Mb 是 AMI 发生后**最早**的可检测的标志物之一。

由于 Mb 的半衰期短，Mb 测定有助于在 AMI 病程中观察有无再梗死或者梗死再扩展。Mb 是溶栓治疗中判断有无再灌注的较敏感而准确的指标。

（二）肌钙蛋白 T 和 I

肌钙蛋白（troponin）是肌肉收缩的调节蛋白。心肌肌钙蛋白（cardiac troponin,cTn）由三种不同基因编码的肽链（亚基）组成；心肌肌钙蛋白 T（cTnT）、心肌肌钙蛋白 I（cTnI）和肌钙蛋白 C（TnC）。目前，用于 ACS 实验室诊断的是 cTnT 和 cTnI。

1．测定方法　主要采用**双抗体夹心的免疫学方法**，包括化学发光及电化学发光等。

2．参考值　cTnT＜0. 1μg/L。心肌损伤的判断值（cutoff）＞0. 08μg/L。

3．临床意义　肌钙蛋白 T 和 I 兼有了 CK-MB 升高较早和 LD_1 诊断时间窗长的优点。故目前 CTn 已有逐渐取代酶学指标的趋势。目前检测 CTnI 或 CTnT 方法的心肌特异性都已达到100%，肌钙蛋白（TnT、TnI）作为心肌损伤的指标，对 AMI、UAP、围手术期心肌损伤等疾病的诊断、病情监测、疗效观察及预后评估，都具有较高的价值，**其灵敏性和特异性均高于心肌酶；尤其对微小的、小灶性 AMI 的诊断更有价值**。cTn（心肌肌钙蛋白）是 ACS 的确诊标志物。

（三）B 型利钠肽（BNP）或氨基末端前 B 钠尿肽（NT-proBNP）

BNP、NT-proBNP 是诊断和治疗**心力衰竭（HF）**较好的心脏生物标志物，结合临床，根据 BNP 水平可以对心力衰竭进行分级；BNP 可用于呼吸困难鉴别；BNP 是 MI 后心功能的监测和预后判断的指标；BNP 可用于左心室肥厚、肥厚型阻塞性心肌病和扩张型心肌病的判断；BNP 可作为心力衰竭治疗监测、病情观察的指标；可用于对心脏手术患者的术前、术后心功能评估，并帮助临床选择最佳手术时机；对有相应的临床症状、疑为 HF 的患者，检测 BNP 或 NT-proBNP 有助于 HF 诊断的确立。

历年考点串讲

肌钙蛋白、肌红蛋白检查及 BNP/NTproBNP 历年常考。其中，肌钙蛋白 T 和 I 的测定及其在心肌损伤诊断中的临床意义，肌红蛋白（Mb）测定及其在心肌损伤诊断中的临床意义为考试重点，应熟练掌握。BNP/NTpro-BNP 临床应用应熟悉。

历年常考的细节：

1. 理想的心肌标志物应具备高灵敏性和高特异性，能检测早期心肌损伤，能估计梗死面积大小，窗口期长等特点。

2. 肌钙蛋白 T 和 I 作为心肌损伤的指标，诊断特异性高，尤其对微小的、小灶性 AMI 的诊断更有价值。cTn 是目前用于 ACS 诊断最特异的生化标志物。（2016）

3. 肌钙蛋白 T 和 I 兼有了 CK-MB 升高较早和 LD_1 诊断时间窗长的优点，是维持时间最长的非酶类标志物。cTnT、cTnI 目前认为是 ACS 最好的**确证**标志物，但仍需结合病史和其他实验室检查作出诊断。（2016、2017）

4. cTn 可以估计梗死面积和心功能，被推荐用来评估围术期心脏受损程度。

5. 肌红蛋白（Mb）是 AMI 的**早期诊断标志物**，是排除 AMI 很好的指标。（2015）

6. Mb 的半衰期短，Mb 测定有助于在 AMI 病程中观察有无再梗死或者梗死再扩展。

7. Mb 是**溶栓治疗**中判断有无再灌注的较敏感而准确的指标。

8. B 型利钠肽（BNP）或氨基末端前 B 钠尿肽（NT-proBNP）是诊断和治疗**心力衰竭**（HF）较好的心脏生物标志物。（2015、2017）

9. 心脏特异性**肌钙蛋白**通常是指 cTnI 和 cTnT。

10. 排除心肌梗死，首选的标志物是血清**心肌肌钙蛋白**。

第 10 单元　肝胆疾病的实验室检查

肝是人体最大的实质性器官,具有代谢，排泄，解毒，凝血和纤溶因子，纤溶抑制因子的生成及对活性凝血因子的清除等功能。当肝受到各种致病因素侵袭时，其功能状态和组织结构必然会发生变化。肝的病理状态大致可分为肝细胞损伤、间质反应、胆汁淤积、局限性肝损伤及肝血管系统损害五种。以上病理改变往往合并存在，但有所侧重，从而出现各种肝病的实验室检查特征，导致有关的试验结果异常。

一、肝胆生化

（一）肝的代谢功能

肝通过糖原合成与分解、糖异生和其他单糖的转换来**维持血糖浓度的恒定**；同时肝可以利用氨基酸合成肝细胞自身的结构蛋白质，还能合成多种血浆蛋白质（白蛋白、纤维蛋白原、凝血酶原及多种血浆蛋白质），其中合成最多的是白蛋白，白蛋白在**维持血浆渗透压**上起重要作用。肝在脂类的消化、吸收、分解、合成及运输等代谢过程中均起重要作用，肝细胞是**合成胆固醇、三酰甘油和磷脂**的最重要的**器官**，同时肝的代谢功能还包括**维生素的合成**、分解和储存；核酸代谢；**激素的生物转化**（灭活）；**胆红素和胆酸的代谢**。

（二）肝的生物转化功能

肝的生物转化过程，通常指在肝细胞的微粒体、线粒体及胞质等处有关酶的催化下，使非极性化合物转化为**极性基团**，使脂溶性极强的物质增加水溶性，有利于代谢产物、药物、毒物等从肾和胆道排出。常分为两相反应。第一相反应包括氧化、还原、水解反应，第二相反应是结合、甲基化、乙酰化等反应。

（三）胆汁酸代谢紊乱与疾病

胆汁酸在脂肪的吸收、转运、分泌和调节胆固醇代谢方面起重要作用。胆汁酸在肝细胞内由胆固醇转化生成，在肝细胞内合成的叫**初级胆汁酸**，其主要成分有**胆酸、鹅脱氧胆酸**。初级胆汁酸在肠道内经肠内细菌分解作用形成的为**次级胆汁酸**，主要成分有**脱氧胆酸**、少量**石胆酸**及微量的**熊脱氧胆酸**。总胆汁酸在脂肪的吸收、转运、分泌和调节胆固醇代谢方面起重要作用。胆固醇在肝细胞内转化为初级结合型胆汁酸，随胆汁排入肠道，在协助脂类物质消化吸收的同时受细菌的作用转变成次级游离胆汁酸。约95%胆汁酸在回肠末端被重吸收，经门静脉入肝，在肝细胞内被重新合成为次级结合型胆汁酸，与新合成的初级结合型胆汁酸一同再随胆汁排入小肠，构成胆汁酸的**肝肠循环**。

肝、胆或肠疾病必然影响胆汁酸代谢；而胆汁酸代谢的异常又必然影响到上述脏器的功能及胆固醇代谢的平衡。

（四）胆红素代谢与黄疸

胆红素是各种含血红素蛋白中血色素的分解产物，在血循环中胆红素主要以**胆红素-白蛋白复合物**的形式存在和运输，除白蛋白外，α_1-球蛋白也可与胆红素结合。胆红素随血液运输到肝后，与**Y蛋白和Z蛋白**两种色素受体蛋白结合，并将它运至滑面内质网，在胆红素-尿嘧啶核苷二磷酸葡萄糖醛酸转移酶的催化下，胆红素被转化为单、双葡萄糖醛酸**结合胆红素**，形成**水溶性的结合胆红素**，结合胆红素随胆汁进入肠道，在小肠上段被水解脱下葡萄糖醛酸而还原成尿胆原，大部分随粪便排出，少部分经门静脉回肝，其中大部分被肝细胞摄取再转变为结合胆红素并再排入肠腔（此即**胆红素的肝肠循环**），另一部分从门静脉入体循环，进入肾，随尿排出。各种胆红素及其代谢特点见表3-14。

表3-14 胆红素的分类

项 目	游离胆红素	结合胆红素
别名	间接胆红素、血胆红素	直接胆红素、肝胆红素
与葡萄糖醛酸结合	未结合	结合
与重氮试剂反应	慢或间接反应	迅速直接反应
水中溶解度	小	大
经肾随尿排出	不能	能
对脑的毒性作用	大	无

凡能引起胆红素生成过多或肝细胞对胆红素的摄取、结合和排泄过程发生障碍等因素都可使血中胆红素增高，而出现**高胆红素血症**。

历年考点串讲

胆红素代谢与黄疸为考试重点，应熟练掌握。肝的代谢、肝的生物转化功能、胆汁酸代谢紊乱与疾病应熟悉。

历年常考的细节：

1. 肝的功能 糖原合成与分解，糖异生、蛋白质合成、脂类的消化、吸收、分解、合成及运输等，维生素合成、分解和储存，核酸代谢，激素的生物转化，胆红素和胆酸的代谢。肝中合成最多的蛋白质是**白蛋白**。

2. 肝生物转化功能的作用。肝是人体中**生物转化作用**最强的器官。

3. 生物转化的两相反应 **第一相反应**包括氧化、还原、水解反应，**第二相反应**是结合、甲基化、乙酰化等反应。

4. 胆汁酸在肝细胞内由胆固醇转化生成，在肝细胞内合成的叫初级胆汁酸，其主要成分有**胆酸、鹅脱氧胆酸**。初级胆汁酸在肠道内经肠内细菌分解作用形成的为次级胆汁酸，主要成分有**脱氧胆酸**、少量**石胆酸**及微量的**熊脱氧胆酸**。

5. 约95%胆汁酸在回肠末端被重吸收，经门静脉入肝，在肝细胞内被重新合成为次级结合型胆汁酸，与新合成的初级结合型胆汁酸一同再随胆汁排入小肠，构成胆汁酸的**肝肠循环**。（2016）

6. 胆红素是各种含血红素蛋白中血色素的分解产物，在血循环中胆红素主要以胆红素-白蛋白复合物的形式存在和运输。

7. 胆红素的转化　胆红素随血液运输到肝后，与Y蛋白和Z蛋白两种色素受体蛋白结合，并将它运至滑面内质网，在胆红素-尿嘧啶核苷二磷酸葡萄糖醛酸转移酶的催化下，胆红素被转化为单、双葡萄糖醛酸结合胆红素，形成水溶性的结合胆红素。肝细胞内胆红素主要存在形式是胆红素-Y蛋白。（2015）

二、肝胆疾病的检查

（一）酶学检查

1．血清转氨酶及其同工酶　用于检测肝细胞损伤程度的主要是丙氨酸转氨酶（ALT）和天冬氨酸转氨酶（AST）。

（1）检测方法：自20世纪80年代至今一直采用IFCC推荐的酶动力学方法。

ALT作用于L-丙氨酸和α-酮戊二酸产生丙酮酸和L-谷氨酸，丙酮酸和NADH在LDH的作用下产生L-乳酸和NAD^+，在340nm处检测NADH的吸光度来推算血清中ALT的浓度。

AST作用于天冬氨酸和α-酮戊二酸产生草酰乙酸和L-谷氨酸，草酰乙酸和NADH在苹果酸脱氢酶（MDH）的作用下产生L-苹果酸和NAD^+，在340nm处检测NADH的吸光度来推算血清中AST的浓度。

（2）正常参考值：ALT＜40U/L，AST＜45U/L，AST/ALT 1.15左右。

（3）临床意义

1）ALT广泛存在于多种器官中，人体内各器官含量由多到少排列顺序是肝、肾、心脏、骨骼肌等。ALT是急性病毒性肝炎最敏感的指标，而AST主要用于诊断AMI，在肝疾病中，只是肝炎患者的观察指标，但是AST/ALT比值对判断肝炎的转归特别有价值。

2）急性肝炎早期，ALT和AST都迅速升高，高峰可达正常值的10倍以上，ALT的峰值高于AST。血清ALT活性高低多与临床病情轻重相平行，恢复期转入正常，且AST比ALT恢复快。如果ALT在100U左右波动或再度上升为慢性活动性肝炎；如果ALT下降，与此同时胆红素却进行性升高，呈现“酶-胆分离”现象，此为重症肝炎临终期的表现，预后极差。

3）慢性肝炎、肝硬化时，AST升高程度大于ALT。AST有两种同工酶，胞质中的称为胞质c-AST；存在于线粒体中的称为线粒体m-AST。同工酶可以反映肝损伤病变程度，c-AST反映肝的早期损害，m-AST反映肝细胞坏死和线粒体被破坏。AST/ALT对急、慢性肝炎的诊断和鉴别诊断，以及判断肝炎的转归有特别的价值，当AST/ALT＜1时，提示急性炎症的早期，肝硬化时AST/ALT≥2；肝癌时AST/ALT≥3。

2．碱性磷酸酶（ALP）及其同工酶

（1）检测方法：IFCC推荐及国内应用较多的是以磷酸对硝基酚为底物，2-氨基-2-甲基丙醇为缓冲液体系的酶动力法。对-硝基酚磷酸盐在ALP的作用下产生对硝基苯酚和磷酸盐，在405nm处检测对硝基苯酚的吸收峰，计算血清ALP的浓度。

（2）正常参考值：成人40～150U/L。

（3）临床意义

1）ALP的生理性增高见于妊娠、绝经期、新生儿、儿童、青少年骨骼生长期。

2）临床上测定ALP主要用于骨骼、肝胆系统疾病等的诊断和鉴别诊断，尤其是黄疸的鉴别诊断。

3）碱性磷酸酶同工酶的检测对肝外阻塞性黄疸及肝内胆汁淤积性黄疸，原发与继发性肝癌具有鉴别意义。ALP_1升高可见于肝外胆管梗阻，如转移性肝癌、肝脓肿、肝淤血等可伴有ALP_2的升高。而肝内胆管梗阻所致胆汁淤积，如原发性肝癌及急性黄疸性肝炎患者则以ALP_2的增高为主，ALP_1相对减少。

3．γ-谷氨酰转肽酶（GGT或γ-GT）及其同工酶

（1）检测方法：目前国内主要采用IFCC和欧洲常规Szasz法。二者均是以γ-谷氨酰-3-羧基-4-对硝基苯胺和双甘肽为底物的酶动力。GGT作用于γ-谷氨酰-3-羧基-4-对硝基苯胺和双甘肽产生γ-谷氨酰双甘肽和5-氨基-2-硝酸苯甲酸盐，在405nm处检测吸收峰，计算血清GGT的浓度。

（2）正常参考值：男＜50U/L，女＜32U/L（37℃）（IFCC法）。

（3）临床意义：**GGT是肝胆疾病检出阳性率最高的酶**。

1）病毒性肝炎：急性肝炎GGT变化一般与ALT平行，但升高幅度较低。若在恢复期其他肝功能指标都已正常，而GGT仍未复原，提示肝炎尚未痊愈，如反复波动或长期维持较高水平，则应考虑肝炎有慢性化趋势。

2）原发性或转移性肝癌：GGT和AFP同样具有癌胚蛋白的性质，监测血中GGT的浓度可观察肿瘤疗效和预后。

3）GGT是胆汁淤积，胆道梗阻最敏感的酶：GGT活性与阻塞的时间和程度相关，阻塞时间越长，程度越重，GGT上升幅度越大。

4）肝硬化：在代偿期GGT多正常，若失代偿期或伴有炎症、进行性纤维化则GGT可升高，其升高程度与纤维化成正比。

5）GGT对判定**酒精中毒**有相当的价值。

6）长期接受巴比妥类药物、抗癫痫药（扑米酮）、三环类抗抑郁药、含雌激素的避孕药者，常有GGT升高。

7）测定ALP、GGT有助于鉴别ALP的来源：GGT与ALP同时增高常源于肝疾患，而GGT正常，ALP升高源于肝外疾患，如骨骼系统疾病等。

用醋酸纤维薄膜电泳可将GGT分为GGT_1、GGT_2、GGT_3和GGT_4 **4种**，正常人只见GGT_2和GGT_3，重症肝胆疾病和肝癌时常有GGT_1出现，酒精性肝坏死、胆总管结石及胰腺炎时常有GGT_2增加，GGT_4与胆红素增高密切相关。

4．胆碱酯酶（ChE）　分为两大类，**真性胆碱酯酶亦称乙酰胆碱酯酶**（AChE），存在于红细胞、肺、脑组织、交感神经节等处，主要作用是水解乙酰胆碱。**假性胆碱酯酶（PCHE）存在于血清或血浆中**，除可作用于乙酰胆碱外，还可作用于其他胆碱类化合物。PCHE是一种糖蛋白，由肝合成。此酶将胆碱酯水解为胆碱和有机酸，临床上根据其水解产物多少测出PCHE的活性。含有有机磷的杀虫剂能抑制红细胞内真性胆碱酯酶和血清中的假性胆碱酯酶。临床上常规检查的是PCHE。

（1）检测方法：AChE作用于硫代丁酰胆碱，最后生成5, 5′-二硫双2-硝基苯甲酸是黄色化合物，动态检测410nm处的最大吸收峰，可得出血清胆碱酯酶的活性。

（2）正常参考值：成人4250～12 250MU/ml（37℃）。

（3）临床意义

1）在病情严重的肝病发生时，胆碱酯酶活性下降，**PCHE降低与肝病病变程度成正比，与血白蛋白平行**。

2）慢性肝炎、肝硬化、肝癌使，如PCHE持续降低，则提示预后不良。肝功能不全时，PCHE明显降低。

3）口服雌激素或避孕药时，血清PCHE可略降低。遗传性血清PCHE异常病、营养不良、**有机磷中毒**，血清PCHE均降低。肾疾病（排泄障碍）、肥胖、脂肪肝、甲状腺功能亢进和遗传

性高 PCHE 血症者，血清 PCHE 水平均可升高。

（二）胆红素的检测及临床意义

1．胆红素　根据胆红素是否直接与**重氮试剂**反应，分为**直接胆红素**和**间接胆红素**。直接胆红素是经过肝细胞加工后的胆红素，是 n 个胆红素分子与 1～2 个葡萄糖醛酸分子单独酯化的结构，易溶于水，可通过肾排泄，能直接与重氮试剂反应。间接胆红素是红细胞破坏后形成的胆红素，在循环中主要与白蛋白结合。间接胆红素不能与重氮试剂直接反应，**必须有加速剂**的参与，如**甲醇、咖啡因**等试剂，才能反应。

（1）检测方法：IFCC 推荐采用偶氮反应方法测定总胆红素，血清中结合胆红素与重氮试剂反应生成偶氮胆红素，同样条件下，游离胆红素需要在加速剂（咖啡因、甲醇等）作用下与重氮试剂反应；化学钒酸法也可检测血清总胆红素和结合胆红素。胆红素氧化酶法测定样本和试剂用量少，特异性高，重复性好，但目前还不能准确测定结合胆红素。其中**重氮盐改良 J-G 法和胆红素氧化酶法**是临床最常用的方法。

（2）正常参考值：成人总胆红素 3. 4～17. 1μmol/L；直接胆红素 0～6. 8μmol/L；间接胆红素 1. 7～17. 1μmol/L。

（3）临床意义

1）血清胆红素分类：基于化学反应的分类：根据胆红素是否直接与重氮试剂反应分为直接胆红素和间接胆红素；用高效液相色谱法对血清胆红素进行较准确详细的分类：一是α胆红素，即未结合胆红素，总胆红素是未结合胆红素，这种胆红素有毒性，可引起胆红素脑病（**核黄疸**）；二是β胆红素，即单葡萄糖醛酸结合胆红素；三是γ胆红素，即双葡萄糖醛酸结合胆红素；四是δ胆红素，即结合胆红素和白蛋白以共价键结合者。

2）根据血清胆红素分类和参考值，判断黄疸类型和黄疸的程度。当血清中胆红素浓度超过 **34.2μmol/L** 时可出现巩膜、黏膜及皮肤的黄染，称为**黄疸**；若血清中胆红素浓度高于 **17.1μmol/L**，但**不超过 34.2μmol/L** 时，肉眼未见黄染，则称为**隐性黄疸**。

3）三种黄疸的形成机制及胆红素代谢特点如下。

a．溶血性黄疸：**来源增多**。血中游离胆红素浓度明显升高，尿胆原升高，尿中胆红素阴性。

b．阻塞性黄疸：**排泄受阻**。血中结合胆红素明显升高，尿胆原降低，尿胆红素阳性。

c．肝细胞性黄疸：**处理障碍**。血中两种胆红素都升高，尿胆原正常或升高，尿胆红素阳性。

尿胆红素及尿胆原检查，见第一部分尿液化学检查单元内容。黄疸的实验室鉴别诊断见表 3-15。

表 3-15　三种类型黄疸的实验室鉴别诊断

类　型	血　液		尿　液		粪便颜色
	未结合胆红素	结合胆红素	胆红素	胆素原	
正常	有	无或极微	阴性	阳性	棕黄色
溶血性黄疸	显著增加	正常或微增	阴性	显著增加	加深
肝细胞性黄疸	增加	增加	阳性	不定	变浅
梗阻性黄疸	不变或微增	显著增加	强阳性	减少或消失	变浅或陶土色

2．胆汁酸

（1）测定方法：血清总胆汁酸的测定是肝疾病的一个敏感指标，推荐使用循环酶法。

（2）临床意义：胆汁酸升高见于急性肝炎、慢性活动性肝炎门-腔静脉旁路的形成、胆汁淤积综合征。

（三）肝纤维化标志物（Ⅲ、Ⅳ型胶原等）的测定及其临床意义

通常检测透明质酸（HA）、Ⅲ型前胶原氨基末端肽、Ⅳ型胶原、层黏连蛋白（LN）、单胺氧化酶（MAO）及脯氨酸羟化酶等肝纤维化的标志物，反映肝纤维化的活动性、相对严重程度、代偿能力、疗效观察及预后等。

1. Ⅲ型前胶原肽 测定血中Ⅲ型前胶原肽能反映肝细胞胶原合成量，肝损害的患者血中Ⅲ型前胶原氨基末端肽浓度的动态观察更具有临床意义。

2. Ⅳ型胶原 与肝纤维化及肝炎症坏死有关，是纤维形成的活动指标，是主要用于观察肝硬化的指标。急性肝炎时，血清Ⅳ型胶原浓度无显著增加，慢性活动性肝炎、肝硬化、肝细胞癌浓度依次增加。

肝受损后Ⅳ型胶原合成增多，慢性活动性肝炎多伴有进行性肝纤维化；肝纤维化时层粘连蛋白（LN）与Ⅳ型胶原一起构成基底膜的主要成分。

3. 透明质酸（HA） 变化指标可反映肝病变及肝纤维化的程度。此外，层粘连蛋白和透明质酸的测定对肝纤维化也有一定的诊断意义。

（四）肝性脑病时的生化变化及血氨测定

1. 肝性脑病时的生化变化 血氨水平升高；假性神经递质堆积；芳香族氨基酸含量增多，支链氨基酸含量减少；短链脂肪酸含量增高。

2. 血氨测定

（1）两步法：先从全血中分离出氨，再进行测定，如扩散法（已淘汰）。

（2）一步法：不需从全血中分离出氨采用干化学法即可直接测定。

历年考点串讲

肝胆疾病的检查历年必考，其中肝胆疾病酶学检查（ALT、AST、ALP、GGT、ChE）参考值及临床意义，胆红素代谢产物和胆汁酸测定的方法学评价及临床意义应熟练掌握。肝纤维化标志物（Ⅲ、Ⅳ型胶原等）的测定及其临床意义，肝性脑病时的生化变化及血氨测定应熟悉。

历年常考的细节：

1. 人体内含ALT最丰富的是肝细胞，ALT是急性病毒性肝炎最敏感的指标。（2016）

2. AST/ALT对急、慢性肝炎的诊断和鉴别诊断，以及判断肝炎的转归有特别的价值，当AST/ALT＜1时，提示急性炎症的早期；肝硬化时AST/ALT≥2；肝癌时AST/ALT≥3。

3. AST同工酶有胞质c-AST和线粒体m-AST。

4. ALP主要用于骨骼、肝胆系统疾病等的诊断和鉴别诊断，青少年ALP高于成人。（2016）

5. GGT是肝胆疾病检出阳性率最高的酶。（2015）

6. GGT和AFP同样具有癌胚蛋白的性质，监测血中GGT的浓度可观察肿瘤疗效和预后，能够辅助诊断原发性或转移性肝癌。GGT对判定酒精中毒有相当的价值。（2016）

7. ChE在各种肝病发生时活性下降。

8. 根据胆红素是否直接与重氮试剂反应分为直接胆红素和间接胆红素。

9. 当血清中胆红素浓度超过34.2μmol/L时可出巩膜、黏膜及皮肤的黄染，称为黄疸；若血清中胆红素浓度高于17.1μmol/L，但不超过34.2μmol/L时，肉眼未见黄染，则称为隐性黄疸。

10. 胆红素的测定方法。偶氮反应方法测定总胆红素时使用的加速剂为咖啡因或甲醇等。黄疸和隐性黄疸的定义；各种黄疸时胆红素、胆素原的变化。

11. 溶血性黄疸，血清总胆红素和以间接血清总胆红素增多为主；肝细胞性黄疸，血清总胆红素、直接胆红素及间接胆红素皆增高，如病毒性肝炎等；梗阻性黄疸，血清总胆红素增高，以直接胆红素增高为主。（2016）

12. 血清Ⅳ型胶原浓度的变化情况：急性肝炎时，血清Ⅳ型胶原浓度无显著增加，慢性活动性肝炎、肝硬化、肝细胞癌浓度依次增加。

13. 肝性脑病时的生化变化。血氨升高是诊断肝性脑病的重要指标。（2016、2017）

三、肝细胞损伤时的其他有关检查及临床意义

（一）蛋白质代谢异常的检查

双缩脲法是目前推荐检测血清总蛋白的定量方法，而血清白蛋白的定量常采用溴甲酚绿法。血清总蛋白减少见于严重的肝炎和肝硬化、慢性肝病，如慢性肝炎、肝硬化、肝癌等，同时，白蛋白减少和球蛋白（主要是γ球蛋白）增加，A/G 比值下降。**血清前白蛋白是肝功能损害的敏感指标**。

（二）糖代谢异常的检查

肝在调节糖代谢过程中起到关键作用，当肝功能严重损伤时，血糖浓度难以维持正常水平，进食后易出现一时性高血糖，空腹时又易出现低血糖，**糖耐量曲线异常**。此外，半乳糖代谢是肝特有的，半乳糖清除率检测可反映肝代谢能力，一般用于测定肝血流。

（三）脂代谢异常的检查

肝在脂类的消化、吸收、运输、合成及分解等过程中均起重要作用。在肝细胞损伤时，会出现脂肪肝、酮血症、血浆胆固醇酯/胆固醇的比值下降及血浆脂蛋白电泳谱异常，出现低密度脂蛋白（LDL）积累。在慢性肝内外胆汁淤积的患者，**血胆固醇和磷脂明显增高**，可出现**异常的脂蛋白 X（Lp-X）**。胆汁排泄障碍可引起脂类消化吸收不良。

（四）各种急、慢性肝病时综合考虑应选择的试验及其临床意义

1. 肝功能组合与筛选肝实验项目

（1）**转氨酶**（ALT，AST）反映肝细胞损伤状况。

（2）ChE 或白蛋白代表肝合成功能。

（3）GGT 和 ALP 有助于判断有无肿瘤、再生和胆道通畅情况。

（4）血清总胆红素测定，代表肝的**排泄**功能。

（5）麝香草酚浊度试验可粗略提示肝有无炎症等。

2. 肝疾病检查项目选择原则

（1）怀疑急性肝炎。可选择 ALT、AST、胆汁酸、前白蛋白、血清总胆红素和肝炎病毒标志物。

（2）怀疑**慢性肝炎**。可选择 ALT、AST、ALP、GGT、胆汁酸、血清总胆红素和直接胆红素、血清总蛋白、A/G 比值及肝炎病毒标志物。

（3）怀疑原发性**肝癌**。除检查一般肝功能外，应加查 AFP、ALP、GGT、LDH。

（4）怀疑肝纤维化或肝硬化。除查 ALT、AST、ALP、GGT、A/G、MAO 等外，应查**Ⅲ型前胶原**、**Ⅳ型胶原**、层粘连蛋白、透明质酸。

历年考点串讲

肝细胞损伤时的其他有关检查及临床意义为历年常考。其中，肝细胞损伤时蛋白质代谢异常的检查，各种急、慢性肝病时综合考虑应选择的试验及其临床意义为考试重点，应熟练掌握。肝细胞损伤时糖代谢异常的检查，肝细胞损伤时脂代谢异常的检查应熟悉。

历年常考的细节：

1. **双缩脲法**是目前推荐检测血清总蛋白的定量方法，而血清白蛋白的定量常采用**溴甲酚绿法**。

2. 肝功异常时蛋白合成减少，A/G比值**下降**。

3. 血清**前白蛋白**是肝功能损害的敏感指标。

4. 肝功能严重损伤时，**糖耐量曲线**异常。

5. 肝功能组合与筛选肝实验项目：转氨酶（ALT、AST）反映**肝细胞损伤**状况；ChE或白蛋白代表肝**合成**功能；GGT和ALP有助于判断有无**肿瘤**、再生和胆道通畅情况。

第11单元　肾功能及早期肾损伤的检查

一、肾的功能

肾单位是肾的基本功能单位。肾单位由肾小球、肾小球囊腔、近曲小管、髓袢和远曲小管组成，集合管不包括在肾单位内。肾小球为血液滤过器，原尿通过近曲小管、髓袢和远曲小管被重吸收。

（一）肾小球的滤过功能

肾小球滤过是指当血液流过肾小球毛细血管网时，血浆中的水和小分子溶质通过滤过膜进入肾小囊形成原尿的过程。**原尿除不含血细胞和部分血浆蛋白外，其余成分和血浆相同**。成人每天生成的原尿约 180L。肾小球的滤过功能靠滤过膜完成，滤过膜具有分子大小的筛网选择性屏障和电荷选择性屏障作用。在正常生理条件下，中分子以上的蛋白质绝大部分不能通过滤过膜，少量微量蛋白可以选择性被滤过。

（二）肾小管的重吸收功能

1. 近曲小管　是重吸收最重要的部位，原尿中的葡萄糖、氨基酸、维生素及微量蛋白质，Na^+，K^+，Cl^-，HCO_3^- 等绝大部分在此段重吸收。

2. 髓袢　具有“**逆流倍增**”的功能，在尿液的浓缩稀释功能中起重要作用。

3. 远曲小管　和集合管继续重吸收部分水和钠，参与机体的体液酸碱调节。

（三）肾小管与集合管的排泄功能

肾小管与集合管分别通过 H^+-Na^+交换，K^+-Na^+交换，NH_3 与 H^+结合成 NH^+_4 排出，实现泌 H^+、泌 K^+、泌 NH_3 的排泄功能，并达到重吸收 $NaHCO_3$ 的作用。

（四）肾的分泌功能

肾还能产生一些独特的生物活性物质，如肾素、前列腺素、红细胞生成素（EPO）等，参与血压调节和造血功能。

（五）肾功能的调节

肾功能的调节有自身调节、肾神经调节、球管反馈和血管活性物质调节。

1. 自身调节　当肾的灌注压在一定范围内（10. 7～24. 0kPa）变化时，肾血流量及肾小球滤过率基本保持不变。

2. 肾神经调节　刺激肾神经可引起入球、出球小动脉收缩，但对入球小动脉作用更为明显，导致肾小球滤过率的下降。

3. 球管反馈（TGF）　到达远端肾小管起始段 NaCl 发生改变，被致密斑感受，引起该肾单位血管阻力发生变化，以便对更远端的肾小管做更精细调节。

4. 血管活性物质的调节　其中最重要的是血管升压素（抗利尿激素）和醛固酮的调节作用。重吸收水分和无机离子的调节功能，如保钠排钾。

（六）常见肾疾病的生化代谢变化

1. 急性肾小球肾炎　大多数为急性链球菌感染后超敏反应性疾病。临床表现为急性起病，以血尿、蛋白尿、水肿、高血压、肾小球滤过率降低为特点的肾小球疾病。

2. 肾病综合征　主要生物化学表现：**大量蛋白尿**；低蛋白血症；血浆中 IgG 下降，而 IgM 相对增高；高脂血症；高凝状态；**水肿**。

3. 急性肾衰竭　指任何原因引起的急性肾功能损害，不能维持体内电解质平衡和排泄代谢产物，导致高血钾、代谢性酸中毒及急性尿毒症（指进行性血尿素氮和肌酐增高）的患者，统称为急性肾衰竭。其肾衰竭为可逆性，临床过程常分为**少尿期**、**多尿期**和**恢复期**。

4. 慢性肾衰竭　在各种慢性肾疾病基础上，由于肾单位逐渐受损，缓慢出现的肾功能减退以致不可逆转的肾衰竭。

肾功能减退可分为以下四个阶段。

（1）**肾贮备能力丧失期**：GFR 减少至 30～60ml/min。

（2）**氮质血症期**：GFR 减少至 25ml/min 左右。

（3）**肾衰竭期**：GFR＜10ml/min 左右。

（4）**尿毒症期**：GFR＜10ml/min，慢性肾衰竭晚期。

历年考点串讲

肾的功能为考试重点，其中肾小球的滤过功能、肾小管的重吸收功能、肾小管与集合管的排泄功能需要熟练掌握；肾功能的调节应熟悉。

历年常考的细节：

1. 原尿除不含**血细胞**和部分**血浆蛋白**外，其余成分和血浆相同。正常人每日通过肾小球滤过的原尿约为 180L。

2. 肾小球具有选择性滤过功能。肾小球的滤过功能是靠滤过膜完成，滤过膜具有分子大小的**筛网选择性**屏障和**电荷选择性**屏障作用。在正常生理条件下，**中分子**以上的蛋白质绝大部分不能通过滤过膜，少量**微量蛋白**可以选择性滤过。（2015）

3. 肾小管重吸收最重要的部位是**近曲小管**。正常情况下，葡萄糖能被肾小管完全重吸收。（2016）

4. 髓袢具有“**逆流倍增**”的功能，在尿液的浓缩稀释功能中起重要作用。

5. 远曲小管和集合管参与机体的**体液酸碱调节**。

6. 肾小管与集合管分别通过 H^+-Na^+ 交换，K^+-Na^+ 交换，NH_3 与 H^+ 结合成 NH^+_4 排出，实现泌 H^+、泌 K^+、泌 NH_3 的排泄功能，并达到重吸收 $NaHCO_3$ 的作用。

7. 常见肾疾病的生化代谢变化。（2017）

8. 肾功能减退的**四个阶段**：肾贮备能力丧失期、氮质血症期、肾衰竭期和尿毒症期。（2017）

二、肾小球功能检查及其临床意义

（一）蛋白尿

蛋白尿是尿液中出现超过正常量的蛋白质，即尿蛋白定量大于 0.15g/24h。当肾小球通过率增加时，血液中蛋白质被肾小球滤过，产生蛋白尿，而血浆中低分子质量蛋白质过多，这些蛋白质大量进入原尿，超过了肾小球的重吸收能力时，也可产生蛋白尿。前者称为肾小球性蛋白尿，后者称为血浆性（溢出性）蛋白尿。此外，当近曲小管上皮细胞受损，重吸收能力降低或丧失时，则产生肾小管性蛋白尿。

（二）内生肌酐清除率试验

肾小球滤过率可作为衡量肾功能的重要标志，临床上主要以某些物质的肾清除率来表示，主要有菊粉清除率和内生肌酐清除率（CCr）。**内生肌酐清除率**估计肾小球滤过率**不如菊粉清除率准确**，但由于其测定方法较简单，无副作用，较受临床欢迎。因此，目前临床普遍**采用内生肌酐清除率**试验来反**映肾功能的损伤和估计肾小球损害程度**。内生性肌酐在体内产生速度较恒定（每20g肌肉每日生成1mg），因而血中浓度和24h尿中排出量也基本稳定。

1．*测定方法* 为排除来自动物骨骼肌和定量蛋白质食物中外源性肌酐的干扰，试验前受试者应无肌酐饮食3天，并限制蛋白摄入量，避免剧烈运动，使血中内生肌酐浓度达到稳定。试验前24h禁服利尿剂，留取24h尿，期间保持适量的水分摄入，禁服咖啡、茶等利尿性物质。准确计量全部尿量，并计算每分钟尿量（ml/min）。测定尿肌酐（U）和血肌酐（P）。

$$Ccr=(U\times V)/P\times 1.73/A$$

U：尿肌酐，μmol/L；P：血肌酐，μmol/L；V：每分钟尿量（ml/min）；A：受试者实际体表面积；1.73：人群平均体表面积。

目前CCr测定多采用Jaffe法，酶法结果比前者偏高。

2．*参考值* 80～120ml/min。

3．*临床意义*

（1）在现行肾小球滤过功能中，肌酐清除率能较早反映肾功能的损伤，如急性肾小球肾炎，在血清肌酐和尿素二项指征尚在正常范围内时，CCr可低于正常范围的80%以下。

（2）肾小球损害程度的判断：CCr 51～70ml/min为**轻度**损害；CCr 50～31ml/min为**中度**损害；CCr＜30ml/min为**重度**损伤；CCr＜20ml/min为**肾衰竭**；CCr＜10ml/min为**终末期**肾衰竭。

（3）临床治疗和用药指导：CCr在30～40ml/min时，通常限制蛋白质摄入。CCr＜30ml/min时，噻嗪类利尿剂常无效，要改用呋塞米、利尿酸钠等利尿剂。CCr≤10ml/min时，应采取透析治疗，此时髓袢利尿剂也往往无效。

一般认为，CCr 80～50ml/min时，为肾功能**不全代偿期**；而CCr 50～20ml/min为**失代偿期**。用药应十分谨慎，特别是主要由肾排泄的药物，应根据CCr的下降程度及时调整药物剂量及用药间隔时间。

（4）CCr是肾移植术后是否成功的一种参考指标。如移植物存活，CCr会逐步回升，否则提示失败。一度上升后又下降，提示发生排异反应。

（三）血清肌酐（SCr）

1．*测定方法* 碱性苦味酸法（Jaffe法）和肌酐酶法。

2．*参考值* 成年男性 62～115μmol/L；成年女性 53～97μmol/L。

3．*临床意义* 血清肌酐是反映GFR减退的后期指标，当肾小球GFR功能减退至50%时，SCr仍可正常；患者CCr约降至正常水平的1/3时，SCr有明显上升。其日内生理变动幅度通常在10%以内，妊娠期内因生理原因GFR可上升，如孕妇SCr＞70. 4μmol/L应视为有升高倾向；肌肉剧烈活动后SCr和MCr都有一过性增加，进肉食SCr和MCr也可以升高。

（四）尿素测定

尿素测定血中蛋白质以外的含氮化合物称为非蛋白氮（NPN）组分，NPN中血尿素氮（BUN）含量最多。尿素是氨基酸代谢终产物之一，肝内生成的尿素进入血循环后主要通过肾排泄，GFR减低时尿素排出受阻，血中尿素浓度即升高。

1．*测定方法* 二乙酰-肟显色法和酶偶联速率法（尿素酶法）。

2. 参考值 尿素酶法：血清尿素（Surea）1.8～7.1mmol/L（11～43mg/dl）；尿尿素（Uurea）250～570mmol/24h（15～34g/24h）。

3. 临床意义 尿素能一定程度上反映 GFR 功能，但只在有效肾单位约 50%以上受损时血清尿素（Surea）才开始上升。在肾功能不全代偿期，Ccr 开始下降，但 SCr 和 Surea 尚无明显变化，到氮质血症阶段这两项指标开始明显增高。蛋白分解亢进，高蛋白饮食后，可以升高，妊娠期可下降。

（五）尿酸（UA）

尿酸是**嘌呤核苷酸分解代谢产物**。体内嘌呤核苷酸分解生成嘌呤核苷及嘌呤后，经水解脱氨和氧化，最后生成尿酸（UA）。UA 随尿排出，血中 UA 全部通过肾小球滤出，在近端肾小管几乎被完全重吸收，故 UA 的清除率极低（＜10%）。由肾排出的 UA 占每天总排出量的 2/3～3/4，其余在胃肠道内被微生物的酶分解。GFR 减低时，UA 不能正常排出，血中 UA 浓度升高。一些药物亦可影响 UA 排出，如噻嗪类利尿药和羧苯磺胺可促进 UA 排出。

1. 测定方法 酶偶联法。

2. 参考值 男性 180～440μmol/L，女性 120～320μmol/L。

3. 临床意义 尿酸（UA）上升可见于以下情形。

（1）GFR 减退，但血中浓度变化不一定与肾损伤程度平行。

（2）痛风。

（3）核酸代谢亢进，见于白血病，多发性骨髓瘤，真性红细胞增多症等。

（4）高血压、子痫等肾血流量减少的病变，因尿酸排泄减少而使血清 UA 升高，但此时 Surea 常无变化。

（5）其他，慢性铅中毒，氯仿及四氯化碳中毒。

血清 UA 减低见于 Wilson 病（肝豆状核变性）、Fancoi 综合征、严重贫血等。

（六）其他反映肾小球功能的检测项目

1. 血清 β_2-微球蛋白（β_2M） 主要由淋巴细胞产生，存在于有核细胞表面。肿瘤细胞合成 β_2M 能力很强。血中 β_2M 可自由通过肾小球，几乎全部在近曲小管被重吸收，经肾小管上皮细胞吞饮作用进入细胞内，被溶酶体消化分解为氨基酸，供机体重新利用。尿排出仅占 0.1%。

采用免疫法测定 β_2M，血清参考值为 1.28～1.95mg/L。GFR 降低时血清 β_2M 升高，β_2M 升高还可见于恶性肿瘤及自身免疫病。

2. 肾血流量测定 测定对氨基马尿酸（PAH）清除率或碘瑞特清除率均可反映肾血流量。PAH 主要由近端肾小管分泌排出。当血浆中 PAH 浓度很低时流经肾，90%从肾清除而排入尿中，即流经肾的 PAH 大部分被清除。PAH 清除率相当于流经肾的血浆量，称为有效肾血浆流量（ERPF）。PAH 为外源性物质，操作复杂，临床较少采用。目前，多采用**放射性核素肾图**，能比较敏感的反映肾血浆流量。

3. 胱抑素 C（cystatin，CysC） 亦称半胱氨酸蛋白酶抑制蛋白 C，是一种非糖基化的碱性蛋白质。机体几乎所有组织细胞均能持续恒定的产生 CysC，CysC 可自由通过肾小球滤过膜，在近曲小管全部重吸收并迅速分解代谢。CysC 不与其他蛋白质结合形成复合物，其血清浓度变化不受炎症、感染、肿瘤及肝功能等因素的影响，与性别、饮食、体表面积、肌肉量无关，是一种反映 GFR 变化的理想的**内源性标志物**。

采用乳胶颗粒增强免疫浊度法检测 CysC，成人参考区间为 0. 6～2. 5mg/L。

血 CysC 浓度与肾功能受损程度高度相关，能够准确反映机体 GFR 的变化。血 CysC 亦可用于糖尿病性肾病肾滤过功能早期损伤的评价、高血压肾功能损害早期诊断、肾移植患者肾功能恢复情况评估、血液透析患者肾功能改变监测、老年人肾功能评价、儿科肾病的诊断、肿瘤化疗中肾功能的监测等。

历年考点串讲

肾小球功能检查为考试重点，其中内生肌酐清除率、血清肌酐、尿素和尿酸测定、参考值及临床意义应熟练掌握。各试验的灵敏性、特异性、测定方法及评价应熟悉。

历年常考的细节：

1. 当肾小球通过率增加时，血液中蛋白质被肾小球滤过，产生蛋白尿，而血浆中低分子量蛋白质过多，这些蛋白质大量进入原尿，超过了肾小球的重吸收能力时，也可产生蛋白尿。前者称为**肾小球性蛋白尿**，后者称为**血浆性（溢出性）蛋白尿**。此外，当近曲小管上皮细胞受损，重吸收能力降低或丧失时，则产生**肾小管性蛋白尿**。（2015）

2. 反映肾小球滤过率的金指标是菊粉清除率。内生肌酐清除率估计肾小球滤过率不如菊粉清除率准确。但由于其测定方法较简单，无副作用，临床较为常用。

3. 内生肌酐清除率（CCr）是衡量肾小球功能的较好指标，其参考值为**80～120ml/min**。临床意义：CCr 51～70ml/min 为轻度损害，50～31ml/min 为中度损害，＜30ml/min 为重度损伤，＜20ml/min 为**肾衰竭**，≤10ml/min 为**终末期肾衰竭**。（2016）

4. 碱性苦味酸法测血肌酐的影响因素，血肌酐测定的临床意义。

5. 血尿素测定的方法及临床意义。尿素测定最常用的方法是**二乙酰-肟显色法**。

6. 尿酸是**嘌呤核苷酸**分解代谢产物。血尿酸的临床意义（主要是**痛风**）。（2016）

7. 肾功能常用的检测指标为**尿素、Cr、UA**。

8. 其他反映肾小球功能的项目有血清 β_2-微球蛋白、肾血流量测定及胱抑素 C 测定。（2015）

三、肾小管功能检查及其临床意义

（一）近端肾小管功能检查的试验

酚红排泄率可作为判断近端小管排泄功能的粗略指标。该试验由于方法学不灵敏，目前多数医院已经淘汰。迄今为止尚没有一个令人满意的近端肾小管功能的试验。

（二）肾浓缩稀释试验

参考值：24h 尿量为 1000～2000ml，日间与夜间尿量之比≥2:1，夜间尿比密（SG）＞1.020。肾浓缩减退时，尿浓缩试验异常为肾小管功能开始受损的最早期表现，尿稀释试验异常见于肾小球病变或肾血流量减少，在肾炎少尿、水肿时更为显著，见于慢性肾小球肾炎及慢性肾盂肾炎晚期，高血压肾病失代偿期。

（三）尿渗量与血浆渗量

尿渗量只与溶液中溶质颗粒的数量有关，反映尿中溶质的浓度。尿渗量能更好地反映肾浓缩稀释功能，是**评价肾浓缩功能的最佳指标**。尿渗量测定目前普遍采用**冰点下降法**。

参考值：尿渗量（Uosm）600～1000mOsm/（kg·H_2O），平均 800mOsm/（kg·H_2O）

血浆渗量（Posm）275～305mOsm/（kg·H_2O），平均 300mOsm/（kg·H_2O）

Uosm/Posm 为（3～4.5）:1

Uosm 为 300mOsm/（kg·H_2O）时，为**等渗尿**；Uosm＜200mOsm/（kg·H_2O）时，为**低渗尿**，提示浓缩功能严重受损。Uosm/Posm 直接反映重吸收后尿液中溶质的浓缩倍数，此值越高，说明尿浓缩倍数越大，提示远端肾单位对水的回吸收能力越强；此值减低，说明肾浓缩功能减退。急性肾小管坏死（ATN）时此值≤1.2，尿 Na＞20mmol/L；肾衰竭时此值≤1；而肾小球损伤时（如急性肾小球肾炎）此值＞1.2，尿 Na＜20mmol/L。

（四）自由水清除率

自由水清除率（CH_2O）是指单位时间内，使尿液达到等渗时，需从尿液中减去或加入纯水的量。CH_2O 正值表示肾稀释能力，负值代表肾浓缩能力。CH_2O 持续接近 0 表示肾不能浓缩或稀释尿液，排出等渗尿，是肾功能严重受损的表现，见于急性肾小管坏死、肾功能不全早期。CH_2O 测定有助于鉴别非少尿性肾功能不全和肾外因素的氮质血症，前者 CH_2O 接近于 0，而后者正常。

四、早期肾损伤检查及其临床意义

（一）尿微量白蛋白

尿微量白蛋白（mAlb）指尿中白蛋白（Alb）排出量在 30～300mg/24h，即已超出正常上限（30mg/24h）但尚未达临床蛋白尿水平的中间阶段。mAlb 对糖尿病性肾病的早期诊断有重要意义，是高血压性肾损伤的**早期标志**，可作为妊娠诱发高血压肾损伤的监测。

（二）尿转铁蛋白（Tf）

Tf 是一项反映**肾小球滤膜**损伤的灵敏指标，肾小球损伤发生时尿中 Tf 排出增加。尿中 Tf 浓度与 Alb 相比很低，在糖尿病肾病的早期诊断和监测中首选 mAlb。

（三）尿中有关酶学检查

N-乙酰-β-D-氨基葡萄糖苷酶（NAG）是**肾损伤**和**抗生素肾毒性**反应的良好指标，是诊断多种早期肾损伤的理想检测指标之一。尿 NAG、β-葡萄糖苷酶（GRS）在诊断尿路感染时价值高；肾移植排斥反应时，溶菌酶（LYS）、GRS、NAG 等均有不同程度增高；LDH、ALP、GRS 可诊断、鉴别诊断肾良性和恶性肿瘤。

（四）尿低分子质量蛋白

在尿蛋白中把分子质量低于 50kDa 的一组标记称为低分子质量蛋白（LMWP），当近曲小管上皮细胞受损时，对正常滤过的蛋白质重吸收障碍，尿中低分子质量蛋白质排泄增加，称**肾小管性蛋白尿**。

1．尿α_1-微球蛋白（Uα_1-M）　α_1-微球蛋白是 LMWP 中首选指标，肾小管吸收功能损伤时 Uα_1-M 即增加。

2．尿β_2-微球蛋白（U-β_2M）　主要用于肾小管损伤的监测，肾前性因素增高可见于自身免疫病（SLE，干燥综合征等）、恶性肿瘤（如多发性骨髓瘤、慢性淋巴细胞白血病、消化系统及呼吸系恶性肿瘤）。

3．其他　小分子蛋白、溶菌酶、尿蛋白、视黄醇结合蛋白等。

历年考点串讲

肾小管功能检查中，肾浓缩稀释试验，尿渗量与血浆渗量，自由水清除率为考试重点，应熟练掌握。有关近端肾小管功能检查的试验应熟悉。早期肾损伤检查及其临床意义历年必考，应作为重点复习。尿微量白蛋白及转铁蛋白，尿低分子质量蛋白为考试重点，应熟练掌握。尿中有关酶学检查应熟悉。

历年常考的细节：

1．酚红排泄率可作为判断近端小管排泄功能的粗略指标。

2．尿渗量是评价肾浓缩功能的最佳指标，尿渗量的参考值为 600～1000mOsm/（kg · H_2O），Uosm/Posm 的临床意义。（2017）

3．尿浓缩试验异常为肾小管功能开始受损的**最早期表现**，常见于肾小球病变或肾血流量减少；在肾炎少尿、水肿时**更为显著**，见于慢性肾小球肾炎及慢性肾盂肾炎晚期，高血压肾病失代偿期。

4. 自由水清除率的定义及临床意义。自由水清除率（CH_2O）指单位时间内，使尿液达到等渗时，需从尿液中**减去或加入纯水**的量。**正值**表示肾稀释能力，**负值**代表肾浓缩能力。持续**接近 0** 表示肾不能浓缩或稀释尿液，排出等渗尿，是肾功能严重受损的表现，见于急性肾小管坏死、肾功能不全早期。

5. 尿微量白蛋白（mAlb）指尿中白蛋白（Alb）排出量在 30～300mg/24h，即已超出正常上限（30mg/24h），但尚未达临床蛋白尿（150mg/24h）水平的中间阶段。成人正常＜30mg/24h 尿。

6. 在糖尿病肾病的早期诊断和监测中首选**尿微量白蛋白**（尿 mAlb）。（2016）

7. N-乙酰-β-D-氨基葡萄糖苷酶（NAG）是**肾损伤和抗生素肾毒性反应**的良好指标，能灵敏地反映肾小管损害。

8. 在尿蛋白中把分子质量低于 50kU 的一组标记称为**低分子质量蛋白（LMWP）**，当近曲小管上皮细胞受损时，对正常滤过的蛋白质重吸收障碍，尿中低分子量蛋白质排泄增加，称**肾小管性蛋白尿**。（2016）

9. α_1-微球蛋白是 LMWP 中首选指标，尿中 α_1 微球蛋白是判断**近曲小管重吸收功能**受损的灵敏指标。

10. 尿β_2-微球蛋白（Uβ_2-M）主要用于**肾小管损伤**的监测。（2016）

第 12 单元　胰腺疾病的检查

一、胰腺的功能

胰腺是一个具有内分泌和外分泌双重功能的器官，胰腺的外分泌物总称为胰液，是无色、无臭的碱性液体，pH 7.4～8.4，主要成分为水。其中含有丰富的消化酶和碳酸氢盐等。碳酸氢盐的主要作用是中和胃酸和激活消化酶。消化酶有**淀粉酶、脂肪酶**和**蛋白酶**；主要功能是消化、分解糖类、脂肪和蛋白质类物质。

正常时，胰腺所分泌的酶几乎均通过胰液全部进入十二指肠，只有很少一部分进入血液，但血液中相应的酶则不仅来源于胰腺，亦可能来源于其他组织。某些胰腺疾病可以使这些酶进入血液循环增多，导致血液中酶活性升高，检查血液中这些酶活性的高低对于临床胰腺疾病的诊断具有重要意义。

二、胰腺疾病的检查

（一）淀粉酶（AMY）及同工酶

1. *胰淀粉酶*　由胰腺以活性状态排入消化道，是水解糖类最重要的酶。作用于α-1，4 糖苷键，对分支上的α-1，6 糖苷键无作用，故又称淀粉内切酶，其作用的最适 pH 为 6.9，可通过肾小球滤过，是**唯一**能在正常时出现于**尿中的血浆酶**。血清淀粉酶和尿淀粉酶测定是胰腺疾病最常用的实验室诊断方法。血清淀粉酶中主要来自**胰腺、涎腺**；尿液中淀粉酶则来自于血液。尿淀粉酶水平波动较大，所以用血清淀粉酶检测为好。很多**阴离子有激活淀粉酶**的作用，其中以 Cl^-、Br^- 为最强。血清**三酰甘油、钙离子**可以**抑制淀粉酶**的活性。

（1）淀粉酶同工酶：有 P-同工酶和 S-同工酶两种，测定淀粉酶同工酶主要用于鉴别诊断。P-同工酶与胰腺疾患有关；S-同工酶与涎腺或其他组织疾病有关。

（2）参考值：限定性底物法。血淀粉酶≤220U/L（37℃）；尿淀粉酶≤1200U/L（37℃）；

P-同工酶：血清 115 U/L；尿 800 U/L。

（3）临床意义

1）淀粉酶是**急性胰腺炎**诊断的首选指标。血清淀粉酶升高最多见于急性胰腺炎，是急性胰腺炎的重要诊断指标之一，在发病后 2～12h 活性开始升高，12～72h 达峰值，3～4d 后恢复正常。

2）慢性胰腺炎淀粉酶活性可轻度升高或降低，但没有很大的诊断意义。

3）胰腺癌早期淀粉酶活性可见升高。

4）淀粉酶活性中度或轻度升高还可见于一些非胰腺疾病，如**腮腺炎**、急性腹部疾病（消化性溃疡穿孔、上腹部手术后、机械性肠梗阻、肠系膜血管病变、胆道梗阻及急性胆囊炎等）、服用镇痛药、酒精中毒、肾功能不良及巨淀粉酶血症等情况。

5）淀粉酶清除率与肌酐清除率有一个稳定的比值，可用 Cam/CCr 表示，其参考值在 2%～5%。Cam/CCr 比值比淀粉酶更为灵敏和特异。

（二）胰脂肪酶

血清中的脂肪酶主要来自于胰腺，脂肪酶可由肾小球滤过，并被肾小管全部回吸收，所以尿中测不到脂肪酶活性。血清脂肪酶活性测定可用于胰腺疾病诊断，特别是在急性胰腺炎时，发病后 **4～8h** 血清脂肪酶活性升高，24h 达峰值，一般持续 8～14d。脂肪酶活性升高多与淀粉酶并行，但可能开始升高的时间比淀粉酶更早、持续时间更长、升高的程度更大，所以在疾病的后期测定可能更有意义。血清脂肪酶升高还可见于急腹症、慢性肾病等，但患腮腺炎和巨淀粉酶血症时血清脂肪酶活性不升高，此点与淀粉酶不同，可用于鉴别诊断。脂肪酶活性升高与淀粉酶基本**不平行**，特异性小于淀粉酶。

（三）胰蛋白酶

通常是以无活性的酶原形式存在，即胰蛋白酶原-1 和胰蛋白酶原-2，它们都储存在酶原颗粒中，在食管神经反射和（或）肠道激素（胆囊收缩肽-肠促胰酶素）的刺激下分泌入肠道，肠液中的肠肽酶可以激活胰蛋白酶，胰蛋白酶本身及组织液亦可使其激活，亦可被 Ca^{2+}、Mg^{2+}等离子激活。

（四）胰腺功能试验

1．促胰酶素-促胰液素试验（P-S test）　利用给胰腺以刺激，引起胰腺外分泌活动，采取给刺激物前、后的十二指肠液和血液，测定各项指标。从给刺激前、后各项指标的变化来评价胰腺外分泌功能。本试验所给的刺激物主要作用是促使胰腺组织分泌富含碳酸氢盐的电解质溶液，使胰液流出量增加；促使各种胰酶的分泌量和浓度增加。这样来测定在给此刺激物前、后胰液的流出量，碳酸氢盐及酶的浓度和排出量等，从其变化来评价胰腺外分泌功能。从原理上看本试验属于真正的胰腺外分泌功能试验，但因其操作复杂，患者比较痛苦，很少应用于临床。

2．对氨基苯甲酸试验（PABA test，BTP test）　是一个简单易行的胰腺外分泌功能试验，利用胰糜蛋白酶分解所给药物的能力来判断胰腺**外分泌功能**。给患者口服 N-苯甲酰-L-酪氨酰-对氨基苯甲酸（BTP），此药到小肠后被胰糜蛋白酶特异地分解成 Bz-Ty 和 BAPA（对氨基苯甲酸）2 部分，BAPA 被小肠吸收并在肝代谢后经肾由尿中排出，服药后留 6h 尿，测 6h 尿内所含 BAPA 量，计算其占所服药量百分数。**胰糜蛋白酶降低**主要**见于胰腺功能缺损**，本试验结果降低可见于慢性胰腺炎、胰腺癌、胰腺部分切除术后等。本试验和 P-S test 有相关性，但病症轻微时不如 P-S test 敏感。抗生素、磺胺类和利尿药等多种药物及有些含马尿酸盐前体的食物（如梅子、李子等）可能干扰测定结果。此外，肠道的吸收和肾排出速度也可以影响测定结果。

（五）急性胰腺炎的实验室诊断

急性胰腺炎容易与其他急腹症混淆，因为它们均可引起淀粉酶活性升高。当怀疑急性胰腺炎时，除应**连续监测淀粉酶**外，还应结合临床情况及其他试验，如胰脂肪酶、胰蛋白酶等测定结果做出诊断。

历年考点串讲

胰腺外分泌功能，胰腺疾病的检查、方法学评价及其临床意义，应作为重点复习。其中，淀粉酶及同工酶测定的方法、胰脂肪酶、胰蛋白酶测定、胰腺功能试验、急性胰腺炎的实验室诊断是考试的重点，应熟练掌握。

历年常考的细节：

1. 胰液含有丰富的消化酶和碳酸氢盐等，**碳酸氢盐**的主要作用是中和胃酸和激活消化酶。消化酶有**淀粉酶、脂肪酶**和**蛋白酶**，主要功能是消化、分解糖类、脂肪和蛋白质类物质。

2. 胰腺疾病时这些消化酶进入血液循环增多，导致血液中酶活性升高，检查血液中这些酶活性的高低对于临床胰腺疾病的诊断具有重要意义。

3. 胰腺外分泌酶有**淀粉酶、脂肪酶**和**蛋白酶**。

4. 血淀粉酶主要来源于**胰腺**。

5. 淀粉酶是**惟一**能在正常时出现于尿中的血浆酶，作为**急性胰腺炎**诊断的首选指标，在发病后2～12h活性开始升高，12～72h达峰值，3～4d后恢复正常；淀粉酶同工酶主要有P-同工酶和S-同工酶，P-同工酶与胰腺疾患有关；S-同工酶涎腺或其他组织疾病有 关。淀粉酶清除率与肌酐清除率有一个稳定的比值（Cam/CCr），比淀粉酶更为灵敏和 特异。（2016）

6. 血清**脂肪酶**活性测定可用于胰腺疾病诊断，尿中测不到脂肪酶活性；急性胰腺炎时，发病后4～8h血清脂肪酶活性升高，24～72h达峰值，一般持续8～14d。（2016）。脂肪酶活性升高与淀粉酶基本不平行，特异性小于淀粉酶。（2017）

7. 常见的胰腺功能试验包括促胰酶素-促胰液素试验（P-S test）和对氨基苯甲酸试验（PABA test、BTP test）。

8. 急性胰腺炎时应**连续监测**淀粉酶，并结合临床情况及其他试验，如胰脂肪酶、胰蛋白酶等测定结果做出诊断。

第13单元　内分泌疾病的检查

内分泌（endocrine）是指机体通过腺体或特定的细胞，合成具有生物活性的物质，并释放入血液循环中，调节各系统、器官、细胞代谢和功能，维持内环境稳定的过程。内分泌细胞分泌的具有生物活性的化学物质，称为**激素**（hormone）。内分泌系统通过分泌的激素发挥调节作用，广义的激素的概念还包括众多的生长因子、细胞因子、神经肽和神经递质。

激素和化学介质达150多种，其分类和命名也多种多样。按化学性质将激素分为：①**含氮类**激素，如蛋白质类、肽类和胺类；②**类固醇激素**，由胆固醇衍生而来。蛋白类或多肽类激素易溶于血浆，但易被消化酶水解；类固醇激素水溶性较差，必须与特殊的血浆蛋白结合来运输。

内分泌疾病的临床化学检查分为以下三类。

（1）对某内分泌腺特有的，或其分泌的激素调节的生理、生化过程的检验，如甲状腺功能的碘摄取试验或基础代谢测定、甲状旁腺功能紊乱时的血钙测定等。

（2）直接测定体液中某激素或其代谢物的水平。

（3）动态功能试验。其中，以第二类方法较为常用。

激素的测定多采用免疫分析法，有放射免疫分析法（RIA）、荧光免疫分析（FIA）、化学发光免疫分析（CIA）。目前化学发光免疫分析，由于其具有较高的敏感性和无污染性，在临床开展较为广泛。

一、甲状腺内分泌功能紊乱的检查

（一）甲状腺激素的代谢及调节

甲状腺主要合成和分泌**甲状腺素**（T_4）和**三碘甲状腺原氨酸**（T_3）两种激素。甲状腺激素的代谢包括脱碘、脱氨基或羧基、结合反应，其中，以脱碘反应为主。甲状腺激素的合成与分泌主要受下丘脑-垂体-甲状腺轴的调节。T_3、T_4主要与甲状腺素结合球蛋白（TBG）结合。血液中游离 T_3、T_4 水平的波动，负反馈地引起下丘脑释放促甲状腺激素释放激素（TRH）和垂体释放促**甲状腺激素**（**TSH**）的增加或减少。

（二）甲状腺激素的功能紊乱及临床生化改变

1．甲状腺功能亢进（简称**甲亢**） 由多种原因导致甲状腺激素分泌过多引起的临床综合征，以毒性弥漫性甲状腺肿伴甲亢（Graves 病）**最常见**。甲状腺功能亢进症的**主要表现**为神经兴奋性升高、心率增快、甲状腺肿大、基础代谢率明显升高。甲状腺功能亢进症患者血清 **TT_3、TT_4 升高，FT_3、FT_4 升高**。

2．甲状腺功能减退（简称**甲减**） 是由于多种原因引起甲状腺激素合成、分泌或生物效应不足所致的内分泌疾病，以直接影响甲状腺合成和分泌 T_4、T_3 所致的原发性甲减最常见。由于甲状腺激素对骨骼和神经系统生长发育的作用，使甲减的临床表现按起病年龄不同而有特殊的症状，并因此分作：甲减始于胎儿及新生儿的**呆小症**，始于发育前少儿的幼年型甲减，及始于成人的成年型甲减**三类**。甲减患者血清 **TT_3、TT_4 降低，FT_3、FT_4 降低**。

（三）甲状腺激素测定的意义及临床诊断

1．血清游离甲状腺素（FT_4）和三碘甲状腺原氨酸（FT_3） 不受甲状腺激素结合球蛋白（TBG）影响，直接反映甲状腺功能状态。联合进行 FT_3、FT_4 和超敏 TSH 测定，是甲状腺功能评估的首选方案。FT_3、FT_4 **升高**可见于**甲亢**，**降低**可见于**甲减**、垂体功能减退及严重全身性疾病等。

2．血清总甲状腺素（TT_4） 是判定甲状腺功能最基本的筛选试验。血清中 99.95%以上的 T_4 与蛋白结合，其中 80%～90%与甲状腺激素结合球蛋白（TBG）结合。

3．血清总三碘甲状腺原氨酸（TT_3） 血清中 T_3 与蛋白结合量达 99.5%以上，故 TT_3 也受 TBG 量的影响，TT_3 浓度的变化常与 TT_4 平行。TT_3 是早期 Graves 病**疗效观察**及停药后**复发**的**敏感指标**。

（四）促甲状腺激素（TSH）测定的意义及临床诊断

TSH 的分泌受下丘脑促甲状腺激素（TRH）的影响，TSH 不受 TBG 浓度影响。单独测定 TSH 或配合甲状腺激素测定，对甲状腺功能紊乱的诊断及病变部位的判断很有价值。国内外许多学者推荐 TSH 测定为甲状腺功能紊乱的实验室首选项目。血中甲状腺激素水平的变化，可负反馈地导致血清 TSH 水平出现指数方次级的显著改变。

1．**TSH 增高**可见于原发性**甲减**、甲状腺激素抵抗综合征、异位 TSH 综合征、TSH 分泌肿瘤、应用多巴胺拮抗药和含碘药物等。

2．**TSH 降低**可见于**甲亢**、亚临床甲亢、PRL 瘤、Cushing 病、肢端肥大症、过量应用糖皮质醇和抗甲状腺药物。

甲状腺内分泌功能紊乱的检查见表 3-16。

表 3-16 常见甲状腺功能紊乱的主要临床生物化学检查结果

项 目	甲状腺功能亢进				甲状腺功能减退		
	Graves 病	甲状腺腺样瘤	垂体腺瘤	异源性 TSH	甲状腺性	垂体性	下丘脑性
血清甲状腺激素	升高	升高	升高	升高	降低	降低	降低
血清 TSH	降低	降低	升高	升高	升高	降低	降低
TRH 兴奋试验	阴性	阴性	阳性	阴性	强阳性	阴性	延迟反应

历年考点串讲

甲状腺内分泌功能紊乱为重点考试内容，其中甲状腺激素的代谢及调节、甲状腺激素测定的意义及临床诊断应熟练掌握。甲状腺激素的功能紊乱及临床生化改变应熟悉。

历年常考的细节：

1. 甲状腺主要合成和分泌**甲状腺素**（T_4）和**三碘甲状腺原氨酸**（T_3）两种激素，T_3、T_4主要与甲状腺素结合球蛋白（TBG）结合。（2017）血液中游离T_3、T_4水平的波动，负反馈地引起下丘脑释放促甲状腺激素释放激素（TRH）和垂体释放促甲状腺激素（TSH）的增加或减少。（2016）

2. 甲状腺激素测定包括血清**游离甲状腺素**（FT_4）和FT_3、血清**总甲状腺素**（TT_4）、TT_3等；联合进行FT_3、FT_4和超敏TSH测定，是甲状腺功能评估的首选方案；TT_4是判定甲状腺功能**最基本的筛选试验**；TT_3是早期Graves病疗效观察及停药后复发的**敏感指标**。（2015）

3. TSH的分泌受下丘脑促甲状腺激素（TRH）的影响，不受TBG浓度影响，（2016）血中甲状腺激素水平的变化，可负反馈地导致血清TSH水平出现指数方次级的显著改变。**TSH增高**可见于原发性**甲减**、甲状腺激素抵抗综合征、异位TSH综合征、TSH分泌肿瘤、应用多巴胺拮抗药和含碘药物等；**TSH降低**可见于**甲状腺功能亢进**、亚临床甲状腺功能亢进、PRL瘤、Cushing病、肢端肥大症、过量应用糖皮质醇和抗甲状腺药物。

4. 原发性甲亢**T_3升高、T_4升高、TSH降低**，甲状腺功能减低则相反。（2017）

5. 血清TSH测定为甲状腺功能紊乱的实验室首选项目。

6. 甲状腺功能亢进的主要表现为神经兴奋性升高、心率增快、甲状腺肿大、基础代谢率明显升高。

7. 甲状腺合成T_3、T_4过程中摄取和活化的元素是**碘**。

二、肾上腺内分泌功能紊乱的检查

（一）肾上腺髓质激素的代谢与调节

肾上腺髓质合成、释放**肾上腺素**（N）、**去甲肾上腺素**（NE）、**多巴胺**（DA），三者均为**儿茶酚胺类**。肾上腺髓质激素作用是通过交感-肾上腺髓质系统发挥作用，平时儿茶酚胺以一定量分泌，迅速被组织利用，必要时释放入血。肾上腺素作用广泛，主要作用于循环系统，使血压升高，增加心脏输入量；也作用于肝和肌肉，促进分泌；作用于脂肪组织，促进脂肪分解。

血中儿茶酚胺含量甚微（10～30pg/ml），化学性质不稳定，目前尚无可靠的测定方法。**尿香草扁桃酸（VMA）**为儿茶酚胺的**终末代谢物**。体内肾上腺素、去甲肾上腺素的代谢产物有60%是VMA，其化学性质较儿茶酚胺稳定。约63%的VMA由尿排出，故**检测尿中VMA可以了解肾上腺髓质的分泌功能**。

（二）肾上腺皮质激素的代谢与调节

肾上腺皮质由外向内可分为三带：球状带、束状带和网状带。**球状带**主要分泌盐皮质激素，主要为醛固酮；**束状带**分泌糖皮质激素，主要是皮质醇及少量的皮质酮；**网状带**分泌雄激素和少量雌激素。糖皮质激素的分泌主要通过下丘脑-垂体-内分泌腺轴来调节。下丘脑促肾上腺皮质激素释放素（CRH）刺激垂体促肾上腺皮质激素（ACTH）释放，ACTH刺激肾上腺皮质合成，释放皮质醇。释放入血液中的糖皮质激素主要为皮质醇及约10%的皮质酮，糖皮质激素的代谢主要在肝细胞中进行，由尿中排出。

（三）肾上腺功能紊乱及临床生化改变

1. 肾上腺皮质功能亢进（库欣综合征，Cushing综合征） 病因为ACTH过多或肾上腺增生性病变，临床大量使用药物可致医源性的皮质醇增多症。Cushing 综合征特点：①向心性肥胖；②蛋白质分解；③促进糖异生，拮抗胰岛素作用；④电解质紊乱。

糖皮质激素（GC）分泌异常增多，尿 17-OHCS、尿 17-KS、血皮质醇均升高；ACTH 及皮质醇均升高，提示为下丘脑、垂体病变（Cushing, 库欣病）或异源性 ACTH 综合征所致的肾上腺皮质功能亢进。皮质醇升高而 ACTH 降低，应考虑为原发性肾上腺皮质功能亢进。

2．慢性肾上腺皮质功能减退　各种原因致肾上腺皮质分泌 GC 持续不足产生的综合征。**原发性肾上腺皮质功能减退又称 Addison 病**，尿 17-OHCS、尿 17-KS、血皮质醇均降低；皮质醇降低而 ACTH 升高。皮质醇和 ACTH 均降低，见于继发性肾上腺皮质功能减退。

3．先天性肾上腺皮质增生　由于肾上腺皮质激素合成中某些酶先天性缺陷，肾上腺皮质激素合成受阻，分泌不足，反馈性促进 CRH 及 ACTH 释放，后者刺激肾上腺皮质弥漫性增生。

（四）肾上腺髓质嗜铬细胞瘤及生化诊断

肾上腺髓质是嗜铬细胞瘤的最好发部位。VMA 是儿茶酚胺代谢产物中最重要的化合物，尿游离儿茶酚胺类物质和尿 VMA 明显升高，有助于嗜铬细胞瘤的诊断。由于昼夜 VMA 的分泌率有波动，建议收集 24h 尿液混合送检。用 HPLC 电化学方法可以分别测定血浆 E 及 NE，对本病的诊断价值更高。

（五）糖皮质激素代谢物测定的临床意义

1．24h 尿 17-羟皮质类固醇（17-OHCS）　主要为肾上腺皮质分泌的糖皮质激素，**尿 17-OHCS 有 80%来自皮质醇途径**，17-OHCS 浓度可反映血中皮质醇的含量。肾上腺皮质功能亢进、肾上腺皮质束状带肿瘤时升高；21-羟化酶缺乏症呈轻度至中度升高；11-β羟化酶缺乏症尿 17-OHCS 也增加。肾上腺皮质功能减退症、腺垂体功能减退症、甲状腺功能减退症、全身消耗性疾病时 17-OHCS 降低。

2．24h 尿 17-酮类固醇（17-KS）　尿内源性 17-酮类固醇在男性约 2/3 来自于肾上腺皮质，女性则几乎全部来自于肾上腺皮质。皮质醇增多症、伴男性化的肾上腺皮质增生症、部分女性化肾上腺皮质肿瘤、性早熟、多囊卵巢综合征时增高。肾上腺皮质功能减退症、腺垂体功能减退症、睾丸功能减退症、肝硬化、某些慢性消耗性疾病时降低。

3．血皮质醇及 24h 尿游离皮质醇　血皮质醇浓度直接反映肾上腺糖皮质激素分泌情况，而尿游离皮质醇量和血浆中真正具活性的游离皮质醇浓度呈正相关。这两个试验是检查肾上腺皮质功能紊乱的首选项目。肾上腺皮质功能亢进者，血皮质醇水平，尤其是午夜水平异常升高，昼夜节律消失。

4．血浆促肾上腺皮质激素（ACTH）　可用于垂体瘤或异位 ACTH 综合征导致的 Cushing 病与肾上腺皮质的病因检查。Addison 病、先天性肾上腺增生症、异位 ACTH 综合征和异位 CRH 肿瘤可引起 ACTH 增高。良性或恶性的肾上腺皮质肿瘤，双肾上腺结节性增生或小结节性发育不良，继发于下丘脑-垂体病变引起 ACTH 不足所致的肾上腺功能减退可使 ACTH 降低。

历年考点串讲

肾上腺内分泌功能紊乱的检查必考，其中肾上腺髓质激素的代谢与调节、肾上腺皮质激素的代谢与调节是考试的重点，应熟练掌握。肾上腺功能紊乱及临床生化改变、肾上腺髓质嗜铬细胞瘤及生化诊断、糖皮质激素代谢物测定的临床意义等应熟悉。

历年常考的细节：

1．肾上腺髓质合成、释放**肾上腺素（E）、去甲肾上腺素（NE）、多巴胺（DA）**，肾上腺髓质是**嗜铬细胞瘤**最好发部位。VMA 是儿茶酚胺代谢产物中最重要的化合物。

2．肾上腺皮质可分为三带：**球状带**（主要分泌盐皮质激素，主要为**醛固酮**），**束状带**（分泌糖皮质激素，主要是**皮质醇**及少量的**皮质酮**）和**网状带**（分泌雄激素和少量雌激素）。

3. 肾上腺功能紊乱的检测包括肾上腺皮质功能亢进（**Cushing 综合征**）、慢性肾上腺皮质功能减退（**Addison 病**）（2017）、先天性肾上腺皮质增生。

4. 糖皮质激素代谢物测定主要是**24h 尿 17-羟皮质类固醇**（17-OHCS）、24h 尿 17-酮类固醇（17-KS）、血皮质醇及 24h 尿游离皮质醇和血浆促肾上腺皮质激素（ACTH）的测定。

5. **Addison 病**、先天性肾上腺增生症、异位 ACTH 综合征和异位 CRH 肿瘤可引起 ACTH 增高。

三、下丘脑-垂体内分泌功能紊乱的检查

下丘脑-腺垂体激素主要受腺体各种促激素作用的靶腺分泌的激素反馈作用调节，其中甲状腺激素的长反馈主要作用于腺垂体，而其他外周激素的长反馈主要作用于下丘脑。下丘脑激素或腺垂体激素，还可超短反馈地影响下丘脑或垂体对自身的合成释放。垂体和下丘脑分泌的激素及其生理作用见表 3-17、表 3-18。

表 3-17　垂体分泌的激素（腺垂体激素和神经垂体激素）

激素名称	主要生理作用
腺垂体激素	
生长激素（GH）	促进机体生长
促肾上腺皮质激素（ACTH）	促进促肾上腺皮质激素合成及释放
促甲状腺激素（TSH）	促进促甲状腺激素合成及释放
卵泡刺激素（FSH）	促进卵泡或精子生成
黄体生成素（LH）	促进排卵和黄体生成，刺激孕激素、雄激素分泌
催乳素（PRL）	刺激乳房发育和泌乳
黑色细胞刺激素（MSH）	促黑色细胞合成黑色素
神经垂体激素	
抗利尿激素（ADH）	收缩血管，促进集尿管对水重吸收
催产素（OT）	促进子宫收缩，乳腺泌乳

表 3-18　下丘脑分泌的激素

激素名称	主要生理作用
促甲状腺激素释放激素（TRH）	TSH（主要），GH，PRL，FSH
促性腺激素释放激素（GnGH）	LH，FSH
促肾上腺皮质激素释放激素（CRH）	ACTH
生长激素释放激素（GHRH）	GH
生长激素抑制激素（GHIH）	GH（主要），TSH，ACTH，PRL
催乳素释放激素（PRH）	PRL
催乳素释放抑制激素（PRIH）	PRL
黑色细胞刺激素释放激素（MRH）	MSH
黑色细胞刺激素抑制激素（MIH）	MSH
促甲状腺激素释放激素（TRH）	TSH（主要），GH，PRL，FSH

（一）生长激素功能紊乱及临床生化改变

每日生长激素分泌存在昼夜节律性波动，分泌主要在熟睡 1h 左右，呈脉冲式进行。生长激素功能紊乱包括以下内容。

1. 生长激素缺乏症　又称垂体性**侏儒症**，是由于下丘脑-垂体-GH-SM 中任一过程受损导

致生长发育期 GH 分泌不足或功能障碍，引起儿童及青少年生长发育障碍。

2．生长激素分泌过多　导致巨人症及肢端肥大症。生长发育期起病为**巨人症**，成人期起病则为**肢端肥大症**。

（二）生长激素测定的临床意义

1．血浆生长激素若远超出正常水平，结合临床症状，有助于巨人症及肢端肥大症的诊断。

2．GH 分泌抑制试验　对于多次测定基础 GH 值远＞10μg/L 的疑为巨人症或肢端肥大症者，可考虑进一步做高血糖抑制 GH 释放试验。

3．由于生长调节素-C（SM-C）的血浆浓度不随 GH 分泌的脉冲式波动而变化，水平比较稳定，以免疫化学法检测单次血 SM-C 浓度，作为判断 GH 功能的筛选方法。任何 GH 缺乏症血 SM-C 浓度均下降；巨人症及肢端肥大症则明显升高。但恶病质、严重肝病等 SM-C 浓度也可降低。

四、性激素紊乱的临床化学检查

（一）性激素的生理生化

性激素包括**雄性**激素、**雌**激素、**孕**激素三类，后二者合称**雌性激素**。雄性激素主要为睾酮及少量的脱氢异雄酮及雄烯二酮。雌激素主要为雌二醇及少量的雌酮和雌三醇。所有性激素都是类固醇激素。

血浆中的性激素 90%以上都与血浆蛋白形成可逆结合，在肝代谢，由尿和胆汁排泄。青年男性的睾酮分泌有昼夜节律，分泌高峰约在上午 8:00，随着年龄的增大，分泌节律消失。测定早晨的睾酮水平可以对男性睾酮水平下降的程度做最好评价。女性雌激素的分泌，主要通过血雌激素水平对垂体 LH 和 FSH 释放的负反馈调节。孕激素水平的周期性变化亦受下丘脑-垂体-卵巢内分泌轴调节。

（二）性激素的生理功能

1．雄性激素生理功能　①刺激胚胎期及生后男性内、外生殖器的分化、成熟和发育。②促进蛋白质合成的同化作用。③促进肾合成红细胞生成素、刺激骨髓的造血功能等。

2．雌激素的生理功能　①促进女性内、外生殖器的分化、成熟和发育，并和孕激素协同配合形成月经周期。②对代谢的影响有促进肝合成多种运转蛋白；降低胆固醇；促进 HDL 合成等。

3．孕激素的生理功能　孕激素的作用则主要与雌激素协同作用于子宫内膜，形成月经周期等。

（三）性激素分泌功能紊乱及临床生化改变

1．性发育异常　各种原因所致出生后性腺、第二性征及性功能发育异常的统称，包括性早熟、青春期迟缓和性幼稚病。性早熟者，血中性激素水平均远超出同龄、同性别的正常值，达到或超过青春期或成人水平。青春期迟缓和性幼稚病者性激素水平明显降低。

2．性激素合成酶缺陷　C-17, 20 裂链酶缺陷、17-β羟类固醇脱氢酶、5α-还原酶缺陷等可引起性功能紊乱。

3．青春期后性功能减退症　男性性成熟后，由于各种原因导致雄性激素分泌不足产生的综合征；继发性闭经是指生育期女性，已有月经，出现闭经者。

（四）性激素测定的意义及临床诊断

1．睾酮　是男性体内主要和惟一有临床意义的**雄性激素**。青春期睾酮分泌增加，其高水平一直持续到 40 岁，随年龄缓慢下降。睾酮测定可用作男性性功能减退或睾酮分泌不足的诊断；是评价男性不育症的方法之一。

2．黄体生成素　可用于**预测排卵**和排卵异常的诊断。

3．卵泡刺激素（FSH）　滴度升高预示卵泡即将破裂，可以**预测排卵**和做排卵异常的诊断，以及预测对超排卵药物的反应等。

4．雌二醇（E_2） 可作为女性早熟诊断指标之一，有助于男性乳房发育分析，评定女性雌激素减少症和过量产生等情况。

5．孕酮（P） 用作确证排卵及对妊娠头3个月的妊娠意外，如先兆流产、异位妊娠的处理参考。

6．催乳素 水平升高可引起泌乳、原因不明的不育症、无排卵伴闭经，最严重者可有重度雌激素降低。高催乳素血症是导致女性不育的常见原因，测定催乳素对于诊断累及女性生殖系统的疾病有重要的意义。

历年考点串讲

下丘脑-垂体内分泌功能紊乱的检查为了解内容，性腺内分泌功能紊乱的检查为掌握内容。其中，性激素的功能及其分泌调节、性激素分泌功能紊乱与临床生化改变、性激素测定的临床意义、相关疾病的实验诊断选择应熟练掌握。

历年常考的细节：

1. 生长激素功能紊乱包括生长激素缺乏症；生长激素分泌过多。生长激素在生长发育期分泌过多为**巨人症**，成人期起病则为**肢端肥大症**。（2015）

2. 生长激素的分泌特点。生长激素分泌抑制试验。

3. 性激素的功能，包括雄性激素、雌激素、孕激素三类。

4. 血浆中的性激素90%以上都与血浆蛋白形成可逆结合，在肝代谢，由尿和胆汁排泄。青年男性的睾酮分泌有昼夜节律，**分泌高峰**约在上午8：00，随着年龄的增大，分泌节律消失。测定早晨的睾酮水平可以对男性睾酮水平下降的程度做最好评价。

5. 性激素分泌功能紊乱包括性发育异常、性激素合成酶缺陷、青春期后性功能减退症；三者的临床生化改变。

6. 睾酮的活性形式为**5α-异雄酮**。（2016）

7. 孕妇血中**雌激素升高**，可促进肝加速合成转运蛋白，降低胆固醇；促进HDL合成等。（2017）

第14单元 临床化学常用分析技术

一、临床化学常用分析方法

（一）光谱分析

利用各种化学物质所具有的发射、吸收或散射光谱谱系的特征，来确定其性质、结构或含量的技术，称为光谱分析技术。

光谱分析技术有发射光谱分析（包括荧光分析法和火焰光度法）、吸收光谱分析（包括可见及紫外分光光度法、原子吸收分光光度法）和散射光谱分析（比浊法）。

荧光分析法可用于糖类、胺类、甾族化合物、DNA与RNA、酶与辅酶、维生素及无机离子等物质的测定。免疫比浊法可用于免疫球蛋白、载脂蛋白和补体等物质的快速测定。

（二）电泳分析技术

在直流电场中，带电粒子向带符号相反的电极移动的现象称为电泳（electrophoresis）。电泳分析方法如下所述。

1．醋酸纤维素薄膜电泳 由醋酸纤维素制成的薄膜称为醋酸纤维素薄膜，该薄膜对蛋白质吸附小，能消除电泳中出现的“拖尾”现象。具有分离快、样品用量少的特定，适用于病理情况下微量蛋白的检测。

2．凝胶电泳　以淀粉胶、琼脂或琼脂糖凝胶、聚丙烯酰胺凝胶等作为支持介质的区带电泳法称为凝胶电泳。聚丙烯凝胶电泳（PAGE）普遍用于**分离蛋白质及较小分子核酸**。琼脂糖凝胶电泳适用于分离同工酶及其亚型、大分子核酸等。

3．等电聚焦电泳　等电聚焦（isoelectric focusing, IEF）是利用有 pH 梯度的介质分离**等电点不同的蛋白质**的电泳技术。特别适用于分离分子质量相近，而等电点不同的蛋白质组分，在区带电泳中分辨率最好。常用的 pH 梯度支持介质有聚丙烯酰胺凝胶、琼脂糖凝胶、葡聚糖凝胶等。

4．毛细管电泳　利用电泳和电渗流的电动力学原理，在空芯的微小内径的毛细管中进行混合物的高效分离技术。毛细管电泳可分为毛细管自由溶液区带电泳、毛细管凝胶电泳、毛细管等电聚焦电泳及胶束毛细管电动力学色谱。

（三）离心技术

离心技术是根据一组物质的密度和在溶液中的沉降系数、浮力等不同，用不同离心力使其从溶液中分离、浓缩和纯化的方法。制备离心技术主要用于物质的分离、纯化，而分析离心技术主要用来分析样品的组成。普通离心法用来分离细胞、细胞膜或细胞碎片。差速离心法用于定性分离手段之前的粗制品提取。密度梯度离心法可同时使样品中的各个组分得到分离。

（四）层析技术

1．原理　利用不同物质理化性质的差异而建立的分离技术。所有的层析系统都由固定相和流动相组成。当待分离的混合物在两相中的分配（含量比）不同，且随流动相向前移动时，各组分不断地在两相中进行再分配。分别收集流出液，可得到样品中所含的各单一组分，从而达到将各组分分离的目的。

2．应用

（1）凝胶层析可用于脱盐、分离提纯、测定高分子物质的分子质量、高分子溶液的浓缩等。

（2）离子交换层析可用于分离氨基酸、多肽及蛋白质，也可用于分离核酸、核苷酸及其他带电荷的生物分子。

（3）高效液相层析用于分离蛋白质、核酸、氨基酸、生物碱、类固醇和类脂等物质。

（4）亲和层析可用于纯化生物大分子、稀释液的浓缩、不稳定蛋白质的贮藏、分离核酸等。

（五）电化学分析技术

利用物质的电化学性质，测定化学电池的电位、电流或电量的变化进行分析的方法称为电化学分析法。电化学分析法有电位法、电导法和电容量分析法等。电位分析法是利用电极电位和浓度之间的关系来确定物质含量。

历年考点串讲

临床化学常用分析方法常考，其中光谱分析、电泳技术、层析技术和电化学分析技术的基本原理及应用是考试的重点，应熟练掌握。

历年常考的细节：

1．光谱分析是利用各种化学物质所具有的**发射**、吸收或散射光谱谱系的特征，来确定其性质、结构或含量的技术。光谱分析技术有**发射光谱分析**（包括荧光分析法和火焰光度法）、**吸收光谱分析**（包括可见及紫外分光光度法、原子吸收分光光度法）和**散射光谱分析**（比浊法）。可用于糖类、胺类、甾族化合物、DNA 与 RNA、酶与辅酶、维生素及无机离子等物质的测定。在 340nm 紫外光有吸收特性的物质有 NADH 及 NADPH。分光光度法中常用“T”表示透光率。

2. 在直流电场中，带电粒子向带符号相反的电极移动的现象称为**电泳**。醋酸纤维素薄膜电泳适用于病理情况下**微量异常蛋白**的检测。聚丙烯酰胺凝胶电泳（PAGE）适用于**分离蛋白质**及较**小分子核酸**。琼脂糖凝胶电泳适用于分离同工酶及其亚型、**大分子核酸**等。等电聚焦电泳适合于分离**分子质量相近而等电点不同**的蛋白质组分。颗粒电泳迁移与带静电荷的数量、缓冲液pH和离子强度、电场强度及电渗有关。(2016)

3. 层析技术是利用不同物质理化性质的差异而建立的分离技术。**凝胶层析**可用于脱盐、分离提纯、测定高分子物质的分子量、高分子溶液的浓缩等；**离子交换层析**可用于分离氨基酸、多肽及蛋白质，也可用于分离核酸、核苷酸及其他带电荷的生物分子；**高效液相层析**用于分离蛋白质、核酸、氨基酸、生物碱、类固醇和类脂等物质；**亲和层析**可用于纯化生物大分子、稀释液的浓缩、不稳定蛋白质的贮藏、分离核酸等。

4. 离心技术是根据一组物质的密度和在溶液中的沉降系数、浮力等不同，用不同离心力使其从溶液中分离、浓缩和纯化的方法。**制备离心技术**主要用于物质的分离、纯化，而**分析离心技术**主要用来分析样品的组成。**普通离心法**用来分离细胞、细胞膜或细胞碎片。**差速离心法**用于定性分离手段之前的粗制品提取。**密度梯度离心法**可同时使样品中的各个组分得到分离。(2016)

二、酶和代谢物分析技术

(一) 酶质量分析技术的原理及应用

利用电泳、色谱和免疫学等分析技术，直接测定酶（蛋白）质量。高效液相色谱、高效毛细管电泳、双相（二维）电泳、电喷雾-激光解析质谱等分析技术均可用于酶蛋白量的分析。采用免疫电泳、Westem Blot等方法可对酶蛋白水平进行半定量分析。采用酶免疫方法可对酶蛋白水平进行定量分析。酶免疫学测定具有方便、准确、灵敏等特点，免疫学检测法的成本较高。

(二) 酶活性测定的方法、原理、优缺点及应用

酶活性测定的方法如下。

1. 直接法　待测酶的酶促反应底物或产物有特征性的理化性质，通过特殊的仪器直接检测。

2. 间接法　酶促反应底物和产物没有特征性的理化性质，通过另一个反应将底物或产物转化为有明显特征理化性质的另一个化合物进行检测。

3. 化学法　在酶促反应终止后加入另一试剂与底物或产物反应，转化为有色化合物，用分光光度法检测。

4. 酶偶联法　采用另一个或几个酶（辅助酶和指示酶）将测定酶的某一产物转化为新的产物，当其他酶的反应速度与待测酶反应速度达到平衡时，可以用指示酶的反应速度来代表待测酶的活性。

(三) 工具酶及指示反应的概念

将反应某一产物偶联到另一个酶促反应中，把第一步反应称为辅助反应，所用工具酶称为辅助酶，偶联的反应称为指示反应，指示反应所用的工具酶为指示酶。

(四) 代谢物酶法测定的方法及特点

代谢物酶法测定：①终点法，又称平衡法，测定反应完全后待测物或产物变化的总量。②动力学法，测定两个固定时间的吸光度差值，只要此期间待测物消耗＜5%，就可以采用标准浓度对照法计算样本浓度，所以动力学法有时又称为固定时间法。终点法所需工具酶多，而动力学法要求工具酶的K_M足够大。终点法对仪器的电噪声和温控要求不严；动力学法要求仪器的电噪声小，吸光度应读准到0.0001，温度变化＜0.1%。产物的堆积和样品色原对动态法影响较小，而对终点测定法影响较大。用终点法测定乳糜或溶血标本有时需设样本空白。

历年考点串讲

酶质量分析技术、酶活性测定方法、代谢物测定中常用的指示反应等应熟悉。

历年常考的细节：

1. 酶质量分析技术的原理即利用电泳、色谱和免疫学等分析技术，直接测定酶（蛋白）质量；酶质量分析技术的应用评价。

2. 酶活性测定方法原理　直接法、间接法、化学法、酶偶联法。

3. 将反应某一产物偶联到另一个酶促反应中，把第一步反应称为辅助反应，所用工具酶为**辅助酶**，偶联的反应称为指示反应，指示反应所用的工具酶为**指示酶**。

4. 代谢物酶法测定分为①**终点法**即测定反应完全后待测物或产物变化的总量；②**动力学法**即测定两个固定时间的吸光度差值，只要此期间待测物消耗<5%，就可以采用标准浓度对照法计算样本浓度，所以动力学法有时又称为固定时间法。终点法所需工具酶多，对仪器的电噪声和温控要求不严，吸光度应读准到 0.0001，温度变化<0.1%，但产物的堆积和样品色原对终点测定法影响较大，测定乳糜或溶血标本，有时需设样本空白。而动力学法要求工具酶的 K_M 足够大，产物的堆积和样品色原对动态法影响较小。

三、临床化学方法的建立

（一）根据

临床化学方法应具有实用性和可靠性两方面的性能指标。方法的建立要根据所用技术的原理和被测物质的物理化学性质来确定其方法建立的原理。实用性包括微量快速、费用低廉、应用安全。可靠性即具有较高的精密度和准确度及较大的检测能力，包括精密度、准确度与特异性、检测能力。

（二）过程

1. 根据方法选择的要求对已发表的各种检测方法进行比较与检验，确定哪些方法有充分的科学根据及真实的使用价值。

2. 候选方法（经初步选定的方法）确定后，要熟悉该法的原理、性能指标及相应的条件等。

3. 进行初步试验，评价候选方法所有的性能指标。

（三）评价

临床化学方法评价的内容是通过实验途径，测定并评价方法的精密度与准确度，在实验中测定的是不精密度与不准确度，不论精密度还是准确度，强调的都是误差，评价实验的过程就是对误差的测定。方法评价实验包括以下内容。

1. 精密度评价　评价给出结果是可重复程度。

2. 准确度评价　评价所给出的结果是否准确。

3. 线性评价　判断对某一分析方法测得的浓度与设定的浓度之间的比例关系的范围。

4. 干扰试验，评价方法给出的结果是否受非分析物影响及影响程度。

（四）建立后的临床观察

1. 参考值与医学决定水平的确定　“参考值”是指在规定人群中抽样进行测定，由此得到的均数及分布范围，作为它所代表人群的判断参考。

2. 医学决定水平和危急值　**医学决定水平**就是临床按照不同病情给予不同处理的指标阈值。**危急值**是指需要立即采取临床干预的测定值。

3. 临床病例观察　用于诊断的试验必须具备灵敏度与特异度两个基本特性，两者缺一不可。在诊断指标中以真阳性率（TP 率）对假阳性率（FP 率）做图，并将相对的点连接起来得到的曲线称为受试者工作曲线（ROC curve）。根据诊断试验的ROC曲线，选择合适的诊断阈值，比较两种不同诊断试验对诊断同种疾病的可靠性。

历年考点串讲

临床化学方法的建立的根据和过程、临床化学方法的评价、临床化学方法建立后的临床观察应熟悉。

历年常考的细节：

1. 临床化学方法应具有**实用性**和**可靠性**两方面的性能指标。
2. 准确度、精密度、灵敏度的概念。
3. 临床化学方法评价的内容：**精密度**评价、**准确度**评价、**线性**评价、**干扰**试验。
4. 参考值与医学决定水平的确定，即“**参考值**”是指在规定人群中抽样进行测定，由此得到的均数及分布范围，作为它所代表人群的判断参考。
5. **医学决定水平**就是临床按照不同病情给予不同处理的指标阈值。**危急值**是指需要立即采取临床干预的测定值。

第15单元　临床化学自动分析仪

一、自动生化分析仪类型

按反应装置的结构可分为**连续流动式**（管道式）、**离心**式、**分立**式和**干片**式。按自动化程度可分为全自动和单通道。按同时可测定项目分为单通道和多通道。单通道每次只能检测一个项目；多通道每次可同时测定多个项目。

二、自动生化分析仪工作原理

（一）连续流动式自动生化分析仪

在微机的控制下，通过比例泵将标本和试剂注入连续的管道系统中，在一定的温度下，在管道内完成混合，去除干扰物，保温，比色测定，信号放大，运算处理，最后将结果显示并打印。检测分析是一个标本接一个标本在连续流动状态下进行的。

（二）离心式自动生化分析仪

将样品和试剂分别置于转盘相应的凹槽内，当离心机开动后，受离心力的作用，试剂和样品相互混合发生反应，各样品最后流入转盘外圈的比色凹槽内，通过比色计检测。在整个分析过程中每一步骤几乎都是同时完成的，又称为同步分析。

（三）分立式自动生化分析仪

按人工操作的方式编排程序，以有序的机械动作代替人工，按程序依次完成各项操作。仪器操作过程中的各环节用传送带连接，按程序依次操作。

（四）干化学式自动生化分析仪

将发生在液相中的反应，转移到一个固相载体上，利用分光检测系统进行检测的一类新型仪器。

三、自动生化分析仪的优缺点

连续流动式生化分析仪在检测过程中，样品和样品之间需用空气进行隔离，或用空白试剂或缓冲液来隔离，检测分析是一个标本接一个标本在连续流动状态下进行的。

离心式自动生化分析仪所用样品量和试剂量均为微量级，分析速度快。

分立式自动分析仪是目前国内外多采用的设计模式，具有结构简单、检测速度快的特点。干化学式分析仪其干片为一次性使用，成本较高。

四、自动生化分析仪的性能评价

（一）自动化程度

自动化程度指仪器能够独立完成化学测定操作程序的能力。自动化程度越高，仪器的功能越强。

（二）分析效率

分析效率指在测定方法相同的情况下自动生化分析仪的分析速度。

（三）应用范围

应用范围包括仪器所能进行的分析方法以及可测定项目的种类。

（四）精密度和准确度

精密度和准确度取决于仪器各部件的加工精度和精确的工作状态。

（五）相关性的比较

不同仪器的测定结果之间存在一定的差别，为得到实验室之间的一致性，可用参考实验室的仪器进行校正。

（六）携带污染

采用了新型的设计和各种操作来降低交叉污染的程度。

（七）其他性能指标

其他性能指标有仪器的取液量、最小反应液体积和测试速度等。

五、自动生化分析仪的发展方向

国外自动化生化分析仪的发展特点：①采用多自由机械臂来协调各个功能模块之间工作。②具有多种模式的不同通道的液体处理装置可供选择，使仪器具有极强灵活性，能够满足各种分析要求。③自动化工作站采用模块化设计思想，既便于实现高度集成，又便于满足用户要求。根据需要融合模块化的工作台面，节省空间，缩短试验时间。还具有高产量、高速度和高精度的优点。

国内生产生化分析仪大多属半自动型，产品的型号种类少，自动化程度、精度、工艺质量、可靠性和稳定性与国外存在着一定的差距。近年来，国内众多科研院所已经开始全自动生化分析仪自主研发，并取得了一定的成果。向自动化、一体化、计算机化、标准化的方向发展。

历年考点串讲

自动分析仪的类型和原理及应用是考试的重点，应熟练掌握。

历年常考的细节：

1. 自动分析仪的类型，按反应装置的结构可分为连续流动式（管道式）、离心式、分立式和干片式；按自动化程度可分为全自动和单通道；按同时可测定项目可分为单通道和多通道。

2. 自动分析仪的性能评价：自动化程度、分析效率、应用范围、精密度和准确度、相关性的比较、携带污染、其他性能指标。

3. 干式自动分析仪的检测系统（2015）。

4. 分立式自动生化分析仪是目前临床中经常使用的生化分析仪类型。

5. 制作全自动生化分析仪比色杯的材料是不吸收紫外光的塑料或石英玻璃。

第4部分　临床免疫学和免疫学检验

第1单元　免疫学概论

免疫学（immunology）是研究免疫系统的结构与功能，并通过对其在免疫应答过程中所产生的免疫保护作用与免疫损伤机制的研究，探讨有效的免疫措施，实现以防病、治病为目的的一门现代医学学科。临床免疫学（clinical immunology）是应用免疫学基础理论与技术，研究疾病的发生机制、诊断、治疗和预防，使免疫学在基础理论研究和临床应用领域有了更深入及广阔的发展。特别是近年来，临床上很多疾病可以用免疫学的理论进行解释，如新型炎性细胞亚群与调节性细胞、细胞因子和黏附分子的网络效应均不同程度地参与了疾病的发生与发展，许多参与免疫病理损伤的免疫细胞、免疫分子可用免疫学的方法进行检测，免疫生物技术及基因技术等合成的免疫分子可用于免疫治疗。在这些发展中，免疫学技术对推动免疫学的发展及基础与临床免疫学的结合发挥了重要作用。学习免疫学的基本概念，了解临床免疫学的基础理论，掌握免疫学技术的原理是学习和研究临床免疫学与免疫学检验技术的重要保障。

第一节　免疫学简介

一、免疫的概念和免疫应答

（一）免疫及其功能

免疫学发展到今天，认识到宿主体内的免疫系统，能识别并清除从外环境侵入的病原生物及其产生的毒素、内环境中因基因突变产生的肿瘤细胞、自身衰老残损的组织细胞或自身抗原，保持机体内环境稳定。

免疫是机体识别和排斥抗原性异物，维持自身生理平衡和稳定的生物学应答过程。其生理性应答过程对机体有利，其病理性应答过程对机体有害。具体表现在免疫的三大基本功能。

（1）**免疫防御**：抵御体外病原或抗原入侵的免疫保护功能称为免疫防御。此功能若过强可能导致组织损伤和功能异常，发生**超敏反应**；若过低或缺如，可发生**免疫缺陷病**。

（2）**免疫稳定**：维持自身生理内环境相对稳定的功能称为免疫稳定。此功能可清除自身衰老细胞及残损组织，将免疫应答调控在适度范围（免疫调节），且对自身正常组织和细胞不应答（自身耐受）；此功能异常可能导致**自身免疫病**发生。

（3）**免疫监视**：识别和清除异常突变细胞和病毒感染细胞的功能称为免疫监视。此功能异常可能导致**肿瘤**发生或**病毒持续性感染**。

（二）免疫应答

免疫应答（immune response）是指机体免疫系统接受抗原刺激发生的一系列反应，并以排出和分解该抗原为目的的过程。

1．免疫应答的过程

（1）**识别阶段**：是巨噬细胞等抗原提呈细胞（antigen presentation cell, APC）对外来抗原或自身变性抗原进行识别、摄取、降解和提呈抗原信息给辅助性T细胞（T help cell, Th）及相关淋巴细胞的阶段。

（2）活化阶段：是 T、B 淋巴细胞在接受抗原信号后，在一系列免疫分子参与下，发生活化、增殖、分化的阶段。T、B 细胞表面的抗原识别受体特异性地识别抗原后，B 细胞活化、增殖、分化为浆细胞（plasma cell）；T 细胞活化、增殖、分化为效应 T 细胞、辅助性 T 细胞或调节性 T 细胞。

（3）效应阶段：效应细胞中，浆细胞分泌特异性抗体（antibody, Ab）发挥体液免疫作用；T 细胞中的 Th 细胞分泌细胞因子等效应分子，杀伤性 T 细胞（kill cell）或细胞毒性 T 淋巴细胞（CTL）发挥细胞毒效应。另有少量 T、B 细胞分化、发育为记忆细胞，当再次遇到相同抗原后，迅速被活化，并增殖、分化为效应细胞，发挥高效而持久的特异性免疫效应功能。

免疫应答的特点：区分“自身”和“非己”，特异性与多样性，耐受性，记忆性和自我调节性。

2．免疫应答的分类

（1）根据免疫应答发生方式：分为**固有免疫应答**和**适应性免疫应答**。固有免疫应答是在正常机体内任何时段均以抗原非特异性方式识别和清除各种抗原异物和病原体，也称为**非特异性免疫应答**。适应性免疫应答是免疫细胞在机体内选择识别某种抗原后，自身活化、增殖、分化为免疫效应细胞，产生免疫效应分子，排除该抗原的全过程，也称为**特异性**免疫应答。

（2）适应性免疫应答的分类：根据抗原类型可分为对胸腺依赖性抗原（TD-Ag）的应答和对胸腺非依赖性抗原（TI-Ag）的应答。

根据抗原刺激顺序分为由某种抗原第一次诱导的免疫应答，称为**初次免疫应答**，以及由该同种抗原以后再诱导的免疫应答，称为**再次免疫应答**。

（3）按参与的淋巴细胞分类：可分为 T 细胞介导的**细胞免疫**和 B 细胞介导的**体液免疫**。

（4）按免疫效应分类：可分为免疫保护、超敏反应和免疫耐受。

（三）体液免疫应答和细胞免疫应答

1．体液免疫应答　B 细胞介导的适应性免疫应答，根据抗原性质不同分为两类：即对胸腺依赖性抗原（TD 抗原）的 B 细胞应答（必须有 Th 细胞辅助）和对胸腺非依赖性抗原（TI 抗原）的 B 细胞应答（不需要 Th 细胞辅助）。体液免疫应答主要是 B 细胞活化、增殖分化为浆细胞，由**浆细胞**产生**抗体**，抗体与抗原特异性结合后产生系列生物效应、发挥体液免疫作用。

2．细胞免疫应答　T 细胞介导的适应性免疫应答，是由抗原提呈细胞摄取加工 TD 抗原，并选择相应抗原肽递呈给 T 细胞；T 细胞接受抗原信号和协同刺激信号后，活化、增殖和分化为**效应 T 细胞**。其中 Th1 细胞合成分泌多种细胞因子，可引起迟发型超敏反应；Tc 细胞则直接杀伤表达相应抗原的靶细胞及诱导靶细胞凋亡。细胞免疫主要发挥抗细胞内寄生菌感染、抗病毒感染、抗寄生虫感染与抗肿瘤免疫效应。

（四）免疫应答调节

免疫调节指体内多种因素对免疫应答过程进行正调控（加强）或负调控（抑制），使免疫应答适度，以维持机体生理内环境的相对稳定。

历年考点串讲

免疫及其功能、免疫应答的概念、免疫应答的过程和分类及调节是免疫学的重要的内容，应重点复习免疫的概念、免疫的三大功能、免疫应答的过程、免疫的特点等。

历年常考的细节：

1. 免疫是机体免疫系统识别“自身”与“非己”、排除抗原性异物、维持自身生理平衡和稳定的生物学应答过程。

2. 免疫具有免疫防御、免疫稳定、免疫监视三大基本功能。变态反应病的发生主要是**免疫防御**功能的失控，自身免疫病的发生主要是**免疫稳定**功能的破坏，肿瘤的发生主要是**免疫监视**功能下降。（2016）

3. 免疫应答的分类，根据不同的生物过程分为**固有**免疫和**适应性**免疫、细胞免疫和体液免疫、初次应答和再次应答、先天免疫和后天免疫等。

4. 免疫应答的特点　区分自身和非己，特异性与多样性，耐受性，记忆性和自我调节性。

5. 适应性免疫应答的类型和基本过程。

6. T 细胞介导**细胞**免疫应答和 B 细胞介导**体液**免疫应答。

二、免疫组织和器官

免疫系统是由免疫**器官**、免疫**细胞**和免疫**分子**组成的执行免疫功能的体系，也是机体对抗原性异物进行免疫应答的场所。按功能不同，免疫器官可分为**中枢**免疫器官和**外周**免疫器官和组织。中枢免疫器官是免疫细胞产生、分化和成熟的场所，包括**骨髓和胸腺**。外周免疫器官是免疫应答的场所，由**淋巴结、脾、扁桃体、阑尾、黏膜相关淋巴组织**等组成。淋巴细胞和单核细胞经血液循环流和淋巴循环，进出于外周淋巴组织及器官，形成机体免疫网络。通过免疫网络，免疫细胞中具有吞噬功能的抗原提呈细胞（APC）能及时到达和识别全身各脏器及皮肤或黏膜部位的病原体入侵，经过吞噬、加工、处理后，将机体各部位的病原体抗原携带并递呈给相应淋巴组织及淋巴器官的 T、B 细胞，T、B 细胞活化、增殖、分化，发挥特异性免疫应答功能。

（一）中枢免疫器官

中枢免疫器官是免疫细胞发生、分化和发育成熟的场所，人类和哺乳动物的中枢免疫器官包括胸腺和骨髓，而鸟类还有法氏囊。

1．骨髓（bone marrow）　是各种免疫细胞的发源地，骨髓多能造血干细胞（HSC）增殖、分化为髓样祖细胞和淋巴样祖细胞。淋巴样祖细胞一部分在骨髓内继续发育为**成熟 B 细胞**，一部分则进入胸腺发育为成熟 T 细胞。

2．胸腺（thymus）　是一级淋巴上皮组织，是 **T 细胞**分化、发育的重要**中枢免疫器官**。胸腺由胸腺基质细胞（thymus stromal cells, TSC）和胸腺细胞组成。TCS 主要来源于胚胎期的第三咽囊和咽裂的上皮细胞、骨髓来源的单核/巨噬细胞和树突状细胞及结缔组织来源的成纤维细胞。

在胸腺中，T 细胞分化发育过程中生成特征性的 CD 抗原、主要组织相容性复合体（MHC）抗原、T 细胞抗原识别受体（TCR），以及其他受体，如丝裂原受体、绵羊红细胞受体及多种细胞因子受体等。胸腺分泌的胸腺激素与胸腺细胞产生的多种细胞因子有协同作用，对 T 细胞生长、分化为成熟 T 细胞具有重要作用。具有不同表面分子的 T 细胞，分别执行不同的功能，形成 T 细胞亚群，并随血液循环定位于外周免疫器官及组织，发挥细胞免疫或调节体液免疫。

（二）外周免疫器官

外周免疫器官包括淋巴结、脾和黏膜相关淋巴组织等，是成熟 T 细胞和 B 细胞定居、休整、增殖、与其他细胞相互作用及信号传导的场所，也是**免疫应答发生的场所**，同时具有抗原过滤作用。

淋巴细胞在体内依靠归巢受体（homing receptor），由定居部位经淋巴和血液循环不断往返于外周免疫器官、淋巴组织及全身器官组织。淋巴循环汇聚于胸导管，经上腔静脉、锁骨下静脉，进入血液循环。血液循环中的各类免疫细胞在毛细血管后微静脉处，穿越高壁内皮细胞，进入淋巴组织，从而再次进入淋巴循环。淋巴细胞的不断循环，增加了与病原异物抗原接触的机会，并将抗原激活的淋巴细胞归巢到局部淋巴组织或器官，在 T、B 细胞及 APC 间协同作用后，产生的效应淋巴细胞定向迁移于抗原异物部位，发挥免疫效应功能。所有外周免疫器官均可视为淋巴细胞再循环的起点、中途站与归巢终点。

1．脾　是**最大**的外周淋巴器官，富含 B 细胞（55%）、T 细胞（35%）、巨噬细胞（10%）、树突状细胞（DC）等。这些细胞定位于脾的不同部位，尤其是淋巴鞘的洞隙，识别随血流而来的抗原异物。由 DC 和巨噬细胞加工提呈抗原，刺激 T、B 细胞活化，产生免疫应答。

2．淋巴结　是成熟 **T 细胞和 B 细胞的主要定居增殖部位**。淋巴结分为皮质区及髓质区。皮质区浅层为 B 细胞定居区，此外还有滤泡树突状细胞（FDC）和少量巨噬细胞及 Th 细胞。皮质区又称为非胸腺依赖区。淋巴结的髓质区，由淋巴索和淋巴窦组成，淋巴索即为致密聚集的淋巴细胞，包括 B 细胞、T 细胞、浆细胞及巨噬细胞。淋巴结提供淋巴细胞栖息和增殖的场所，是适于淋巴细胞增殖分化发挥免疫应答的基地，亦是淋巴液循环中监视清除病原体异物的过滤监控站。

3．黏膜相关的淋巴组织　包括呼吸道、肠道及泌尿生殖道黏膜固有层的淋巴组织及一些淋巴器官，如扁桃体、小肠派氏集合淋巴结（Peyer patches）、阑尾等，其内居留有成熟 B 细胞、T 细胞、浆细胞、巨噬细胞等。这些细胞受局部侵入的病原体激活执行固有或适应性免疫应答；B 细胞活化分化为浆细胞，产生多种类型的免疫球蛋白，其中分泌型 IgA（sIgA）执行黏膜局部特异免疫作用。

历年考点串讲

免疫器官分为中枢免疫器官和外周免疫器官，应重点理解中枢免疫器官和外周免疫器官的结构和功能。

历年常考的细节：

1. 免疫系统是由免疫**器官**（中枢免疫器官和外周免疫器官）、免疫**细胞**和免疫**分子**组成的执行免疫功能的体系，也是机体对抗原性异物进行免疫应答的场所。

2. 中枢免疫器官包括**骨髓**和**胸腺**，中枢免疫器官是免疫细胞发生、分化和发育成熟的场所，其中骨髓是各种免疫细胞的发源地。

3. B 细胞发育成熟的场所是**骨髓**，T 细胞发育成熟的场所是**胸腺**。（2017）

4. 外周免疫器官包括淋巴结、脾和黏膜相关淋巴组织，是成熟 T、B 细胞定居、休整、增殖、与其他细胞相互作用及信号传导的场所，也是免疫应答发生的场所。

5. 脾是**最大**的外周免疫器官，淋巴结是成熟 T 细胞和 B 细胞的主要定居增殖部位，黏膜相关淋巴组织发挥对黏膜局部病原体抗原的识别作用。

6. 淋巴细胞再循环的过程和意义、黏膜免疫系统的结构等。

三、免疫细胞

凡参与免疫应答，以及与免疫应答有关的细胞统称为免疫细胞，依其参与免疫应答类型不同可分为非特异性的固有免疫细胞和特异性的适应性免疫细胞两大类，其中适应性免疫细胞主要包括专职抗原提呈细胞、T 细胞与 B 细胞。外周血中 T 细胞占淋巴细胞的 70%～75%。

（一）T 淋巴细胞

T 淋巴细胞又称胸腺依赖淋巴细胞，成熟 T 细胞经血液循环和淋巴循环运行定居于外周免疫器官，并通过淋巴管、血液循环及组织液等进行再循环，主要发挥细胞免疫作用。T 细胞在发育的不同阶段，可表达不同类型的受体和抗原于细胞膜上，这些受体和抗原与 T 细胞功能密切相关，也是鉴别 T 细胞及其活化状态的重要标志。

1．T 细胞抗原识别受体（TCR）　是由膜分子 TCR 和 CD3 构成的复合体，是 T 细胞的独特标志性膜蛋白分子，表达于所有成熟 T 细胞膜表面，接受并转导 T 细胞活化的抗原信号（第一信号）。TCR 有 α、β、γ、δ 四种肽链，可组合形成 TCRαβ 和 TCRγδ 两种类型。外周血大多数成熟 T 细胞为 TCRαβ，少数为 TCRγδ。

2．分化抗原簇（cluster of differentiation，CD）　有核细胞在不同的发育阶段，细胞表面均可表达不同的分化抗原，形成不同的细胞类型群。T 细胞表面主要的 CD 分子如下。

（1）CD4 和 CD8：T 细胞必须先经 CD4 或 CD8 分子识别结合抗原提呈细胞膜表面的 MHC 分子才能接受抗原信息。成熟 T 细胞（TCRαβ）依据细胞膜的 CD4/CD8 分子分为 **$CD4^+$T 细胞**和 **$CD8^+$T 细胞**两个亚群。

1）$CD4^+$T 细胞，主要有辅助性 T 细胞（Th），Th 细胞膜表达 CD4 分子，可特异识别结合 MHC-Ⅱ类分子递呈的相应外源性抗原肽，活化并分化为 Th1 和 Th2 细胞。此外，**CD4** 还是人类免疫缺陷病毒（**HIV**）**的受体**。

2）$CD8^+$T 细胞，主要有**细胞毒性 T 细胞**（CTL 或 Tc），Tc 细胞膜表达 CD8 分子，可特异识别结合 MHC-Ⅰ类分子递呈的相应内源性抗原肽而被活化。

（2）协同刺激分子：T 细胞表面的协同刺激分子主要有 CD28、CD154，CD28 分子与其相应配体 CD80 或 CD86 分子结合后，提供 T 细胞活化第二信号；CD154 分子亦称为 CD40 配体（CD40L），与 B 细胞膜表面的 CD40 结合后，提供 B 细胞活化第二信号。

（3）CD2 分子：是成熟 T 细胞膜表面的特有标志，主要配体是 CD58。CD2 还是**绵羊红细胞受体**（E 受体），可利用绵羊红细胞与 T 细胞结合的 **E 花环试验**，测定外周血中 T 细胞总数。

3．丝裂原受体　T 细胞膜上特有植物血凝素（**PHA**）受体和刀豆蛋白 A（**ConA**）受体，此外 T 细胞与 B 细胞膜上都表达有美洲商陆（**PWM**）受体，静息 T 细胞与 PHA/ConA/PWM 结合后可活化、增殖和分化。

4．T 淋巴细胞的功能

（1）Th 细胞：主要功能是免疫调节，包括 Th1 和 Th2 细胞。**Th1** 细胞主要参与**细胞免疫**，通过分泌多种细胞因子，趋化及活化单核/巨噬细胞参与炎症和迟发型超敏反应；合成肿瘤坏死因子（TNF-α,β）杀伤肿瘤细胞。**Th2 细胞**主要功能是调节**体液免疫**应答，通过提供 B 细胞活化第二信号（协同信号）和细胞因子，辅助 B 细胞活化及转化为浆细胞合成抗体。

（2）Tc 细胞：主要效应是直接杀伤带有相应 Ag 的靶细胞（如病毒感染细胞、肿瘤细胞等）或诱导靶细胞凋亡。T 细胞在抗病毒感染、抗胞内细菌感染、抗寄生虫感染、抗肿瘤和同种异体移植排斥反应等免疫应答中起极重要的作用。

（二）B 细胞

B 细胞是骨髓依赖性淋巴细胞，受抗原刺激后可分化为浆细胞产生抗体。B 细胞的重要膜表面标志及其功能如下。

1．B 细胞抗原受体（BCR）　由**膜表面免疫球蛋白**（mIg）与 CD79 聚合构成，是 B 细胞的独特标志性膜蛋白分子，表达于所有成熟 B 细胞膜表面，接受并转导 B 细胞活化的抗原信号（第一信号）。未成熟 B 细胞膜一般只表达 mIgM，成熟 B 细胞膜可同时表达 mIgM 和 mIgD。

2．CD19/CD21 复合物　B 细胞活化辅助受体，**CD21 分子是成熟 B 细胞**重要的膜标记，是补体 iC3b 和 C3d 的受体（CR2），也是 **EB 病毒受体**。

3．CD32　B 细胞抑制性辅助受体。

4．协同刺激分子及受体　接受或提供细胞活化第二信号。CD40 分子表达于成熟 B 细胞膜表面，CD40 与活化 T 细胞膜上的 CD154（CD40L）结合后，接受 B 细胞活化必需的第二信号。CD80/CD86(也分别命名为 B7-1/B7-2)，主要表达于活化 B 细胞；CD80/CD86 与 T 细胞膜 CD28 结合后，T 细胞获得活化第二信号。

5. CD5　根据细胞膜有无 CD5 表达，可将 B 细胞区分为 B1（$CD5^+$）和 B2（$CD5^-$）细胞两个亚群。

6. 丝裂原受体　B 细胞膜特有的丝裂原受体是脂多糖（LPS）受体和葡萄球菌 A 蛋白（SPA）受体，此外与 T 细胞一样也表达有美洲商陆（PWM）受体。静息 B 细胞与 LPS/SPA/ PWM 结合后可活化、增殖和分化。

7. 其他膜分子　B 细胞膜上还表达有补体受体如 CD35（CRl）、Fc 受体如 CD23（FcεR）及 MHC-Ⅰ/Ⅱ分子等。

8. B 细胞功能　主要表现：分化为浆细胞产生抗体；作为抗原提呈细胞（APC）摄取、加工与递呈抗原；分泌细胞因子参与免疫调节。

（三）NK 细胞

自然杀伤细胞（NK 细胞）是一类不表达特异性抗原受体的大颗粒淋巴细胞，没有独特的膜标志，目前将 $CD56^+$、$CD16^+$、$CD94^+$、TCR^-、BCR^-、$CD3^-$的淋巴样细胞鉴定为 NK 细胞。

NK 细胞无须抗原刺激，可分泌穿孔素和细胞因子直接杀伤微生物感染细胞和肿瘤细胞（靶细胞），可通过抗体依赖性细胞介导的细胞毒作用（ADCC）杀伤靶细胞，也可诱导靶细胞凋亡，是执行免疫监视功能的重要细胞。因此 NK 细胞是固有免疫应答细胞，其主要功能：①抗肿瘤免疫；②抗细胞内感染免疫，如抗病毒感染、胞内寄生菌感染、真菌感染和寄生虫感染；③分泌 IFN-γ、TNF-β 等细胞因子，参与免疫调节作用。

（四）单核/巨噬细胞

吞噬细胞包括血液中的单核细胞、中性粒细胞及组织中的巨噬细胞。巨噬细胞是白细胞中体积最大的细胞，有许多皱褶和伪足，呈多形性，对玻璃和塑料表面有很强的黏附力，借助此种特性可将单核/巨噬细胞与淋巴细胞分离。单核/巨噬细胞（Mφ）有如下重要免疫功能。

1. 吞噬作用　单核/巨噬细胞能直接吞噬和杀伤病原微生物。

2. 摄取、加工和递呈抗原　单核-Mφ 是一类专职 APC，可利用 MHC-Ⅱ分子给 $CD4^+$T 细胞递呈外源性抗原肽。

3. 调节免疫应答　单核-Mφ 对免疫应答具有正调节或负调节的双向调节作用。

4. 抗肿瘤作用　充分活化的单核-Mφ 能直接吞噬肿瘤细胞、或分泌 TNF-α、NO 及溶酶体酶等杀伤或抑制肿瘤细胞生长，或利用 ADCC 效应杀伤肿瘤细胞，或递呈肿瘤抗原激活 T 细胞协同杀伤肿瘤细胞。

5. 参与局部炎症反应　单核-Mφ 合成分泌 TNF-α、IL-1、IL-6 及 LTB4 等炎性介质引起局部炎症反应。

（五）树突状细胞

树突状细胞（dendritic cell, DC）是机体中的专职抗原提呈细胞，能高效地摄取、加工处理和提呈抗原。根据其来源不同分为髓样 DC 和淋巴样 DC。未成熟 DC 具有较强的迁移能力，成熟的 DC 能有效激活初始（naïve, 处女）T 细胞，处于启动、调控、并维持免疫应答的中心环节。

（六）其他免疫细胞

其他免疫细胞包括发挥非特异性免疫应答的中性粒细胞、嗜酸粒细胞、嗜碱粒细胞；以及组织中的具有吞噬作用的非专职抗原递呈细胞，如肺组织内的尘细胞、肠黏膜微皱壁细胞、皮下郎格汉细胞等。

历年考点串讲

免疫细胞是基础免疫学的重点内容，应重点掌握 T、B、NK 细胞的表面标志和功能，以及吞噬细胞的生物学功能等。

历年常考的细节：

1. T 细胞重要的细胞膜表面标志有 TCR、CD4 和 CD8、协同刺激分子及受体、CD2、丝裂原受体。

2. 成熟 T 细胞主要包括 $CD8^+T$ 细胞和 $CD4^+T$ 细胞。

3. Th（$CD4^+$）细胞主要功能是免疫调节，Th1 细胞主要参与细胞免疫，Th2 细胞主要功能是调节体液免疫应答。

4. Tc（$CD8^+$）细胞主要效应是直接杀伤带有相应 Ag 的靶细胞或诱导靶细胞凋亡。

5. B 细胞的重要膜表面标志包括 BCR、CD19/CD21 复合物、CD32、协同刺激分子及受体、CD5、丝裂原受体等。

6. B 细胞功能为分化为浆细胞合成抗体、摄取加工与提呈抗原、分泌细胞因子参与免疫调节。

7. NK 细胞无须抗原刺激，可分泌穿孔素和细胞因子直接杀伤微生物感染细胞和肿瘤细胞。

8. 单核/巨噬细胞具有吞噬作用、摄取加工和提呈抗原、调节免疫应答、抗肿瘤、参与局部炎症反应等免疫功能。

9. 巨噬细胞在抗肿瘤过程中发挥着重要作用，其杀伤肿瘤细胞的机制：①作为 APC 将肿瘤抗原提呈给 T 细胞，并通过 IL-1、IL-2 等促进其激活，以诱导特异性抗肿瘤细胞免疫；②局势细胞表面的 FcR，可通过 ADCC 效应杀伤肿瘤细胞；③IL-2、IL-12、IL-15、IFN 等可在体内外增强巨噬细胞活性；④活化的巨噬细胞可分泌 TNF、NO 等细胞毒性分子，间接杀伤肿瘤细胞。（2017）

四、免疫分子

免疫分子主要由一些免疫活性细胞或相关细胞合成的蛋白质及小分子多肽物质组成，参与机体的免疫应答或免疫调节。免疫分子主要有免疫球蛋白、补体、细胞因子、细胞黏附分子和人类白血病分化抗原等。

（一）免疫球蛋白

免疫球蛋白（immunoglobulin，Ig）是所有具有抗体活性或化学结构与抗体相似的球蛋白。抗体（antibody，Ab）是 B 细胞受抗原刺激、增殖分化为浆细胞后合成并分泌至血液和体液中的、能与该抗原特异性结合的球蛋白。

Ig 除了包括抗体之外，还有一些结构与抗体相似但无免疫活性的球蛋白，如骨髓瘤细胞产生的无生物学活性的 Ig 及其肽链。因此，**抗体是 Ig，Ig 不全都是抗体**。

1. 免疫球蛋白化学组成及结构

（1）Ig 基本结构：单体 Ig 分子由 2 条相同**重链**（H 链）和 2 条**轻链**（L 链）组成。2 条重链借二硫键在中部相连，而 2 条轻链（L 链）又借二硫键各与一条重链连接，形成一种对称性**四肽**链分子。

L 链按抗原性差异分为 κ 和 λ 2 型，其中 λ 型又分为 4 个亚型。同一种 Ig 分子的 2 条 L 链都是同型的，即都是 κ 型或都是 λ 型，不会是混型的。

H 链按抗原性差异分为 γ、α、μ、δ、ε 5 类，分别是重链为 γ 类型的 **IgG**（分为 IgG1、2、3、

4 亚类）、重链为 α 类型的 IgA（分为 IgA1、2 亚类）、重链为 μ 类型的 IgM、重链为 δ 类型的 IgD、重链为 ε 类型的 IgE。每一个 Ig 单体分子的 2 条 H 链也是同类型的，不会是混型的。

（2）Ig 功能区：Ig 的 L 链和 H 链大约每 110 个氨基酸残基的区段内有一对链内二硫键，使这一区段肽链折叠构成一个球状结构域。每一结构域都有一定的功能，故称为 Ig 功能区。

易变区（V 区）：L 链和 H 链氨基末端的第一个结构域因氨基酸顺序多变分别称为 L 链易变区（VL）和 H 链易变区（VH）。VH 和 VL 经 β 折叠形成抗原结合域，能与对应抗原决定簇在空间构象上精确互补而特异结合。

恒定区（C 区）：除 V 区外，Ig 靠氨基末端的其余肽段氨基酸顺序变化很小，分别称为 L 链恒定区（CL）和 H 链恒定区（CH）。CL 的抗原性是 Ig 分型或亚型的依据，而 CH 的抗原性是 Ig 分类或亚类的依据。此外 CL 和 CH 还可能分布有个体遗传标志抗原位点。C1 区由 CL 与 CH1 区构成；C2 区由两个 CH2 构成，IgG 的 C2 区有补体结合位点；C3 区由两个 CH3 构成，IgM 的 C3 区有补体结合位点；IgM 和 IgE 还有一个 C4 区，由两个 CH4 构成。

铰链区：是 Ig 的 CH1 和 CH2 之间的一结构松散可以伸展改变 Ig 构型的肽段。铰链区内有两个或多个半胱氨酸残基，两条 H 链在此形成二硫键相连接。

（3）Ig 的水解片段：IgG 的铰链区二硫键两端有木瓜蛋白酶和胃蛋白酶的水解位点。

木瓜蛋白酶在 IgG 铰链区二硫键的靠氨基末端一边将 IgG 水解成 3 个片段，其中 2 个由 L 链和 VH-CH1 构成，保留了易变区完整的抗原结合区，称为抗原结合片段（Fab）；另一个片段由两条 H 链的 CH2 和 CH3 区构成，称为可结晶片段（Fc）。Fc 段可与细胞膜表面相应 Fc 受体结合，介导免疫细胞发挥免疫效应。

胃蛋白酶在 IgG 铰链区二硫键的靠羧基末端一边将 IgG 分子水解形成一个 F（ab′）2 片段，由两个 Fab 借铰链区二硫键连接而成，保持完整 IgG 与 Ag 结合的功能；而剩余的 CH2 和 CH3 水解成的许多无任何生物学效应的小分子多肽。

2．各类免疫球蛋白的特征与功能

（1）IgG：是血清和组织液中含量最高的抗体（约占血清 Ig 总量的 80%），也是半衰期（为 16～24 d）最长的抗体。其重要作用如下。①抗微生物感染：IgG 是再次免疫应答的主要抗体，大多数抗菌抗体、细菌毒素或病毒的中和抗体都是 IgG，是体内主要的抗感染抗体。②激活补体经典途径：IgG1、IgG3 与抗原特异结合后，可高效激活补体经典途径，导致溶血及溶细胞效应。③介导免疫细胞效应：IgGV 区特异性结合抗原后，其 Fc 段可与 Mϕ、NK 细胞表面的 Fc 受体结合，发挥免疫调理和 ADCC 作用等。④保护胎儿和新生儿：IgG1、IgG3、IgG4 是惟一可穿过胎盘屏障的抗体，胎儿出生后在其体内可继续维持几个月，是胎儿和新生儿的被动抗感染抗体。⑤参与免疫病理损伤：IgG1、2、3 可参与Ⅱ、Ⅲ型超敏反应和自身免疫病，而 IgG4 可参与Ⅰ型超敏反应。

（2）IgM：主要有以下 2 种存在形式。

1）单体 IgM：是表达于 B 细胞表面的 mIgM，参与构成 BCR 复合体，选择识别与结合抗原。

2）血清型 IgM：5 个单体 IgM 借 J 链连接为五聚体，是分子质量最大的抗体（970kDa），不能通过血管壁，主要存在于血清中。其重要免疫功能：①血液抗感染主要抗体。因含 10 个 Fab 段，具有很强的抗原结合能力，是重要血液抗感染抗体。②激活补体经典途径。IgM 的 CH3 区共有 10 个补体结合位点，是激活补体的能力最强的抗体。③宫内感染诊断依据。在胎儿发育后期（约 20 周）开始有合成 IgM 的能力，由于母体 IgM 不能通过胎盘进入胎儿体内，因此如果脐带血或新生儿血液中特异性 IgM 量较高的话，则提示新生儿曾在宫内受到感染。④早期感染诊断依据。机体受抗原刺激后，最先合成 IgM，接着是 IgG，当 IgG 大量合成时，IgM 的合成量则相应减少。因此，检查血清特异性 IgM 含量可用作传染病的早期诊断。

（3）IgA：有 2 种存在形式。

1）血清型IgA：为单体分子，主要存在于血清中。

2）分泌型IgA（SIgA）：为二聚体，由J链连接两个单体分子和附加一个分泌片构成。SIgA是各种黏膜细胞外分泌液中的主要抗体，存在于呼吸道、消化道、生殖道黏膜表面；也存在于部分腺体分泌液中，如乳汁（初乳中含量最高的抗体是SIgA）、唾液、泪液。婴儿可从母乳中获得SIgA，是一种重要的自然被动免疫。SIgA性能稳定，局部浓度大，是参与黏膜局部免疫的主要抗体。

（4）IgE：主要由黏膜下淋巴组织中的浆细胞分泌，单体结构，是正常人血清中含量最少的Ig（约0.3μg/ml）。IgE具有很强的亲细胞性，其Fc段可与肥大细胞和嗜碱粒细胞表面的FcεR Ⅰ结合，介导Ⅰ型变态反应。此外，IgE还参与机体抗寄生虫免疫。

（5）IgD：为单体分子，血清IgD的生物学功能尚不清楚，仅占血清Ig总量的0.2%。膜表面IgD（mIgD）参与构成BCR，成熟B细胞同时表达mIgM和mIgD。

3. 免疫球蛋白血清型和生物学活性

（1）血清型：Ig是结构复杂的大分子蛋白质，可作为抗原诱导异体或自体的特异性免疫应答。Ig有同种型、同种异型和独特型3类抗原决定簇。

（2）生物学活性

1）V区功能：抗体的抗原结合腔在空间构象上与对应抗原决定簇精确互补，使抗原不能发挥原有的生物学效应。

2）C区生物学效应：①激活补体经典途径。IgG和IgM与抗原特异性结合后，可与补体C1q结合并激活补体经典途径。②介导免疫细胞效应。主要有免疫调理作用、抗体依赖性细胞介导的细胞毒作用（ADCC）和介导Ⅰ型变态反应（IgE，IgG4）。③通过胎盘（IgG）。④参与免疫调节。

历年考点串讲

免疫球蛋白的结构和功能是重点内容，应重点掌握免疫球蛋白的概念、基本结构、各功能区的生物学活性及五种Ig的特性。

历年常考的细节：

1. 免疫球蛋白是所有具有抗体活性或化学结构与抗体相似的球蛋白。免疫球蛋白包括抗体及与抗体结构类似而无抗体活性的球蛋白。

2. Ig的基本结构　轻链、重链、铰链区、恒定区、易变区。

3. 五类Ig的分类依据、特征及功能。

4. 与肥大细胞及嗜碱粒细胞有亲和力的Ig是IgE。（2017）

5. 木瓜蛋白酶水解IgG的片段包括两个Fab段和一个Fc段。（2017）

6. IgM是五聚体结构，相对分子质量最大、抗原刺激最早出现、激活补体能力最强、新生儿脐血中增高提示有宫内感染。

7. IgG是半衰期最长、体内含量最高、惟一可以通过胎盘、再次免疫应答主要抗体。IgG1、IgG3与抗原特异结合后，可高效激活补体经典途径。IgG1、IgG2、IgG3可参与Ⅱ、Ⅲ型超敏反应和自身免疫病，而IgG4可参与Ⅰ型超敏反应。

8. IgA是双体结构、在黏膜局部发挥抗感染免疫作用，也是初乳中含量最多的Ig。

9. IgE是正常人血清中含量最低，主要参与Ⅰ型超敏反应。

（二）补体系统

补体系统（complement）是存在于人和脊椎动物血清、组织液和细胞膜表面的一组与免疫有关并具有酶原活性的糖蛋白，当被某种物质激活后，表现出多种酶活性和其他生物学效应。血清中 90%的补体是在肝中合成的，肝细胞和库普弗细胞（枯否细胞）是主要合成细胞。补体还可由单核/巨噬细胞、淋巴细胞、神经胶质细胞、肠上皮细胞、内皮细胞、肾细胞等合成。

1．补体的组成及命名　C（complement）代表补体，按发现先后次序命名为 C1～9，其中 C1 由 C1q、C1r、C1s 3 种亚基组成（共 11 种）；补体其他因子：用英文大写字母或缩写表示，如 B、D、P、C1INH 等；补体裂解片段：在数字后加英文小写字母表示，一般 a 表示小片段，b 表示大片段；具有酶活性的成分要在数字上冠一横杠表示。

2．部分补体固有成分的结构特点　C1 由 C1q（γ 球蛋白）、C1r（β 球蛋白）、C1s（α_1 球蛋白）3 个亚单位组成，是相对分子质量最大的补体成分。C1q-氨基末端聚合成束状，羧基末端为球形结构，呈倒伞状。

C2 是单链糖蛋白，属 β 球蛋白，在 C1～9 各成分中，C2 血清浓度最低（约 20mg/ml）。

C3 属 β 球蛋白，由 α、β 两条多肽链组成，在正常人血清中含量最高（约 1300mg/ml）；C3 基因序列存在单基因变异，具有多态性，已发现有 30 多种 C3 异构型；C3 参与所有 3 条补体激活途径，是补体系统中起关键作用的一种成分。

C4 属 β 球蛋白，由 α、β 和 γ 三条多肽链组成；C5 属 β 球蛋白，由 α、β 两条多肽链组成；D 因子属 α 球蛋白，单链糖蛋白，在补体所有固有成分中分子质量最小（约 25kDa）、血清浓度最低（约 2mg/ml）。

3．补体的理化性质　补体多为糖蛋白，在电泳时大多数属于 β 球蛋白，少数属于 α（如 C1s 和 D 因子）和 γ 球蛋白（如 C1q）。补体的化学性质很不稳定，不耐热，56℃，30min 可灭活；强酸、强碱、强烈振荡、乙醚、乙醇、蛋白酶等均可使其灭活，甚至离体存放时间稍长，活性也会逐渐丧失。

4．体的生物学功能

（1）补体的溶细胞作用：能溶解细菌（但一般不溶解革兰阳性菌）、真菌、包膜病毒、寄生虫，也可溶解自身组织细胞。

（2）溶解免疫复合物（IC）：防止免疫复合物沉淀。

（3）介导免疫细胞效应

1）免疫调理作用：如巨噬细胞、中性粒细胞等通过其膜表面的 CR1 与细菌细胞膜表面的 C3b 结合，把细菌固定在吞噬细胞表面，有利于吞噬。

2）免疫黏附作用：红细胞膜上有 CR1，当 C3b 与 Ag-Ab 免疫复合物（IC）结合后，红细胞通过 CR1 将 C3b-IC 黏附在其膜表面，携带至肝交给库普弗细胞吞噬清除。

3）炎症介质效应：①过敏毒素作用。C3a、C4a 和 C5a 可与嗜碱粒细胞和肥大细胞细胞膜上的 C3aR、C4aR 和 C5aR 结合，导致肥大细胞和嗜碱粒细胞脱颗粒，引起超敏反应。因此 C3a、C4a 和 C5a 也称为过敏毒素。②趋化作用。C3a、C5a 和 C567 具有吸引吞噬细胞到炎症部位聚集，发挥吞噬作用，增强炎症反应，所以也称为趋化因子。③激肽样作用。C2a 和 C4a 可直接引起血管扩张和通透性增加，造成炎症性充血。

5．补体激活途径　主要有经典途径、甘露聚糖结合凝集素（MBL）途径和旁路（替代）途径 3 条途径。

（1）经典途径激活可大致分成识别阶段、活化阶段和膜攻击阶段。

1）识别阶段：识别单位是 C1q，C1r，C1s，激活物质是 Ag-2IgG 或 Ag-IgM 复合物。从激活 C1q 开始，由 C1q 激活 C1r，最后形成蛋白酶 C1s，其底物是 C4 和 C2。经典途径启动依赖于抗原抗体复合物，因而参与适应性免疫应答。

2）活化阶段：激活单位是 C4、C2 和 C3，形成 C3 转化酶和 C5 转化酶。C1s 顺序水解 C4 和 C2，由 C4 和 C2 的大水解片段组成 C4b2b 复合物，此即 C3 转化酶；C3 转化酶水解 C3，大片段 C3b 与 C4b2b 组成 C4b2b3b，此即 C5 转化酶。

3）膜攻击阶段：膜攻击单位 C5、C6、C7、C8 和 C9，形成攻膜复合体 C5b6789n。C5 转化酶将 C5 水解成 C5a 和 C5b，C5b 结合于细胞膜并依次激活 C6、7、8、9。多个 C9 分子聚合形成一管状结构插入膜内，穿透细胞膜，导致细胞溶解。

（2）替代途径（又称旁路途径）：激活物质主要是微生物细胞壁糖类物质[如**脂多糖**（LPS）、酵母多糖、葡聚糖等]、聚合 IgA 和 IgG4 等。在生理状况下，血清中的 C3 可被某些蛋白酶缓慢水解，因此血清中存在低水平的 C3b。当有细菌脂多糖等激活物存在时，体液中的 C3b 可黏附在细菌细胞膜表面并与 B 因子结合形成 C3bB 复合物。C3bB 中的 B 因子易被 D 因子水解成 Ba 和 Bb，在细菌细胞膜上形成 C3bBb。Bb 具有丝氨酸酶活性，可将本复合物周围的 C3 水解成 C3a 和 C3b，此复合物是替代途径的 C3 转化酶。此酶可激活更多的 C3，生成更多的 C3bBb，这就是"C3b 依赖性正反馈环路"。形成的 C3b 黏附在 C3bBb 周围的细胞膜上，与 C3bBb 结合形成 C3bnBb 复合物，此即为 C5 转化酶。此后的膜攻击阶段与经典途径相同。

（3）甘露聚糖结合凝集素（MBL）途径：由急性炎症期产生的甘露聚糖结合凝集素（MBL）与病原体结合后启动激活。MBL 首先与细菌细胞壁的甘露糖残基结合，然后与丝氨酸蛋白酶结合，形成 MBL 相关的丝氨酸蛋白酶（MASP）。MASP 可水解 C4 和 C2 分子，产生 C4b2b 共同构成与经典途径相同的 C3 转化酶，其后的激活阶段与经典途径相同。

（4）补体激活的调节：机体正常时补体活化处于严密调控之下，以维持自身稳定。补体系统活化如果失控，可导致自身病理损伤。补体激活途径主要受到补体成分自身衰变、液相补体活性调节蛋白、细胞膜补体活化限制蛋白三种机制严密调控。

历年考点串讲

补体是免疫学的重点内容，应掌握补体的概念、补体的理化特性、补体的激活途径和补体的功能。

历年常考的细节：

1. 肝细胞和巨噬细胞是**合成补体**的主要免疫细胞。
2. 补体成分大多数属于 β 球蛋白，少数属 α 和 γ 球蛋白，**C1q 属于 γ 球蛋白**。
3. 正常人血清中**含量最少**的补体组分是 C2、**含量最多**的补体成分是 C3。（2015）
4. 三条补体的激活途径的区别，所有补体激活途径均参与的补体成分是 **C3**。（2015）
5. 能灭活补体但抗体仍保持活性的温度和时间是 **56℃，30min**。
6. 补体经典激活途径的始动分子是 **C1q**。（2017）
7. 补体生物学功能　溶解靶细胞、清除免疫复合物、免疫调理、免疫黏附、炎症介质。

（三）细胞因子

细胞因子（cytokine，CK）是由多种细胞，尤其是免疫细胞合成分泌的一类具有多种生物活性的小分子**蛋白质或多肽**，是细胞间的信息传递分子。

1．细胞因子的共同特性

（1）产生特点：各种细胞受抗原等诱导活化后都可产生细胞因子（多源性），而且一种细胞可产生多种细胞因子，不同类的细胞可产生一种或几种相同的细胞因子。细胞合成细胞因子后，大多数以自分泌或旁分泌方式分泌在局部组织发挥作用，少数可内分泌进入血流。

（2）化学性质：细胞因子一般为低相对分子质量的蛋白或糖蛋白。

（3）作用方式：大多数细胞因子采取瞬时近距离、抗原非特异性、特异受体限制方式作用于靶细胞。

（4）作用特点：生物效应常表现为高效性、多效性、重叠性、双向性、网络性。

（5）生物学作用：刺激造血功能、刺激免疫细胞活化分化和成熟、参与免疫调节和细胞生理功能调节、抗病毒及抗肿瘤、介导炎症等。

2．细胞因子分类　细胞因子按其生物学功能可分为六大类。

（1）白细胞介素（IL）：在多种细胞间发挥广泛作用的细胞因子。

（2）干扰素（IFN）：是细胞受病毒核酸或某些诱生剂刺激后合成分泌的细胞因子，人干扰素分为 IFN-α、IFN-β、IFN-γ 三种类型，其中 IFN-α/β 具有干扰病毒复制的能力；IFN-γ 具有抗肿瘤及免疫调节作用。

（3）肿瘤坏死因子（TNF）：是一种能使肿瘤发生出血性坏死的细胞因子。TNF-α 主要由活化的单核/巨噬细胞等产生，可参与炎症、疾病进展及恶病质形成、诱导细胞凋亡、抗肿瘤作用等。TNF-β 主要由活化的 Th1 细胞产生，具有细胞毒作用，又称淋巴毒素。

（4）集落刺激因子（CSF）：是能够刺激多能造血干细胞和前体免疫细胞进行增殖分化的细胞因子。种类有粒细胞集落刺激因子（G-CSF）、单核-巨噬细胞集落刺激因子（M-CSF）、粒细胞-巨噬细胞集落刺激因子（GM-CSF）。IL-3 也是 CSF，可刺激所有未成熟的免疫前体细胞发育分化成熟，也称为多能系集落刺激因子。此外，红细胞生成素（EPO）、干细胞生长因子（SCF）和血小板生成素，也是重要的造血刺激因子。

（5）趋化因子：主要由白细胞与造血微环境中的基质细胞分泌，具有对中性粒细胞、单核细胞、淋巴细胞、嗜酸粒细胞和嗜碱粒细胞趋化和激活活性。

（6）生长因子（GF）：是具有刺激或抑制细胞生长作用的细胞因子，如表皮细胞生长因子（EGF）、血管内皮细胞生长因子（VEGF）、神经生长因子（NGF）、转化生长因子-β（TGF-β）等。

3．细胞因子受体及分类　细胞因子受体是识别 CK 并与之特异结合、将 CK 信息传递至细胞内的跨膜蛋白分子。细胞因子受体分为免疫球蛋白基因超家族、Ⅰ型细胞因子受体家族、Ⅱ型细胞因子受体、Ⅲ型细胞因子受体家族、趋化性细胞因子受体家族 5 个家族。

（四）黏附分子

细胞黏附分子（cell adhesion molecules, CAM）是介导细胞间或细胞与细胞外基质（extracellular matrix, ECM）间相互结合和黏附作用的小分子多肽或糖蛋白的总称。黏附分子以受体-配体的结合形式发挥作用，与细胞的识别、活化和信号传导、增殖与分化、伸展与迁移等密切相关，是参与机体免疫应答、炎症反应、凝血、创伤愈合和肿瘤转移等系列重要的病理生理过程的分子基础。CAM 的配体有膜分子、细胞外基质、血清或体液中的可溶性因子和补体 C3 片段等。CAM 因其广泛参与机体的免疫应答调节、炎症发生、自身免疫病的免疫炎性损伤和淋巴细胞归巢等病理生理过程，故检测其浓度水平，对于了解机体免疫状况、病理学研究、疾病诊断和免疫治疗等具有重要的指导意义。

（五）CD 分子

CD 分子是表达于不同分化阶段细胞的抗原，决定细胞的功能并由此对细胞的分类。因此，CD 分子被广泛应用于免疫学检验中。人类白细胞分化抗原（human leukocyte differentiation antigen, HLDA）是指血细胞在分化成熟为不同谱系（lineage）、不同分化阶段及细胞活化过程中，出现或消失的细胞表面分子。CD 分子大多是跨膜蛋白或糖蛋白，具有胞外区、跨膜区和胞质区。有些血细胞的分化抗原是以糖基磷脂酰肌醇（GPI）连接方式，锚定于细胞膜上，少量 CD 分子是碳水化合物。

（六）HLA 分子

参见本部分第 27 单元移植免疫部分。

历年考点串讲

主要掌握细胞因子的概念和特性、细胞因子的分类及功能、细胞因子受体的分类等。Th1 细胞释放的具有细胞毒作用的细胞因子是 TNF-β、IL-3 被称为多能集落刺激因子、IFN-α/β 具有抗病毒作用、IL 介导白细胞作用及 TNF 具有肿瘤细胞杀伤作用等。

历年常考细节：

1. 细胞因子（cytokine，CK）是由多种细胞、尤其是免疫细胞合成分泌的一类具有多种生物活性的小分子蛋白质或多肽，是细胞间的信息传递分子。

2. 细胞因子共同特点　产生特点、化学性质（一般为低相对分子质量的蛋白或糖蛋白）、作用方式（大多数细胞因子采取瞬时近距离、抗原非特异性、特异受体限制方式作用于靶细胞）、作用特点（高效性、多效性、重叠性、双向性、网络性）和生物学作用。

3. 细胞因子的缩写，如 TNF、IFN、IL、TGF-β、CSF 等。

4. 细胞因子的分类和细胞因子受体的分类。

第二节　临床免疫学

临床免疫学（clinical immunology）是免疫学基础理论结合免疫学技术，用于研究疾病的免疫学机制、诊断与鉴别诊断、评价治疗效果和判断预后的多个分支学科的总称。近年来，免疫细胞的生物效应机制、免疫调节与信号转导、细胞凋亡途径、免疫分子的特性、免疫基因组的遗传与调控等研究领域都取得了突破性进展，免疫学检测技术亦越来越灵敏、特异和可靠，使得临床上许多与免疫相关的疾病的诊断、发病机制研究、免疫生物学工程、免疫生物治疗、基因治疗等均成为现实，并不断完善，开拓了认识生命奥秘的诸多重要途径，推动了生命科学的发展，从而促使临床诸多免疫学基础研究成果在临床得到广泛应用。临床免疫学发展的主要方向是将基础免疫学研究所取得的理论研究成果应用于临床疾病的诊治，探讨新的免疫现象与临床疾病的关系，进一步推动临床免疫学与各相关学科的发展，为人类的生命健康做出重要贡献。

一、免疫病理及免疫性疾病

免疫病理学（immunopathology）是研究免疫相关疾病的发生、发展及机制的分支学科，是沟通基础免疫与临床免疫的桥梁。通过对免疫细胞、炎性细胞、免疫分子的研究，了解这些细胞或分子的功能失衡或缺陷与导致自身免疫病、免疫缺陷病、免疫增殖病之间的相互关系，免疫应答异常在导致组织器官病理损伤中的重要作用。探讨免疫相关性疾病的发生、发展过程中的免疫病理改变，对治疗和预后评估有着重要的临床价值。

二、移植免疫

移植免疫学（transplantation immunology）是通过组织、细胞或器官移植，以替代机体丧失功能的组织器官或细胞，移植后确保移植物的存活，降低排斥反应的一门科学，是现代医学中临床治疗的一种重要手段。

移植包括自体移植、同种同基因移植、同体异基因移植、异种移植四种类型。自体移植和同种同基因移植不发生排斥反应，同种异基因移植和异种移植存在不同程度的排斥反应。通过检测 HLA 抗原及组织配型来选择移植物，采用免疫学技术检测排斥反应，利用免疫抑制剂调节免疫细胞信号传导来抑制排斥反应的发生，延长移植物的存活时间是移植免疫学研究的主要目的。

三、肿瘤免疫

肿瘤免疫学（tumor immunology）是研究肿瘤相关抗原和肿瘤的免疫诊断、肿瘤的发生发展与机体的免疫状况，机体对肿瘤的免疫应答和抗肿瘤免疫效应机制的一门分支学科。探讨肿瘤相关抗原在肿瘤的早期诊断中的价值，细胞免疫功能及杀伤性T细胞和NK细胞在肿瘤免疫中的免疫监视功能，一些相关细胞因子、黏附分子在肿瘤转移中的协同作用和肿瘤的生物治疗应用、分子生物学和基因组学密切相关的基因多态性与肿瘤治疗易感性等均是近年来肿瘤免疫学研究的热点和难点问题。

许多肿瘤相关抗原可用自动化免疫检测系统进行微量、快速分析，为临床早期诊断和动态监测肿瘤治疗后的疗效评估提供了有力支持。流式细胞术的临床应用为监测肿瘤患者免疫状况提供了参考指标。肿瘤的生物治疗和基因治疗是当前研究和应用热点，这些技术的应用都推进肿瘤免疫学进入了一个崭新领域。

四、感染免疫

感染免疫学（infection immunology）是研究病原生物与宿主相互关系，从而控制感染的学科，是传统免疫学的基础和核心研究内容。

目前，抗感染免疫的研究将固有免疫和适应性免疫相结合，阐明了机体固有免疫防御功能不仅具有快速性，而且对适应性免疫应答类型起决定性作用，适应性免疫应答在清除大多数病原体的感染过程中发挥着重要作用。固有免疫系统的细胞能够精确区分外源性入侵的病原体和自身组织抗原，确保具有高度攻击性的适应性免疫应答不会对宿主自身产生免疫损伤。在感染免疫研究中，免疫系统在杀伤病原体感染的宿主细胞时的免疫损伤程度，免疫应答过程中激活或抑制效应细胞的，固有免疫和适应性免疫间的相互调节，以及生物工程疫苗在免疫防御中的作用等，均是当前感染免疫研究热点。

第三节 免疫学检验

一、免疫学技术的发展

免疫学检验（laboratory immunology）是研究免疫学技术及其在医学检验领域应用的一门学科，是检验医学专业的重要学科之一。

免疫学检验是随着各种免疫现象和免疫物质的发现而逐步发展起来的。早在1883年，俄国动物学家Metchnifoff发现了吞噬细胞的吞噬用并提出了原始的细胞免疫学说。1894年，波兰细菌学家Pfeiffer等发现了溶血素，同年比利时血清学家Bordet发现了补体，这些发现提出了早期的体液免疫学说。同时，研究抗原抗体体外反应的血清学（serology）也逐渐形成和发展起来。1896年，Durham等发现了凝集现象；1898年，Kraus发现了沉淀现象；1900年，Bordet发现了补体结合现象。这些体外的抗原抗体反应被应用于临床检验，并逐渐成为临床免疫学检验的标准项目，也是临床免疫学检验实践教学中的经典实验。在免疫学理论与生物技术的长期发展过程中，许多经典技术又被加以改进和完善而衍生出许多新的技术与方法，这些方法和技术在医学研究与临床诊断的运用中发挥了不可估量的作用。经典免疫学技术发展简史见表4-1。

表4-1 免疫学技术发展简史

年 份	科学家	贡 献
1894	J.Bordet	补体与溶菌活性
1896	H.Durhanm,M.von Gruber	特异性凝集反应
1896	G.Widal,A.Sicad	肥达试验

续表

年　份	科学家	贡　献
1897	R.Kraus	沉淀试验
1900	J.Bordet,O.Gengou	补体结合试验
1900	K.Landsteiner	人类 ABO 血型及其抗体
1906	A.Wassermann	梅毒补体结合反应
1935	M.Herdelberger,F.Kendall	纯化抗体，定量沉淀反应
1941	A.Coons	免疫荧光标记
1946	J.Oudin	凝胶内沉淀反应
1948	O.Ouchterlony,S.Elek	免疫双向扩散沉淀反应
1953	P.Grabar,C.Williams	免疫电泳分析，Ig 多样性
1960	R.Yallow,S.Berson	放射免疫技术
1966	S.Avrames,J.Uriel,et al	酶标免疫技术
1975	G.Kohler,C.Milstein	杂交瘤技术与单克隆抗体

二、临床免疫学与免疫学检验

临床免疫学与免疫学检验是医学检验技术专业的一门重要课程。免疫学检验是研究免疫学技术在临床领域应用的一门学科。免疫学检验可分为两部分内容，一部分利用免疫学检测原理与技术检测免疫活性细胞、抗原、抗体、补体、细胞因子、细胞黏附分子等免疫相关物质；另一部分是利用免疫学检测原理与技术检测体液中微量物质，如激素、酶、血浆微量蛋白、血液药物浓度、微量元素等。这些检测结果为临床疾病的诊断、病情分析、调整治疗方案和预后判断等提供了有效的实验依据。

目前，随着免疫标记技术的发展，尤其是无污染、无公害、灵敏度较高、易于实现自动化检测的新型标记物的不断推陈出新并被广泛应用于临床，免疫学技术的发展得到了质的飞跃。伴随着单克隆抗体技术、计算机和信息技术的飞速发展，使得荧光免疫技术、酶联免疫分析技术、速率散射免疫分析技术、化学发光免疫技术、流式细胞免疫分析技术和免疫印迹等新技术、新方法以自动化的形式用于临床实验诊断，各项技术所具有的特异性好、敏感度高、简单、快速和稳定的特点使得这些技术在临床诊断、治疗、预防和研究中发挥了不可替代的作用。

免疫学技术的掌握，必须首先掌握免疫学技术的基础理论，通过实践技能操作培训才能达到。同时，免疫学检验的很多结果直接与免疫诊断相关，因此对免疫学检验技术的正确选择及应用评价也是检验专业人员应具备的基本素质。对每项技术的特异性、敏感性和稳定性进行了解，对每项检测指标临床诊断的特异性、敏感性进行掌握，是学习免疫学检验的目的。为确保实验结果的准确性，强化和完善免疫诊断的全面质量控制体系，执行标准化程序操作，建立质量控制制度，规范实验仪器的使用和定期校准，是确保检验质量水平的关键。免疫学检验与临床医学广泛紧密的结合，检验专业人员应能够正确理解检测结果的临床意义，并加强与临床的沟通，协助临床医生正确地选择相关检验项目，这是检验工作的主要目的和任务，也是本学科的发展方向。

历年考点串讲

临床免疫学的概念、免疫检验的主要任务、免疫检验的主要内容等。免疫学技术的发展，以及对免疫学及免疫学检验的推动作用。

第 2 单元　抗原抗体反应

抗原抗体反应是指抗体与相应抗原特异性结合后，在体内可以表现或介导一系列生物学效应，如中和毒素、溶菌、促进吞噬、引起免疫病理损伤等；而在体外，可因抗原或抗体的物理性状不同，以及参与反应的物质不同而出现各种反应现象，如凝集、沉淀、补体结合及中和反应等。考虑到免疫学检验中实际应用，本单元仅介绍体外的抗原抗体反应。

一、抗原抗体反应的原理

抗原与抗体的特异性结合是基于**抗原表位**与**抗体超变区**的结构互补性和亲和性，这种特性是由抗原、抗体分子的空间构型所决定的。两者分子构型除了具备高度互补之外，抗原表位与抗体超变区必须紧密接触，才可能有足够的结合力。

（一）抗原抗体结合力

抗原与抗体依赖抗原决定簇（表位）和抗体的抗原结合部位的空间构象精确互补特异结合，这是一种非共价键的结合。结合后，在抗原与抗体的对应氨基酸残基之间还需有 4 种分子间引力可促进结合。

1．静电引力　是指抗原与抗体上带有相反电荷的氨基和羧基之间相互吸引的力，亦称**库伦引力**。引力的大小与两个基团电荷间的距离的平方成反比，即两个基团的电荷间距离越近，静电引力越强。为实现抗原和抗体在反应体系中最大限度的相互接触，诊断试剂中一般加入大分子的**增浊剂（如聚乙二醇，PEG）**，促进抗原抗体反应的充分反应。

2．范德华力　是原子与原子、分子与分子相互接近时分子极化作用发生的一种吸引力，是抗原、抗体两个大分子外层轨道上电子相互作用时，两者电子云中的偶极摆动而产生的引力。范德华力的大小与两个相互作用的基团的极化程度的乘积成正比，与它们之间距离的七次方成反比。这种引力最大限度的作用发挥取决于分子空间构象的互补，如抗原决定簇和抗体的互补决定区的相互作用，即可产生最强的范德华力。**范德华引力的强度小于静电引力，在 4 种结合力中作用最小**。

3．氢键　是由分子中的氢原子与电荷负性较大的原子如氮、氧等相互作用而形成的引力。当具有亲水基团（如-OH、$-NH_2$及-COOH）的抗体与相应的抗原接近时，相互间可形成氢键而使抗原与抗体结合。这种结合力较范德引力强，因而需要供氢体和受氢体的互补才能实现氢键的产生，因此更具有特异性。

4．疏水作用力　在水溶液中，两个疏水基团相互接触，由于对水分子的排斥作用而趋向聚集的力称为疏水作用力。当抗原表位与抗体结合位点靠近时，相互间正、负极消失，由于静电引力形成的亲水层也立即消失，从而排斥两者间的水分子，促进抗原与抗体相互吸引而结合。**疏水作用力在 4 种结合力中作用最强**。

（二）抗原抗体亲和性和亲和力

亲和性指抗体分子上一个抗原结合部位与对应抗原表位之间的结合强度，是抗体与抗原间的固有结合力，抗体抗原结合部位与抗原表位空间构型互补程度越高亲和性越强。抗体与抗原的特异性结合是非共价键的可逆结合，其亲和性可用**平衡常数 *K***来表示，*K* 值越大亲和性越高，与抗原结合也越牢固而不易解离。

亲和力指一个完整抗体分子与整个抗原分子之间的结合强度，当抗体与大分子抗原结合时，亲和力取决于抗体的抗原结合部位（结合价）数目，抗体结合价越多，抗体亲和力越高，与抗原结合越牢固，即所谓多价优势。

（三）亲水胶体转化为疏水胶体

Ig 与抗原蛋白带有电荷和强极性基团，与水分子有很强的亲和力，可在粒子外周构成水化膜成为亲水胶体。同种胶体粒子在一定 pH 的水溶液中带有相同电荷，互相排斥。因此亲水胶体能均匀地分布于溶液中，保持相对稳定，不发生凝集或沉淀。

当抗体与抗原结合后，分子间的极性基团由于化学特性相吻合而互相吸引，因此不能再与水分子结合，失去亲水性能，成为疏水胶体。它们在水溶液中的稳定性，主要依赖其表面电荷。此时如有一定浓度的电解质存在（如**氯化钠**），可以中和胶体粒子表面所带电荷，进一步使疏水胶体粒子相互靠拢，形成可见的抗原抗体复合物，发生凝集或沉淀。

二、抗原抗体反应的特点

（一）特异性

抗原与抗体的结合具有高度特异性，其中抗原的特异性取决于抗原表位的化学基团性质、数目及其立体构型，而抗体的特异性则取决于 V 区的抗原结合部位空间构象，应与相应抗原表位精确互补吻合。

天然抗原分子通常具有多种抗原表位，可刺激机体产生多种特异性抗体。若两种不同的抗原分子具有部分相同或类似结构的抗原表位，则可与彼此相应的抗体（抗血清）发生**交叉反应**。交叉反应可影响血清学诊断的准确性，采用单克隆抗体是避免交叉反应的有效方法之一。另外，临床免疫学检验中也可利用交叉反应来进行诊断，如变形杆菌某些菌株与立克次体之间有相同的抗原表位，故可用变形杆菌代替立克次体抗原与怀疑斑疹伤寒患者血清进行凝集试验，协助诊断斑疹伤寒病，此即为**外-斐（Weil-Felix）试验**。

（二）比例性

在进行体外抗原抗体反应时，只有当抗原和抗体分子比例最合适时，抗原与抗体结合充分，形成的抗原-抗体复合物大且多，上清液中几乎无游离的抗原或抗体，出现明显可见反应，此即平衡区。若抗原或抗体一方极度过剩，则无沉淀物形成，甚至已形成的抗原-抗体复合物也可能解离。如抗体过剩越多，形成的抗原-抗体复合物量越少，这种现象称为**前带现象**；而当抗原浓度大于抗体的当量浓度后，出现抗原-抗体复合物量减少的情况，称为**后带现象**。

测定抗原抗体分子比例是否合适，在进行**沉淀反应**时，**一般用抗原稀释法**，即抗体恒量而抗原做系列稀释；在进行**凝集反应**时，**一般用抗体稀释法**，即抗原恒量而抗体做系列稀释；或者用抗原与抗体方阵滴定法。

（三）可逆性

抗原与抗体的结合仅是分子表面的非共价键结合，这种结合虽具有相对稳定性，但为可逆反应，即抗原-抗体复合物可以解离。解离后，抗原或抗体保持结合前的生物学活性不变。

抗原-抗体复合物解离一是取决于抗体与相应抗原的亲和力，亲和力越高复合物越不易解离；二是取决于反应条件，如降低或升高 pH 或增加溶液离子强度，均可降低或消除抗原与抗体间的静电引力，促使抗原-抗体复合物解离；而降低溶液离子强度则不能引起抗原-抗体复合物解离。

（四）阶段性

抗原抗体反应可分为两个阶段。

第一阶段为**特异性结合阶段**，反应取决于抗原表位与相应抗体的抗原结合部位的空间构象互补吻合，与外界因素无关。反应进行较快，大多在几秒钟至数分钟内即完成，但**无肉眼可见反应**出现。

第二阶段为**非特异性结合阶段**，在抗原与抗体特异结合的基础上，受环境中电解质、温度、pH、补体等因素的参与和影响，表现为凝集、沉淀、补体结合、细胞溶解等可见反应。此阶段较长，历时数分钟、数小时乃至数天。但若为单价抗体或半抗原，则仍不出现可见反应。两个阶段并无严格界限，往往第一阶段反应还未完全完成，即开始第二阶段反应。

三、影响抗原抗体反应的因素

（一）抗原与抗体自身因素

1．*抗体*　类型、特异性、亲和力和浓度都影响抗体抗原反应，等价带的宽窄也影响抗原抗体复合物的形成。

2．*抗原*　相对分子质量、理化性状、抗原表位的种类及数目均可影响反应结果。可溶性抗原与相应抗体结合出现沉淀反应（半抗原与相应抗体结合不出现沉淀现象），颗粒性抗原与相应抗体结合出现凝集反应。

（二）环境因素

1．*电解质*　抗原与抗体特异性结合后，由亲水胶体向疏水胶体转换，此过程中若有适量的电解质（如氯化钠）参与，可以中和胶体粒子表面所带电荷，使电势降低，进一步使疏水胶体粒子相互靠拢，形成可见的抗原-抗体复合物，发生凝集或沉淀。抗原抗体反应中，常用 0.85% NaCl 溶液或各种缓冲液作为抗原、抗体的稀释液和反应液。参与反应的电解质浓度不宜过高，否则会引起蛋白质非特异性沉淀，即盐析现象。

2．*酸碱度*　蛋白质抗原等电点（pI）为 pH 4～5，IgG 等电点为 pH 6～7。当 pH 达到或接近抗原的等电点时，即使无相应抗体存在，也会发生非特异性的凝集（自凝）或沉淀。因此抗原抗体反应一般在 pH 6～9 电解质溶液中进行，在此溶液中抗原带有相同电荷，互相排斥，不会发生自凝。而有补体参与的反应最适 pH 为 7.2～7.4，否则会降低补体活性。

3．*温度*　在一定范围内（15～40℃），温度升高抗原与抗体碰撞机会增多，使反应加速。抗原抗体反应最适宜的温度是 37℃。

某些特殊的抗原抗体反应，对温度有一些特殊的要求，如冷凝集素在 4℃左右与红细胞表面的抗原结合最好，20℃以上反而解离。

四、抗原抗体反应的基本类型

根据抗原与抗体特异结合后产生的现象和结果不同，抗原抗体反应有 5 种基本类型，除凝集反应和沉淀反应外，还有补体参与的反应、中和反应及标记免疫反应（表 4-2）。

表 4-2　抗原抗体反应的类型

反应类型	试验技术	结果判定
凝集反应	直接凝集试验	观察各种凝集现象
	间接凝集试验	同上
	抗球蛋白试验	同上
沉淀反应	液相沉淀试验	观察沉淀，检测浊度
	凝胶内沉淀试验	观察扫描沉淀线或沉淀环
	免疫电泳技术	观察扫描沉淀峰、沉淀线、沉淀弧
补体参与的反应	补体溶血试验	观察测定溶血现象
	补体结合试验	同上
中和反应	病毒中和试验	检测病毒感染性
	毒素中和试验	检测外毒素毒性
标记免疫反应	荧光免疫技术	检测荧光现象
	放射免疫技术	检测放射性强度
	酶免疫技术	检测酶底物显色
	发光免疫技术	检测发光强度
	金免疫技术	检测金颗粒聚合或沉淀物

标记免疫技术采用高敏感度的物质作为标记物，具有较高的灵敏度，拓宽了免疫学技术的应

用范围，是目前应用最为广泛的免疫学检测技术。

历年考点串讲

抗原抗体反应历年常考，其中抗原抗体反应的概念、特点、基本类型和影响抗原抗体反应的因素是考试的重点，应熟练掌握。抗原抗体反应的原理应熟悉。

历年常考的细节：

1. 抗原抗体反应，体内可以表现或产生系列生物学效应，如中和毒素、溶菌、促进吞噬、引起免疫病理损伤等；在体外，可因抗原或抗体的物理性状不同及参与反应的物质不同而出现各种反应现象，如凝集、沉淀、补体结合及中和反应等。

2. 抗原抗体反应有静电引力、范德华力、氢键结合力和疏水作用力 4 种分子间引力可促进结合。（2017）

3. 抗原抗体亲和性指抗体分子上一个抗原结合部位与对应抗原表位之间的结合强度；亲和力指一个完整抗体分子与整个抗原分子之间的结合强度。

4. 抗原抗体反应的 4 个特点　特异性、可逆性、比例性、阶段性。（2017）

5. 抗体类型、特异性、亲和力和浓度都影响抗体抗原反应，等价带的宽窄也影响抗原抗体复合物的形成；抗原的相对分子质量、理化性状、抗原表位的种类及数目均可影响反应结果。

6. 影响抗原抗体反应的环境因素包括电解质、酸碱度、温度。

7. 抗原抗体反应中，常用 0.85% NaCl 溶液或各种缓冲液作为抗原、抗体的稀释液和反应液。（2017）

8. 体外抗原抗体反应类型有凝集反应、沉淀反应、补体参与的反应、中和反应和标记免疫反应。

第 3 单元　免疫原和抗血清的制备

抗原和抗体是免疫学反应的物质基础，也是免疫学检测的两大重要因素。抗原的纯化是制备特异性抗体的前提，抗体可用于纯化抗原和检测抗原，也是免疫学检验中用于疾病诊断和研究的重要试剂。因此，抗原和抗体的制备在免疫学检验及免疫学研究中非常重要。

第一节　免疫原的制备

免疫原是指能诱导机体免疫系统产生特异性抗体或致敏淋巴细胞的抗原。绝大多数免疫原是由多种成分组成的混合物，所以必须从复杂的混合物中提取出某单一成分，纯化后的免疫原才可用来制备相应的特异性抗体。

一、颗粒性抗原的制备

常用天然颗粒性抗原有各种细胞、细菌、寄生虫等，制备方法比较简单。

（一）绵羊红细胞抗原的制备

常用的细胞抗原为制备溶血素的绵羊红细胞，制备方法是采集健康绵羊的颈静脉血，立即注入无菌带有玻璃珠的三角烧瓶内，充分摇动 15～20min，去除纤维蛋白，即得抗凝绵羊全血。免疫动物前，用无菌生理盐水洗涤红细胞 3 次，然后取压积红细胞，配成 10^6/ml 浓度的细胞悬液。

（二）细菌抗原的制备

选取鉴定合格的纯培养细菌，接种于固体培养基，37℃培养 24h 增菌。制备菌体抗原需将菌液置 100℃水浴 2～2.5h；制备鞭毛抗原需用有鞭毛的菌株，菌液用 0.3%～0.5%甲醛处理；制备细菌毒素抗原需在杀菌后用 0.5%～1%氯化钙溶液处理。

二、可溶性抗原的制备

蛋白质、糖蛋白、脂蛋白、核酸等均为可溶性抗原，这些抗原大多来源于组织和细胞，成分复杂，免疫动物前需要进行提取和纯化。

（一）组织和细胞可溶性抗原的粗提

一般将人或动物的组织和细胞破碎，再经一定的方法纯化获得所需的粗抗原。破碎方法有物理性的机械破碎法、超声破碎法和-20℃反复冻融法等，也有生物化学类的酶处理法、自溶法和表面活性剂处理法等。

（二）可溶性抗原的提取和纯化

1．*超速离心分离法*　用于分离亚细胞成分和蛋白质。

2．*选择沉淀法*　采用各种沉淀剂或某些条件使抗原成分沉淀，常用方法如下。

（1）盐析沉淀法:最常用的盐溶液是 33%～50%饱和硫酸铵。盐析法是最经典的蛋白质分离纯化技术，其优点是方法简便，可用于蛋白质抗原的粗提、γ 球蛋白提取、蛋白质浓缩等。但盐析法提纯的抗原纯度不高，只适用于抗原的初步纯化。

（2）有机溶剂沉淀法：常用的有机溶剂油有乙醇和丙酮。由于有机溶剂易使蛋白变性失活，因此必须在 0℃以下进行，并且加入有机溶剂时要注意搅拌均匀，防止局部有机溶剂浓度过高而引起蛋白质变性。

（3）聚合物沉淀法：聚乙二醇（PEG）等水溶性聚合物在一定的 pH、离子强度和温度下，可选择性沉淀不同相对分子质量的蛋白质。一般情况下，蛋白质相对分子质量越大，被沉淀时所需的 PEG 浓度越低。通常选用相对分子质量为 2000～6000 的 PEG，3%～4%浓度的 PEG 可沉淀免疫复合物，6%～7%浓度的 PEG 可沉淀 IgM，8%～12%浓度的 PEG 可沉淀 IgG，12%～15%浓度的 PEG 可沉淀其他球蛋白，25%浓度的 PEG 可沉淀白蛋白。

（4）核酸沉淀剂法：常用方法是在提取液中加入硫酸鱼精蛋白、氯化锰或链霉素等，使核酸沉淀而除去。用核糖核酸酶降解法也可有效去除核酸成分。

（三）层析法

层析法根据各种蛋白质相对分子质量、电荷和亲合力差异，对蛋白质进行分离的技术。主要有凝胶层析法、离子交换层析法和亲和层析法。

（1）凝胶层析法：通过凝胶分子筛作用，可按相对分子质量分离纯化抗原。洗脱时，大相对分子质量蛋白先被洗脱下来，小相对分子质量的蛋白较晚被洗脱下来。

（2）离子交换层析法：利用带电离子基团的凝胶或纤维素，吸附带有相反电荷的蛋白质抗原。常用离子交换剂有具有离子交换基团的纤维素、交联葡萄糖、聚丙烯酰胺等。洗脱时，逐渐增加流动相（洗脱液）的离子强度，加入的离子与蛋白竞争凝胶或纤维素上的电荷位点，从而使不同等电点的蛋白质分别与离子交换剂解离。常用于蛋白质分离的离子交换剂有离子交换凝胶、离子交换纤维素和离子交换树脂。

（3）亲和层析法：利用生物分子间所具有的专一性亲和力，如抗原和抗体、激素和受体、酶蛋白和辅酶等之间的特殊亲和力，将复合物的一方（配体）固定于固相支持物上，在一定条件下可从溶液中分离和提纯另一方。

亲和层析支持物常用琼脂糖珠、琼脂糖、聚丙乙烯酰胺、多孔玻璃球等。配体是指与受体特异性结合的结构物，或指具有亲和力的双方，如免疫亲和层析的抗原和抗体。良好配体必须具备如抗原和抗体单一特异性、抗原和抗体间有较强亲和力、配体有一适宜结合的化学基团。配体（如抗原或抗体）与支持物的结合方法有载体结合法、物理吸附法、交联法和网络法等。

三、免疫球蛋白片段的制备

五种 Ig 都具有抗原性，皆可提取和纯化。但 Ig 的酶解片段（如 Fab 片段、Fc 片段、轻链片段等）作为免疫原可制备出分辨力更高的特异性抗血清。制备方法如下。

（一）非共价键解离法

温和条件下离析亚单位，如改变 pH，用盐酸胍或脲等强变性剂将亚单位分开。

（二）共价键解离法

用还原法或氧化法解离二硫键。

（三）溴化氰裂解法

用溴化氰裂解蛋白质肽链。

（四）酶解法

如木瓜蛋白酶可将 IgG 裂解呈 2 个 Fab 片段和 1 个 Fc 片段；胃蛋白酶可将 IgG 裂解呈 F(ab’) 片段及数个小片段；胰蛋白酶可将 IgG 裂解成不规则的肽链。

四、纯化抗原的鉴定

（一）蛋白质含量测定

采用紫外光吸收法、双缩脲法、酚试剂法等测定抗原蛋白质在 280nm 和 260nm 的吸光度（A）值，并根据公式计算蛋白质含量。

（二）相对分子质量测定

采用聚丙烯酰胺凝胶电泳（SDS-PAGE）法、凝胶过滤法。

（三）纯度鉴定

采用醋酸纤维薄膜电泳、SDS-PAGE、毛细管电泳、等电聚焦、高效液相层析法等。

（四）免疫活性鉴定

采用双向免疫琼脂扩散法、免疫电泳法或 ELISA 法等。

五、半抗原的制备

只具有抗原性而无免疫原性的物质，称为半抗原，一般是分子质量<4000kDa 的有机物质，如寡肽、寡糖和多糖、类脂质、核苷、甾族激素、某些小相对分子质量的药物等。半抗原与蛋白质载体或高分子聚合物结合后才有免疫原性。

（一）载体的选择

1．*蛋白质类*　蛋白质与半抗原结合依赖游离氨基、羧基、吲哚基、巯基、酚基、咪唑基、胍基等活性基团的缩合。常用作载体的有人与动物血清白蛋白、牛甲状腺球蛋白等，以牛血清白蛋白最常用。

2．*多肽类聚合物*　常用人工合成多聚赖氨酸。

3．*高分子聚合物和某些颗粒*　如羧甲基纤维素、活性炭等。

（二）半抗原-载体联接方法

半抗原与载体的连接方法有物理法和化学法，物理法是通过电荷和微孔吸附半抗原，物理吸附的载体主要有聚乙烯吡咯烷酮、羧甲基纤维素；化学方法是利用某些功能基团将半抗原连接到载体上。半抗原带有的化学基团不同，其化学交联方法也不同。常用化学交联方法如下。

1．*带游离基或游离羧基及两种基团均有的半抗原*　如脑啡肽、胃泌素、前列腺素等多肽类激素，自身带有游离的氨基或羧基，可直接与载体连接，连接方法有**碳二亚胺法、戊二醛法**等。

2．带有羟基、酮基、醛基的半抗原　如糖、多糖、核苷、醇、酚及甾体类激素，不能直接与载体连接，需用化学方法使其转变成氨基或羧基后才能与载体相连，连接方法有**琥珀酸酐法、羧甲基羟氨法**等。

3．带有酚基的半抗原　可用以氯醋酸钠法或重氮化的对氨基苯甲酸法，生成带有羧基的半抗原衍生物。

（三）半抗原性免疫原的鉴定

一般认为，载体应连接超过20个半抗原分子才能有效免疫动物产生抗体。因此，在半抗原与载体连接后，应测定半抗原与载体的比例，方法有吸收光谱分析法、放射性核素标记半抗原掺入法等。

第二节　免疫佐剂

免疫佐剂（immunoadjuvant）是与抗原同时或预先注射于机体，起增强机体对抗原免疫应答或改变免疫应答类型的辅助物质。颗粒性抗原具有较强的免疫原性，一般不使用佐剂可取得较好的免疫效果。对于可溶性抗原和人工抗原，初次免疫时必须使用免疫佐剂才能获得较好的免疫效果。

一、佐剂的种类

佐剂（adjuvant）分为两类，一类是**具有免疫原性的佐剂**，该类佐剂本身也具备免疫原性，如卡介苗、短小棒状杆菌、百日咳杆菌、脂多糖、细胞因子等；另一类是**非免疫原性佐剂**，如氢氧化铝、磷酸铝、磷酸钙、液状石蜡、羊毛脂、胞壁肽、多聚核苷酸等。

以上两类佐剂既可以单独用，也可以混合用。应用于动物最多的是福氏佐剂与细胞因子佐剂。福氏佐剂（Freund adjuvant）分为两类：①**完全福氏佐剂**由**液状石蜡、羊毛脂**和**卡介苗**混合而成；②**不完全福氏佐剂**只由**液状石蜡**和**羊毛脂**混合，不含免疫原性物质。福氏完全佐剂可提高佐剂效能，但注射后易产生局部持久性溃疡和肉芽肿。

二、佐剂的作用机制

应用佐剂的目的主要是为了增强抗原对机体的免疫原性，提高体液免疫应答（增加抗体的滴度）和细胞免疫应答（引起并增强迟发型超敏反应）水平。其具体**作用机制**如下。

1．改变抗原的物理性状，延缓抗原降解和排除，从而更有效地刺激免疫系统。

2．刺激单核-吞噬细胞系统，增强其处理和递呈抗原的能力。

3．刺激淋巴细胞增殖和分化，可提高机体初次和再次免疫应答的抗体滴度。

4．改变抗体的产生类型及诱发迟发型超敏反应。

第三节　抗血清的制备

将抗原按一定的免疫程序免疫动物，一定时间后，采集动物血液，分离含有抗体的血清，即为抗血清。抗原通常携带多种表位，免疫动物后可产生针对不同表位的抗体，即多克隆抗体（polyclonal antibody, PcAb），因此抗血清实质上是多克隆抗体。

一、免疫动物的选择

常用的有家兔、绵羊、豚鼠、山羊和马等，同时根据以下基本原则选择免疫动物的种类。

（一）根据抗原的种属性选择

免疫动物与所接种抗原种属差异越远越好。同种系或亲缘关系越近，免疫效果越差，如鸡与鸭、兔与大鼠。

（二）动物个体的选择

免疫动物必须适龄、健壮、体重达标、无病原微生物感染。抗血清（抗体）**需量大时**，可选用马、绵羊等**大动物**；一匹成年马反复采血可获得 10 000ml 以上的抗血清。抗血清需求量少时，可选用家兔、豚鼠和鸡等小动物。

抗血清分为 R（rabbit）型和 H（horse）型。R 型抗血清是以家兔为代表的小型动物抗血清，抗原抗体反应的比例合适范围较宽，适用于作**诊断试剂**。H 型抗血清是以马为代表的大型动物抗血清，抗原抗体反应比例合适范围较窄，一般用作**免疫治疗**。

（三）根据抗原的免疫原性选择

针对不同性质的免疫原，选用相应的动物，如蛋白质抗原大部分动物皆适合，常用的是山羊和家兔。在某些动物体内有类似物质时，蛋白质抗原对这些动物的免疫原性极差，如 IgE 对绵阳、胰岛素对家兔、多种酶类对山羊，免疫后均不易产生抗体。甾体类激素抗原多用家兔，酶类抗原多用豚鼠。

二、免疫方法与途径

（一）免疫方案

根据免疫目的要求、抗原性质、佐剂种类来制订免疫方案。可采用全量免疫法、微量免疫法或混合免疫法。

（二）免疫接种途径

有皮内、皮下、静脉、腹腔、肌肉及足掌等常规接种途径。皮内或皮下免疫时，一般采用多点注射。**初次免疫一般选择皮内接种**，**加强免疫和颗粒性抗原一般选择静脉注射**。但若抗原量少且宝贵，可采用淋巴结内**微量注射法**接种；而半抗原宜采用皮内多点注射接种。

（三）免疫接种剂量

应根据抗原相对分子质量大小、免疫原性强弱、动物个体状态和免疫时间决定接种剂量。抗原剂量过大或过小，都容易引起免疫耐受。在中间剂量范围内，免疫原剂量适当加大，时间间隔延长，可产生较高效价的抗血清。

（四）免疫间隔时间

首次免疫后，因机体正处于识别抗原和进行 B 细胞活化增殖阶段。如果很快进行第 2 次免疫，极易造成免疫抑制。若间隔时间太长，则刺激减弱，抗体效价不高。第 1 次和第 2 次免疫间隔时间以 10～20d 为宜，第 3 次及以后的间隔一般为 7～10d。整个免疫过程，一般接种 5～8 次。

三、动物采血法

动物经免疫 3～5 次后，如抗血清鉴定达到要求，应在末次免疫后 5～7d 及时采血。若抗血清效价不理想，可追加免疫 1～2 次后再进行采血。较常用的动物采血方法如下。

（一）颈动脉采血法

颈动脉采血法适用于家兔、绵羊、山羊等动物。2. 5kg 家兔可获血液 80ml。

（二）心脏采血法

心脏采血法多用于家兔、豚鼠、大鼠和鸡等动物。2. 5kg 家兔可获血液 50ml。

（三）静脉采血法

家兔可用耳中心静脉，山羊和绵羊可用颈静脉采血。静脉采血可隔日进行 1 次，采集较多血液。家兔耳静脉采血，可获 100ml；绵羊颈静脉采血，1 次能采血 300ml，而后立即回输 10%葡萄糖盐水，3d 后可再次采血。动物休息 1 周后，再加强免疫 1 次，又可采血 2 次。小鼠通常采用眼球摘除或断尾法采血，可获 1～1. 5ml 血液。

第四节　抗血清的纯化

一、特异性抗体的纯化

（一）亲和层析法

将杂抗原交联到琼脂糖凝胶 4B（Sepharose-4B）上，装柱后，将待纯化的抗血清通过层析柱，杂抗体吸附于柱上，经洗脱液洗脱，即可得到特异性抗体。

（二）吸附法

用双功能试剂（如戊二醛）将不含特异性抗原的杂抗原混合液（血清、组织液，或已知的某种杂抗原）交联，制备成固相吸附剂。将此吸附剂加到抗血清中，杂抗体与相应抗原结合而去除。

二、特异性 IgG 类抗体的纯化

纯化 IgG：再用离子交换层析法、亲和层析法、凝胶层析法、酶解法、非特异性抗原吸附法等进一步纯化。

（一）盐析法

多采用**硫酸铵盐析法**或硫酸钠盐析法。多采用硫酸铵盐析法提取丙种（γ）球蛋白，经 3 次盐析后的 γ 球蛋白大部分属于 IgG。盐析法粗提取的 γ 球蛋白只能用于一般试验，或作为大量提取 IgG 的粗提物。

（二）离子交换层析

提取 IgG，常用离子交换剂为 QAE-sephadex。在 pH7. 5 时，QAE-sephadex 全部带正电荷，IgG 全部带负电荷。QAE-sephadex 能吸附血清中多种蛋白质，但不能吸附 IgG，经过层析后即可获得较纯的 IgG。该法简便，不影响抗体活性，适合少量提取，亦可大量制备。

（三）亲和层析法

提取 IgG，可采用葡萄球菌 A 蛋白（SPA）交联的琼脂糖凝胶（Sepharose-4B）的**亲和层析柱**或纯化抗原交联的 Sepharose-4B 的亲和层析柱。抗血清通过亲合层析柱时，IgG 可与 SPA 结合或与抗原特异性结合，其余成分则不能与之结合。然后通过改变洗脱液条件，使 IgG 从亲和层析柱解离，收集洗脱液可得到纯化的 IgG。

第五节　抗血清的鉴定和保存

一、抗血清的鉴定

（一）特异性鉴定

采用特异性抗原及相似的抗原与待检抗体进行**双向免疫扩散**试验。如果出现交叉反应，说明有杂抗体存在。

（二）效价测定

根据抗原性质不同，采用不同的抗体效价测定方法。颗粒性抗原采用凝集试验，可溶性抗原采用双向免疫扩散试验、ELISA 等方法。测定抗体效价有两种稀释方法，一种是倍比稀释的抗血清分别与一个浓度的抗原反应；另一种是倍比稀释的抗血清分别与不同浓度的抗原进行反应，即棋盘滴定法。

（三）纯度鉴定

可采用 SDS-PAGE、高效液相色谱、高压毛细管电泳等方法。常用 **SDS-PAGE**，若结果出现一条蛋白电泳带表明抗体纯度已达到要求，若出现多条蛋白区带则表明抗血清中混有杂蛋白，需进一步纯化。

（四）亲和力鉴定

抗体的亲和力取决于试验方法的灵敏度，其大小以亲和常数 K 表示，一般采用平衡透析法、ELISA 或放射免疫分析竞争结合试验等方法鉴定抗体的亲和力。

二、抗血清的保存

抗血清保存方法主要有 3 种。

（一）2～8℃保存

2～8℃保存用于短期保存，可保存 **3～6 个月**。

（二）冷冻保存

冷冻保存是常用的抗血清保存方法。将抗血清分为小包装，在 **-70～-20℃**可保存 **2～3** 年。

（三）真空冰冻干燥保存

抗血清用真空冷冻干燥机进行干燥，制成干粉，封装后在普通冰箱可保存 **5～10** 年。

历年考点串讲

免疫原及抗血清制备是较为重要的免疫学技术，应注意的一些技术细节为考试重点。

历年常考的细节：

1. 各种细胞、细菌、寄生虫等皆为**颗粒性抗原**；只具有抗原性而无免疫原性的物质称为半抗原，半抗原与蛋白质载体或高分子聚合物结合后才有免疫原性。
2. 佐剂的种类有**免疫原性**和**非免疫原性**佐剂；应用佐剂的目的主要是增强抗原对机体的免疫原性，提高体液免疫应答（增加抗体的滴度）和细胞免疫应答（引起并增强迟发型超敏反应）水平。
3. **弗氏完全佐剂**的组成包括卡介苗、羊毛脂和液体石蜡。（2016）
4. 细胞因子本身具有免疫原性的佐剂，氢氧化铝、脂质体、明矾、人工合成的多聚肌苷酸：胞苷酸**无免疫原性**。（2017）
5. 抗血清制备，包括免疫动物的选择、免疫方法、免疫血清的分离、鉴定和保存。
6. 抗血清的鉴定包括特异性、效价、纯度、亲和力鉴定。（2017）

第 4 单元　单克隆抗体与基因工程抗体的制备

用特异性抗原免疫动物制备的抗血清，为多克隆抗体，此为第一代抗体。1975 年杂交瘤技术的建立，成功制备了小鼠单克隆抗体，即第二代抗体，这是生物技术发展的里程碑。20 世纪 80 年代早期开始了第三代抗体，即基因工程抗体的研究。

Koehler 和 Milstein 合作建立了第一个 B 细胞杂交瘤细胞株，既能分泌特异性抗绵羊红细胞抗体，又能在体外永久传代培养。每一个杂交瘤细胞由一个 B 细胞参与融合而成，该 B 细胞克隆仅识别一种抗原表位，将单个 B 细胞参与融合形成的单个杂交瘤细胞分离，经克隆化，产生**针对单一表位、结构相同、功能均一的抗体**，称为**单克隆抗体**（monoclonal antibody, McAb）。其具有**性质纯、效价高、特异性强、少或无血清交叉反应、成本低和易于大量制备等优点**。

第一节　杂交瘤技术基本原理

杂交瘤技术是利用聚乙二醇（polyethylene glycol, PEG）为细胞融合剂，使免疫后能产生抗体的小鼠脾细胞与能在体外长期繁殖的小鼠骨髓瘤细胞融合产生杂交瘤细胞。通过次黄嘌呤、氨基蝶呤和胸腺嘧啶核苷（HAT）选择培养基的作用，只允许融合成功的杂交瘤细胞生长，经反复的免疫学检测筛选和单个细胞培养（克隆化）。最终获得既能产生所需单克隆抗体，又能长期体外繁殖的杂交瘤细胞系。将该细胞扩大培养，接种于小鼠腹腔，可从小鼠腹水中得到高效价的单克隆抗体。

一、杂交瘤技术

杂交瘤技术是一项周期长和高度连续的实验技术，涉及大量的细胞培养、免疫化学等方法。具体包括两种亲本细胞的选择与制备，细胞融合，杂交瘤细胞的筛选与克隆化。

（一）小鼠骨髓瘤细胞

用于细胞融合的理想骨髓瘤细胞应该具有以下特点。

1．细胞株稳定，易于传代培养。

2．细胞株自身不产生免疫球蛋白或细胞因子。

3．该细胞是次黄嘌呤鸟嘌呤磷酸核糖转换酶（HGPRT）或胸腺嘧啶激酶（TK）缺陷株。

4．能与 B 细胞融合成稳定的杂交瘤细胞。

5．融合率高。

目前常用的骨髓瘤细胞为 NS-1 和 SP2/O 细胞株。

（二）免疫脾细胞

多采用与骨髓瘤细胞同源的纯系 BALB/c 小鼠，鼠龄 8～12 周，体重约 20g，雌雄均可，但必须分笼。免疫用抗原尽量提高其纯度和活性，腹腔或皮内多点注射免疫。若抗原量微，可用脾内直接注射法进行免疫。**细胞性抗原不需加佐剂，可溶性抗原需加完全福氏佐剂**。

（三）细胞融合

细胞融合是制备杂交瘤细胞的中心环节，一般用分子质量 1000Da、1500Da、4000Da 的 PEG 作为**细胞融合剂**，浓度为 30%～50%。基本方法是将骨髓瘤细胞与脾细胞以 1:10～1:2 比例混合，加入 PEG，诱导两种细胞融合，时间控制在 2min 以内，再加入培养液缓慢稀释 PEG 融合液至失去融合作用。融合细胞形成具有 2 个或多个核的异核体（heterokaryon），最终产生杂交细胞。

（四）杂交瘤细胞的选择性培养

肿瘤细胞合成 DNA 一般有两条途径：一是生物合成的主要途径，可被叶酸拮抗物（氨基蝶呤）阻断；另一条为替代途径，叶酸代谢受阻时，细胞通过 HGPRT 和 TK，利用核苷酸前体物合成核苷酸，进而合成 DNA。HAT 培养基含三种成分：次黄嘌呤（H）、氨基蝶呤（A）和胸腺嘧啶核苷（T）。

哺乳类细胞的 DNA 从头合成途径利用磷酸核糖焦磷酸和尿嘧啶、在叶酸参与下合成 DNA，但可被叶酸拮抗药氨基蝶呤阻断；补救合成途径可在 HGPRT 催化下利用次黄嘌呤和胸腺嘧啶合成 DNA。

在 HAT 选择培养基中，骨髓瘤细胞因其从头合成途径被氨基蝶呤（氨蝶呤钠）阻断而又缺乏 HGPRT，不能利用补救途径合成 DNA，因而死亡；而脾细胞虽有 HGPRT 仍能合成 DNA，但因不能在体外传代培养而死亡；**B 杂交瘤细胞**可在 HAT 选择培养基中生长、繁殖和传代。（2016、2017）

HAT 培养液筛选后，只有具有两亲本细胞双重特性的杂交瘤细胞能长期生存并产生抗体，成为产生单克隆抗体的细胞源。选择培养后：

1．脾细胞（B 细胞）　一般培养基中不能生长繁殖，一般 5～7d 内死亡。

2．骨髓瘤细胞　由于目前所用的小鼠的骨髓瘤细胞都是 HGPRT 或 TK 代谢缺陷型细胞。在 HAT 培养基中，合成 DNA 的主要途径被氨基蝶呤阻断，又缺乏补救合成途径的 HGPRT 或 TK 酶，而不能利用次黄嘌呤，虽有 TK 可利用胸腺嘧啶核苷，但终因缺乏嘌呤不能完整合成 DNA，而使骨髓瘤细胞在 HAT 培养基中不能增殖而死亡。

3．杂交瘤细胞　在 HAT 培养基中，合成 DNA 的主要途径被氨基蝶呤阻断，但由于与脾细胞融合，可获得其 HGPRT，利用次黄嘌呤合成嘌呤碱，最终与嘧啶一起合成 DNA。因此，**只有杂交瘤细胞在 HAT 选择培养基中得以生存**而被筛选出来。

二、阳性杂交瘤细胞的克隆化培养与冻存

单个细胞培养又称克隆化，其目的是获得单一细胞系的群体。通过对培养物上清液筛选得出所需的单克隆抗体，确定所需的杂交瘤细胞，从而针对性地进行细胞克隆化。

克隆化的方法包括有**限稀释法**、显微操作法、荧光激活细胞分选仪和软琼脂平板法等。有限稀释法**最为常用**，其原理为将细胞悬液连续稀释，最终至 96 孔板每个培养孔平均含 1 个细胞，培养 3～4d 后，选择能分泌抗体的单个细胞群归阳性孔，反复多次克隆，获得由单个细胞增殖而形成的同源性的杂交瘤细胞克隆。

杂交瘤细胞的冻存采用液氮保存。细胞于冻存管冻存液中逐步降温，冻存管-80℃低温冰箱过夜，最后放入液氮-196℃可长期保存。

细胞复苏时，从液氮罐内取出冻存管，立即浸入 37℃水浴，轻轻摇匀，使之迅速融化，随即将细胞移入 10ml 培养液，使二甲基亚砜（DMSO）稀释，低速离心 10min，弃上清，加入 RPMI1640 培养液悬浮细胞。

第二节　单克隆抗体的制备

利用杂交瘤技术制备单克隆抗体的 3 个原则。①淋巴细胞产生抗体克隆选择学说，即一个抗体产生 B 细胞克隆只能合成分泌一种抗体。②杂交瘤细胞兼有双方亲代细胞特性，即杂交瘤细胞既能合成 Ab，又能在人工培养液中无限传代。③人工培养无限传代特性，利用 DNA 补救合成途径机制在 HAT 培养液中选择出杂交瘤细胞，然后大量培养增殖，制备所需的单克隆抗体。

一、单克隆抗体的产生

杂交瘤细胞制备成功后，扩大培养制备单克隆抗体的方法有小鼠体内诱生法和体外细胞培养法。体外培养法所得抗体含量不高，且需用特殊的仪器设备，较少采用。目前以**动物体内诱生法为主**，治疗用或体外诊断用的 McAb 多数尚采用这一方法制备。

常选用 BALB/c 小鼠或与 BALB/c 小鼠杂交的 F1 代小鼠为接种动物。接种前 1 周，在小鼠腹腔注入**降植烷**或医用液状**石蜡** 0. 5ml。接种时，每次腹腔注射（0. 5～1. 0）$\times 10^6$ 个杂交瘤细胞。接种后 10～14d，可分次采集腹水。一只可得 10～20ml（5～20mg/ml）。将收集的腹水离心去除细胞，灭活（56℃，30min）补体，再离心，取上清液，加入 0. 1%叠氮钠，分装保存于-20℃。

二、单克隆抗体的纯化

常用的单克隆抗体纯化方法除盐析法、凝胶过滤法外，还有离子交换层析法和辛酸提取法等。目前，最有效的纯化法是**亲和层析法**，其具有选择性高、所得抗体纯度高、回收率高等优点。方法：适量的腹水离心取上清，用磷酸盐缓冲液（PBS）稀释 4 倍，4℃过夜，离心取上清，按柱体积 1/10 加样，用 0.01mol/L pH7.4 的 PBS 液洗脱，流速为 1ml/min，再用柠檬酸缓冲液洗脱抗体，收集洗脱成分。

三、单克隆抗体的性质鉴定

双向琼脂扩散法或 ELISA 法鉴定 Ig 类型或亚类、所识别的抗原表位及效价。West-Blot 检测 McAb 与抗原类似物反应，鉴定其特异性。亲和常数测定可鉴定亲和力。紫外分光光度计比色法可鉴定蛋白浓度。

第三节　基因工程抗体

尽管单克隆抗体杂交瘤技术问世以来，广泛应用于临床疾病的诊断和治疗，但大部分 McAb 为鼠源性，体内应用会引起排斥反应，降低了临床疗效。20 世纪 80 年代诞生了基因工程抗体，它是利用 DNA 重组与蛋白质工程技术，在基于水平对编码抗体的基因进行改造和装配，导入适当的受体细胞后，重新表达新的抗体。基因工程抗体的优点：①降低甚至消除体内应用的排斥反应；②相对分子质量较小，易于穿透血管壁，进入病灶核心部位；③根据治疗需要，制备新型抗体；④制备成本低。

一、人源化抗体

人源化抗体是用基因工程技术尽量减少鼠源单克隆抗体中非 V 区的鼠源成分而创造出的一种新型抗体。

（一）嵌合抗体

嵌合抗体是通过基因拼接技术将人 IgG-C 区的 DNA 片段与鼠 IgG-V 区的 DNA 拼接后，导入细胞内表达制备而成的抗体。其特点是减少鼠单克隆抗体的免疫原性，并保留亲本的特异性和亲合力。此外，连接不同的人恒定区基因可改变抗体的效应功能；产生嵌合体抗体的细胞系体外培养稳定，Ig 分泌量高，实用价值高。

（二）改形抗体

改形抗体是利用既有工程技术，用鼠单克隆抗体中互补决定区（CDR）序列替换人抗体可变区中 CDR 序列。重构成既具有鼠单克隆抗体的特异性，又保持抗体亲合力的人源化抗体。改形抗体亦称重构型抗体，其主要涉及 CDR 的“移植”，故又称“CDR 移植抗体”。与嵌合抗体相比，其进一步降低了抗体的免疫原性。

（三）人源抗体

抗体经历了鼠源抗体、人鼠嵌合抗体、人源化抗体到人源抗体阶段，人源抗体指完全人源抗体，是治疗抗体的最理想形式，其主要制备技术是抗体库技术和转基因小鼠技术。

二、小分子抗体

小分子抗体是具有抗原结合功能的 Ig 分子片段，包括 Fab 和 Fv，单链可变区片段，单区（单独重链可变区）抗体等。小分子抗体的优点：①相对分子质量小，易于穿入细胞；②可在原核细胞表达，生成成本低；③不含 Fc 段，副作用小；④半衰期短，可及时中和清除病毒等。

三、抗体融合蛋白

将抗体分子片段与其他具有生物活性的蛋白融合，如将 Fv 与某些毒素、酶、细胞因子拼连，抗体作为定位导向物，可携带融合蛋白结合在靶细胞特定部位，发挥融合蛋白的生物学效应，即所谓“生物导弹”。

四、双特异性抗体

双特异性抗体是由识别不同抗原表位的 2 个小分子抗体连接构成，能同时识别并结合 2 种抗原。

五、抗体库技术及应用

抗体库技术是指通过基因克隆技术将全套抗体重链及轻链可变区基因 DNA 序列克隆出来，与可表达质粒载体重组，通过宿主细菌直接表达有功能的抗体分子片段，然后筛选出特异目标的可变区基因。现有**组合抗体库技术**及**噬菌体抗体库技术**。

在临床诊断与治疗方面，如抗微生物感染、抗肿瘤、免疫标记技术、抗独特型抗体（抗原内影像）均可应用抗体库技术。

第四节　单克隆抗体的应用

一、单克隆抗体的应用

（一）检验医学诊断试剂

由于单克隆抗体具有特异性强、纯度高、均一性好等诸多优点，目前广泛应用于 ELISA、放射免疫分析、免疫组化和流式细胞仪等技术，促进了商品化诊断试剂盒的发展。表现：①病原微生物抗原、抗体的检测，如用于 HBV、HSV、EB、HIV 等病毒和各种微生物感染的诊断试剂；②肿瘤标志物的检测；③免疫细胞及亚群的检测；④激素测定；⑤细胞因子的测定等。

（二）抗体药物的研制及应用

抗体药物制剂品种多、用途广、毒副作用小，广泛应用于疾病的诊断和治疗。目前，已有多种单克隆抗体药物获 FDA 批准，用于肿瘤、自身免疫病、移植排斥反应等疾病的治疗。例如，抗人 CD20 单抗是第一个用于临床肿瘤治疗的单抗药物；抗 TNF-α 的单抗作为一种抗炎单抗对风湿性关节炎疗效显著；2009 年美国发现了可以中和多种流感病毒毒株的人单克隆抗体，有望开发高效流感疫苗。

（三）蛋白质提纯

单克隆抗体是亲和层析中重要的配体。将单克隆抗体吸附于一个惰性的固相基质（如 Sepharose-2B、4B、6B 等）上，并制备成层析柱，用于分离待纯化的蛋白质抗原。

（四）探针作用

对单克隆抗体进行示踪物标记，可确定肿瘤的原发部位和转移部位，起到体内诊断的作用。

二、小分子抗体的应用

利用单克隆抗体的导向作用，与化学药物或放射治疗药物耦联，用于**肿瘤导向治疗**。另外，与放射性标记物连接，注入患者体内，可进行放射免疫显像，协助肿瘤的诊断。

三、抗体融合蛋白的应用

单链抗体在体内排出速度快、穿透力强，身体危害程度低，因此在肿瘤组织中的分布指数较完整的抗体分子高，可用于肿瘤的体内显像诊断，是较为理想的显微定位诊断载体。

四、双特异性抗体的应用

双特异性抗体两臂结合不同的抗原物质，用于体外免疫检测。例如，结合红细胞，建立自身红细胞凝集试验，快速检测 HBV 和 HIV 病原体等；结合酶，提高酶免疫标记技术检测的灵敏度；结合半抗原螯合剂，再与放射性核素结合，利用二次导向系统显示，用于体内肿瘤放射免疫显像诊断。抗体分子还可与多种分子相融合，包括细胞毒药物、毒素、小肽、蛋白、酶、用于基因治疗的病毒、携带药物的脂质体等用于体内免疫治疗。

五、抗体库技术的应用前景

（一）体外诊断中的应用

基于生物传感器和微阵列技术，从噬菌体抗体库中筛选到的特异性抗体来构建蛋白微阵列，然后利用荧光标记技术对样本进行检测。可用于寄生虫、微生物病原体、肿瘤的检测，提高了敏感性和特异性。例如，从乳腺癌患者 B 淋巴细胞构建的噬菌体抗体库中筛选 Annexin 特异性抗体，用于乳腺癌的检测，不但提高了乳腺癌的诊断敏感性和特异性，而且还有助于乳腺癌的早期诊断。

（二）肿瘤诊断和治疗中的应用

噬菌体抗体（ScFv 或 Fab）不含 Fc 段，且相对分子质量小，组织穿透性好，在肿瘤部位浓聚快，应用于人体产生抗鼠免疫反应低，在肿瘤的诊断与治疗中发挥作用。

历年考点串讲

单克隆抗体制备技术在中级检验师考的内容较多，涉及的技术细节应做重点复习。

历年常考的细节：

1. 单克隆抗体的概念、特点　其中完全均一指 Ig 的血清型、理化性状与抗原结合的特异性等高度均一。

2. 天然抗原常有多种不同抗原表位，因此可刺激体内多个 B 细胞克隆活化并产生针对多种不同抗原表位的抗体，其混合物即多克隆抗体，血清及组织液中的抗体就是多克隆抗体。

3. 制备单克隆抗体，选择培养基要选择的是小鼠脾细胞与小鼠骨髓瘤细胞的杂交瘤细胞。（2017）

4. 骨髓瘤（或 T 淋巴瘤）细胞特性　不能合成分泌 Ig 及细胞因子、缺乏 HGPRT，稳定易培养，能在人工合成培养液中无限传代，易于和脾（或胸腺）细胞融合。

5. 杂交瘤技术中的选择培养基选择融合的是脾细胞与瘤细胞。（2016）

6. 常用的单克隆抗体纯化方法除盐析法、凝胶过滤法外，还有离子交换层析法和辛酸提取法等。

7. 目前，最有效的单克隆抗体纯化法是亲和层析法，其具有选择性高、所得抗体纯度高、回收率高等优点。（2015）

8. 研究单克隆抗体技术在抗癌治疗中的思路是单克隆抗体携带抗癌药物特异性与癌细胞结合。（2017）

9. 若采用抗体融合蛋白的方式实现靶向治疗，其制备方法是基因工程抗体技术。（2015）

10. 单克隆抗体的制备方法有 B 细胞杂交瘤技术、组合抗体库技术、噬菌体抗体库技术、基因工程抗体技术等。（2015）

第 5 单元　凝 集 反 应

红细胞、细菌等颗粒性抗原，或可溶性抗原（或抗体）与载体颗粒结合后，与相应的抗体（或抗原）在适当电解质溶液中，形成肉眼可见的凝集现象，称凝集反应。

凝集反应属于体外抗原抗体反应，凝集反应中参与凝集的颗粒可以是天然颗粒，也可以是与免疫无关的颗粒吸附可溶性抗原或抗体形成致敏颗粒。凝集反应分为两个阶段：①抗原抗体的特异性结合，此阶段反应快，仅需数秒钟至数分钟，但不出现可见反应；②出现肉眼可见的颗粒凝聚现象，此阶段反应慢，一般需要数分钟至数小时。

一、直接凝集反应

直接凝集反应是细菌、螺旋体和红细胞等颗粒性抗原，在适当电解质参与下，直接与相应的抗体结合出现凝集。参加凝集反应的抗原称为**凝集原**，抗体称为**凝集素**。从方法上，分为玻片法和试管法。

（一）玻片凝集反应

玻片凝集反应是在载玻片上进行的直接凝集反应，一般将已知抗体（诊断血清）与适量未知颗粒性抗原（如细菌、红细胞等）悬液在载玻片上混匀，若出现凝集现象，说明未知抗原与已知抗体特异对应，为定性试验，常用于**细菌种属鉴定**、**人类 ABO 血型鉴定**等。

（二）试管凝集反应

试管凝集反应一般将被检测血清样品在试管内做递减系列稀释，然后在每支试管中加入定量的已知颗粒性抗原（如标准菌种）悬液。若出现凝集现象，说明被检血清样品中含有与已知抗原特异对应的抗体，把出现明显凝集现象的血清最高稀释度作为样品中抗体的效价（或滴度），是定性和半定量试验，如**肥达反应**、**外斐反应**、供受者血液的**交叉配型**等。

二、间接凝集反应

将可溶性抗原吸附于适当的微小颗粒载体表面，称为抗原性致敏颗粒；若将抗体 Fc 段吸附于颗粒载体表面，则称为抗体性致敏颗粒。常用的颗粒载体有红细胞、胶乳颗粒、明胶颗粒、SPA+金黄色葡萄球菌等。

在适宜电解质溶液中，致敏颗粒与相应抗体（或抗原）特异结合后，可出现凝集现象，称为**间接凝集反应**。间接凝集反应可分为正向间接凝集反应、反向间接凝集反应、间接凝集抑制反应和协同凝集反应 4 类。

若用红细胞做载体颗粒，其凝集反应又称为间接血凝反应，出现红细胞凝集者为阳性，以红细胞凝集的程度判断阳性反应的强弱。

（一）正向间接凝集反应

诊断试剂为标准抗原致敏颗粒，如果被检样品与抗原致敏颗粒混合后出现凝集现象，说明标本中含有对应抗体，此为凝集阳性反应。

（二）反向间接凝集反应

诊断试剂为诊断抗体致敏颗粒，如果被检样品与抗体致敏颗粒混合后，凝集阳性反应说明标本中含有与诊断抗体对应的抗原。

（三）间接凝集抑制反应

诊断试剂为标准抗原致敏颗粒及其对应诊断抗体。先将被检样品与诊断抗体混合反应，再加入标准抗原致敏颗粒，若检测样品中含有与标准抗原相同的抗原，则没有诊断抗体与抗原致敏颗粒结合，不会出现凝集现象，此为阳性反应，说明被检样品中含有目标抗原。

（四）协同凝集试验

诊断试剂为诊断抗体致敏的 SPA+金黄葡萄球菌。

大多数金黄色葡萄球菌细胞壁上有葡萄球菌 A 蛋白（SPA）。SPA 是羧基末端连接在金黄色葡萄球菌细胞壁上的一条肽链，其胞膜外肽链部分有 **4 个**可与人类或动物的 IgG-Fc 段结合的活性区段。当 SPA 与 IgG-Fc 结合后，IgG-Fab 仍保持与相应抗原分子特异性结合的能力，利用这一特性检测各种可溶性抗原的方法，称为**协同凝集试验**。

三、胶乳凝集试验

胶乳凝集试验属于间接凝集试验，载体为**聚苯乙烯胶乳颗粒**（约为 **0.8μm**），带负电荷，可物理性吸附 IgG 或蛋白抗原分子。抗原或抗体以共价键交联在胶乳表面。胶乳凝集试验分试管法和玻片法 2 种。临床上主要用来检测类风湿因子和孕妇尿中的绒毛膜促性腺激素（HCG）抗原。

四、明胶凝集试验

将可溶性抗原吸附在粉红色明胶颗粒上，检测相应抗体。

五、抗人球蛋白试验

用于检测抗红细胞不完全抗体。抗红细胞不完全抗体一般是缺损 IgG，只能与一方红细胞结合，因此不能交叉连接红细胞出现凝集现象，但仍能激活补体导致溶血。当患者血液标本中有抗红细胞不完全抗体时，加入抗人球蛋白抗体，此抗体特异结合红细胞膜上的不完全抗体，即可出现血凝现象，此反应称为 **Coombs 试验**。其中**直接** Coombs 试验检测红细胞膜上的结合不完全抗体，**间接** Coombs 试验检测血清中的游离不完全抗体。

Coombs 试验用于交叉配血、血型抗原抗体的检查、对新生儿溶血性贫血性疾病的诊断、对溶血性贫血的研究、对细菌或立克次体的不完全抗体的检查等。

六、自身红细胞凝集试验

抗人 O 型红细胞单克隆抗体能与任意血型红细胞结合，但不出现凝集现象。将这种单克隆抗体 Fc 段与另一种抗原特异性抗体的 Fc 段连接，构成**双功能抗体**，在有红细胞存在时，若样品中有目标抗原，则单克隆抗体与红细胞结合、另一种抗体与相应目标抗原特异结合，导致红细胞交叉联结，即可出现血凝现象。同理，若将单克隆抗体的 Fc 段与已知抗原连接，即可检测样品中是否有对应抗体。自身红细胞凝集可用于 HIV 抗体、HBsAg 等检测。

历年考点串讲

凝集反应为抗原抗体反应的重要类型，应重点掌握凝集反应的定义、反应特点、直接凝集反应中的玻片凝集反应与试管凝集反应的区别点和应用、应掌握间接凝集反应、反向间接凝集、间接凝集抑制试验、间接血凝试验的结果判断。此外，应该熟悉胶乳凝集试验、明胶凝集试验、抗人球蛋白试验方法及用途。

历年常考的细节：

1. 凝集反应的中抗原或者抗体必须是颗粒性的，常考到的凝集反应试验有细菌种属鉴定、人类 ABO 血型鉴定属于直接凝集反应中的玻片法凝集反应；**肥达反应**、**外斐反应**、供受者血液的**交叉配型**等属于**直接凝集试验中的试管法凝集反应**。（2016、2017）
2. 肥达反应、外斐反应属于**直接凝集试验**。（2016）
3. 间接凝集试验中常用的颗粒型载体有红细胞、胶乳颗粒、明胶颗粒、SPA+金黄色葡萄球菌等，若是用红细胞作为载体则称为**间接血凝反应**。
4. 在 **Coombs 试验**中，直接 Coombs 试验检测红细胞膜上的结合不完全抗体，间接 Coombs 试验检测血清中的游离不完全抗体。（2016、2017）

第 6 单元　沉淀反应

可溶性抗原与其相应抗体特异结合，出现肉眼可见的免疫复合物，称为沉淀反应。沉淀反应属于体外抗原抗体反应，其反应也分两个阶段，第一阶段出现可溶性小复合物，几秒到几十秒内瞬间完成不出现可见的可溶性复合物，主要受抗原抗体特异性和结合力的影响；第二阶段则形成大的可见免疫复合物，反应慢，约需几十分钟到数小时完成，受抗原抗体比例、相对分子质量大小、亲合力、绝对浓度、电解质浓度和温度的影响，经典的沉淀反应根据此阶段出现的**沉淀线**、**沉淀环**来判定结果。

根据反应介质和检测方法不同，沉淀反应可分为**液相**内沉淀反应和**凝胶**内沉淀反应；液相内沉淀反应包括环状沉淀反应、絮状沉淀反应和免疫浊度分析；凝胶内沉淀反应包括免疫扩散和免疫电泳等技术。

多克隆抗体适用于免疫沉淀反应，而**单克隆抗体不适用**，**不易形成大的聚合物**。沉淀反应从其最初的发现到免疫浊度法的问世，经过不断地改进与完善，适应了现代快速检测、简便和自动化的要求。

一、液相内的沉淀反应

（一）絮状沉淀反应

在电解质溶液中，可溶性抗原与相应抗体特异结合，当抗原和抗体分子比例合适时，可形成絮状或颗粒状的不溶性沉淀物。直接影响絮状沉淀试验最重要的因素是抗原和抗体分子比例合适。

（二）环状沉淀反应

先将适量已知抗血清加至毛细玻璃管（2～3mm）底部，再沿管壁缓缓加入等体积待测样品溶液，使样品与抗血清分层清晰。如果样品中有与已知抗体对应的可溶性抗原，会在两种液体的交界面出现白色沉淀环。

（三）免疫浊度测定

免疫浊度法是在特殊缓冲液中，分子比例合适的可溶性抗原与相应抗体形成抗原-抗体复合物，使反应液出现混浊，其浊度与免疫复合物的量成正比，利用光学测量仪器结合自动分析检测系统检测，并与一系列的标准品对照，即可计算出被检抗原或抗体的含量。

免疫浊度法可用于液体中微量抗原、抗体及小分子半抗原（如药物等）的定量检测。其优点是自动化检测、操作简便快速、适合大批量标本检测、灵敏度高（可达毫微克水平），且无放射性污染。

1．免疫浊度测定的影响因素

（1）抗原抗体的比例：抗原过量可引起高剂量**钩状效应**（high dose hook effect），即过量抗原致形成的抗原-抗体复合物分子小，发生再解离，浊度下降，光散射降低。当抗体过剩时，抗原-抗体复合物的形成随着抗原量递增至抗原抗体比例最适处达到高峰，测定反应最明显，称**等价带**。高峰区左侧抗体浓度过高，沉淀反应不明显，称**前带**；高峰区右侧，抗原浓度过高，沉淀反应亦不明显，称**后带**。此即经典的**海德堡曲线**。因此，为保证免疫比浊法的准确性，要求在反应体系中**保持抗体过量**。

（2）抗体的质量：要求抗体的特异性强，只针对某一种抗原，与其他抗原无交叉反应；效价高，低效价（<1:20）的抗体易产生非特异性浊度（**伪浊度**）；亲和力强，加快抗原抗体反应速度的同时形成较为牢固的抗原-抗体复合物，此特点在速率比浊法中尤为重要；**使用 R 型抗体**，指以家兔为代表的小型动物免疫血清，此类抗血清具有亲和力较强、抗原-抗体复合物不易解离。

（3）抗原抗体反应的环境：最适 pH 为 6. 5～8. 5，超过此限度不易形成抗原-抗体复合物，甚至可引起抗原-抗体复合物解离；离子强度要大，常用磷酸盐缓冲液作为免疫浊度测定的反应液。

（4）增浊剂：某些非离子型亲水剂对促进抗原-抗体复合物的形成具有显著的增强作用，如**聚乙二醇**（PEG）、**吐温-20**。其作用是消除蛋白分子周围的电子云和水化层，促进抗原、抗体分子相互靠近，结合形成大分子复合物。

2．免疫浊度测定方法分类　免疫浊度法按照仪器设计的不同，分为使用**透射比浊仪**的免疫透射比浊法和使用**散射比浊仪**的免疫散射比浊法。

（1）免疫透射比浊：当抗原抗体特异结合形成抗原-抗体复合物时，溶液浊度增加。当一定波长的光线通过此溶液时，由于溶液中抗原-抗体复合物吸收光而导致透光量减少，利用透射比浊仪测量出溶液的入射光衰减，求得的溶液吸光度（A）可表示浊度。在一定范围内 A 值与抗原-抗体复合物量呈正相关，若固定抗体量，则根据 A 值可以推算出抗原的量。

免疫透射比浊法快速，测量可进行自动化，常用于临床体液蛋白的检测。

（2）免疫散射比浊：当光束沿水平轴照射被检测溶液时，碰到小颗粒的抗原-抗体复合物可导致光线偏转（光散射），用散射比浊仪可测定溶液散射光强度（I）。当入射光波长固定时，I 值与抗原-抗体复合物量成正比，即形成的抗原-抗体复合物越多散射光越强。免疫散射比浊法又分为速率散射比浊法和终点散射比浊法。

（3）免疫胶乳浊度法：将抗体吸附于胶乳颗粒表面，当与抗原结合时，胶乳颗粒发生凝聚，使透过光减少，吸光度值与胶乳凝聚物的量呈正相关。根据标准曲线即可得知待测标本抗原含量。

二、凝胶内沉淀反应

凝胶内沉淀反应是利用可溶性抗原和抗体在凝胶中扩散，形成浓度梯度，在两者比例合适时，相遇产生肉眼可见的沉淀线或沉淀环。常用的凝胶有琼脂、琼脂糖、聚丙烯酰胺凝胶等。根据抗原与抗体反应的方式和特性，凝胶内沉淀反应可分为单向免疫扩散试验和双向免疫扩散试验。

（一）单向扩散试验

单向扩散试验是在琼脂凝胶内混入抗体，待测抗原从局部向琼脂凝胶内自由扩散，如抗原和抗体特异结合，则可在分子比例合适处形成沉淀环。

1．*试管法*　将一定量的抗体均匀混入约 50℃的 0.7%琼脂糖溶液中，注入小试管内，待琼脂糖冷却凝固后，在凝胶上层加抗原溶液，使待测抗原向下在凝胶中自由扩散，在抗原抗体分子比例恰当位置形成沉淀环。

2．*平板法*　将一定量的抗体均匀混入约 50℃的 0.9%琼脂糖溶液中，迅速倾注在平板玻片上使其冷凝为凝胶板。在此凝胶板上打孔，在孔中加入待测抗原，当抗原从孔内向外自由扩散时，如能和琼脂胶中的相应抗体特异结合，则可形成沉淀环。沉淀环直径与抗原浓度成正比，测定环的直径即可根据标准曲线计算标本中待测抗原的浓度。

（二）双向扩散试验

1．*试管法*　在试管中，先加入含已知抗体的琼脂凝胶，凝固后再加一层普通琼脂，最后加入含有可溶性抗原的溶液，让下层抗体和上层抗原向中间琼脂凝胶层中自由扩散，在抗原与抗体分子比例合适处形成沉淀环。

2．*平板法*　在琼脂板上相距适当距离打一对孔（或者梅花孔、双排孔、三角孔等），在孔中分别加入可溶性抗原或抗体，当两者自由扩散区域相交时可特异性结合，在抗原抗体分子比例合适处可生成肉眼可见的沉淀线。

根据沉淀线的位置可做如下分析。

（1）**抗原性质分析**：特异性对应的一对抗原与抗体只能形成一条沉淀线，两条沉淀线如果完全平滑吻合，可判定两种抗原同一，若不吻合可判定非同一，若部分吻合则判定为两种抗原部分成分相同。

（2）**分析抗原或抗体的相对分子质量**：两孔间沉淀弧一般弯向相对分子质量大的蛋白质一方，若为直线，说明抗原与抗体相对分子质量非常接近或相等。

（3）**推测抗原或抗体相对含量**：一般情况下，沉淀线靠近抗原孔提示抗体量大，沉淀线靠近抗体孔提示抗原量大。

（4）**测定抗体效价**：不同浓度抗体与定量抗原双向自由扩散，出现抗原抗体沉淀线的最高抗体稀释度为该抗体的效价。

历年考点串讲

沉淀反应中，免疫比浊法临床应用较为广泛，也是历年必考知识点。凝胶内沉淀反应，尽管临床应用较少，但考试频率较高。应重点掌握沉淀反应的特点、原理和应用，尤其是免疫透射比浊法和免疫速率反射比浊法的原理及用途。

历年常考的细节：

1. 沉淀反应中与相应抗体结合的是**可溶性抗原**，反应也分两个阶段，第一阶段的反应物肉眼不可见。凝胶内沉淀反应类型有**单向**琼脂扩散试验和**双向**琼脂扩散试验。

2. 平板法单向琼脂扩散试验中，在**50℃的0.9%琼脂糖**溶液中加入的是**抗体**。沉淀环直径与抗原浓度成正比，测定环的直径即可根据标准曲线计算标本中待测抗原的浓度。(2017)

3. 免疫浊度法，分子比例合适的可溶性抗原与相应抗体形成抗原-抗体复合物，使反应液出现混浊。免疫比浊法可用于测定血清可溶性抗原分子，如Ig的测定。(2017)

4. 免疫浊度法中，可保证反应体系中的浊度随待测抗原量的增加而增加的是**保持抗体过量**。(2016)

三、免疫电泳技术

免疫电泳技术是将凝胶内的沉淀反应与蛋白质电泳相结合的一项免疫检测技术，其实质是在直流电场中让抗原与抗体在凝胶中**快速定向扩散**，根据沉淀线（环）的有无，判断样品中有无与诊断抗体（或抗原）对应的抗原（或抗体）。免疫电泳技术具有灵敏度高、分辨力强、反应快速和操作简便等特点。

将抗原抗体凝胶扩散系统置于直流电场中，在电流作用下，抗原及抗体向异相电荷的电极快速泳动，缩短了两者结合的时间，**加快了沉淀现象的产生**。

免疫电泳的主要影响因素如下。

（1）抗原与抗体特性：抗原或抗体的泳动速度与其所带净电荷量、相对分子质量及物理形状等有关，净电荷量越多、颗粒越小，泳动速度越快，反之则慢。在同一电场中，单位时间内各种带电粒子的移动距离称电泳迁移率。当有多种带电荷的蛋白电泳时，由于净电荷量不同而区分成不同区带，由此区分不同的抗原-抗体复合物。

（2）电场因素有：①电场强度；②溶液pH；③离子强度；④电渗现象（指在电场中液体对固相介质的相对移动，不影响蛋白质的分离，但影响其原点位置）等。

（一）对流免疫电泳

对流免疫电泳是将**双向琼脂扩散试验**与**电泳相**结合的定向免疫扩散技术。在琼脂板上打两排孔，在负电极侧的各孔内加入待检抗原溶液，在正电极侧的各孔内加入诊断抗体溶液。在电场中，缓冲液为pH8.6，蛋白质抗原等电点较低（pI为4～5），在电场中带净负电荷数较多且相对分子质量相对较小，在电场力作用下向正极泳动；而IgG由于等电点较高（pI为6～7）带净负电荷数较少且相对分子质量大，电场力的作用小于电渗作用，使得抗体向负极移动，这样抗原和抗体在电场中相向移动，如果抗原与IgG对应，可在相遇的最适分子比例处形成沉淀线。

对流免疫电泳敏感度比双向扩散试验高8～16倍，可测出μg/ml量的蛋白质。

（二）火箭免疫电泳

火箭免疫电泳原理是将**单向扩散试验**与**电泳相**结合的免疫扩散技术。在电场中，当抗原从含有定量抗体琼脂板的负电极侧孔中向正极泳动时，若抗原能与抗体特异结合，可在凝胶中形成不溶性免疫复合物沉淀带。随着抗原的迁移距离延长，抗原量逐渐减少，使沉淀带越来越窄，最终呈火箭状沉淀，其峰高与抗原量呈正相关。

如果将琼脂中加入固定浓度的抗原时，便可检测待测抗体的含量（即反向火箭电泳）。例如，加入少量 ^{125}I 标记的标准抗原共同电泳，则可在含抗体的琼脂中形成不可见的火箭峰，经洗涤干燥后用 X 线胶片显影，可出现放射显影，就是目前采用的免疫自显影技术。免疫自显影技术可测出 ng/ml 的抗原。

（三）免疫电泳

免疫电泳是**区带电泳和双向琼脂扩散相结合**的一种免疫化学技术。在普通琼脂板中央纵向挖一条宽 2.0mm 的小槽，两侧各打一孔，将待测标本与标准抗原分别加入两侧孔内，置于电场中进行区带电泳，各抗原成分因电泳迁移率不同而分离成若干不可见区带。取出琼脂板，在中央槽内加入多克隆抗体，当抗体自由扩散至槽外时，可与琼脂板中相应抗原特异结合，在抗原区带与槽之间相应位置形成不同形状和不同大小的沉淀弧线。将待测样品与标准抗原相比较，可分析检测样品中的抗原性质及成分。此技术目前主要用在纯化抗原和抗体成分分析及正常和异常 **Ig 的识别与鉴定**，为定性试验。

在使用免疫电泳时，为了排除 M 蛋白对轻链抗原决定簇与抗体结合的影响，防止轻链不能检出而误诊为重链病，通常加入的物质是 **2-巯基乙醇**。

（四）免疫固定电泳

免疫固定电泳是**区带电泳与免疫沉淀反应相结合**的技术。将样品蛋白加在琼脂凝胶板上区带电泳后，再将抗血清（滤纸条）直接加（贴）在凝胶表面。孵育后，抗原与对应抗体特异结合形成沉淀带，经固定后将电泳凝胶放在洗脱液中漂洗，洗去游离的抗原或抗体，氨基黑染色后，将样品沉淀带与标准抗原沉淀带比较观察。

免疫固定电泳最常用于 **M 蛋白的鉴定**，此外免疫固定电泳也用于尿液中本-周蛋白的检测及 κ、λ 分型、脑脊液中寡克隆蛋白的检测及分型。

四、沉淀反应在医学检验中的应用

经典沉淀反应均可用于抗原抗体性质、效价、纯度及相对分子质量和浓度的分析，但因其具有诸多缺点无法克服，临床检测中此方法的应用逐渐减少。但随着现代科学技术的进步和不断发展，各种自动化分析仪的应运而生，使得基于沉淀反应的免疫浊度法及免疫电泳技术在科研和临床检测中得到广泛应用。

免疫浊度法目前主要用于蛋白质的测定，如血液中的**免疫球蛋白** IgG、IgM、IgA、κ 轻链、λ 轻链，**补体 C3、C4**，血浆蛋白，CRP，类风湿因子（RF）等；尿及脑脊液微量蛋白和半抗原（激素、毒物、治疗药物等）；以及血浆药物浓度的测定。

对流免疫电泳与火箭免疫电泳技术因存在电渗作用，目前已不推荐使用。免疫电泳可用于分析纯化抗原和抗体的成分及正常和异常免疫球蛋白的识别和鉴定，但其扩散时间长，影响因素多，结果较难分析。**免疫固定电泳技术**因其分辨力强、敏感度高，结果易于分析，目前常**用于鉴定迁移率相近的蛋白和 M 蛋白、免疫球蛋白轻链**，尿液、脑脊液等微量蛋白、游离轻链、补体裂解产物等，临床常用于 **M 蛋白的鉴定与分型**，并已列入临床实验室的常规检测工作。

历年考点串讲

免疫电泳技术应掌握其定义、影响因素、对流免疫电泳的定义、火箭免疫电泳定义、免疫电泳特点、免疫固定电泳的应用等。尽管该部分内容由于操作烦琐，临床应用较少，但考试频率不低，尤其是免疫固定电泳在 M 蛋白定性和分型中的作用。

历年常考的细节：

1. 免疫电泳技术是将凝胶内的沉淀反应与蛋白质电泳相结合的一项免疫检测技术，其实质是在直流电场中让抗原与抗体在凝胶中快速定向扩散。

2. 抗原与抗体特性、电场因素两方面的因素影响免疫电泳。对流免疫电泳是将双向琼脂扩散试验与电泳相结合的定向免疫扩散技术。火箭免疫电泳产生的峰高与抗原量呈正相关。

3. 用于 M 蛋白鉴定的蛋白电泳分离方法是免疫固定电泳。（2015）

4. 在使用免疫电泳时，为了排除 M 蛋白对轻链抗原决定簇与抗体结合的影响，防止轻链不能检出而误诊为重链病，通常加入的物质是 2-巯基乙醇。（2016）

5. 免疫电泳属于沉淀反应。（2016）

6. 单克隆抗体定性和分型的首选方法是免疫固定电泳。（2015）

第 7 单元　放射免疫技术

放射免疫技术是利用放射性核素可探测的灵敏性、精确性与抗原抗体反应的特异性相结合的一种免疫分析技术。该技术开创了体液微量物质定量分析的崭新领域，并为其他标记免疫分析奠定了基础。放射免疫技术是临床实验室的重要检测手段。放射免疫技术类型有放射免疫分析和免疫放射分析两类。

一、放射性核素

放射免疫分析常用的放射性核素有产生 γ 射线的 ^{125}I、^{131}I 和 ^{51}Cr 等，其中最常用的是 ^{125}I；产生 β 射线的 ^{3}H、^{14}C 和 ^{32}P 等，其中最常用的是 ^{3}H。

用于蛋白质标记的理想放射性核素应有以下特点：①放射性比活度（单位化学量标记物的放射性强度）高，灵敏度越高；②半衰期较长；③不应产生较强电离辐射，以利于保持标记蛋白的活性；④易于测定、标记技术简便等。

目前使用最多的放射性核素是 ^{125}I，其优点：①化学性质活泼，易采用化学基团取代反应，直接与蛋白质分子连接（标记）；②释放 γ 射线，易于测量；③半衰期长，约 60d、核素丰度（＞95%）及计数率方面均优于 ^{131}I；④不释放电离辐射强的 β 射线，对标记蛋白的活性影响小。

二、放射免疫分析

放射免疫分析（RIA）是利用放射性核素作为示踪物来检测反应体系中的抗原-抗体复合物的浓度，从而计算抗原含量的标记免疫技术。

（一）RIA 的特点

1. 突出优点是灵敏度高［可检测出 10^{-9}～10^{-12}g/L（ng～pg）超微量的目标物质］、特异性强（可分辨结构类似的蛋白质）、重复性好、样品及试剂用量小、操作方法易自动化和标准化。

2. 缺点是放射性核素具有放射性，对工作人员和环境易造成危害或污染。

（二）RIA 原理

利用一定量的放射性核素标记标准抗原（Ag*）与待测抗原（Ag）竞争性结合限量的诊断抗体，以测定待测抗原的性质和含量。

（三）RIA 测定方法的三个基本步骤

1. 反应　将标本（未标记抗原）先与定量的对应诊断抗体混合反应，然后加入定量放射性核素标记抗原（Ag*）进行竞争抑制结合反应。

2．分离　将标记抗原和抗体特异结合的复合物和未结合的游离标记抗原分离，常用分离方法有特异性的第二抗体法、或非特异性的聚乙二醇沉淀法、硫酸铵盐析法、活性炭吸附法等。

3．测定　用放射性计数仪测定沉淀物（Ag^*-Ab，即结合态 Ag^*）的放射性强度［单位：每分钟计数（cpm:counts per minute）］作为 B 值，测定离心后的上清液（游离态 Ag^*）放射性强度作为 F 值，计算反应参数 B/F 值或结合率 B/（B+F）值，查剂量反应标准曲线可计算待测抗原浓度。由于 B 值与待测抗原浓度成反比，F 值与待测抗原浓度成正比，因此 B/F 或 B/（B+F）值与待测抗原浓度成反比。

（四）RIA 的剂量反应曲线

将未标记标准抗原系列稀释，然后每支稀释管中均加入定量放射性核素标记抗原（Ag*）和定量的对应诊断抗体混合进行竞争抑制结合反应；反应后分别分离、测定并计算每一标准抗原稀释度的 B/F 值。以 B/F 值为纵坐标，以标准抗原浓度为横坐标，绘出标准剂量反应曲线。

三、免疫放射分析

（一）原理

免疫放射分析（IRMA），是用过量放射性核素标记抗体（Ab*）与待测抗原进行非竞争性免疫结合反应，再加入固相标准抗原吸附除去游离标记抗体，通过测定上清液（含 Ag-Ab*）的放射性强度来推算样品中待测抗原含量。

IRMA 反应是过量标记抗体与抗原非竞争性结合，因此其反应速度比 RIA 快。

（二）基本方法

用过量放射性核素标记抗体（Ab*）与待测抗原进行非竞争性免疫结合反应，反应式为 Ag+Ab*=Ag-Ab*+Ab*。待充分反应后，加入黏附在固相介质上的标准抗原特异结合游离标记抗体，离心沉淀后，测定上清液（待测 Ag-Ab*）的放射性强度，因放射性强度与待测抗原成正比，可推算出样品中待测抗原含量。

四、应用

由于放射免疫分析和免疫放射分析灵敏度高、特异性强、精密度高，常用于测定各种激素（如胰岛素、性激素、甲状腺素等）、肿瘤标志物（如 AFP 等）、药物（如巴比妥、氯丙嗪等）及其他微量蛋白质等，在医学检验中应用广泛。

历年考点串讲

放射免疫分析，尽管其灵敏度较高，但由于其放射性核素对人体和环境存在危害性，临床越来越被其他灵敏度较高的技术所替代。作为免疫标记技术的重要类型，与其他技术类型进行方法学比较方面，为高频考点。因此，应掌握放射免疫分析的特点、原理和应用；熟悉放射免疫分析的方法和剂量反应曲线、放射性核素的正确写法、放射免疫分析和免疫放射分析的区别及缩写形式。

历年常考的细节：

1．放射免疫测定敏感度高，交叉反应少，特异性强，重复性好，批间、批内误差小，用血量少，可用于小相对分子质量和大相对分子质量物质定量测定，对于极微量（ng 甚至 pg 水平）抗原的检测，首先可考虑使用。

2．放射免疫分析常用的免疫复合物分离方法有固相分离法、化学沉淀法、双抗体法、吸附法。

3. RIA为放射免疫分析，IRMA为免疫放射分析。

4. RIA基本原理是**抗原-抗体竞争性结合反应**，即待测Ag量与结合的*Ag-Ab复合物成反比。

5. ^{125}I标记放射免疫技术**标记方法简便**，易获得高比放射性标记物，测量方法简便，效率高，废弃物处理容易，^{3}H标记放射免疫技术与之相比的优点就是**半衰期长**。

6. 放射免疫分析中产生γ射线的放射性核素有^{125}I、^{131}I和^{51}Cr等，其中**最常用的是^{125}I**。（2015）

7. **放射免疫分析**用于肿瘤标志物和尿微量白蛋白的测定，也是目前国际上公认的检测抗dsDNA抗体的标准方法。

8. 放射免疫分析使用**定值血清**的目的在于评估每次试验的准确性。

9. RIA测定方法分三个基本步骤即反应、分离和测定，分离是指将抗原抗复物（B）和游离的抗原（F）分开。

10. 放射免疫技术类型中有RIA、IRMA、**放射受体分析**、**放射配体结合分析**等。（2017）

第8单元　荧光免疫技术

荧光免疫技术是将抗原抗体反应与荧光技术相结合而建立的一种免疫标记技术，具有高度特异性、敏感性和直观性。**荧光免疫技术是发展最早的免疫标记技术**，1941年美国科学家Coons等首次报道采用异硫氰酸荧光素标记肺炎球菌抗体，在荧光显微镜下检测小鼠组织切片中肺炎球菌荚膜多糖抗原。1958年，Riggs等合成了性能更加优异的异硫氰酸荧光素，并有Marshall等对荧光抗体的标记方法进行了改进。1960年，Goldstein通过改进纯化荧光抗体的方法，较好地解决了非特异性荧光染色的问题，从而使荧光免疫技术逐步推广应用。

经典的荧光免疫技术是以荧光素标记抗体对抗原进行定位染色，借助荧光显微镜观察标本片上荧光染色形态，从而判定是否存在待测抗原及其分布情况，该技术称为荧光抗体技术。20世纪70年代以来，荧光抗体技术不断完善，不仅可以检测抗原，亦可用于检测抗体，并且从原来仅限于检测固定标本拓宽到进行活细胞分类检测及多种细胞成分分析。在此基础上进一步发展出荧光免疫分析技术，可对液相中的抗原、抗体进行自动化定量检测，极大地拓展了荧光免疫技术的应用范围。

一、荧光基本知识

（一）荧光现象

化学物质吸收并储存外界能量（如光能、化学能）进入激发态后，在极短时间内从激发态回复到基态时，会以电磁辐射方式释放过剩能量，此能量可转化为相应波长的光，即荧光。荧光的波长大于激发光的波长。

（二）荧光技术中有关的概念和参数

1. *发射光谱*　即荧光分子的荧光光谱，指用固定波长的激发光激发样品时，检测仪器用不同检测光波长检测到的样品发射荧光的相对强度。

2. *激发光谱*　即荧光分子的吸收光谱，指用不同波长的激发光激发样品时，检测仪器用固定检测光波长检测到的相应荧光发射强度。

3. *荧光效率*　是荧光分子将吸收的光能转变成荧光的百分率，计算公式：

荧光效率=发射荧光的光量子数（荧光强度）/吸收光的光量子数（激发光强度）

4．荧光寿命　指荧光物质被激发后产生的荧光衰减到一定程度时所用的时间。根据不同荧光物质的荧光寿命不同，可用时间分辨荧光免疫测定来消除某些短寿命荧光的干扰。

5．荧光的猝灭　指在受到激发光较长时间照射后，荧光物质的荧光辐射能力发生减弱的现象。主要是受理化因素的影响，如紫外线照射、高温、苯胺、硝基苯、酚、I^-等。在荧光免疫分析中，一方面要避免沾染这些物质，并注意避光保存荧光物质；另一方面可利用荧光淬灭剂来消除非特异性荧光。如用硝基苯处理含荧光的油镜，用亚甲蓝、碱性复红、伊文思蓝或低浓度高锰酸钾、碘液等复染标本，可减弱非特异性荧光，使特异性荧光更加明显。

6．荧光偏振

$$P=(F_H-F_L)/(F_H+F_L)$$

式中，P 表示偏振度，F_H表示激发光起偏器和荧光检偏器的透射轴方向时测定的荧光强度，F_L是上述两者方向相互垂直时测定的荧光强度。

当 P=0 时，说明完全部偏振；P 在−1～+1 之间即为部分偏振。

（三）荧光物质

1．荧光色素（染料）　是能产生明显荧光并能作为染料使用的有机化合物。常用的荧光色素如下。

（1）异硫氰酸荧光素（FITC）：发出明亮的黄绿色荧光，最大吸收光波长为 490～495nm，最大发射光波长为 520～530nm。目前 **FITC 应用最广**。

（2）四乙基罗丹明（RB200）：呈橘红色荧光，最大吸收光波长为 570nm，最大发射光波长为 595～600nm。

（3）四甲基异硫氰酸罗丹明（TRITC）：呈橙红色荧光，最大吸收光波长为 550nm，最大发射光波长为 620nm。

（4）藻红蛋白（PE）：呈明亮的橙色荧光。常用 B-藻红蛋白（B-PE）和 R-藻红蛋白（R-PE）。

B-PE 的最大吸收光波长为 546/565nm，最大发射光波长为 575nm。

R-PE 的最大吸收光波范围在 490～565nm，最大发射光波长为 578nm。R-PE 在 488nm 处光吸收率为 565nm 处的 75%，说明 PE 与 FITC 可以有效共用 488nm 激发光。利用这一特性，且 R-PE 的荧光颜色与 FITC 的翠绿色荧光对比鲜明，所以 R-PE 与 FITC 可用于对抗体或配体双标记。

2．其他荧光物质

（1）酶作用后产生荧光的物质：某些化合物本身无荧光效应，一旦经酶作用便形成具有强荧光的物质。例如，β-半乳糖苷酶可催化 4-甲基伞酮-β-D 半乳糖苷分解成 **4-甲基伞酮**，后者可发出荧光，激发光波长为 360nm，发射光波长为 450nm。碱性磷酸酶的底物 4-甲基伞酮磷酸盐和辣根过氧化物酶的底物对羟基苯乙酸等，亦具有荧光底物的性质，可用于荧光酶免疫分析。

（2）镧系螯合物：某些 3 价稀土镧系元素如铕（Eu^{3+}）、铽（Tb^{3+}）、铈（Ce^{3+}）等的螯合物，经激发后也可发射特征性的荧光。

其中，Eu^{3+}螯合物由于激发光波长范围宽，发射光波长范围窄，荧光衰变时间长，最适合用于分辨荧光免疫测定，应用最为广泛。

二、荧光抗体的制备

（一）抗体要求

特异性高，亲和力高，经纯化后不应含有针对标本中正常组织的抗体。

（二）荧光素要求

具有能与待标记蛋白质分子形成共价键的化学基团；与抗体（或抗原）结合后不影响其特异性结合；荧光效率高，蛋白质标记的荧光素需要量少；荧光色泽与组织的背景色泽对比鲜明；标记方法简单、安全无毒、易于保存。

（三）荧光素标记抗体的方法

以 FITC 标记为例，抗体蛋白的自由氨基与 FITC 的异硫氰基在碱性溶液中形成硫碳酰胺键，使抗体与 FITC 结合形成荧光抗体，常用的荧光抗体标记方法有**搅拌法**和**透析法**。

（四）标记抗体纯化

去除游离荧光素常用透析法或凝胶柱层析法，去除过多结合荧光素的抗体常用离子交换层析法。

（五）荧光抗体鉴定

1. 荧光素与蛋白质的结合比率（F/P）　将荧光抗体稀释至 $A_{280}\approx1.0$，分别测读 A_{280}（蛋白质特异吸收峰）和标记荧光素的特异吸收峰，按公式计算。

$$(\text{FITC})\ F/P=2.87\times A_{495}/(A_{280}-0.35\times A_{495})$$

$$(\text{RB200})\ F/P=A_{515}/A_{280}$$

F/P 值越高，说明抗体分子上结合的荧光素越多，反之则越少。一般用于**固定标本**的荧光抗体以 F/P=1.5 为宜，用于**活细胞染色**的以 F/P=2.4 为宜。

2. 确定抗体工作浓度　将荧光抗体自 1∶256～1∶4 倍比稀释，分别对切片标本做荧光抗体染色。以能清晰显示特异荧光、且非特异染色弱的最高稀释度为荧光抗体工作浓度。

3. 抗体效价　抗体效价常用双向琼脂扩散法进行滴定，效价＞1∶16 者较为理想。

（六）荧光抗体的保存

荧光抗体的保存既要防止抗体失活，又要防止荧光淬灭。最好小量分装并注意避光，在 4℃中可保存半年以上，-20℃可保存 2～3 年。真空干燥后可长期保存。稀释后的抗体不宜长期保存，在 4℃可保存 1～3 天。

三、免疫荧光显微技术

（一）标本的制作

常见临床标本主要有组织、细胞（包括单层细胞培养）和细菌三大类。制作方法：细胞或细菌可制成涂片，组织标本可制作成切片（厚度≤10μm）或印片。

（二）荧光抗体染色

1. 染色一般步骤　在已固定的标本上滴加经适当稀释的荧光抗体；置湿盒内，一般在 25～37℃温度下温育 30min，不耐热抗原以 4℃过夜为宜；用 PBS 充分洗涤，干燥。

2. 染色类型

（1）直接法：将荧光抗体直接滴加于标本上，使之与抗原发生特异性结合。主要优点是**特异性高，非特异荧光染色因素少**。

（2）间接法：既可检测未知抗原，也可检测未知抗体。检测未知抗原：先将针对抗原的特异诊断抗体（第一抗体，IgG）直接滴加于标本上，作用后洗涤，再加针对第一抗体的荧光抗抗体（第二抗体，抗人 IgG-Ab）。检测未知抗体：将待测血清（第一抗体）加在已知抗原标本片上，作用后洗涤，再加针对第一抗体的荧光抗抗体。本法敏感性高于直接法，而且在不同抗原的检测**中只需应用一种荧光抗体**。

（3）双标记法：对同一标本，用 FITC 与罗丹明（或藻红蛋白）分别标记不同的抗体做荧光染色。在有**两种相应抗原**存在时，可同时见到黄绿和橙红两种荧光色泽。

（4）补体结合法：在加第一抗体的同时也加入补体（多用豚鼠补体），抗体与抗原特异性结合后可固定补体，再用荧光标记的抗补体抗体进行示踪。本法**只需一种抗体**，且敏感度高，但易出现非特异性染色。

（三）荧光显微镜检查

经荧光抗体染色的标本，需要在荧光显微镜下观察。最好在染色当天即做镜检，以防荧光消退，影响结果。阳性细胞的数量和荧光强度均可作为荧光显微镜检查的定量或半定量的指标。

四、荧光免疫分析

除了荧光显微技术外，荧光免疫技术还包括荧光免疫分析技术。荧光免疫分析技术是将抗原抗体反应与荧光物质发光分析相结合，用荧光检测仪测定抗原-抗体复合物中特异性荧光强度，对液体标本中微量或超微量物质进行定量测定。常用技术有时间分辨荧光免疫测定、荧光偏振免疫测定和荧光酶免疫测定等。详见本部分 18、19 单元的流式细胞分析、免疫自动化分析部分有关内容。

历年考点串讲

免疫荧光技术在临床应用中越来越多，尤其是在免疫荧光显微技术及流式细胞分析技术的应用。应重点复习荧光基本知识中的荧光现象、常见的荧光物质、荧光抗体的制备技术、荧光显微技术等知识点。

历年常考的细节：

1. 标记免疫技术中**发展最早**的是荧光免疫技术。（2017）
2. 常用的荧光色素有异硫氰酸荧光素（FITC）、四乙基罗丹明（RB200）、四甲基异硫氰酸罗丹明（TRITC），目前 **FITC** 应用最广。（2016）
3. 荧光素是**直接**参与发光反应的标记物。（2017）
4. 荧光显微镜的结构中，与普通光学显微镜相同的是**物镜**，不同的是光源、滤板、聚光器、目镜。（2017）
5. 抗体的荧光素标记中，蛋白质荧光标记方法常用搅拌法和透析法，标记抗体纯化：去除游离荧光素常用**透析法或凝胶柱层析法**，去除过多结合荧光素的抗体常用离子交换层析法，抗体效价常用双向琼脂扩散法进行滴定，效价>1∶16 者较为理想。
6. 能作为荧光物质的是异硫氰酸荧光素、四乙基罗丹明、4-甲基伞酮-β-D-半乳糖苷、镧系螯合物等。**四甲基联苯胺**不能作为荧光物质，而是酶的显色底物。（2016）
7. 荧光免疫组织化学技术与酶免疫组织化学技术比较，具有的优点是利用不同荧光素标记的抗体**可同时检测多种抗原**。（2016）

第 9 单元　酶免疫技术

酶免疫技术是用酶标记抗体（或抗原）与检测标本中的相应抗原（或抗体）特异性结合，利用酶催化底物反应的生物放大作用显示免疫复合物的存在，提高检测抗原-抗体复合物敏感性的一种免疫标记技术。酶免疫技术包括酶免疫组化技术和酶免疫测定。

一、酶免疫技术的特点

（一）常用酶

1. 辣根过氧化酶（horseradish peroxidase，HRP）　来源于蔬菜植物辣根中，分子质量为 44kDa，是由无色的糖蛋白（主酶）和亚铁血红素（辅基）结合而成的复合物。辅基是酶的活性基团，最大吸收峰波长在 403nm 处；而主酶则与酶活性无关，最大吸收峰波长在 275nm 处。通常 HRP 的纯度用**纯度数**（reinheit zahl, RZ）表示，它是以 HRP 分别在 403nm 和 275nm 处的吸光度比值来表示。**用于酶免疫技术中的 HRP，其 RZ 值应大于 3.0**。RZ 值仅表示血红素基团在 HRP 中的含量，并非表示 HRP 制剂的真正纯度，而且 RZ 值高的 HRP 未必酶活性也高，RZ 值与酶活性无关。酶活性以单位 U 表示：即 1min 将 1μmol 底物转化为产物所需的酶量。酶变性后，RZ 值不变，但活性降低，因此使用酶制剂时，酶活性单位比 RZ 值更有价值。强酸是 HRP 的强烈抑制剂，通常在酶免疫测定时采用强酸（硫酸）作为反应终止剂。此外，为防止酶的失活，应避免使用叠氮钠作为酶标复合物的防腐剂。

HRP 是目前在 ELISA 中应用最为广泛的标记酶，主要是因为其一方面易于提取，价格相对低廉；另一方面其性质稳定，易于保存，与抗原抗体偶联后活性较少受到影响。

2. 碱性磷酸酶（alkaline phosphatase，ALP）　是一种磷酸酯水解酶，可以从大肠杆菌或小牛肠黏膜中提取，但两种来源的 ALP 理化性质存在差异。大肠杆菌来源的 ALP 分子质量为 80kDa，酶作用最适 pH 为 8. 0；肠黏膜来源的 ALP 分子质量为 100kDa，最适 pH 为 9. 6，活性高于大肠杆菌来源的 ALP。

ALP 用于酶免疫技术时必须注意，含磷酸盐的缓冲液对酶有抑制作用。由于酶免疫技术中所用的温育和洗涤缓冲液一般均为磷酸盐缓冲液（PBS），含有相对高浓度的磷离子（15mmol/L），对 ALP 有很强的抑制作用。尽管最终显色反应的底物在另一种缓冲液中，但之前残留的 PBS 足以抑制酶大约一半的活性。因此，如果试剂盒注明标记酶为 ALP，则温育和洗涤缓冲液不宜使用 PBS 缓冲液。

在酶免疫分析中，采用 ALP 及其底物系统，其灵敏度一般高于 HRP 及其底物系统，空白值较低。但由于 ALP 较难获得高纯度的制剂，稳定性较 HRP 差，价格较 HRP 高，制备酶结合物时产率较 HRP 低等原因，其应用不如 HRP 普遍。

3. β-半乳糖苷酶（β-galactosidase，β-Gal）　是一种来源于大肠杆菌的四聚体蛋白，分子质量约 540kDa，最适 pH 为 6.0～8.0。由于人类血液标本中缺乏此酶，以其制备的酶标记物在测定时不易受到内源性酶的干扰，特异性较强，故常用于均相酶免疫测定中。

（二）常用酶的底物

1. HRP 的底物　HRP 催化的反应式：$DH_2+H_2O_2 \rightarrow D+2H_2O$，在反应中，$H_2O_2$ 是受氢体底物，DH_2 是无色的供氢体底物，在 HRP 的催化下脱氢而显色。在 HRP 催化反应中，受氢体具有较高的专一性，除 H_2O_2 外，仅作用于小分子醇过氧化物和尿素过氧化物。而作为供氢体的底物较多，常用的有以下几种：

（1）邻苯二胺（OPD）：被认为是 HRP 最为敏感的色原底物之一。OPD 在 HRP 作用下，显橙黄色，硫酸（或盐酸）终止反应后呈棕黄色，最大吸收峰波长为 492nm。OPD 是酶联免疫吸附试验（ELISA）中最早应用的底物，但其存在明显缺陷，如应用液稳定性差，需在配制后 1h 内使用；易变色，显色反应过程要避光；而且有潜在的致癌性。由于 OPD 的不稳定性，现在的商品试剂盒中，OPD 多为片剂或粉剂，临用时再溶解于相应的缓冲液中。

（2）四甲基联苯胺（TMB）：是一种优于 OPD 的新型 HRP 底物。TMB 经 HRP 作用后呈现蓝色，加入硫酸终止反应后，变为黄色，最大吸收峰波长为 450nm。TMB 具有稳定性好、呈色过程无须避光、无致癌性等优点，目前已成为 ELISA 中最常用的底物。其缺点是水溶性相对较差。

商品 ELISA 试剂盒中，TMB 色原底物常为配好的 A 和 B 两种液态试剂，其中一种是一定浓度的过氧化氢溶液；另一种为 TMB 溶液。鉴于过氧化氢、TMB 在溶液中相对不稳定的特点，因此在使用 ELISA 试剂盒时，如发现底物 A 和 B 出现颜色，或两者各取 1 滴混合后显色，说明试剂盒的底物溶液已经变质或已被污染，必须废弃。

（3）其他：5-氨基水杨酸（5-ASA）和 ABTS［2，2′-azino-bis（3-ethyl-benzthiazoline-6-sulfonic acid）］也是 HRP 常用的底物。

2．ALP 的底物　常用**对-硝基苯磷酸酯**（p-NPP），p-NPP 经 ALP 作用后的产物为**黄色对硝基酚**，最大吸收峰波长为 **405nm**。由于碱性条件下对硝基酚光吸收增强，且可使 ALP 失活，因此常用 **NaOH 作为反应终止剂**。

3．β-Gal 的底物　常用 4-甲基伞形酮-β-D-半乳糖苷（4MUG）作为底物，酶促反应后，生成高强度荧光物质 **4-甲基-伞形酮**（4-MU），其灵敏度较 HRP 系统高出 30～50 倍，但测量时需要荧光检测仪。

二、酶标记抗体或抗原

酶标记的抗体或抗原称为酶结合物，制备抗体酶结合物的方法常用**戊二醛交联法**和**过碘酸盐氧化法**。

（一）戊二醛交联法

戊二醛可以使酶与蛋白质的氨基偶联，方法有一步法和二步法。

1．一步法　HRP 与 Ig 在戊二醛的作用下同时反应连接，一步法操作简便、有效，而且重复性好。缺点是交联时分子间的比例不严格，大小也不一，影响效果。

2．二步法　先将 HRP 与戊二醛作用，形成 HRP-戊二醛结合物，然后透析除去多余的戊二醛，在 pH 9.5 缓冲液中再与 Ig 作用而形成酶标抗体。此法的效率可高于一步法 10 倍左右。

（二）改良过碘酸钠法

此法是目前用于 HRP 标记抗体或抗原的最常用方法。过碘酸钠可将与酶活性无关的多糖羟基氧化为醛基，后者与抗体蛋白中的游离氨基结合形成 Schiff 碱，再加入硼氢化钠还原后，即生成稳定的酶标记物。为防止酶蛋白分子中氨基与醛基发生自身偶联反应，标记前需用 2，4-二硝基氟苯（DNFB）封闭酶蛋白分子中残存的 α-氨基和 ε-氨基。改良过碘酸钠法酶标记物产率较戊二醛法高出 3～4 倍。

三、固相载体

除均相酶免疫测定外，各种非均相酶免疫测定最终都需要分离游离酶标记物和结合酶标记物。固相抗体或抗原就是将抗体或抗原结合到固相载体的表面，是非均相酶免疫测定中将游离酶标记物和结合酶标记物迅速分离的最常用方法。因此，对固相材料和固相方法的选择是酶免疫测定的基础。

（一）固相载体的要求

固相载体需具备以下条件：①结合抗体或抗原的容量大；②可将抗体或抗原牢固地结合在其表面，经长期保存和多次洗涤不易脱落；③不影响所固定的抗体或抗原的免疫反应性，而且为使反应充分进行，其活性基团最好朝向反应溶液；④固相方法简便易行，快速经济。

（二）固相载体的种类和选择

1．塑料制品　一般有聚苯乙烯、聚氯乙烯等。目前国内一般均使用**聚苯乙烯塑料**，此种材料具有很好的光透性核蛋白吸附能力，且很容易加工成试管、微孔板、微球珠、膜等形状，价格低廉。抗体或抗原以非共价键或物理吸附方式结合到此载体上。最常用的固相载体是微量反应板，因为通常用于 ELISA 测定，亦称 ELISA 板，通用的 ELISA 板为 8×12 的 96 孔样式，为方便使用，现在也提供 8 孔或 12 孔反应条以供少量样品测定。

ELISA 板的优点是便于批量样本测定，并可在特定的比色仪上迅速测定结果，易于自动化仪器配套使用，有利于 ELISA 操作步骤的标准化。这种固相载体的主要缺点是抗体（抗原）结合容量不高、固相抗体（抗原）吸附不均一且相对容易脱落、孔间变异大、重复性差，从而影响测定的结果。目前，采用非共价键和化学偶联共价吸附方法进行抗原或抗体的固相化可克服上述缺点。

2．微粒　此类固相载体是由聚苯乙烯高分子单体聚合成的微球或颗粒，其直径多为微米或纳米数量级。由于微粒带有能与蛋白结合的功能基团，易与抗原（或抗体）形成化学偶联，且结合容量大。此外，固相微粒在反应时，可均匀地分散于整个反应溶液中，反应速度快。

近年来，开发出的新型磁性微球，其由三部分组成，核心是金属颗粒（Fe_2O_3、Fe_3O_4），中间层位均匀包裹的聚苯乙烯，最外层是含有结合基团（如氨基、羧基、羟基等）的功能基层，可与抗体或抗原偶联，形成免疫磁性微球。此类载体普遍应用于自动化程序较高的荧光酶免疫测定和化学发光酶免疫测定等新技术中。

3．膜载体　常用硝酸纤维素膜（NC）、PVDF 膜、玻璃纤维素膜、尼龙膜等微孔滤膜。它是通过非共价键吸附抗体（或抗原），吸附能力较强。如 NC 膜对大多数抗体（抗原）的吸附率接近 100%。当样品量很少时（＜1μl），也能完全吸附，故已广泛应用于定性或半定量斑点 ELISA 的固相载体。详细使用见 12 单元。

（三）包被与封闭

1．包被（coating）　将抗原或抗体固相化的过程称为包被，由于载体的不同，包被方法亦不同。目前普遍使用的是聚苯乙烯载体，通常将抗体或抗原溶于缓冲液中，常用 pH9.6 的碳酸盐缓冲液。加入 ELISA 板孔中，4℃过夜或者 37℃2h。包被好的固相载体可在 4 ℃置一段时间（6 个月以上）而不失去免疫活性。包被的蛋白浓度不宜过高，以免过多的蛋白分子在固相载体表面形成多层聚集，洗涤时容易脱落，影响免疫复合物的稳定性和均一性。因此，用于包被的抗体或抗原的浓度需要预实验筛选确定。

2．封闭（blocking）　由于包被过程中固相载体表面不能被抗体或抗原蛋白完全覆盖，试验过程中加入的血清标本及酶结合物中的蛋白也会部分地非特异性吸附于固相载体表面，最终导致非特异性显色而本底偏高。为避免该现象，需用 1%～5%的牛血白蛋白或 5%～20%小牛血清再包被 1 次，消除此干扰，此过程称为封闭。

为避免由于免疫吸附剂（抗原或抗体）浓度过低而不能完全覆盖固相载体表面，可能使其后加入的血清标本和酶结合物中的蛋白质也吸附于固相载体表面，产生非特异性显色而导致本底偏高，因此在包被后常用 1%～5%牛血清白蛋白包被一次，以消除这种干扰。这一过程称为封闭。

四、酶免疫技术的分类

酶免疫技术包括酶免疫组化技术（EIHCT）和酶免疫测定（EIA）。

（一）酶免疫组化技术

用于组织切片或其他标本中抗原或抗体的定位；如酶作用的产物电子密度发生一定的改变，则可用电子显微镜观察，称为酶免疫电镜技术。

（二）酶免疫测定（EIA）

用于液体标本中抗原或抗体的测定。根据抗原抗体反应后是否需要分离结合酶标记物与游离酶标记物而分为均相酶免疫测定和异相酶免疫测定。

1．均相酶免疫测定　均相酶免疫分析是利用酶标记物与相应的抗原或抗体结合后，标记酶的活性会发生改变的原理，可以在不将结合酶标记物和游离酶标记物分离的情况下，通过测定标记酶活性的改变，从而确定抗原或抗体的含量。均相酶免疫测定主要用于药物和小分子物质，如激素等半抗原的检测。均相免疫分析的优点适合于自动化测定，但反应中被抑制的酶活力较小，需用高灵敏度的光度计测定，反应的温度亦需严格控制，其应用相对局限。最早取得临床实际应用的均相酶免疫分析是酶放大免疫分析技术，随着新的均相酶免疫试验的发展，目前，最为成功的是**克隆酶供体免疫分析技术**。

（1）酶放大免疫分析技术（enzyme-multiplied immunoassay technique，EMIT）：属于竞争结合分析方法，其基本原理是将标准半抗原与酶结合成酶标半抗原，半抗原与酶活性均不变。当酶标半抗原与相应抗体特异结合后，由于半抗原与抗体接触太紧密，使抗体分子在酶活性中心形成空间位阻，阻隔酶与其底物结合，标记酶的活性被抑制。当样品中的待测半抗原与标准半抗原同质时，待测半抗原与酶标半抗原竞争结合抗体，待测半抗原浓度越高，游离的酶标半抗原就越多，酶活性就越高，即反应后酶活性与标本中的半抗原量成正比。

由于在抗原抗体反应后，如果结合态标记酶失去活性，就不需要分离结合态酶（Ag–Ab–E）与游离态酶（Ab–E 或 Ag–E），直接测定游离态酶的活性变化，即可推算出标本中的 Ag 含量。

（2）克隆酶供体分析免疫分析（cloned enzyme donor immunoassay，CEDIA）：原理是 β–D–半乳糖苷酶是由四个相同亚基组成的四聚体，基因重组技术科分别表达 β–D–半乳糖苷酶的两种片段，大片段称为**酶受体**（enzyme acceptor，EA），小片段称为**酶供体**（enzyme donor，ED）。单独的 EA 和 ED 均无酶活性，但在一定条件下可自动装配成亚基，并聚合成具有酶活性的四聚体。CEDIA 即是用 ED 标记抗原，标本中的抗原和 ED 标记抗原与特异性抗体竞争性结合，反应平衡后，游离 ED 标记抗原与 EA 结合，形成具有活性的酶，加入底物测定酶活力，酶活力大小与标本中抗原含量呈正相关。

2．*异相酶免疫测定*　异相酶免疫分析的基本原理是抗原抗体反应平衡后，需采用适当的方法分离游离酶标记物和结合酶标记物，然后对底物的显色程度进行测定，再推算出样本中待测抗原（或抗体）的含量。依据测定方法是否使用固相支持物，分为**液相**和**固相**酶免疫分析（如 ELISA）。

（1）液相酶免疫分析：液相免疫分析主要用于测定样本中极微量的短肽激素和某些药物等小分子半抗原，其灵敏度可达 ng 至 pg 水平，与放射免疫方法相近。因酶标记物具有更好的稳定性，且无放射性污染，故近年有取代放射免疫方法的趋势。

液相免疫分析根据样品抗原加样顺序及温育反应时相不同，有**平衡法**和**非平衡法**两种。前者是将待测抗原（或标准品）、酶标记抗原及特异性抗体相继加入反应体系后，进行一次性温育；待反应达到平衡后，再加分离剂，经离心沉淀后，弃去上清（含未与抗体结合的游离酶标记抗原），测定沉淀物（酶标记抗原抗体复合物）中酶活性，根据底物呈色光密度（OD）值绘制标准曲线，即可测得样品中待测抗原的含量。非平衡法则是先将待检抗原（或标准品）与抗体混合反应达平衡，然后加入酶标记抗原继续温育一段时间，最后分离、测定步骤（同平衡法）。一般而言，**非平衡法可提高分析测定的灵敏度**。

（2）固相酶免疫分析（见 ELISA 部分）。

五、酶联免疫吸附试验（ELISA）

1971 年瑞典学者 Peter Perlmann 和 Eva Engvall、荷兰学者 Anton Schuurs 和 Bauke Van Weemen 分别独立报道了一种新的固相酶免疫分析技术，这种新技术被称为酶联免疫吸附试验（ELISA）。作为一种非常简便的分析方法，该新技术迅速应用于各种生物活性物质及标志物的临床检测，并逐步取代了放射免疫分析。

（一）基本原理

将抗原（或抗体）吸附在聚苯乙烯反应板（固相载体表面）上后，加入酶标抗体（或酶标抗原）与相应抗原（或抗体）特异结合，使酶也结合到载体上，洗去游离的酶标抗体（或酶标抗原），加入底物显色，根据颜色有无和深浅进行定性或定量分析。

（二）ELISA 方法类型及其反应原理

在 ELISA 测定方法中三种必要的参与物是固相抗原（或抗体）、酶标记抗原（或抗体）和底物。

1. 检测抗原的方法

（1）双抗体夹心法：固相未标记诊断抗体与待检抗原反应后，加酶标诊断抗体，反应后加底物显色。颜色深浅与待测抗原量呈正相关。

（2）双位点一步法：应用针对同一抗原分子上的两个不同抗原决定簇的单克隆抗体，分别作为固相抗体和酶标抗体，在测定时可同时加入标本和酶标抗体（两步并作一步）。显色反应后颜色深浅与待测抗原量呈正相关。但要注意，如果标本中抗原含量过高，会出现钩状效应（hook effect），可能影响结果的准确性。为避免钩状效应，可将样本稀释后再加样。

（3）竞争抑制法：竞争法可用于测定抗原，也可用于测定抗体。以测定抗原为例，待测抗原和酶标抗原竞争结合固相抗体，结合于固相的酶标抗原量与待测抗原的量成反比，显色反应后颜色深浅与待测抗原量呈负相关。

2. 检测抗体的方法

（1）间接法测抗体：固相已知标准抗原与待检抗体反应后加酶标羊抗人 IgG 抗体（抗抗体），反应后加底物显色。颜色深浅与待测抗体量呈正相关。

（2）双抗原夹心法：同双抗体夹心法检测抗原的技术原理类似，用已知标准抗原分别制备固相抗原和酶标抗原结合物，即可测定标本中的未知抗体。

（3）竞争抑制法：抗体检测的竞争法，常用于抗原材料中含有难以去除的杂质、不易获取足够的纯化抗原或抗原性质不稳定时，可采用此种方法。目前临床常用于 HBcAb 和 HBeAb 的检测。HBeAg 较 HBcAg 仅多 29 个氨基酸，HBeAg 很容易转化成 HBcAg，在检测 HBeAb 时会导致测定误差，因此对此类抗体的检测都采用竞争法。以检测 HBcAb 为例，其原理如下。

HBcAb 的竞争法：先将核心抗原包被在固相载体上形成固相抗原，然后加入待测标本和酶标记的特异性核心抗体。此时，待测标本中的 HBcAb 与酶标记的 HBcAb 竞争性地与固相载体上的核心抗原结合。温育后洗涤，加入底物显色。显色强弱与待测标本中的 HBcAb 的含量呈负相关。

抗体的竞争法测定不同于具有单个抗原决定簇的小分子抗原竞争法，其测定的可靠性主要受竞争抗体的特异性和亲和力影响。竞争抗体与待测抗体的特异性及亲和力越接近，则测定可靠性越高。但竞争用的抗体均为相应抗原免疫动物所得，与机体感染后产生的抗体肯定存在差异。因此，目前 HBeAb 和 HBcAb 的临床检测中，常出现难以解释的结果，这与方法学固有的缺陷有关。

（4）捕获法：又称反向间接法，主要用于血清中特定抗体 Ig 类别的测定，目前最常用于病原体急性感染诊断中的 IgM 类抗体的检测。由于血清中针对某抗原的特异性 IgM 和 IgG 抗体同时存在，IgG 可干扰 IgM 的测定。

捕获法的工作原理：首先将针对 IgM 的第二抗体（如羊抗人 μ 链抗体）包被于固相载体，形成固相抗体。加入待测标本后，标本中所有的 IgM（包括特异和非特异的）即可被固相抗体捕获。第二步加入特异性抗原，其与固相载体上捕获的 IgM 特异性结合，再加入针对特异性抗原的酶标抗体，形成固相抗 μ 链抗体-IgM-抗原-酶标抗体复合物。最后加入底物显色，即可测得待测标本中抗原特异性 IgM 的含量。

该类方法注意 RF（IgM 类）及其他非特异性 IgM 的干扰。RF（IgM）能与固相载体上的抗人 μ 链抗体结合，并可与随后加入的酶标记抗体（动物源性 IgG）反应，从而出现假阳性反应。而非特异性 IgM 在第一步温育中可与特异性 IgM 竞争结合固相抗体，从而会影响测定的灵敏度。因此使用捕获法检测 IgM 时，一般都要对临床标本进行相应稀释。标本稀释后，对含量较高的特异性 IgM 在一定稀释度后影响较小。

某些病原体如 HBV 的慢性感染阶段，IgM 类特异性抗体也持续存在，只是滴度较低。如不对血清标本进行稀释而直接测定，即便没有非特异性 IgM 的干扰，阳性结果也没有急性感染的诊断价值。

六、酶免疫测定的应用

由于酶免疫分析技术具有较高的特异性和敏感性、操作简便，以及试剂稳定、对环境没有污染等特点，已成为临床免疫检验中的常用技术。目前多用于可溶性抗原抗体系统的检测，随着市场上各种满足质量要求的商品试剂盒及自动或半自动酶标检测仪的不断问世，酶免疫分析技术得到了不断发展和普及。

均相酶免疫分析主要用于药物、激素等小分子半抗原物质的检测。异相酶免疫分析中的ELISA 广泛应用于多种传染病的实验室诊断，在病毒学检测中应用于病毒性肝炎、风疹病毒、疱疹病毒、轮状病毒等的检测；在细菌学检测中应用于结核分枝杆菌、幽门螺杆菌等细菌的测定。ELISA 亦可用于一些蛋白质的检测，如各种免疫球蛋白、补体、肿瘤标志物等。

由于酶免疫分析技术是基于抗原抗体特异性反应的原理，因此该技术具有一定的局限性。如检测抗原，要求抗体是特异性的，待测抗原必须存在能与抗体结合的抗原决定簇。如果基因突变导致某些位点的不表达或异常表达，或者结合位点因为某些原因被封闭或阻断，将会影响抗体与抗原的结合。如检测抗体，则要求所包被的抗原应尽可能包含所有的特异性抗原决定簇，同时又尽可能不含非特异性成分，这些影响测定结果的因素往往由于技术水平的限制而难以完全避免。因此，实验中存在不同程度的假阳性或假阴性结果。但随着酶免疫技术的不断发展和进步，可以将这些方法上的不足之处降至最低。

历年考点串讲

应重点掌握酶免疫技术的概念、酶免疫技术的分类、酶经常作用的底物、辣根过氧化物酶（HRP）的示踪原理、戊二醛交联法制备抗体酶结合物的原理、酶联免疫吸附试验的原理、固相载体的分类及各自的优点、ELISA 检测方法的类型、斑点酶免疫吸附试验的原理和过程等知识点。过碘酸盐氧化法制备抗体酶结合物、固相载体的封闭、异相酶免疫测定的原理、免疫印迹的三个步骤应该熟悉。

历年常考的细节：

1. ELISA 标记酶必须具备的特异性包括有可与抗原、抗体结合的基团；标记抗原后，酶活性保持稳定；酶催化底物反应生成的信号易于测定，重复性好；标记抗原后，不影响抗原的免疫活性。（2016）

2. 在 ELISA 中，经常作为辣根过氧化物酶（HRP）的供氢体底物有邻苯二胺（OPD）、四甲基联苯胺（TMB）和 ABTS，最常用的是邻苯二胺。

3. ELISA 中三类固相载体分别是聚苯乙烯、聚氯乙烯和微孔滤膜。聚苯乙烯因其吸附能力强、光洁度好、成本低等优点，所以最常用。（2015）

4. 在 ELISA 测定方法中三种必要的参与物是固相抗原（或抗体）、酶标记抗原（或抗体）和底物。各类 ELISA 检测方法原理，如双抗体夹心法原理：固相未标记诊断抗体与待检抗原反应后，加酶标诊断抗体，反应后加底物显色。颜色深浅与待测抗原量呈正相关。

5. ELISA 双位点一步法中，如果标本中抗原含量过高，会出现钩状效应（hook effect），可能影响结果的准确性。为避免钩状效应，可将样本稀释后再加样。（2015、2017）

6. HRP 标记抗体或抗原，最常用的方法是改良过碘酸钠法。（2017）

7. ELISA 间接法测人血清抗 HBs 抗体，是应用酶标记抗人 IgG 测抗体。（2016）

8. 斑点-ELISA 的特点是在一张硝酸纤维素膜条上点有多种抗原，可同时获得对多种疾病的诊断结果。免疫印迹法分三步进行，即样品蛋白 SDS-聚丙烯酰胺凝胶电泳、电转移和酶免疫定位。

第 10 单元　化学发光免疫分析技术

化学发光免疫分析是将发光物质标记抗原或抗体进行反应，发光物质在反应剂激发下生成激发态中间体，当激发态中间体回到基态时发射出光子，用自动发光分析仪接收光信号，通过测定光子的产量，反映样品中抗体或抗原的含量。具有免疫反应的特异性，还有发光反应的高敏感性。自从 Schroder 和 Halman 在 20 世纪 70 年代末用化学发光免疫分析测定甲状腺素（T_4）以来，发光免疫分析技术发展很快。尤其是近年来，随着吖啶酯类、鲁米诺类发光剂的广泛应用，以及超弱检测技术的发展，进一步推动了免疫技术的进步，极大地丰富了化学发光免疫分析技术的内涵，使之成为医学和生物学研究领域中重要的检测手段。

一、发光的分类

物质由电子激发态迁回到基态时，释放出的能量表现为光的发射，称为发光。分为光照发光、生物发光和化学发光 3 种类型。

（一）光照发光

光照发光是指发光剂（荧光素）经能量较高的短波长入射光照射后，电子吸收能量跃迁至激发态，在其回复至基态时，释放出能量较低波长的可见光（荧光）的过程。

（二）生物发光

生物发光是指发生在生物体内的发光现象，如萤火虫的发光，反应底物为萤火虫荧光素，在荧光素酶的催化下，利用 ATP 能，生成激发态氧化型荧光素，它在回复到基态时，多余的能量以光子的形式释放出来。其实质就是生物体内的化学发光。

（三）化学发光

化学发光是指伴随化学反应过程所产生的光发射现象。发光剂在化学反应时，吸收了反应过程中的化学能，使反应的产物分子或中间态分子中的电子跃迁至激发态，当电子从激发态回复到基态时，以发射光子的形式释放出能量，这一现象称为化学发光。

二、化学发光剂

在化学发光反应中参与能量转移并最终以发射光子的形式释放能量的化合物，称为化学发光剂或发光底物。能作为化学发光剂的有机化合物必须满足的条件：①发光的量子产率高；②其物理-化学特性要与被标记或测定物质相匹配；③能与抗原或抗体形成稳定的偶联结合物；④其化学发光常是氧化反应的结果；⑤在所使用的浓度范围内对生物体没有毒性。

化学发光剂与抗原或抗体的标记有碳二亚胺缩合法、过碘酸钠氧化法、重氮盐偶联法等。

（一）直接化学发光剂

不需要酶的催化作用，直接参与发光反应。传统的直接化学发光标记物有鲁米诺（luminol）和吖啶酯（acridinium ester，AE）。但由于鲁米诺作为酶促反应化学发光剂优于直接标记发光，故**吖啶酯是目前常用的直接标记发光剂**。电化学发光剂**三联吡啶钌**亦可直接标记抗原和抗体。

1．吖啶酯　在碱性条件下，被过氧化氢（H_2O_2）氧化时，发出波长为 470nm 的光，具有很高的发光效率。用于标记抗原或抗体时，结合稳定，结合后并不减低光子的产生，可获得较高的比活性，有利于双位点化学发光免疫分析。

2．三联吡啶钌　二价的三联吡啶钌与三丙胺（电子供体）在阳电极表面失去电子而被氧化，三丙胺失去一个 H^+而成为强还原剂，将氧化型的三价钌还原为激发态的二价钌，随即释放光子回复基态。这一过程在电极表面周而复始地进行，产生许多光子，使光信号增强。三联吡啶钌可直接标记抗原或抗体，反应快速，已广泛应用于电化学发光免疫分析系统中。

（二）酶促反应化学发光剂

常用的酶为辣根过氧化物酶（HRP）和碱性磷酸酶（ALP）。HRP 的催化的发光剂为鲁米诺及其衍生物；ALP 催化的发光底物为 AMPPD。

1．鲁米诺及其衍生物　鲁米诺、异鲁米诺及其衍生物都有化学发光特性。**鲁米诺是最早合成的发光物质**。

2．AMPPD　是一种新的化学发光剂，其分子结构中有两个重要部分，一个是连接苯环和金刚烷的二氧四节环，它可以断裂并发射光子；另一个是磷酸基团，它维持着整个分子结构的稳定。

三、化学发光免疫分析的类型

化学发光免疫分析具有灵敏度高、特异性强、无放射性危害等优点，较好地实现了检测的自动化，避免了手工操作的误差。因此，已基本取代了放射免疫、酶免疫等分析技术，被广泛应用于临床实验诊断和医学研究工作中。根据化学发光物质的类型和发光特点，可分为以下类型。

（一）直接化学发光免疫分析

直接化学发光免疫分析（chemiluminescence immunoassay, CLA）（以检测抗原为例）是用化学发光剂（如吖啶酯）直接标记抗体，与待测标本中相应的抗原发生免疫反应后，形成固相包被抗体-待测抗原-吖啶酯标记抗体复合物。只需加入**氧化剂（H_2O_2）和 pH 纠正液（NaOH）成为碱性环境**，吖啶酯即可在不需要催化剂的作用下分解、发光。由集光器和广电倍增管接受，记录单位时间内所产生的光子能，这部分光的积分与待测抗原的量成正比，可从标准曲线上计算出待测抗原含量。

（二）化学发光酶免疫分析

化学发光酶免疫分析（chemiluminescence enzyme immunoassay, CLEIA）是采用化学发光剂作为酶底物的酶标记免疫测定。经过酶和发光两级放大，具有很高的灵敏度。**辣根过氧化物酶（HRP）为标记酶**、以**鲁米诺为发光底物**、并加入 H_2O_2 和发光增强剂以提高敏感度和发光稳定性。碱性磷酸酶（ALP）也作为标记酶，**ALP 使发光底物 AMPPD 脱去磷酸根基团而发光**。

（三）电化学发光免疫分析

电化学发光免疫分析（electrochemiluminescence immunoassay, ECLIA）是一种在电极表面由电化学引发的特异性发光反应，包括电化学和化学发光两个部分。标记物为电化学发光的底物**三联吡啶钌**或其衍生物 N-羟基琥珀酰胺（NHS）酯，可通过化学反应标记抗体或抗原。ECLL 的原理是二价的三联吡啶钌及反应参与物三丙胺在电极表面失去电子而被氧化，三丙胺失去一个 H^+而成为强还原剂，将氧化型的三价钌还原为激发态的二价钌，随即释放光子回复基态。这一过程在电极表面周而复始地进行，不断地发出光子而常保持底物浓度的恒定。

（四）鲁米诺氧途径免疫分析

鲁米诺氧途径免疫分析（luminol oxygen channel immunoassay, LOCI）是均相化学发光检测技术。参与免疫反应的一个抗体包被感光珠（sensibead），内含酞箐（鲁米诺类化学发光物质）；另一个抗体包被发光珠（chemibead），内含二甲基噻吩衍生物及 Eu 螯合物。在待测抗原存在条件下，可形成夹心免疫复合物，待测抗原可使两个抗体上标记的感光珠和发光珠紧密连接在一起，在 680nm 激发光下，可完成鲁米诺氧途径化学发光过程。这种依赖于两种微粒相互接近的化学能量传递是均相反应的基础。通常在发光体系中，微粒的浓度很低，故两种微粒相互随机碰撞的概率很低，因此，反应体系的本底非常微弱。如果包被在微粒表面的生物分子相互作用，拉近了两个微粒的距离，如形成免疫夹心或受体-配体复合物，这样就能产生能量的有效传递并发出光信号。如果在 200nm 直径范围内没有发光微粒，高能态离子就会回落到基态氧而没有光信号产生。

LOCI 技术测定的特点：①均相反应模式，反应时间短；②反应的四个过程均具有放大效应，且发光迅速，保证了测定敏感性；③整个能量（光）的产生、传递和放大过程十分稳定，不易受 pH、离子强度和温度的影响；④可实现对多种生物分子的测定，包括酶的活性、受体-配体反应、低亲和力的反应、第二信使水平、DNA、RNA、蛋白质、多肽、碳水化合物等。

四、化学发光免疫分析的非均相分离方法

大多数化学发光免疫分析技术采用非均相的免疫反应模式，反应分两步进行，在得到含标记抗原或抗体的免疫复合物的同时，通过不同的分离方法，去除游离的标记抗原或抗体（未结合的标记物）。再在含标记物的免疫复合物基础上完成化学发光反应。为实现游离标记物和免疫复合物标记物的分离，各系统采用的方法各不相同，主要有固相、过滤、珠式、顺磁性颗粒分离等方式。

（一）固相分离

应用于板式或管式的化学发光免疫分析系统中，捕获抗体被包被在孔底或管底，通过免疫反应而使标记的免疫复合物固相于反应载体上。通过洗涤，达到分离游离标记物的目的。目前，国产品牌的板式化学发光免疫分析多采用此法。

（二）过滤分离

免疫反应完成后，获得的标记的免疫复合物和游离的标记物混合物被吸取到专用的过滤杯中，标记的免疫复合物因相对分子质量较大而被留在过滤膜表面，游离的标记物则方便的滤过过滤膜，通过几次冲洗，可达到分离游离标记物的目的。目前，雅培公司的 MEIA（microparticals enzyme immunoassay）原理就是采用该种分离方式。

（三）珠式分离

珠式分离作为固相分离方式的一种，只不过固相载体由板或孔变成了聚丙烯酰胺等材料的小珠子。通过免疫反应而使标记的免疫复合物固相于小珠表面，通过冲洗达到分离游离标记物的目的。目前，原德普公司（现为西门子公司）的 Immulite 化学发光免疫分析系统即采用此法。

（四）顺磁性颗粒分离

固相载体为颗粒较小（直径约 500nm）内含三氧化二铁的聚苯乙烯小颗粒，免疫反应后使标记复合物固相于顺磁性颗粒表面。分离时，磁场会使顺磁性颗粒紧贴管壁，通过冲洗，达到分离游离标记物的目的。目前，该分离手段被大多数全自动化学发光免疫分析系统所采用。由于其包被表面积更大，更适用于自动化，已成为非均相化学发光免疫分析技术的首选分离方法。

五、化学发光免疫分析的临床应用

优点为敏感度高，特异性强，可实现 ng 甚至 pg 级微量待测物质的定量检测，甚至超过 RIA。线性范围宽，可满足 10^3～10^6 数量级内的绝对定量检测需要。精密度和准确性好，可与 RIA 相比。试剂稳定无毒害，试剂有效期长。测定耗时短，测定项目多，已发展成自动化测定系统，广泛应用于激素、肿瘤标志物、药物浓度、病毒标志物等的检测。

历年考点串讲

化学发光免疫测定技术由于其具有较高灵敏度、低污染、对人无害、易于自动化等优点，在临床应用越来越广泛，有替代放射免疫分析方法的趋势。其中重点掌握发光的种类，不同发光所涉及的发光剂；化学发光的类型；化学发光免疫分析的技术类型；非均相分析过程中的分离技术等。

近年来高频考点：

1. 化学发光酶免疫测定中常用的标记酶是**辣根过氧化物酶**。
2. 化学发光分为**光照发光**、**生物发光**和**化学发光** 3 种类型，**不包括**电化学发光。
3. 直接化学发光剂为**吖啶酯**，酶促反应化学发光剂为**鲁米诺**（HRP 底物）、**AMPPD**（ALP 底物），电化学发光剂为**三联吡啶钌**。（2017）
4. 化学发光免疫测定较为理想的发光底物是**吖啶酯**。（2016）
5. 电化学发光免疫分析时在**电极表面**进行的特异性化学发光反应。（2016）
6. 顺磁性颗粒分离技术，为**非均相**化学发光免疫分析技术的首选方法。
7. 化学发光免疫测定的优点有检测快速、敏感性高于 RIA、精密度和准确度远高于 RIA、试剂稳定，**无毒害**。

第 11 单元　生物素-亲和素免疫放大技术

生物素-亲和素系统（biotin-acdin system，BAS）是 20 世纪 70 年代末发展起来的一种新型生物反应放大系统。亲和素不但与生物素特异结合，还可同时与其他示踪物（如 HRP、荧光素、胶体金等）结合；而生物素除与亲和素结合外，还可同时与抗体或抗原结合并且不影响抗体抗原特异结合。因此，亲和素-生物素系统可以多种形式应用于体外抗原抗体反应，放大抗原抗体反应信号，大大提高检测的灵敏度。

一、生物素

生物素又称维生素 H 或辅酶 R，相对分子质量 244. 31，存在于蛋黄中。生物素有 Ⅰ 与 Ⅱ 两个环状结构，**Ⅰ 环为咪唑酮环**，**与亲和素结合**；**Ⅱ 环是噻吩环**，其 C2 位上有一戊酸侧链，戊酸的羧基是与蛋白质分子结合的结构。抗体分子经生物素化后，其结合抗原的活性不受影响。多种酶经生物素化后，其催化能力保持不变或稍有降低。

对戊酸的羧基进行化学修饰，制成携带各种活性化学基团的衍生物，称为**活化生物素**。常用活化生物素见表 4-3。活化生物素更适合于和各种生物大分子结合，如可与抗体、酶、蛋白分子、激素、多肽、多糖、核酸、核素、荧光素、胶体金等结合。

表 4-3　常用活化生物素一览表

名　称	特　点
生物素 N 羟基丁二酰亚胺酯（BNHS）	生物素与 N-羟基丁二酰亚胺、两个 6-氨基己糖分子的合成物，主要用来标记蛋白质**氨基**
生物素酰肼（BHZ）	水合肼与生物素的合成物，主要用来标记蛋白质**醛基**
肼化生物素（BCHZ）	生物素与赖氨酸连接后，再与无水肼反应形成的化合物，主要用于标记蛋白质醛基，还可标记蛋白质**氨基**
生物素对硝基酚酯（BNP）	与蛋白质巯基结合，用来标记蛋白质**巯基**

续表

名　称	特　点
光敏生物素（photobiotin）	侧链与芳香基叠氮物基团连接，经光照后，变成可直接与腺嘌呤氨基结合的芳香基硝基苯，可标记核酸

二、亲和素和链霉亲和素

亲和素（avdin），也称为抗生物素或卵白亲和素，可由蛋清中提取，是 68kDa 的碱性糖蛋白。天然亲和素每个分子由 **4 个亚基**组成，可以和 **4 个生物素**分子稳定结合。

链霉亲和素（streptavdin, SA）是从链霉菌培养物中提取的 65kDa 稍偏酸性的蛋白质，不含糖链，现可以通过基因工程技术生产。SA 由 **4 条相同肽链**聚合而成，也可与 **4 个生物素分子结合**。

在实际应用中，**SA 比亲和素常用**。SA 含酸性氨基酸多，PI 为 6.0，属于弱酸性蛋白。SA 分子结构不含任何糖基，与固相材料、组织细胞基质非特异性结合较低。链霉亲和素的活性单位也是以结合 1μg 生物素所需的量来表示，**1mgSA** 最高的活性可达 **18 个 U**。

三、生物素-亲和素系统的特点

（一）高特异性

生物素-亲和素（链霉亲和素）的结合因极高的亲和力而呈现高度特异性和稳定性，使反应试剂能够高倍数稀释，可明显降低或避免非特异性结合。

（二）高敏感性

亲和素（链霉亲和素）可通过 4 个结合位点多价桥联生物素化抗原（抗体）或标记（酶）。另外，生物素化抗原（抗体）、生物素化酶（荧光素）等物质不仅保持其活性不受影响，更因生物素化形成许多“触手”的多价制剂，使整个反应体系出现级联放大效应，赋予检测系统极高的敏感性。

（三）稳定性强

链霉亲和素与生物素之间的亲和常数至少比抗原抗体反应至少要高出一万倍，两者之间以非共价键迅速结合，一经结合就极为稳定且不影响彼此的生物学活性，解离常数很小，呈现不可逆性。酸、碱、变性剂、蛋白溶解酶及有机溶剂均不影响其结合。因此，生物素-亲和素系统稳定性强，干扰因素少，可提高检测方法的精密度。

（四）实用性强

生物素-亲和素系统可与多种示踪物质如酶、荧光素、铁蛋白、放射性核素等联合用于抗原-抗体、受体-配体、核酸杂交等多种生物学反应体系，亦可作为亲和介质用于上述反应体系中的反应物的分离、纯化。此外，生物素化抗体（抗原）具有较高的工作效价，可降低抗体用量，降低检测成本。同时，生物素化标记物稳定性好，有效期长。

三、生物素和链霉亲和素标记物的制备

（一）生物素标记物的制备

活化生物素及其用途见表 4-3。

1．标记蛋白质氨基的活化生物素　将生物素与 N 羟基丁二酰胺在碳亚二胺的作用下缩合，生成生物素 N 羟基丁二酰亚胺酯（BNHS），BNHS 分子酯键-C=O 基团可与蛋白质分子中的赖氨酸的氨基形成肽键，从而使蛋白质标记上生物素。

标记酶或抗体时，要先制备长臂活化生物素，如在生物素与 N-羟基丁二酰亚胺酯之间连接 2 分子 6-氨基己糖，即在生物素与被标记物之间加入交联臂样结构，以减少空间位阻影响。

2．标记蛋白质醛基的活化生物素　生物素酰肼（biotin hydrazide, BHZ）和肼化生物素（biocytin hydrazide, BCHZ）可用于偏酸性糖蛋白的生物素标记。

3．标记蛋白质巯基的活化生物素　生物素对硝基酚酯（BNP）、3-（N-马来酰亚胺-丙酰）-生物素（MPB）是能特异地与蛋白质巯基结合的活化生物素试剂。

4．标记核酸的活化生物素　光敏生物素是一种化学合成的生物素衍生物，用于 DNA 或 RNA 的标记。先将生物素与某种脱氧核苷酸连接成活化生物素，再通过缺口移位法掺入到双链 DNA 中。BNHS 和 BHZ 可以在一定条件下与核酸嘧啶分子中的 N-4-氨基交联，使核酸分子生物素化。

（二）链霉亲和素标记物的制备

链霉亲和素由于较亲和素优点多，因此实际中应用较多。例如，过碘酸钠法制备 HRP-SA 结合物，过碘酸钠可将 HRP 分子中与酶无关的羟基氧化为醛基，此醛基很活泼，能与 SA 分子中的游离氨基结合，形成 $HRP-CH_2-NH-SA$，再加入硼氢化钠（$NaHB_4$）还原后，即生成稳定的 HRP-SA 结合物。注意叠氮钠可灭活 HRP，不能使用叠氮钠防腐，可加等量甘油混合，分装后-20℃保存。

四、生物素-亲和素系统在标记免疫技术中的应用

（一）生物素-亲和素系统基本类型及原理

1．亲和素-标记生物素法（BAB 或 BRAB）　以游离亲和素为中间物（桥臂），分别连接生物素化抗体（或抗原）和标记生物素，检测待检抗原（或抗体）。

（1）BAB 直接法：待检抗原与生物素化抗体（Ab-B）特异结合形成 Ag-（Ab-B），接着加入亲和素（avidin，A），形成 Ag-（Ab-B）-A；最后加入标记生物素（B^*），形成 Ag-（Ab-B）-A-B^*。

（2）BAB 间接法：待检抗原与已知抗体（Ab1）特异结合形成 Ag-Ab1 复合物；然后加入生物素化第二抗体（Ab2-B），形成 Ag-Ab1-（Ab2-B）；接着加入亲和素（avidin，A），形成 Ag-Ab1-（Ab2-B）-A；最后加入标记生物素（B^*），形成 Ag-Ab1-（Ab2-B）-A-B^*。

2．ABC 技术　同样的原理，先制备亲和素-生物素-酶复合物（AB^*C），当生物素化抗体（或第二抗体）与待检抗原特异结合形成抗原-生物素化抗体（或第二抗体）复合物后，再加入 AB^*C 复合物起多级放大效应，此为 ABC 技术。其中直接法反应模式为 Ag-（Ab-B）-AB^*C，间接法模式为：Ag-Ab1-（Ab2-B）-AB^*C。

3．标记亲和素-生物素法（BA 或 LAB）　直接用标记亲和素连接生物素化抗体进行检测的 BA 法。又分直接法 BA［待检抗原抗体反应体系中用的是生物素化第一抗体：Ag-（Ab-B）-A^*］和间接法 BA［待检抗原抗体反应体系中用的是生物素化第二抗体：Ag-Ab1-（Ab2-B）-A^*］。

（二）生物素-亲和素系统在标记免疫技术中的应用

1．应用固相载体的包被环节　链霉亲和素（亲和素）可吸附于固相载体（聚苯乙烯微孔板或纳米微球）表面，形成链霉亲和素包被的固相载体。利用生物素标记的抗原（或抗体），使待包被的抗原（或抗体）通过生物素与固相材料表面的链霉亲和素稳定结合，实现间接包被。此种包被模式不但可增加抗原（或抗体）包被数量，也可以减少空间位阻效应，提高抗原（或抗体）的利用效率。

2．应用于检测系统的信号放大　ABS 可应用于 ELISA、荧光免疫分析、放射免疫分析及分子生物学研究。

历年考点串讲

由于生物素-亲和素系统在免疫标记技术中具有独特的优势，因此年年会出现在考题中。应重点掌握生物素的标记、亲和素的标记及其技术细节和免疫分析技术类型。

历年常考的细节：

1．生物素-亲和素系统（BAS）的灵敏度和特异性的结构基础是两者之间以非共价键迅

速结合，一经结合就极为稳定。生物素除与亲和素结合后，再与抗体或抗原结合并且不影响抗体抗原特异结合，且不影响生物素-亲和素的生物学活性。

2. 生物素有两个环状结构，Ⅰ环为咪唑酮环，Ⅱ环是噻吩环，分别是亲和素的结合部位和蛋白质的结合部位。（2016）

3. 根据抗原或抗体分子选择相应的活化生物素，如标记氨基用活化生物素 N-羟基丁二酰亚胺酯（BNHS）、标记巯基用活化生物素生物素对硝基酚酯（BNP）、标记醛基用活化生物素生物素酰肼（BHZ）和肼化生物胞素（BCHZ）；标记抗体常用的活化生物素是 BNHS，标记偏酸性抗原时多采用 BHZ。（2017）

4. 亲和素-标记生物素法分为 BAB 间接法、BAB 直接法两种，两种方法都是以“游离亲和素”为中间物，连接生物素化抗体（或抗原）和标记生物素。

5. 生物素-亲和素系统中的 ABC 指的复合物是生物素-亲和素-辣根过氧化物酶。（2017）

6. 关于生物素标记蛋白质的标记过程中需要注意的事项是生物素标记抗体后应不影响其免疫特性。（2017）

7. 链霉亲和素的活性单位也是以结合 1μg 生物素所需的量来表示，1mgSA 最高的活性可达 18 个单位（U）。（2016）

第 12 单元　固相膜免疫测定

随着免疫学技术和相关技术的发展，临床对许多物质的检测需求也越来越多，除满足准确性和敏感性之外，对实验的简便性和快速性亦提出了更高的要求。因此，以固相膜免疫分析技术为代表的检测方法应运而生。该方法的最大特点是不需要大型设备，对检测人员的专业技术水平要求不高，结果易于判定。固相膜免疫检测诊断试剂是目前契合床边检验（point of care test，POCT）及家庭自我保健检测的最佳选择。

固相膜免疫分析技术（solid phase membrane-based immunoassay）是以微孔膜作为固相载体，利用液体可以流过微孔膜，亦可通过毛细作用在膜上向前移动的特性，以酶标记或各种有色微粒子（如彩色乳胶、胶体金或胶体硒等）标记抗体或抗原为标记，通过抗原抗体反应进行免疫学检测的快速检测方法。

一、常用的固相膜

固相膜免疫测定中常用的膜为玻璃纤维素膜、尼龙膜、聚偏氟乙烯（PVDF）膜、醋酸纤维素膜和硝酸纤维素（NC）膜等，其中常用的是 NC 膜。

膜的孔径一般为 0.4μm 左右，用于横流法的膜可选择 5～10μm。孔径越大，流速越快。在横流法中选择合适的膜时，流速较孔径更有参考价值。蛋白吸附力强，膜应具有良好的均一性，保证试剂批次的一致性。

二、胶体金免疫技术

胶体金免疫技术是以胶体金作为示踪标记物或显色剂，应用于抗原抗体反应的一种免疫标记技术。该技术在 1971 年由 Faulk 与 Taylor 首先报道，最初主要用于免疫电镜技术，现已发展为不仅广泛应用于电镜水平、光镜染色、蛋白染色技术及流式细胞术中，而且被引进免疫诊断领域。金标记物与固相膜技术结合，形成较为独特的测定模式，如斑点金免疫渗滤和层析技术，以其简便、快速、安全等优点在急诊医学、输血医学、现场快速检测及个体化自我体检方面应用非常广泛，称为临床检验医学快速诊断领域的生力军。主要有胶体金免疫测定技术和胶体金免疫组织化学技术。

（一）胶体金

胶体金（colloidal gold）也称为金溶液（gold solution），是由氯金酸被白磷、维生素 C 或柠檬酸三钠（1%）等还原剂还原成金后形成的金颗粒悬液。胶体金颗粒有一个基础金核［原子金（Au）］，其外围有双离子层，紧挨金核表面的是内层负离子（$AuCl_2$），外层是分散在胶体金溶液中的 H^+离子层，H^+离子层可维持胶体金的溶胶状态。

胶体金具有胶体的多种特性，尤其是对电解质的敏感性。在同一种物质的水溶胶中，不同大小的胶体金颗粒光吸收波长和呈色性各不相同，如 5～20nm 的胶体金颗粒吸收波长 520nm，呈现葡萄酒红色；20～40nm 的胶体金颗粒吸收波长 530nm，呈现深红色；60nm 的胶体金颗粒吸收波长 600nm，呈现紫色。

胶体金除具有胶体特性、呈色性和光吸收性、稳定性之外，尚有聚沉现象。电解质、温度、溶液浓度可影响胶体的性质，使得金颗粒聚集，从溶液中沉淀出来，该现象叫聚沉。

（二）免疫金的制备

在等电点或稍偏碱的溶液中，胶体金颗粒表面的负电荷与 Ig（或抗原）的正电荷依靠正负电荷相吸牢固结合，成为胶体金标记 Ig（或抗原），称为**免疫胶体金**。免疫胶体金与对应抗原（或抗体）特异结合形成免疫复合物，常称为**免疫金复合物**。

1．技术要点

（1）胶体金溶液的 pH 的调整：胶体金对蛋白的吸附主要取决于 pH，在接近蛋白质 pI 或偏碱的条件下，两者容易形成牢固的结合物。如果胶体金的 pH 低于蛋白质的 pI 时，则会聚集而失去结合能力。常用 0.1mol/L 碳酸钾溶液上调 pH，用 0.1mol/L 的盐酸下调 pH 至选定值。**一般标记 IgG 时，pH 调整至 9.0；标记 McAb 时，调至 8.0**；标记亲和层析抗体时，调至 7.6；标记 SPA 时，调至 5.9～6.2；标记 ConA 时，调至 8.0；标记亲和素时，调至 9～10。但通常需要反复预实验，确定最适 pH。

（2）待标记蛋白质的最适标记量确定：将待标记蛋白做一系列稀释后，各取一定量加入装有胶体金的试管中。然后分别加入 NaCl 溶液，混匀后静置数小时。对照管（无蛋白）及加入蛋白量不足的管，溶液颜色由蓝变红。蛋白量足量或过量的管保持红色不变。以其能保持红色不变而蛋白含量最低的一管作为稳定胶体金所必须的最适标记量，在此基础上蛋白含量增加 10%～20%，即为标记全部胶体金溶液所需的蛋白总量。

（3）标记过程：确定胶体金与蛋白质的最适量比例后，在磁力搅拌下，将蛋白溶液逐滴加入到胶体金溶液中，数分钟后再加入一定量的**稳定剂，如 5%牛血清白蛋白（BSA）或 1%聚乙二醇（PEG20000）**。

（4）金标记物的纯化：可采用**超速离心法或凝胶过滤法**去除未标记的蛋白、未充分标记的胶体金及在标记过程中形成的聚合物。

根据胶体金大小、标记蛋白的种类及稳定剂不同，选用不同的离心转速和时间。5nm 胶体金结合物用 6000*g*，4℃离心 1h；20～40nm 胶体金结合物用 14 000*g*，4℃离心 1h。离心后弃去上清，沉淀物用含 1%BSA 的 PBS（含 0.02NaN_3）重悬后再离心。如此洗涤 2～3 次，以彻底去除未结合的蛋白质。为了得到颗粒均一的免疫金试剂，可将上述初步纯化的结合物再进一步用 10%～30%蔗糖或甘油进行密度梯度离心，分带收集不同梯度的胶体金与蛋白结合物。

凝胶过滤法仅适用于纯化以 BSA 作为稳定剂的胶体金标记蛋白制剂。将胶体金-蛋白结合物装入透析袋，置硅胶中浓缩至原体积的 1/10～1/5, 再经 1500r/min 离心 2min，取上清加至 Sephacryl S-400 层析柱分离纯化。先流出的是微黄色不透亮的液体（含大颗粒聚合物等杂质），接下来为纯化的蛋白结合物的洗脱液（红色透亮），最后流出的是略带黄色的未标记蛋白组分。

2．注意事项

（1）调节胶体金 pH 时应注意，胶体金会阻塞 pH 计的电极，不可直接将电极插入胶体金溶液中。宜先用终浓度为 0. 1%的聚乙二醇（PEG20000）稳定胶体金后，再测定胶体金的 pH。

（2）由于蛋白质溶液含有较高浓度的盐或形成聚合物，极易影响标记过程。因此，标记之前最后将蛋白质溶液用低浓度的盐水透析数小时并高速离心除去聚合物。

3．免疫金的保存　免疫金复合物最终用稀释液配制成工作液浓度保存。稀释液是含稳定剂的缓冲液（多用中性的 PBS 或 Tris 缓冲液）。多种蛋白质、葡萄糖、PEG20000、明胶等均为良好的高分子稳定剂，PEG 和 BSA 是最常用的稳定剂，如在结合物中加入**50%的甘油**并贮存于 -18℃可保存 1 年以上。

三、胶体金免疫技术的方法学种类

胶体金免疫测定技术主要包括斑金免疫渗滤试验（dot immunogold filtration assay，DIGFA）和斑点金免疫层析试验（dot immunogold chromatographic assay，DICA）。

（一）技术原理

1．斑金免疫渗滤试验（DIGFA）　是在以硝酸纤维素膜为载体并包被了抗原或抗体的渗滤装置中，依次滴加标本、免疫金及洗涤液，因微孔滤膜贴置于吸水材料上，故溶液流经渗滤装置时与膜上的抗原或抗体快速结合并起到浓缩作用，达到快速检测的目的。

斑金免疫渗滤试验均使用商品试剂盒，主要包括**渗滤装置、胶体金标记物、洗涤液**。其中渗滤装置由塑料小盒、吸水垫料、点加了抗原或抗体的硝酸纤维素（NC）膜片三部分组成。根据待测物不同，选择不同的试验方法，如双抗体夹心法测抗原，间接法测抗体。

双抗体夹心法即将抗体包被在硝酸纤维素膜中央，滴加待检标本，若标本中有待测抗原则在渗滤过程中与膜上抗体结合，然后滴加胶体金标记抗体，形成固相抗体-待测抗原-胶体金标记抗体复合物，加洗涤液洗涤。5min 左右观察结果，阳性者在膜中央呈现**红色斑点**。

2．斑点金免疫层析试验（DICA）　是将胶体金标记技术和蛋白质层析技术相结合的以硝酸纤维素膜为载体的快速的固相酶免疫分析技术。滴加在膜一端的标本溶液受载体膜的毛细管作用向另一端移动，犹如层析一般，在移动过程中被分析物与固定于载体膜上某一区域的抗体或抗原结合而被固相化，无关物则越过该区域而被分享，然后通过胶体金的呈色条带来判读结果。试剂盒主要为胶体金层析条，所用试剂全部为干试剂，组合在一个层析条上。斑点金免疫层析的常见方法类型有双抗体夹心法测抗原、竞争法测小分子抗原、间接法测抗体。

双抗体夹心法，A 处和 B 处为吸水纸，G 处为胶体金标记特异性抗体（兔型），T 处包被了特异性抗体（兔型），C 处包被羊抗兔免疫球蛋白抗体。测试时，A 端浸入待测标本 2～5s 或在 A 处加一定量待测标本，通过层析作用，待测标本向 B 端移动，流经 G 处时将胶体金标记特异性抗体复溶，若待测标本中含待测抗原，即形成胶体金标记特异性抗体-待测抗原复合物，移至测试区（T 处）时，形成胶体金标记特异性抗体-待测抗原-特异性抗体复合物，胶体金标记特异性抗体被固定下来，在 T 处显示红色线条，呈阳性反应。多余的胶体金标记特异性抗体移到质量控制区（C 处）被羊抗兔免疫球蛋白抗体捕获，呈现红色质量控制线条。**5～20min 内观察结果**，仅在质量控制区**出现一条红色条带为阴性，测试区和质量控制区各出现一条红色条带为阳性，质量控制区不出现红色条带为试剂失效**。

（二）技术应用

胶体金免疫测定技术不能准确定量，只能作为定性或半定量试验。目前主要限于检测正常体液中不存在的物质及正常含量极低而在特殊情况下异常升高的物质。主要用于检测传染病病原体的抗原和抗体、毒品类药物、激素和某些肿瘤标志物。

四、其他膜载体免疫分析技术

（一）斑点酶免疫吸附试验

斑点酶免疫吸附试验（dot enzyme linked immunosorbent assay, Dot-ELISA）的原理与常规ELISA 相同，不同之处在于 Dot-ELISA 所用的载体为对蛋白质吸附能力很强的硝酸纤维素（NC）膜，在膜上点加样本抗原，与酶标抗体反应后在固相膜上形成有色沉淀。

Dot-ELISA 的大致过程：①抗原包被膜，加少量（1～2μl）抗原于膜上，抗原被 NC 膜吸附，并用 BSA 封闭；②抗原抗体反应，滴加样本血清，其中的待测抗体即与膜上的抗原结合，洗涤后再滴加酶标二抗；③显色反应，滴加底物（如 HRP 标记物，常用二氨基联苯胺），阳性者即可在膜上出现肉眼可见的染色斑点。

Dot-ELISA 的优点：NC 膜吸附蛋白能力强，微量抗原吸附完全，故检出灵敏度可较普通ELISA 高 6～8 倍；试剂用量较 ELISA 节约 10 倍；操作简单，实验结果不需要特殊设备条件；吸附抗原（抗体）或已有结果的 NC 膜可长期保存（-20℃可长达半年），不影响其活性。如果在同一张硝酸纤维素膜条上点有多种抗原，将整个膜条与同一份血清反应，则可同时获得对多种疾病的诊断结果。

（二）免疫印迹试验

免疫印迹试验（immunoblot test, IBT）亦称酶联免疫电转移印迹法（enzyme linked immunoelectrotransfer blot, EITB），是一种将高分辨凝胶电泳和免疫化学分析技术相结合的一种常用的方法，如组织抗原的定性定量检测、多肽分子的质量测定及病毒的抗体或抗原检测等。主要技术要点包括：①样品蛋白 SDS-聚丙烯酰胺凝胶**电泳**；②**电转移**；③**酶免疫定位**。

历年考点串讲

固相膜免疫分析技术，由于其在 POCT 领域具有独特的优势，越来越受到临床青睐。在考试中也多有体现。其中胶体金、免疫金的制备；斑点金免疫层析和免疫渗滤试验的技术原理、及结果判读为重点内容。斑点-ELISA 和免疫印迹的技术步骤、临床应用等内容应熟悉。

常考的细节：

1. 用胶体金结合物做免疫渗滤试验，**阳性**时斑点出现**红色**。
2. **免疫金**是胶体金与免疫活性物质的结合物。
3. 胶体金的制备，氯金酸还原法，常用的还原剂为柠檬酸三钠；胶体金的粒径大小决定其颜色；**粒径的确定**可采用电镜法、分光光度法等技术。
4. 免疫胶体金技术的特性（染色剂和染色原理）、胶体的性质、胶体金对电解质敏感的特性，光吸收的波长以及各自的颜色由颗粒大小决定：如 5～20nm 的胶体金颗粒吸收波长520nm，呈现葡萄酒红色；20～40nm 的胶体金颗粒吸收波长 530nm，呈现深红色；60nm 的胶体金颗粒吸收波长 600nm，呈现紫色。
5. 斑点-ELISA 的特点是在一张硝酸纤维素膜条上点有多种抗原，可同时获得对多种疾病的诊断结果。
6. 免疫印迹法（WB）分三步进行，即样品蛋白 SDS-聚丙烯酰胺凝胶**电泳、电转移**和**酶免疫定位**。多应用于 HIV 抗体的**确认试验**，以及自身免疫病的自身抗体的检测。

第 13 单元　免疫组织化学技术

免疫组织化学技术（immunohistochemistry technique）又称免疫细胞化学技术，是指用可检测的标记抗体（或抗原），在组织细胞原位进行特异性抗原抗体反应和组织化学的呈色反应，对相应抗原（或抗体）进行定性、定位或定量检测的免疫检测方法。其原理仍是酶标记物、荧光标记物、化学发光剂标记物等参与的特异性抗原抗体反应，通过结合在组织细胞上的标记物的示踪作用，用显微镜在细胞或亚细胞水平上观察抗原或抗体的存在、定位及分布。使单一的静止的形态学描述，上升到结构、功能和代谢为一体的动态观察，为疾病的诊断、鉴别诊断和发病机制的研究提供了强有力的手段。

一、免疫组织化学技术要点

（一）标本的处理

1. *标本主要来源*　组织标本**主要是活组织检查标本**、手术切除标本、尸体解剖标本及动物标本等。此外还有各种体液及穿刺液，培养细胞亦可用作免疫组织化学的标本。

2. *标本的固定与保存*

（1）固定：用固定剂使细胞内物质尽可能保持其生活时的状态，使细胞内蛋白质凝固、终止外源性或内源性分解酶活性、保存细胞和组织的抗原性并防止抗原弥散。

（2）固定剂的选择：最佳固定液应能最大限度地保持细胞和组织的形态结构不变；最大限度地保存抗原的免疫原性。常用固定剂有**醛类固定剂**、丙酮及醇类固定剂、冰醋酸等。

（3）切片方法：最常用的一种切片方法是冷冻切片法，其最大的优点是能够较完好地保存多种抗原，尤其是细胞表面抗原的免疫活性。其他还有石蜡切片、振动切片和塑料切片法等。

（二）抗原的保存与修复

在制片过程中，由于广泛的蛋白交联使组织中某些抗原决定簇发生遮蔽，致使抗原信号减弱或消失。因此，使组织抗原决定簇重新暴露，即抗原修复是免疫组织化学技术中的重要步骤。常用的**抗原暴露、修复方法**如下所述。

1. *酶消化法*　常用有轻度消化酶（如无花果蛋白酶）、中度消化酶（如胰蛋白酶）和强消化酶（如胃蛋白酶）。

2. *盐酸水解法*　操作中注意掌握盐酸的浓度、水解温度及水解时间，以最大程度暴露抗原而又不破坏抗原性为目的。

3. *微波法*　将石蜡切片置于缓冲液中，凭借微波辐射产生的高热效应及高速分子运动能量解开交联的蛋白，暴露被掩盖的抗原决定簇。

4. *高压锅法*　利用加热暴露抗原，经济简单，适用于大批切片的加热处理。

5. *煮沸法*　亦是利用热效应恢复抗原性。

（三）抗体的处理与保存

免疫组织化学技术的首要试剂是抗体。如自制抗血清，可用特异性抗原进行亲和层析，去除非特异性抗体。

（四）免疫染色

一般步骤：①标记抗体与组织细胞中抗原反应并形成抗原-抗体复合物；②用缓冲液冲洗去游离标记抗体；③镜下观察结果。

（五）结果判断与设立对照试验

免疫组化染色后，一般是观察阳性细胞或阳性抗原（或抗体）在组织细胞片上的定性、定位、定量等。要准确判断免疫组化的阳性与阴性结果，排除假阳性与假阴性结果，在实验中必须设置对照，通常是针对第一抗体设立对照，主要有阳性对照和阴性对照，此外还有替代对照、自身对照和吸收试验等。

二、免疫组织化学技术类型

（一）酶标记抗体免疫组化染色法

抗体与酶通过共价键连接制成酶标抗体，抗原抗体特异性结合后，再借酶催化底物生成有色的不溶性产物或具有一定电子密度的颗粒，在光学显微镜或电子显微镜下进行组织细胞表面及胞内抗原定位。

根据酶标记的部位可将其分为直接法（一步法）、间接法（二步法）、桥联法（多步法）等，直接法用酶标记第一抗体，间接法用酶标记第二抗体，其中间接法应用较广。

（二）非标记抗体酶免疫组化染色法

该技术中，酶不是标记在抗体上，而是首先用酶免疫动物，制备高效价、特异性强的抗酶抗体。通过免疫学反应将抗酶抗体与组织抗原联系在一起。该方法避免了酶标记时对抗体的损伤，同时也提高了方法的敏感性。

1. *酶桥法* 用酶免疫动物制备特异性高、亲和力强的抗酶抗体（抗 HRP-IgG），利用抗 IgG-Ab（第二抗体）的一个 V 区连接“诊断抗体（IgG-Fc）-待检抗原复合物”，另一个 V 区连接抗 HRP-IgG-Fc 段（桥梁作用），再通过抗 HRP-IgG-V 区结合酶，催化底物显色显示抗原的位置与分布。

2. *过氧化物酶抗过氧化物酶法（PAP 法）* 免疫动物制备抗酶抗体（抗 HRP-IgG），将 HRP 与抗酶抗体特异结合形成 PAP 复合物［（抗 HRP-IgG）-HRP］。与酶桥法相同，利用抗 IgG-Ab（第二抗体）连接“诊断抗体（IgG-Fc）-待检抗原复合物”和 PAP 复合物（桥梁作用），再通过酶催化底物显色显示抗原位置与分布。

PAP 法中，HRP 稍过量时可以使所有的抗 HRP 抗体均与 HRP 结合形成可溶性 PAP 复合物，所形成的 PAP 复合物其 HRP:抗 HRP-IgG 之比绝大部分为 3∶2，即每个 PAP 复合物由 3 个 HRP 分子和 2 个抗 HRP-IgG 组成，呈五角形结构，相当稳定。

3. *双桥 PAP 法* 该法建立在 PAP 法的基础上，其基本原理是在 PAP 法中通过两次桥联抗体和 PAP 复合物而建立起来的，通过双桥可结合更多的 PAP 复合物于抗原分子上，以增强敏感性。这种放大方式重复使用桥抗体，使桥抗体与 PAP 复合物中抗酶抗体的未饱和的 Fc 段结合，或桥抗体与特异性第一抗体尚未饱和的 Fc 段结合。如此对抗原有明显的放大作用，对于组织细胞微量抗原的检测有实用价值。

4. *碱性磷酸酶抗碱性磷酸酶（APAAP）法* HRP 是免疫组织化学中的首选酶，但有些组织细胞含有内源性过氧化物酶限制了 HRP 的应用，尽管用甲醇、过氧化氢进行处理可以抑制内源性过氧化物酶活性，但同时也会影响抗原的显示。骨髓等造血组织中，由于含有大量的类过氧化物酶，染色时不宜使用 HRP 结合物。为此，需选用其他酶免疫组织化学反应。APAAP 法就是用碱性磷酸酶代替 HRP 建立的碱性磷酸酶（ALP）-抗碱性磷酸酶（AAP）法，即简称 APAAP。其技术要点与 PAP 法类似。

（三）酶免疫组织化学染色中常用酶及显色底物

1. *辣根过氧化物酶（HRP）*

常用供氢体如下。①二氨基联苯胺（DAB），反应产物呈棕色；②氨基乙基卡巴唑（AEC），反应产物呈橘红色；③4-氯-1-萘酚，反应产物呈灰蓝色。

2. *碱性磷酸酶（ALP）* 为磷酸酯的水解酶，可通过两种反应显色。

（1）偶氮偶联反应：底物 α-萘酚磷酸盐，经水解的 α-萘酚，与重氮化合物如快蓝（fast blue）或快红（fast red）形成不溶性沉淀，分别呈蓝色和红色。

（2）靛蓝四唑反应：溴氯羟吲哚磷酸盐（BCIP）经酶水解并氧化形成靛蓝，而氮蓝四唑（NBT）

在此氧化过程中被还原成不溶性紫蓝色沉淀。

其他标记酶还有葡萄糖氧化酶（GO）、β-半乳糖酶等，前者底物为葡萄糖，配以 NBT 和 PMS，呈蓝色沉淀。

三、荧光免疫组织化学技术

免疫荧光组织化学是用荧光标记抗体（或抗原），利用抗体与抗原特异性结合反应，通过荧光素的示踪作用，检测组织细胞标本片中相应抗原（或抗体）的定位与分布。除直接法和间接法外，还有补体法和双标记法。

（一）直接法

用荧光标记抗体（或抗原）直接与细胞或组织中相应抗原（或抗体）特异结合，定位检测抗原（或抗体）。

（二）间接法

制备荧光标记抗 IgG-Ab（第二抗体）检测待检抗原-诊断抗体（一抗）复合物。间接法**敏感性高于直接法，是现在应用最广泛的技术**。

（三）补体法

利用抗补体荧光抗体检查标本片上的“待检抗原-抗体-补体复合物”结合，优点是只需一种荧光抗体即可检测各种不同生物种属来源的第一抗体的抗原抗体特异性反应。此法常用于肾穿刺组织活检诊断等。

（四）双标记荧光免疫法

同时将 2 种不同荧光素标记的 2 种特异性抗体（如抗 A 和抗 B）加在同一细胞组织标本上**同时检查两种抗原**。如抗 A 抗体用异硫氰酸荧光素标记，发黄绿色荧光；抗 B 抗体用 TMRITC 或 RB200 标记，发红色荧光，在荧光显微镜下可根据不同的荧光颜色确定两种抗原的定位。

四、亲和组织化学技术

亲和组织化学（affinity histochemistry）是利用两种物质间的高度亲和力而建立的方法。一些具有双价或多价结合力的物质如植物凝集素（lectin）、生物素（biotin）和葡萄球菌 A 蛋白（staphylococcal protein A, SPA）等，对某种组织成分具有高亲和力，可以与标记物如荧光素、酶、放射性核素、铁蛋白及胶体金等结合，采用荧光显微镜、酶加底物的显色反应、放射自显影或电子显微镜，在细胞或亚细胞水平进行对应亲和物质的定位、定性或定量分析。

广义的亲和组织化学包括抗原与抗体、植物凝集素与糖类、生物素与亲和素、SPA 与 IgG、阳离子与阴离子、配体与受体等。此类方法敏感性高、操作简便、省时，对抗原定性、定位或定量分析，具有准确、清晰等优点。

五、免疫标记电镜技术

（一）技术原理

免疫电子显微镜（immunoelectron microscope, IEM）技术是利用高电子密度的颗粒性标记物（如胶体金、铁蛋白等）标记抗体，或用经免疫组织/细胞化学反应能产生高电子密产物者（如辣根过氧化物酶标记抗体），在电子显微镜下对抗原抗体反应中的高电子密度标记的抗原（抗体）进行亚细胞水平定位的技术。IEM 较免疫组织化学在光镜下的定位更为精确，可定位至细胞膜、细胞器，在探索病原、发病机制、组织发生等方面有其独特的优点。

（二）标本制备

标本制备包括包埋前染色、包埋后染色和超薄切片染色三种。

（三）常用的免疫标记电镜技术

1．铁蛋白标记免疫电镜技术　用铁蛋白（一种约含铁23%的蛋白质）标记诊断抗体，铁标记抗体与相应抗原特异结合后，由于铁蛋白具有很高的电子密度，可用电镜观察确定抗原-抗体复合物的位置。

2．酶标记免疫电镜技术　方法包括酶标记抗体法、非标记抗体酶法和非标记的PAP法。

3．免疫胶体金染色法　胶体金既可用于透射电镜（TEM）又可用于扫描电镜（SEM），其最大优点是可以通过应用不同大小粒径或结合酶标进行双重或多重标记。

4．免疫胶体铁细胞化学染色　胶体铁是一种阳离子胶体，将抗体分子标记上胶体铁，通过普鲁士蓝反应呈色，胶体铁颗粒有一定大小，具有一定的电子密度，可用于电镜和光镜水平的抗原（抗体）定位研究。

六、临床应用

（一）免疫组织化学技术的临床应用

1．荧光免疫组织化学　主要用于自身免疫性疾病的**自身抗体的检测**、细菌和病毒的快速鉴定、寄生虫的检测和研究。

2．酶免疫组织化学技术　可提高病理诊断准确性，主要用于**癌基因蛋白的检测**、肿瘤细胞增生程度的评价、发现微小转移灶、肿瘤分期、指导肿瘤的治疗和疗效观察。

（二）免疫组织化学技术的拓展

1．流式细胞分析仪。

2．激光共聚焦显微镜计数。

3．免疫组织化学-显微切割技术。

历年考点串讲

免疫组织化学技术是基于酶免疫组织化学技术、荧光免疫组织化学、亲和技术、免疫电镜等技术发展起来的，对组织细胞特异性抗原进行检测。历年考题均有考察，重点掌握免疫组化标本的要求和处理、免疫组化操作的基本流程、酶标记抗体免疫组化染色法的基本原理、非标记抗体免疫酶组化染色法的分类和原理、免疫荧光组织化学技术的分类和原理、免疫胶体金标记的原理等。

历年常考的细节：

1．免疫组织化学组织标本主要是**活组织检查标本**、**手术切除标本**、**尸体解剖标本**及**动物标本**等。常用固定剂有醛类固定剂、丙酮及醇类固定剂、冰醋酸等。最常用的一种切片方法是**冷冻切片法**。设立对照试验的试验原则：在实验中必须设置对照，通常是针对第一抗体设立对照，主要有阳性对照和阴性对照。

2．组织细胞**固定的目的**是使细胞内物质尽可能保持其生活时的状态，使细胞内蛋白质凝固、终止外源性或内源性分解酶活性、保存细胞和组织的抗原性并防止抗原弥散。(2017)

3．酶标记抗体免疫组化染色法的基本原理，非标记抗体酶法分为直接法（一步法）、间接法（二步法）、桥联法（多步法）等，直接法是用酶标记第一抗体，间接法是用酶标记第二抗体，其中间接法应用较广。

4．免疫荧光组织化学的四种方法之间的区别点。

5．免疫标记电镜技术前制备中既能保持良好的超微结构，又能保持组织抗原的染色方法是**超薄切片免疫染色**。(2016)

6．荧光免疫组织化学技术所用的标本类型有涂片和印片、组织切片、细胞培养标本、或细胞爬片，**不包括**血清或血浆。

第 14 单元　免疫细胞的分离及其功能检测

一、免疫细胞的分离

（一）外周血单个核细胞（PBMC）分离

外周血中各种细胞的比密各不相同，如单个核细胞（单核细胞和淋巴细胞）的比密为 1.075～1.090，粒细胞与红细胞为 1.092 左右，血小板为 1.030～1.035，因而利用一种比密为 1.075～1.092 的溶液进行密度梯度离心，使细胞按一定比密的相应密度梯度分布而加以分离。常用的细胞分离分层试剂有 Ficoll 与 Percoll 两种。

1. *Ficoll 分层液法*　是一种主要用于分离外周血中单个核细胞的单次密度梯度离心分离法，离心后由上到下分层依次为稀释的血浆层、单个核细胞层、粒细胞层和红细胞层。

2. *Percoll 分层液法*　是一种连续密度梯度离心分离法，其由上至下分层依次为死细胞层、富含单核细胞层、富含淋巴细胞层、红细胞与粒细胞层。

（二）淋巴细胞的分离

在 37℃和 Ca^{2+}存在时，单核细胞能主动黏附于玻璃、塑料、棉花纤维、尼龙毛或葡聚糖凝胶，而淋巴细胞无这种黏附性。因此利用黏附贴壁法、吸附柱过滤法和磁铁吸引法等，可从单个核细胞悬液中除去单核细胞，从而获得纯淋巴细胞群。

（三）T、B 细胞和 T 细胞亚群的分离

1. *阳性选择法*　根据细胞的特性和标志选择纯化所需细胞，如 E 花环沉降法、亲和板结合分离法、荧光激活细胞分离仪分离法。

2. *阴性选择法*　选择性去除不要的细胞，仅留下所需的细胞，如尼龙毛柱分离法、磁性微球分离法。

（四）分离细胞的保存及活力测定

1. *分离细胞的保存技术*　将分离的细胞用适量含 10%～20%灭活小牛血清的 Hanks、RPMI 1640 等培养液稀释重悬。①短期保存：置于 4℃保存；②长期保存：加入二甲基亚砜作为保护剂，液氮-196℃保存。

2. *活力测定*　最简便常用的是锥虫蓝染色法。锥虫蓝是一种阴离子型染料，不能透过活细胞正常完整的细胞膜，故活细胞不着色；但死细胞因膜通透性增加，染料可以进入细胞内使死细胞染成蓝色，通过死亡细胞与活细胞的百分比反映细胞活力。

常用的方法有 PEG 比浊法、Clq 固相法、抗 C3-CIC-ELISA、胶固素结合试验、单克隆 RF 固相抑制试验和 Raji 细胞试验等。

二、免疫细胞表面标志的检测及亚群分类

（一）T 细胞表面标志

成熟 T 细胞膜表面有 TCR、CD3、CD4、CD8、CD2 等独特标记。

1. *表面抗原检测*　利用 CD 抗原（如 CD3、CD4、CD8 等）单克隆抗体（McAb）检测 T 细胞表面抗原，可用标记抗体染色法（如免疫荧光法、酶免疫法、免疫金银染色法）和花环试验法（如用 CD3-McAb 致敏的红细胞与 T 细胞结合成花环）。

2. *表面受体检测*　T 细胞与绵羊红细胞（SRBC）悬液按一定比例混合后，T 细胞的 E 受体（CD2）可结合 SRBC 形成玫瑰花环。

3. *T 细胞受体检测*　见第 18 单元流式细胞仪分析技术及应用。

4. *T 细胞亚群*

（1）辅助性 T 细胞（Th）：表面标志是 $CD3^+CD4^+CD8^-$；Th1 细胞表面标志是 $CD3^+CD4^+CD30^+$；

Th2 细胞表面标志是 $CD3^+CD4^+CD30^-$。

（2）细胞毒性 T 细胞（Tc）：表面标志是 $CD3^+CD4^-CD8^+$；Tc1 细胞表面标志是 $CD3^+CD4^-CD30^-$；Tc2 细胞表面标志是 $CD3^+CD4^-CD30^+$。

（3）调节性 T 细胞（Treg）：自然存在的 Treg 典型标志是 $CD4^+CD25^+Foxp3^+$。

（二）B 细胞表面标志

B 细胞膜表面有 BCR（mIg）、CD79、CD5、CD19、CD21、CD23 等重要标志。

1．*CD19 的检测*　成熟 B 细胞均表达 CD19。以 CD19 为标志，结合 CD5 可将 B 细胞分为 B1（$CD19^+CD5^+$）和 B2（$CD19^+CD5^-$）两个亚群。

2．*mIg 的检测*　可分别用抗各类 Ig（IgM、IgG、IgA、IgE、IgD）的荧光（或酶）标记抗体染色，检测带有相应 mIg 的 B 细胞。当 mIg 与荧光抗体结合后可出现交联现象，连成斑点和帽状，时间长了帽状结合物可脱落或被吞饮而消失，因此观察时间不能超过 30min，或在染色时加叠氮钠防止帽状物形成或被吞饮。

（三）NK 细胞表面标志

NK 细胞表面没有 NK 细胞所特有的 CD 抗原标志，目前多以 $CD3^-CD16^+CD56^+$ 作为 NK 细胞的典型标志。健康成人外周血 NK 细胞占淋巴细胞总数的 9%～25%。

（四）其他免疫细胞表面标志

1．*单核-吞噬细胞系统*　典型的表面标志是 CD14。

2．*树突状细胞（DC）*　不同来源或分布于不同组织的成熟 DC 的共同特征如下所述。

（1）形态上呈树突状，胞质内存在特异性 Birbeck 颗粒状结构（BG）。

（2）表达 CD1a、高水平 MHC-Ⅱ类抗原分子和多种辅助分子。

（3）吞噬功能较低。

（4）可有效诱导巢居的静息性幼稚 T 细胞发生增殖。

人成熟 DC 的主要特征表面标志为 CD1a、CD11c 和 CD83，但不表达单核/巨噬细胞、T 细胞、B 细胞和 NK 细胞的典型的表面标志（CD14，CD3，CD19 和 CD20，CD16 和 CD56）。

三、淋巴细胞功能检测技术

（一）T 细胞功能的检测

1．*T 细胞增殖试验*　在细胞培养液中加入植物血凝素（或刀豆蛋白 A、美洲商陆），外周血中的 T 细胞受刺激活化，由淋巴细胞转变为淋巴母细胞，称为 T 淋巴细胞转化。T 细胞转化实验类型如下。

（1）形态学检查法：据细胞的大小、细胞核与细胞质的比例、细胞质的染色性和核结构及有无核仁等特征，分别计数淋巴母细胞、过渡性母细胞、核有丝分裂象及小淋巴细胞，以前三者为转化细胞，每份标本计数 200 个细胞，计算转化率。

（2）^{3}H-TdR 掺入法：外周血 T 细胞一般处于细胞周期的 G_0 期，若在培养液中加入 PHA，T 细胞激活后从 G_0 期进入 G_1 期，然后进入 S 期，开始大量复制 DNA，若此时加入 ^{3}H 标记的胸腺嘧啶核苷（^{3}H-TdR），T 细胞新合成的 DNA 链中会掺入 ^{3}H-TdR，可用液闪仪检测记录脉冲数，推测细胞增殖程度。

（3）MTT 比色法：MTT 是一种噻唑盐，化学名为 3-（4, 5-二甲基-2-噻唑）-2, 5-二苯基溴化四唑。将淋巴细胞与丝裂原共同培养，在细胞培养终止前数小时加入 MTT，混匀继续培养，MTT 作为细胞内线粒体琥珀酸脱氢酶的底物参与反应，形成蓝黑色的甲臜颗粒，并沉积于细胞内或细胞周围。甲臜可被随后加入的盐酸异二丙醇或二甲基亚砜完全溶解，用酶标测定仪测定细胞培养物的 A570nm 值。因甲臜的生成量与细胞增殖水平呈正相关，故样品的 A570nm 值可反映细胞增殖水平，以刺激指数（SI）判断淋巴细胞增殖程度。

$$SI=\frac{试验孔A_{570nm}均值}{对照孔A_{570nm}均值}$$

（4）抗原特异性 T 细胞增殖试验：MHC-肽四聚体法。

2．*T 细胞分泌功能测定*　分泌各类细胞因子和生物活性物质是 T 细胞的重要功能。测定体外培养的 T 细胞经各种丝裂原或抗原刺激后所分泌的各种细胞因子，可以反映 T 细胞功能。可借助免疫学、细胞生物学及分子生物学技术分别检测细胞因子含量、生物学活性或基因表达水平，具体内容见第 15 单元。

3．*T 细胞介导的细胞毒试验*　T 细胞被某种抗原致敏后，致敏 T 细胞再次遇表达相应抗原的靶细胞，可杀伤和破坏靶细胞。这是评价机体细胞免疫水平的一种常用指标。

（二）B 细胞功能的检测

1．*溶血空斑形成试验*

（1）直接溶血空斑形成试验法：用 SRBC 免疫小鼠，取其脾细胞与 SRBC 及补体混合在琼脂凝胶层内，置 37℃温育。由于抗体生成细胞可释放抗 SRBC 抗体，在补体参与下导致 SRBC 溶解，形成一个肉眼可见的圆形透明溶血区（空斑）。每一个空斑表示一个抗体形成细胞，空斑大小与细胞产生的抗体的多少成正比。

（2）间接溶血空斑形成试验法：在 SRBC 免疫小鼠的脾细胞、SRBC 及补体混合时，再加抗鼠 Ig 抗体（如兔抗鼠 Ig），兔抗鼠 Ig 与抗体生成细胞所产生的 IgG 或 IgA 结合，此复合物能活化补体导致溶血，称间接空斑试验。

（3）非红细胞抗体溶血空斑试验：用某种抗原包被 SRBC，与该抗原相应的抗体产生细胞和补体混合后，产生的抗体与 SRBC 包被抗原特异结合，激活补体导致溶血。

（4）反相空斑形成试验：现在常用的为 SPA-SRBC 溶血空斑试验。用 SPA 包被 SRBC，将待检淋巴细胞、SPA 包被 SRBC、抗 Ig 抗体和补体混合后浇板。抗 Ig 抗体可与受检细胞产生的 Ig 结合，所形成复合物上的 Ig-Fc 段可与 SRBC 上的 SPA 结合，同时激活补体使 SRBC 溶解形成空斑。

2．*B 细胞增殖能力的试验*　细菌 LPS、SPA 和抗 IgM 抗体均能刺激 B 细胞增殖，培养 1～3 d 以后，加 ^{3}H-tdR，与淋巴细胞增殖试验一样，检测细胞内 cpm，计算促有丝分裂原对淋巴细胞的刺激指数。

3．*酶联免疫斑点试验（ELISPOT）*　是一种既可以检测抗体分泌细胞，又可检测抗体分泌量的方法。

（三）NK 细胞功能的检测

一般用 K562 细胞株作为靶细胞测定人 NK 细胞活性，用 YAC 细胞株测小鼠 NK 细胞活性，检测方法有形态学法、酶释放法、荧光法、核素法和化学发光法。

四、其他免疫细胞功能检测技术

（一）中性粒细胞功能的检测

1．*中性粒细胞运动功能的检测*　中性粒细胞的运动可以分成随机运动（类似于布朗运动）和定向运动（趋化运动）。测定中性粒细胞定向运动的常用方法有体内试验法（皮肤窗法）和体外试验法，体外试验法又有滤膜小室法和琼脂糖凝胶平板法。

（1）滤膜小室法（Boyden 小室法）：在特殊小盒中装一片孔径为 3～5μm 的微孔滤膜，将盒分为上下两小室。上室加受检白细胞悬液，下室加趋化因子，置 37℃数小时。取滤膜，经固定、干燥、染色、脱色（透明化）等步骤，将滤膜置油镜下检测细胞穿膜的移动距离，求其趋化单位。

（2）琼脂糖凝胶平板法：在含小牛血清的 1%琼脂糖凝胶板上打孔，每 3 孔为一组，中央孔加待检细胞悬液，两侧孔分别加趋化因子或对照培养液，置 37℃ 2～3h 后，用 2%戊二醛固定，染色后测量细胞向两侧孔移动的距离，计算出移动指数（移动指数=趋化移动距离/任意移动距离）。

2. 中性粒细胞吞噬和杀菌功能的检测

（1）细胞内杀菌功能检测：将受检细胞悬液和活的白假丝酵母菌悬液按一定比例混合，保温后加亚甲蓝溶液做活体染色，取样涂片镜检。在所计数的100个或200个吞噬细胞中，统计细胞内吞有白假丝酵母菌的吞噬细胞数，可计算：

吞噬率=（吞有菌体的中性粒细胞数/200）×100%

杀菌率=（胞内有蓝色菌体的中性粒细胞数/200）×100%

吞噬指数=（中性粒细胞胞内的菌细胞数/200）×100%

（2）硝基四氮唑蓝（NBT）还原试验：中性粒细胞在杀菌过程中能量消耗剧增，磷酸己糖旁路代谢活力增强，6-磷酸葡萄糖氧化脱氢，如此时加入NBT，NBT接受氢后从淡黄色还原成点状或块状蓝黑色甲臜颗粒（在胞质内）。NBT还原试验主要检测中性粒细胞杀菌能力。

（3）化学发光测定法：中性粒细胞在吞噬经调理的金黄色葡萄球菌过程中，伴有化学发光现象，若在培养液中加入鲁米诺等发光剂可增强其发光效应，故可用化学发光仪测定中性粒细胞的吞噬功能及其代谢活性。化学发光测定法可用以研究中性粒细胞的吞噬功能，代谢活性、杀菌功能，以及血清的调理吞噬功能。

（二）巨噬细胞功能的检测

1. 炭粒廓清试验　给小鼠静脉定量注射炭粒悬液（印度墨汁），间隔一定时间反复取静脉血，测定血中炭粒浓度，根据血流中炭粒被廓清的速度，判断巨噬细胞的吞噬功能。

2. 吞噬功能检测　将受检细胞与适量较大颗粒抗原（如鸡红细胞）混合后，置37℃保温后离心取细胞制成涂片，染色镜检，分别计算吞噬百分率和吞噬指数。

3. 巨噬细胞溶酶体酶的测定　巨噬细胞溶酶体酶的测定主要检测酸性磷酸酶、非特异性酯酶和溶菌酶等活性，用以评价巨噬细胞的杀菌功能。

4. 巨噬细胞促凝血活性测定　激活巨噬细胞可产生一种与膜结合的凝血活性因子，加速正常血浆的凝固。实验证明，当巨噬细胞与LPS、HBsAg或肿瘤相关抗原等温育后，血浆凝固时间明显缩短。

五、免疫细胞检测的临床意义

B细胞功能检测主要了解体液免疫功能，T细胞功能检测主要用于判断细胞免疫功能， NK细胞功能检测用于判断抗感染、抗肿瘤、免疫调节和调控造血细胞分化等免疫功能。

检测吞噬细胞的功能，对了解机体非特异性和特异性免疫功能有重要意义，同时可帮助临床上采取针对其功能下降的防治措施。

历年考点串讲

免疫细胞的分离，淋巴细胞表面标志的检测，免疫细胞检测的临床意义是考试的重点部分，历年考题均有考察。应重点掌握外周血单个核细胞的分离原理、淋巴细胞的分离步骤，T细胞的表面标志的检测方法和步骤，溶血空斑形成试验的分类和内容。此外，外周单个核细胞分离后的保存及活力测定、B细胞膜表面的标志物及检测方法、T淋巴细胞转化试验的定义应熟悉。应熟练掌握中性粒细胞的和巨噬细胞功能检测的试验。

历年常考的细节：

1. 外周血单个核细胞的不同比密：如单个核细胞（单核细胞和淋巴细胞）的比密为1.075～1.090，粒细胞与红细胞为1.092左右，血小板为1.030～1.035。细胞分离分层试剂有 Ficoll 与 Percoll 两种。

2. Ficoll 分层液法分离细胞的结果是稀释的血浆层、单个核细胞层、粒细胞层和红细胞层。（2016、2017）

3. 用 Ficoll 分离细胞，经离心后，由上到下分层依次为死细胞层、富含单核细胞层、富含淋巴细胞层、红细胞与粒细胞层。（2016）

4. 所有 T 细胞均有的标志性抗原是 CD3。（2017）

5. 具有 SRBC 受体的细胞是 T 细胞。（2017）

6. 绵羊红细胞受体（E 受体）是 T 细胞的表面受体。（2015）

7. T 细胞亚群的分离原则，阴、阳筛选法的区别点，从单个核细胞悬液中利用黏附贴壁法、吸附柱过滤法和磁铁吸引法除去单核细胞。

8. 用标记抗体染色法和花环试验法检测 T 细胞表面抗原，B 细胞膜表面抗原通过间接荧光免疫法、酶免疫组化法或 ABC 法检测。

9. T、B 细胞功能的检测方法中的 T 细胞转化试验分为形态法和核素法两种，溶血空斑形成试验的特点是每一个空斑表示一个抗体形成细胞，空斑大小与细胞产生的抗体的多少成正比。

10. PHA 刺激法可用于淋巴细胞转化试验。（2017）

11. 中性粒细胞的运动可以分成随机运动（类似于布朗运动）和定向运动（趋化运动）。测定中性粒细胞定向运动的常用方法有体内试验法（皮肤窗法）和体外试验法，体外试验法又有滤膜小室法和琼脂糖凝胶平板法。

12. 细胞内杀菌功能检测用亚甲蓝溶液做活体染色，吞噬指数、杀菌率、吞噬率的计算方法。

13. 吞噬细胞功能检测可以了解机体的特异和非特异性免疫功能。

14. 单核-吞噬细胞系统的典型表面标志是 CD14。（2016）

第 15 单元　细胞因子与细胞黏附分子检测及应用

细胞因子（cytokine）是由免疫细胞产生的一大类能在细胞间传递信息、具有免疫调节和效应功能的**蛋白质**或**小分子多肽**。细胞黏附分子（cell adhesion molecules, CAM）是介导细胞间或细胞与细胞外基质（extracellular matrix, ECM）间相互结合和黏附作用的小分子多肽或糖蛋白的总称。黏附分子以受体-配体的结合形式发挥作用，与细胞的识别、活化和信号传导、增殖与分化、伸展与迁移等密切相关，是参与机体免疫应答、炎症反应、凝血、创伤愈合和肿瘤转移等系列重要的病理生理过程的分子基础。CAM 的配体有膜分子、细胞外基质、血清或体液中的可溶性因子和补体 C3 片段等。CAM 因其广泛参与机体的免疫应答调节、炎症发生、自身免疫病的免疫炎性损伤和淋巴细胞归巢等病理生理过程，检测其浓度水平，对于了解机体免疫状况、病理学研究、疾病诊断和免疫治疗等具有重要的指导意义。

一、细胞因子的测定方法

（一）生物学检测法

1．细胞增殖法　许多细胞因子具有细胞生长因子活性，如 IL-2 刺激 T 细胞生长、IL-3 刺激肥大细胞生长、IL-6 刺激浆细胞生长等。

2．靶细胞杀伤法　根据某些细胞因子（如 TNF）能在体外杀伤靶细胞而设计的检测方法。

通常靶细胞为肿瘤细胞株，利用同位素释放法或染料染色等方法判定细胞的杀伤率。

3. 细胞因子诱导的产物分析法　测定细胞因子刺激特定细胞产生的生物活性物质，如 IL-2、IL-3 诱导骨髓细胞合成胺、IL-6 诱导肝细胞合成 α_1-抗糜蛋白酶等，来反映其活性。

4. 细胞病变抑制法　病毒可造成靶细胞的损伤，干扰素等则可抑制病毒引起的细胞病变，因此可利用细胞病变抑制法检测其活性。

生物学检测法敏感，直接测定生物学功能，科研上最常用，但需要长期培养依赖性细胞株，检测耗时长，步骤繁杂，影响因素多。

（二）免疫学检测法

细胞因子作为抗原，用相应抗体进行定量或半定量检测。方法为 ELISA、RIA 及免疫印迹法。仅测定细胞因子的抗原性，与其活性不一定相平行，要结合生物学检测法。

免疫学检测法简单、迅速、重复性好，但只代表细胞因子的量而不代表活性，敏感度低。

（三）分子生物学方法

利用细胞因子的基因探针检测基因表达的技术。方法为斑点杂交、Northernblot、反转录 PCR、细胞或组织原位杂交等。核酸探针指一段用放射性核素或其他标记物（如生物素、地高辛等）标记并与目的基因互补的 DNA 片段或单链 DNA、RNA。根据其来源分为 cDNA 探针、寡核苷酸探针、基因组基因探针及 DNA 探针等。

细胞因子的分子生物学检测方法是检测基因表达情况，不能直接提供有关因子的浓度及活性等资料，用于机制探讨。

二、细胞表面黏附分子的检测

细胞表面黏附分子检测包括①放射免疫测定法。②荧光免疫测定法：除间接免疫荧光法外，FCM 可检测两种及以上的细胞黏附分子。③酶免疫测定法：双抗体夹心 ELISA 应用最广；酶免疫组织化学测定和时间分辨荧光免疫测定。

可溶性黏附分子的检测采用双抗体夹心 ELISA，研究最多的是选择素家族和免疫球蛋白超家族。前者有 E、L 和 P 选择素 3 型，均可见于血液中。溶血性尿毒症和血小板减少性紫癜患者血液中，P 选择素比正常人高 2～3 倍，而败血症、HIV 感染患者血液中 L 选择素明显增高。血液中存在可溶性 E 选择素是内皮细胞激活的证据，在败血症、糖尿病等患者血液中，E 选择素水平增高。肝炎、肝硬化等患者血液中 ICAM Ⅰ 水平增高，与肝功能损害指标相关。

三、临床应用

可作为特定疾病诊断的辅助指标，用于评估机体的免疫状态、判断治疗及预后，作为临床治疗监测指标等。

历年考点串讲

重点复习细胞因子的概念、共同特性、细胞因子的类型、细胞因子测定方法中的生物学测定法的种类、分子生物学方法的原理应该掌握，对于检测方法应掌握免疫学测定方法，对生物学测定方法的原理要了解。

历年常考的细节：

1. 细胞因子的结构不只是蛋白质还有小分子多肽。常见的细胞因子有 IL-1、IL-2、干扰素（IFN）、肿瘤坏死因子（TNF）。几乎所有的有核细胞均可产生 IL-1，主要以巨噬细胞为主。

2. 肿瘤坏死因子有两种分子形式，TNF-α 和 TNF-β。TNF-α 的生物学功能可引起肿瘤组织出血坏死，也称恶病质素。

3. 细胞增殖法检测细胞因子的活性，因为很多细胞因子具有细胞生长因子活性，如 IL-2 刺激 T 细胞生长、IL-3 刺激肥大细胞生长、IL-6 刺激浆细胞生长等。

4. 在酶免疫测定法检测细胞表面黏附分子时，双抗体夹心 ELISA 应用最广。

第 16 单元　免疫球蛋白检测及应用

人体免疫球蛋白（Ig）主要存在于血液中，约占血浆蛋白总量的 20%，也可存在于其他体液，如尿液、脑脊液及外分泌液中。血液中 5 类 Ig 的含量各不相同，IgG、IgA、IgM 的含量为 g/L 水平，而 IgD、IgE 和其他体液中的 IgG、IgA、IgM 含量仅为 mg/L 水平。免疫球蛋白测定方法有单向琼脂扩散试验、火箭免疫电泳、免疫比浊法、ELISA、放射免疫分析法等，临床上常选用测定结果准确、稳定性好、操作方便的方法。

一、Ig 测定及临床意义

（一）IgG、IgA、IgM 的测定及临床意义

1. *测定方法*　Ig 检测方法有单向琼脂扩散法、速率散射比浊法等。特异性 IgM 常采用捕获法检测。

2. *临床意义*　Ig 降低见于先天性或获得性免疫缺陷病，一种或多种 Ig 水平减少，分为原发性和继发性。

Ig 升高见于①多克隆性增高，见于各种慢性感染、慢性肝病、某些自身免疫病，如系统性红斑狼疮、类风湿关节炎、干燥综合征等；也见于寄生虫疾病、结节病等；②单克隆性增高，又称 M 蛋白增高，见于免疫增殖性疾病，如多发性骨髓瘤、重链病、轻链病，原发性巨球蛋白血症等。

（二）IgD 的测定及临床意义

1. *测定方法*　单向琼脂扩散法、ELISA 等。

2. *临床意义*　IgD 增高可见于多发性骨髓瘤等。

（三）IgE 的测定及临床意义

1. *测定方法*　ELISA、间接血凝试验、放射免疫法、化学发光免疫分析、免疫荧光测定法等。

2. *临床意义*　IgE 增高，见于 IgE 型多发性骨髓瘤、特应性哮喘、特应性皮炎、过敏性鼻炎、寄生虫感染、热带嗜酸粒细胞增多症、SLE、RA 及某些霉菌病等。IgE 减低一般无意义，但见于原发性无丙种球蛋白血症、恶性肿瘤及细胞毒药物治疗后。

二、M 蛋白的概念、测定方法和临床意义

单克隆免疫球蛋白又称 M 蛋白，是 B 细胞或浆细胞单克隆异常产生的一种在氨基酸组成及顺序上十分均一的异常免疫球蛋白。测定方法及临床意义如下。

（一）血白蛋白区带电泳

血清标本中不同性质的蛋白质可形成不同区带，与正常的电泳图谱比较，可发现患者的血白蛋白区带电泳图谱上有一浓缩的集中带，即 M 区带。

（二）免疫电泳

免疫电泳是将区带电泳和免疫扩散相结合的一种免疫学分析法。待检血清标本进行区带电泳，将各种蛋白成分分为不同区带，用特异性抗血清进行免疫扩散，根据 M 蛋白在免疫电泳中形成的特殊沉淀弧，观察其电泳转移位置与抗原特异性，可将 M 蛋白的免疫球蛋白类别和轻链

型别进行鉴定。

（三）免疫固定电泳

血清标本进行区带电泳，分离后于其上覆盖抗κ和λ轻链或各类重链的抗血清滤纸，当抗体与某区带中的单克隆免疫球蛋白结合后，形成复合物而沉淀，再漂洗、染色，呈现浓而狭窄的着色区带，可判断单克隆免疫球蛋白重链和轻链的类型。

（四）本-周蛋白的测定

本-周蛋白即尿中游离的免疫球蛋白轻链。检测方法常用化学法（加热沉淀法）和免疫法两种。检测本-周蛋白对轻链病的诊断是必不可少的项目，对于**多发性骨髓瘤、原发性巨球蛋白血症、重链病等疾病的诊断、鉴别诊断**和预后判断有一定帮助。

本-周蛋白在pH5.0的条件下，加热至**50～60℃时出现沉淀**，继续加热至90℃后又重新溶解。利用这一特点，临床上常采用化学法检测本-周蛋白。但该方法敏感性低，仅有30%～40%的检出率，并且不能确定轻链的型别。为提高检出率，可采用免疫电泳分析法。其尿标本可先用聚乙二醇通过半透膜浓缩后，再与抗κ和抗λ型轻链抗血清进行免疫电泳分析，确定轻链类型。

（五）κ-Ig和λ-Ig定量测定

定量测定κ-Ig和λ-Ig两种轻链片段的方法主要有单向免疫扩散试验和免疫比浊法，后者为目前临床常用方法。

κ/λ比率正常范围为1.2～2.4，均值为1.7～1.8。患κ型M蛋白血症者，κ-Ig明显高于正常，λ-Ig明显低于正常。患λ型M蛋白血症者，κ-Ig降低，而λ-Ig高于正常。κ/λ比率测定，有助于判断疾病类型和监测治疗效果。

三、冷球蛋白的特性及临床意义

冷球蛋白（cryoglobulin,CG）又称**冷免疫球蛋白**（cryoimmunoglobulin），是血清中的一种病理性蛋白质。该蛋白在0～4℃时，发生沉淀，在37℃又溶解，故称为冷球蛋白。此机制尚不清楚，冷球蛋白可分为三种类型。

Ⅰ型：为单克隆冷球蛋白，由IgM、IgG、IgA或本-周蛋白组成，大约25%的冷球蛋白属于此型。临床多见于多发性骨髓瘤、巨球蛋白血症、淋巴瘤、慢性淋巴性白血病等。

Ⅱ型：为单克隆混合冷球蛋白，由单克隆Ig与自身IgG组成，分为IgM-IgG、IgG-IgG、IgA-IgG，大约25%的冷球蛋白属于此类型。临床常见于类风湿关节炎、SLE、血管炎、干燥综合征等。

Ⅲ型：为多克隆混合冷球蛋白，由两类或两类以上的多克隆免疫球蛋白组成，即抗原和抗体都是多克隆的，大约50%的冷球蛋白属于此类型。临床多见于传染性单核细胞增多症、急性病毒性肝炎、链球菌感染后肾小球肾炎、原发性胆汁性肝硬化、感染性心内膜炎等。

冷球蛋白的测定方法有两种：一是定性测定，即血细胞比容管法；另一种是定量测定，为分光光度法。在冷球蛋白的测定中样本采集和处理是保证实验顺利进行的关键。

四、尿液免疫球蛋白测定的临床意义

正常人尿液中的Ig含量极微。当机体免疫功能出现异常或由炎症引起肾疾病时，可导致肾肾小球滤过膜分子屏障破坏或电荷屏障受损，从而引起球蛋白及其他大分子蛋白质漏出过多。在肾小球滤过膜损伤较轻时，尿液中以中相对分子质量的MA和TRF滤出增多为主。随肾小球滤过膜损伤的加重，尿液中开始出现IgG。 当肾小球滤过膜损伤较严重时，尿液中除IgG被滤出外，相对分子质量较大的IgM也可被滤出。故临床上常通过同时测定尿液和血液中的转铁蛋白（transferrin, TRF）及IgG的含量，计算**选择性蛋白尿指数**（selective proteinuria index, SPI），以此来评估肾小球滤过膜破坏程度及观察治疗效果和预后。通常采集晨尿或随机尿进行测定。测定方法一般选用速率散射比浊法。选择性蛋白尿计算公式：

$$SPI=（尿 IgG/血清 IgG）/（尿 TRF/血清 TRF）$$

当 SPI≤0.1 时，表明肾高选择性排泄相对分子质量较小的蛋白质；当 SPI≥0.2 时，表明肾是非选择性排泄相对分子质量较大的蛋白质。微小病变型肾病的 SPI 大多≤0.1，而膜性肾病、膜增殖性肾炎与肾病综合征其 SPI≥0.2。

尿内 IgA 在原发性肾小球肾病和慢性肾炎性肾病时含量最高，在慢性肾炎高血压型及普通型可轻度增高，而在隐匿性肾炎及急性肾小球肾炎时含量很少。

尿内 IgG 在原发性肾小球肾炎和慢性肾炎时含量较高，其他类型肾小球疾病时仅轻度增高。

尿内 IgM 仅出现在慢性肾炎，而原发性肾小球肾炎和隐匿性肾炎时含量甚微。

因此，可根据尿内 Ig 增高的类型帮助鉴别诊断肾小球疾病的种类。

尿液中游离轻链的检测对诊断轻链病是必不可少的项目，并对多发性骨髓瘤等疾病的分型鉴定及预后判断均有重要意义。

五、脑脊液免疫球蛋白测定的临床意义

神经系统疾病的发生、发展与中枢神经系统内发生的免疫应答有关。因此脑脊液（cerebrospinal fluid, CSF）免疫球蛋白含量的检测，对某些神经系统疾病的诊断、疗效观察和预后判断均有一定临床意义。

生理情况下，血液中 Ig 可以通过血-脑屏障（blood-brain barrier, BBB）进入 CSF 中。IgG 较易通过 BBB，IgA 略难，IgM 更难。所以 IgG、IgA、IgM 在 CSF 中的含量依次递减。当脑组织或脑膜出现病变时，导致 BBB 发生破坏，通透性增加，或自身病变组织产生的病理性产物进入 CSF，使 CSF 成分发生改变。

（一）白蛋白商值测定

临床上，主要通过测定白蛋白商值（alb quotient, Q_{Alb}），即测定 CSF 中白蛋白（Alb_{CSF}）和血清中白蛋白（Alb_S）含量，两者比值大小来反映 BBB 受损程度。计算公式：

$$Q_{Alb}=（Alb_{CSF}/Alb_S）\times 1000$$

Q_{Alb} Alb＜9, 提示 BBB 无明显受损；9～15 为轻度受损；15～33 为中度受损；33～100 为重度受损；＞100 为完全破裂。

白蛋白商值不仅可以检测血-脑屏障受损程度，还可提示神经系统发生疾病的类型。一般来说：

1．Q_{Alb} 轻度升高，常见于慢性病毒性疾病、多发性硬化、神经梅毒、带状疱疹性神经炎、脑萎缩等神经系统疾病。

2．Q_{Alb} 中度升高，常见于急性神经疏螺旋体病、条件致病菌性脑膜炎、吉兰-巴雷综合征等。

3．Q_{Alb} 重度升高，常见于化脓性脑膜炎、单纯疱疹性脑炎、结合性脑膜炎等严重细菌感染性疾病。

（二）IgG 生成指数测定

由于免疫球蛋白不仅可以在鞘内自身合成，也可以通过 BBB 进入鞘内。因此区分鞘内免疫球蛋白的来源在神经系统疾病的实验室诊断中有着重要的临床意义。经典计算鞘内免疫球蛋白合成的方法是 IgG 生成指数（IgG index）。其计算公式：

$$IgG 生成指数=（IgG_{CSF}\times Alb_S）/（IgG_S\times Alb_{CSF}）$$

脑脊液 IgG 测定方法采用速率散射免疫比浊法，采集 CSF 标本后离心再测定。当 IgG 生成指数升高时，表明 CSF 中的 IgG 主要由中枢神经系统鞘内合成。IgG 生成指数升高多见于多发性硬化症。脑脊液 IgG 增高为主，可见于脑血栓、蛛网膜下腔出血、SLE 脑病、神经梅毒、重症肌无力等。脑脊液 IgG、IgA 均增高，可见于化脓性脑膜炎及结核性脑膜炎。在神经系统肿瘤时，以脑脊液 IgA 和 IgM 升高为主；精神分裂症时脑脊液 IgG 和 IgM 可明显升高。

历年考点串讲

本单元重点复习免疫球蛋白的概念、血清型、生物学活性及五种 Ig 的特性，在检测方面掌握 Ig 的常用检测方法、IgD 和 IgE 检测的意义、M 蛋白的检测、冷球蛋白的检测等。

历年常考的细节：

1. IgG、IgA、IgM 的检测方法、M 蛋白的检测方法等、捕获法检测 IgM。
2. M 蛋白的概念、检测方法和类型鉴定试验。
3. **本-周蛋白**，亦称凝溶蛋白，其本质是免疫球蛋白**轻链**。
4. 免疫球蛋白测定在**选择性蛋白尿**（SPI）判定中的作用。
5. 脑脊液白蛋白商值和 **IgG 生成指数**测定对中枢神经系统疾病诊断的意义。
6. 冷球蛋白测定的温度及临床意义。
7. 血白蛋白电泳见球蛋白区带中间部分显著深染，其扫描高于白蛋白峰。**血白蛋白电泳中所见的典型蛋白称为 M 蛋白**。（2017）

第 17 单元　补体检测及应用

补体是存在于人和动物血清、组织液及某些细胞膜上的一组经激活后具有酶活性的蛋白质。体内多种组织细胞均能合成补体成分，其中**肝细胞和巨噬细胞是合成补体的主要细胞**。在某些疾病发生时，补体的成分、含量及其活性可发生改变。因此，补体含量与活性的检测，对机体免疫状态的评价和疾病诊断具有重要意义。

一、概述

（一）补体的组成和命名

1．补体的组成　补体系统包括 30 余种活性成分，按其性质和功能可以分为三大类：①在体液中参与补体活化级联反应的各种固有成分。②以可溶性形式或膜结合形式存在的各种补体调节蛋白。③结合补体片段或调节补体生物效应的各种受体。

2．补体的命名　参与补体激活经典途径的固有成分按其被发现的先后顺序分别称 C1、C2……C9。C1 由 C1q、C1r、C1s 三种亚单位组成。

补体系统旁路激活途径及调节因子中另一些组分以英文大写字母表示，如 B 因子、D 因子、P 因子、H 因子等；补体调节成分多以其功能进行命名，如 C1 抑制物、C4 结合蛋白、衰变加速因子等。

补体活化后的裂解片段以该成分的符号后面加小写英文字母表示，如 C3a、C3b 等。

具有酶活性的成分或复合物在其符号上划一横线表示，如 $\overline{C1}$、$\overline{C3}$ 灭活的补体片段在其符号前面加英文字母 i 表示，如 iC3b 等。

对补体受体的命名，按发现先后依次命名为 CR1、CR2、CR3、CR4、CR5。此外，尚有其他补体成分的受体，如 ClqR、C3aR、C5aR；以及调节蛋白（H 因子、DAF、MCP 等）受体。补体受体表达于不同类型细胞表面，介导补体活性或调节蛋白的生物学效应。

（二）补体的理化性质

补体的大多数组分都是糖蛋白；正常血清中各组分的含量相差较大，**C3 含量最多，C2 最低；豚鼠血清中含有丰富的补体**；补体性质不稳定，易受各种理化因素影响，如加热、机械振荡、酸碱、乙醇等均可使其失活；**加热 56℃30min 可使血清中绝大部分补体组分丧失活性，称为灭活或灭能**。

（三）补体的生物学功能

补体的生物学功能包括溶细胞作用、清除免疫复合物、炎症介质作用、中和与溶解病毒作用等。

二、补体的活化途经

（一）经典途径

经典途径以结合抗原后的 IgG 或 IgM 类抗体为主要激活剂，补体 C1～C9 共 11 种成分全部参与的激活途径。经典活化途径可人为地分成识别、活化和膜攻击 3 个阶段。

（二）替代途径

替代途径又称旁路途径，它与经典途径的不同之处主要是越过 C1、C4 和 C2，直接激活补体 C3，然后完成 C5～C9 的激活过程；参与此途径的血清成分尚有 B、D、P、H、I 等因子。替代途径的激活物主要是细胞壁成分，如内毒素、某些蛋白水解酶、IgG4、IgA 聚合物等。

（三）甘露聚糖结合凝集素（MBL）途径

此途径开始于急性期蛋白与病原体的结合，而不是抗原-抗体复合物形成，是病原微生物表面的糖类结构与甘露聚糖结合凝集素（MBL）或纤维胶原素（FCN）结合，进而一次激活 MBL 相关丝氨酸蛋白酶（MASP）、C4、C2、C3，形成和经典激活途径相同的 C3 和 C5 转化酶。其激活途径无须抗体参与。

（四）补体激活的调节

1. *补体的自身调控*　补体激活过程中生成的某些中间产物非常不稳定，成为补体级联反应的重要自限因素。此外只有细胞表面形成的抗原-抗体复合物才能触发经典途径，而旁路途径的 C3 转化酶则仅在特定的物质表面才具有稳定性，故正常机体内一般不会发生过强的自发性补体激活反应，补体系统自身调控的作用为维持机体自身的稳定性。

2. *调节因子的作用*　体内存在多种可溶性膜结合的补体调节因子，它们以特定方式与不同的补体成分相互作用，使补体的激活与抑制处于精细的平衡状态，调节蛋白的缺失有时是造成某些疾病发生的原因。目前发现的补体调节蛋白有十余种，按其作用特点可分为三类：①防止或限制补体在液相中自发激活的抑制剂；②抑制或增强补体对底物正常作用的调节剂；③保护机体组织、细胞免遭补体破坏作用的抑制剂。

三、有关补体测定试验

（一）CH50 测定

1. *原理*　特异性抗体与红细胞结合后可激活补体，形成攻膜复合体，溶解红细胞。溶血程度与补体的活性相关，但非直线关系，呈 **S 形曲线**。如以溶血百分率为纵坐标，血清量为横坐标，在轻微溶血和接近完全溶血处，对补体量的变化不敏感。S 形曲线在 30%～70%最陡，几乎呈直线，补体量的少许变动，会造成溶血程度的较大改变。因此，**以 50%溶血作为终点指标**，比 100%溶血更为敏感，这一方法称为补体 50%溶血试验，即 CH50。

2. *CH50 试验*　是测定经典途径**总补体溶血活性，反映补体 9 种成分的综合水平**。方法简便、快速，但敏感性较低。补体的溶血活性除与反应体积成反比外，还与反应所用缓冲液的 pH、离子强度、钙镁浓度、绵羊红细胞数量和反应温度有一定关系。缓冲液 pH 和离子强度增高，补体活性下降，虽可稳定溶血系统，但过量则反而抑制溶血反应。

（二）补体结合试验

1. *原理*　补体结合试验（CFT）有 5 种成分参与反应，分属 3 个系统：**反应系统、补体系统、指示系统**。其中反应系统（抗原与抗体）与指示系统（绵羊红细胞与溶血素）竞争补体系统。先加入反应系统和补体，如果反应系统中存在待测的抗体（或抗原），则抗原、抗体发生反应后可结合补体，再加入指示系统（SRBC 与相应溶血素），由于反应中无游离的补体而不出现溶血，为补体结合试验阳性。如反应系统中不存在待检的抗体（或抗原），则液体中游离的补体结合指示系统出现溶血，为补体结合试验阴性。

2. 优缺点　优点为灵敏度高、特异性强、应用面广、易于普及。缺点为试验参与反应的成分多，影响因素复杂，操作步骤烦琐且要求严格，易出现错误。

（三）单个补体成分测定

1. 免疫溶血法　根据抗原与其特异性抗体（IgG、IgM 型）结合后可激活补体的经典途径，导致细胞溶解。该方法中抗原为 SRBC，抗体为兔或马抗 SRBC 抗体，即溶血素，将两者组合作为指示系统参与反应。试验中有两组补体参与，一组是作为实验反应系统的补体，可选用先天缺乏某单一补体成分的动物或人血清；也可利用化学试剂人为灭活正常血清中某种成分制备缺乏该成分的补体试剂，加入致敏 SRBC（检测经典途径补体成分用）或总红细胞（检测替代途径补体成分用）指示系统后，此时由于补体级联反应体系中缺乏某种补体成分，补体不能级联激活，不出现溶血。另一组为待测血清中的补体，加入待测血清，使缺乏的成分得到补充，级联反应恢复，产生溶血。溶血程度与待测补体成分活性有关，仍以 50%溶血为终点。

2. 免疫化学法　包括单向免疫扩散法、火箭免疫电泳、透射比浊法和散射比浊法。待测血清标本的 C3、C4 成分稀释后与检测用相应抗体结合形成复合物，反应介质中的 PEO 可使该复合物沉淀，仪器对复合物产生的光散射或透射信号进行自动检测，并换算成所测成分的浓度单位。

四、补体测定的临床应用

1. 诊断病原体感染　检测补体的功能、补体单个成分及其裂解产物的测定。

2. 相关疾病时补体的检测

（1）免疫性疾病：如自身免疫病时 C1、C2、C3、C4 和 HF 等缺陷；变态反应如Ⅲ型超敏反应为免疫复合物型，其中 C3a、C5a 过敏毒素，C567 趋化因子的作用导致组织损伤。

（2）与补体有关的遗传性疾病：如 C3 缺陷导致严重感染，**C1 抑制物缺陷与遗传性血管性水肿**，细胞表面 CR1 缺陷与 CIC 清除障碍（SLE），I 因子、H 因子缺陷与肾小球肾炎，**DAF 缺陷与阵发性夜间血红蛋白尿**等。

（3）补体含量显著降低的疾病：消耗增多见于 SLE、自身免疫性溶血性贫血、类风湿关节炎、移植排斥反应；细菌感染，特别是革兰阴性菌感染时；大量丧失见于大面积烧伤、大出血和肾病综合征等；合成不足则见于急慢性肝炎、肝硬化、肝癌患者和营养不良等。

（4）高补体血症：感染恢复期和某些恶性肿瘤患者，常为 C4、C2、C3 和 C9 的升高。

3. 补体参与的试验　如补体依赖性细胞毒试验（CDCC），以及脂质体免疫试验、免疫粘连血凝试验、溶血空斑技术、胶固素结合试验、C1q 结合试验和补体结合试验等。

4. 流行病学调查　如补体结合试验用于流行病学调查；CDCC 用于 HLA 分布频率调查。

5. 补体应用于临床治疗后的检测

历年考点串讲

补体的检测及应用是每年必考的重点内容，重点掌握补体的组成、命名、理化性质和生物学功能，掌握补体活化的经典途径和替代途径及 CH50 试验、补体结合试验和补体测定的临床应用。

历年常考的细节：

1. 补体的理化性质，如补体灭活的温度、血液中含量最多/最低的补体成分、**豚鼠**血清中补体含量最高、补体多属于**β球蛋白**等，补体产生的细胞。详见第 1 单元免疫分子部分内容。

2. 补体的激活途径，如经典途径和旁路途径的激活物、参与溶血的成分等。

3. 补体的检测，如 CH50 检测的原理、补体结合试验的原理。

4. CH50 试验以 50%溶血作为终点指标。(2016)

5. CH50 试验是测定经典途径总补体溶血活性，反映补体 9 种成分的综合水平。(2017)

6. 以专业实践能力型题出现的知识点：如补体结合试验中补体的来源和作用、替代途径和经典途径激活物的区别、补体参与的试验（补体依赖性细胞毒试验、溶血空斑技术、胶固素结合试验、Cl q 结合试验和补体结合试验等）。

第 18 单元　流式细胞仪分析技术及应用

流式细胞术（FCM）是借助荧光激活细胞分选器（FACS）对免疫细胞及其他细胞进行快速准确鉴定和分类的技术。FCM 集光学、流体力学、电子学和计算机技术于一体，对细胞多参数定量测定和综合分析，包括细胞大小、核型、表面分子种类等。

一、流式细胞仪的分析及分选原理

（一）基本组成结构

流式细胞仪基本组成包括液流系统、光学系统和数据处理系统。

1. 液流系统　由样本和鞘液组成。单细胞悬液进入鞘液中的孔径通常为 50～300μm。

2. 光学系统　由激光光源、分色反光镜、光束成形器、透镜组合、滤片组合和光电倍增管组成。

（1）激光光源：常用激光束波长为 488nm，15mW，具有不散焦，容易聚集形成高斯能量分布的光斑，光斑直径与细胞直径接近，保证测量数据精确性。

（2）分色反光镜：可反射特定长波或短波，有助于流式细胞仪实现细胞信号同步多色分析。

（3）光束成形器：由两个十字交叉放置的圆柱形透镜组成，可将激光器发射的激光束聚集成高 15μm，宽 57μm 的椭圆光斑。

（4）透镜组：有三个，可将激光和荧光变成平行光，同时除去离散的室内光。

（5）滤片组合：有三种，长通滤片允许长于设定波长的光通过；短通滤片允许短于设定波长的光通过；带通滤片只允许一定波长范围的光通过，其他波长的光不能通过。

（6）光电倍增管（photomultiplier tube，PMT）：用于检测侧向散射光和荧光，并同时将光学信号转换成电脉冲（数据信号），包括 SS、FL1、FL2、FL3 和 FL4 通道信号，当调整 PMT 电压，脉冲信号也发生改变。

3. 数据处理系统　主要由计算机及其软件组成，进行试验数据的分析、存储、显示，是流式细胞仪的重要组成部件。

（二）基本工作原理

荧光抗体染色后的单细胞悬液，在压力作用下细胞排成单列经喷嘴喷出，形成细胞液柱。液柱与高速聚焦激光束和侧向散射光三者垂直相交，相交点即为测量区，细胞经过该区时产生散射光并激发荧光，被光电检测器接受后将光信号转换成电信号，经加工处理存储于计算机中，再用分析软件对数据做图像显示、统计处理，可快速获得准确结果。

（三）流式细胞仪光信号测定

1. 流式细胞仪散射光的测定　散射光信号的产生是细胞在液柱中与激光束相交时向周围 360° 立体角方向散射的光线信号，散射光的强弱与细胞的大小、形状、光学同性、胞内颗粒折射有关，与接收散射光的方向也有关。散射光信号分为前向散射光和侧向散射光。散射光不依赖任何细胞样品的制备技术（如染色），因此称为细胞的物理参数（或称固有参数）。

2. 流式细胞仪荧光测量　荧光信号由被检细胞上标记的荧光染料受激光激发后产生，发射的荧光波长与激发光波长不相同。每种荧光染料都有特定的激发波长，激发后又会产生特定波长荧光和颜色，如绿色、红色、黄色等。

（四）流式细胞仪细胞分选原理

细胞的分选是通过分离含有单细胞的液滴而实现的。在流动室的喷口上配有一个超高频电晶体，充电后振动，使喷出的液流断裂为均匀的液滴，待测细胞就分散在这些液滴中。将这些液滴充以正负不同的电荷，当液滴流经带有几千伏特的偏转板时，在高压电场的作用下偏转，落入各自的收集容器中，不予充电的液滴落入中间的废液容器，从而实现细胞的分离。分选指标主要包括分选速度（一般要求可达 5000 个/秒，目前仪器可达 7000 个/秒，特殊可达 2 万～3 万个/秒）、分选纯度、分选收获率（一般大于 95%）和分选得率。

二、流式细胞仪参数与数据显示方式

（一）流式细胞仪的数据参数

流式细胞仪的数据参数是指仪器采集的用于分析的信号。包括以下内容。

1. **前向散射光**（FS）反映**颗粒的大小**。

2. **侧向散射光**（SS）反映颗粒的**内部结构**复杂程度、表面的光滑程度。

3. **荧光**（FL）反映被测**细胞表面抗原的强度**。

（二）流式细胞仪的数据显示方式

1. 单参数直方图　是一维数据用得最多的图形显示形式，可用于定性、定量分析，形同一般 X-Y 平面描图仪给出的曲线。横坐标是线性标度或对数标度，表示所测的荧光或散射光的强度；纵坐标表示细胞的相对数。

2. 双参数直方图　是细胞数与双测量参数的图形，包括二维点图和假三维图。

3. 三参数直方图　指直方图的三维坐标均为参数而非细胞数。这种立体图以点图为显示方式，同样可以做全方位旋转以便仔细观察。

（三）流式细胞仪的多参数分析

当细胞标记了多色荧光在流式细胞仪上被激光激发后，所得到的荧光信号和散射信号可以根据需要组合分析以获得所需的信息。

（四）免疫分析中常用的荧光染料与标记染色

1. 最常用的荧光染料　有 FITC、藻红蛋白类（PE）及罗丹明等，488nm 激光激发下发出的荧光颜色和波长如下。

（1）FITC（异硫氰酸荧光素）：绿色 525nm。

（2）PE（藻红蛋白）：橙黄色 575nm。

（3）PerCP（多甲藻黄素叶绿素蛋白）：深红色 675nm。

（4）PI（碘化丙啶）：橙红色 620nm；488nm 波长的氩离子激光激发。

（5）APC（别藻白蛋白）：红色 670nm；633nm 波长的氦氖激光或红色二极管激光激发。

（6）ECD（藻红蛋白-德州红）：橙红色 620nm。

（7）PE-Cy5（藻红蛋白花青苷 5）：红色 670nm。

（8）PE-Cy7（藻红蛋白花青苷 7）：深红色 755nm。

2. 免疫荧光标记　标记方法有直接免疫荧光染色、间接免疫荧光染色、双参数或多参数分析时荧光抗体的组合标记。

3. 细胞自发荧光　自发荧光信号为噪声信号，能干扰对特异荧光信号的分辨和测量。一般情况下，细胞成分中能够产生自发荧光的分子（如维生素 B_2、细胞色素等）含量越高，培养细胞中死细胞/活细胞比例越高；细胞样品中所含亮细胞的比例越高，自发荧光越强。

（五）免疫胶乳颗粒技术的应用

长期以来，流式细胞术的应用一直限于对细胞或颗粒物的分析，随着胶乳颗粒在流式细胞分析中的应用，实现了 FCM 对可溶性物质的分析，即液相芯片技术的出现。

液相芯片技术是利用免疫胶乳颗粒的载体特性，结合荧光标记和 FCM 检测技术实现对多种可溶性物质的分析。其关键是**以荧光标记的微小胶乳颗粒**（或微球）**作为反应载体**，以共价方式将不同的检测物，如核酸或蛋白质结合到特定颜色的微球上。分析时，先将结合不同检测抗原的不同颜色编码的微球混合，再加入被检物质（血清中的抗原、抗体，酶，PCR 产物等），微球与被检物质特异性结合后，加入荧光标记的报告分子或特异性抗体，微球呈单列通过激光束，一方面通过分析微球颜色判定被测物的特异性（定性）；另一方面通过测定微球上的荧光强度决定被测物的量（定量）。所得数据经计算机分析后可直接用于结果判定。

液相芯片技术实现了分析时的低样本量、多参数检测，具有更高的检测效率。另外，**流式微球阵列**（cytometric beads array，CBA）技术，应用标记不同含量荧光染料的微球代表不同待测物质，同属于液相芯片技术。这些技术将 FCM 的应用领域进一步拓宽，并开创了一种新的技术平台。

（六）流式细胞免疫学分析的质量控制

流式细胞仪的应用已从科研进入临床，并逐步作为免疫学检验的常用设备，在进行临床检测过程中，应对各个环节和仪器性能进行严格的质量控制和规范化操作，以保证各项检测参数和指标的可靠性，为临床分析和科学研究提供准确的数据资料。

主要环节包括单细胞悬液制备的质量控制、细胞悬液免疫荧光染色的质量控制、仪器操作技术的质量控制和免疫检测的质量控制。

三、流式细胞术在免疫学检查中的应用

（一）淋巴细胞及其亚群的分析

FCM 通过荧光标记技术对淋巴细胞进行**细胞分类**和**亚群分析**，包括 T 细胞亚群（CD4/CD8）、B 细胞及其亚群和 NK 细胞分析，对于人体免疫功能的评估及各种血液病及肿瘤的诊断和治疗有重要作用。

（二）淋巴细胞功能分析

细胞介导细胞毒性试验中，体外培养的淋巴细胞与靶细胞共培养后，对靶细胞有杀伤功能，其杀伤活性强弱可利用碘化丙啶（PI）能渗透到死亡细胞致核染色的特点，用 FCM 分析死亡靶细胞的比例，了解淋巴细胞的细胞毒活性。

细胞内细胞因子测定，采用破膜剂（皂角蛋白）对细胞破膜，荧光标记抗体对细胞内细胞因子进行染色，FCM 可对其进行定性或定量分析。

（三）淋巴造血系统分化抗原及白血病免疫分型

（四）肿瘤耐药相关蛋白分析

（五）艾滋病检测中的应用

（六）自身免疫性疾病相关人类白细胞抗原分析

自身免疫性疾病相关人类白细胞抗原分析多用于 HLA-B27 的检测，辅助诊断强直性脊柱炎。

（七）移植免疫中的应用

在组织配型中，可对供者和受者淋巴细胞表面的 HLA 分子进行分型。

历年考点串讲

随着流式细胞术在临床应用的推广，流式细胞仪分析技术及应用在临床中也越来越重要。重点复习内容为流式细胞术的概念、工作原理在淋巴细胞及其亚群分析中的应用。

常考细节问题：

1. CD4⁺和 CD8⁺淋巴细胞亚群的检测常采用流式细胞术，可以采用**直接标记法或间接标记法**。

2. 细胞表面黏附分子的检测和 CD 分子的检测常采用流式细胞术。

3. 流式细胞仪光学系统包括由激光光源、分色反光镜、光束成形器、透镜组合、滤片组合和光电倍增管组成，**不包括**计算机及数据形成系统。

4. 流式细胞仪**前向散射**用于检测**细胞大小**。

5. 在流式细胞技术中常用的激光波长是 **488nm**。（2017）

6. 流式细胞仪可用于 **T 细胞总数及亚群**的测定、白血病的诊断等。（2017）

7. 依据流式细胞仪测定原理，激发测定光束与单细胞液柱方向应**垂直**。（2017）

8. 流式细胞的参数分析是基于选定的目的细胞群进行的，与细胞群的选定密切相关的技术是调节散射光。（2016）

9. 流式细胞仪的组成部分包括**液流**系统、**光学**系统和**数据处理**系统，其中光学系统由激光光源、分色反光镜、光束成形器、透镜组合、滤片组合和光电倍增管组成。（2016）

第 19 单元　免疫自动化仪器分析

免疫分析自动化（automation of immunoassays）是将免疫学检验过程中的取样、加试剂、混合、温育、固相载体分离、信号检测、数据处理、结果报告和检测后的仪器清洗等步骤由计算机控制，仪器自动完成整个免疫检验过程。

一、自动化免疫浊度分析技术

免疫浊度分析属于液相沉淀试验，其基本原理是抗原、抗体在特定电解质溶液中反应，形成小分子免疫复合物（＜19S），在增浊剂（如 PEG、NaF 等）的作用下，迅速形成免疫复合物微粒（＞19S），使反应液出现浊度。在抗体稍过量且固定的情况下，形成的免疫复合物量随抗原量的增加而增加，反应液的浊度亦随之增大，即待测抗原量与反应溶液的浊度呈正相关。根据检测仪器位置及其所检测的光信号性质不同，免疫浊度分析又分为透射免疫比浊法和散射免疫比浊法，并衍生出免疫胶乳比浊法。

（一）免疫透射比浊分析

1．原理　可溶性抗原与抗体反应后形成免疫复合物，使液体浊度发生改变，光线透过含抗原-抗体复合物的溶液时，由于溶液内复合物颗粒对光线的反射和吸收，引起透射光减少。免疫复合物量越多，透射光越少，即光线吸收越多，可用吸光度表示。吸光度和复合物的量成正比，当抗体量固定时，与待检抗原量成正比。

免疫复合物颗粒为 35～100nm，对近紫外的光线可见最大吸收峰，故选择 290～410nm 波长测定最佳，**目前多用 340nm**。

2．仪器工作过程

（1）待检标本和抗原参考品做适当稀释。

（2）将稀释后的待检标本和标准抗原溶液（5 个浓度抗原标准品）与适当过量的抗血清混合，

一定条件下，抗原抗体反应完成后，在 340nm 处测定各管吸光度。

（3）根据标准品浓度和吸光度，进行曲线拟合，待测样品抗原浓度，可由吸光度计算出。

3．方法评价

（1）透视比浊法灵敏度比单向琼脂扩散高 5～10 倍，重复性好，结果准确，操作简便，且能用全自动或半自动生化分析仪进行检测。

（2）不足之处包括抗体用量大；溶液中的抗原-抗体复合物分子需要足够大，否则对透射光影响不大，灵敏度较散射比浊法低；透射比浊法测定在抗原抗体反应的第二阶段，检测需在抗原抗体反应达平衡后进行，耗时长。

（二）免疫散射比浊分析

1．原理　溶液中的微粒受到固相照射后，微粒对光线产生反射和折射而形成散射光。悬浮微粒对光散射形成的散射光强度与微粒的大小、数量、入射光的波长和强度、测量角度等相关。散射光强度与微粒的相对分子质量、数目、大小及入射光强度成正比，与微粒至检测器的距离、入射光波长成反比。因此使用高强度光源如激光、较短波长的入射光，可提高检测灵敏度。

不同大小微粒形成的散射光分布不同。当微粒直径小于入射光波长的 1/10 时，散射光强度在各个方向上的分布式均匀的，称为 Rayleigh 散射。如微粒直径大于入射光的波长的 1/10 到接近入射光波长时，前向散射光远远大于后向散射光，称为 Mile 散射。

免疫浊度测定中，可溶性抗原与抗体反应，生成的免疫复合物颗粒由小变大，而且免疫复合物颗粒的大小随抗原抗体比例、浓度和分子大小而变化，相应地也会出现散射光强度随角度而变化的情况。因此，用固定的公式来计算散射光强度较为困难，通常采取适当的角度测量散射光强度。

2．定时散射比浊分析（fixed time nephelometry）　采用抗体过量情况下，加入待检抗原，此时反应开始，在反应的第一阶段，溶液中产生的散射光信号波动较大，所获取的信号计算出的结果会产生一定的误差。定时散射比浊避开抗原抗体反应的不稳定阶段，即散射光信号在开始反应 7. 5～120s 内的第一次读数，专门在抗原抗体反应的最佳时段进行读数，将检测误差降到最低。

3．速率散射比浊分析　速率散射比浊分析是一种动力学测定方法，指在一定时间内，测定抗原抗体结合的最大反应速度，即反应达顶峰峰值。所谓速率是抗原抗体结合反应过程中，在单位时间内两者结合的速度。峰值出现的时间与抗体的浓度及其亲和力相关。峰值的高低在抗体过量情况下与抗原的量成正比。

（三）免疫胶乳比浊法

免疫胶乳比浊法（immune latex trubidimetry）为一种带有载体的免疫比浊法。在抗原抗体反应中，少量小分子免疫复合物形成浊度较为困难，要形成较大颗粒的免疫复合物，参与反应的抗原和抗体量需求大，与微量化检测的发展方向相悖。为提高免疫浊度的灵敏度，发展了胶乳比浊法。

用抗体致敏的大小适中、均匀一致的胶乳颗粒（一般为 200nm），与抗原反应后，引起胶乳颗粒的聚集。分散的单个胶乳颗粒直径位于入射光波长之外，不妨碍光线通过。当两个或两个以上的胶乳颗粒凝聚时，透射光和散射光即出现显著变化。采用透射比浊法或散射比浊法，即可测得抗原抗体反应溶液的吸光度或散射光强度，光强度与待测抗原浓度呈正相关。

该方法灵敏度大大高于普通比浊法，可达 ng/L 水平，操作简便，易实现自动化。血清中的类风湿因子（RF）可与 IgG Fc 段结合，使 IgG 致敏胶乳颗粒出现非特异性凝集，用 $F(ab')_2$ 片断代替 IgG 既可避免此干扰现象，又可克服 IgG 致敏胶乳颗粒的自凝现象。但是，免疫胶乳轻度自凝或抗体活性降低，会严重影响测定结果。

（四）免疫浊度分析的影响因素

1. 抗原抗体比例。

2. 抗体的质量　R型抗体是免疫比浊法的理想试剂，而且要求特异性和亲和力好，纯度高，效价高。

3. 增浊剂　常用6～8kDa的3%～4%的PEG或吐温-20，以消除蛋白质分子周围的电子云和水化层，促进抗原抗体结合。但是，如果PEG浓度过高，会引起血清中其他蛋白质的非特异性沉淀，形成伪浊度。因此，需要使用合适浓度的增浊剂。

4. 伪浊度　混浊、高血脂、黄疸、反复冻融的标本；抗体效价低、抗血清灭活处理、抗血清含有交叉反应抗体等；增浊剂浓度过高；抗血清细菌污染和变质；比色杯不洁净、尘埃污染；缓冲液的离子强度太高；pH和温度不适等都会引起伪浊度。

5. 入射光光源和波长　免疫比浊测定激光光源多采用氦氖光源，波长633nm，可以避免血清标本自身免疫荧光干扰。广电倍增管的位置与光源轴的夹角常采用向前5°～20°夹角，以监测前向散射光强度，这样可以减少内源性物质光散射的干扰。

6. 结果报告中的计量单位　采用试剂说明书指定的计量单位或校准品的计量单位。

7. 标准曲线拟制与质量控制　应用仪器规定的标准品拟合剂量-反应曲线，一般采用5点或6点定标，然后选择适当的数学方法进行曲线拟合。每更换一批试剂，应重新拟制剂量-反应曲线。为保证结果的准确可靠，选取合适的质量控制血清，每次开机进行室内质量控制是极其必要的。

二、自动化发光免疫分析系统

自动化学发光免疫分析仪主要由样本盘、试剂盘（盒）、温育反应系统、固相载体分离清洗系统、信号检测系统和计算机数据处理、控制系统组成。具体技术细节和反应类型见第10单元相关内容。目前基于此技术的化学发光免疫分析仪如下。

（一）吖啶酯标记化学发光免疫分析仪

采用发光剂直接标记抗体或抗原的免疫分析方法。利用化学发光技术和磁性微粒子分离技术，以吖啶酯为化学发光剂，以细小的顺磁性微粒为固相载体。其测定原理有双抗体夹心法、双抗原夹心法和竞争法等。测定过程包括抗原抗体反应，洗涤、分离，加入氧化剂发光，信号检测。

（二）酶联发光免疫分析仪

酶联发光免疫分析仪是利用参与催化某一化学发光或荧光反应的酶来标记抗原或抗体，在抗原抗体反应后，加入底物（发光剂），由酶催化和分解底物发光，通过光信号的强弱来进行被测物的定量。常用的标记酶有辣根过氧化物酶（HRP）和碱性磷酸酶（ALP），常用的发光底物有鲁米诺、AMPPD和4-甲基伞型酮磷酸盐（4-MUP）。

（三）电化学发光免疫测定

电化学发光免疫测定（electrochemiluminescence immunoassay, ECLI）是一种在电极表面由电化学引发的特异性发光反应，包括电化学和化学发光两个部分。标记物为电化学发光的底物三联吡啶钌或其衍生物N-羟基琥珀酰胺（NHS）酯，可通过化学反应标记抗体或抗原。ECLL的原理是二价的三联吡啶钌及反应参与物三丙胺在电极表面失去电子而被氧化，三丙胺失去一个H^+而成为强还原剂，将氧化型的三价钌还原为激发态的二价钌，随即释放光子回复基态。这一过程在电极表面周而复始地进行，不断地发出光子而常保持底物浓度的恒定。

（四）化学发光免疫分析的临床应用

上述分析技术中，由于其智能化程度高、敏感性高、特异性强、精密度和准确度可靠等优点，在临床受到普遍青睐。试剂稳定无毒害、测定耗时短、测定项目多，已逐步取代RIA分析技术，并广泛应用于激素、肿瘤标志物、药物浓度、病毒标志物等方面的检测。

三、自动化荧光免疫分析

自动化荧光免疫分析主要是将抗原抗体反应与荧光物质分光分析和计算机技术有机结合的一项自动化免疫分析技术。自动化荧光免疫分析仪包括样本盘、试剂盘、条形码识别系统、仪器控制系统、信号检测系统及数据处理系统，实现了加样、温育、洗涤、分离、荧光强度测定和报告打印的自动化。根据抗原抗体反应后是否要进行固相分离，分为均相和非均相两类。非均相荧光免疫分析主要有时间分辨荧光免疫测定，而均相荧光免疫测定主要有荧光偏振免疫测定法。

（一）时间分辨荧光免疫测定

时间分辨荧光免疫测定（TRFIA）是一种非放射性核素免疫分析技术，通过镧系元素标记抗原或抗体，用时间分辨技术测量荧光，同时检测波长和时间两个参数进行信号分辨，排除非特异荧光的干扰，提高了分析灵敏度。

（1）TRFIA 分析原理：普通的荧光标志物荧光寿命非常短，激发光消失，荧光也消失。少数稀土金属（铕 Eu^{3+}、钐 Sm^{3+}、铽 Tb^{3+}、钕 Nd^{3+}、镝 Dy^{3+}）的荧光寿命较长，可达 10～1000μs（而样本、溶剂及其他成分的非特异性荧光寿命＜20ns）。尤其是 Eu^{3+}和 Tb^{3+}的荧光寿命更长，所以在 TRFIA 中多用 Eu^{3+}和 Tb^{3+}为示踪物，其中尤以 Eu^{3+}最为常用。它的激发广谱带较宽（300～350nm），发射光谱带窄（613±10nm），在此波段内，来自生物样品的荧光干扰少。激发光谱和发射光谱之间的斯托克斯（stokes）位移大，约为 270nm，能有效把激发光和发射的荧光分开。

镧系金属元素的离子不能直接与蛋白质连接，需用带双功能基团的螯合剂，其一端与镧系元素离子结合，另一端与抗体或抗原蛋白质分子上的自由氨基以共价键结合，形成镧系元素离子螯合的抗体或抗原用于检测。

（2）仪器测定技术要点：待测抗原与固相抗体结合；加入 Eu^{3+}螯合抗体形成固相抗体-待测抗原-Eu^{3+}螯合抗体复合物；洗涤去除未结合的标记物；加入酸性增强液可使 Eu^{3+}从免疫复合物中解离出来；游离的 Eu^{3+}在 340nm 的激发光激发下，发射出 613nm 的荧光；由时间分辨荧光读数仪记录。

（3）时间分辨信号原理：荧光光谱分为激发光谱和发射光谱，在选择荧光物质作为标记物时，须考虑激发光谱和发射光谱之间的波长差，即 Stokes 位移的大小。如果 Stokes 位移小，激发光谱和发射光谱常有重叠，相互干扰，影响检测结果的准确性。镧系元素的荧光光谱有较大的 Stokes 位移，最大可达 290nm，激发光谱和发射光谱间不会重叠，同时其发射的光谱信号峰很窄，荧光寿命长，在每个激发光脉冲过后采用延缓测量时间的方式，待短寿命的背景荧光衰变消失后，再记录长寿命铕螯合物发射的特异性荧光，可避免本底荧光干扰，提高检测的精密度。

（4）解离增强原理：解离增强镧系元素荧光免疫分析（DELFIA）是时间分辨荧光免疫分析中的一种。Eu^{3+}标记抗体或抗原，经过免疫反应后生成抗原-抗体复合物。这种复合物在水中的荧光强度很弱，加入一种增强剂，使 Eu^{3+}从复合物上解离下来，与增强剂中的螯合剂螯合形成一种胶态分子团，这种分子团在紫外光的激发下能发出很强的荧光，使信号增强百万倍。由于这种分析方法使用了解离增强步骤，故称为解离增强镧系元素荧光免疫分析（dissociation-enhenced lanthanide fluoroimmunoassay, DELFIA）。

（5）应用：目前，DELFIA 是在时间分辨荧光免疫分析中应用最多的一种分析系统。其检测下限可达 5×10^{-14}mol/L，大大提高了检测灵敏度。广泛应用于激素、病毒性肝炎标志物、肿瘤相关抗原、药物、多肽的检测。

（二）荧光偏振免疫分析仪

荧光偏振免疫测定（fluorescence polarization immunoassay, FPIA）为一种均相荧光免疫测定

方法，其利用荧光物质在溶液中被单一平面的偏振光（蓝色光，485nm）照射后（高频考点），可吸收光能而产生另一单一平面的偏振发射荧光（绿色光，525nm），该荧光强度与荧光标记物质在溶液中的旋转速度和分子大小成反比，常采用抗原抗体竞争反应原理，适用于小分子半抗原（如药物浓度）的检测。

四、自动化酶联免疫分析系统

酶联免疫吸附试验（ELISA）的自动化在上世纪末得到了进一步的发展，根据系统的处理模式，全自动酶联免疫分析仪可分为分体机和连体机两种类型。分体机由前处理系统（自动样本处理工作站）和后处理系统（全自动酶链免疫分析仪）两个独立的部分组成。连体机由多个模块组成，使用一台计算机、一套操作系统，实现了从标本稀释、加样到酶标板孵育、洗涤、加试剂、再孵育、洗涤、读数和结果打印，全自动进行，大大提高了工作效率。

全自动酶联分析仪可对 6～30 块酶标板同时进行工作，具有一套完整的工作和分析系统，不同的仪器配置各异，但性能基本类似。包括①条形码识别系统；②样本架和加样系统；③试剂架；④温育系统；⑤液路系统；⑥洗板系统；⑦酶标仪读数仪；⑧自动装载传递系统；⑨计算机管理和信息系统。

五、自动免疫分析仪的选择与应用

每个实验室应根据实际需求和实验室的客观条件来选择适合本实验室的自动免疫分析仪，考虑的因素包括实验室的空间和气候条件、仪器检测项目的性能指标、实验室项目检测速度要求和设备配置、实验室检测项目的经济效益因素等。

在临床免疫检测中的应用领域如下所述。

1．血清、尿和脑脊液中相对宏量蛋白质测定　如各种免疫球蛋白及其轻链、补体（C3、C4）、血浆蛋白，炎性反应蛋白、载脂蛋白、尿微量蛋白等。

2．甲状腺激素及其相关指标测定

3．生殖激素测定

4．肾上腺和垂体激素测定

5．贫血因子的检测　如维生素 B_{12}、叶酸、铁蛋白等。

6．肿瘤标志物检测

7．感染性疾病诊断

8．糖尿病诊断　如胰岛素、血清 C 肽、谷氨酸脱羧酶抗体（GADA）、胰岛细胞抗体（ICA）和胰岛素自身抗体（IAA）测定等。

9．心血管疾病诊断　如肌酸激酶（CK）、肌酸激酶同工酶（CK-MB）、肌红蛋白、肌钙蛋白 I 等。

10．治疗药物检测

历年考点串讲

免疫自动化仪器分析历年较常考，其中，比浊分析、化学发光免疫分析、时间分辨荧光免疫分析、荧光偏振免疫测定的原理与应用为考试重点，应熟练掌握。

历年常考的细节：

1．免疫透射比浊分析与散射比浊分析的区别　免疫透射比浊法中，吸光度（340nm）和复合物的量成正比，当抗体量固定时，与待检抗原量成正比。散射比浊法，散射光强度与加入抗原或抗体的时间密切相关。

2. 在免疫散射比浊法中，不同大小微粒形成的散射光分布不同。当微粒直径小于入射光波长的 1/10 时，散射光强度在各个方向上的分布是均匀的，称为 **Rayleigh 散射**（2017）。如微粒直径大于入射光的波长的 1/10 到接近入射光波长时，前向散射光远远大于后向散射光，称为 **Mile 散射**。

3. 化学发光免疫分析中的标记物质及类型。

4. 化学发光免疫分析的优点 敏感度高，甚至超过 RIA，精密度和准确性好，可与 RIA 相比，试剂稳定无毒害，测定耗时短，测定项目多，已发展成自动化测定系统。在临床免疫检测中的应用广泛，如测定激素、肿瘤标志物、药物浓度、病毒标志物等。

5. 时间分辨荧光免疫测定是通过**镧系元素**标记抗原或抗体，稀土金属以 **Eu** 最为常用。在测定过程中，使 Eu^{3+} 解离的方法是加入**酸性增强剂**。（2017）

6. 时间分辨荧光免疫测定的应用广泛，可测定甲状腺激素、甾体类激素、病毒性肝炎标志物、肿瘤相关抗原、药物、多肽等。

7. 荧光偏振免疫测定是荧光标记抗原与待测抗原竞争结合特异性抗体，常用于**小分子药物浓度**测定。

8. 血清载脂蛋白测定，多采用的方法是**免疫比浊法**。（2017）

9. 在酶联免疫吸附技术、微粒子化学发光分析技术、电化学发光免疫分析技术、化学发光免疫分析技术、化学发光酶免疫分析技术等临床免疫测定技术中，**灵敏度最低**的是酶联免疫吸附技术。（2016）

第 20 单元 免疫学检验的质量保证

随着科技的进步，临床免疫检验的对象和应用技术范围被极大拓宽，这就要求针对这些对象和技术须有更严格的质量保证（quality assurance, QA）内容，以保证检验结果的有效性和可靠性。质量保证是临床实验室为证明提供给患者临床诊疗或临床实验研究数据的有效性而采取的一系列措施，涵盖了实验室内进行检测前后的所有活动。为方便对每个检验项目的操作流程进行质量控制，通常可分为**分析前、分析中、分析后**三个过程，每个过程的质量控制内容和侧重点各异。

一、分析前质量控制

分析前阶段是指从临床医师开出医嘱起，按时间顺序的步骤，包括提出检验要求、患者准备、原始标本采集、运送到实验室并在实验室内传送，至分析检验程序启动前的过程。分析前质量管理是检验结果正确、可靠的前提，涉及检验人员、临床医师、护士、护工及患者等各部门，任何环节的疏漏或不规范均可导致检验结果的误差。

（一）检验项目的申请

1. 申请单格式和填写 按照国家相关规定，检验申请单基本信息应包括受检者惟一性标示，如姓名、性别、年龄、科别、病房、门诊号/住院号等；临床诊断或疑似诊断；标本类型；检验项目；送检日期；标本采集时间；标本接受时间；申请者惟一标示（医师签字）；收费/记账及检验号等。填写内容要规范、完整，以保证为后续检验流程提供必要的信息。

2. 检验项目的申请原则 根据就诊者的疾病诊疗需要选择合适的经验项目，检验人员亦应根据经验项目的检测性能，与临床医师进行定期沟通，以保证检验项目的有效性、及时性、经济性。

（二）患者准备

医护人员，样本采集人员，检验人员应了解采集前患者的状态要求和影响结果的非疾病性因素，并将相关要求和注意事项通过适当的途径告知患者，以获得患者的配合，保证所采集标本能客观真实反映当前的疾病状态。

（三）标本的采集、传送与保存

1. 标本采集　对于激素和质量药物测定的血清学标本的采集，要注意采集时间及体位对测定结果产生的影响。例如，可的松在早晨4：00～6：00之间，会有一峰值出现；生长激素、促黄体激素（LH）和促卵泡激素（FSH）均以阵发性方式释放；当从卧位变为站位时，血清中肾素活性将出现明显增高；治疗药物的监测，应根据药代动力学选择服药后的最适时间抽血检测。用于传染病病原体抗原或抗体、肿瘤标志物和特种蛋白等的检测，血清标本的收集无时间和体位要求。

采样量应根据检测的需要而定，满足检测需要即可，不过分采集。避免标本出现严重溶血、脂血、黄疸。标本采集于密闭容器中，以方便后续的传送。每一个标本应有惟一性标示，保证标本与检验申请单对应。

2. 标本的传送及保存　传送过程中应保证标本的密闭，防震、防漏、防污染。尽可能快捷，特殊标本如胰岛素、C肽等测定时，应尽量置冰盒中送检。随着辅助技术的发展，为保证标本传送的可靠、及时，有些实验室安装了气动（真空）或履带式标本智能化传送系统，可方便地实现标本在病区、门诊、急诊和实验室之间的传送。冷冻保存的血清样本应防止反复冻融。

二、分析中的质量控制

该阶段是指标本前处理到检测完成、形成报告的过程，包括标本的前处理、检测、检测体系的建立、人员培训、检测系统的选择和性能确认、室内质量控制和室间质量控制、实验室间结果比对等内容，是决定检验结果准确、可靠的关键，也是临床免疫学检验质量保证的核心。

（一）工作人员培训

临床免疫检验的项目广泛，检测技术种类多，既有手工操作，又有自动化仪器操作，要求工作人员具有一定的技术知识和经验。特别是手工操作的检测项目，不同人员的操作及结果判定的主观性往往导致检测结果的差异。因此，为使工作人员具备进行临床免疫检验的相关技能，根据实际工作需要，建立定期培训计划，保证工作人员的技能满足临床免疫学检验的需要。

（二）检测系统性能的确认

在将确定的检测系统应用于临床前，需要通过评估来判断该检测系统的性能是否符合厂家申明，是否符合临床要求。临床免疫检测系统性能的评估内容至少应包括精密度（批内、批间）、准确度、分析测量范围、临床可报告范围、参考区间验证等内容。必要时，针对某些特殊项目，如促甲状腺激素（TSH）、肌钙蛋白I（cTnI）等，还需确定检测系统的分析灵敏度。

（三）标准操作规程的建立

所有实验技术人员在进行检测工作时，必须严格按照相应的**标准操作程序**（SOP）进行操作。根据卫生部行业标准，**SOP内容应包括**实验原理或检验目的、标本种类及收集要求、操作步骤（试剂准备、加样、孵育时间、孵育方式、显色时间等）、计算方法、参考范围、临床意义、操作注意事项、参考资料等内容。对于仪器的标准化操作程序亦有相应的要求。

（四）标准曲线的校准

所谓标准曲线的校准，是指将标定了分析物浓度的定标品在检测系统上检测并获得分析物浓度高低与检测设备信号强弱之间关系的步骤。进行校准的目的是为了实现待测物质的定量检测。因此，校准是针对定量检测设备而言的，定性和半定量检测不存在校准的概念。

在下列情况时，**需要对标准曲线进行校正**：①标准曲线过期；②在新批号试剂使用前；③仪器相关部位经过较大维修、配件更换或缓冲液等试剂的升级。

室内质量控制结果超出范围时，并不需要第一时间进行校正，只有在排除其他可能，并确认可能是由于标准曲线漂移而导致的失控情况下才需要重新校准。

（五）标准品值的溯源

标准品的特性应该清楚明确，理想的标准品应该是纯品，但如特定分析物质具有同种型不均一性，则相应的标准品也应具备这种特点。这种要求通常难以满足，因为在纯化过程中，使用生化方法去除杂质会引起特定物质同种型的少量丢失。而使用免疫亲和层析纯化，则由于洗涤过程中常需在低 pH 变性条件下进行，有可能会引起某些蛋白的不可逆修饰。基因重组蛋白，一是表达产物仍需纯化和糖基化，二是糖基化可能与天然蛋白有所不同。

目前，真正具有国际参考物质的免疫测定项目并不多，国家临床实验室标准化委员会（NCCLS）及美国和加拿大临床化学协会等正致力于免疫测定的标准化工作，这些组织液制备了一些标准品。通常，**理想的标准品**应具备如下特征。

1．标准品的基质通常为含蛋白的缓冲溶液，对测定结果无明显影响。

2．对标准品的浓度一般无特殊要求，在方法的测定范围内即可。

3．保持稳定性，在一定时间内，在规定的保存条件下应有良好的稳定性。

4．无已知的传染危险性，对已知的经血液传播的病原体如 HIV、HCV 和 HBV 等必须做灭活处理。

5．靶值或预期结果已定。

对各种不同类型标准品的要求见表 4-4 和表 4-5。

表 4-4 适用于各种免疫测定的标准品的一般要求

要 求	一级标准	二级标准	三级标准
来源	单一	多个	多个
使用时间	10～20 年	1～5 年	1～数年
制备	纯化物质于含载体蛋白的缓冲液中	纯化材料、混合血清（血白蛋白）、原始提取物于含载体蛋白的缓冲溶液中	血清或血浆、人工蛋白为基质的缓冲溶液
定值方法	多中心合作研究	免疫测定，与一级标准比对	免疫测定，与二级标准比对
贮存方式	冻干	-70℃以下冻存	冷冻或于稳定溶液中，有条件的可冻干

表 4-5 对于不同类型免疫测定的一级标准品的特殊要求

要 求	已知结构的多肽（激素和肿瘤标志物）	未知结构的蛋白（抗体确定的肿瘤标志物）	血白蛋白	低分子量化合物（类固醇、甲状腺素）
纯度	最纯的蛋白	部分纯化或未纯化提取物或液体	混合血清	化学纯
定值方法	氨基酸分析（物质浓度） 称重（质量浓度） 免疫测定（IU） 生物测定（IU）	国际组织的一致性结果 研制者指定的单位	国际组织的一致性结果 比对纯蛋白进行免疫测定（质量浓度）	称重（物质和质量浓度） 光电比色测定

为保证临床免疫检测结果的可比性，针对已建立国际标准的检测项目，应要求所选用检测系统的制造商提供溯源性文件，即证明通过该检测系统的检测结果，通过校准品可逐级溯源到国际参考物质（international reference material）。通常，**国际参考物质为一级标准**，**国家标准品**则为**二级标准**，可溯源至一级标准，二级标准可用来维持校准。**三级标准品**则通过与二级标准的比对而来，**为通常使用的商品校准品**。

（六）定量免疫测定的室内质量控制

室内质量控制（internal quality control, IQC）是实验室采取一定的方法和步骤，连续评价本实验室工作的可靠性程度的活动。通过监测和控制实验室常规工作的精密度，提高本实验室常规工作中批内、批间样本检验的一致性，并确定当批的测定结果是否可靠，可否发出检验报告。

1．室内质量控制品的选择　质量控制品是含已知的处于与实际标本相同的基质中的特性明确的物质，这种物质通常与其他杂质混在一起，根据其用途可分为**室内质量控制品、室间质量评价样本**和**质量控制血清**三类。**室内质量控制品**用于临床实验室日常工作的室内质量控制，其定值**应可溯源至二级标准品**。

质量控制品的基本要求如下。

（1）质量控制品的基质应尽可能与临床常规实验中的待测标本一致，以避免可能的“**基质效应**”的存在。

（2）室内质量控制品要求其所含待测物浓度尽可能接近实验的 cut-off 值或临床决定性水平。

（3）良好的稳定性。

（4）**无已知的传染危险性**。

（5）对于质量控制品，可单批大量获得。

目前，推荐使用商品化生成的室内质量控制品，如第三方公司生产的适合所有检测系统的复合质量控制品或特定厂商生产的只适用于特定检测系统的质量控制品。自制的室内质量控制品由于无法保证长期的稳定性等影响因素，仅用于无法得到该项目质量控制品或涉及控制成本原因的情况。

临床实验室根据分析项目的特点，一般会**同时使用至少 2 个浓度水平的质量控制品**。特殊情况下，如分析项目在不同浓度范围时均有极其重要的意义情况下，会同时使用 3 个或 3 个以上浓度水平的质量控制品。

2．室内质量控制数据的统计学分析　室内质量控制数据的统计学分析，亦称统计学室内质量控制。通过室内质量控制数据的统计学分析，可及时发现误差的产生及分析误差产生的原因，并采取措施予以避免。这也是保证常规检验工作质量的先决条件。

室内质量控制数据的统计学分析的前提条件是需要获得实验变异的基线数据，即在仪器、试剂盒实验操作者等可能影响实验结果的因素均处于通常的实验室条件时，连续测定同一浓度同一批号质量控制物 **20 批以上**，即可得到一组质量控制数据，经计算可得到其均值（$\bar{x}$）、标准差（s）和变异系数（CV）。一般选择 20 个数据作为基线值，并根据该基线值获得均值、标准差和变异系数，可作为判断第 21 天数据是否在控的依据。20 天累积的数据获得的标准差（s）较小，导致质量控制结果频繁失控。因此，通常采用连续累积所有数据的方法获得更能体现实际情况的均值，通常累积到 3 个月为止。

3．临床免疫检测质量控制图的选择、绘制及质量控制结果判读　常用的质量控制图包括 Levey-Jennings 质量控制图、Westgard 多规则质量控制图、累积和（cumulative sum, CUSUM）质量控制图等。**目前，临床通常选用 Westgard 多规则质量控制方法对定量免疫测定进行质量管理**。

Westgard 多规则质量控方法是 Westgard 等在 Levey-Jennings 质量控制图基础上，建立的一种多规则方法，其主要特点如下。

（1）在 Levey-Jennings 质量控制图方法的基础上产生，自然也就具有 Levey-Jennings 质量控制图方法的优点，可通过相似的质量控制图来进行分析。

（2）假失控和假警告概率低。

（3）误差检出能力增强，失控时，对导致失控产生的分析误差的类型有较强的辨别能力，从而有助于采取相应的措施进行改正。

Westgard 多规则质量控制方法是将前述的多个质量控制规则同时应用进行质量控制判断的方法。**常用的有 6 个质量控制规则**，即 1_{2s}、1_{3s}、2_{2s}、R_{4s}、4_{1s} 和 10_x，其中 **1_{2s} 规则**作为**警告**规则。质量控制结果的判断步骤：当质量控制测定违反 1_{2s} 规则时，则启动 1_{3s} 规则进行判断，如在控，则按 2_{2s}→R_{4s}→4_{1s}→10_x 顺序判断。**1_{3s} 和 R_{4s} 规则**反映的是**随机误差**，而 **2_{2s}、4_{1s} 和 10_x** 反映的是**系统误差**，系统误差超出一定的程度，也可以从 1_{3s} 和 R_{4s} 规则反映出来。由于免疫测定常有必要在每批测定中包括数个具有不同浓度（如高、中和低浓度）的 IQC 样本，则利用 Z 计分质量控制图而使多个质量控制物进行质量控制的情况可在同一质量控制图上同时记录。

（4）失控后处理：对失控的最佳处理是确认失控的原因，发现问题并提出妥善解决的办法，消除失控的原因，并防止以后再次发生。**导致失控的常见因素**：操作失误、试剂失效、校准物失效、质量控制品失效、仪器维护不良、采用不当的质量控制规则、质量控制限范围选择不当、一个分析批次测定的质量控制数量不当等。

寻找失控原因和处理步骤包括重新测定同一质量控制品、新开一瓶质量控制品重测失控项目、进行仪器维护或更换试剂，重测失控项目、重新校准等，如仍无法纠正，则应请求包括检测系统厂商技术支持人员等在内的所有可能的技术支持，同时暂缓失控项目标本的检测。

4. 室内质量控制的数据管理　室内质量控制原始结果、质量控制图应随汇总结果等妥善保存，以备回顾性分析使用。

5. 室内质量控制的局限性　室内质量控制可确保每次测定与确立的质量标准一致，但不能保证在单个的测定样本中不出现误差，如标本鉴定错误、标本吸取错误、结果记录错误等。此类误差的发生率在不同实验室有所不同，会存在于测定前、测定中和测定后的不同阶段。

（七）半定量及定性免疫测定的室内质量控制

此类测定质量控制要点是测定下限，因此应选择靶抗原或抗体浓度接近试剂盒或方法的测定下限的质量控制品进行室内质量控制，并与临床标本同时进行测定，以判定方法的有效性。该类免疫测定室内控制结果，由于结果判读、记录容易，一般不需要像定量免疫测定项目一样使用质量控制图进行判断。

（八）室间质量控制

室间质量控制可通过室间质量评价的方式实现。室间质量评价（external quality assessment, EQA）是为客观地比较某一实验室的测定结果与靶值的差异，由外单位机构采取一定的方法，连续、客观地评价实验室的结果，发现误差并校正结果，使各实验室之间的结果具有可比性。这是对实验室操作和实验方法的回顾性评价，而不是用来决定实时测定结果的可接受性。当 EQA 用来为实验室执业许可或实验室认证的目的而评价实验室操作时，常描述为**实验室能力验证**（proficiency testing，PT）。

1. 室间质量控制的实现途径　室间质量控制可通过能力验证（PT）来实现，是指多家实验室分析同一标本，并由外部独立机构收集、反馈实验室上报结果并评价实验室检测能力的活动。目前，国际上获得公认的能力验证机构有美国临床病理家学会（College of American Pathologist，CAP）、美国伯乐公司（Bio-Rad）的 EQAS 计划等。**我国目前国家级的 PT 计划的实施者为卫生部临床检验中心**。

2. 室间质量控制的实施步骤

（1）选定合适的室间质量控制品：室间质量评价样本由主持室间质量评价的机构制备或监制，为达到不同分析物含量的质量控制品，可通过混合临床样本或添加（spike）的方法获得，也可自购国际公认的第三方质量控制品生产商。

（2）确定靶值

1）参考方法（参考方法均值）或已知（很小）偏差方法获得的平均值。

2）使用标本在制备过程中建立的值，如加入已知浓度分析物到血清中。

3）剔除离群值后，所有结果的总平均值。

4）具有良好性能的一组选择的“参考”实验室的平均值（参考实验室平均值）。

5）不同实验室使用同一方法，剔除离群值后，获得的所有结果的平均值。

6）上述方式的组合，并收集所有相关信息得到单一的靶值，但每一种方式得到靶值的方法及对靶值的验证都应该事先定义，并告诉参加者。

（3）比对频率、质量控制品水平的确定和转运：比对频率应根据临床免疫检测项目的方法学和重要性进行合理确定，针对不稳定的检测体系，如 POCT 或手工方法的检测项目，可适当增加比对频率。而对相对稳定大型自动化免疫检测系统，比对频率就不要太高。此外，针对危及患者生命或检测结果偏倚会带来重大影响的检测项目，如 HIV、肝炎标志物等，可适当增加频率；而对临床意义不确定或辅助诊断价值较低的检测项目，比对频率亦不需要太高。

（4）室间质量评价结果的评价。

（5）室间质量评价结果的发放。

3．*室间质量控制的局限性*　室间质量控制的缺陷之一是所得到的 PT 评价结果不能反映实验室的实际水平，而是其最好水平。为了获得一个较好的 PT 成绩，有些实验室并未将 PT 样本按常规标本去做，而选用最好的实验室人员采取多次实验的方法。同时，受 PT 质量控制物基质效应与添加物的影响、PT 结果的计算或换算错误、检测系统的差异（PT 统计时未根据检测系统分组），PT 组织者靶值确定出现偏差等影响，PT 成绩不好并不一定代表实验室质量不好。另外，PT 的结果不能反映分析前和分析后存在的诸多问题。如患者确认、标本收集、标本处理、实验结果的传送等。同时，由于获得 PT 结果的整个过程时间较长，实验室不能及时得到反馈结果而及时纠正存在的偏差等。

（九）实验室间比对和人员比对

（十）实验室环境、设施及设备的控制

三、分析后的质量控制

分析后的质量控制主要包括检验结果的审核和发放、检验后标本的保存于处理及为患者和医护提供咨询服务等。

（一）检验结果的审核和报告发放

报告审核者由具有中级职称以上的工作人员承担，审核内容：检验申请的检测项目完成是否完整，检验结果的格式是否正确，报告单内容是否正确，检验过程中的室内质量控制是否在控等。根据患者提供的临床诊断信息，还可评估检测结果与患者病情的符合性。如遇到怀疑或不符合的情况，应对本次监测结果进行认真复核，避免可能存在的问题发生，可通过及时与临床医护、患者的沟通来获取更多的信息。要求审核人员具有一定的临床基础知识。审核完成的检验报告应按临床约定的时间和有效的方式送达临床，危急值的发送应根据相关法规、规定及时报告。

（二）自动审核系统

在实验室信息系统（LIS）的基础上，设定一些规则，如与历史结果的比对、与参考范围比对等方式，建设自动报告审核系统（results auto-verification system），降低审核者的劳动强度。自动报告审核系统要求与人工审核的符合率为 95%以上。

（三）检验后标本的保存

检验后标本的保存是为了必要的复查。根据需要采用室温、4℃冷藏、−20℃低温冷冻等保存方法，尽可能保持分析物的稳定性，必要时分离血清、血浆、细胞成分等分别保存。

（四）检验后标本的检索

可借助实验室自动化信息系统对标本进行排列，自动记录标本保存位置的对应关系。

（五）检验后标本的处理

应根据有关法律法规对二级生物实验室的要求，按照潜在生物危害的物品处理方式进行处理。

四、咨询服务

向临床医师及患者提供咨询服务，介绍所开展检验项目的临床意义，帮助选择检验项目及解释检验结果，并加强与临床的沟通。

历年考点串讲

免疫学检验质量控制管理主要内容包括分析前、分析中和分析后的质量控制。各环节有其不同的要求，如分析前的项目申请、患者准备、标本采集传送和保存的注意事项；分析中的人员培训、检测系统性能确认、标准操作规程的建立、标准曲线的校准、标准品的溯源、免疫测定的室内质量控制、室间质量控制等；分析后的结果审核和报告发放等注意事项。

历年常考的细节：

1. 室内质量控制包括**监测和控制**实验室常规工作的精密度，提高本实验室常规工作中批内、批间样本检验的一致性，并确定当批的测定结果是否可靠，可否发出检验报告。**不包括**客观比较某实验室测定结果与靶值的差异（室间质量控制内容）。

2. 免疫测定中质量控制品要求的前提是基质应为**人血清**。

3. 医技科室可以将患者的检查检验结果报告给检查检验的申请者。

4. 医技人员发现检查检验结果是危急值时，应及时通知临床医师。

5. 免疫测定中血清标本的收集应注意避免标本出现**伪浊度**，即严重的溶血、严重的脂血、严重的黄疸，冷冻保存的血清应防止反复冻融。（2016）

6. 标准曲线**需要校准的情况**包括标准曲线过期；新批号试剂的使用前；仪器经过大修、配件更换或缓冲液等试剂升级。

7. 理想标准品所应具备的特征：常为含蛋白的缓冲溶液，对测定结果无明显影响；对浓度一般无特殊要求，在方法的测定范围内即可；保持稳定性，在一定时间内，在规定的保存条件下应有良好的**稳定性**；无已知的传染危险性，对已知的经血液传播的病原体如 HIV、HCV 和 HBV 等必须做**灭活**处理；**靶值**或**预期结果**已定。

8. **国际参考物质**为一级标准，**国家标准品**则为二级标准，可溯源至一级标准，二级标准可用来维持校准。三级标准品则通过与二级标准的比对而来，为通常使用的**商品校准品**。

9. 目前，临床通常选用 **Westgard 多规则质量控制**方法对定量免疫测定进行质量管理。

10. 质量控制规则中，1_{2s} 规则作为**警告规则**。1_{3s} 和 R_{4s} 规则反映的是**随机误差**，而 2_{2s}、4_{1s} 和 10_x 反映的是**系统误差**。

11. 室间质量控制主要涉及**实验室能力验证**（proficiency testing, PT）。

第 21 单元　感染性疾病与感染免疫检测

感染（infection）是病原体以某种传播形式从传染源传播到易感者，并在宿主体内生长繁殖，释放毒素或导致机体微生态平衡失调的病理生理过程。

大多数病原体是由外界侵入的，受病原体侵袭力、致病力及宿主免疫状态等多种因素的影响，其破坏人体内的微生态平衡后产生各种不同的感染谱，出现感染性疾病（infection diseases）。

第一节　病毒感染性疾病的免疫学检测

一、流感病毒感染

（一）流感病毒

流感病毒可分为甲、乙、丙三型。甲型和乙型流感病毒经常发生变异，易造成暴发和新的流行。病毒抗原的检测常采用免疫荧光或酶标记技术，该方法快速、灵敏度高，有助早期诊断。病毒抗体的检测可采用血凝抑制试验、补体结合试验和时间分辨免疫荧光技术。

（二）禽流感病毒

禽流行性感冒（AI）简称禽流感，是一种从呼吸系统到严重的全身性败血症等多种症状的综合病征。高致病性禽流感亚型多为H5或H7血清型。

禽流感病毒抗原检测主要有血凝抑制试验、神经氨酸抑制试验、琼脂免疫扩散试验、ELISA法和抗体斑点-ELISA（Dot-ELISA）。

抗体检测包括特异性IgM和特异性IgG，前者提示现症或早期感染，后者提示既往感染或感染后恢复期。

二、轮状病毒感染

轮状病毒（rotavirus）是婴幼儿胃肠炎和腹泻的重要病原体。轮状病毒感染的实验室检查包括电镜检查病毒颗粒、免疫学检测和RT-PCR法。抗原检测方法有ELISA、免疫酶斑点试验；抗体检测可采用ELISA法，检测血清中特异性IgM、IgG抗体，通常感染5d后可测出IgM水平升高。

三、肝炎病毒感染

（一）甲型病毒性肝炎的免疫学检测

甲型肝炎病毒（HAV）属小RNA病毒科，仅有1个血清型。特异性抗体检测有ELISA和化学发光法。

（二）乙型病毒性肝炎的免疫学检测

1．乙型肝炎表面抗原（HBsAg）　存在于Dane颗粒的表面，位于病毒表面，是一种糖蛋白，有4种亚型（adr、adw、ayr和ayw）。HBsAg是判断HBV感染的指标之一，刺激机体产生保护性抗体，即抗-HBs（HBsAb）。HBsAg的检测方法有固相放射免疫法（SPRIA）、酶联免疫吸附试验（ELISA）和反向间接血凝试验（RPHA），化学发光法可对血清中的HBsAg进行定量检测，对肝炎患者动态疗效观察很有价值。

临床意义：①乙肝的筛选和普查。②HBsAg阴性不能完全排除乙型肝炎。③同时出现HBsAg和抗-HBs（HBsAb），可能是不同亚型重复感染。④如果仅表现为HBsAg阳性者，传染性较弱。

2．乙型肝炎表面抗体（HBsAb）　是一种保护性抗体，是机体感染或接种乙肝疫苗的标志。如一过性HBsAg阳性，则HBsAb可以为阴性。

临床意义：①HBsAb阳性提示急性感染后的康复。②在接受HBsAb阳性血液的受血者中，可出现短暂性的HBsAb阳性。③HBV疫苗接种后，可出现HBsAb阳性。④HBsAb与HBsAg同时阳性可见于急性重型肝炎或慢性活动性肝炎患者。⑤HBsAg含量消失同时伴HBsAb的出现，是目前临床上慢性乙型肝炎治疗的最终目标。

3．乙型肝炎e抗原（HBeAg）　是乙肝传染性的标志，HBeAg阳性可能性越大，HBsAg效价越高，检出率就越高。HBeAg阳性标志着较强的感染和传染性。

4．乙型肝炎e抗体（HBeAb）　多出现于急性肝炎恢复期的患者中，比HBsAb转阳要早。HBeAb常在HBsAg即将消失或已经消失时检出。HBeAb存在于乙肝恢复期及痊愈的患者的血清中，也可出现于慢性肝炎、肝硬化，无症状的HBsAg携带者可长期存在。

5．乙型肝炎核心抗原（HBcAg）　是乙肝病毒存在的直接标志，HBcAg与HBV复制呈正相关，HBcAg可反映HBV的活动性及复制程度，并有助于乙肝疗效和预后的判断。

临床意义：①急性乙肝的诊断。②预后判断。③区分慢性活动性或非活动性肝炎。④急性重型乙型肝炎的诊断。

6．乙肝核心抗体-IgM（HBcAb-IgM）　是早期HBV感染的特异性血清学标志，效价降低常提示预后较好。HBcAb-IgM有助于区分慢性活动性或非活动性肝炎，常用于急性重型乙型肝炎诊断。

7．乙型肝炎核心抗体（HBcAb-IgG）　在乙肝病毒感染后出现较早，不是保护性抗体，有流行病学调查意义。

8．乙肝病毒前 S1 抗原（pre-S1）　仅在 HBV-DNA 阳性血清中检出，提示传播病毒的危险性明显增高。

9．乙肝病毒前 S2 抗原（pre-S2）　有一个高免疫性的抗原决定簇，具有多聚蛋白受体。pre-S2 与 HBV 的感染和复制有密切的关系，可作为 HBV 复制标志之一，与 HBV-DNA 活动呈正相关。

注：乙肝病毒血清标志物阳性，应根据病情综合判定其临床意义，常见阳性组合模式见表 4-6。

表 4-6　不同血清标志物组合模式的临床意义

HBV 血清学标物					临床意义	血液传染性
HBsAg	HBsAb	HBcAb	HBeAg	HBeAb		
+	−	−	+	−	潜伏期或者急性乙肝早期	高
+	−	+	+	−	急性或者慢性感染，以 HBcAb-IgM 鉴别（“大三阳”）	高
+	−	+	−	+	乙肝后期或者慢性携带者（“小三阳”）	低
−	+	+	−	+	痊愈或者恢复期，有免疫力	无
−	+	+	−	−	痊愈，有免疫力	无
−	−	+	−	−	过去感染，但无法检出抗 HBs；低水平慢性感染	未知
−	+	−	−	−	疫苗接种或者很早以前曾感染过	无

（三）丙型肝炎病毒的感染

丙肝病毒（heptatitis C Virus，HCV）是导致丙型肝炎的重要病原体，刺激机体产生的抗 HCV 不是中和抗体，无保护性。

抗 HCV 是 HCV 感染的标志性物质，抗 HCV-IgM 阳性可作为 HCV 活动性复制的血清学标志。抗 HCV-IgM 与慢性丙肝患者的急性发作有关。

（四）丁型肝炎病毒的感染

HDV 是一种单股负链 RNA 的缺陷病毒，为 HBV 的伴随病毒。丁肝的临床表现一定程度上取决于同时伴随的 HBV 感染状态。

HDV 的免疫学检测主要针对 HDVAg、抗 HDV 总抗体、HDV-IgG、HDV-IgM，以判定 HDV 的感染程度和疾病转归。

（五）戊型肝炎病毒的感染

戊型肝炎病毒（HEV）是一单股正链无包膜的 RNA 病毒。

HEV 的免疫学检测包括抗原检测和抗体检测，抗原检测可用免疫荧光法、免疫电镜直接检测组织内的 HEVAg，用 ELISA 法检测分泌物如粪便或胆汁中的 HEVAg。HEVIgM 出现和消失均较早，持续时间短，是 HEV 急性感染的诊断指标。

四、SARS 病毒

SARS 是一种新型的冠状病毒，病毒是单链 RNA 病毒，为人畜共患病原体。目前已发现 SARS 病毒有 6 个变种，感染早期抗体可能无法检出，急性期到恢复期的阳转或者是抗体效价的 4 倍增长，提示有近期感染。

第二节　性传播疾病

性传播疾病（sexually transmitted diseases, STD）是指通过性接触传染的一组传染病，常见的有梅毒、淋病、尖锐湿疣、非淋菌性尿道炎、生殖器疱疹、软下疳、性病性淋巴肉芽肿、获得性免疫缺陷综合征等。性病在我国广泛流行，它不仅危害个人健康，也殃及家庭，遗害后代，同时还危害社会,成为严重的公共卫生和社会问题。

一、梅毒

由梅毒螺旋体感染引起的一种慢性全身性性传播疾病，是我国国家卫生和计划生育委员会规定的重点防治性病之一，《中华人民共和国传染病防治法》规定的乙类传染病，世界卫生组织（WHO）列为世界上最常见的50种传染病之一。

当螺旋体侵入组织后，组织中的磷脂可黏附在螺旋体上，形成复合抗原，此种复合抗原可刺激机体产生抗磷脂的自身免疫抗体，称为反应素（Aegagin），可与牛心肌或其他正常动物心肌提取的类脂质抗原起沉淀反应（康氏试验）或补体结合反应（华氏试验）。

梅毒的血清学检测，根据检测所用抗原不同分为两大类，分别是非梅毒螺旋体抗原血清试验和梅毒螺旋体抗原血清试验。

（一）非梅毒螺旋体血清试验

非梅毒螺旋体血清试验包括性病研究实验室试验（VDRL）、不加热血清反应素试验（USR）、血浆反应素环状卡片试验（RPR）和甲苯胺红不加热血清试验（TRUST）。所有的非梅毒螺旋体血清试验的抗原基本成分都一样,其基本成分是**心磷脂、卵磷脂和胆固醇**；抗原抗体结合形成复合物，凝集成网状沉淀颗粒，肉眼可见；敏感性和特异性都基本相似，适用于**大量人群的**筛查。

参考值：阴性。

临床意义：①已知病史或有梅毒体征者，若本试验阳性，即证实是梅毒患者，如初次试验阴性，可能反应素抗体尚未升高，可在2～4周后复查。②病史不详或无体征者，未治疗的早期梅毒（Ⅰ、Ⅱ期），在感染后经数周血清学试验仍阴性，反应素效价可急骤上升，一般可达1:（4～256），如初次试验效价在1:4以上，间隔2～4周应复查，如效价上升2个滴度以上或2次试验都是高效价，可作为梅毒的证据；潜伏期梅毒除血清学试验阳性外，可无任何梅毒体征，但随时间推移，反应素效价可逐渐下降，早期潜伏梅毒反应素阳性率仍为95%，晚期为72%，感染后30年未治疗的晚期梅毒患者，有50%患者的反应素效价自然下降到阴性；梅毒患者经适当治疗后，效价随即下降，治疗越早，下降越快。③麻风、疟疾、回归热、雅司病可出现假阳性。

（二）梅毒螺旋体血清试验

采用梅毒螺旋体作抗原，是特异性的抗原-抗体反应，包括梅毒螺旋体血球凝集试验（TPHA）、梅毒螺旋体明胶颗粒凝集试验（TP-PA）、荧光梅毒螺旋体抗体吸收试验（FTA-ABS）、梅毒螺旋体抗体酶联免疫试验（ELSA-TP）和梅毒螺旋体蛋白印迹试验（WB-Test）。

TP-PA试验原理与TPHA试验基本相同。TPPA试验用梅毒螺旋体致敏明胶颗粒替代TPHA试验中致敏羊红细胞，此致敏颗粒与人血清中的抗梅毒螺旋体抗体结合，产生可见的凝集反应，具有较高的敏感性。明胶粒子为洋红色，在操作上也较为方便，出结果较快。

FTA-ABS的原理是将有完整形态的梅毒螺旋体作为抗原，加上经吸收剂（用Reiter螺旋体制备而成）吸收过的梅毒患者血清形成抗原-抗体复合物，再加入荧光素（FTIC）标记的抗人免疫球蛋白，与抗梅毒螺旋体抗体结合，形成荧光的抗原-抗体复合物。在荧光显微镜下，螺旋体显出苹果绿色的荧光，即为阳性反应。FTA-ABS试验是检测梅毒的“金标准”试验。

梅毒螺旋体血清试验是非梅毒螺旋体抗原血清试验（如RPR等）初筛阳性标本的确证试验。梅毒患者经过抗梅治疗后，TPPA试验仍可阳性，故TPPA试验阳性不能作为疗效观察的指标。

TPPA阳性不能区分既往感染和现症感染，应结合非梅毒螺旋体抗原血清试验结果进行诊断。

参考值：阴性。

临床意义：特异性强，阳性可诊断梅毒，检测抗体滴度可监测梅毒病情进展及观察疗效。

二、淋病

淋病是指由淋病奈瑟菌（Neisseria gonorrhoeae，简称淋球菌）引起的各种化脓性感染，是一种经典的常见的性传播疾病。

培养法为诊断淋病的金标准，女性淋病的确诊应做淋球菌培养，从选择性培养基上分离出淋球菌即可诊断淋病。培养的敏感性为 81～100%。

培养的优点：特异性极高（100%）；可发现无症状淋球菌感染患者；可确诊儿童性虐待；可用于进一步药敏试验；可用于治疗的预后判断试验。

三、非淋菌性尿道炎

非淋菌性尿道炎（NGU）是指由性接触传染的一种尿道炎，它在临床上有尿道炎的表现，但在尿道分泌物中查不到淋球菌。40%～50%由沙眼衣原体引起，20%～30%由支原体引起，尚有 10%～20%由阴道毛滴虫、白假丝酵母菌和单纯疱疹病毒等引起。

沙眼衣原体有 15 个血清型，A、B、Ba、C、D～K、L1、L2、L3；其中 A、B、 Ba 和 C 型最常引起沙眼；D～K 型主要感染泌尿生殖道；L1、L2、L3 型引起性病性淋巴肉芽肿。

沙眼衣原体抗体检测：血清抗体水平升高（＞1:64）,见于沙眼衣原体性附睾炎、输卵管炎。新生儿衣原体肺炎中沙眼衣原体 IgM 抗体滴度升高。

四、获得性免疫缺陷综合征

随着全球获得性免疫缺陷综合征（AIDS）预防控制需求的不断增加，HIV 实验室相关的检测技术，从抗原抗体、核酸到免疫学检测也在不断发展。这些检测技术和方法为临床诊断和治疗、疾病进展监测及 HIV 感染监测提供了重要保证。

（一）抗原抗体的检测

1．*筛查检测*　目前的筛查方法包括酶联免疫吸附试验（enzyme-linked immunosorbent assay, ELISA）、化学发光或免疫荧光试验和快速检测试验。实验室**最常用的是 ELISA**，目前 ELISA 试剂已经发展到**第四代**，采用重组或合成的 HIV **多肽抗原**或 **p24 的单克隆抗体**进行固相包被，双抗原夹心法检测 HIV 抗体，双抗体夹心法检测 p24 抗原，**窗口期可缩短至 2 周**。

2．*确证检测*　目前，我国常用的抗体**确证试验是蛋白质印迹法**（Western blotting, WB）。存在非特异反应或样本处于 HIV 感染窗口期均可能导致 WB 试验结果不确定，此时须进一步随访或做核酸检测。WB 试验结果须谨慎结合患者感染的流行病学背景进行解释。另外，WB 试验包括快速法和隔夜孵育法，即使同一种试剂，两种方法的试验结果也可能不同，使用时应注意比较。对于反应性弱的样本不推荐使用快速法，以防漏检。

（二）核酸检测

1．*DNA 检测*　PCR 方法检测 HIV-DNA 可用于 HIV 感染窗口期的早期诊断，还可作为血清学不确定结果的验证和补充，以及用于确定接种 HIV 疫苗者的真实 HIV 感染状态。

2．*病毒载量检测*　病毒载量可作为抗体检测的辅助诊断。另外，由于病毒载量与 HIV 疾病进程密切相关，因此其检测结果可以帮助医生确定感染者的疾病发展阶段。目前国际上通用的病毒载量检测方法有核酸序列依赖性扩增、反转录聚合酶链式反应系统及枝状核酸信号发达系统。

（三）$CD4^+T$ 淋巴细胞计数

常用**流式细胞仪检测法**获得 $CD4^+T$ 淋巴细胞计数，用以判定病情、抗病毒治疗效果和预后评估。

第三节 宫内感染

TORCH 是指一组病原体，T 即**刚地弓形虫**，O 即 others；R 即**风疹病毒**；C 即**巨细胞病毒**；H 即**单纯疱疹病毒**。当出现这些病原体在母亲体内的感染时，对新生儿致畸、致残率很高，可导致流产、死胎、胎儿畸形等。

一、风疹病毒抗体检测

风疹是由风疹病毒（rubella virus，RUV）引起的出疹性呼吸道感染，该病毒属 RNA 病毒，只有一个血清型，病后可获得终身免疫力。孕妇孕早期感染可导致胎儿畸形。

针对风疹病毒感染的免疫学检测包括总抗体效价、IgG 和 IgM 测定。常采用血凝抑制试验、中和试验或补体结合法来测定总效价。IgG 的测定可帮助了解人群风疹隐性感染水平及观察疫苗接种的效果。**羊水 IgM 测定，可辅助判断宫内感染。婴儿出生时如有特异高效价 IgM 抗体，可确诊为先天性风疹**。

二、巨细胞病毒抗体检测

人巨细胞病毒（HCMV） 是人类疱疹病毒组中最大的一种，属疱疹病毒科，核心为双股线形 DNA。HCMV 引起的一种全身性感染综合征，又称为巨细胞包涵体病。

免疫学检测包括 HCMV 抗原检测和抗体检测，前者多采用免疫荧光检查（DEAFF），HCMV 抗原血症诊断，后者包括特异性 IgG 和 IgM 抗体的检测。

三、单纯疱疹病毒抗体检测

单纯疱疹病毒（HSV）是一种 DNA 病毒，HSV 可分为 HSV-1 和 HSV-2 两个亚型。HSV-1 型主要引起生殖器以外的部位感染；HSV-2 型主要引起生殖器部位皮肤黏膜的感染。

HSV 抗原检测方法主要有免疫荧光法、ELISA 法等。HSV 抗体检测方法主要有间接免疫荧光法、ELISA 法等。

四、弓形虫抗体检测

弓形虫（toxoplasma，TOX）寄生于各种有核细胞内，引起弓形虫病。活体组织检查或动物接种如获得阳性可确诊，目前多使用免疫学的方法进行，包括①循环抗原的检测，采用 ELISA 双抗体夹心法；②特异性抗体的检测，以全虫抗原、虫体裂解后的提取物质抗原或以滋养体为抗原的检测。

参考值：阴性。

临床意义：①对习惯性流产的病因分析的参考价值，弓形虫可经胎盘感染，胎儿脑及眼为主要受累器官，妊娠期间母亲感染可导致流产、早产、死产、 先天畸形、增加母亲妊娠并发症，隐性感染的婴儿也可于成年出现症状。②获得性弓形虫病由消化道感染，多发生于大龄儿童及成人，以淋巴腺受累最为多见。弓形虫感染引起的疾病如猫抓病亦可呈阳性。

第四节 其他传染病

一、伤寒、副伤寒

肥达反应是检测患者血清中**有无伤寒、副伤寒杆菌抗体**的一种检验。将被检血清倍比稀释后与伤寒杆菌的 H、O 抗原，副伤寒杆菌甲、乙、丙的 H 抗原，在生理盐水介质中进行凝集价测定。

参考值：TO＜1∶80，TH＜1∶160，PA＜1∶80，PB＜1∶80，PC＜1∶80

临床意义：

（1）H 及 O 效价均增高时可诊断为伤寒，O 及 A、B、C（其中之一项）效价达 1:80 以上时，可诊断为副伤寒甲或乙或丙，如效价随病情逐渐上升，诊断价值更大。

（2）伤寒患者发病第 1 周后才出现肥达氏反应, 第 1 周内阳性率为 50%, 第 4 周可达 90%。

（3）单 H 凝集价升高而 O 不高者，可能的原因：①曾接受过伤寒菌苗接种；②患过伤寒；③另外少数伤寒患者因 O 凝集价被 Vi 抗原影响不增高，仅 H 凝集价高；④其他沙门菌感染。

（4）曾预防接种过伤寒混合疫苗，再感染伤寒时，H 与 O 凝集价上升较快，但在疾病恢复时，凝集价并不太高，因为预防接种后体内产生的抗体，再感染时病情缓和。

（5）过去曾接种过伤寒菌苗或患过伤寒，近期又感染流感、布氏杆菌时，可产生高滴度的 H 凝集素及较低的 O 凝集素，该现象为回忆反应。

（6）一般应取双份血清（急性期和恢复期）作对比，如呈 4 倍以上增长则价值更大，凝集素如明显上升，是新近感染伤寒的指征。

二、立克次病

一些立克次体（Rickettsia）的脂多糖与普通变形杆菌的某些菌株（OX19、OX2、OXK）的菌体抗原，具有共同的抗原成分（表 4-7）。由于变形杆菌抗原易于制备，因此用变形杆菌的抗原代替立克次体抗原，与患者血清进行非特异性凝集反应，检测血清中有无相关抗体，称为外斐反应（Weil-Flix reaction）。该试验用于立克次体病的辅助诊断。

表 4-7　主要立克次体与变形杆菌菌株抗原交叉反应

立克次体	变形杆菌		
	OX_{19}	OX_2	OX_K
普氏立克次体	+++	+	−
斑疹伤寒立克次体	+++	+	−
恙虫病立克次体	−	−	+++
Q 热柯克斯体	−	−	−
五日热巴通体	−	−	−

如被检血清凝集效价≥1:160 或双份血清效价增长≥4 倍，为阳性反应。流行性和地方性斑疹伤寒、恙虫病患者可出现阳性反应。由于该试验为非特异性，必须同时结合流行病学和临床症状才能作出正确诊断。

三、链球菌感染

（一）抗“O”试验

链球菌溶血素“O”是 A 族溶血性链球菌产生的，刺激机体产生抗体，即抗链球菌溶血素“O”（ASO）。链球菌细胞壁的 M 蛋白与人心肌、肾小球基底膜有共同抗原。M 蛋白刺激机体产生的抗体，亦可与心肌、肾小球基底膜细胞发生结合，导致免疫病理损伤，即风湿热、风湿性心内膜炎、急性肾小球肾炎。

溶血性链球菌感染 1 周后 ASO 即开始上升，4～6 周达高峰，风湿热的患者在感染溶血性链球菌 4～6 周后，80%的患者可见 ASO 增高。

抗链球菌溶血素“O”试验，一般采用胶乳凝集试验进行定性分析。ASO 增高常见于急性咽炎等上呼吸道感染、风湿性心肌炎、心包炎、风湿性关节炎、 急性肾小球肾炎等。免疫功能不全患者 ASO 可不增高。

（二）肺炎链球菌尿抗原

链球菌是社区获得性肺炎（community acquired pneumonia, CAP）的重要致病菌，属于苛养菌之一。用体外快速免疫层析法测定患者尿液肺炎链球菌抗原，可作为肺炎链球菌肺炎的辅助诊断。

四、支原体感染

冷球蛋白是血清中一种免疫球蛋白 IgM，在 4℃沉淀，30℃易于聚合， 37℃呈可逆性完全散开。

五、结核分枝杆菌感染

分枝杆菌科分枝杆菌属中人型和牛型是人类的主要致病菌，感染后可诱导抗感染细胞免疫和体液免疫反应。涉及的免疫学检测有结核菌素试验、分枝杆菌抗体检测、核杆菌抗原检测、结核特异性 IgG 的检测。

六、军团菌感染

军团菌属种类繁多，目前已确认有 52 个种、70 多个血清型，其中与人类疾病关系最为密切的是嗜肺军团菌（Legionella pneumophila，LP）。目前已发现 LP 有 16 个血清型，我国军团菌肺炎以 LP1 和 LP6 为主。军团菌感染患者尿液中可排出一种具有热稳定性及抗胰蛋白酶活性的抗原，其在尿液中的浓度是血清浓度的 30～100 倍。尿抗原可在发病 1 天后检测到，大约可在体内持续存在至有效抗菌治疗的数日或数周后。因此可通过测定尿抗原，来实现军团菌感染的快速、早期诊断。

七、侵袭性真菌感染

随着实体器官的移植、骨髓移植、留置导管、肿瘤及 AIDS 等患者的增多，免疫抑制剂、抗生素、激素及抗肿瘤药物等药物的广泛使用，导致侵袭性真菌感染（invasive fungi infection, IFI）的患者也在不断增加。针对真菌感染的检测，依靠形态学检测的真菌培养鉴定，较为烦琐和费时。近年来，真菌感染的免疫学检测方法也在不断发展，如 G 试验、GM 试验和隐球菌荚膜多糖抗原检测。

（一）隐球菌荚膜多糖抗原检测

AIDS 或免疫功能低下患者，引起隐球菌感染继发感染的多以新型隐球菌为主，隐球菌性脑膜炎是 AIDS 患者最常见的死亡原因之一。

诊断隐球菌病的传统方法是病原体检查，从标本里检测出隐球菌，或是检测出菌体周围包被的一层荚膜多糖（墨汁染色镜检）。隐球菌的培养及鉴定的灵敏度低、周期性长，较少采用。隐球菌荚膜多糖抗原成分的检测具有较强的优势、其灵敏度高、特异性强、及时准确，对于早期隐球菌感染的诊断意义十分重大。常以乳胶凝集法、胶体金法、ELISA 法对脑脊液标本进行定性、定量检测。

（二）G 试验

（1, 3）-β-D-葡聚糖是真菌细胞壁的一种特殊成分，机体的吞噬细胞吞噬真菌后，能持续释放该物质，使其在血液及体液中含量增高（浅部真菌感染无类似现象）。（1, 3）-β-D-葡聚糖可特异性激活鲎（Limulus）变形细胞裂解物中的 G 因子，引起裂解物凝固，故称 G 试验。

适用于除隐球菌和接合菌（包括毛霉菌、根霉菌等）外的所有**深部真菌感染的早期诊断**，尤其是假丝酵母菌和曲霉菌，但不能确定菌种。

（三）GM 试验

近年来，曲霉菌病的发病率和死亡率也在不断上升。传统培养和镜检来诊断患者是否患有曲霉菌感染，耗时长、阳性率低，难以满足临床需求。

半乳甘露聚糖（galactomannan，GM）是广泛存在于曲霉和青霉细胞壁的一种多糖，细胞壁表面菌丝生长时，半乳甘露聚糖从薄弱的菌丝顶端释放。曲霉菌感染后最早释放 GM 入血，是该菌感染的标志性抗原，其释放量与菌量成正比，可以反映感染程度。GM 试验适用于血清、肺泡灌洗液等标本，常采用 ELISA 进行定性、定量检测。

第五节　非特异性感染标志物的免疫学检测

大多数感染性疾病只要诊断准确、治疗恰当，都可望在相对较短的时间内彻底治愈。感染性疾病的诊断如果只靠症状、体征和影像学表现有时会很困难，如某些老年性肺炎，可以无发热，或仅有轻微发热，也可缺少呼吸道症状，可能只表现为意识的某些改变。在这种情况下，如没有实验室相关检测指标的帮助就可能发生误诊。此时，感染相关性非特异性标志物的检测对鉴别诊断的参考意义更大。除感染性疾病的诊断外，某些生物标志物对判定患者的预后与确定抗感染疗程也有较大帮助，甚至也能在一定程度上帮助区别感染的病原菌类型（细菌、真菌、结核、病毒）。

一、C-反应蛋白

C 反应蛋白（CRP）是一种能与肺炎双球菌 C 多糖体反应的急性时相反应蛋白，能激活补体，促进吞噬和其他免疫调控作用。可用免疫扩散法、胶乳法和酶联免疫吸附法（ELISA）测定。

各种化脓性炎症、组织坏死（心肌梗死、严重创伤、烧伤等）、恶性肿瘤、风湿性疾病等，血清中 CRP 含量可增高。风湿热的急性期及活动期 CRP 含量明显增高，可达 200mg/L。

CRP 主要用于细菌与病毒感染的鉴别，细菌感染时显著升高，病毒感染常正常或轻微升高。G^-菌感染，常＞1000mg/L；G^+菌感染，常＞100mg/L；病毒感染，常＜50mg/L。

针对感染，CRP 升高，表明处于细菌感染状态；CRP 不高，可排除细菌感染。

针对风湿热，CRP 升高，表明处于活动期；CRP 不高，表明风湿热处于非活动期。

二、降钙素原

降钙素原（Procalcitonin, PCT）是无激素活性的降钙素的前体物质，是由 116 个氨基酸组成的糖蛋白，结构上包括降钙蛋白、降钙素和氨基末端残基片段。生理情况下，PCT 主要由甲状腺 C 细胞合成分泌。

PCT 的实验室检测方法有放射免疫法、双抗体夹心免疫荧光法、胶体金标记法、透射免疫浊度法。在健康人中，降钙素原的浓度一般＜0. 05ng/ml，是非常稳定的蛋白质，半衰期大约 20～24h。

PCT 可以作为细菌感染的标志物，在细菌感染时，肝的巨噬细胞和单核细胞、肺及肠道组织的淋巴细胞及内分泌细胞，在内毒素、肿瘤坏死因子-α（TNF-α）及 IL-6 等作用下合成分泌大量的 PCT，导致血清 PCT 水平显著升高。

当发生全身性感染时，PCT 水平升高，且升高的程度与病情的严重程度及预后相关。因此，PCT 在诊断和评估脓毒症患者病情方面有更高的应用价值。随着临床研究的不断进展，PCT 在脓毒症的诊断和鉴别诊断中得到广泛应用。

在高龄患者、存在慢性长期基础疾病的人群中，PCR 浓度高于 0. 05ng/ml；脓毒血症患者 PCT 的临界阈值大于 0. 5ng/ml；严重脓毒血症和脓毒血症休克患者 PCT 的临界阈值在 5～500ng/ml 之间波动，极少数严重感染患者血浆 PCT 水平超过 1000ng/ml。

历年考点串讲

感染性疾病与感染免疫检测涉及多学科交叉知识点。病毒感染性疾病重点是特异性抗体 IgM 和特异性 IgG，前者提示现症或早期感染，后者提示既往感染或感染后恢复期。尤其是，乙肝病毒血清标志物的检测及其临床意义；梅毒和 AIDS 的筛查试验和确诊试验；宫内感染常见病原体的免疫学检测；真菌感染的免疫学检测；伤寒、立克次体、溶血性链球菌感染的免疫学检测；非特异性感染标志物的免疫学检测。

历年常考的细节：

1. 检测 HBsAg 主要采用 ELISA 法，HBV 不同血清标志物组合模式的临床意义。血清学检测结果提示病毒复制能力最强的是 HBsAg（+）、抗 HBs（-）、HBeAg（+）、抗 HBe（-）、抗 HBc（+）。（2017）

2. 有免疫力的人群是 HBsAg（-）、抗 HBs（+）、HBeAg（-）、抗 HBe（-）、抗 HBc（-）。（2017）

3. HBV 感染后第一个出现的血清标志物是 **HBsAg**。（2016）

4. ELISA 法检测 HBsAg 常用双抗体夹心法，检测 HBcAb 常用竞争法，检测 HEV-IgM，常用捕获法。

5. 对甲型病毒性肝炎有早期诊断价值的抗体类型是 **IgM**。（2016）

6. 荧光梅毒螺旋体抗体吸收试验（FTA-ABS）是检测梅毒的 **“金标准”** 试验。梅毒螺旋体感染的抗体检测试验中，非特异性抗体检测的试验有 VDRL、USR、RPR、TRUST 等；特异性抗体检测的试验有 TPHA、TPPA、FTA-ABS、ELSA-TP 和免疫印迹试验。（2017）

7. AIDS 目前的筛查方法主要是 **第四代 ELISA** 试剂，采用重组或合成的 HIV 多肽抗原或 p24 的单克隆抗体进行固相包被，双抗原夹心法检测 HIV 抗体，双抗体夹心法检测 p24 抗原，窗口期可缩短至 **2 周**。

8. 抗 HIV 抗体阳性确证试验常用 **免疫印迹法**，检测结果出现 p24 条带可判断为抗 HIV 抗体阳性。（2016）

9. HIV-DNA 可用于 HIV 感染窗口期的 **早期诊断**。

10. 宫内感染常见病原体 **TORCH**，T 即刚地弓形虫，O 即 others；R 即风疹病毒；C 即巨细胞病毒；H 即单纯疱疹病毒。当出现这些病原体在母亲体内的感染，对新生儿致畸、致残率很高，可导致流产、死胎、胎儿畸形等。

11. 肥达反应、外-斐反应、抗链球菌溶血素“O”（ASO）等检测的临床意义。用于辅助诊断 **恙虫病** 的血清学试验时外斐反应。（2015）

12. CG 是血清中一种免疫球蛋白 **IgM**，在 **4℃沉淀**，30℃易于聚合，37℃呈可逆性完全散开。

13. **G 试验** 适用于除隐球菌和接合菌（包括毛霉菌、根霉菌等）外的所有深部真菌感染的早期诊断，尤其是假丝酵母菌和曲霉菌，但不能确定菌种。

14. GM 试验，可以反映 **曲霉菌** 的感染及感染程度。

15. 降钙素原、CRP 等作为 **非特异感染标志物** 的临床意义。

第 22 单元　超敏反应性疾病及其免疫检测

超敏反应是指机体再次接触相同抗原时，发生的生理功能紊乱和（或）组织损伤。根据超敏反应发生机制和临床特点分为 **四型**：Ⅰ型（速发型超敏反应）、Ⅱ型（细胞毒型超敏反应）、Ⅲ型（免疫复合物型超敏反应）、Ⅳ型（迟发型超敏反应）。

一、Ⅰ型超敏反应

Ⅰ型超敏反应又称 **速发型** 超敏反应，是变应原再次进入体内后引发的超敏反应。

（一）发生机制

1. 致敏阶段　变应原进入体内，刺激 B 淋巴细胞增殖分化为浆细胞，产生 **IgE** 类抗体，其

Fc 段与肥大细胞和嗜碱粒细胞表面 FcεR 结合的过程。

2. 激发阶段　相同变应原再次进入体内，与致敏靶细胞表面的 IgE 结合，使靶细胞脱颗粒，释放生物活性介质，引起局部或全身反应的过程。

（二）特点

发生迅速，消退也迅速；由 IgE 抗体介导；主要病变在小动脉，毛细血管扩张，通透性增加，平滑肌收缩；明显个体差异和遗传倾向；补体不参与。

（三）常见的Ⅰ型超敏反应性疾病

过敏性休克、过敏性哮喘、过敏性鼻炎、过敏性胃肠炎和荨麻疹。

二、Ⅱ型超敏反应

Ⅱ型超敏反应又称细胞毒型超敏反应，是由 IgG 或 IgM 类抗体与靶细胞表面的抗原结合，在补体、巨噬细胞和 NK 细胞参与下，引起细胞溶解和组织损伤的超敏反应。

（一）发生机制

1. 抗原　主要分为两类。①自身组织细胞抗原，如血型抗原、自身细胞变性抗原、暴露的隐蔽抗原、与病原微生物之间的共同抗原等；②吸附在组织细胞上的外来抗原或半抗原，如药物（青霉素、甲基多巴）、细菌成分、病毒蛋白等。

2. 抗体　参与抗体主要为 IgG 或 IgM。

3. 损伤机制

（1）补体介导的细胞溶解：是 IgG、IgM 类抗体和靶细胞上的抗原结合，通过经典途径激活补体，形成攻膜复合物，直接导致靶细胞溶解。

（2）吞噬作用：结合靶细胞表面的抗体 IgG，其 Fc 段与巨噬细胞、NK 细胞、中性粒细胞表面的 Fc 受体结合，增强它们的吞噬功能。

（3）ADCC 效应：IgG、IgM 类抗体与靶细胞上的抗原结合，其 Fc 段与巨噬细胞、NK 细胞表面 IgG 的 Fc 受体结合，释放蛋白水解酶、溶酶体等，溶解、破坏靶细胞。

（二）特点

抗原或抗原-抗体复合物存在于细胞膜上；参与的抗体是 IgG 和 IgM；有补体、吞噬细胞、NK 细胞参与；后果为靶细胞被破坏。

（三）常见的Ⅱ型超敏反应型疾病

输血反应、新生儿溶血症、自身免疫性溶血性贫血、药物过敏性血细胞减少、链球菌感染后肾小球肾炎、急性风湿热、肺出血肾炎综合征（goodpasture 综合征）、Graves 病、重症肌无力、胰岛素抗性糖尿病。

三、Ⅲ型超敏反应

Ⅲ型超敏反应又称免疫复合物型，是由可溶性免疫复合物沉积于毛细血管基底膜，通过激活补体以及在血小板、肥大细胞、嗜碱粒细胞的参与下，引起充血水肿、中性粒细胞浸润、组织坏死为特征的炎症反应和组织损伤。

（一）发生机制

1. 中等大小免疫复合物的形成和沉积　抗原与抗体形成的大分子免疫复合物可被吞噬细胞清除，可溶性小分子免疫复合物在通过肾时可被滤过清除。只有中等大小的可溶性免疫复合物可在血流中长期存在，并在一定条件下沉积。引起沉积的主要原因有血管活性胺等物质的作用和局部解剖和血流动力学因素。

2. 组织损伤　主要由补体、中性粒细胞和血小板等引起。

（1）补体作用：补体免疫复合物经过经典途径激活补体，产生 C3a、C5a、C567 等过敏毒素和趋化因子，使嗜碱粒细胞和肥大细胞脱颗粒，释放组胺等炎症介质，引起局部水肿；吸引中性粒细胞在炎症部位聚集、浸润。

（2）中性粒细胞作用：中性粒细胞浸润是Ⅲ型超敏反应的主要病理特征。局部聚集的中性粒细胞在吞噬免疫复合物的过程中，释放蛋白水解酶、胶原酶、弹性纤维酶和碱性蛋白等，造成局部组织损伤。

（3）血小板作用：IC 与血小板结合，一方面使其释放血管活性胺，引起充血和水肿，促进 IC 进一步沉积；另一方面聚集的血小板形成微血栓，造成局部组织缺血、出血，加重组织损伤。

（二）常见的Ⅲ型超敏反应性疾病

1. *局部免疫复合物病* 如 Arthus 反应及类 Arthus 反应。

2. *全身免疫复合物病* 如血清病、链球菌感染后肾小球肾炎、慢性免疫复合物病、SLE、过敏样休克反应。

四、Ⅳ型超敏反应

Ⅳ型超敏反应是由效应 T 细胞与相应变应原作用引起的以单个核细胞（巨噬细胞、淋巴细胞）浸润和组织细胞变性坏死为主的炎症反应，发生慢，接触变应原后 24～72h 发生，又称为迟发型超敏反应。

（一）发生机制

1. *T 细胞致敏* 抗原经 APC 加工处理后，以抗原肽-MHC 分子复合物形式递呈给 T 细胞，使 T 细胞活化、增殖、分化为效应 T 细胞，即炎性 T 细胞（Thl 细胞）和致敏 Tc 细胞。

2. *致敏 T 细胞产生效应* 致敏 T 细胞再次遇到相应抗原刺激后，炎性 T 细胞可通过释放 TNF-β、IFN-γ、IL-2、IL-3 等细胞因子，激活巨噬细胞和 NK 细胞，引起单个核细胞浸润为主的炎症反应。致敏 Tc 细胞则通过释放穿孔素、颗粒酶等介质导致靶细胞的溶解破坏。

（二）特点

发生迟缓，再次接触抗原后 24～72h 发生；与抗体、补体无关，而与效应 T 细胞和吞噬细胞及其产生的细胞因子和细胞毒性介质有关；个体差异小，在抗感染免疫清除抗原的同时损伤组织。

（三）常见的Ⅳ型超敏反应性疾病

1. *传染性Ⅳ型超敏反应* 由胞内寄生菌（结核杆菌、麻风杆菌等）、病毒、真菌等引起的感染，可使机体在产生细胞免疫的同时产生迟发型超敏反应，如结核患者肺部空洞的形成、干酪样坏死、麻风患者皮肤的**肉芽肿**形成，以及**结核菌素反应**。

2. *接触性皮炎* 某些过敏体质的人经皮肤接触某些化学制剂如染料、油漆、农药、二硝基氯/氟苯、化妆品等、某些药物（如磺胺、青霉素）等而致敏。当再次接触相同抗原时，24h 后局部皮肤可出现红肿、硬结、水疱，严重者可出现剥脱性皮炎。

3. *移植排斥反应* Ⅳ型超敏反应的一个显著临床表现是**移植排斥反应**。

五、超敏反应的主要免疫学检测

Ⅰ型超敏反应主要检测变应原和测定血清特异性 IgE。Ⅱ型超敏反应的检测重点是抗血细胞抗体。Ⅲ型超敏反应主要检测循环免疫复合物。Ⅳ型超敏反应可用皮肤试验来检测。

（一）变应原皮肤试验

皮肤试验简称皮试，是在皮肤上进行的体内免疫学试验。

1. *试验类型及方法* 皮肤试验最常用的部位是前臂屈侧，因此处皮肤较为光滑细腻，而且便于试验操作和结果观察。左右两臂一侧做试验，另一侧做对照。可分为皮内试验、挑刺试验和斑贴试验。

（1）皮内试验：是最常用的皮肤试验。将试验抗原与对照液各 0.01～0.03ml 用皮试针头分别注入皮内（不是皮下），使局部产生一个圆形小丘。

（2）挑刺试验：也称点刺试验或刺痕试验，是将试验抗原与对照液分别滴于试验部位皮肤上，用针尖透过液滴或在皮肤上轻轻地挑刺一下，以刺破皮肤但以不出血为度；1min 后拭（吸）去抗原溶液。主要用于Ⅰ型超敏反应，该法虽比皮内试验法敏感性稍低，但假阳性较少，与临床及其他试验的相关性较强。

（3）**斑贴试验**：是将试验抗原直接贴敷于皮肤表面的方法，主要用于寻找接触性皮炎变应原。主要是检测Ⅳ型超敏反应，敏感程度虽然不太高，但假阳性较少，结果的可信度大。

2．结果判定及分析

（1）Ⅰ型超敏反应在抗原刺激后 20～30min 观察结果。挑刺试验的阳性反应以**红晕**为主，皮内试验的阳性反应则以**风团**为主。

（2）Ⅳ型超敏反应在接触抗原后 48～72h 观察结果。皮内试验的阳性结果以**红肿**和**硬结**为主，斑贴试验的阳性结果以**红肿**和**水疱**为主。

（3）假性结果：在一定条件下，皮肤反应的结果可能与机体的实际情况不符，即出现假阳性或假阴性等不真实的结果。

（4）假阴性的常见原因：①试验抗原的浓度过低或失效。②试验时正服用免疫抑制剂或抗组胺药物。③操作误差，如皮内试验时注射过深进入皮下，注入抗原量过少等。④皮试季节选择不当，如花粉季节过后，抗花粉抗体水平可下降。

（5）假阳性的常见原因：①试验抗原不纯，或污染，引起交叉反应。②溶液配制不当，过酸或过碱都会对皮肤产生非特异性刺激。③皮肤反应性过强，如被试者患有皮肤划痕症，或者有既往过敏的痕迹等。④操作不当，如注入少量空气也可出现假阳性。

3．应用与评价　寻找变应原、预防药物或疫苗过敏、评价宿主细胞免疫状态和传染病的诊断。

（二）血清 IgE 的检测

1．血清总 IgE 的测定　放射免疫吸附试验（IRST）、酶联免疫测定法、间接血凝试验，以及化学发光法。

2．特异性 IgE 的测定　过敏患者的血清中存在变应原特异性的 IgE 称为**特异性 IgE**，如对牛奶过敏者则有针对牛奶变应原的 IgE，该抗体只能与该变应原特异性结合。

检测方法有 ELISA、FEIA、免疫印迹法，以及多种 sIgE 检测系统，如 CAP 变应原检测系统，Master 变应原检测系统，Px 变应原检测系统等。其中 CAP 检测系统应用最广。

3．临床意义

（1）血清**总 IgE**：IgE 升高可见于过敏性哮喘、过敏性鼻炎、特应性皮炎、药物性间质性肺炎、支气管肺曲菌病、麻风、类天疱疮及某些寄生虫感染等。

（2）**特异性 IgE**：是体外检测变应原的重要手段，主要用于Ⅰ型超敏反应的诊断。

RAST 是检测Ⅰ型超敏反应的有效方法之一，特异性强、敏感性高、影响因素少、安全等优点；缺点是费用昂贵、费时、核素半衰期短且污染环境、参比血清之间不易比较、待检血清含有相同特异性 IgG 时可干扰正常结果。

（三）抗血细胞抗体的检测

检测抗血细胞抗体对Ⅱ型超敏反应的诊断有重要的意义，包括抗红细胞、抗血小板和抗白细胞抗体等。

（四）循环免疫复合物（CIC）的检测

利用 PEG 沉淀试验，检测 CIC 可证实疾病是否与Ⅲ型超敏反应有关，也可帮助分析疾病的进程及转归。

判定免疫复合物为发病机制的证据：①病变局部有 IC 沉积；②CIC 水平显著升高；③明确

IC 中的抗原性质。第 3 条证据有时很难查到，但至少要具备前 2 条。

系统性红斑狼疮、类风湿关节炎、部分肾小球肾炎和血管炎等疾病为免疫复合物病，CIC 检测可对这些疾病的诊断、治疗提供依据。

（五）嗜酸粒细胞和嗜碱粒细胞计数

嗜酸粒细胞参与Ⅰ型超敏反应，采用白细胞分类计数法或直接计数法。

历年考点串讲

超敏反应性疾病每年考的内容非常多，其中，超敏反应的概念、分型、各型的发病机制及常见的各型过敏反应性疾病等内容为考试重点，应熟练掌握。

历年常考的细节：

1. 超敏反应的概念与分型，Ⅰ型（速发型超敏反应）、Ⅱ型（细胞毒型超敏反应）、Ⅲ型（免疫复合物型超敏反应）、Ⅳ型（迟发型超敏反应）。

2. Ⅰ型超敏反应的概念与发生机制。Ⅰ型超敏反应中发挥重要作用的抗体类型是 IgE。（2016、2017）

3. Ⅰ型超敏反应特点：发生迅速，消退也迅速；由 IgE 抗体介导；主要病变在小动脉，毛细血管扩张，通透性增加，平滑肌收缩；明显个体差异和遗传倾向；补体不参与。（2016）

4. 常见Ⅰ型超敏反应性疾病：过敏性休克、过敏性哮喘、过敏性鼻炎、过敏性胃肠炎和荨麻疹。（2016、2017）

5. 青霉素过敏反应的发病机制属于Ⅰ型超敏反应。（2015）

6. 过敏性支气管哮喘应做的检查是特异性 IgE 检测。（2017）

7. 过敏性鼻炎，主要表现为 IgE 升高。（2017）

8. 食物过敏症的发病机制为Ⅰ型超敏反应。（2016）

9. Ⅱ型超敏反应的概念与发生机制。

10. Ⅱ型超敏反应特点：抗原或抗原-抗体复合物存在于细胞膜上；参与的抗体是 IgG 和 IgM；有补体、吞噬细胞、NK 细胞参与；后果为靶细胞被破坏。

11. 常见的Ⅱ型超敏反应型疾病：输血反应、新生儿溶血症、自身免疫性溶血性贫血、药物过敏性血细胞减少、链球菌感染后肾小球肾炎、急性风湿热、肺出血肾炎综合征（goodpasture 综合征）、Grave 病、重症肌无力、胰岛素抗性糖尿病等。（2016）

12. Coombs 试验阳性的溶血性贫血，属于Ⅱ型超敏反应。（2017）

13. 引起 ABO 血型不合溶血反应（血管内溶血）的抗体主要是 IgM。（2017）

14. 引起 Rh 血型不合溶血反应（血管外溶血）的抗体主要是 IgG。（2016、2017）

15. Ⅲ型超敏反应的概念与发生机制。中等大小的免疫复合物易引起Ⅲ型超敏反应。（2016）

16. 常见的Ⅲ型超敏反应型疾病　局部免疫复合物病如 Arthus 反应及类 Arthus 反应；全身免疫复合物病如血清病、链球菌感染后肾小球肾炎、慢性免疫复合物病、过敏样休克反应。（2017）

17. 系统性红斑狼疮（SLE）致病机制属于Ⅲ型超敏反应。（2017）

18. 了解患者循环免疫复合物的试验为 PEG 沉淀试验。（2016）

19. Ⅳ型超敏反应特点：发生迟缓，再次接触抗原后 24 ~ 72h 发生；与抗体、补体无关，而与效应 T 细胞和吞噬细胞及其产生的细胞因子和细胞毒性介质有关；个体差异小，在抗感染免疫清除抗原的同时损伤组织。

20. 常见的Ⅳ型超敏反应型疾病：传染性迟发型超敏反应、接触性皮炎、移植排斥反应。（2016、2017）

21. 同种异体间的组织抗原（HLA）引起受体 T 细胞识别异体器官而引起的排斥反应属于Ⅳ型超敏反应。(2016)

22. **皮肤试验**主要用于Ⅰ型和Ⅳ型超敏反应的检测。(2017)

23. 患肺结核后肺部形成空洞，是由 T 细胞介导的超敏反应产生的结果。(2017)

24. Ⅰ型超敏反应在抗原刺激后 **20～30min** 观察结果。挑刺试验的阳性反应以**红晕**为主，皮内试验的阳性反应则以**风团**为主。(2015、2016)

25. Ⅳ型超敏反应在接触抗原后 **48～72h** 观察结果。皮内试验的阳性结果以**红肿**和**硬结**为主，斑贴试验的阳性结果以**红肿**和**水疱**为主。(2015、2016)

第 23 单元　自身免疫病及其免疫检测

正常情况下，机体免疫系统将自身组织成分识别为“自我”，一般不对其产生免疫应答，或仅产生微弱的免疫应答，称为自身耐受。

自身免疫是指自身耐受遭到破坏时，机体免疫系统对自身物质发生免疫应答，产生自身抗体或自身反应性 T 淋巴细胞的现象。正常人血清中可有多种微量的自身抗体或致敏淋巴细胞，清除体内衰老细胞而发挥免疫稳定的效应。只有在自身免疫反应超出生理限度或持续过久，破坏自身正常组织结构并引起相应临床症状时，就称为自身免疫病（AID）。

一、概述

（一）自身免疫病的分类

按病变组织涉及的范围，可分为**器官特异性**和**非器官特异性**自身免疫病。前者病变局限于某些特定器官或组织，可检出针对该组织的自身抗体或自身反应性 T（致敏）淋巴细胞，如慢性甲状腺炎、Addison 病、自身免疫性溶血性贫血等；后者病变累及多种组织与器官及结缔组织，如 RA、SLE。

（二）自身免疫病的共同特征

1. 患者外周血中存在自身抗体和（或）针对自身抗原的致敏淋巴细胞。
2. 病理特征为免疫炎症，损伤范围与自身抗体或致敏淋巴细胞针对的抗原分布相对应。
3. 动物中可复制出相似的疾病模型，可通过血清或淋巴细胞使疾病在同系动物中转移。

常伴有以下特点：①病因不明，多为自发性或特发性。②病程一般较长，多为发作与缓解反复交替出现。③有遗传倾向，但多非单一基因作用的结果。④女性多于男性，老年多于青少年。⑤多数患者血清中可查到抗核抗体或其他自身抗体。⑥易伴发免疫缺陷病或恶性肿瘤。

二、自身免疫病的发病机制

（一）自身抗原出现

1. *隐蔽抗原释放*　隐蔽抗原是指某些与免疫系统在解剖位置上隔绝的抗原成分，如精子、眼内容物等。

2. *自身抗原性质改变*　生物、物理、化学等因素均可改变自身抗原性质，激发机体免疫应答，引起 AID。例如，变性 IgG 刺激机体产生抗变性 IgG 抗体（RF），引起 RA。

3. *共同抗原诱导*　某些外来抗原与人体特定组织抗原具有相同或相似的抗原决定簇，针对这些抗原决定簇的免疫应答可以引起自身免疫病。例如，A 群 β 溶血性链球菌感染后易发风湿性心脏病或肾小球肾炎。

（二）免疫调节异常

淋巴细胞旁路活化、多克隆刺激剂的旁路活化、辅助刺激因子表达异常、Th1 和 Th2 细胞的功能失衡。

（三）遗传因素

AID 有家族遗传倾向，与 HLA 某些基因型检出率呈正相关，表现在 HLA-B、DR 抗原。例如，HLA-DR3、Fas/FasL 基因缺陷；强直性脊柱炎 HLA-B27；1 型糖尿病染色体 6q27。

三、自身免疫病的免疫损伤机制

（一）Ⅱ型超敏反应引起

自身抗体（IgG、IgM 类）与自身抗原结合，通过以下 3 条途径破坏细胞。

1．激活补体，形成攻膜复合体，溶解细胞。

2．通过 Fc 和 C3b 调理，促进巨噬细胞吞噬破坏靶细胞。

3．通过 ADCC 作用破坏靶细胞，如自身免疫性溶血性贫血。

（二）Ⅲ超敏反应引起

自身抗体与抗原结合后形成中等大小免疫复合物，激活补体，造成炎症、损伤。例如，SLE 体内 IC 沉积于肾小球、关节及多种脏器的小血管壁上，激活补体，造成局部损伤。

（三）致敏 T 细胞对自身抗原应答的损伤机制

1．$CD4^+$Thl 细胞　再次遇到相同靶细胞时，通过释放细胞因子和趋化因子，产生以单核细胞及淋巴细胞浸润为主的炎症损伤。

2．$CD8^+$CTL 细胞　识别靶细胞，释放穿孔素、颗粒酶等介质，导致靶细胞溶解，或通过 Fas/FasL 途径诱导靶细胞凋亡。

四、常见的自身免疫病

（一）自身免疫性溶血性贫血（AIHA）

机体免疫功能异常，或服用某些药物后，红细胞表面抗原性发生变化，产生抗红细胞膜表面抗原的自身抗体。自身抗体与自身抗原结合，激活补体，破坏红细胞，导致贫血。

特点：体内出现抗红细胞自身抗体；抗人球蛋白试验（Coombs test）阳性；红细胞寿命缩短；AIHA 多见于中年女性；继发性者多继发于淋巴系统恶性病、结缔组织病、感染和药物应用后；引起 AIHA 的药物有青霉素、奎尼丁、异烟肼、磺胺类、甲基多巴等。

抗红细胞抗体可分为三类：温抗体为 IgG 型，37℃可与 RBC 结合，不聚集 RBC。冷凝集素为 IgM 型，低温时与 RBC 结合使其凝集，引起冷凝集素综合征。Donath Laidsteiner 抗体为 IgG 型，低温时与两种补体成分结合，温度升高至 37℃时，激活补体链，导致溶血，引起阵发性冷性血红蛋白尿症（PCH）。

（二）免疫性血小板减少性紫癜

免疫性血小板减少性紫癜（ITP）主要表现为皮肤黏膜紫癜，血小板减少，骨髓中巨核细胞可增多，女性多发，患者有抗血小板抗体，使血小板寿命缩短。

（三）系统性红斑狼疮

系统性红斑狼疮（SLE）SLE 是一种累及多器官、多系统的炎症性结缔组织病，多发于青年女性。其临床症状比较复杂，可出现发热、皮疹、关节痛、肾损害、心血管病变（包括心包炎、心肌炎和脉管炎）、胸膜炎、精神症状、胃肠症状、贫血等；疾病常呈渐进性，较难缓解。免疫学检查可见 IgG、IgA 和 IgM 增高，尤以 IgG 显著；血清中出现多种自身抗体（主要是抗核抗体系列）和免疫复合物，活动期补体水平下降。抗 dsDNA 和抗 Sm 抗体是本病的特征性标志。

SLE 的实验诊断：

（1）抗核抗体：免疫荧光法检测抗核抗体。

（2）抗 DNA 抗体：分为天然（双链）DNA（dsDNA）和变性（单链）DNA（ssDNA）抗体。dsDNA 抗体的测定方法有间接免疫荧光法、间接酶标抗体法、补体结合抗体法、酶联免疫吸附试验和放射免疫分析法（即 Farr 法）等多种方法，以 Farr 法检测 dsDNA 抗体的特异性最高，结果可靠，是目前国际上公认的检测抗 dsDNA 抗体的标准方法。

（3）抗可提取性核抗原（ENA）抗体：双向免疫扩散、对流免疫电泳、免疫印迹法和 ELISA。

（四）类风湿关节炎

类风湿关节炎（RA）是一种以关节病变为主的全身性结缔组织炎症，多发于青壮年，女性多于男性。本病的特征是关节及周围组织呈对称性、多发性损害，部分病例可有心、肺及血管受累。免疫学检查可见血清及滑膜液中出现类风湿因子，血清 IgG、IgA 和 IgM 水平升高。其他自身抗体也可出现，如**抗角蛋白抗体**、抗 RA33 抗体、**抗环瓜氨酸抗体**（抗 CCP 抗体）、抗核周因子等，对类风湿的早期诊断很有帮助。

（五）干燥综合征

干燥综合征（SS）是一种侵犯外分泌腺，尤以唾液腺和泪腺为主的慢性自身免疫病，它可同时累及多种脏器。干燥症和干燥性角膜炎是 SS 的主要临床表现。

（六）重症肌无力

患者体内存在乙酰胆碱受体自身抗体，结合到乙酰胆碱受体上，使之内化并降解，使肌细胞对运动神经元释放的乙酰胆碱反应性降低，引起骨骼肌运动无力。

（七）肺出血肾炎综合征

肺出血肾炎综合征（Good pasture 综合征）患者体内可检到抗肾小球基膜Ⅳ型胶原抗体，由于肺泡基膜与肾小球基膜有共同抗原，故肺、肾同时发病。

五、常见自身抗体的检测

（一）类风湿因子

类风湿因子（RF）是一类针对人或动物 IgG 分子 Fc 抗原决定簇的抗体，是以变性 IgG 为靶抗原的自身抗体，不与正常 IgG 发生凝集，多见于类风湿关节炎患者。RF 包括 IgM、IgG、IgA 和 IgE 四种类型，其中以 IgM 型为主。

1．检测方法

（1）胶乳凝集试验：以 IgG 吸附于聚苯乙烯胶乳颗粒上，如血清中含有 RF，可与乳胶颗粒出现凝集反应。该法只能定性或半定量，灵敏度及特异性不高，只能检测 IgM 型 RF。

（2）速率散射比浊法：进行定量检测，准确、快速，其准确性和敏感性高于胶乳凝集实验，但也只能检测 IgM 型 RF。

（3）ELISA 法：可检出不同 Ig 类型的 RF，在酶标记抗体时，可分别标记 IgG、IgA 或 IgM。

2．临床应用　RF 主要见于类风湿疾病，在类风湿关节炎患者中的检出率很高。在 SLE 患者约有 50% RF 阳性，在 SS、硬皮病、慢性活动性肝炎及老年人中均可有不同程度的阳性率。

（二）抗核抗体

抗核抗体（ANA）是以自身真核细胞成分作为靶抗原的一组自身抗体的总称，泛指针对各种核成分的抗体。性质主要是 IgG，也有 IgM、IgA、IgD 和 IgE，可与不同来源的细胞核起反应，无器官特异性和种属特异性。

ANA 主要存在于自身免疫病患者血清中，如 SLE、SS、MCTD、类风湿关节炎等。也可见于慢性肝病、病毒感染及正常老年人、妊娠妇女等。ANA 包括**抗 DNA 抗体、抗组蛋白抗体、抗非组蛋白抗体和抗核仁抗体**四大类。

1．检测方法

（1）间接免疫荧光法（IIF）：常作为总的 ANA 筛选试验。鼠肝常用于检测抗核抗体，近来多被 HEp-2 细胞代替，是由于 HEp-2 细胞具有人源性、胞核大、分裂期细胞多，并可大量培养等特点，但是单个细胞不可能替代组织切片，故鼠组织切片仍用于自身抗体的检测。

（2）放射免疫法：常用于检测抗 DNA 抗体，有 Farr 法及过滤法。

（3）ELISA 法：间接 ELISA 检测抗 dsDNA 抗体。

（4）免疫印迹法：是将混合抗原进行凝胶电泳，形成不同的区带，转印到硝酸纤维素膜上，用酶标抗体或放射性核素标记抗体进行检测和分析。试验不需纯化的单个抗原，可在同一固相上做多项分析检测，灵敏度高，特异性强。

（5）其他：如琼脂双向扩散法、对流免疫电泳法、间接血凝法和补体结合试验等。

2．常见荧光图形及临床意义

（1）均质型（H）：多由抗 DNP 抗体所引起，也可由核小体抗体和抗双链 DNA 抗体引起。主要见于 SLE、药物性狼疮。

（2）斑点型（S）：是抗 ENA 抗体所引起。主要见于 SLE、MCTD、PSS、SS 等。高滴度的斑点型常见于 MCTD。

（3）周边型（rim）：主要由抗 dsDNA 抗体所引起。主要见于 SLE，特别是活动期患者。

（4）核膜型（M）：由抗核膜抗体所引起。

（5）核仁型（N）：主要见于硬皮病。相关抗体是抗核仁特异的低相对分子质量 RNA。

（6）着丝点型（centromere）：主要见于局限性硬皮病及 CREST 综合征。主要的靶抗原是着丝点 B 抗原。

（三）抗双链 DNA 抗体

检测抗 DNA 抗体的方法有多种，如 ELISA、IIF、金标法、免疫印记法、放免法等。抗 dsDNA 抗体是 SLE 的特征性标记抗体，是 SLE 活动期的重要指标。

（四）抗 ENA 抗体

ENA 是可提取性核抗原的总称，是细胞内许多小分子的 RNA 和多肽组成的非组蛋白的酸性核蛋白颗粒。ENA 主要包括 Sm、RNP、SSA、SSB、Jo-1、Scl-70 等抗原。

1．检测方法　有免疫印迹法（IBT）、ELISA、对流免疫电泳、双向琼脂扩散试验和金标法等。免疫印迹技术不需纯化抗原，操作简便，灵敏度高，特异性强，应用广泛。

2．临床应用

（1）抗 Sm 抗体：是 SLE 的血清标志抗体，阳性率为 30%～40%。

（2）抗核 RNP（nRNP）抗体：是 MCTD 诊断的重要依据。因为 Sm 与 RNP 为同一复合物（RNA-蛋白质颗粒）中的不同抗原位点，故两种抗体常伴随出现。

（3）抗 SSA 和抗 SSB：是干燥综合征（SS）最常见的自身抗体，抗 SSB 特异性较 SSA 高。二者同时检测可提高 SS 的诊断率。抗 SSA 抗体也可见于 SLE 和其他自身免疫病，亚急性红斑狼疮患者、补体缺陷的 SLE 患者、新生儿狼疮患者可以出现抗 SSA 抗体。

（4）抗 Jo-1 抗体：最常见于多发性肌炎（PM）。

（5）抗 Scl-70 抗体：几乎仅见于进行性系统性硬化病（PSS），阳性率 40%～60%。

（五）抗中性粒细胞胞浆抗体

抗中性粒细胞胞浆抗体（antineutrophil cytoplasmic antibodies，ANCA）是一组以人中性粒细胞胞浆成分为靶抗原，与临床多种小血管炎性疾病密切相关的自身抗体，是系统性血管炎的血清标志抗体，对血管炎的诊断、分类及预后具有重要意义。

（六）抗线粒体抗体（AMA）

抗线粒体抗体（AMA）所针对的抗原是内层线粒体膜，无器官特异性和种属特异性。该抗体主要是 IgG，但对肝细胞或胆管没有直接的损伤效应，在疾病中的作用尚不明确。AMA 用免疫荧光法、ELISA 进行检测。长期持续性肝阻塞、慢性活动性肝炎、原因不明性肝硬化等也可呈阳性反应。

（七）抗平滑肌抗体

抗平滑肌抗体（anti-smooth muscle antibody，ASMA）是抗肌动球蛋白的自身抗体。阳性可见胃壁平滑肌呈现亮绿色荧光。ASMA 是自身免疫性肝炎的血清学标志抗体。

（八）抗乙酰胆碱受体

抗乙酰胆碱受体（anti-acetylcholine receptor，AchR）抗体是重症肌无力患者的标志抗体。

六、自身抗体检测的临床应用

（一）一般原则

某些自身抗体敏感性高，特异性不强，具有筛选意义而不具有诊断价值。另一些则敏感性低，但对某种 AID 诊断的特异性较高，相关性强。可以先以 ANA 做筛查，然后再做其他检测。

（二）方法选择及结果确认

首选间接免疫荧光法，因为 IIF 是以细胞组织成分作抗原基质，免疫荧光定位分析最为客观，为检测自身抗体的经典试验。对单一抗原成分检测，常用 ELISA 和 Western blot 法。因包被时需用纯化抗原，才能保证结果的准确与特异性，因此，限制了其应用。

（三）自身抗体检测的质量控制

一般应在每次实验时，同时设立阴性阳性对照，以监测结果的准确性。应该参加室间质量控制；选择符合标准的试剂盒；建立规范化的实验流程等。

历年考点串讲

自身抗体的检测在临床开展的项目越来越多，因此也是考试的重点内容，复习重点为掌握自身免疫、自身免疫病、自身抗体等概念；重点掌握类风湿因子和抗核抗体的检测，以及自身抗体检测的应用。自身免疫病的共同特征，SLE、RA 等常见自身免疫的免疫学检验为考试重点，应熟练掌握。

历年常考的细节：

1. 桥本甲状腺炎是器官特异性自身免疫病。（2017）

2. 类风湿因子的检测，包括 RF 的概念、检测方法、临床应用。

3. 抗核抗体的检测，包括概念、检测方法、临床意义、抗双链 DNA 检测的意义。抗核抗体常采用间接荧光免疫法检测。（2016、2017）

4. 抗 ENA 的检测，包括概念、检测方法、临床应用。抗可提取性核抗原抗体的检测方法，目前多采用免疫印迹法。（2017）

5. ENA 主要包括 Sm、RNP、SSA、SSB、Jo-1、Scl-70 等抗原，不包括 ds-NDA。（2017）

6. 抗线粒体抗体检测的意义。

7. 冷凝集素为 IgM 型，低温时与 RBC 结合使其凝集，引起冷凝集素综合征，如阵发性冷性血红蛋白尿，抗体主要是针对红细胞的 IgM 完全抗体，少数为 IgG 或 IgA。寒冷刺激所引起的手足发绀、周围血管收缩等现象，冷凝集素试验阳性，直接抗人球蛋白呈阴性。（2016、2017）

8. 免疫性血小板减少性紫癜（ITP）患者有抗血小板抗体，其使血小板寿命缩短。

9. SLE 免疫学检查可见 IgG、IgA 和 IgM 增高，尤以 IgG 显著；血清中出现多种自身抗体（主要是抗核抗体系列）和免疫复合物，活动期补体水平下降。

10. 抗 dsDNA 和抗 Sm 抗体是 SLE 的特征性标志。

11. 抗 DNA 抗体分为天然（双链）DNA（dsDNA）和变性（单链）DNA（ssDNA）抗体。

12. dsDNA 抗体的测定方法有间接免疫荧光法、间接酶标抗体法、补体结合抗体法、酶联免疫吸附试验和放射免疫分析法（Farr 法）等多种方法，以 Farr 法检测 dsDNA 抗体的特异性最高，结果可靠，是目前国际上公认的检测抗 dsDNA 抗体的标准方法。

13. 可提取性核抗原（ENA）抗体可用双向免疫扩散、对流免疫电泳、免疫印迹法和 ELISA 检测。

14. 类风湿关节炎（RA）的自身抗体检测可出现抗角蛋白抗体、抗 RA33 抗体、抗环瓜氨酸抗体（抗 CCP 抗体）、抗核周因子等。

15. 与高滴度抗 RNP 抗体有关的疾病是混合性结缔组织病（MCTD）。（2015、2016、2017）

16. 抗 SSA、抗 SSB 抗体检测，是干燥综合征（SS）常见的自身抗体。（2017）

17. 抗 dsDNA 抗体是 SLE 的特征性标记抗体，是 SLE 活动期的重要指标。（2016）

18. 患者 ANA 检测结果为 1∶320 斑点型，则可能的是 ENA 抗体，如 Sm、RNP、SSA、SSB、Jo-1、Scl-70。斑点型 ANA 多见于混合结缔组织病。（2016）

19. 均质型 ANA 表示有抗 DNP 抗体，周边型 ANA（如 SLE）表示抗 DNA 抗体存在，核仁型 ANA（如硬皮病）多为抗核小体抗体。

20. ANA（+++），滴度 1: 1280, 呈周边型，考虑最可能的诊断是系统性红斑狼疮。对确诊最有价值的检查项目是抗 dsDNA 检测。（2015）

第 24 单元　免疫增殖性疾病及其免疫检测

一、概念及分类

免疫增殖病（IPD）主要是指因免疫器官、免疫组织或免疫细胞（淋巴和单核/巨噬细胞）异常增生（包括良性或恶性）所致的一组疾病，表现出免疫功能异常或免疫球蛋白水平增高。

分类：IPD 包括良性和恶性增殖两大类。

（一）按增殖细胞表面标志分类

按增殖细胞表面标志分为 T 细胞（多为血液疾病）、B 细胞（多发性骨髓瘤、原发性巨球蛋白血症、重链病、轻链病、淀粉样变性等）、裸细胞、组织单核和其他 5 类。

（二）按其异常增高的 Ig 性质

按其异常增高的 Ig 性质可分为单克隆丙种球蛋白病和多克隆丙种球蛋白病。**单克隆丙种球蛋白病**是由单株浆细胞异常增殖所引起的理化性质十分均一的 Ig 增高所致的疾病，可分为原发性恶性、原发性良性和继发性单克隆丙种球蛋白病三类。**多克隆丙种球蛋白病**是指血清中两个克隆以上的浆细胞同时增生，体内多种 Ig 异常增高和（或）尿中出现游离轻链或重链的病理现象。

二、免疫损伤机制

（一）浆细胞异常增殖

浆细胞异常增殖常指单克隆浆细胞异常增殖并伴有单克隆 Ig 或其多肽链亚单位合成的异常。内因和外因相互作用的结果。内因指遗传、HLA 抗原、染色体变异等；外因指物理、化学及生物等因素。

（二）正常体液免疫抑制

正常的体液免疫是 B 细胞增殖分化并产生效应，发挥正常的体液免疫。IL-4 启动 B 细胞进入 DNA 合成期，IL-5 促进 B 细胞继续增殖，IL-6 促进 B 细胞分化为浆细胞。如 IL-6 异常升高，直接效应是抑制了 IL-4 的正常产生，抑制了体液免疫反应的过程而致病。

（三）异常 Ig 增生

无活性的 Ig 或其片段，又无正常的免疫功能，其含量异常升高，直接或间接损害免疫系统和正常组织，产生病理损害。

（四）溶骨性病变

骨质形成细胞调节功能紊乱（如 IL-6 的异常升高可使破骨细胞活性增加和功能亢进），使骨质发生溶骨性改变，与肿瘤向骨髓中浸润生长直接破坏也可能有关。

三、免疫球蛋白增殖病

单克隆免疫球蛋白增殖病是指患者体内存在异常增多的单克隆免疫球蛋白的一类疾病，又称丙种球蛋白增殖病，主要是由于 Ig 电泳位置在球蛋白区域（丙种球蛋白）。

单克隆细胞增生，Ig 理化性质均一，无活性和正常的免疫功能，所以又称副蛋白，也称 M 蛋白。M 蛋白可通过肾小球滤过从尿中排出（轻链），因轻链相对分子质量小，在尿中测出轻链，故又称为本周蛋白（bence-Jones protein）。

（一）多发性骨髓瘤

多发性骨髓瘤（MM）是**单株浆细胞异常增生的恶性肿瘤**。

1．临床特征

（1）骨质破坏：骨髓瘤细胞增生、浸润破坏骨组织→骨质疏松、溶骨改变→骨痛、骨折。

（2）贫血：骨髓损害→贫血、粒细胞和血小板减少，出血。

（3）感染。

（4）肾功能损害。

（5）其他组织损害，如神经系统。

（6）预后不良，感染和肾功能损害常为本病的死因。

2．免疫学特征

（1）血清中有大量的 M 蛋白，IgG≥30g/L、IgA≥10g/L、IgM≥10g/L、IgD≥2.0g/L、IgE≥2.0g/L 或尿中有本周蛋白（>2.0g/24h 尿）。

（2）骨髓中有大量不成熟的浆细胞（>15%），组织活检证实有浆细胞瘤。

（3）发生率 IgG 型最常见（>50%），IgA 型次之（为 20%～25%），IgD 型少见（为 1%～2%），IgE 型、IgM 型罕见。

（二）巨球蛋白血症

巨球蛋白血症是以**分泌 IgM 的浆细胞恶性增殖**为病理基础的疾病。

1．临床特征

（1）淋巴结-肝-脾大为其特征。

（2）老年发病，男性较多。

（3）有不明原因贫血及出血倾向。

（4）有中枢和（或）周围神经系统症状。

（5）有雷诺现象。

（6）有视力障碍。

2．免疫学特征

（1）血清中有单克隆 IgM 含量升高，一般>10g/L，为其特点。

（2）红细胞正色素性贫血、白细胞和血小板减少。

（3）骨髓中有淋巴细胞样浆细胞浸润。

（4）血清相对黏度升高。

（5）本周蛋白尿（10%～30%患者，常为κ型）。

（三）重链病

重链病是由于浆细胞发生突变和异常增殖，合成功能障碍，只产生 Ig 的重链或有缺陷的重链，致使血清和尿中出现大量的游离的无免疫功能的 Ig 重链所致的疾病。根据重链的类别分为四型：IgG（γ）、IgM（μ）、IgA（α）和 IgD（δ），后一种罕见。

（四）轻链病

轻链病是由于浆细胞发生突变和异常增殖，产生大量的轻链，血浆中轻链含量异常增加，经肾从尿中排出，由此导致的疾病。

1．临床特点

（1）发病的年龄轻。

（2）以发热、贫血，严重肾功能损害（λ型）为特点。

（3）多数有溶骨性损害。

（4）有淀粉样变性。

2．免疫学特征

（1）血清中异常轻链水平升高，正常 Ig 水平降低或明显降低。

（2）尿中和血清中可检出同类型的轻链片段。

（3）本周蛋白尿。

（五）良性单克隆丙种球蛋白病

良性单克隆丙种球蛋白病是指血清中出现高水平 Ig 和 M 蛋白（低水平，IgG 常见），不呈进行性增加，不伴有浆细胞恶性增殖的疾病，正常老年人群中可见。特点：①血中 M 蛋白水平不高；②血和尿中无游离的轻链和重链；③血中有高水平 Ig，但通常低于恶性浆细胞病，IgG＜30g/L、IgA＜20g/L、IgM 不定，其他 Ig 大多正常或轻度增加；④骨髓中浆细胞＜10%，形态正常。

四、免疫球蛋白异常增生常用的免疫检测

（一）血清区带电泳

血清区带电泳是测定 M 蛋白的一种定性试验，用乙酸纤维素膜和琼脂糖电泳两种方法。

M 区带：M 区带多见于γ区或β区。一般来说，IgG 型——γ区为主；IgA 型——γ1 与β区；IgM 型——β2 区或γ区；IgD 型——β或γ区。多克隆丙球病在γ区着色深，宽大而不均匀。低丙球病在γ区无区带。

（二）免疫电泳

免疫电泳（IFP）是将区带电泳和免疫扩散相结合的一种免疫学分析法。

（三）免疫固定电泳

免疫固定电泳是免疫区带电泳和免疫沉淀反应相结合的一种免疫学分析法，是一种分类鉴定方法，可以区分免疫球蛋白重链的类别和轻链的型别，用于免疫增殖病的鉴别诊断。

（四）血清 Ig 的定量测定

1．单向免疫扩散法　设备简单，操作简便，但敏感性差，检测阈值仅 30mg/L。

2．免疫比浊法　准确、快速、敏感、检测阈值可达 0. 1mg/L，可自动化，常用速率散射比浊法，可测 Ig 和补体成分。

3．ELISA　敏感性高，检测阈值可达 0. 1mg/L，简便，可自动化，重复性好。Ig 定量测定

有利于丙种球蛋白病的诊断，可用于良性和恶性的鉴别。

（五）尿中轻链蛋白检测

本周蛋白在 pH 5.0，加热至 40～60℃时出现沉淀，继续加热至 90～100℃时又重新溶解，故为凝溶蛋白，用于免疫增殖病的辅助诊断。

（六）实验检测应用原则

怀疑 MM、巨球蛋白血症、重链病、轻链病或其他浆细胞恶性病变时，测定程序：①血清区带电泳分析，发现异常球蛋白区带。②**Ig 定量检测或尿本周蛋白定性检测，为初筛试验**。③对阳性者进行**免疫电泳或免疫固定电泳做分类鉴定**。④进一步做 Ig 的亚型定量测定和血清及尿中轻链定量及比值计算等测定作为**确证试验**。⑤良性与恶性区别，良性免疫球蛋白增生者，其轻链含量与重链含量均升高，为 1:1，比值无明显异常；恶性增生者轻链与重链比不一致，不是 1:1，轻链比值也可发生异常改变。⑥结合骨髓和影像学、病理学检测做出正确诊断。

历年考点串讲

免疫增殖病历年常考，其中，多发性骨髓瘤（MM）、巨球蛋白血症、重链病、轻链病等免疫缺陷病的免疫学特征和免疫学诊断为考试重点，应熟练掌握。

历年常考的细节：

1. 免疫增殖病：单克隆细胞增生，Ig 理化性质均一，无活性和正常的免疫功能，所以又称**副蛋白**，也称 **M 蛋白**。M 蛋白可通过肾小球滤过从尿中排出（轻链），因轻链相对分子质量小，在尿中测出轻链，故又称为本周蛋白；多发性骨髓瘤免疫学特征：血清中有大量的 M 蛋白，其中 IgG 量最多或尿中有本周蛋白（＞2.0g/24h 尿）；骨髓中有大量不成熟的浆细胞（＞15%），组织活检证实有浆细胞瘤；发生率：IgG 型最常见（＞50%），IgA 型次之（为 20%～25%），IgD 型少见（为 1%～2%），IgE 型、IgM 型罕见。

2. 巨球蛋白血症是以分泌 **IgM** 的浆细胞恶性增殖为病理基础的疾病，其免疫学明显特征是血清中有单克隆 IgM 含量升高，一般＞10g/L，本周蛋白尿（10%～30%患者，常为 κ 型）。（2016、2017）

3. 轻链病免疫学特征是血清中异常轻链水平升高，正常 Ig 水平降低或明显降低；尿中和血清中可检出同类型的轻链片段，即**本周蛋白尿**。

4. 血清**区带电泳**是测定 M 蛋白的一种定性试验，M 区带多见于 γ 区或 β 区。

5. 尿中轻链蛋白检测：本周蛋白在 pH 5.0，加热至 40～60℃时出现沉淀，继续加热至 90～100℃时又重新溶解，故为**凝溶蛋白**。

6. 原发性巨球蛋白血症是指 B 细胞增殖，伴 IgM 增加。（2016、2017）

7. 怀疑 MM、巨球蛋白血症、重链病、轻链病或其他浆细胞恶性病变时，测定程序：先是进行血清区带电泳分析，发现异常球蛋白区带；其次进行 Ig 定量检测或尿本周蛋白定性检测，为**初筛试验**；再其次是对阳性者进行免疫电泳或免疫固定电泳做分类鉴定及进一步做 Ig 的亚型定量测定和血清及尿中轻链定量及比值计算等测定作为**确证试验**。（2016、2017）

8. 对于免疫球蛋白 IgG、IgA 及 IgM 检查，除了常用的免疫比浊法外，在基层医院可使用**单向琼脂扩散试验**检测。（2015）

第 25 单元　免疫缺陷病及其免疫检测

由遗传或其他原因造成免疫系统先天发育障碍或后天损伤而致的免疫功能不全称为免疫缺

陷，由此而引起的各种临床综合征称为免疫缺陷病（IDD），主要是出现免疫系统发育、分化增生、调节和代谢异常，导致机体免疫功能低下或缺陷。

一、免疫缺陷病的分类及特点

（一）分类

按病因可分为**原发性**免疫缺陷病（PIDD）和**继发性**免疫缺陷病（SIDD）。按 PIDD 免疫系统受累的范围不同，可分为 **B 细胞**免疫缺陷、**T 细胞**免疫缺陷、**联合**细胞免疫缺陷、**吞噬**细胞免疫缺陷和**补体**免疫缺陷。

（二）特点

IDD 的共同临床特点：反复、严重、**难治性感染**；易继发**自身免疫病**和**恶性肿瘤**；临床症状、病理损伤多样。

PIDD 和 SIDD 的不同点：PIDD 常由于遗传因素或先天性免疫系统发育不良发生在小儿，发病年龄越小，病情越重，治疗效果差；SIDD 是后天因素、继发因素，可发生在各个年龄阶段的患者，可针对病因治疗、治疗效果好。

（三）常见的发病原因

1．遗传基因异常　性染色体隐性遗传（XL）和常染色体隐性遗传（AL）。

2．中枢免疫器官发育障碍。

3．免疫细胞内在缺陷　多由先天酶缺陷引起，如 ADA（腺苷脱氨酶）、PNP（嘌呤核苷磷酸化酶）、G-6-PD（葡萄糖 6 磷酸脱氢酶）的缺乏。

4．免疫细胞间调控机制异常　如辅助不足或抑制过剩，均可导致免疫缺陷。

5．继发性免疫缺陷　常因感染、物理、化学等因素而引起。

二、原发性免疫缺陷病

PIDD 是机体免疫系统的遗传缺陷或先天性发育不全，常伴有其他组织器官的发育异常或畸形。发生机制：①免疫系统遗传基因异常，如常染色体显性遗传（AD），常染色体隐性遗传（AR），或 X 连锁隐性遗传（XL）引起抗体和淋巴细胞功能异常。②吞噬细胞、补体成分缺陷致非特异性免疫功能下降。

（一）原发性 B 细胞免疫缺陷病

原发性 B 细胞免疫缺陷病是由于 B 细胞发育、分化、增殖受阻，或 B 细胞对 T 细胞传导的信号无法产生有效的应答所致的抗体合成或分泌缺陷。免疫球蛋白缺陷有 3 种形式：各类免疫球蛋白均缺陷；选择性缺乏某类或某亚类球蛋白；血清总免疫球蛋白含量正常，但特异性抗体反应降低。IgG 血清中＜6g/L 为低丙种蛋白血症；＜2g/L 为无丙种蛋白血症。T 细胞数目正常。

常见疾病：**性联无丙种球蛋白血症**（XLA），又称 Bruton 综合征；选择性 IgA 缺陷；伴 IgM 增多的免疫球蛋白缺陷病；选择性 IgG 亚类缺陷。

（二）原发性 T 细胞免疫缺陷病

T 细胞的遗传性缺陷，涉及 T 细胞前体和 T 细胞的发生、发育、分化和功能障碍。

先天性胸腺发育不全（DiGeorge 综合征）最为常见；特发性 $CD4^+$T 细胞减少症；T 细胞活化及功能缺陷；伴有其他疾病的免疫缺陷病，如 Wiskott-Aldrich 综合征（WAS）。

（三）重症联合免疫缺陷病

重症联合免疫缺陷病（SCID）指先天性 T、B 细胞发育不全，导致细胞免疫和体液免疫功能联合缺陷。常见疾病：**腺苷酸脱氨酶缺陷症**；嘌呤核苷酸磷酸化酶（PNP）缺陷症；MHC-Ⅱ类分子表达缺陷病，即裸淋巴细胞综合征。

（四）原发性吞噬细胞缺陷

原发性吞噬细胞缺陷是吞噬细胞数量减少或功能障碍，以中性粒细胞减少症最常见。常见疾病有中性粒细胞减少症；慢性肉芽肿（CGD）；G-6-PD（葡萄糖-6 磷酸脱氢酶）缺乏症；IAD（白细胞黏附功能缺陷）；CHS（Chediak-Higashi 综合征）；髓过氧化物酶缺陷。

（五）原发性补体缺陷

先天性补体免疫缺陷，包括补体固有成分 C1～C9；调节蛋白（C 抑制物、C4 结合蛋白、备解素、H 因子和 I 因子）；膜结合调节蛋白发生遗传性缺陷。C1INH 缺陷可引起遗传性血管神经性水肿。

阵发性血红蛋白尿：编码糖基磷脂酰肌醇（glycosyl phosphatidyl inositol,GPI）的 PIG-A 基因翻译后修饰缺陷，导致 GPI 合成障碍。患者红细胞缺乏 GPI 不能与补体调节成分衰变加速因子（DAF）和 MAC 抑制因子（MIRL）结合，发生补体介导的溶血。临床表现为慢性溶血性贫血、全血细胞减少和静脉血栓形成、晨尿中出现血红蛋白。

三、继发性免疫缺陷病

发生在其他疾病基础上或某些理化、生物等因素所致的免疫功能障碍。诱因：①浸润性和血液系统疾病。②肿瘤。③感染性疾病。④遗传性疾病。⑤外科手术创伤。⑥特殊器官系统功能不全及消耗性疾病。⑦免疫抑制疗法。⑧营养障碍（不良）。⑨衰老。⑩其他。

四、获得性免疫缺陷综合征

获得性免疫缺陷综合征（AIDS）又称艾滋病，是由人类免疫缺陷病毒（HIV）引起的。HIV 主要侵犯和破坏 $CD4^+T$ 细胞，使机体细胞免疫功能受损，并发机会性感染和肿瘤。

HIV 属反转录病毒科慢病毒属，反转录 RNA 病毒。形状为圆形或杆状，直径 100～140nm。HIV 可分为 HIV-1 和 HIV-2 两型，HIV-1 是全球的主要病原。HIV 的结构蛋白由包膜蛋白和核心蛋白组成。HIV 基因组为两条相同的 RNA 单链，每条单链含有 9749 核酸，由结构基因和调节基因等组成。

（一）AIDS 的发病机制

发病机制为 HIV 直接或间接损害、破坏 $CD4^+T$ 细胞，导致细胞免疫缺陷，最后 B 细胞免疫同时受损，其他免疫细胞也受损，免疫功能下降，促使并发感染和肿瘤等发生。

（二）AIDS 的免疫学特征

$CD4^+T$ 细胞受 HIV 感染。$CD4^+T$ 细胞受损、破坏，进行性细胞免疫缺损；继而体液免疫受损；单核/巨噬细胞、滤泡树突状 C、NK 细胞受损。

（三）HIV 感染的临床特点及预防

潜伏期长，病程进展缓慢。临床表现多样，可以无症状，也可发展为癌症和严重的条件致病微生物感染，导致死亡。并发症是卡氏肺棘球蚴肺炎和卡波西（Kaposi）肉瘤。

流行病学：①HIV 感染的高危人群为性乱者，吸毒者（静脉）、接受污染的注射者。②传播方式为性接触传播、注射途径和母婴垂直传播。

预防：①加强对 HIV 感染者和 AIDS 患者的管理；②切断传播途径；③保护易感人群；④加大宣传预防力度。

五、免疫缺陷病的实验室检测

（一）体液免疫的检测

体液免疫的检测包括免疫球蛋白的检测、分泌型 IgA 测定（SIgA）、B 细胞表面标志的检测、抗体功能检测、抗 IgA 抗体测定、噬菌体试验。

（二）细胞免疫的检测

细胞免疫的检测包括 T 细胞功能检测和 T 细胞数量及其亚群检测。

（三）吞噬细胞功能的测定

吞噬细胞功能的测定有白细胞计数、趋化功能试验、吞噬和杀伤试验、硝基四氮唑蓝（NBT）还原试验及黏附分子检测。NBT 还原试验主要了解中性粒细胞的胞内杀菌能力。正常 NBT 阳性细胞在 5%～10%，免疫缺陷时其值下降，如慢性肉芽肿常＜5%。

（四）补体系统的检测

总补体活性测定，单个补体成分测定（C3、C4、C1q、B 因子、C1 抑制物）。

（五）免疫缺陷疾病-基因诊断

利用分子生物学技术发现一些原发性免疫缺陷患者的基因有突变或缺损的位点，为 PIDD 的诊断提供了先进的检测手段。

（六）免疫缺陷疾病的其他检测

血液检查、胸腺检查（X 线）、淋巴结、直肠黏膜活检、骨髓检查等均有助于诊断。

（七）AIDS 的实验室检测

AIDS 的免疫检测包括病毒标志、免疫标志和相关标志三个方面。

病毒标志分离培养，直接检测病毒颗粒或 HIV 组分。RT-PCR 检测 HIV mRNA。

免疫标志主要是检测 HIV 抗体和 T 细胞亚群（CD4、CD8）为常用，先用 ELISA 做**初筛试验**（连续 3 次检测），阳性者再用免疫印迹法做**确证试验**。

历年考点串讲

免疫缺陷病历年常考，其中，AIDS 的发病机制、免疫学特征、免疫学检验为考试重点，应熟练掌握。

历年常考的细节：

1. 常见原发性 B 细胞免疫缺陷病：**性联无丙种球蛋白血症**（XLA）又称 Bruton 综合征、选择性 IgA 缺陷、伴 IgM 增多的免疫球蛋白缺陷病、选择性 IgG 亚类缺陷。

2. 原发性 T 细胞免疫缺陷病以**先天性胸腺发育不全**（DiGeorge 综合征）最为常见。

3. 获得性免疫缺陷综合征是由人类免疫缺陷病毒（HIV）引起的，HIV 主要侵犯和破坏 $CD4^+$T 细胞，使机体细胞免疫功能受损，**并发机会性感染和肿瘤**。（2017）

4. AIDS 的免疫学特征是 $CD4^+$T 细胞受 HIV 感染。$CD4^+$T 细胞受损、破坏，进行性细胞免疫缺损；继而体液免疫受损。（2017）

5. AIDS 的免疫检测包括病毒标志、免疫标志和相关标志三个方面。

6. 免疫标志检测 HIV 抗体和 T 细胞亚群（CD4、CD8）为常用，先用 ELISA 做初筛试验（连续 3 次检测），阳性者再用免疫印迹法做**确证试验**。

第 26 单元　肿瘤免疫及其免疫检测

肿瘤免疫学是研究机体的免疫状态与肿瘤发生、发展的相互关系，以及肿瘤的免疫学诊断和免疫学防治的科学。研究内容包括肿瘤的抗原性、肿瘤的免疫逃避机制、机体抗肿瘤的免疫效应机制、肿瘤的免疫检验、肿瘤的免疫治疗等。

肿瘤免疫检验是采用免疫学方法检测**肿瘤特异性或相关性标志物**，达到早期筛选、辅助诊断、疗效考核、病情监测和预后判断等目的。

一、概述

肿瘤的发生机制尚未完全清楚。已知机体内在的遗传因素、免疫状态和外部的诱变因素是构成肿瘤发生发展的基础和条件。

肿瘤的免疫逃避机制：①肿瘤细胞缺乏有效的抗原表位，难以触发足够的抗肿瘤免疫效应。②肿瘤细胞 MHC 分子发生改变，影响抗原提呈。③不能正常表达免疫细胞的共刺激分子和黏附分子。④血清中存在着封闭因子，阻止 CTL 与肿瘤细胞的结合，抑制对肿瘤细胞的特异性杀伤。⑤肿瘤细胞产生某些免疫抑制因子。⑥细胞表达 FasL，介导 CTL 凋亡。

二、机体的抗肿瘤免疫机制

（一）体液免疫效应

激活补体系统溶解肿瘤细胞、ADCC 杀伤肿瘤细胞、抗体的调理吞噬作用、抗体封闭肿瘤细胞表面的某些受体而干扰肿瘤细胞的某些生物学行为、抗体使肿瘤细胞的黏附特性改变或消失限制肿瘤细胞的生长和转移。

（二）细胞免疫效应

1. T 细胞介导的细胞免疫

（1）$CD8^+$细胞毒性 T 细胞（CTL），受 MHC-Ⅰ类抗原限制，通过其抗原受体识别肿瘤细胞上的特异性抗原，并在 TH 细胞的辅助下活化后直接杀伤肿瘤细胞，以及分泌淋巴因子如 IFN-γ、淋巴毒素等间接杀伤肿瘤细胞。

（2）$CD4^+$辅助性 T 细胞（TH），受 MHC-Ⅱ类抗原限制，活化后分泌多种细胞因子，参与 B 细胞、巨噬细胞、NK 细胞和 CTL 的活化和抗瘤效应。

2. NK 细胞　无须抗原致敏可直接杀伤肿瘤细胞，不受 MHC 限制。杀伤机制涉及穿孔素/颗粒酶途径、Fas/FasL 途径和 ADCC 效应。

三、肿瘤抗原的分类

肿瘤抗原是指细胞癌变过程中所表达的新生物或过量表达产物。根据肿瘤抗原特异性分为肿瘤特异性抗原和肿瘤相关抗原。

（一）肿瘤特异性抗原

肿瘤特异性抗原（TSA）是指仅表达于肿瘤细胞表面，而不存在于正常细胞的新抗原。①化学物质诱发的 TSA 特点是特异性高，抗原性较弱，常表现出明显的个体独特性。②病毒诱发的 TSA 具有较强的抗原性，瘤细胞表面的 TSA 多系病毒基因的表达产物，同一种病毒诱发的不同类型肿瘤可表达相同的抗原。

自发性肿瘤是指一些无明确诱发因素的肿瘤。自发肿瘤的抗原有 TAA 和 TSA 两种类型。

（二）肿瘤相关性抗原

肿瘤相关抗原（TAA）是指非肿瘤细胞所特有，正常细胞也可表达的抗原物质，但在肿瘤发生的机体可异常表达。

1. 胚胎抗原，如甲胎蛋白（AFP）和癌胚抗原（CEA）。
2. 分化抗原。
3. 其他 TAA，如免疫抑制酸性蛋白、组织多肽抗原、铁蛋白、唾液酸等。

四、肿瘤标志物

肿瘤标志物（tumor marker，TM）是指在肿瘤的发生和增殖过程中，由肿瘤细胞本身所产生的或者是由机体对肿瘤细胞反应而产生的，反映肿瘤存在和生长的一类物质，包括蛋白质、激素、酶（同工酶）、多胺及癌基因产物等。患者血液或体液中肿瘤标志物的检测，对肿瘤的辅助诊断、鉴别诊断、疗效观察、病情监测及预后评价具有一定的价值。

为达到上述目的，理想肿瘤标志物要求特异性好；灵敏度高，能早期发现肿瘤；具有器官特异性。

（一）肿瘤标志物的分类

体液肿瘤标志物的分类和命名尚未完全统一，一般分为以下几类。

1. *胚胎抗原类*　如 AFP、CEA 等。

2. *糖链抗原类*　如 CA125、CA15-3、CA19-9 等。

3. *激素类*　如患甲状腺髓样癌时降钙素升高，患绒毛膜细胞癌时 HCG 明显升高。

4. *酶和同工酶类*　γ-GT、PAP 等。

5. *蛋白质类*　β2-微球蛋白、铁蛋白、本周蛋白等。

6. *癌基因产物类*　如 *ras* 基因蛋白、*myc* 基因蛋白、*p53* 抑癌基因蛋白等。

（二）影响血液和体液中肿瘤标志物浓度的因素

1. 肿瘤的大小和肿瘤细胞的数目。

2. 肿瘤细胞合成和分泌肿瘤标志物的速度。

3. 肿瘤组织的血液供应好坏。

4. 肿瘤细胞是否有坏死和坏死的程度。

5. 肿瘤细胞的分化程度和肿瘤的分期。

6. 肿瘤细胞是否表达和合成肿瘤标志物。

7. 肿瘤标志物在体内的降解和排泄速度。

（三）肿瘤标志物的临床应用

1. *高危人群的筛查*　如在慢性 HBsAg 携带者、慢性乙型肝炎和丙型肝炎患者中进行 AFP 检测，以早期发现肝癌。

2. *肿瘤的辅助诊断*　特别是 AFP 与肝癌、PSA 与前列腺癌、hCG 与绒毛膜细胞癌、本周蛋白与多发性骨髓瘤的诊断有重要参考价值。

3. *肿瘤治疗效果的评价*　是肿瘤标志物最重要的应用价值，能判断手术治疗、放射治疗或药物治疗是否有效。

4. *肿瘤复发的监测和预后判断*　手术后的患者应每隔 2～3 个月测定一次，待肿瘤标志物的浓度下降后，每半年测定一次，连续 2 年；至第 3～5 年，应每年测定 1～2 次。

五、常见恶性肿瘤与相关肿瘤标志物

（一）肺癌

1. 神经元特异性烯醇化酶（NSE）：是催化糖原酵解途径中甘油分解的最后的酶，是神经母细胞瘤和小细胞肺癌的标志物。

2. 胃泌素释放肽前体（ProGRP）。

3. CYFRA21-1：又称为血清骨胶素或细胞角蛋白 19，见于鳞状上皮肺癌。

4. 扁平细胞癌抗原（squamous cell carcinoma associated antigen，SCC）：是肿瘤相关抗原糖蛋白，存在于子宫、子宫颈、肺、头颈等扁平细胞癌的细胞质中，特别在非角化癌的细胞中，含量更丰富。

5. NSCLC 靶标检测

（二）肝细胞癌

1. AFP 是胚胎期的重要血清成分，由卵黄囊和肝细胞合成，胎儿出生后，其浓度急剧下降，几个月至一年可降至正常水平。成人血清 AFP 含量升高可见于：原发性肝细胞癌；生殖系统胚胎瘤，如恶性畸胎瘤；消化道肿瘤肝转移；妊娠；急、慢性肝炎，肝硬化一过性 AFP 升高。正常值＜20μg/L；AFP＞400μg/L 时，对原发性肝细胞癌有较大的诊断价值。

2．去饱和-γ-羧基-凝血酶原（DCP）。

3．磷脂酰肌醇蛋白聚糖-3（GPC-3）。

（三）胃癌

1．CA72-4 即糖类抗原 72-4，产生于上皮细胞。正常值＜6. 7U/mL。CA72-4 升高可见于胃肠道癌、卵巢癌、肺癌、胰腺炎、肝硬化、肺病、卵巢良性疾病等。胃癌（45%）、卵巢癌（67%）、大肠癌（47%）和乳腺癌（40%）时常升高，是胃癌和卵巢癌的标志物。

CA72-4 与 CEA、CA19-9 联合应用于**胃癌**的检测，可提高诊断率。CA72-4 在检测残余肿瘤时很有价值。术后可迅速下降至正常值。如果肿瘤组织完全切除可持续维持在正常水平。在 70%的复发病例中，CA72-4 浓度首先升高，或复发时也会升高。有研究结果提示，术前的水平可作为预后判断的参考值。

2．CAl9-9 是一种与胰腺癌、胆囊癌、结肠癌和胃癌相关的肿瘤标志物，又称胃肠癌相关抗原。

3．胃蛋白酶原（PG）。

（四）结直肠癌

1．CEA：是一种糖蛋白，胎儿肠和结肠癌患者提取肿瘤相关抗原。可作为成人**结肠癌辅助诊断**的重要项目，还有助于疗效评价和预后监测；还作为胰腺癌、乳腺癌诊断的参考指标。正常情况下，血清 CEA＜5μg/L，血清 CEA 升高可见于消化道癌如结肠直肠癌、胃癌、胰腺癌、肝细胞癌等，也见于其他系统如绒毛膜癌、前列腺癌和卵巢癌等。

2．糖链抗原 242（CA24-2）：是一种与黏蛋白相关的标记物，也是一种唾液酸化的糖脂类抗原。CA242 能同时识别 CA50 和 CA19-9 的抗原决定簇。5%～33%的消化道良性疾病中可见有 CA242 升高；68%～79%的胰腺癌、55%～85%的直肠癌、44%的胃癌患者中 CA242 的水平可高于 20kU/L。

3．FOBT 及 DNA 标志物。

4．个体化靶标：*KRAS* 基因突变，对抗 EGFR 的治疗有抵抗性。

（五）前列腺癌

PSA 是前列腺上皮细胞产生的糖蛋白，可用于前列腺癌的辅助诊断、疗效监测及预后判断。正常值 0～4μg/L（EIA）；0～2.5μg/L（RIA），常以＞4μg/L 作为前列腺癌的诊断标准。总 PSA（tPSA），游离 PSA（fPSA）升高，tPSA/fPSA 降低，高度提示**前列腺癌**的可能。

（六）乳腺癌

1．CA15-3：正常值＜28μg/L。存在于多种腺癌内，30%～50%乳腺癌患者的 CA15-3 明显升高，是监测**乳腺癌患者术后复发**的**最佳指标**。

2．CA54-9。

3．乳腺癌易感基因 *BRCA1* 和 *BRCA2*。

4．个体化靶标：雌激素受体（ER）、孕激素受体（PR）、人类表皮生长因子受体 2（HER-2）及细胞色素 P450 2D6（CYP2D6）等时常规推荐的标志物。

（七）卵巢癌

1．CA12-5　是上皮性卵巢癌和子宫内膜癌的标志物。

2．HE4　用于卵巢良恶性肿瘤鉴别诊断价值优于 CA125。

（八）其他

骨髓瘤、淋巴瘤的相关标志物为 β_2-M；胰腺癌的相关标志物为 CA19-9；甲状腺髓样癌的标志物为降钙素；神经内分泌肿瘤的标志物为嗜铬粒蛋白 A；头颈部鳞癌的标志物为 SCC。

六、常用肿瘤标志物的免疫学检测方法

常用肿瘤标志物的免疫学检测方法有免疫电泳法、放射免疫法、免疫荧光法、酶免疫技术、化学发光和电化学发光、免疫组化法、流式细胞仪分析法、蛋白芯片技术及分子生物学技术等。

七、肿瘤标志物的联合检测

因单一种癌细胞能产生多种肿瘤标志物，而在不同的肿瘤患者体内这些标志物的质和量存在较大差异。因此单一检测某一种肿瘤标志物，可能会因方法的敏感性而只在该标志物含量较高的患者体内检测出，导致漏检。联合检测多种标志物，则可减少这种情况的发生，提高肿瘤的检出率。

八、肿瘤标志物免疫测定的临床意义

早期普查、肿瘤诊断、监测病情。

历年考点串讲

肿瘤免疫学历年必考，其中，肿瘤抗原的分类、肿瘤标志物的检验及临床意义分析为考试重点，应熟练掌握。

历年常考的细节：

1. 根据肿瘤抗原特异性分为**肿瘤特异性抗原**（TSA）和**肿瘤相关抗原**（TAA）。
2. AFP 是胚胎期的重要血清成分，成人血清 AFP 含量升高可见于：**原发性肝细胞癌**；生殖系统胚胎瘤，如恶性畸胎瘤；消化道肿瘤肝转移；妊娠；急、慢性肝炎，肝硬化一过性 AFP 升高。正常值＜20μg/L；AFP＞400μg/L 时，对原发性肝细胞癌有较大的诊断价值。
3. CEA 是一种糖蛋白，胎儿肠和**结肠癌**患者提取肿瘤相关抗原，可作为成人结肠癌辅助诊断的重要项目，还作为**胰腺癌**、乳腺癌诊断的参考指标。正常情况下，血清 CEA＜2.5μg/L，若超过 2μg/L 提示患有消化道肿瘤。
4. PSA 是前列腺上皮细胞产生的糖蛋白，可用于**前列腺癌**的辅助诊断、疗效监测，及预后判断。正常值 0～4μg/L（EIA）；0～2.5μg/L（RIA），常以＞4μg/L 作为前列腺癌的诊断标准。（2015）
5. CA12-5 是上皮性**卵巢癌**和**子宫内膜癌**的标志物；（2015、2017）CA19-9 为消化道癌相关抗原，是胰**腺癌**和**结、直肠癌**的标志物；CA15-3 正常值＜28μg/L。存在于多种腺癌内，30%～50%乳腺癌患者的 CA15-3 明显升高，是**监测乳腺癌**患者术后复发的最佳指标。
6. 对**卵巢癌**诊断最有意义的标志物是 **CA12-5**。（2015、2017）
7. **胰腺癌**常用的多标志组合检测是 **CA19-9、CEA、TPA、铁蛋白**。（2017）
8. 乳腺癌常用的多标志组合检测是 **CA15-3、CEA、铁蛋白、ER、PR**。（2016、2017）
9. 原发性肝癌常用的多标志组合检测是 **AFP、γ-GTⅡ**、肝 ALP 同工酶。（2016、2017）
10. 肿瘤相关抗原是指非肿瘤细胞所特有，正常细胞也可表达的抗原物质，但在肿瘤发生的机体可**异常表达**。（2015）

第 27 单元　移植免疫及其免疫检测

移植（transplantation）是将健康细胞、组织或器官从其原部位移植到自体或异体的一定部位、用以替代或补偿机体所丧失的结构和（或）功能的现代医疗手段。

被移植的部分称为移植物（graft），提供移植物的个体称为供者（donor），接受移植物的个体称为受者（recipient）。根据移植物的来源及其遗传背景差异，移植可分为 5 类。①**自身移植**指移植物来源于宿主自身，不产生排斥反应，如烧伤后植皮。②**同系移植**指遗传基因完全相同的个体间的移植，如同卵双生间移植和同种纯系动物间的移植，一般不会发生排斥反应。③**同种（异体）移植**是指同种不同基因型个体之间的移植，是临床最常见的移植类型，一般会引起不同程度的排斥反应，反应强度与供受者间遗传背景差异呈正相关。④**异种移植**指不同种属间的移植。⑤**胚胎组织移植**是移植物来源于胚胎的组织或细胞。

现代科学的技术几乎可以对全身任何组织或器官进行移植，但是移植的成功与否不完全取决于外科技术，在相当大程度上还与免疫学有关。研究移植与免疫的相关性以延长移植物有效存活的学科称为移植免疫学（transplantation immunology）；目前移植所取得的巨大成就、仍然存在的限制及未来的发展与免疫学有着密不可分的联系。尤其是组织抗原的相容程度，直接关系到移植物的存活情况。因此，组织配型等移植免疫学检测技术的应用越来越广泛。

一、引起排斥反应的靶抗原

（一）主要组织相容性抗原

诱发移植排斥反应的抗原称为移植抗原或组织相容性抗原，其中可诱导迅速而强烈排斥反应者称为主要组织相容性抗原，其编码基因即**主要组织相容性复合体**（MHC）；可诱导较弱排斥反应的称为次要组织相容性抗原，其编码基因即次要组织相容性复合体。

人的主要组织相容性抗原为白细胞抗原（HLA），定位于第 6 号染色体。HLA 编码的分子分 3 类，其中 MHC Ⅰ类和Ⅱ类分子与移植免疫的关系较为密切。目前认为 **HLA-DR 座位对移植排斥最为重要**，其次为 HLA-A、HLA-B、HLA-DQ 和 HLA-DP，而 HLA-C 在移植免疫过程中没有明显作用。

（二）次要组织相容性抗原

次要组织相容性抗原（mHA）包括非 ABO 血型抗原和性染色体相关抗原，如 H-Y 抗原。

（三）其他组织相容性抗原

ABO 抗原系统和组织特异性抗原，如血管内皮细胞特异性抗原、肾特异性抗原、肝特异性抗原等。

二、类型及发生机制

（一）宿主抗移植物排斥反应（HVGR）

1. *超急性排斥反应*　指移植器官与受者的血管接通后**数分钟**到**数小时**内发生的排斥反应。其机制为受者体内预先存在抗供者组织抗原的抗体，与相应抗原结合后，激活补体和凝血系统，引起出血、水肿和血管内血栓形成等病理改变，导致移植器官急性坏死。常见于①ABO 血型不符；②受者体内存在抗 HLA 抗体；③移植物保存或处理不当等其他原因。

2. *急性排斥反应*　在同种移植中最常见，多发生在移植后**数周到 1 年内**，发生迅速，临床表现多有发热、移植部位胀痛和移植器官功能减退等；病理特征为移植物实质和小血管壁上有以单个核细胞为主的细胞浸润、间质水肿与血管损害，后期在大动脉壁上有急性纤维素样炎症。如及早免疫抑制药治疗，多可缓解。可分为急性体液排斥反应和急性细胞排斥反应。

3．慢性排斥反应　发生于移植后**数月，甚至数年**，是影响移植器官长期存活的主要障碍。病理特征为血管壁细胞浸润、间质纤维化和瘢痕形成，有时伴有血管硬化性改变，导致移植器官功能进行性丧失。其机制可能为急性排斥细胞坏死的延续；炎性细胞相关的慢性炎症；抗体和细胞介导的内皮损伤；管壁增厚和间质纤维化。进展缓慢，但免疫抑制治疗无明显效果。

（二）移植物抗宿主反应

移植物抗宿主反应（GVHR）多发生于同种**骨髓移植者**，也可见于脾、胸腺和小肠移植中。由于患者的免疫状态极度低下，而移植物中丰富的免疫活性细胞则将受者细胞视为非己抗原，对其发生免疫应答，移植物的T细胞在受者淋巴组织中增殖并产生一系列损伤性效应。

三、HLA 配型与应用分析

（一）HLA 分型方法

HLA是引起同种异型移植排斥反应的主要抗原，供者与受者的HLA等位基因匹配程度决定了移植排斥反应的强弱程度，通过HLA组织配型（tissue typing），选择合适的供者，减轻排斥反应的强度。

移植物存活与HLA配型的关系：①供、受者HLA-A和HLA-B相配的位点数越多，移植物存活概率越高；②供、受者HLA-DR位点相配更重要，因为HLA-DR和DQ基因有很强的连锁不平衡，DR位点相配的个体，通常DQ位点也相配；③不同地区HLA匹配程度与移植结果的关系有着不同的预测价值，在欧洲HLA匹配的程度对移植结果的预测性比美国高，因为欧洲人群的近交程度较高，导致HLA位点连锁不平衡性削弱。

1．血清学分型法　应用一系列已知抗HLA的特异性标准分型血清与待测淋巴细胞混合，借助补体的生物学作用介导细胞裂解的细胞毒试验。

方法学评价：优点是操作简便易行、节约试剂、结果可靠、重复性好，无须特殊设备。缺点是试验耗时长、不同批号抗血清结果常有不同。

2．细胞学分型法　细胞学分型法是以混合淋巴细胞培养（mixed lymphocyte culture, MLC）或称混合淋巴细胞反应（mixed lymphocyte reaction, MLR）为原理的HLA分型方法，能用该方法测定的抗原称为LD抗原（lymphocyte defined antigen），包括HLA-D、-DP。

（1）单向MLC：将已知HLA型别的分型细胞用丝裂霉素C或X线照射预处理，使其失去增殖能力，仅作为刺激细胞；而以具有增殖能力的受检者外周血单个核细胞为反应细胞。两者混合培养时，反应细胞可对刺激细胞发生应答而增殖，用 ^{3}H-TdR掺入法测定细胞增殖强度，从而判断受检细胞的HLA型别。根据选用的刺激细胞类型分为阴性分型法和阳性分型法。

（2）双向MLC：遗传型不同的两个个体淋巴细胞在体外混合培养时，由于两者HLA不同，能相互刺激导致对方淋巴细胞增殖，故称双向MLC。在此试验中，各自的淋巴细胞既是刺激细胞，又是反应细胞，反应后形态上呈现的细胞转化和分裂现象，可通过形态法计数转化细胞。

3．分子生物学分型法

（1）RFLP与PCR-RFLP分型法：限制性片断长度多态性（restriction fragment length polymorphism，RFLP）分析是最早建立的研究HLA多态性的DNA分型技术。目前已采用PCR-RFLP分型法，通过对DNA片段进行体外扩增，然后再用限制性内切酶进行酶切分析，可使限制性长度分析的敏感度大大增加。

（2）PCR-SSO分型法：序列特异性寡核苷酸-聚合酶链反应（PCR-sequence specific oligonucleotide，PCR-SSO）是以PCR为基础，将凝胶上扩增的HLA基因DNA转移至硝酸纤维膜或尼龙膜，进而用放射性核素或酶、地高辛等非放射性物质标记的寡核苷酸探针与之进行杂交，从而对扩增产物作出HLA型别判断。

（3）基因芯片（gene chip）：是近年发展起来的一项新技术，将其与PCR-SSO结合应用于

HLA 分型，可使分型趋于规模化和自动化，尤其在 HLA 多态性和疾病遗传背景分析等方面更具优势。HLA 的基因芯片分型法，实际上是 PCR-SSO 反向斑点或印渍法的微型化。目前，基因芯片在 HLA 分型领域的应用尚属起步阶段。

（4）PCR-SSP 分型法：应用设计的一套 HLA 等位基因的序列特异性引物（sequence specific primer，SSP），对待测 DNA 进行 PCR 扩增，从而获得 HLA 型别特异性的扩增产物。

HLA 基因扩增的特异性：座位特异性（locus-specific），如 HLA-A、-B、-DRB1 等；组特异性（group-specific），如 DRB1-01、DRB1-02 等；等位基因特异性（allele-specific），如 DRB1*0401、DRB1*0402 等。

（5）PCR-SSCP 分型法：单链构象特异性-聚合酶链反应（PCR-single strand conformation polymorphism，PCR-SSCP）是以对待测基因 PCR 扩增为基础，对扩增的单链 DNA（ssDNA）的 HLA 分型方法。

对 ssDNA 进行无变性剂的聚丙烯酰凝胶电泳时，因其序列的差异可形成不同的空间构象而导致电泳迁移率的差异，如此可分辨出单一碱基的差异和检测出 DNA 多态性或点突变，有助于新的 HLA 等位基因或突变体的发现。

PCR-SSCP 作为 PCR-SSO 的补充，在区分纯合子和杂合子基因方面有其独到之处，有利于排除 SSO 杂交的假性。

（6）SBT 分型法：基于序列的 HLA 分型法（sequence-based HLA typing，SBT），通过对扩增后的 HLA 基因片段通过核酸序列测定来判断 HLA 型别。

基本过程为分离待测细胞的 DNA，应用座位、组或等位基因特异性引物进行 PCR 扩增，扩增产物的纯化和测序，测出的基因序列与 HLA 基因库的 DNA 已知序列比较，判断待测的 HLA 型别。

（二）交叉配型

传统的交叉配型（cross matching）试验是检测受者体内是否存在抗供者的特异性抗体，现在可同时检测受者对供者 HLA-D 和 DP 抗原的相容程度。不管是否已经进行过各种 HLA 分型试验，交叉配型试验对选择移植物都有一定的参考价值。

交叉配型采用**补体依赖的细胞毒试验**，阳性对照血清可用淋巴细胞免疫家兔获得，阴性对照血清可采用无受血史的 AB 血型男性血清。

1．分类　根据反应时参与的细胞成分将交叉配型分为淋巴细胞交叉配型、T 细胞淋巴细胞毒性交叉配型、B 细胞淋巴细胞毒性交叉配型、流式细胞法交叉配型和自身交叉配型等不同类型。

2．结果判定　交叉配型阳性表明**受者预存有抗供体的抗体**。

3．临床应用　交叉配型常用于肾移植，交叉配型阳性，即使组织配型好，也不宜进行移植，易发生超急性排斥反应。在做受体选择时，组织配型差，但交叉配型为阴性，仍可实施移植。

（三）群体反应性抗体检测

群体反应性抗体（panel reactive antibody，PRA）是指用 40～60 人含已知 HLA 的 T 细胞或 T、B 混合细胞，检测待移植受者血清所得到的抗体阳性百分数。

检测意义：①用于判断器官移植时受体的敏感程度；②高 PRA 血清，可针对多个 HLA 抗原发生反应，受体对所接受的移植器官或组织威胁大。

值得注意的是，应充分考虑在不同 HLA 上可能出现的共同表位或称公共抗原（public antigens）与受体血清发生的交叉反应。

四、常见的组织或器官移植

（一）肝移植

1．组织配型在肝移植中的应用　HLA 是否匹配与肝移植效果无显著差异，原因在于肝移植时，因 HLA 不匹配仅发生较弱的排斥反应，而免疫抑制剂的应用可有效控制排斥反应的发生。但是，为降低移植排斥反应的强度，肝移植时仍应尽可能进行 HLA 配型。

2．肝移植受者的疗效检测

（1）组织病理学特点：肝移植术后第 2 天，汇管区出现明显的白细胞浸润，汇管区和肝窦的白细胞浸润第 7 天达高峰，涉及 T 细胞、B 细胞、巨噬细胞、嗜酸和中性粒细胞。在浸润的 T 细胞中 CD8+细胞高于 CD4+细胞，也见有 IL-2R 和 CD25+的活化 T 细胞。

（2）排斥反应发生概率：约 2/3 的肝移植患者出现过排斥反应的病理学改变，也有 8%的病例术后发生急、慢性排斥反应，占肝移植致死原因的 10%。

（二）肾移植

肾移植，创始于 1950 年，是临床开展最早、应用最多和效果最佳的一种器官移植。在临床实践中，积累的经验也最丰富。

1．组织配型在肾移植中的应用　组织配型是肾移植前选择供者的重要手段，主要包括 ABO 血型配型、HLA 配型和交叉配型。

2．肾源选择的原则　以 ABO 血型完全相同者为最好，至少能够相容；同时，选择最佳 HLA 配型的供者器官。

3．肾移植受者的疗效检测　主要针对受者免疫状态的检测，以判定受者对移植来的肾的移植排斥反应程度。

4．免疫学检测

（1）T 细胞总数、CD4/CD8 比值和 IL-2 及其受体的检测，判断排斥反应的发生和评估免疫抑制剂治疗效果。

T 细胞激活后可释出 IL-2R，在急性排斥和病毒感染时 IL-2R 的血清含量升高，以巨细胞病毒感染时增高最明显。环孢霉素 A 肾毒性的肾功能减退时血清肌酐值增高，而 IL-2R 明显降低。血清肌酐值和 IL-2R 同时增高对急性排斥的诊断有意义。但个体间血清 IL-2R 的含量差别显著，无公认的诊断标准，限制了它的临床的应用，动态测定可克服这一缺点。

（2）肾组织活检：预测排斥反应的发生。

（3）环孢霉素 A 血药浓度检测：指导合理用药，减少肾毒性。

（三）心脏移植与心肺联合移植

1．组织配型在心脏和心肺联合移植中的要求

（1）ABO 血型匹配：ABO 血型匹配是避免急性排斥反应的首要条件。

（2）HLA Ⅰ、Ⅱ类分子匹配：HLA 分子的匹配是移植器官长期存活的重要因素。

（3）淋巴细胞毒交叉配合和群体反应性抗体检测

2．心脏及心肺联合移植受者的疗效检测　免疫监测指标包括外周血淋巴细胞总数、T 细胞亚类百分数及比值、T、B 细胞的转化能力、CTL 细胞毒作用、细胞因子及其受体表达或转录水平、转化生长因子、NK 细胞数及其介导的自然杀伤或 ADCC 效应、黏附分子及其配体在各类细胞表达情况。

（四）骨髓与其他来源的干细胞移植

1．骨髓移植　后发生的移植排斥反应包括宿主抗移植物反应（HVGR）和移植物抗宿主反应（GVHR）两种。骨髓移植的类型包括自体、同基因、同种异基因骨髓移植。其中同基因骨髓移植成功率高，但病例少；而临床较为多见是同种异基因间的骨髓移植。骨髓移植实际上是造血干细胞移植，因此，骨髓中造血干细胞的质和量对移植的成败至关重要。

2．外周血和脐血干细胞移植　使用药物动员剂促使造血干细胞从骨髓释放到外周血，从中获取足量的干细胞用于移植，可获得与骨髓移植同样的治疗目的。与骨髓移植相比，具有采集方便、供者不需麻醉、移植后造血恢复快，GVHR 发生率和严重程度不高等优点。

移植前检测包括 HLA 和 ABO 血型配型、血常规与骨髓检验、性染色体测定、造血干细胞鉴定和 GVHR 征象追踪等。肿瘤干细胞的发现，提示人们在进行干细胞应用时应该注意生物安全性。

适应于同种异型或异基因骨髓移植的疾病包括再生障碍性贫血、慢性髓样白血病等血液系统疾病，以及脊髓发育不良、严重联合免疫缺陷病、Wiskott-Aldrich 综合征、慢性肉芽肿、X-性联高 IgM 综合征（CD40L 缺陷）、骨骼石化症等免疫缺陷性疾病。

乳腺、卵巢、睾丸及肺部等实体瘤，不宜行骨髓移植，多应用自体末稍血干细胞移植治疗，而自体末稍血干细胞移植对再生障碍性贫血、慢性髓样白血病和免疫缺陷病无效。

急性髓样白血病、急性淋巴母细胞性白血病、多发性骨髓瘤、非霍奇金淋巴瘤和霍奇金病等，既是同种异型或异基因骨髓移植的适应证，也可用自体末稍血干细胞移植进行治疗。

五、移植物与受体的预处理

1．*心、肺移植物*　前列腺素 E_1、Collins/Papworth 液及硫酸镁经主动脉或肺动脉灌洗待移植器官，并以空气充肺成半膨胀状态，于 4℃生理盐水中可保存 4～6h。

2．*小肠移植物*　巨噬细胞和树突状细胞单克隆抗体对移植小肠进行预处理或放射线照射，抑制肠系膜淋巴结免疫细胞的功能，可改善移植物的存活状态。

3．*移植细胞的处理*　大多采用体外补体依赖的细胞毒试验。

4．*受者需接受免疫抑制疗法，以提高器官移植的成功率。*

5．*排斥反应的预防与治疗-免疫抑制措施*

（1）免疫抑制药的应用：化学性免疫抑制药、生物性免疫抑制药、中草药类免疫抑制药。

（2）免疫耐受的诱导：供者 HLA 分子、CTLA-4Ig 融合蛋白、阻断 CD40/CD40L、CD2/LFA3、基因工程技术制备基因修饰的树突状细胞、T 细胞疫苗。

六、排斥反应的免疫监测

（一）排斥反应的体液免疫水平检测

ABO 血型和 HLA 抗体，以及抗供者组织细胞抗体、血管内皮细胞抗体、冷凝集素抗体。

（二）排斥反应的细胞免疫水平检测

1．测定 T 细胞总数、$CD4^+$T 细胞亚群、$CD8^+$T 细胞亚群及 $CD4^+$T/$CD8^+$T 细胞比值。

2．T 细胞转化试验是检测受者致敏 T 细胞的一种方法。

3．NK 细胞活性测定。

4．细胞因子 IL-1、IL-2、IL-4、IL-6、IFN-γ 和 sIL-2R 等的检测。血清肌酐和 IL-2R 若同时增高，对急性移植排斥反应具有诊断意义。

骨髓移植时发生的 GVHR 是移植排斥反应的特殊类型。计数供者外周血单个核细胞中分泌 IL-2 的特异性 T 细胞比值。此比值≥1/10 万，提示有可能发生 GVHR。

5．黏附分子及其配体的检测。

（三）排斥反应的补体水平的检测

在排斥反应发生时，补体成分的消耗增加，含量减少。血清总补体和单个补体成分活性或补体的裂解产物，如 C3a、C3b、C3d 等的测定，有助于了解补体的活性。

（四）排斥反应的急性时相反应物质的检测

C 反应蛋白（CRP）、IL-1、IL-6、TNF-α 及 HSP 等炎症分子，在感染和自身免疫病时均有不同程度的增高。同种异基因干细胞移植时 CRP 升高，移植后发生细菌或真菌感染时 CRP 增高更为显著。

历年考点串讲

本单元重点复习 MHC、HLA 的概念、HLA 分型的方法及其原理；移植排斥反应、HLA 配型、排斥反应的免疫学检验。

历年常考的细节：

1. MHC 指的是染色体上编码主要组织相容性抗原的一组紧密连锁的基因群。（2016）

2. MHC 为主要组织相容性复合体的缩写，MHC-Ⅰ、Ⅱ类分子的分布、HLA 符合体由哪几类基因组成、Ⅰ、Ⅱ类分子的功能等。

3. 定位于人类第 6 对染色体上的基因是人类组织相容性抗原（MHC），亦称 HLA。（2016）

4. HLA 与某些自身免疫病相关联，如 1 型（胰岛素依赖型）糖尿病，华人为 DR9，而白人为 DR4；强直性脊柱炎为 B27；SLE 为 DR3。

5. 补体依赖的微量细胞毒试验（CDC）的原理。

6. 混合淋巴细胞培养（MLC）的原理。

7. 微量陈旧标本进行 HLA 检测，采用的方法是 DNA 分型法。（2016）

8. 超急排斥反应指移植器官与受者的血管接通后数分钟到数小时内发生的排斥反应，其机制为受者体内预先存在抗供者组织抗原的抗体，与相应抗原结合后，激活补体和凝血系统，引起出血、水肿和血管内血栓形成等病理改变，导致移植器官急性坏死。

9. 同种肾移植时，可预防超急性排斥反应发生的检查是淋巴细胞交叉毒性试验。移植前如果受者血清中预先存在抗供者淋巴细胞的抗体，移植后 80%发生超急性排斥反应，因此必须做淋巴细胞交叉毒性试验，以检测受者体内抗供者淋巴细胞的细胞毒性抗体。（2016）

10. 超急排斥反应的常见原因有 ABO 血型不符；受者体内存在抗 HLA 抗体；移植物保存或处理不当等其他原因。

11. 移植物抗宿主反应（GVHR）多发生于同种骨髓移植者。

12. 在排斥反应发生时，补体成分的消耗增加，含量减少。

13. 环孢素 A 在器官移植中主要用于抑制 Th 细胞。（2017）

14. 肾移植后，免疫监测术后排斥反应的项目有补体 C3 水平检测、细胞因子 IL-1 检测、外周血 T 细胞及亚类的检测、C 反应蛋白的检测等。（2017）

第5部分　微生物学和微生物学检验

第1单元　绪　　论

一、微生物、微生物学与医学微生物学

（一）微生物

微生物（microorganisms）是存在于自然界的一大群形体微小、结构简单、肉眼不能直接看到，必须借助光学显微镜或电子显微镜放大数百至数万倍才能看到的微小生物。微生物包括病毒、细菌、螺旋体、支原体、立克次体、衣原体、放线菌、真菌等。

微生物的特点：①多数以独立生活的单细胞和细胞群体的形式存在；②新陈代谢能力旺盛，生长繁殖速度快；③变异快，适应能力强；④种类多、分布广、数量大；⑤个体微小，结构简单。

1．微生物的分类　按照微生物细胞结构和组成不同将其分成3种类型。①**原核细胞型**微生物：细胞核为裸露DNA分子，无核膜、核仁，**细胞器不完善**，只有核糖体，无有丝分裂，包括**细菌、放线菌、螺旋体、支原体、衣原体、立克次体**。②**真核细胞型**微生物：细胞核分化程度高，有核膜和核仁，细胞器完整，通过有丝分裂进行繁殖，真菌和原虫属于此类。③**非细胞型**微生物：无典型细胞结构，**能通过细菌滤器**，无产生能量的酶系统，**只能在活细胞内生长繁殖**，如**病毒、亚病毒和朊粒**。

2．微生物的作用　人类生活的环境、人类体表及与外界相通的腔道中，均有多种微生物存在。绝大多数微生物对人类和动、植物的生存是有益的，有些是必需的。在农业方面，人类利用微生物制造细菌肥料、植物生长激素和杀虫剂等。在工业方面，微生物在食品、制革、纺织、石油、化工等领域的应用越来越广泛。在医药工业方面，绝大多数抗生素是微生物的代谢产物，还可利用微生物制造一些维生素、辅酶、ATP、激素和细胞因子。即使是许多寄生在人类和动物腔道中的微生物，在正常情况下也是无害的，而且有的还具有拮抗外来菌的侵袭和定居，以及提供人类必需的营养物质（如多种维生素和氨基酸等）的作用。

3．微生物与人类的关系　微生物与人类的关系可分为三类。①**正常微生物丛**（正常菌群）：定居在人类皮肤及黏膜上的各类非致病微生物，无害，具有拮抗某些病原微生物和提供某些营养物的作用；②**条件致病性**微生物：属正常菌群中的细菌，不引起疾病，当机体抵抗力下降，微生物寄居部位改变或菌群平衡失调时可致病。由于宿主、外环境的影响，导致机体某一部位的正常菌群中各种细菌出现种类、数量和比例变化，原来在数量和毒力上处于劣势的细菌或耐药菌株居于优势地位，在临床上发生菌群失调症或称菌群交替症。菌群失调症多见于长期或大量使用广谱抗生素者。③**病原微生物**：少数可引起人类和动植物致病的微生物，是医学微生物中要研究的主体。病原菌侵入机体致病与否取决于细菌的毒力和机体的免疫力。土壤中的**厌氧芽胞杆菌**是创伤感染病原菌的主要来源。致病性细菌如霍乱弧菌、伤寒沙门菌、痢疾志贺菌、钩端螺旋体等经常通过水引起各种传染病。**大肠埃希菌**可作为水被粪便污染的主要指标。空气中细菌引起呼吸道传染病的传播，通常测定1m^{3}空气中的细菌总数和链球菌数作为细菌污染空气的指标。

病原体感染的类型如下所述。

（1）不感染。

（2）隐性感染：病原体侵入人体后，仅引起机体发生**特异性**免疫应答，不出现或只出现不明显的临床症状、体征、生化改变，为隐性感染（亚临床感染），只能通过免疫学检查才能发现有

过感染。

（3）显性感染：按感染部位及性质可分为局部感染和全身感染。全身感染可分为以下几种。①**菌血症**，病原菌由原发部位一时性或间歇性侵入血流，不在血中繁殖；②**败血症**，病原菌不断侵入血流，在其中大量繁殖，引起机体严重损害，出现全身中毒症状；③**毒血症**，病原菌在局部组织生长繁殖，不侵入血流，但产生的毒素进入血流，引起全身症状；④**脓毒血症**，化脓性细菌引起败血症时，细菌通过血流扩散到全身其他脏器或组织，引起新的化脓性病灶。

（4）持续性感染：某些微生物感染机体后，可以持续存在于宿主体内很长时间，引起慢性进行性疾病，成为重要的传染源。可分为慢性感染、潜伏感染、慢发病毒感染。

（5）病原携带状态：病原体在体内继续存在并不断向体外排菌，称为带菌状态。处于带菌状态的人称为带菌者。可分为以下 3 种。①潜伏期携带者，**显性感染**临床症状出现之前；②健康携带者，**隐性感染**之后；c. 恢复期携带者，显性感染之后。其共同特征是没有临床症状但能不断排出病原体，在感染性疾病中成为重要的感染源，其中**健康携带者**的危害性最大。

（二）微生物学

微生物学（microbiology）是研究微生物的类型、分布、形态结构、生命活动及其规律、遗传、进化，以及与人类、动物、植物等的相互关系的一门科学。

（三）医学微生物学

医学微生物学（medical microbiology）主要研究与医学有关的病原微生物的生物学特性、致病性、免疫性，以及特异性诊断和防治措施的学科，以控制和消灭感染性疾病和与之有关的免疫损伤等疾病，以达到保障和提高人类健康水平的目的。

二、临床微生物学的性质、任务及在临床医学中的地位

临床微生物学（clinical microbiology） 又称为诊断微生物学。应用微生物学基本知识、理论和技术，与临床医学密切结合，侧重研究感染性疾病的快速准确地检出病原体的策略与方法，为临床诊断提供依据，并指导合理用药和防止感染继续扩散的学科。

（一）临床微生物学的性质和任务

研究感染性疾病的病原体特征；提供快速及准确的病原学诊断；指导临床合理使用抗菌药物；监控医院感染。

（二）临床微生物检验的思路与原则

确保临床标本可靠；全面了解机体正常菌群；保证检验质量，并且准确快速提供信息；与病情相结合，进行微生物学定性、定量和定位分析；加强与临床联系。

三、感染性疾病和临床微生物学的现状、发展和展望

（一）感染性疾病的现状

易感人群不断增加；新病原体不断出现、已控制的病原体死灰复燃；感染因子在非感染性疾病中的作用越来越明显；细菌耐药和医院感染的问题日趋严重。

（二）发展和展望

1. 快速诊断方法的发展　改变流程，缩短报告周期；非培养快速检验，如气-液相色谱法和发光分析技术、免疫荧光、酶联免疫吸附试验等。

2. 分子生物学技术飞速发展　为微生物鉴定和分型、病原微生物的基因组计划实施提供了可靠的实验基础。

3. 计算机技术的发展　20 世纪 80 年代初出现了微生物检验自动化系统、微生物自动鉴定和药敏仪。

历年考点串讲

绪论内容常考，其中应掌握微生物的分类及作用、微生物与人类的关系、临床微生物检验的思路与原则。熟悉微生物、微生物学、医学微生物学的概念。熟悉临床微生物学的性质和任务。

历年常考的细节：

1. **原核细胞型**微生物包括细菌、放线菌、螺旋体、支原体、衣原体、立克次体。**真菌为真核细胞型微生物**。

2. 病原菌侵入机体致病与否取决于细菌的**毒力**和机体的**免疫力**。（2016）

3. 病原携带状态发生在隐性感染或显性感染后，没有临床症状但不断排出病原体，在感染性疾病中是重要的传染源。

4. 患者感染金黄色葡萄球菌后引起蜂窝组织炎，两天后发生败血症，并扩散到其他部位，产生新的化脓病灶，这种情况属于**脓毒血症**。

5. 长期使用抗菌药物可使正常菌群的组成和数量发生变化，导致**菌群失调**。

6. 通常测定 $1m^3$ 空气中的**细菌总数**和**链球菌**数作为细菌污染空气的指标。

7. 进行有丝分裂的微生物是真菌。（2015）

第 2 单元　细菌的形态结构与功能

细菌（bacterium）是一类体积微小，结构简单，具有细胞壁和原始核质，无核膜和核仁，除核糖体外无其他细胞器的**单细胞**原核细胞型微生物。在适宜的培养条件下，细菌有相对恒定的形态与结构，经过适当的染色处理，可用光学显微镜或电子显微镜观察与识别。

一、细菌的大小和形态

（一）细菌的大小

细菌通常以微米（micrometer，μm）为测量单位。菌龄与环境等因素对菌体大小有影响。

（二）细菌的形态与排列方式

细菌有三种基本形态，即**球形、杆形和螺形**，分别称为**球菌、杆菌和螺形菌**。

1. 球菌　呈球形或近似球形。根据细菌分裂的平面不同及菌体分离程度的差异，根据细菌细胞的排列方式的不同，又分为以下几种。①双球菌，如脑膜炎奈瑟菌、肺炎链球菌、淋病奈瑟菌；②链球菌，如溶血性链球菌；③葡萄球菌，如金黄色葡萄球菌；④四联球菌和八叠球菌。

2. 杆菌　呈杆状或球杆状。①多数杆菌分散存在，如大肠埃希菌；②链状，如炭疽芽胞杆菌；③分支状，如结核分枝杆菌；④呈“八”字或栅栏状，如白喉棒状杆菌。

3. 螺形菌　菌体弯曲呈螺形。可分两类。①弧菌，如霍乱弧菌；②螺菌和螺旋体，如鼠咬热螺菌和钩端螺旋体。

（三）影响细菌形态的因素

培养温度、时间、气体、培养基成分、pH、离子浓度等；环境中不利于细菌生长的物质（药物、抗体、高盐）；机体内的生态环境。

二、细菌的结构

细菌的结构包括基本结构与特殊结构两部分。

（一）基本结构

细菌基本结构为所有细菌都具有的结构，包括细胞壁、细菌膜、细胞质和核质。

1．细胞壁　是包被于细菌细胞最外层具有坚韧性和弹性的复杂结构。

（1）主要功能：①维持菌体固有形态并具有保护作用；②参与菌体内外的物质交换；③有抗原决定簇，决定菌体的抗原性；④与细菌致病性有关。

（2）主要成分：用革兰染色法可将细菌分为革兰阳性（G^+）菌和革兰阴性（G^-）菌两大类，两类细菌的细胞壁化学组成，既有相同又有不同的成分。①**肽聚糖**（peptidoglycan），又称黏肽或糖肽，为革兰阳性菌和革兰阴性菌细胞壁的共同成分。革兰阳性菌的肽聚糖由聚糖骨架、四肽侧链和五肽交联桥三部分组成；革兰阴性菌的肽聚糖由聚糖骨架和四肽侧链两部分组成。凡能破坏肽聚糖结构或抑制其合成的物质都能损伤细胞壁使细菌破裂或变形，如溶菌酶能水解肽聚糖，导致菌体膨胀、崩解。多种抗生素抑菌或杀菌作用是由于它们作用于肽聚糖合成的某个阶段所致，如青霉素可**抑制五肽桥**的连接。②**磷壁酸**，为革兰阳性菌细胞壁特殊成分，分为壁磷壁酸和膜磷壁酸两种。磷壁酸有很强的抗原性，是革兰**阳性菌重要的表面抗原**，可用于细菌的血清学分型。③**外膜层**，为革兰阴性菌细胞壁特殊成分。位于细胞壁肽聚糖的外侧，由**脂多糖**、**脂质双层**（磷脂）、**脂蛋白**三部分组成。

革兰阴性菌细胞壁在稀碱溶液中易于破裂，使菌悬液呈黏性，可用接种环拉出黏丝。革兰阳性菌在稀碱溶液中无上述变化。革兰阳性菌和革兰阴性菌可用 KOH 拉丝试验鉴别。

（3）G^+菌和G^-菌**细胞壁**结构的不同点：①G^+菌细胞壁较厚，肽聚糖含量丰富，有磷壁酸，无外膜和周浆间隙；②G^-菌细胞壁较薄，肽聚糖含量少，无磷壁酸，有外膜和周浆间隙。

（4）细菌 L 型：细菌 L 型是指**细胞壁缺陷**的细菌。G^+菌的 L 型细菌称为**原生质体**，必须在高渗环境中才能存活。G^-菌的 L 型细菌称**原生质球**，在低渗环境中有一定的抵抗力。细菌 L 型呈多形性，生长缓慢，营养要求高，培养时必须用高渗的含血清的培养基，可形成三种类型的菌落：①油煎蛋样菌落（典型 L 型细菌）；②颗粒型菌落（G 型菌落）；③丝状菌落（F 型菌落）。

2．细胞膜　是位于细胞壁内侧紧包在细胞质外面的一层具有半渗透性的生物膜。结构为平行排列的脂质双层。主要成分为脂质和蛋白质（酶及载体蛋白）及少量多糖。主要功能：①物质转运；②生物合成；③呼吸作用；④分泌作用。有时，细胞膜内陷折叠形成管状、囊状结构称为**中介体（中间体）**，其功能类似真核细胞的线粒体，也称为**类线粒体**。

3．细胞质　是由细胞膜包裹着的无色透明溶胶性物质。其基本成分是水、蛋白质、脂类、核酸、少量糖和无机盐。胞质内的核糖核酸决定了菌体的嗜碱性，易被碱性染料着色。细胞质是细菌新陈代谢的重要场所。细胞质含丰富的酶系统，是细菌蛋白质和酶类合成的重要场所。

细胞质中还存在一些重要结构：①核蛋白体，又称核糖体，成分为 RNA 和蛋白质，是蛋白质的合成场所；②质粒，为双链闭环 DNA 分子，是细菌**染色体（核质）以外**的遗传物质，控制细菌某些特定的遗传性状；③胞质颗粒（内含体），多数为细菌暂时贮存的营养物质，常见的有**异染颗粒**，其主要成分是 RNA 与多偏磷酸盐，嗜碱性强，是鉴定细菌的依据。

4．核质　又称拟核，是由一条闭环双链 DNA 反复盘绕卷曲而成的块状物，是细菌的主要遗传物质

（二）特殊结构

细菌的特殊结构是仅某些细菌具有的结构，包括荚膜、鞭毛、菌毛、芽胞。

1．荚膜　是某些细菌在细胞壁外包绕的一层界限分明，不易洗脱的黏稠性物质，其成分主要为**多糖**，少数为多肽。对碱性染料的亲和性低，不易着色。其功能包括以下 4 个方面。①保护作用；②致病作用；③抗原性；④鉴别细菌的依据之一。

2．鞭毛　是细菌的**运动器官**，是由细胞膜伸出的丝状物。鞭毛的化学组成为蛋白质。经鞭毛染色后，可在光学显微镜下观察到。按鞭毛数目和排列方式，可分为周鞭毛、单鞭毛、双鞭毛、丛鞭毛。其功能包括以下 4 个方面：①有运动能力；②致病作用；③抗原性，鞭毛具有特殊鞭毛抗原（**H 抗原**），可用于血清学检查；④鉴别细菌的依据之一。

3. 菌毛　细菌（许多革兰阴性菌和个别革兰阳性菌）表面极其纤细的蛋白性丝状物称为菌毛。比鞭毛更细，须在电子显微镜下才能看到。可分为两种。①普通菌毛：是细菌的**黏附器官**；②性菌毛：有性菌毛的细菌为雄性菌（F^+菌），无性菌毛的细菌为雌性菌（F^-菌）。F^+菌具有**致育性**，通过性菌毛的接合方式，细菌的毒力质粒和耐药质粒都能转移。性菌毛能将F^+菌的某些遗传物质转移给F^-菌，使后者也获得F^+菌的某些遗传特性。

4. 芽胞　是细菌（主要是革兰阳性杆菌）在一定条件下，细胞质、核质脱水浓缩而形成的圆形或椭圆形的小体，是细菌的**休眠状态**。其功能和意义：①抵抗力强，可在自然界存活多年，在适宜条件可以发育成相应的细菌，成为某些疾病的潜在传染来源；②可作为判断灭菌效果的指标；③具有重要鉴别价值。

历年考点串讲

细菌的形态与结构的内容必考，应掌握细菌细胞壁、质粒、芽胞、鞭毛。熟悉细菌的大小、形态与排列、细菌的细胞结构。熟悉细胞膜、细胞质、核质的结构与功能。熟悉荚膜和菌毛。

历年常考的细节：

1. 革兰阳性菌和革兰阴性菌细胞壁共有的成分是**肽聚糖**。革兰阳性菌细胞壁的重要成分、特殊组分是**磷壁酸**。革兰阴性菌细胞壁的重要成分、特殊组分是**外膜**。

2. 革兰阳性菌细胞壁的特点是细胞壁较厚，有磷壁酸，无脂多糖和脂蛋白，肽聚糖含量多。

3. 细菌胞壁中具有**磷壁酸**的是革兰阳性菌，如金黄色葡萄球菌。

4. 细菌体内染色体外的环状双股 DNA 称为**质粒**。

5. 用于区分革兰阳性菌和革兰阴性菌的试验是**氢氧化钾拉丝试验**。

6. 细菌的特殊结构中具有特殊 H 抗原的是**鞭毛**。（2017）

7. 细菌血清学检查中涉及的细菌 H 抗原属于细菌的鞭毛。（2016）

8. 鞭毛的主要化学成分是**蛋白质**。（2016）

第 3 单元　细菌的生理与遗传变异

一、细菌的生理

（一）细菌的化学组成

细菌由水、无机盐、蛋白质、糖类、脂类、核酸等组成，还含有一些特有化学物质。

细菌含有核糖核酸（RNA）和脱氧核糖核酸（DNA）两种核酸。RNA 主要存在于胞质中，DNA 则存在于**染色体和质粒**中，是指导细菌新陈代谢、生长繁殖和**遗传变异**的物质基础。DNA 的碱基配对是腺嘌呤（A）与胸腺嘧啶（T），鸟嘌呤（G）与胞嘧啶（C）。每种细菌 DNA 中的 **G+C 含量摩尔百分比**可作为细菌分类的一个重要依据。

（二）细菌的物理性状

1. 带电现象　G^+菌等电点（pI）低，pI 为 2～3，G^-菌的等电点高，pI 为 4～5，带电现象与细菌的**染色反应**、血清凝集反应、抑菌和杀菌作用有密切关系。

2. 表面积　表面积大，有利于菌体内外界的物质交换，故细菌生长繁殖迅速。

3. 光学性质　细菌悬液呈混浊状态。菌数越多，浊度越大。

4．渗透压　细菌体内含有高浓度的营养物质和无机盐，革兰阳性菌的渗透压高达 20～25 个大气压，革兰阴性菌为 5～6 个大气压。细菌细胞壁坚韧牢固，能耐受菌体内的高渗透压，可保护细菌在低渗透压环境中不致膨胀破裂。

5．半透性　细菌的细胞壁和细胞膜都有半透性，有利于细菌与外界进行物质交换。

（三）细菌的代谢

1．细菌的能量代谢　病原菌获得能量的基质主要是糖类，通过糖的氧化或酵解释放能量。细菌的生物氧化可分为需氧呼吸、厌氧呼吸和发酵。大多数病原菌只进行需氧呼吸或发酵，少数细菌进行厌氧呼吸

2．细菌的代谢产物

（1）分解代谢产物和生化反应

1）糖的分解：细菌分泌**胞外酶**，将菌体外的多糖分解成单糖（葡萄糖），进而转化为丙酮酸。对丙酮酸的进一步代谢，需氧菌和厌氧菌则不相同。需氧菌将丙酮酸经三羧酸循环彻底分解成 CO_2 和水。厌氧菌则发酵丙酮酸，产生各种酸类、醛类、醇类和酮类。不同细菌具有不同的酶，对糖类的分解能力和代谢产物也不同，借此可以鉴别细菌。

2）蛋白质和氨基酸的分解：蛋白质分子在细菌分泌的**胞外酶**（蛋白质水解酶）的作用下分解为短肽，再由**胞内酶**将短肽分解为氨基酸。氨基酸的分解有脱氨与脱羧两种方式。

细菌除能分解糖和蛋白质外，对一些有机物和无机物也可分解利用。各种细菌产生的酶不同，其代谢的基质不同，代谢的产物也不一样，根据此特点，利用生化试验的方法来检测细菌对各种基质的代谢作用及其代谢产物，从而鉴别细菌的反应，称为细菌的生化反应。

（2）合成代谢产物及其在医学上的意义

1）**热原质**：又称致热原。是细菌合成的一种注入人体或动物体内能引起发热反应的物质。产生热原质的细菌大多是革兰阴性菌，热原质即细菌细胞壁的脂多糖。热原质耐高温，不被高压蒸汽灭菌（121.3℃、20 分钟）所破坏，250℃高温干烤才能破坏热原质。对液体中可能存在的热原质可用蒸馏的方法除去。

2）毒素和侵袭性酶：细菌产生毒素，包括内毒素和外毒素。

内毒素为革兰阴性细菌细胞壁的**脂多糖**。当菌体死亡崩解后游离出来。主要生物学活性为①致热作用；②白细胞增多；③感染性休克，以微循环衰竭和低血压为特征；④弥散性血管内凝血（DIC）。

外毒素是由多数革兰阳性和少数革兰阴性细菌在生长繁殖过程中产生的蛋白质并释放到菌体外。外毒素不耐热，可用甲醛脱毒成**类毒素**。外毒素分为**细胞毒素**、**肠毒素**和**神经毒素**。白喉棒状杆菌、葡萄球菌、A 群链球菌能产生细胞毒素；破伤风梭菌、肉毒梭菌能产生神经毒素；霍乱弧菌、肠毒素型大肠埃希菌、产气荚膜梭菌、金黄色葡萄球菌能产生肠毒素。外毒素毒性强于内毒素。

有些细菌可产生具有侵袭性的酶，如卵磷脂酶、透明质酸酶等。透明质酸酶利于细菌及其毒素向周围及深层扩散。毒素和侵袭性酶是细菌重要的致病物质。

3）色素：有水溶性色素（铜绿假单胞菌）和脂溶性色素（金黄色葡萄球菌）。不同细菌产生的色素不同，在鉴别细菌上有一定意义。

4）抗生素：是由某些微生物代谢过程中产生、能抑制或杀死另一些微生物和癌细胞的微量生物活性物质。多由**放线菌**和**真菌**产生，细菌较少，只有多黏菌素、杆菌肽等。

5）细菌素：某些细菌产生的一类具有**抗菌作用**的蛋白质，作用范围狭窄，仅对与产生菌有亲缘关系的细菌有杀伤作用，如大肠菌素、绿脓菌素、变形菌素和弧菌素等。

6）维生素：某些细菌能合成维生素，如大肠埃希菌在人体肠道内能合成 B 族维生素和维生素 K，可被人体吸收利用。

（四）细菌的生长繁殖

1．细菌生长繁殖的条件

（1）充足的营养物质：细菌所需的营养物质包括水、碳源、氮源、无机盐和生长因子等。这些物质为细菌的新陈代谢及生长繁殖提供必需的原料和足够的能量。

（2）适宜的酸碱度：大多数细菌合适的 pH 为 7.2～7.6。少数细菌对 pH 的需要不同，如霍乱弧菌 pH 8.4～9.2，结核分枝杆菌 pH 6.5～6.8，乳酸杆菌 pH 5.5。

（3）合适的温度：根据各种细菌对温度需求的不同，将细菌分为三类。①**嗜冷菌**，最适生长温度为 0～20℃；②**嗜温菌**，最适生长温度为 30～37℃；③**嗜热菌**，最适生长温度为 50～60℃。

人类多数病原菌属于嗜温菌，最适生长温度为 35～37℃，与人的体温一致，故实验室一般采用 35～37℃培养细菌。个别细菌对温度的要求不同，如鼠疫耶尔森菌在 28～30℃条件生长最好；42℃环境更适合空肠弯曲菌生长。

（4）必要的气体环境：主要是**氧气**，有的细菌还需要 CO_2。根据对氧的需要程度，可将细菌分为以下几种。①**专性需氧菌**，必须在有氧的情况下才能生长；②**微需氧菌**，在 5%左右的低氧压环境中生长最好，氧浓度＞10%对其有抑制作用；③**专性厌氧菌**，缺乏完善的呼吸酶系统，只能在无氧的环境中生长；④**兼性厌氧菌**，在有氧和无氧环境中均能生长，大多数病原菌属于此类细菌。

2．细菌生长繁殖的规律

（1）细菌的繁殖方式：细菌一般以**二分裂方式**进行**无性繁殖**，个别细菌如结核分枝杆菌可以通过分枝方式繁殖。在适宜条件下，多数细菌繁殖速度极快，细菌分裂数量倍增所需要的时间称为代时，多数细菌为 20～30min，个别细菌分裂较慢，如结核分枝杆菌的代时长达 18～20h。

（2）细菌的生长曲线：将一定数量的细菌接种于适宜的液体培养基后培养，以培养时间为横坐标，培养物中活菌数的对数为纵坐标，可得出一条生长曲线。通过生长曲线可以观察到细菌群体的生长繁殖规律。

生长曲线分为 4 个时期：①**迟缓期**（lag phase），细菌适应新环境时期，一般为 1～4h。②**对数期**（logarithmic phase），此期细菌以几何级数增长，增长极快。此期细菌的形态、染色性、生理活性较典型，对外界环境的作用较敏感，是研究**细菌性状的最佳时期**。对数期一般在细菌培养后 8～18h。③**稳定期**（stationary phase），营养物质消耗，毒性产物积聚，pH 下降使细菌繁殖速度下降，细菌死亡数逐渐上升，细菌繁殖数与死亡数大致平衡。一些细菌的芽胞、外毒素和抗生素多在稳定期形成。④**衰亡期**（decline phase），细菌繁殖逐渐减慢，死亡逐渐增多，死菌数超过活菌数，细菌形态显著改变，出现衰退型或菌体自溶，无法进行细菌鉴定。

二、细菌的遗传与变异

细菌具有遗传和变异的生命特征。变异可使细菌产生新的变种。如果细菌的基因结构发生改变，称为基因型变异，这种变异的性状可遗传给子代；如果基因结构未变，仅是由于外界环境的影响导致微生物性状变异，称为表型变异，此变异不能遗传。

（一）细菌的遗传物质

1．细菌染色体　染色体是细菌主要的遗传物质，为一条环状闭合的双螺旋 DNA 长链。

2．染色体外 DNA　细菌染色体外 DNA 主要包括质粒 DNA、噬菌体 DNA、转位因子。

（1）质粒：也是环状闭合的双链 DNA，比染色体小，存在于细胞质中，具有不依赖于细菌染色体的自我复制的能力，具有转移性，具有相容性和不相容性，非细菌所必需，编码细菌某些特殊性状。根据质粒基因编码的生物学性状可将质粒分为：①**致育质粒（F 质粒）**：带有 F 质粒的细菌为雄性菌，有性菌毛，无 F 质粒的细菌为雌性菌，无性菌毛；②**耐药质粒**（R 质粒）：具有编码能够破坏或修饰抗生素的酶基因；③**Col 质粒**：编码某些肠杆菌科细菌产生细菌素；④毒性质粒（Vi 质粒）：编码与某些细菌致病性有关的毒力因子；⑤代谢质粒：编码产生与代谢相关的许多酶类的质粒。

（2）噬菌体：是感染细菌、真菌、放线菌或螺旋体等微生物的病毒。噬菌体具有病毒的基本特性，只能在活的微生物细胞内复制增殖。噬菌体分布极广，凡是有细菌的场所，就可能有相应噬菌体的存在。噬菌体有严格的宿主特异性，只寄居在易感宿主菌体内，故可利用噬菌体进行细菌的流行病学鉴定与分型，以追查传染源。由于噬菌体结构简单、基因数少，是分子生物学与基因工程的良好实验系统。

噬菌体需用电子显微镜观察。不同的噬菌体在电子显微镜下有三种形态，即蝌蚪形、微球形和细杆形，大多数噬菌体呈蝌蚪形。

噬菌体感染细菌有两种结果，一是在宿主菌细胞内复制增殖，产生许多子代噬菌体，并最终裂解宿主菌，称为毒性噬菌体；二是噬菌体基因整合于宿主菌染色体中，不产生子代噬菌体，也不引起宿主菌裂解，而是噬菌体基因随宿主菌基因组的复制而复制，并随宿主菌的分裂而传给下一代，称为温和噬菌体或溶原性噬菌体。这种整合至细菌染色体上的噬菌体 DNA 称为前噬菌体，染色体上有前噬菌体的细菌称为溶原性细菌。

（3）转位因子：是一类在细菌的染色体、质粒或噬菌体之间自行移动的遗传成分，是细菌基因组中一段特异的具有转位特性的独立的 DNA 序列。可分为插入序列、转座子、转座噬菌体。

（二）细菌的变异

1．细菌的变异现象

（1）形态变异：细菌在适宜的条件和对数生长期下呈典型的形态，当外界环境条件发生改变时细菌可发生变异，如细菌 L 型。

（2）结构变异：细菌的一些特殊结构，如荚膜、芽胞、鞭毛等也可发生变异。肺炎链球菌在机体内或在含有血清的培养基中初分离时可形成荚膜，致病性强，经传代培养后荚膜逐渐消失，致病性也随之减弱；有芽胞的炭疽芽胞杆菌经 42℃培养 10～20d 可失去形成芽胞的能力，同时毒力也会相应减弱；有鞭毛的普通变形杆菌在固体培养基上弥散生长，菌落似薄膜，称 H 菌落，若将此菌点种在含 1%石炭酸的培养基上，细菌失去鞭毛，只形成单个菌落，称 O 菌落，将这种失去鞭毛的变异称为 H－O 变异，此变异是可逆的。

（3）菌落变异：细菌的菌落主要有光滑（smooth，S）型和粗糙（rough，R）型两种。S 型菌落表面光滑、湿润、边缘整齐，经人工培养多次传代后菌落表面变为粗糙、干燥、边缘不整，即从光滑型变为粗糙型，称为 S-R 变异。

（4）毒力变异：指细菌毒力的增强和减弱。无毒力的白喉棒状杆菌常寄居在咽喉部，不致病，当它感染了 β-棒状杆菌噬菌体后则获得产生白喉毒素的能力，引起白喉。卡介苗（BCG）是一株毒力减弱而保留抗原性的变异株。

（5）耐药性变异：细菌对某种抗菌药物由敏感变成耐药的变异称耐药性变异。

2．细菌变异的机制 细菌基因结构的改变主要包括基因突变、基因的转移与重组。

（1）突变：是细菌遗传物质结构发生**突然而稳定**的改变，可传于后代。突变率是由复制的准确度、DNA 损伤的发生机会及对损伤 DNA 修复程度所决定，一般在 10^6～10^9 中发生一次。

基因突变的规律：①自发突变和诱导，细菌可自发突变，但频率很低。当加入诱导剂（紫外线、X 线、烷化剂、亚硝酸盐等）后可使突变率提高 10～1000 倍；②随机突变和选择，突变是随机和不定向的，不由外界因素决定；③突变和回复突变，在自然环境下大多数表型菌株称为**野生型菌株**，发生突变后的菌株称为**突变型菌株**。经过再次突变成为与野生型相同表型的过程称为回复突变。

突变的类型和机制：①碱基的置换，有转换和颠换两种；②碱基的插入和缺失；③转位因子的插入，DNA 链上大段核苷酸序列的插入、缺失可导致大的突变。

（2）基因的转移和重组：①**转化**，受体菌直接摄取供体菌提供的游离 **DNA 片段整合重组**，使受体菌的性状发生变异的过程。②**转导**，以**温和噬菌体**为载体，将供体菌的基因转移到受体菌内，导致受体菌基因改变的过程。分为普遍性转导和局限性转导。③**接合**，受体菌和供体菌直接接触，供体菌通过**性菌毛**将带有的 F 质粒或类似遗传物质转移至受体菌的过程。主要见于**革兰阴性菌**。④**溶原性转换**，**噬菌体 DNA** 与细菌染色体重组，使宿主菌遗传结构发生改变而引起遗传型变异。溶原性细菌因此而获得新的特性。⑤原生质体融合：两种经过处理失去细胞壁的原生质体混合可发生融合，融合后的双倍体细胞可发生细菌染色体间的重组。

历年考点串讲

细菌的生理与遗传变异相关内容必考，作为重点内容复习。其中细菌的代谢、细菌生长繁殖的条件、细菌生长繁殖的规律应掌握，熟悉细菌的遗传与变异。

历年常考的细节：

1. **内毒素的毒性作用**引起的全身反应包括发热，白细胞增多、DIC、休克、微循环障碍。（2017）

2. 噬菌体的 DNA 与细菌染色体重组，使宿主遗传结构发生改变而引起的遗传学变异称为**溶原性转换**。（2017）

3. 细菌在体内能扩散的因素是具有**透明质酸酶**。（2017）

4. 细菌的合成代谢产物有热原质、毒素、侵袭性酶、色素、抗生素、细菌素、维生素，**抗毒素**不是细菌的合成代谢产物。（2016）

5. 霍乱弧菌、肠毒素型大肠埃希菌、产气荚膜梭菌、金黄色葡萄球菌能产生**肠毒素**。白喉棒状杆菌产生**细胞毒素**，不产生肠毒素。（2016）

6. 肉毒梭菌的致病毒素本质是一种**神经毒素**。（2016）

7. 将普通变形杆菌点种在含 1%石炭酸培养基上，细菌只能在点种处形成单个菌落，该菌发生变异是 **H-O 变异**。（2016）

8. 从患者分离的沙门菌常为光滑型，经人工培养后呈现粗糙型，该菌发生的变异是 **S-R 变异**。（2016）

第 4 单元　细菌感染的病原学诊断

一、标本的采集和处理原则

（一）标本采集的一般原则

1．早期采集　最好是病程**早期**、急性期或**症状典型**时进行采集，必须在使用抗生素或其他抗菌药物之前。

2．无菌采集　采集的标本应无外源性污染。采集的标本均应盛于**无菌容器**内，盛标本的容器须经高压灭菌、煮沸、干热等物理方法灭菌，或用一次性无菌容器，不能用消毒剂或酸类处理。

3．根据目的菌的特性用不同的方法采集。

4．采集适量标本　采集量不应过少，而且要有代表性，同时要注意在不同时间采集不同部位标本。例如，肠热症患者，发病的第 1 周应采集血液，第 2 周应采集粪便和尿液，否则影响检出率。

5．安全采集　采集时要防止皮肤和黏膜正常菌群的污染，也要注意安全，防止传播和自身感染。

（二）标本的处理

对环境敏感的细菌如流感嗜血杆菌、淋病奈瑟菌和脑膜炎奈瑟菌等应保温并立即送检，其他标本采集后最好在2h之内送到实验室。若不能及时送检，标本应置于一定环境中保存，如痰、尿、尸检组织、支气管洗液、心包液等标本应保存在4℃环境中，滑膜液、脑脊液等则要在25℃保存。一般情况下，用于细菌培养的标本保存时间不应超过24h。

患者标本中可能含有大量致病菌，必须注意安全防护。标本切勿污染容器的瓶口和外壁，必须包装好，防止送检过程中倒翻或碰破流出。对于烈性传染病标本运送时要特别严格，按规定包装，专人运送。厌氧性标本放在专门的运送瓶或试管内运送，也可直接用抽取标本的注射器运送。

二、细菌形态学检查

细菌的形态学检查是细菌检验中极为重要的基本方法之一，包括不染色标本检查法和染色标本检查法，显微镜是观察细菌形态所必备的基本工具。①普通光学显微镜：细菌形态学检查中以光学显微镜为常用。用油镜放大1000倍可以观察到细菌的一般形态和结构。②暗视野显微镜：多用于检查不染色的活细菌的形态及运动观察。③相差显微镜：主要用于检查不染色活细菌的形态及某些内部结构。④荧光显微镜：细菌经荧光色素染色后，在荧光显微镜下，可在暗色的背景下可以看到发射荧光的细菌。⑤电子显微镜：能分辨1nm的物体，不能观察到活的微生物。有透射电子显微镜和扫描电子显微镜两种。前者适于观察细菌内部的超微结构，后者适于对细菌表面结构及附件的观察。

（一）不染色标本

细菌不经染色直接镜检，主要检查生活状态下细菌的动力及运动状况。常用的有**压滴法**和**悬滴法**，以普通光学显微镜观察。如有动力，可看到细菌有明显的**方向性**位移。如用暗视野显微镜或相差显微镜观察，则效果更好。临床上，有时通过不染色标本的动力检查可对某些病原菌作出初步鉴定。此外螺旋体不易着色并有形态特征，多用不染色标本做暗视野显微镜检查。

（二）染色标本

1．常用染料　多为人工合成的含苯环的有机化合物，在苯环上带有色基与助色基。根据助色基解离后的带电情况，可将染料分为碱性、酸性与复合染料。

（1）碱性染料：电离后显色离子带**正电荷**，易与带负电荷的被染物结合。细菌一般情况下都带**负电荷**，因此，能与细菌结合，细菌学检查中常用此类染料。常用的染料有碱性复红、结晶紫、亚甲蓝等。

（2）酸性染料：电离后显色离子带负电荷，一般细菌带负电荷故不易着色。酸性染料通常用来染细胞胞质。常用的酸性染料有伊红、刚果红等。

（3）复合染料（中性染料）：是**碱性**和**酸性**染料的复合物，如瑞特染料（伊红亚甲蓝）、吉姆萨染料（伊红天青）等。

2．常用的染色方法　细菌染色标本在普通光学显微镜下可以观察细菌的形态、大小、排列、染色性、特殊结构（芽胞、荚膜、鞭毛）、异染颗粒等。细菌染色的基本程序：**涂片（干燥）→固定→染色（初染－媒染－脱色－复染）**。

（1）单染色法：用一种染料将细菌和周围物体染成同一种颜色，如吕氏亚甲蓝或稀释复红染色法。可观察其形态、排列、大小及简单结构，不能显示各种细菌染色性的差异。

（2）复染色法：用两种或两种以上的染料染色的方法。常用的有**革兰染色法**和**抗酸染色法**。

1）革兰染色：是细菌学中最经典、最常用的染色方法。细菌革兰染色性不同主要是由于细菌细胞壁结构的不同。除**粪便、血液**等极少数标本外，绝大多数标本在分离培养之前都要进行革兰染色镜检。细菌经涂片干燥固定后先用结晶紫初染→水洗后加碘液染色→水洗→95%乙醇脱色→水洗→稀释石炭酸（苯酚）复红染色→水洗→吸干后油镜检，染色结果革兰阳性菌为紫色，革兰阴性菌呈红色。有时结合细菌特殊形态结构及排列方式，对病原菌可进行初步鉴定，如脑脊髓膜炎患者，取其脑脊液涂片、革兰染色镜检。如为革兰阴性、肾形、凹面相对的双球菌，可报告“找到革兰阴性双球菌，形似脑膜炎奈瑟菌”；如为革兰阳性、菌体周围有荚膜的双球菌，可报告“找到革兰阳性双球菌，形似肺炎链球菌”。革兰染色除用以鉴定细菌外，病原菌革兰染色特性可为临床选择用药提供参考。

2）抗酸染色：不作为临床上常规的细菌检查项目，只用于**结核病**、**麻风病**等的细菌检查。疑似结核分枝杆菌感染的标本，经抗酸染色后以油镜检查，即可做出初步鉴定。痰标本涂片干燥固定后先用石炭酸复红弱火加温染色→水洗→3%盐酸乙醇脱色→水洗→吕氏亚甲蓝复染→水洗→吸干后油镜镜检，抗酸菌被染成红色，非抗酸菌和背景被染成蓝色。将有肺结核症状患者的痰标本，制成涂片后做**齐-内抗酸染色**镜检，可见**红色**抗酸杆菌，即可报告“找到抗酸菌”。

3．荧光染色　敏感性强，效率高而且容易观察结果。主要用于**结核分枝杆菌**、麻风分枝杆菌、**白喉棒状杆菌**及痢疾志贺菌等的检测。痰标本涂片、固定，用荧光染料金胺 O 法（金胺 O-罗丹明 B 法）染色，以荧光显微镜检查，可观察到呈金黄色荧光的菌球。

4．特殊染色

（1）异染颗粒染色：观察棒状杆菌属细菌菌体内的异染颗粒。疑为白喉棒状杆菌感染，除证实为革兰阳性典型棒状杆菌外，还须用异染颗粒染色法，镜检异染颗粒，方可初步报告“检出形似白喉棒状杆菌”。

（2）荚膜染色：在涂片上加 **3%沙黄水染液**加温染色 3min。菌体呈赤褐色，荚膜呈黄色。

（3）芽胞染色：将涂片用孔雀绿水溶液加温染色，再用 **0.5%沙黄水溶液**复染。菌体呈红色，芽胞呈绿色。

（4）鞭毛染色：鞭毛染色后于显微镜可观察到菌体上有无鞭毛、鞭毛的数量及位置，在非发酵菌的鉴定中很重要。

三、细菌分离培养和鉴定

（一）培养基的种类和选择

培养基（culture medium）是由人工方法配制而成的，专供微生物生长繁殖使用的混合营养物制品。适宜的培养基不仅可用于细菌的分离纯化培养、传代、菌种保存，还可用于研究细菌的生理、生化特性，是对病原菌分离鉴定的重要环节和必不可少的手段。

1．培养基的组成成分

（1）营养物质：尽管不同的细菌对营养的要求不同，但细菌需要的营养物质应含有氮源、碳源、无机盐类和生长因子等，常用的营养物质如下。

1）蛋白胨：最常用的成分之一，提供细菌生长繁殖所需要的氮源，含胨、多肽和多种氨基酸，为大多数细菌生长所利用。易溶于水，遇酸不沉淀，不因受高温而凝固，为两性电解质，有缓冲作用。

2）肉浸液：用新鲜牛肉浸泡、煮沸而制成的肉汁。含有可溶性含氮浸出物和非含氮浸出物，还有一些生长因子。可为细菌提供氮源和碳源，但所含氮物质过少不能满足细菌的需要，因此在制备培养基时应加入 **1%～2%蛋白胨**和 **0.5%氯化钠**。

3）牛肉膏：由肉浸液经长时间加热浓缩而制成。糖类在加热过程中被破坏，其营养价值低于肉浸液，可用作肠道杆菌鉴别培养基的基础成分。

4）糖类、醇类：为细菌生长提供**碳源**和**能源**。制备培养基所用的糖类、醇类有多种，常用的糖类有单糖、双糖和多糖；常用的醇类有甘露醇、卫茅醇等。葡萄糖、蔗糖主要作为碳源和能源的基本成分，其他糖类和醇类主要用于鉴定细菌所做的**发酵反应**。

5）血液：含有多种营养物质，又能提供辅酶、血红素等特殊生长因子，用于培养营养要求较高的细菌。还可根据细菌在血液培养基中的溶血现象而进行鉴定。

6）无机盐类：提供细菌生长的各种元素，如钾、钠、铁、镁、钙、磷、硫等。最常用的有氯化钠和**磷酸盐**，前者维持酶的活性、调节菌体内外的渗透压，后者是细菌良好的磷源，并具有缓冲作用。

7）鸡蛋和动物血清：是基本成分，是某些细菌生长所必需的营养物质，仅用于制备特殊的培养基。如培养结核分枝杆菌的鸡蛋培养基和培养白喉杆菌的吕氏血清培养基等。

8）生长因子：细菌生长所必需的，需要量很小。常在肝浸液、肉浸液、酵母浸液和含血液培养基中加入维生素、氨基酸、嘌呤、嘧啶等生长因子。

（2）凝固物质：制备固体培养基时，需要在液体中加入凝固物质。常用凝固物质为**琼脂**，某些情况下也可用明胶、卵白蛋白、血清等。琼脂是从石花菜中提取出来的一种半乳糖胶，温度在98℃以上时可溶于水，在**45℃以下**则凝固成凝胶状态，不被细菌分解利用，无营养作用。

（3）抑制剂和指示剂：制备培养基时常加入抑制剂和指示剂，不是细菌生长繁殖所必需的物质，而是选择、鉴定及判断结果的需要。①抑制剂，具有选择抑制作用，在制备培养基时加入一定种类的抑制剂，可抑制非检出菌（非病原菌）的生长，利于检出菌（病原菌）的生长。常用**胆盐、煌绿、亚硫酸钠、亚硒酸钠**及一些染料和某些抗生素等抑制剂；②指示剂，在培养基中加入一定种类的指示剂，观察细菌是否利用和分解培养基中的糖、醇类。常用的有酚红、甲基红、中性红、溴甲酚紫、溴麝香草酚蓝和中国蓝等酸碱指示剂。**亚甲蓝**常用作**氧化还原指示剂**。

2．培养基种类

（1）基础培养基（based medium）：含有基础生长所需的基本营养成分，最常用的是肉浸液，俗称肉汤，主要含牛肉浸液和蛋白胨，用于细菌的**增菌、检验**，也是制备其他培养基的基础成分。

（2）营养培养基（nutrient medium）：基础培养基中加入血液、葡萄糖、生长因子等特殊成分，供营养要求高的细菌和需要特殊生长因子的细菌生长，最常用的是**血琼脂平板**和**巧克力血平板**等。

（3）鉴别培养基（differential medium）：在某些培养基中加入一些特定物质，如糖、苷、醇类、氨基酸、蛋白质等和指示剂，测定细菌的**生化反应**，以鉴别和鉴定细菌用的培养基。例如，糖发酵管、克氏双糖铁琼脂（KIA）、伊红-亚甲蓝琼脂和动力-吲哚-尿素（MIU）培养基等。

（4）选择培养基（selective medium）：在培养基中加入抑制剂，抑制标本中杂菌生长，有助于所选择的细菌种类的生长，如培养肠道致病菌的**SS 琼脂**。

（5）特殊培养基（special medium）：某些细菌在生长繁殖时需要特殊的条件，包括厌氧培养基和细菌L型培养基等。

3．培养基的选择　临床标本送往细菌实验室后，应立即接种到适当的分离培养基上。依据卫生部临床检验中心推荐，细菌实验室应备有如下分离培养基。

（1）血平板：适合各类细菌的生长，一般细菌检验标本的分离，都应接种此平板。

（2）巧克力血平板：含有V和X因子，适于接种疑有嗜血杆菌、奈瑟菌等的标本。

（3）中国蓝平板或伊红亚甲蓝平板：抑制**革兰阳性**细菌，促进革兰阴性细菌生长，是较好的弱选择性培养基。发酵型革兰阴性杆菌在此平板上菌落颜色不同，便于鉴别菌种。

（4）麦康凯平板：中等强度选择性，抑菌力略强，少数革兰阴性菌不生长。在麦康凯平板上能否生长，是非发酵菌鉴定的一个依据。

（5）SS 琼脂：较强的抑菌力，用于志贺菌和沙门菌的分离。因选择性过强，影响检出率，使用时最好加一种**弱选择平板**以配对互补。

（6）碱性琼脂或 TCBS 琼脂：从粪便中分离**霍乱弧菌**及其他弧菌。

（7）血液增菌培养基：从血液、骨髓中分离常见病原菌。

（8）营养肉汤：用于标本及各类细菌的增菌。

痰标本一般选用血平板、中国蓝/麦康凯、巧克力平板做分离。中国蓝/麦康凯用于筛选革兰阴性杆菌，血平板用于肺炎链球菌、白喉棒状杆菌等的分离，而含杆菌肽的巧克力平板用于筛选嗜血杆菌等。

（二）分离培养

为了从临床标本中分离出病原菌并进行准确鉴定，除选择好合适的培养基外，还要根据待检标本的来源、培养目的及所使用培养基的性状，采用不同的分离和培养方法。

1．细菌的分离

（1）平板划线分离法：使标本中混杂的多种细菌在培养基表面分散生长，形成各自菌落，以便根据菌落的形态及特征，挑选单个菌落进行纯培养，

（2）斜面接种法：主要用于单个菌落的纯培养，保存菌种或观察细菌的某些特性。

（3）液体接种法：多用于液体生化管的接种及增菌培养。

（4）穿刺接种法：常用于半固体培养基、明胶及双糖管的接种。多用于菌种保存，细菌动力观察和细菌某些特性的观察等。

（5）倾注平板法：常用于测定牛乳、饮水和尿液等标本的细菌数。

（6）涂布接种法：常用于纸片法药敏测定，也可用于细菌计数。

2．细菌培养方法　根据临床初步诊断及待检细菌的种类，可选用不同环境条件进行培养。常用的有需氧培养法、二氧化碳培养法和厌氧培养法。为了提高检验的正确率，同一标本常同时采用两种或三种不同的培养法。

（1）需氧培养法：适用于需氧和兼性厌氧菌的培养。将已接种好的平板、斜面、液体培养基，置于 35℃温箱中孵育 18～24h，一般细菌即可生长，有些难以生长的细菌（如结核分枝杆菌）需延长培养时间。有的细菌最适生长温度是 28～30℃，如鼠疫耶尔森菌，甚至在 4℃也能生长，如李斯特菌。

（2）二氧化碳培养法：有些细菌在初次分离培养时，须在 5%～10% CO_2 的环境下才能生长良好，如流感嗜血杆菌、脑膜炎奈瑟菌、淋病奈瑟菌、牛布鲁菌等。二氧化碳培养方法主要有以下几种。①二氧化碳培养箱：适用于大型实验室应用；②烛缸法：将已接种好的培养基放入干燥器内，并放入点燃的蜡烛。干燥器盖的磨口处涂上凡士林，盖上盖子，烛光因缺氧自行熄灭，此时干燥器内 CO_2 含量为 5%～10%，然后将干燥器放入 35℃温箱内培养 18～24h 即可，少数菌种需培养 3～7d 或更长；③化学法：按每升容积加入碳酸氢钠 0. 4g 和浓盐酸 0. 35ml 的比例，分别置于容器内（如平皿内）。将容器连同已接种的培养基放入干燥器内，盖紧干燥器的盖子，倾斜容器使碳酸氢钠与浓盐酸接触生成 CO_2。

（3）厌氧培养法：适用于兼性厌氧菌和专性厌氧菌培养。常用的有①厌氧罐法；②气袋法；③厌氧手套箱法；④庖肉培养基法；⑤焦性没食子酸法。

3．细菌的生长现象

（1）分离培养基上菌落的生长现象：观察菌落的表面特征，包括大小、形状、突起、边缘、颜色、表面、透明度和黏度等。菌落一般分为光滑型菌落（S 型菌落）、粗糙型菌落（R 型菌落）和黏液型菌落（M 型菌落）。

血琼脂上的溶血：①α 溶血，菌落周围为草绿色部分溶血的不完全透明的溶血环；②β 溶血，菌落周围形成清晰透明的溶血环；③γ 溶血，菌落周围无溶血环；④双环，在菌落周围完全溶解的晕圈外有一个部分溶血的第二圆圈。

气味：有些细菌在平板上生长繁殖后可产生特殊气味，如铜绿假单胞菌（生姜气味）、变形杆菌（巧克力烧焦的臭味）、白假丝酵母菌（酵母味）、厌氧梭菌（腐败的恶臭味）、放线菌（泥

土味）等。

（2）细菌在液体培养基中的生长现象：①大多数细菌生长繁殖后呈现均匀混浊；②少数链状细菌，如炭疽芽胞杆菌、链球菌等则为**沉淀生长**；③结核分枝杆菌、枯草芽胞杆菌和铜绿假单胞菌等专性需氧菌一般呈表面生长，常形成**菌膜**。

（3）细菌在半固体培养基中的生长现象：半固体培养基用于**观察细菌的动力**，有动力（有鞭毛）的细菌在穿刺线的两侧扩散呈放射状或云雾状生长，无动力（无鞭毛）的细菌沿穿刺线生长，而周围培养基清澈透明。

（三）生化反应

不同细菌具有各自独特的酶系统，因而对底物的分解能力各异，其代谢的产物也不相同。这些代谢产物又各具有不同的生物化学特性，为此，可利用生物化学的方法测定这些代谢产物以鉴定细菌。在临床细菌检验工作中，除根据细菌的形态、染色、培养特性进行初步鉴定外，对绝大多数分离的未知菌的属、种鉴定，主要通过这些生物化学试验。

1．碳水化合物的代谢试验

（1）糖（醇、苷）类发酵试验：①原理，各种细菌含有发酵不同糖（醇、苷）类的酶，分解糖类的能力各不相同，细菌分解糖类后的终末产物亦不一致，可利用此特点以鉴别细菌。②培养基，加入 0.5%～1%的糖类、醇类、苷类，可分为液体、半固体、固体或微量生化管几种类型。③方法，将分离的纯种细菌，以无菌操作接种到糖（醇、苷）类发酵培养基中，于培养箱中培养数小时至两周，观察结果。④结果：分解糖（醇、苷）类产酸时，培养基中的指示剂呈酸性反应；若产气可使液体培养基中倒管内或半固体培养基内出现气泡，固体培养基内有裂隙等现象；若不分解，培养基中除有细菌生长外，无任何其他变化。⑤应用，鉴定细菌**最主要**和**最基本**的试验，特别对**肠杆菌科**细菌的鉴定尤为重要。

（2）氧化-发酵试验（O/F 试验）：①原理，细菌在分解葡萄糖的过程中，必须有分子氧参加的，称为**氧化型**；可以进行无氧降解的，称为**发酵型**。氧化型细菌在无氧环境中不能分解葡萄糖，发酵型细菌在有氧或无氧环境中都能分解葡萄糖，不分解葡萄糖的细菌称为**产碱型**，可区分细菌的代谢类型。②方法，待检菌同时穿刺接种两支 HL 培养基，其中一支滴加无菌的液状石蜡，高度不少于 1cm，于 35℃培养 48h 或更长。③结果，均无变化为产碱型或不分解糖型；均产酸为发酵型；仅不加石蜡的培养基产酸为氧化型。④应用，主要用于肠杆菌科细菌与非发酵菌的鉴别，前者均为发酵型，而后者通常为氧化型或产碱型。也可用于葡萄球菌与微球菌间的鉴别。

（3）β-半乳糖苷酶试验（ONPG 试验）：①原理，有的细菌可产生 β-半乳糖苷酶，分解邻-硝基酚-β-D-半乳糖苷，生成黄色的邻-硝基酚。②方法，克氏双糖铁培养基上取菌，在 0.25ml 无菌生理盐水中制成菌悬液，加一滴甲苯并充分振摇，使酶释放。37℃水浴 5min，加入 0.25ml ONPG 试剂，水浴 20min～3h 观察结果。③结果，菌悬液呈现**黄色**为阳性反应，一般在 20～30min 内显色。④应用，迅速及迟缓分解乳糖的细菌为阳性，不发酵乳糖的细菌为阴性。主要用于**迟缓发酵乳糖菌株**的快速鉴定。

（4）七叶苷水解试验：①原理，某些细菌可将七叶苷分解成葡萄糖和七叶素，七叶素与培养基中枸橼酸铁的 Fe^{2+}反应，使培养基变黑。②方法，待检菌接种于七叶苷培养基中，置 35℃温育过夜。③结果，培养基变黑色为阳性，不变色为阴性。④应用：用于 **D 群链球菌**与其他链球菌的鉴别，前者阳性，后者阴性。也用于革兰阴性杆菌及厌氧菌的鉴别。

（5）甲基红试验：①原理，细菌在糖代谢过程中，分解葡萄糖产生丙酮酸，丙酮酸进一步分解产生甲酸、乙酸、乳酸等，使 pH 降至 4.5 以下，加入甲基红试剂呈红色；②方法，待检菌接种于葡萄糖蛋白胨水培养基中，培养 2～4d，在培养基内加入甲基红试剂，立即观察结果；③结果，红色为阳性；橘红色为弱阳性；黄色为阴性；④应用，主要用于鉴别**大肠埃希菌**与**产气肠杆菌**，前者为阳性，后者为阴性。肠杆菌科中沙门菌属、志贺菌属、枸橼酸杆菌属、变形杆菌属等为阳性，肠杆菌属、哈夫尼亚菌属为阴性。

（6）V-P 试验：①原理，细菌在糖代谢过程中，分解葡萄糖产生丙酮酸，丙酮酸脱羧产生乙酰甲基甲醇，在碱性环境中，可被空气中的氧氧化为二乙酰，与培养基中精氨酸的胍基作用生成红色化合物。②方法，待检菌接种于葡萄糖蛋白胨水培养基中，35℃培养 48h 后加入甲液（6% α-萘酚酒精溶液）和乙液（40%KOH 溶液），振摇。③结果，数分钟内出现红色为阳性，如无红色出现且 35℃ 4h 后仍如故者为阴性。④应用，常与**甲基红试验**一起使用，因为前者阳性的细菌，后者通常为阴性。

2．蛋白质和氨基酸的代谢试验

（1）明胶液化试验：①原理，某些细菌可产生一种胞外酶，使明胶分解为氨基酸，失去凝固力，成为流动的液体；②方法，被检菌穿刺接种于明胶培养基，22℃培养 7d，每日观察结果；③结果，培养基呈液化状态为阳性；④应用，肠杆菌科细菌的鉴别，如普通变形杆菌、奇异变形杆菌、阴沟杆菌、沙雷菌等可液化明胶。某些厌氧菌如产气荚膜梭菌、脆弱类杆菌等也能液化明胶，多数假单胞菌也能液化明胶。

（2）吲哚（靛基质）试验：①原理，某些细菌具有色氨酸酶，分解**色氨酸**生成吲哚（靛基质），加入对位二甲氨基苯甲醛后形成红色的玫瑰吲哚；②方法，待检菌接种于蛋白胨水培养基中，35℃培养 24～48h，沿试管壁慢慢加入吲哚试剂：③结果，两者液面接触处出现红色为阳性，无色为阴性；④应用，主要用于**肠杆菌科**细菌的鉴定。大肠埃希菌、变形杆菌阳性，志贺菌、沙门菌阴性。

（3）硫化氢试验：①原理，某些细菌能分解**含硫氨基酸**（胱氨酸、半胱氨酸）产生硫化氢，硫化氢遇铅或亚铁离子形成黑褐色的沉淀；②方法，待检菌穿刺接种于醋酸铅培养基，35℃培养 24～48h 观察结果；③结果，培养基变黑为阳性，不变为阴性；④应用，主要用于**肠杆菌科中属及种的鉴别**，如沙门菌属、爱德华菌属、亚利桑那菌属、枸橼酸杆菌属、变形杆菌属细菌，绝大多数硫化氢阳性。但沙门菌属中也有阴性菌种。

（4）尿素分解试验：①原理，某些细菌具有尿素分解酶，能分解尿素产生大量的氨，使培养基呈碱性；②方法，将检菌接种于尿素培养基，35℃培养 18～24h，观察结果；③结果，培养基呈碱性，使酚红指示剂变红为阳性，不变为阴性；④应用，主要用于肠杆菌科中**变形杆菌属**细菌的鉴定。变形杆菌属、肺炎克雷伯菌属、摩根菌属、普罗威登斯菌属、幽门螺杆菌和结肠耶尔森菌为阳性，而斯氏和产碱普罗威登菌阴性。

（5）苯丙氨酸脱氨酶试验：①原理，某些细菌可产生苯丙氨酸脱氨酶，使苯丙氨酸形成苯丙酮酸，加入指示剂后产生绿色；②方法，被检菌浓厚接种于苯丙氨酸琼脂培养基斜面上，于 35℃培养 18～24h，加 10%三氯化铁试剂 3～4 滴，自斜面上方流下；③结果，出现绿色为阳性。应立即观察结果，反应时间过长会褪色；④应用，主要用于肠杆菌科细菌的鉴定。变形杆菌属、普罗威登斯菌属和摩根菌属细菌为阳性，肠杆菌种中其他细菌均为阴性。

（6）氨基酸脱羧酶试验：①原理，某些细菌具有**氨基酸脱羧酶**，能分解氨基酸使其脱羧生成胺和二氧化碳，使培养基变碱；②方法，被检菌分别接种于赖氨酸（或鸟氨酸或精氨酸）培养基和氨基酸对照培养基中，并加入无菌液状石蜡，35℃培养 1～4d，每日观察结果；③结果，对照管呈黄色，测定管呈紫色（指示剂为溴甲酚紫）为阳性，若测定管呈黄色为阴性，若对照管呈现紫色则试验无意义；④应用，主要用于**肠杆菌**科细菌的鉴定。沙门菌属中除伤寒和鸡沙门菌外，其余沙门菌的赖氨酸和鸟氨酸脱羧酶均为阳性。宋内和**鲍氏志贺菌**为阳性，其他志贺菌均为阴性。

3．碳源和氮源利用试验　细菌对单一来源碳源利用的鉴定试验。

（1）枸橼酸盐利用试验：①原理，某些细菌能以**铵盐**为惟一氮源，利用**枸橼酸盐**作为惟一碳源，在枸橼酸盐培养基上生长，分解枸橼酸盐，使培养基变碱性；②方法，被检菌接种于枸橼酸盐培养基，35℃培养 1～4d，每日观察结果；③结果，培养基由淡绿色变为深蓝色为阳性；不能利用枸橼酸盐的细菌则不能生长，培养基不变色，为阴性；④应用，用于肠杆菌科中菌属间的鉴定，埃希菌属、志贺菌属、爱德华菌属和耶尔森菌属均为阴性，沙门菌属、克雷伯菌属常为阳性。

（2）丙二酸盐利用试验：①原理，某些细菌利用**丙二酸盐**作为惟一碳源，将丙二酸盐分解生成碳酸钠，使培养基变碱；②方法，被检菌接种于丙二酸盐培养基，35℃培养 24～48h 后观察结果；③结果，培养基由淡绿色变为深蓝色为阳性，颜色无变化为阴性；④应用，**肠杆菌科中属间及种的鉴别**，**克雷伯菌**属为阳性，肠杆菌属、枸橼酸杆菌属和哈夫尼亚菌属中有些菌种也呈阳性，其他菌属均为阴性。

4．各种酶类试验

（1）氧化酶试验：①原理，有**氧化酶（细胞色素氧化酶）**的细菌，可使细胞色素 C 氧化，再由氧化型细胞色素 C 使对苯二胺氧化，生成有色的醌类化合物；②试剂，**1%盐酸四甲基对苯二胺或 1%盐酸二甲基对苯二胺**；③方法，分为菌落法、滤纸法和试剂纸片法；④结果，细菌与试剂接触 10s 内呈深紫色，为阳性，同时以铜绿假单胞菌作为阳性对照，大肠埃希菌作为阴性对照；⑤应用，主要用于肠杆菌科细菌与**假单胞菌**的鉴别，前者为阴性，后者为阳性。奈瑟菌属、莫拉菌属细菌也呈阳性反应。

（2）过氧化氢酶试验（触酶试验）：①原理，具有**过氧化氢酶**的细菌，催化 H_2O_2 生成水和氧，出现气泡；②方法，取菌置于洁净的试管内或玻片上，加 3%过氧化氢数滴；或直接滴加 3%过氧化氢于不含**血液**的细菌培养物中，立即观察结果；③结果，有大量气泡产生者为阳性，不产气泡为阴性；④应用：用于**革兰阳性球菌**初步分群，葡萄球菌和微球菌为阳性，链球菌属为阴性。

（3）硝酸盐还原试验：①原理，某些细菌可还原硝酸盐为亚硝酸盐，再与乙酸作用生成亚硝酸，亚硝酸与对氨基苯磺酸和 α-萘胺作用，生成红色的 N-α-萘胺偶氮苯磺酸；②方法，被检菌接种于硝酸盐培养基中，35℃培养 1～4d，将**甲液（对氨基苯磺酸 0.8g+5mol/L 醋酸 100ml）**、**乙液（α-奈胺 0.5g+5mol/L 醋酸 100ml）**等量混合后（约 0.1ml）加入培养基内，立即观察结果；③结果，出现红色为阳性。若加入试剂后无颜色反应，有两种可能，一是硝酸盐没有被还原，试验阴性；二是硝酸盐被还原为其他产物导致假阴性，在试管内加入少许锌粉，出现红色则表明试验确实为阴性。若仍不产生红色，表示试验为假阴性。培养基管内的小导管如有气泡产生，表示有氮气生成；④应用，肠杆菌科细菌均能还原硝酸盐为亚硝酸盐；铜绿假单胞菌、嗜麦芽窄食单胞菌等假单胞菌可产生氮气；有些厌氧菌如韦荣球菌等试验也为阳性。

（4）脂酶试验：①方法，将被检菌接种于脂酶培养基（含维多利亚蓝）中，于 37℃培养 24h；②结果，培养基变为蓝色为阳性，阴性为粉红色或无色；③应用，用于**厌氧菌**的鉴别。类杆菌属中的中间类杆菌产生脂酶，其他为阴性；芽胞梭菌属中产芽胞梭菌、肉毒梭菌和诺维梭菌也有此酶，其他梭菌阴性。

（5）卵磷脂酶试验：①方法，将被检菌划线接种或点种于 1%卵黄琼脂平板上，于 35℃培养 3～6h；②结果，3h 后在菌落周围形成乳白色混浊环，为阳性；③应用，用于厌氧菌的鉴定。产气荚膜梭菌、诺维梭菌为阳性，其他梭菌为阴性。

（6）DNA 酶试验：①方法，被检菌点种于 0.2%DNA 琼脂平板上，35℃培养 18～24h，用 1mol/L 盐酸覆盖平板，观察结果；②结果，菌落周围出现透明环为阳性，无透明环为阴性；③应用，在肠杆菌科中沙雷菌和变形杆菌产生此酶，革兰阳性球菌中只有金黄色葡萄球菌产生 DNA 酶。

（7）凝固酶试验：①原理，致病性葡萄球菌可产生血浆凝固酶，使血浆中纤维蛋白原变成纤维蛋白，附着于细菌表面发生凝集。玻片法检测结合凝固酶，试管法检测游离凝固酶。②方法，有玻片法和试管法，玻片法是取兔血浆和盐水各一滴，分别置于洁净的玻片上，挑取被检菌分别混合；试管法是取试管 2 支，各加 0.5ml 人或兔血浆，挑取被检菌和阳性对照菌分别加入血浆中混匀，37℃水浴 3～4h。③结果，玻片法以血浆中有明显的颗粒出现而盐水中无自凝现象判为阳性；试管法以血浆凝固判为阳性。④应用，鉴定**葡萄球菌致病性**的重要指标，金黄色葡萄球菌和中间葡萄球菌为阳性。

（8）CAMP 试验：①方法，以金黄色葡萄球菌划一横线接种于血琼脂平板上，将被检菌与前一划线做垂直划线接种，两线不能相交，相距 0.5～1cm，37℃培养 18～24h，观察结果。每次试验都设阴性和阳性对照。②结果，在两划线交界处出现**箭头样的溶血区为阳性**。③应用，在链球菌中，只有 **B 群链球菌** CAMP 试验阳性，可作为特异性鉴定。

（9）胆汁溶菌试验：①原理，胆汁或胆盐可溶解肺炎链球菌。②试剂，10%去氧胆酸钠或纯牛胆汁。③方法，分为平板法和试管法。④结果，平板法以“菌落消失”判为阳性；试管法以“加胆盐的培养物变透明，而对照管仍混浊”判为阳性。⑤应用，用于肺炎链球菌与甲型链球菌的鉴别，前者阳性，后者阴性。

5．抑菌试验

（1）O/129 抑菌试验：①原理，O/129 对**弧菌属**细菌有抑制作用，对气单胞菌属细菌无抑制作用；②方法，待检菌均匀涂布于碱性琼脂平板上，捏取 O/129 纸片贴于平板上，35℃培养 18～24h 观察结果；③结果，出现抑菌环为敏感，无抑菌环为耐药；④应用，弧菌科的属间鉴别，弧菌属、邻单胞菌属对 O/129 敏感，气单胞菌属耐药。

（2）杆菌肽试验：①原理，A 群链球菌对杆菌肽几乎全部敏感，其他群链球菌绝大多数耐药；②方法，待检菌纯培养物（肉汤）均匀涂布于血液琼脂平板上，稍干后贴上 0.04U/片的杆菌肽纸片，35℃培养 18～24h，观察结果；③结果，抑菌环直径＞10mm 为敏感，抑菌环直径＜10mm 为耐药；④应用，用于 A 群链球菌与非 A 群链球菌的鉴别。

（3）奥普托欣（Optochin）试验：①原理，几乎所有肺炎链球菌对 Optochin 敏感，对其他链球菌则无作用；②方法，待检菌菌落或肉汤培养液均匀涂布于血琼脂平板上，稍干后贴上含 5pg/片的 Optochin 纸片，35℃培养 18～24h，观察结果；③结果，抑菌环直径＞14mm，为敏感，抑菌环直径≤14mm，应再做**胆汁溶菌试验**，以证实是否为肺炎链球菌；④应用，用于肺炎链球菌与其他链球菌的鉴别。

（四）鉴定

在临床微生物实验室细菌的鉴定不仅常常应用形态和生化反应，也用免疫学方法，如应用凝集试验对沙门菌属、志贺菌属、布鲁菌属、致病性大肠埃希菌、霍乱弧菌、脑膜炎奈瑟菌、流感嗜血杆菌、肺炎克雷伯菌、链球菌等细菌的鉴定或分型，通过分子生物学方法也可对生化鉴定比较困难的细菌进行鉴定。

四、细菌的非培养检测方法

（一）免疫学检测

利用免疫学试验的方法和原理，用已知的抗体检测抗原，或用已知的抗原检测抗体，是细菌性疾病诊断的重要手段之一。

1．抗原检测　常用的方法有凝集反应、免疫荧光技术、酶免疫测定等。

（1）凝集反应：用于直接检测传染病早期血液、脑脊液和其他分泌液中可能存在的微量抗原。如取流脑患者的脑脊液，直接检测脑膜炎奈瑟菌，有助于传染病的快速诊断。

（2）免疫荧光技术：利用免疫学特异性反应与荧光示踪技术相结合的显微镜检查手段。间接法敏感性高于直接法，常用于链球菌、脑膜炎奈瑟菌、致病性大肠埃希菌、志贺菌、沙门菌等细菌的鉴定。

（3）酶联免疫吸附试验（ELISA）：既可用于病原检测、抗体检测，还可用于细菌代谢产物的检测。

此外，免疫印迹试验、发光免疫技术等亦可用于临床标本中细菌抗原的检测。

2．抗体检测　机体感染病原菌后，通过机体的免疫应答将产生特异性抗体，抗体的量（通常用效价或滴度表示）常随病程的进展而变化。用已知细菌抗原检测患者血清中有无相应特异性抗体及抗体效价的动态变化，可作为某些细菌感染性疾病的辅助诊断。主要适用于抗原性较强的病原菌和病程较长的感染性疾病。抗体效价必须明显高于正常人水平或患者恢复期的抗体效价比急性期升高 4 倍或 4 倍以上才有诊断意义。

（二）分子生物学检测

分子生物学技术的发展，为细菌鉴定提供了新的检测手段，特别是为鉴定难以培养的细菌和培养时间较长的细菌时发挥了重要的作用。常用分子生物学检测方法有聚合酶链反应（PCR）、核酸杂交技术、生物芯片技术等，鉴定标本中有无相应的病原菌或毒素基因。

（三）细菌毒素检测

1．内毒素　内毒素的检测，主要用于确诊患者是否发生革兰阴性菌感染。内毒素检测通常应用**鲎试验**，本试验对革兰阴性菌产生的内毒素具有高度特异性，试验灵敏度高，可检出 0. 0005～0. 005μg/ml 内毒素，2h 内即可得出结果。

2．外毒素

（1）体内毒力试验：细菌外毒素对机体的毒性作用，可被相应抗毒素中和。若先给动物注射抗毒素，然后再注射外毒素，则动物不产生中毒症状，以此可鉴定细菌是否产生与抗毒素相应的外毒素。

（2）体外毒力试验：常用 ELISA 方法测定，如葡萄球菌肠毒素。

（四）动物实验

动物实验也是临床细菌学检验的重要组成部分。其主要用途：①分离和鉴定病原微生物；②测定细菌的毒力；③制备免疫血清；④建立致病动物模型；⑤取动物的血液配制细菌培养基；⑥用于生物制品或一些药物的安全、毒性、疗效检验。

根据实验目的不同，对实验动物要求亦不同，因此对实验动物作如下的分类。

1．遗传学控制分类

（1）近交系动物：即一般的纯系动物，是采用兄妹交配或亲子交配繁殖 20 代以上的纯品系动物。

（2）突变种纯系动物：实验动物正常染色体中某个基因发生了变异的具有各种遗传缺陷的突变品系动物。

（3）纯杂种动物：一般动物室供应的杂种动物，是无计划随意交配而繁殖的动物。

2．微生物学控制方法分类

（1）**无菌动物**：体表或肠道中均无微生物存在，且体内不含任何抗体。

（2）**悉生动物**：给无菌动物引入已知 5～17 种正常肠道菌丛培育而成的动物。

（3）**无特殊病原体动物**：即屏障系统动物。

（4）**清洁动物**：又称最低限度疾病动物，饲养在设有清洁走廊和不清洁走廊的设施中，来自剖宫产。

（5）**常规动物**：指一般在自然环境中饲养的带菌动物。

常用的实验动物有小白鼠、大白鼠、家兔、豚鼠、绵羊、马等，根据实验的目的和要求选择适宜的实验动物。选择时应考虑实验动物对测试菌感染的敏感性、遗传种系特征、体内和体表微生物群特点，以及体重、年龄、性别和数量等。

实验动物常用的接种方法有皮下注射、皮内注射、腹腔注射、肌内注射、静脉注射和脑内注射。接种后每日观察 1～2 次，并按要求做好详细记录。动物死亡后，应立即解剖和进行微生物学检验。

历年考点串讲

细菌感染的病原学诊断相关内容必考，应做为重点复习。

熟练掌握标本的采集和处理原则、细菌形态学检查、细菌分离培养和鉴定。掌握细菌的分子生物学检测。熟悉细菌的免疫学检测。

历年常考的细节：

1. 霍乱弧菌不染色动力检查除使用普通显微镜外，还可采用**暗视野**显微镜。
2. 半固体培养法是证明细菌具有鞭毛结构（**动力**）的常用方法。
3. 卡介苗属于**毒力变异**株。
4. O/F 试验用于肠杆菌科细菌与**非发酵菌**的鉴别，肠杆菌科细菌为发酵型，非发酵菌为氧化型或产碱型。
5. 适合观察细菌内部超微结构的显微镜是**透射电子显微镜**。
6. 最常用于细菌染色的染料是**碱性染料**。
7. 细菌 ONPG 试验阳性呈**黄色**。
8. 血浆凝固酶玻片法是**直接凝集反应**。
9. **SS 琼脂平板**培养基属于选择培养基。
10. 腹泻患者，细菌学诊断中对病原学的检验方法有直接涂片镜检、分离培养、血清学试验、动物实验，**不推荐**人体试验。（2017）
11. 粪便培养有可疑致病菌生长时，要在**最短时间内初步判断菌种**，首选的方法是 PCR 检测。（2017）
12. **鸡蛋培养基**主要用于检测结核分枝杆菌。（2016）
13. 变形杆菌能使含硫氨基酸（胱氨酸）分解成**氨**和**硫化氢**。（2016）
14. 内毒素检测通常应用**鲎试验**。（2015）
15. 细菌革兰染色性不同是由于**细胞壁**结构不同。（2015）

第 5 单元　抗菌药物敏感试验

一、抗菌药物的敏感性试验

（一）抗菌药物的选择

临床微生物实验室在分离出病原体时，必须选择合适的抗菌药物和合适的方法进行药物敏感试验，抗菌药物的选择在我国主要遵循临床实验室标准化研究所（CLSI）制定的抗菌药物选择原则。**A 组为常规首选药敏试验药物**，包括对特定菌群的常规试验并常规报告的药物；**B 组**为一些临床上重要的，**针对医院内感染的药物**，也可用于常规试验，但只是选择性报告；**C 组为替代性或补充性抗菌药物**，在 A、B 组过敏或耐药时选用；**U 组**为仅用于**治疗泌尿道感染的抗菌药物**；**O 组**，对该组细菌有临床适应证但一般不允许常规试验并报告的药物。

（二）纸片扩散法

常用的药物敏感试验方法包括**纸片扩散法**、**稀释法**、**抗菌药物梯度法**（E-test）和**自动化仪器法**。纸片扩散法又称 Kirby-Bauer（K-B）法，是 **WHO 推荐**的定性药敏试验的基本方法，可以半定量。

1．实验原理　将含有定量抗菌药物的纸片贴在接种有待检菌的琼脂平板上，该点称为抗菌药源。药物向周围扩散，形成了随着药源距离增加，琼脂中药物浓度递减的浓度梯度。在药源周围可抑菌浓度范围内待检菌的生长被抑制，形成无菌生长的透明圈即抑菌圈，其大小可以反映待检菌对测定药物的敏感性，并与该药对待检菌的**最低抑菌浓度（MIC）**呈负相关。

2．实验材料

（1）培养基：**水解酪蛋白（M-H）琼脂**培养基是 CLSI 推荐采用的兼性厌氧菌和需氧菌药敏试验标准培养基，pH7.2～7.4，琼脂厚度 4mm。对生长条件要求高的细菌，如链球菌属细菌需加入 5%脱纤维羊血，嗜血杆菌属细菌需加入 1%血红蛋白（含 V 因子）和 1%X 因子复合物。配置琼脂平板当天使用或置塑料密封袋中 4℃保存，使用前应将平板置 35℃温箱孵育 15min，使其表面干燥。

（2）抗菌药物纸片：选用直径 6.35mm，吸水量 20μl 的专用药敏纸片，用逐片加样或浸泡方法使每片含药量达规定所示。含药纸片密封贮存 2～8℃或-20℃无霜冷冻箱内保存。β-内酰胺类药敏纸片应冷冻贮存，且不超过 1 周。使用前将贮存容器移至室温平衡 1～2h，避免开启贮存容器时产生冷凝水。

3．实验方法　实验菌株和标准菌株接种采用直接菌落法或液体生长法，用生理盐水或肉汤校正菌液至 0.5 麦氏比浊标准（相当于 1.5×10^8CFU/ml 的含菌量）后在 15min 内接种。接种步骤如下。①以无菌棉拭蘸取已制备好的菌液，在管内壁将多余菌液旋转挤去后，在 M-H 琼脂表面均匀涂布接种 3 次，每次平板旋转 60°，最后沿平板内缘涂抹 1 周。②平板置室温干燥 3～5min 后用无菌镊子或专用纸片分配器将含药纸片贴于琼脂表面。各纸片中心相距＞24mm，纸片距平板内缘＞15mm。直径为 90mm 的平板可贴 6 张纸片。纸片贴上后不可再移动，因为抗菌药物会自动扩散到培养基内。③平板室温放置 15min 后倒置于 35℃培养箱中培养 16～18h 后读取结果，对甲氧西林和万古霉素敏感试验结果应孵育 24h。

4．结果判断和报告　平板置黑色背景上，从背面用游标卡尺或直尺量取包括纸片直径在内的抑菌圈直径，单位为毫米（mm）。培养基中如果加有血液须打开皿盖从正面测量抑菌圈。抑菌圈的边缘应是无明显细菌生长的区域。先量取质量控制菌株的抑菌圈直径，以判断质量控制是否合格，然后量取试验菌株的抑菌圈直径。根据 CLSI 标准，对量取的抑菌圈直径作出“敏感”、“耐药”和“中介”的判断。①**敏感（S）**：是指所分离菌株能被测试药物使用推荐剂量时在感染部位通常可达到的抗菌药物浓度所抑制。②**中介（I）**：是指抗菌药物在生理浓集的部位具有临床效果，还代表敏感与耐药之间的缓冲区，以避免微小的、不能控制的技术因素造成重大的结果解释错误。③**耐药（R）**：是指所分离菌株不被测试药物常规剂量可达到的药物浓度所抑制，和（或）证明分离菌株可能存在某些特定的耐药机制，或治疗研究显示药物对分离菌株的临床疗效不可靠。

5．质量控制

（1）对于肠杆菌科细菌，M-H 琼脂，生长法或直接菌落悬液法，相当于 0.5 麦氏标准的细菌浓度，35±2℃，空气，16～18h 观察结果，质量控制菌株推荐为大肠埃希菌 ATCC 25922，大肠埃希菌 ATCC 35218（为监控β-内酰胺酶/β-内酰胺抑制剂纸片用）。

（2）对于铜绿假单胞菌、不动杆菌等，质量控制菌株推荐为大肠埃希菌 ATCC 25922、铜绿假单胞菌 ATCC 27853、大肠埃希菌 ATCC 35218。

（3）对于葡萄球菌属细菌，16～18h 观察结果，测苯唑西林、甲氧西林、萘夫西林和万古霉素需 24h，试验温度超过 35℃不能检测甲氧西林耐药葡萄球菌，推荐质量控制菌株为金黄色葡萄球菌 ATCC 25923、大肠埃希菌 ATCC 35218，纸片扩散法检测葡萄球菌对万古霉素的敏感性不可靠。

（4）对于肠球菌属细菌，16～18h 观察结果，测万古霉素需 24h，推荐质量控制菌株为粪肠球菌 ATCC 29212。

（5）对于流感嗜血杆菌和副流感嗜血杆菌，推荐质量控制菌株为流感嗜血杆菌 ATCC 49247，流感嗜血杆菌 ATCC 49766，大肠埃希菌 ATCC 35218（测试阿莫西林/克拉维酸时）。

（6）对于肺炎链球菌和肺炎链球菌之外其他链球菌，培养基为 M-H 琼脂+5%羊血，35±2℃，

5%CO_2，20～24 小时观察结果，推荐质量控制菌株为肺炎链球菌 ATCC49619。

（三）稀释法

1. *肉汤稀释法* 有宏量稀释法和微量稀释法，宏量稀释法肉汤含量每管≥1. 0ml（通常 2ml），微量稀释法每孔含 0. 1ml。

（1）培养基：使用 M-H 肉汤，需氧菌、兼性厌氧菌在此培养基中生长良好。在该培养液中加入补充成分可支持流感嗜血杆菌、链球菌生长。培养基制备完毕后应校正 pH 为 7. 2～7. 4（25℃）。离子校正的 M-H 肉汤（CAMHB）为目前推荐的药敏试验培养液。

（2）药物稀释：药物原液的制备和稀释遵照 CLSI 的指南进行。

（3）菌种接种：配制 0. 5 麦氏浓度菌液，用肉汤（宏量稀释法）、蒸馏水或生理盐水（微量稀释法）稀释菌液，使最终菌液浓度（每管或每孔）为 5×10^5CFU/ml，稀释菌液于 15min 内接种完毕，35℃孵育 16～20h，当试验菌为嗜血杆菌属、链球菌属孵育时间为 20～24h。葡萄球菌和肠球菌对苯唑西林和万古霉素的药敏试验应孵育 24h。

（4）结果判断：以在试管或小孔内完全抑制细菌生长的最低药物浓度为最低抑菌浓度（MIC）（μg/ml）。

2. *琼脂稀释法* 将药物混匀于琼脂培养基中，配制含不同浓度药物平板，使用多点接种器接种细菌，经孵育后观察细菌生长情况，以抑制细菌生长的琼脂平板所含药物浓度测得 MIC。

（1）培养基：M-H 琼脂，调整 pH 为 7. 2～7. 4。

（2）含药琼脂制备：将已稀释的抗菌药物按 1:9 加入在 45～50℃水浴中平衡融化 M-H 琼脂中，充分混合倾入平皿，琼脂厚度为 3～4mm。室温凝固后的平皿装入密闭塑料袋中，置 2～8℃，贮存日期为 5d，对易降解药物如头孢克洛，在使用 48h 之内制备平板，使用前在室温中平衡，放入温箱中 30min 使琼脂表面干燥。

（3）细菌接种：将 0. 5 麦氏比浊度菌液稀释 10 倍，以多点接种器吸取 1～2μl 接种于琼脂表面，稀释的菌液于 15min 内接种完毕，使平皿接种菌量为 1×10^4CFU/点。接种后置 35℃孵育 16～20h，特殊药物需要 24h。奈瑟菌属、链球菌属细菌置于 5%CO_2，幽门螺杆菌置微需氧环境中孵育。

（4）结果判断：将平板置于暗色、无反光表面上判断试验终点，以抑制细菌生长的药物稀释度为终点浓度。

药敏试验的结果报告可用 MIC（μg/ml）或对照 CLSI 标准用敏感（S）、中介（I）和耐药（R）报告。

（四）E-test 法

E-test（epsilometer test）法是一种结合稀释法和扩散法原理对抗菌药物药敏试验直接定量的药敏试验技术。

1. *原理* E 试条为 5mm×50mm 的商品化塑料长条，一面固定有一系列预先制备的、稀释度呈指数级连续增长的稀释抗菌药物，另一面有读数和判别的刻度。抗菌药物的梯度可覆盖 20 个 MIC 对倍稀释浓度的宽度范围。将 E 试条放在接种有细菌的琼脂平板上，培养过夜后，围绕试条可见椭圆形抑菌圈，其边缘与试条交点的刻度即为抗菌药物抑制细菌的最小抑菌浓度。

2. *培养基* ①需氧菌和兼性厌氧菌：M-H 琼脂；②MRSA/MRSE：M-H 琼脂+2%NaCl；③肺炎链球菌：M-H 琼脂+5%脱纤维羊血；④厌氧菌：布氏杆菌血琼脂；⑤嗜血杆菌：HTM；⑥淋病奈瑟菌：GC+1%添加剂。

3. *细菌接种* 对于常见需氧菌和兼性厌氧菌，使用厚度为 4mmM-H 琼脂平板，用 0. 5 麦氏浓度的对数期菌液涂布，待平板完全干燥，用 E 试验加样器或镊子将试条放在已接种细菌的平板表面，试条全长应与琼脂平板紧密接触，试条 MIC 刻度面朝上，浓度最大处靠平板边缘。

4. *结果判断和报告* 读取椭圆环与 E 试验试条的交界点值，即为 MIC。

（五）联合药物敏感试验

1. 目的意义　体外联合药敏试验的目的：①治疗混合性感染；②预防或推迟细菌耐药性的发生；③联合用药可以减少剂量以避免达到毒性剂量；④对某些耐药细菌引起的严重感染，联合用药比单一用药时效果更好。

抗菌药物联合用药可出现 4 种结果：①无关作用，两种药物联合作用的活性等于其单独活性；②拮抗作用，两种药物联合作用显著低于单独抗菌活性；③累加作用，两种药物联合作用时的活性等于两种单独抗菌活性之和；④协同作用，两种药物联合作用显著大于其单独作用的总和。

2. 联合抑菌试验　棋盘稀释法是目前临床实验室常用的定量方法，利用肉汤稀释法原理，首先分别测定拟联合的抗菌药物对检测菌的 MIC。根据所得 MIC，确定药物稀释度（一般为 6～8 个稀释度），药物最高浓度为其 MIC 的 2 倍，依次对倍稀释。两种药物的稀释分别在方阵的纵列和横列进行，这样在每管（孔）中可得到不同浓度组合的两种药物混合液。接种菌量为 5×10^5CFU/ml，35℃孵育 18～24h 后观察结果。计算部分抑菌浓度（FIC）指数。

FIC 指数=A 药联合时 MIC/A 药单时 MIC+B 药联合时 MIC/B 药单时 MIC

判断标准：①FIC 指数＜0. 5 为协同作用；②FIC 指数 0. 5～1 为相加作用；③FIC 指数 1～2 为无关作用；④FIC 指数＞2 为拮抗作用。

二、分枝杆菌的药物敏感试验

（一）抗分枝杆菌药物

抗分枝杆菌药物包括抗结核分枝杆菌、非结核分枝杆菌和抗麻风分枝杆菌药物，抗结核分枝杆菌的药物对后两类也有不同程度的抗菌作用。抗结核分枝杆菌的一线药物包括异烟肼、利福平、吡嗪酰胺、链霉素、乙胺丁醇；二线药物包括环丙沙星、氧氟沙星、司帕沙星、利福喷汀、乙硫烟酰胺；三线药物包括利福布汀、阿米卡星、左氧氟沙星、环丝氨酸。

（二）结核分枝杆菌体外药敏试验

1. 结核分枝杆菌体外药敏试验指征　需做体外药敏试验的有如下几种情况。①首次从患者标本分离的分枝杆菌；②经过三个月正规抗结核治疗，标本中的分离培养分枝杆菌仍为阳性的患者或重症患者（如播散性结核病和结核性脑膜炎）；③来自高耐药结核分枝杆菌流行区的患者。

2. 结核分枝杆菌体外药敏试验方法　分枝杆菌体外药敏试验有四种：耐药比率法、放射同位素法、绝对浓度法和琼脂部分浓度法。常用琼脂部分浓度法。

（1）培养基：添加十八稀酸-葡萄糖-触酶的 Middlebrook7H10 培养基是缓慢生长的分枝杆菌药敏试验标准培养基。

（2）药敏试验药物：抗菌药物直接来自厂商，应标明药物效能、保质期和批号，不能把治疗用的抗结核药物作为试验用药。药物原液浓度至少为 1000μg/ml，−20℃贮存期 6 个月，−70～−80℃贮存期为 1 年。

（3）细菌接种：直接法药敏试验采用直接涂片阳性患者标本；间接法采用经原代分离培养或次代培养的细菌。直接法用于已知对该药物耐药或怀疑耐药，而间接法用于耐药比率法药敏试验。

（4）质量控制：结核分枝杆菌 H37RvATCC27294 为一线、二线药的敏感质量控制菌株；结核分枝杆菌 H37RvATCC35820 为链霉素耐药质量控制菌株；结核分枝杆菌 H37RvATCC35822 为异烟肼耐药质量控制菌株；结核分枝杆菌 H37RvATCC35826 为环丝氨酸耐药质量控制菌株；结核分枝杆菌 H37RvATCC35827 为卡那霉素耐药质量控制菌株；结核分枝杆菌 H37RvATCC35828 为吡嗪酰胺耐药质量控制菌株；结核分枝杆菌 H37RvATCC35830 为乙硫异烟胺耐药质量控制菌株；结核分枝杆菌 H37RvATCC35837 为乙胺丁醇耐药质量控制菌株；结核分枝杆菌 H37RvATCC35838 为利福平耐药质量控制菌株。

（三）快速生长的分枝杆菌体外药敏试验

快速生长的分枝杆菌是指一群在合适的培养基上孵育 5～7d 内能肉眼可见细菌菌落生长的分枝杆菌，目前已知 30 多种，和人类感染密切相关的有 3 种：偶发分枝杆菌、龟分枝杆菌分枝亚种和脓肿亚种。对上述细菌的药物敏感试验方法有微量肉汤稀释法、纸片扩散法、E 试验法和琼脂纸片洗脱法，但均未获得 CLSI 认可。

三、厌氧菌体外药物敏感试验

厌氧菌感染多为内源性感染，厌氧菌对目前常用抗菌药物的敏感性较为稳定，加之厌氧菌培养要求特殊，临床实验室一般不做体外药敏试验。发生下述临床情况时应考虑体外药敏试验：①明确厌氧菌引起的严重感染；②已确证的厌氧菌感染，经验性治疗未能奏效；③需长期用药的厌氧菌感染。

（一）培养基

布氏血琼脂：布氏琼脂再加入补充剂 5μg/ml 氯化血红素、5%脱纤维羊血、1μg/ml 维生素 K_1。布氏血琼脂贮存期不能超过 7d（4～10℃），含亚胺培南和克拉维酸必须使用当天制作平板。布氏心脑浸液加入 3%～5%冻融羊血为稀释法培养基。

（二）方法

厌氧菌体外药敏试验有琼脂稀释法、肉汤稀释法、E 试验和 β 内酰胺酶检测，其基本原理和方法与需氧菌相同，只是在培养基、操作环境和培养条件等应根据厌氧菌的特定需要改变。

厌氧抗菌药物敏感性试验条件如下。①琼脂稀释法：布氏血琼脂，10^5CFU/点，孵育 48h；②肉汤稀释法：布氏心脑浸液，1×10^6CFU/ml，孵育 48h；③E 试验：布氏血琼脂，0.5 麦氏比浊度，孵育 24～48h；④β 内酰胺酶：琼脂培养基，单个菌落，50～30min。

孵育条件：厌氧箱和厌氧罐是必需的配置，气体条件为 80%N_2、10%H_2 和 10%CO_2，还需加入冷催化剂钯粒和亚甲蓝指示剂，35～37℃孵育 48h。

（三）质量控制菌株

脆弱类杆菌 ATCC25285、多型类杆菌 ATCC29741、迟缓优杆菌 ATCC43055 为推荐参考菌株。

历年考点串讲

抗菌药物敏感试验必考，需熟练掌握纸片扩散法、稀释法、厌氧菌体外药物敏感试验培养基。掌握抗菌药物的选择、E 试验法、抗分枝杆菌药物。掌握厌氧菌体外药物敏感试验的抗菌药物、方法和质量控制菌株。熟悉结核分枝杆菌和快速生长的分枝杆菌体外药敏试验。

历年常考的细节：

1. 纸片扩散法药敏试验要求的菌液浓度是 1.5×10^8CFU/ml。（2017）
2. 标准药敏检测使用的 M-H 平板厚度是 4mm。（2016）
3. 纸片扩散法标准操作：受检菌液校正浓度后在 15min 内接种完毕。将挤去过多菌液的棉拭在培养上均匀接种 3 次。各纸片中心相距＞24mm，纸片距平板内缘＞15mm。对甲氧西林和万古霉素敏感试验结果应孵育 24h。β-内酰胺类药敏纸片应冷冻贮存，且不超过 1 周。（2016）
4. MIC 又称药物**最低抑菌浓度**。
5. 纸片扩散法是**手工法**药敏试验，通过测量**抑菌环直径**进行判断。
6. K-B 法药敏试验常选用 **M-H 琼脂平板**，培养特性不同细菌使用不同培养基，菌悬液的配制有一定的浓度要求，不能直接读取 MIC，结果受药敏纸片质量的影响。
7. WHO 推荐的定性药敏试验是**纸片扩散法**。

8. **异烟肼**是治疗结核病的一线药物。

9. 药敏试验中**耐药**的含义是常规剂量药物在体内感染部位达到的浓度不能抑制细菌生长。

10. 细菌对药物敏感试验中，属于半定量的方法是**扩散法**（K-B）法。

11. 用于需氧菌和兼性厌氧菌的药敏试验培养基是**M-H 平板**。

第 6 单元 细菌的分类与命名

一、概述

（一）基本概念

1．分类 任务是通过收集大量的个体资料，通过科学的归纳、整理，使之形成一个完整的分类系统。

2．命名 在分类基础上，给予每种细菌一个科学名称。

3．鉴定 将未知细菌按分类原则放入系统中某一适当位置和已知细菌比较其相似性，用对比分析方法确定细菌的分类地位。

（二）分类等级

细菌的分类等级为界、门、纲、目、科、属、种，临床上常用的分类单位是科、属、种。**种是细菌分类的基本单位**，将生物学性状基本相同的细菌群体归成一个菌种；性状相近、关系密切的若干菌种组成一个菌属；相近的属归为一个科。同一菌种的各个细菌，虽然表型特征基本相同，但某些方面仍可存在差异，因此在种之下还可分亚种、型，差异明显的称为亚种，差异较小的称为型。群和组不是正式分类等级，泛指具有某种共同特性的某个群体，任何等级都可借用。

同一菌种不同来源的细菌称为该菌的不同菌株，其性状可以完全相同，也可有某些差异。具有该种细菌典型特征的菌株称为该菌的**标准菌株**，在细菌分类、鉴定和命名都以标准菌株为依据，标准菌株可作为**质量控制**的标准。

（三）命名法

国际上细菌科学名称（学名）的命名采用生物双名法，由两个拉丁字组成，属名在前，用名词，首字母大写；种名在后，用形容词，首字母小写，印刷时用斜体字。中文译名则是以种名放在前面，属名放在后面。例如，*Salmonella typhi*（伤寒沙门菌），*Mycobacterium tuberculosis*（结核分枝杆菌）等。属名也可用第一个字母代表，如 *Styphi*，*Mtuberculosis*。有时泛指某一属细菌而不特指其中的某个细菌则可在属名之后加上 sp，如 *Salmonella sp*，*Mycobacterium sp*。有时某些常见的细菌也可用习惯通用的俗名。

二、细菌的分类方法

（一）生物学特性分类法

生物学特性分类法即人为分类法，分为传统分类法和数值分类法。

1．传统分类法 原则是将生物的基本性质分为主要的和次要的，然后将主次顺序一级一级地往下分，直至最小区分。细胞形态、革兰染色、鞭毛及代谢特点为较高一级分类依据。科、属、种水平的分类主要依靠生化特性和抗原结构。

2．数值分类法 借助计算机将细菌按其性状的相似程度进行分类，一般需选用 50 项以上的生理、生化指标逐一进行比较，通过计算机分析各菌间相似度（**种的水平相似度＞80%**）来划分种和属。

（二）遗传学分类法

遗传学分类是以细菌的核酸、蛋白质等在组成的**同源程度**分类。其优点：①对细菌的“种”有较为一致的概念；②分类不会出现经常性或根本性变化；③利于制订可靠的细菌鉴定方案；④有利于了解细菌的进化和原始亲缘关系。

目前较为稳定的应用遗传学的细菌分类方法有以下几种：①DNA G+C mol%测定；②核酸同源值测定；③核糖体 RNA 碱基序列测定。

三、细菌的分类命名系统

（一）细菌分类系统概述

细菌分类系统有多种，国际上普遍采用**伯杰分类系统**，也有采用美国 CDC（疾病预防和控制中心）分类系统。

（二）伯杰细菌分类系统

目前已出版第 2 版《伯杰系统细菌学手册》，本版包括五册，共 30 篇，主要根据细菌的 rRNA、DNA 及蛋白质序列进行分类。

历年考点串讲

细菌的分类与命名偶考。

应掌握细菌的分类等级、命名法。熟悉基本概念和分类方法。

历年常考的细节：病原体表型分型是指根据病原体特异性抗原进行分型。（2016）

第 7 单元　革兰阳性球菌

一、葡萄球菌属

（一）分类

葡萄球菌属目前有 35 个种、17 个亚种，对人类致病的主要是金黄色葡萄球菌、表皮葡萄球菌、头状葡萄球菌、人葡萄球菌、腐生葡萄球菌等；根据能否产生凝固酶将葡萄球菌分成凝固酶阳性葡萄球菌和凝固酶阴性葡萄球菌；根据噬菌体分类，可将金黄色葡萄球菌分成 4～5 群 26 型。根据色素、生化反应不同，葡萄球菌可分为金黄色葡萄球菌、表皮葡萄球菌和腐生葡萄球菌三种。

（二）临床意义

凝固酶阳性的金黄色葡萄球菌是人类重要致病菌，可引起社区和医院感染。葡萄球菌致病性主要与各种侵袭性酶类和毒素有关。侵袭性酶类有血浆凝固酶、耐热核酸酶、透明质酸酶和酯酶等。毒素有葡萄球菌溶素、杀白细胞素、肠毒素、表皮剥脱毒素、毒性休克综合征毒素等。常见的化脓性感染：①皮肤和软组织感染，如毛囊炎、疖、痈等；②全身性感染，如败血症、脓毒血症、骨髓炎、心内膜炎和脑膜炎等；③呼吸道感染，如支气管肺炎、肺炎、脓胸等。还可引起食物中毒、烫伤样皮肤综合征、毒性休克综合征、假膜性肠炎等。

凝固酶阴性葡萄球菌是医院感染的主要病原菌，其中表皮葡萄球菌引起人工瓣膜性心内膜炎、静脉导管感染、腹膜透析性腹膜炎、血管相关感染和人工关节感染等，常易导致血培养污染；腐生葡萄球菌则是女性尿路感染的重要病原菌。

治疗葡萄球菌感染时，应根据体外药敏试验选择抗生素。如果是危、急、重症感染，应首先根据经验选药，如万古霉素等。金黄色葡萄球菌对红霉素耐药机制是核糖体突变。

（三）生物学特性

葡萄球菌是圆形或略呈椭圆形、排列成**葡萄串状**的革兰阳性球菌，在脓汁或液体培养基中可见单个、成对或短链排列。无鞭毛和芽胞，有些细菌能形成荚膜。需氧或兼性厌氧，营养要求不高，多数菌株耐盐性强。普通琼脂平板培养可产生金黄色、白色、柠檬色**脂溶性**色素，金黄色葡萄球菌在血平板上的菌落周围有明显的透明溶血环（β 溶血）。葡萄球菌含蛋白抗原和多糖抗原，**葡萄球菌 A 蛋白**（SPA）存在于金黄色葡萄球菌的细胞壁，具有抗吞噬作用，可与人类 IgG 的 Fc 段非特异性结合，利用此特性可开展简易、快速的**协同凝集试验**。本菌生化活性强，能分解多种糖类、蛋白质和氨基酸，**触酶阳性**，致病菌株可分解甘露醇和产生血浆凝固酶。葡萄球菌是抵抗力最强的无芽胞细菌。

（四）微生物学检验

常规方法采集标本，革兰染色镜检可做初步报告。血液标本经增菌培养后接种于血琼脂；脓汁、尿道分泌物、脑脊液可直接接种于血琼脂；粪便、呕吐物应接种于高盐卵黄或高盐甘露醇平板。可疑菌落的鉴定：金黄色葡萄球菌可溶血、血浆凝固酶、甘露醇发酵和耐热核酸酶试验阳性，对新生霉素敏感，**凝固酶试验**是鉴定葡萄球菌致病性的重要指标；凝固酶阴性的葡萄球菌鉴别采用**新生霉素敏感**试验，敏感者为表皮葡萄球菌，耐药者多为**腐生葡萄球菌**；可用**幼猫试验**或 ELISA 法检测肠毒素。

二、链球菌属

（一）分类

链球菌根据溶血现象分为甲型（α）溶血性链球菌（又称**草绿色**链球菌）、乙型（β）溶血性链球菌（又称**溶血性**链球菌）和丙型（γ）链球菌（又称**不溶血性**链球菌）3 类，亦可根据链球菌细胞壁抗原分成 A、B、C、D 等 20 个群。对人致病的主要是 **A 群**链球菌（也称化脓性链球菌），多数呈现乙型溶血。

（二）致病性

1．*A 群链球菌*　是最常见的致病性链球菌，主要的致病物质有脂磷壁酸、M 蛋白、透明质酸酶、链激酶、链道酶、链球菌溶素（分为链球菌溶素 O 和链球菌溶素 S）、致热外毒素（红疹毒素）等。致热外毒素为蛋白质，对热稳定，具有抗原性，是人类猩红热的主要致病物质，损害细胞或组织，增强宿主对内毒素敏感性，使患者产生红疹并有致热作用。

A 群链球菌所致疾病主要有三类。①化脓性感染：痈、脓肿、淋巴管炎、淋巴结炎、扁桃体炎、咽炎、中耳炎、产褥热、丹毒等；②毒素性疾病：猩红热、链球菌毒素休克综合征；③链球菌感染后变态反应性疾病：风湿热和急性肾小球肾炎。A 群链球菌仍对青霉素 G 高度敏感，故针对 A 群链球菌感染青霉素 G 被列为首选。

2．*B 群链球菌（无乳链球菌）*　是上呼吸道和女性泌尿生殖道的正常菌群，是引起新生儿菌血症和脑膜炎的主要病原菌，B 群链球菌治疗首选青霉素，对青霉素过敏者可改用红霉素、林可霉素。

3．*草绿色链球菌*　是人体口腔、消化道、女性生殖道的正常菌群，是亚急性细菌性心内膜炎最常见的致病菌。

4．*D 群链球菌*　引起呼吸道和泌尿道感染。

5．*肺炎链球菌*　主要致病物质是荚膜，主要引起**大叶性肺炎**、支气管炎，可继发胸膜炎、脓胸，也可引起中耳炎、副鼻窦炎、脑膜炎及败血症。

（三）生物学特性

链球菌是圆形或卵圆形、呈链状排列的革兰阳性球菌，无鞭毛、无芽胞，某些菌株在血清肉汤中可有荚膜。肺炎链球菌为革兰阳性球菌，呈矛尖状，成双或短链状排列，有**荚膜**（在人或动物体内易形成），无鞭毛，无芽胞。多数菌株兼性厌氧，少数为专性厌氧。营养要求较高，培养基中须加入血液或血清等物质。在液体培养基中呈**沉淀**生长，血平板上形成灰白色、圆形、凸起、光滑的细小菌落，周围出现 α、β、γ 溶血环。肺炎链球菌在液体培养基中呈均匀混浊，但培养时间过长，可因产生**自溶**，培养液变澄清，管底沉淀；血平板上菌落周围有**草绿色溶血环**，培养 48h 可形成中心凹陷的"**脐窝状**"菌落。生化反应触酶试验**阴性**，能分解葡萄糖，产酸不产气，对其他糖类的分解因不同菌株而异，链球菌属与葡萄球菌属的主要鉴别试验是**触酶**试验。本菌抵抗力不强。

（四）微生物学检验

根据不同疾病采集不同标本。直接涂片革兰染色镜检可做初步报告，血液标本先增菌培养，化脓性链球菌呈现混浊并有凝块，肺炎链球菌呈微混浊，有绿色**荧光**；脓液、咽拭可接种血琼脂平板并涂片染色镜检，5%～10%CO_2 环境下生长良好，可疑菌落做进一步鉴定：①A 群链球菌：杆菌肽试验阳性；②B 群链球菌：**CAMP 试验**阳性，可水解马尿酸钠；③D 群链球菌：**七叶苷试验**阳性。④肺炎链球菌胆汁溶菌试验、菊糖发酵试验和**奥普托欣**（Optochin）敏感试验阳性（与**甲型溶血性链球菌**相鉴别）

三、肠球菌属

（一）分类

肠球菌属可分为 5 群 19 个种，临床分离的肠球菌多属于第 2 群，主要是粪肠球菌和屎肠球菌。

（二）临床意义

常引起泌尿道感染，其中大部分为医院感染，还可引起老年人和有严重疾病患者菌血症；另外也可引起腹膜炎、心内膜炎、牙髓疾病。肠球菌属对头孢菌素、氨基糖苷类（除高水平筛选耐药外）、林可霉素、复方新诺明天然耐药。

（三）生物学特性

肠球菌呈单个、成对或短链状排列的革兰阳性球菌，无芽胞，无荚膜，部分肠球菌有稀疏鞭毛。需氧或兼性厌氧，对营养要求较高，粪肠球菌在血平板上多不溶血。高盐（6.5%NaCl）、高碱（pH9. 6）、40%胆汁培养基上和 10～45℃环境下生长，并对许多抗菌药物表现为固有耐药，在 40%胆汁培养基中能分解七叶苷，氧化酶和触酶试验阴性，多数菌种能水解吡咯烷酮-β-萘基酰胺（PYR）。

（四）微生物学检验

合理采取相应标本，革兰染色镜检进行初步检查。分离培养后，挑取可疑菌落，进行涂片、染色、镜检、触酶试验、胆汁七叶苷试验和 6. 5%NaCl 耐受试验，可鉴定到属。如鉴定到种还需进行必要的生化试验。对具有临床意义的肠球菌应进行体外药敏试验。

四、其他需氧革兰阳性球菌

（一）触酶阳性的革兰阳性球菌

临床标本中常分离到的触酶阳性的革兰阳性球菌除了葡萄球菌属外，尚有微球菌属、巨球菌属、动球菌属、考氏考克菌及触酶微弱阳性的差异球菌属和黏性罗氏菌。这些菌属细菌在人体和动物体表广泛存在，常在临床标本中分离，一般认为是非致病菌。偶尔在某些免疫抑制或缺陷的患者中引起机会感染，如心内膜炎、脑膜炎、肺炎等。微球菌属氧化酶阳性，对杆菌肽敏感、呋喃唑酮耐药可与葡萄球菌属区别。O/F 试验微球菌属为氧化型或无反应，葡萄球菌属为发酵型。

（二）触酶阴性的革兰阳性球菌

临床标本中分离到的触酶阴性的革兰阳性球菌除了链球菌属和肠球菌属外，还有乳球菌属、气球菌属、片球菌属、孪生球菌属、白联球菌属和生活力缺损菌属等。

历年考点串讲

革兰阳性球菌必考，应作为重点复习。其中葡萄球菌属、链球菌属、肠球菌属细菌的生物学特性和微生物学检验需熟练掌握，临床意义需掌握，分类需熟悉。熟悉其他革兰阳性球菌。

历年常考的细节：

1. 金黄色葡萄球菌可引起食物中毒，培养物呈金黄色，可产生血浆凝固酶，分解甘露醇，细胞壁有葡萄球菌A蛋白（SPA）。（2017）

2. 人类常见引起感染的链球菌是A群链球菌。（2017、2015）

3. 要从粪便或呕吐物标本中分离金黄色葡萄球菌，首选的培养基是高盐甘露醇培养基。（2017）

4. 用于区分葡萄球菌属和微球菌属的试验是O/F试验和氧化酶试验。O/F试验葡萄球菌属为发酵型，微球菌属为氧化型或无反应。氧化酶试验葡萄球菌属阴性，微球菌属阳性。（2017）

5. 患儿血培养为B群链球菌，对青霉素过敏，药敏试验的药物应选择红霉素。（2017、2015）

6. 血标本增菌培养肺炎链球菌呈现微混浊，有绿色变化；化脓性链球菌混浊并有凝块。（2017）

7. 患者血液培养出金黄色葡萄球菌，急需治疗应首先考虑应用万古霉素。（2016）

8. 葡萄球菌共同的生物学性状是革兰阳性球菌，不被95%乙醇脱色。（2016）

9. 金黄色葡萄球菌和表皮葡萄球菌的鉴别要点是金黄色葡萄球菌细菌合成产物有血浆凝固酶，表皮葡萄球菌无血浆凝固酶。（2016）

10. 金黄色葡萄球菌对红霉素耐药的主要机制是核糖体突变。（2016）

11. 常易导致血培养污染的细菌是表皮葡萄球菌。（2015）

12. A群链球菌致热外毒素致病特点是抗原性强，有细胞毒作用，可增强宿主对内毒素敏感性，使患者产生皮肤红疹并有致热作用。（2015）

13. MRSA指耐甲氧西林金黄色葡萄球菌。

14. A群链球菌呈阳性的试验是杆菌肽敏感试验。B群链球菌呈阳性的试验是CAMP试验。肺炎链球菌为革兰阳性矛头状成双排列球菌。

15. 粪肠球菌多见于泌尿道感染，为革兰阳性球菌，血平板上多不溶血，触酶阴性或弱阳性，胆汁七叶苷阳性，6.5%NaCl肉汤中能生长。肠球菌属对头孢菌素、氨基糖苷类（除高水平筛选耐药外）、林可霉素、复方新诺明天然耐药。（2017）

16. 粪肠球菌与B群链球菌的鉴别试验是胆汁七叶苷试验。（2017）

17. 葡萄球菌A蛋白（SPA）位于菌体表面，有种属特异性，有抗吞噬作用，可与免疫球蛋白结合，不能将葡萄球菌分型。

18. 金黄色葡萄球菌感染可进行血浆凝固酶试验，有玻片法和试管法。其中玻片法为玻片凝集试验。

第 8 单元　革兰阴性球菌

一、奈瑟菌属

（一）分类

奈瑟菌属共同特点：革兰阴性双球菌，专性需氧，触酶和氧化酶试验阳性。奈瑟菌属有 23 个种和亚种。人类是奈瑟菌属细菌的自然宿主，对人致病的只有**脑膜炎奈瑟菌**和**淋病奈瑟菌**，其余均为鼻、咽喉和口腔黏膜的正常菌群。

（二）临床意义

1．脑膜炎奈瑟菌　是**流行性脑脊髓膜炎**的病原菌。在人体的定植部位一般为**鼻咽部**，借飞沫经空气传播，冬末春初为流行高峰，学龄儿童多见。感染早期有上呼吸道症状，少数引起败血症，进而累及脑、脊髓膜，形成化脓性脑膜炎。可出现发热、头痛、脑膜刺激征阳性，甚至休克和 DIC。半数患者出现皮下瘀斑。

2．淋病奈瑟菌　是常见的性传播疾病淋病的病原菌，主要通过**性接触**直接侵袭感染泌尿生殖道、口咽部及肛门直肠的黏膜，污染的毛巾、衣裤、被褥等也起一定传播作用，常见单纯性淋病、盆腔炎、口咽部和肛门直肠淋病、播散性淋病，母体患淋菌性阴道炎或子宫颈炎时，婴儿出生时可致**淋菌性结膜炎（脓漏眼）**。病后免疫力弱且不持久，再感染和慢性患者较多见。

（三）生物学特性

奈瑟菌属为革兰染色阴性双球菌，专性需氧，氧化酶阳性。奈瑟菌呈球形或肾形，**成对排列，**形似咖啡豆的**革兰阴性球菌**，通常位于**中性粒细胞**内，而在慢性淋病时常位于细胞外，无芽胞，无鞭毛，新分离株有荚膜和菌毛。本属细菌能产生**自溶酶**，营养要求高，须在含有血液、血清等培养基才能生长，常用**巧克力琼脂**、血液琼脂和卵黄双抗琼脂，专性需氧，**5%～10%CO_2** 可促进生长（**淋病奈瑟菌**初次分离必需），生化反应能力弱，触酶和氧化酶试验阳性，对糖分解能力不同。对寒冷、干燥、热和化学消毒剂的抵抗力弱。

（四）微生物学检验

采集标本后应立即送检，或用**预温**平板进行床边接种后立即培养。标本不能冷藏，运送时需要 37℃保温。革兰染色镜检如发现中性粒细胞内革兰阴性双球菌可做初步诊断。分离脑膜炎奈瑟菌血液或脑脊液标本先增菌再接种巧克力平板，淋病奈瑟菌采样后须立即接种于**预温**的含有两种以上抗生素（万古霉素和多黏菌素等）的营养培养基上（如巧克力平板），可疑菌落做革兰染色镜检和进一步鉴定。

1．脑膜炎奈瑟菌　氧化酶和触酶试验阳性；分解葡萄糖、麦芽糖产酸不产气；荚膜多糖抗原直接凝集试验和快速胶乳凝集试验阳性。

2．淋病奈瑟菌　氧化酶阳性；仅分解葡萄糖产酸；核酸检测技术检测淋病奈瑟菌，可快速诊断；仅发酵葡萄糖，而不发酵麦芽糖，可与脑膜炎奈瑟菌相鉴别。

二、卡他莫拉菌

卡他莫拉菌又称卡他布兰汉菌，可存在于健康人群的上呼吸道。是导致中耳炎、鼻窦炎、慢性阻塞性肺炎的病原体；在免疫抑制和 ICU 的患者可导致菌血症；是社区呼吸道感染的主要病原体之一。

检查卡他莫拉菌从中耳炎或鼻窦炎患者中穿刺抽取标本；由于口咽部位存在卡他莫拉菌可污染痰液标本，因此呼吸道感染患者应采取合格的痰标本或支气管灌洗液，尽快送检。

痰液标本直接涂片革兰染色，如出现多个中性粒细胞、柱状上皮细胞及大量的直径为 0.5～

1. 5μm 革兰阴性双球菌可怀疑卡他莫拉菌感染。

本菌为革兰阴性双球菌，无芽胞，无鞭毛，形态上不易与脑膜炎奈瑟菌鉴别，需氧，营养要求不高，在普通培养基上 18～20℃即可生长（借此可与**脑膜炎奈瑟菌**鉴别），菌落光滑，不透明，灰白色，菌落易从培养基上刮下。氧化酶和触酶阳性，产 DNA 酶，多数菌株还原硝酸盐和亚硝酸盐（借此可与**奈瑟菌属**相鉴别）。

历年考点串讲

革兰阴性球菌必考，应作为重点复习。熟练掌握奈瑟菌属的微生物学检验，掌握奈瑟菌属的生物学特性、卡他莫拉菌。熟悉奈瑟菌属的临床意义。

历年高频考点体现如下。

1. 淋病奈瑟菌为**性传播**疾病，可引起单纯性**淋病**，尿痛、尿频，尿道口出现黄绿色脓性分泌物。可以送检尿液标本、分泌物标本，标本采集以后及时送检，送检的时候要注意保暖，标本不能放在冰箱中保存，分泌物涂片革兰染色镜检，可见大量多形核白细胞，白细胞内有革兰阴性双球菌。平板培养要放置在**二氧化碳孵箱**。（2017、2016）

2. 脑膜炎奈瑟菌为革兰阴性双球菌，**触酶**和**氧化酶试验阳性**，分解葡萄糖。（2017）

3. 淋病奈瑟菌感染后可出现尿道瘙痒，灼热感，排尿时疼痛，并有脓性分泌物，外生殖器分泌物涂片，见大量革兰阴性球菌，该菌鉴定的最**主要依据**是形态学检查。（2016）

4. 脑膜炎奈瑟菌感染多见于儿童，突发高热，体温达 40℃，伴剧烈头痛、**喷射状呕吐**、颈项强直等脑膜炎症状。**脑脊液**呈混浊状，送检做病原学检测。快速且具有诊断意义的检查是**革兰染色镜检**。（2015）

5. 分离培养淋病奈瑟菌最好选用含**万古霉素**和**多黏菌素**的巧克力平板，培养条件为二氧化碳培养。

6. 淋病奈瑟菌**氧化酶阳性**，**触酶阳性**，分解葡萄糖，**不分解麦芽糖**。（2016）

第 9 单元　肠 杆 菌 科

一、概述

肠杆菌科细菌广泛分布于水和土壤中，常寄居在人和动物肠道内，多为肠道正常菌群，除**沙门菌属**、**志贺菌属**、埃希菌属部分菌种、耶尔森菌属常引起腹泻和肠道感染外，其余均为条件致病菌。

（一）分类与命名

近年来采用生化反应、抗原分析、核酸杂交和序列分析技术来进行分类，现已发现肠杆菌科 31 个菌属 120 多个菌种，与医学密切相关的主要有埃希菌属、志贺菌属、沙门菌属、枸橼酸杆菌属、克雷伯菌属、沙雷菌属、肠杆菌属、哈夫尼菌属、爱德华菌属、普罗威登斯菌属、变形杆菌属、摩根菌属、耶尔森菌属等

（二）临床意义

肠杆菌科的细菌可致化脓性疾病、肺炎、脑膜炎、菌血症，以及伤口、泌尿道和肠道的感染。本科细菌占临床分离菌总数的 50%，占临床分离的革兰阴性杆菌总数的 80%，将近 50%的脓毒症、70%以上的泌尿道感染和大量的肠道感染由肠杆菌科细菌引起。

（三）生物学特性

肠杆菌科细菌为革兰阴性杆状或球杆状、无芽胞、**多数有鞭毛**，有致病性的菌株多数有菌毛。

需氧或兼性厌氧，营养要求不高，在普通培养基和麦康凯培养基上生长良好，生化反应活跃，氧化酶阴性，发酵葡萄糖产酸、产气或不产气，触酶阳性，硝酸盐还原阳性。肠杆菌科抗原构成主要有菌体（O）抗原，鞭毛（H）抗原和表面抗原（如 Vi 抗原、K 抗原）等，**O 抗原**和 **H 抗原**是肠杆菌科血清学分群和分型的依据，**表面抗原**可阻断 O 抗原与相应抗体之间的反应，加热处理能破坏其阻断作用。抵抗力不强，耐受低温和**胆盐**，并在一定程度上能抵抗染料的抑菌作用，此特性已被应用于制作肠道选择性培养基。

（四）微生物学检验

根据不同疾病采集不同标本，立即送检，如不能及时培养应将标本置于运送培养基或甘油缓冲盐水，冷藏待检。肠杆菌科的细菌鉴定中选择性培养基的选择主要取决于**标本类型**，粪便或肛拭标本先增菌或直接接种在肠道菌选择培养基上，血、尿或脓汁等其他标本原则上不使用选择培养基，根据菌落特点，结合革兰染色及氧化酶反应做进一步鉴定。肠杆菌科多数细菌的**形态和染色性**无鉴别意义。

1. 初步鉴定　①确定肠杆菌科的细菌。氧化酶试验和葡萄糖氧化-发酵试验与弧菌科和非发酵菌加以鉴别。②肠杆菌科细菌的分群。采用**苯丙氨酸脱氨酶**和**葡萄糖酸盐**试验，将肠杆菌科的细菌分为苯丙氨酸脱氨酶阳性（变形杆菌属、普罗威登斯菌属、摩根菌属）、葡萄糖酸盐利用试验阳性和两者均为阴性反应三个类群。③选择生化反应进行属种鉴别。初步鉴定肠道致病菌与非致病菌常用的试验是**乳糖发酵试验**（前者–，后者+）；将可疑菌落分别接种克氏双糖铁琼脂（KIA）和尿素-吲哚-动力（MIU）复合培养基，根据结果将细菌初步定属。KIA 观察葡萄糖、乳糖、硫化氢 3 个生化反应。

2. 最后鉴定　根据生化反应（可用鉴定试剂盒）和血清学鉴定属、种。吲哚、甲基红、V-P、枸橼酸盐试验（IMViC 试验）为鉴别**肠道杆菌**的重要生化反应。

二、埃希菌属

（一）临床意义

1. 致病因素

（1）侵袭力：本菌的 K 抗原和菌毛与侵袭力有关。

（2）内毒素。

（3）肠毒素：大肠埃希菌产生两种肠毒素，不耐热肠毒素（LT）和耐热肠毒素（ST）。

2. 所致疾病

（1）肠道感染：大肠埃希菌是人和动物肠道正常菌群的成员，但其有些菌株能引起腹泻，根据其不同的血清型别、毒力和所致临床症状不同，可分为 5 类。①肠毒素型大肠埃希菌（ETEC）：是旅游者腹泻和婴幼儿腹泻的常见病因，导致恶心、腹痛、低热和类似轻型霍乱的急性水样腹泻。其致病物质为定居因子和肠毒素。②肠致病性大肠埃希菌（EPEC）：主要引起婴儿腹泻。③肠侵袭型大肠埃希菌（EIEC）：可侵入结肠黏膜上皮，引起**痢疾样腹泻**（黏液脓血便）。④肠出血型大肠埃希菌（EHEC）：主要血清型为 O157：H7，引起**出血性结肠炎**（HG）和溶血性尿毒综合征（HUS），严重者可发展为急性肾衰竭。⑤肠凝聚型大肠埃希菌（EAggEC）。引起婴儿急性或慢性水样腹泻伴脱水，偶有腹痛、发热与血便。

（2）肠道外感染：以泌尿系统感染常见，大肠埃希菌是引起泌尿系感染的最常见的病原菌。此外，还可引起菌血症、胆囊炎、腹腔内脓肿。大肠埃希菌是细菌性胆道感染时胆汁中最常见的致病菌。

（二）生物学特性

大肠埃希菌为革兰阴性短杆菌，多数有周鞭毛、菌毛、荚膜及微荚膜。兼性厌氧，营养要求不高，在伊红亚甲蓝（EMB，弱选择培养基）琼脂上，由于发酵**乳糖**，菌落有金属光泽并呈蓝紫色，麦康凯（MAC，**弱选择培养基**）和 SS（**强选择培养基**）琼脂中的胆盐对其有抑制作用，耐受菌株能生长并形成**粉红色菌落**。生化反应氧化酶阴性，硝酸盐还原阳性，能发酵多种糖类产酸产气；克氏双糖铁琼脂（KIA）斜面与底层均产酸产气，H_2S **阴性**，动力-吲哚-尿素（MIU）培养基的反应为（++-）；IMViC 试验为（++--）。抗原结构为 O 抗原、H 抗原、K 抗原，其血清型别按 O∶K∶H 的顺序排列，如 O111∶K58∶H2。

（三）微生物学检验

无菌方法采集各类感染标本及时送检。脓汁及增菌培养物革兰染色镜检，可初步报告染色、形态供临床用药参考。粪便标本可用 EMB 或 MAC 平板进行分离，脓汁等可用血平板分离，取可疑菌落进行形态观察及生化反应，符合者做进一步鉴定。①ETEC：采用改良 Elek 法测定 LT，并采用乳鼠胃内灌注法检测 ST。②EPEC：血清学鉴定。③EIEC：本菌生化特性与**志贺菌**相似（与一般大肠埃希菌不同特征：动力阴性，赖氨酸脱羧酶阴性，不发酵或迟缓发酵乳糖），其鉴别试验是醋酸钠、葡萄糖铵利用和黏质酸盐产酸试验，大肠埃希菌均为阳性，而志贺菌为阴性；可用血清学试验和豚鼠眼结膜毒力试验鉴定。④EHEC：血清学鉴定最具代表性的是 **O157∶H7**，CDC 将 O157∶H7 列为常规检测项目。⑤EAEC：检测细菌对细胞的黏附性或用 DNA 探针技术检测。

三、沙门菌属

（一）分类

沙门菌属包括两个菌种：肠沙门菌和邦戈沙门菌，肠沙门菌又分为 6 个亚种，绝大多数沙门菌的临床分离株是亚种 Ⅰ（肠沙门菌肠亚种）中的菌种。沙门菌属有 2200 种以上的血清型。

（二）临床意义

沙门菌主要致病因素有侵袭力（有 Vi 抗原的沙门菌具有侵袭力）、内毒素和肠毒素 3 种，引起人和动物沙门菌感染，表现为以下几种情况。①伤寒与副伤寒（即**肠热症**）：由伤寒与副伤寒沙门菌产生**内毒素**引起的慢性发热症状，为法定传染病之一；②食物中毒；③慢性肠炎；④菌血症或败血症；⑤沙门菌的局部感染等；⑥存在慢性带菌者。

（三）生物学特性

本菌属为革兰阴性直杆菌，多数有周鞭毛和菌毛。兼性厌氧，营养要求不高，在肠道选择培养基（SS 和麦康凯琼脂）可形成透明或半透明菌落，产 H_2S 者在 SS 琼脂上形成黑色中心。生化反应除具有肠杆菌科共性（氧化酶阴性，硝酸盐还原阳性，发酵葡萄糖）外，KIA 培养基斜面产碱、底层产酸，产气或不产气，H_2S 多为阳性；MIU 培养基为+--；IMViC 为-+--（或+）；伤寒和副伤寒 A 鉴别：前者为赖氨酸脱羧酶阳性，鸟氨酸脱羧酶阴性，后者则相反。抗原结构为菌体抗原 O 抗原、鞭毛抗原 H 抗原、表面抗原 3 种（Vi、M、5），**O 抗原**是沙门菌分群的依据，共有 58 种，将有共同抗原的细菌归为一组，这就使沙门菌分成 42 个群；**H 抗原**为分型的依据，有两相，第一相为特异性抗原，用 a、b、c……表示；第二相为共同抗原，用 1、2、3……表示；**Vi 抗原**类似大肠杆菌 K 抗原的表面抗原，新分离的伤寒及丙型副伤寒沙门菌常带有此抗原，Vi 会发生 **V～W 变异**，失去全部 Vi 抗原，属于**毒力变异**。

（四）微生物学检验

根据不同疾病、不同病程取不同标本，均应在抗生素使用之前采集。疑为伤寒沙门菌感染可于第 1 周取**血**，第 2、3 周取**粪便**，第 3 周取**尿液**，全病程取**骨髓**做培养，血清学诊断（**肥达试验**）应在疾病不同时期分别采集 2～3 份标本，**恢复期**效价最高。血液和骨髓、尿液经增菌，而粪便或肛拭直接接种于 SS 和麦康凯平板上，取可疑菌落进行鉴定，可用生化反应、血清凝集试验鉴定到种、型。①初步鉴定：做生化反应，结果符合者，以沙门菌多价诊断血清做玻片凝集试验，鉴定为沙门菌属。②血清学鉴定：借助于沙门菌 O 抗原多价血清与 O、H、Vi 抗原的单价因子血清。甲型副伤寒、鼠伤寒、乙型副伤寒、猪霍乱和伤寒沙门菌分别属于 A、B、B、C 和 D

血清群。③肥达试验：伤寒沙门菌 O 凝集效价≥1∶80，H 效价≥1∶160；副伤寒 A、B、C 的 H 效价≥1∶80 或恢复期比初次效价≥4 倍有诊断意义。O 高而 H 不高则可能为感染早期、与 O 抗原有交叉反应的其他沙门菌感染或 H-O 变异的沙门菌引起的感染等；O 不高而 H 高可能为疾病晚期、以往患伤寒或副伤寒、接受过预防接种、回忆反应等。

四、志贺菌属

（一）分类

志贺菌属分为 4 个血清群（种）：A 群为痢疾志贺菌，B 群为福氏志贺菌，C 菌为鲍特志贺菌，D 群为宋内志贺菌。

（二）临床意义

1．致病因素　包括侵袭力（菌毛）、内毒素、外毒素。

2．所致疾病　志贺菌属是**人类细菌性痢疾**最常见的病原菌，我国以福氏和宋内志贺菌引起的急性细菌性痢疾最为常见，可引起急性、慢性细菌性痢疾，小儿易引起急性中毒性痢疾，并存在慢性带菌者。典型的急性细菌性痢疾表现为腹痛、发热、大量水样便，1～2 天后转为少量腹泻（有里急后重现象），便中含有多量的血、黏液和白细胞。志贺菌很少进入血流，在血液中极少发现该菌。急性细菌性痢疾治疗不彻底，造成反复发作、迁延不愈，病程超过 2 个月以上视为慢性细菌性痢疾。中毒性细菌性痢疾多见于小儿，常无明显的消化道症状而表现为全身中毒症状。

（三）生物学特性

本菌属为革兰阴性短小杆菌，**无鞭毛**，有菌毛。需氧或兼性厌氧，营养要求不高，在肠道选择培养基（SS 和麦康凯或中国蓝琼脂）可形成中等大小、半透明的光滑型菌落，宋内志贺菌可形成扁平、粗糙的菌落。生化反应除具有肠杆菌科共性外，**双糖铁培养基试验**（KIA）结果可初步将志贺菌从肠道杆菌中鉴别出来，KIA 培养基斜面产碱、底层产酸，**宋内志贺菌**个别菌株迟缓发酵乳糖，H_2S 阴性；MIU 培养基反应为-+（或-）-；IMViC 试验为-（或+）+--。抗原结构为 O 抗原和 K 抗原，O 抗原有群特异性和型特异性两类，根据抗原构造可将志贺菌分为 4 群，40 余种血清型（包括亚型）。

（四）微生物学检验

在抗生素使用前采集新鲜粪便中脓、血、黏液部分，床边接种或立即送检，不能及时接种者可置甘油或卡-布运送培养基内送检，接种于 SS 和麦康凯（或中国蓝）平板上，取可疑菌落进行鉴定和鉴别。

1．初步鉴定　做生化反应，结果符合者，以志贺菌属 4 种多价血清做玻片凝集试验，鉴定为志贺菌属。

2．血清学鉴定　用志贺菌属的诊断血清做群型鉴定。

3．鉴别试验

（1）志贺菌属各群间的鉴别。A 群痢疾志贺菌，甘露醇阴性，10 个血清型；B 群福氏志贺菌，有 6 个血清型和 X、Y 两个变种；C 群鲍特志贺菌，15 个血清群；D 群宋内志贺菌，鸟氨酸脱羧酶和 β-半乳糖苷酶均阳性，仅有一个血清型，有光滑型和粗糙型两种菌落。

（2）志贺菌与 EIEC 鉴别。前者分解葡萄糖分解产酸不产气，无动力，分解黏液酸，在醋酸盐和枸橼酸盐琼脂上产碱，靛基质、赖氨酸脱羧酶阴性。

（3）志贺菌属与类志贺邻单胞菌鉴别：可用**氧化酶**、动力试验，志贺菌为阴性，后者为阳性。

（4）志贺菌属与伤寒沙门菌鉴别：可用**动力试验**、H_2S 试验和沙门菌因子血清，志贺菌均为阴性，而伤寒沙门菌阳性。

五、耶尔森菌属

本属包括 11 个种，其中鼠疫耶尔森菌、小肠结肠炎耶尔森菌和假结核耶尔森菌肯定与人类致病有关。

1. 鼠疫耶尔森菌（鼠疫杆菌）　是甲类传染病**鼠疫**的病原菌，检验应严格遵守检验操作规程。本菌为革兰阴性、两端钝圆、浓染短杆菌，陈旧培养物或 3%氯化钠琼脂培养基上呈明显多形性。在普通培养基上即可生长，但生长缓慢，形成透明的浅灰色小菌落，最适生长温度是 28～30℃，肉汤中呈**“钟乳石”**状发育，KIA 结果分解葡萄糖，不利用乳糖，不产 H_2S，MIU 均为阴性，丙氨酸脱氨酶试验阴性。标本主要采集血液、痰和淋巴结穿刺液，直接涂片革兰染色和亚甲蓝染色，进行分离培养和鉴定。

2. 小肠结肠炎耶尔森菌　主要通过消化道传播引起人类肠道感染性疾病。本菌为革兰阴性球杆菌，最适生长温度为 20～28℃（4～40℃均能生长）。普通营养琼脂上生长良好，在选择培养基形成不发酵乳糖的无色、透明或半透明、扁平较小的菌落，SS 平板上**生长不良**。30℃以下培养液暗视野观察，其动力呈翻滚状态，KIA 只分解葡萄糖，MIU 试验 22℃动力阳性，37℃无动力，脲酶试验阳性，VP 试验 25℃阳性，37℃阴性，鸟氨酸脱羧酶阳性，氧化酶试验阴性。采集粪便、血液、尿液、食物或脏器组织等标本进行分离培养和生化、血清学鉴定。

3. 假结核耶尔森菌　本菌引起疾病与小肠结肠炎耶尔森菌相似。为革兰阴性球杆菌或杆菌，生化反应与**鼠疫耶尔森菌**相似，**动力试验** 22～25℃阳性，35℃阴性可与鼠疫耶尔森菌区别。

六、枸橼酸杆菌属

枸橼酸杆菌属为条件致病菌，常在一些慢性疾病如白血病、自身免疫病或医疗插管术后的泌尿道、呼吸道中检出，可引起败血症、脑膜炎、骨髓炎、中耳炎和心内膜炎等。本菌为革兰阴性直杆状，有周鞭毛。在血平板形成灰色或白色，隆起，边缘整齐，不溶血菌落，在肠道选择培养基上大多数菌株发酵乳糖，根据菌落特征，结合涂片染色结果及氧化酶、发酵型证实为肠杆菌科的细菌再继续做属、种鉴定。①属的鉴定：β-半乳糖苷酶、赖氨酸脱羧酶和枸橼酸盐利用三个试验与沙门菌属、爱德华菌属鉴别，枸橼酸杆菌属为+-+，沙门菌属为-/+++，爱德华菌属为-+-；②种的鉴别：靛基质、硫化氢、丙二酸盐利用三个试验。

七、克雷伯菌属

肺炎克雷伯菌引起婴儿肠炎、肺炎、脑膜炎、腹膜炎、外伤感染、败血症和成人医源性尿道感染。本菌对**氨苄西林**天然耐药。非 ESBLs 菌株一般对头孢菌素、阿米卡星等敏感。对产 ESBLs 菌株的治疗可用碳青霉烯类、β-内酰胺类抗生素/酶抑制剂或头霉菌素类进行治疗。本菌为革兰阴性球杆状，成双排列，有荚膜，无鞭毛，无芽胞。培养物菌体较长，可呈多形性或丝状。菌落大、灰白色呈黏液型，相邻菌落容易发生融合，用接种针挑取时呈长丝状。在 MAC 培养基上形成较大的黏液型、红色的菌落。本属的生化反应特征是触酶、脲酶阳性，氧化酶、鸟氨酸脱羧酶阴性，分解葡萄糖、大多数菌株发酵乳糖。其中**动力和鸟氨酸脱羧酶阴性**是本菌的最大特点（可用于属的鉴定）。利用肺炎克雷伯菌吲哚阴性和不能在 10℃生长，而产酸克雷伯菌吲哚阳性，能在 10℃生长，易产生超广谱β-内酰胺酶（ESBLs），不能在 25℃生长进行种的鉴定。

八、肠杆菌属、泛菌属、哈夫尼菌属

（一）肠杆菌属

阴沟、坂崎、产气、日勾维等肠杆菌常导致条件致病，引起呼吸道、泌尿生殖道感染，亦可引起菌血症，引起新生儿脑膜炎。本菌为革兰阴性短而粗的杆菌，有周鞭毛，部分菌株有荚膜需氧或兼性厌氧，最适温度为 30℃，营养要求不高，在普通培养基上即可生长。肠杆菌属的生化反应特点是氧化酶阴性。与大肠埃希菌的鉴别利用 IMViC 反应结果，肠杆菌属多为−−++；而大肠埃希菌是++−−。与肺炎克雷伯菌的鉴别利用**动力试验**，肠杆菌属是阳性，肺炎克雷伯菌为阴性。4 种肠杆菌可用脲酶、鸟氨酸和赖氨酸脱羧酶及山梨醇发酵四个试验进行区别，阴沟肠杆菌为−+−+，坂崎肠杆菌为−+−−，产气肠杆菌为−+++，日勾维肠杆菌为+++−。

（二）泛菌属

泛菌属是 1989 年从肠杆菌属中分出建立的一个新菌属，代表菌种是成团泛菌，是条件致病菌。本菌为革兰阴性粗短杆菌，有周鞭毛，无芽胞和荚膜。在肠道选择培养基上形成发酵乳糖不定（阳性占 40%）的菌落。与邻近菌属的鉴别以赖氨酸脱羧酶、精氨酸双水解酶和鸟氨酸脱羧酶均阴性为特点。

（三）哈夫尼菌属

本属菌中只有蜂房哈夫尼菌一个种。蜂房哈夫尼菌存在于人和动物粪便中，河水和土壤亦有分布，是人类的条件致病菌，偶可致泌尿道、呼吸道感染，小儿化脓性脑膜炎与败血症。本菌为革兰阴性周毛菌，30℃培养时长出周鞭毛，能运动，无荚膜，无芽胞，兼性厌氧，在普通营养琼脂培养基上易生长。可发酵葡萄糖产酸产气，不产硫化氢，可利用枸橼酸盐、乙酸盐和丙二酸盐作为惟一碳源。本菌属的关键生化反应是葡萄糖酸盐阳性，山梨醇和 DNA 酶均阴性。应注意与肠杆菌属及沙雷菌属的区别。哈夫尼亚菌不利用枸橼酸盐，不水解明胶，无 DNA 酶，并能够被哈夫尼亚噬菌体裂解，赖氨酸脱羧酶阳性。

九、沙雷菌属

黏质沙雷菌可导致呼吸道与泌尿道感染。液化沙雷菌存在于植物和啮齿在动物的消化道中，是人的条件致病菌，院内感染主要引起呼吸道感染，致肺炎、败血症、外科术后感染。本菌为革兰阴性细小杆菌，有周鞭毛，有些菌种有微荚膜。在 4%氯化钠条件下可生长。在普通营养琼脂上生长良好，呈白色、红色或粉红色菌落，可产生灵菌红素（非水溶性）和吡羧酸（水溶性）两种色素。能发酵多种糖，能利用**枸橼盐酸**、丙氨酸等作为惟一碳源。沙雷菌与其他菌属细菌的根本区别是沙雷菌 **DNA 酶**和葡萄糖酸盐阳性。对多黏菌素和头孢菌素天然耐药。

十、变形杆菌属、普罗威登斯菌属及摩根菌属

这是一群苯丙氨酸脱氨酶阳性的细菌，属肠道的正常菌群，是引起医源性感染的重要条件致病菌。

（一）变形杆菌属

变形杆菌属包括普通变形杆菌、奇异变形杆菌、产黏变形杆菌和潘氏变形杆菌 4 个种。

1．临床意义　普通变形杆菌和奇异变形杆菌是泌尿道感染的主要病原菌之一（仅次于大肠埃希菌），可继发于泌尿道感染引起菌血症，还常引起伤口、呼吸道等多种感染；**普通变形杆菌**还可引起**食物中毒**；奇异变形杆菌还可引起婴幼儿肠炎；潘氏变形杆菌可引起医院感染。变形杆菌对庆大霉素和羧苄西林易产生耐药性。

2．生物学特性　本菌属为革兰阴性杆菌，两端钝圆，有明显的多形性，呈球状或丝状，有周鞭毛；需氧或兼性厌氧，营养要求不高，生长温度 10～43℃。在营养琼脂和血琼脂平板上，**普通变形杆菌**和**奇异变形杆菌**大多数菌株呈迁徙扩散生长现象。在肠道选择培养基上形成圆形、扁平、无色半透明、乳糖不发酵的菌落，产硫化氢的菌种在 SS 培养基上菌落中心呈黑色。本属细菌的生化特征是硫化氢阳性、苯丙氨酸脱氨酶阳性、脲酶阳性。变形杆菌抗原结构为 O 抗原和 H 抗原，普通变形杆菌 OX_{19}、OX_2、OX_k 抗原与**立克次体**有共同抗原，称外-斐（Weil-Felix）**试验**，是用以诊断某些立克次体病的依据。

3．微生物学检验　据病情采集标本，革兰染色镜检观察形态及染色性。将标本分别接种于

血（或SS）琼脂和麦康凯（或EMB）琼脂平板上，取可疑菌落进行生化鉴定。根据氧化酶阴性，脲酶阳性，苯丙氨酸脱氨酶阳性，KIA：KA++，可初步鉴定为变形杆菌属。与普罗威登菌属和摩根菌属的鉴别点是变形杆菌属迁徙生长、H_2S、明胶液化和脂酶（玉米油）阳性，普罗威登菌属和摩根菌属均阴性。

变形杆菌属的种鉴别：①普通变形杆菌靛基质和麦芽糖均阳性，鸟氨酸脱羧酶**阴性**；②奇异变形杆菌鸟氨酸脱羧酶阳性，靛基质和麦芽糖均阴性；③产黏变形杆菌麦芽糖阳性，靛基质和鸟氨酸脱羧酶均阴性。

（二）普罗威登菌属

普罗威登菌属有产碱普罗威登菌、鲁氏普罗威登菌、斯氏普罗威登菌、雷氏普罗威登菌和亨巴赫普罗威登菌5个种。可引起烧伤、创伤与尿道感染。形态染色、培养与生化反应特征与变形杆菌相似，但固体琼脂平板上不出现迁徙现象。普罗威登菌的基本生化反应特征：三糖铁产碱/产酸或产碱/产酸产气，枸橼酸盐阳性，脲酶阴性（产碱普罗威登菌阴性，斯氏普罗威登菌阴或阳性，雷氏普罗威登菌阳性）、吲哚和动力阳性，鸟氨酸脱羧酶和V-P试验阴性。与变形杆菌属的鉴别点是硫化氢阴性；与摩根菌属的鉴定点是鸟氨酸脱羧酶阴性。种鉴定：雷氏普罗威登菌脲酶和阿拉伯醇阳性；斯氏普罗威登菌海藻糖阳性；产碱普罗威登菌半乳糖阴性；鲁氏普罗威登菌枸橼酸盐阴性。

（三）摩根菌属

摩根菌属只有摩根摩根菌1个种，可致泌尿道感染和伤口感染，并与腹泻有关。摩根菌属细菌的形态染色和生化反应特征与变形杆菌相似，部分菌株在30℃以上培养条件下不形成鞭毛，无迁徙生长现象。生长特征是枸橼酸盐利用阴性，硫化氢阴性和鸟氨酸脱羧酶阳性。

历年考点串讲

肠杆菌科必考，其中概述需掌握分类与命名、生物学特性、微生物学检验，熟悉临床意义。埃希菌属、变形杆菌属、普罗威登斯菌属、摩根菌属需熟练掌握生物学特性和微生物学检验，需掌握临床意义。沙门菌属、志贺菌属、克雷伯菌属需熟练掌握微生物学检验，掌握临床意义和生物学特性，熟悉分类。耶尔森菌属需熟悉分类、鼠疫和小肠结肠炎耶尔森菌。枸橼酸杆菌属需掌握生物学特性和微生物学检验，熟悉临床意义。肠杆菌属需掌握，熟悉泛菌属和哈夫尼菌属。沙雷菌属需熟练掌握生物学特性和微生物学检验，熟悉分类和临床意义。

历年常考的细节：

1. **沙门菌属**为革兰阴性杆菌，经污染食物和水源经口感染，在SS平板上形成中心黑色菌落。(2017)

2. 变形杆菌为革兰阴性杆菌，氧化酶阴性，**苯丙氨酸脱氨酶**阳性，在血平板上有**迁徙生长**，**硫化氢**阳性，对庆大霉素易产生耐药性。(2017)

3. 志贺菌可引起中毒性菌痢，多见于小儿，常无明显的消化道症状而表现为**全身中毒**症状。(2017)

4. 用于区分肺炎克雷伯菌和产酸克雷伯菌的试验是**吲哚试验**，肺炎克雷伯菌阴性，产酸克雷伯菌阳性。(2017)

5. 大肠埃希菌KIA培养基上反应为A/AG，H_2S（－），MIU培养基上为++–。(2017)

6. 大肠埃希菌为兼性厌氧菌，在SS培养基上生成**红色**菌落，分解乳糖产酸产气，IMViC试验为++––，具有O、K、H三种抗原。(2016)

7. 产气肠杆菌IMViC试验结果为––++。(2016)

8. 可引起志贺样腹泻的是**肠侵袭型大肠埃希菌属**（EIEC）。(2015)

9. 可引起霍乱样腹泻的是**肠毒素型大肠埃希菌**（ETEC）。（2015）

10. **IMViC 试验**常用于鉴别大肠埃希菌。（2015）

11. 普通变形杆菌和奇异变形杆菌的鉴别试验是**吲哚试验**，前者阳性，后者阴性。（2015）

12. 致病性大肠埃希菌与正常菌群中的大肠埃希菌鉴别的主要依据是**血清学分型**。（2015）

13. 可作为 O157: H7 EHEC 鉴别培养基的是**山梨醇麦康凯培养基**（SMAC）。（2015）

14. 4 岁患者吃水果沙拉，严重腹部痉挛，多次血便，有溶血性贫血及血小板减少等溶血性尿毒综合征，可能的细菌感染是**肠出血型大肠埃希菌**。

15. 肺部感染，痰培养 37℃孵育 18 小时，MAC 培养基呈粉红色黏稠菌落，最常见的病原菌是**肺炎克雷伯菌**。

16. 伤寒可进行的血清学检查是**肥达试验**。伤寒**恢复期**肥达反应结果为 O 凝集效价低而 H 凝集效价高。

17. 细菌性胆道感染时，**胆汁**中最常见的致病菌是**大肠埃希菌**。

18. EHEC 是肠**出血型**大肠埃希菌。

19. 志贺菌引起细菌性痢疾，症状为发热、腹痛、腹泻、里急后重，脓血便。涂片染色为革兰阴性杆菌，氧化酶阴性。便培养 SS 上为透明菌落，KIA 培养基上 K/A，不酸不产气，H_2S（－），MIU 试验结果为（－ － －）。

20. 在**骨髓涂片**中，最常见的革兰阴性杆菌是**伤寒沙门菌**。

21. 肠杆菌科细菌为革兰阴性杆菌，**触酶阳性**，**氧化酶阴性**，发酵葡萄糖。

22. 肠杆菌科细菌中苯丙氨酸脱氨酶阳性，**产 H_2S** 气体，最可能是**变形杆菌**。

23. 肠杆菌科细菌中动力阴性，枸橼酸盐阳性，最可能是**克雷伯菌属**。

第 10 单元　不发酵革兰阴性杆菌

不发酵革兰阴性杆菌指一菌不发酵葡萄糖或仅以氧化形式利用葡萄糖的需氧或兼性厌氧菌、无芽胞的革兰阴性杆菌，多为条件致病菌。主要菌属有假单胞菌属、不动杆菌属、产碱杆菌属、莫拉菌属、黄杆菌属等。不发酵革兰阴性杆菌必须先进行初步分群（菌属），然后再进行属种鉴定，初步分群的常用实验为葡萄糖氧化–发酵（O–F）试验、氧化酶试验、动力观察。

一、假单胞菌属

（一）概述

本属细菌种类很多，达 200 多种，多数为腐生菌，有的为条件致病菌。人类非发酵菌感染中，假单胞菌属占 70%～80%，主要为铜绿假单胞菌。本菌属为有鞭毛、无芽胞、无荚膜的革兰阴性杆菌，为专性需氧菌。许多菌株能产生**水溶性色素**和多种**胞外酶**。本菌属能氧化分解葡萄糖产酸不产气，触酶和氧化酶试验阳性，吲哚、甲基红、V–P 反应阴性。

（二）铜绿假单胞菌

铜绿假单胞菌是假单胞菌属的代表菌种，俗称绿脓杆菌。

1．临床意义　铜绿假单胞菌毒力因子包括黏附素、外毒素、绿脓素、多糖荚膜、弹性蛋白酶、磷脂酶 C 等。引起的感染常见于**烧伤或创伤**后。多发生在机体抵抗力降低时，引起皮肤、呼吸道、泌尿道感染等，亦可引起心内膜炎、囊性纤维变性（CF）、脓胸等。尚可引起婴儿严重的流行性腹泻。严重者可引起败血症，死亡率甚高。该菌具有多重耐药，初代敏感菌株在治疗 3～

4d 后可能发生耐药，**最大剂量应用青霉素，头孢他啶和氨基糖苷类抗生素联合治疗**。

2．生物学特性　本菌为革兰阴性杆菌，菌体一端有 1～3 根鞭毛。最适生长温度 35℃，但 4℃不生长；普通平板上长成圆形大小不一，边缘不整齐、扁平、隆起、光滑、湿润菌落；在血平板上长成扁平、湿润的**灰（蓝）绿色菌落**，周围有**透明溶血环**；经肉汤培养，液面可形成**菌膜**，菌液上层为**蓝绿色**；产生**可溶于水和氯仿的蓝绿色无荧光绿脓素**及**溶于水而不溶于氯仿的绿色荧光素**；抗原构造有菌体（O）抗原、鞭毛（H）抗原、黏液（S）抗原、菌毛抗原；对**干燥**、**紫外线**有抵抗力，但对**热**抵抗力弱；生化反应表现为氧化酶阳性，能氧化利用糖，不产生吲哚，不产生 H_2S，液化明胶，分解尿素，还原硝酸盐，利用枸橼酸盐，精氨酸双水解酶阳性。

3．微生物学检验　采集相应标本（如血液、脑脊液、胸腔积液、腹水、尿液、脓液及分泌物等）做初步分析，依据生化反应特征最后鉴定。

（三）马勒伯克霍尔德菌与伪马勒伯克霍尔德菌

马勒伯克霍尔德菌与伪马勒伯克霍尔德菌是鼻疽病与类鼻疽病的病原体。均为革兰阴性杆菌，两菌区别是前者无鞭毛无动力，42℃不生长，枸橼酸盐、硝酸盐还原试验均阴性；后者菌体一端有 1～4 根丛鞭毛，4℃不生长，枸橼酸盐、硝酸盐产气试验均阳性。

（四）嗜麦芽窄食单胞菌

嗜麦芽窄食单胞菌是条件致病菌，引起呼吸道、泌尿道、伤口感染，严重致菌血症、心内膜炎，不发酵菌引起的感染中，仅次于铜绿假单胞菌和鲍曼不动杆菌。治疗首选**磺胺类**，对**亚胺培南天然耐药**，耐药的主要机制是产生金属酶。本菌无芽胞、无荚膜，有动力，端鞭毛 1～8 根，多数为 3 根以上。菌落不溶血，有黄色素；氧化酶阴性，可水解七叶苷，液化明胶，DNA 酶阳性并可使赖氨酸脱羧，氧化分解麦芽糖。

（五）临床常见的其他假单胞菌

1．荧光假单胞菌　可从痰液、血液、尿液及脓肿穿刺液标本中分离出来，也可在冰箱贮存的血及血液制品中生长繁殖。本菌有动力，鞭毛 3 根以上，42℃不生长，产生荧光素不产生绿脓素，可与铜绿假单胞菌区别。

2．恶臭假单胞菌　常可引起泌尿道感染、皮肤感染及骨髓炎，分泌物有腥臭味。本菌鞭毛 3 根以上，42℃不生长，产生荧光素不产生绿脓素，可与铜绿假单胞菌区别。不液化明胶、不产生卵磷脂酶、陈旧培养物可有腥臭味，有别于荧光假单胞菌。

3．斯氏假单胞菌　能引起抵抗力低下患者的伤口感染、泌尿道感染、肺炎、心内膜炎。一端有单根鞭毛，4℃不生长，42℃可生长，可在 6. 5%高盐培养基上生长，可产生黄色素，无荧光。

二、不动杆菌属

条件致病菌，可引起**医院感染**，临床重要的不动杆菌属细菌为醋酸钙不动杆菌、鲍曼不动杆菌和洛菲不动杆菌。无芽胞、无鞭毛、专性需氧菌。“三阴”特征：氧化酶阴性，硝酸还原试验阴性，动力阴性。

三、产碱杆菌属

条件致病菌，常引起**医院感染**，可选用喹诺酮类药物治疗。**周毛菌**，液体培养基混浊生长，液面形成菌膜，管底形成黏液沉淀；**氧化酶、触酶均阳性**，不分解糖类，不分解尿素，不产生 H_2S，不产生吲哚，不液化明胶。

四、黄杆菌属

条件致病菌，引起医院感染的常见菌之一，可引起术后感染、菌血症、新生儿及婴幼儿化脓性脑膜炎。无鞭毛、无荚膜、无芽胞，菌体细长。氧化酶、触酶、磷酸酶阳性。

五、莫拉菌属

莫拉菌属能引起眼结膜炎、气管炎、肺炎、脑膜炎、脑脓肿、心包炎、心内膜炎及泌尿系统炎症。莫拉菌为革兰阴性球杆菌，呈双短链状排列，具有多形性。氧化酶阳性，触酶阳性，无动力，不分解任何糖类，吲哚试验阴性。

六、军团菌属

主要为**嗜肺军团菌**引起军团病，轻症型类似流感，患者有发热、头痛、无力等症状，重症型是以**肺部感染**为主要特征，最终导致呼吸衰竭死亡，一般治疗方案为**大环内酯类加利福平**。通过空气传播，患者吸入污染的气溶胶，细菌的菌毛粘在上皮细胞上，进入**巨噬细胞和中性粒细胞**繁殖导致发病。

无芽胞、无荚膜、有鞭毛的需氧菌，最适生长温度 35℃，在含有 2.5%～5%CO_2 环境中生长良好，初次分离需含 **L-半胱氨酸的 BYCE 培养基**，培养基中**含铁盐**可促进生长，细菌触酶阳性，部分菌株氧化酶阳性，不分解糖类。医院空调冷却水常有此菌，对化学消毒剂敏感。检验时应合理采取相应标本（如下呼吸道分泌物、胸腔积液、活检肺组织及血液等）做初步分析，依据生化反应特征最后鉴定。

历年考点串讲

不发酵革兰阴性杆菌必考，假单胞菌属需熟练掌握生物学特性和微生物学检验，掌握临床意义，熟悉概述内容。不动杆菌属需熟练掌握微生物学检验，掌握生物学特性，熟悉分类和临床意义。产碱杆菌属熟悉分类、生物学特性和微生物学检验方法。黄杆菌属掌握生物学特性和微生物学检验方法，熟悉分类。军团菌属掌握生物学特性和微生物学检验，熟悉分类和临床意义。熟悉莫拉菌属。

历年高频考点包括以下几点。

1. **铜绿假单胞菌**可引起眼部感染，角膜溃疡，伴大量的淡绿色分泌物。（2017）
2. 初次分离需 L-半胱氨酸的是**军团菌**。（2017）
3. 铜绿假单胞菌与醋酸钙不动杆菌的鉴别试验是**氧化酶试验**，假单胞菌为阳性，不动杆菌为阴性。（2017）
4. 最容易引起烧伤或创伤伤口感染的细菌是**铜绿假单胞菌**。（2016）
5. 军团菌为革兰阴性杆菌，无芽胞，严格需氧。触酶阳性，常用 **BCYE 培养基**。（2017）
6. 嗜麦芽窄食单胞菌**对亚胺培南天然耐药**，耐药的主要机制是**产生金属酶**。（2016）
7. 不动杆菌氧化酶阴性，硝酸还原试验阴性，动力阴性，葡萄糖 O-F 试验为**氧化型**，能在麦康凯培养基上生长。（2016）
8. 嗜麦芽窄食单胞菌的生化反应特点是氧化酶阴性、液化明胶、水解七叶苷、赖氨酸脱羧酶阳性、氧化分解麦芽糖。（2015）

第 11 单元　其他革兰阴性杆菌

一、嗜血杆菌属

嗜血杆菌属是一类无动力、无芽胞的革兰阴性小杆菌，常呈球杆状，有时呈杆状、长丝状等多形性，多数有荚膜。嗜血杆菌属包括 16 个菌种，其中与临床有关的为 9 个种，有流感、副流感、溶血、副溶血嗜血杆菌等。嗜血杆菌须在人工培养基中加入**新鲜血液**才能生长，故称嗜血杆菌。因新鲜血液中含有X和V因子，X因子为**高铁血红素**，V因子为**烟酰胺腺嘌呤二核苷酸**。

（一）流感嗜血杆菌

1．临床意义　主要通过呼吸道感染，引起原发性或继发性感染。原发性感染多由**b型荚膜强毒株引起**，为急性化脓感染，如脑膜炎、鼻咽炎、咽喉会厌炎、化脓性关节炎、心包炎及败血症等。继发感染主要在流感、麻疹、百日咳、肺结核等感染后发生，多为无荚膜菌株引起，如慢性支气管炎、中耳炎、鼻窦炎、肺炎等。致病物质为内毒素、荚膜、菌毛和酶类。

2．生物特性　初次分离培养时，5%～10%CO_2环境能促进其生长，普通培养基须加入X和V因子才能生长，在加热血平板（巧克力平板）上生长较佳。巧克力琼脂平板上经35℃、18～24h培养，出现灰白色、圆形、光滑、半透明的露滴样小菌落。与金黄色葡萄球菌在血琼脂平板上共同培养时，**距离葡萄球菌越近，菌落越大，距离越远菌落越小，此称为卫星现象**；所有菌株**还原硝酸盐**，典型菌株不溶血。生化反应表现为本菌对糖发酵不稳定。一般分解葡萄糖只产酸，不分解乳糖或甘露醇，对麦芽糖、蔗糖或糊精的发酵不稳定。所有菌株还原硝酸盐。有荚膜菌株产生吲哚。典型菌株不溶血。产生自溶酶，可被胆汁溶解。根据流感嗜血杆菌产生吲哚，尿素酶及鸟氨酸脱羧酶反应，将其分为**8个生化型**。

3．微生物学检验　检验时应根据菌落形态、涂片染色、卫星现象，X、V因子需求与否，再做生化试验最后鉴定。提高流感嗜血杆菌阳性率的方法有以下几种。①初次培养应在5%～10%CO_2环境；②在培养基中添加X、V因子；③应用选择性培养基，如巧克力琼脂中加一定量抗生素（万古霉素、杆菌肽、林可霉素）。

（二）其他嗜血杆菌

1．副流感嗜血杆菌　形态、菌落与流感嗜血杆菌相似，能产生**卫星现象**，生长只需V因子，可引起呼吸系统感染、心内膜炎等。

2．杜克嗜血杆菌　生长只需X因子，可引起**软性下疳**。

3．嗜沫嗜血杆菌　生长只需V因子，可引起心内膜炎、脑水肿、肺炎、脑膜炎、继发性菌血症等。

4．溶血嗜血杆菌　生长需X和V因子，可引起**呼吸道感染**。

二、鲍特菌属

百日咳鲍特菌和副百日咳鲍特菌是百日咳的病原菌，为革兰阴性小杆菌，营养要求很高，血平板及巧克力平板不生长，常用**鲍-金培养基**进行分离培养。具有多种毒素，即百日咳毒素、丝状血细胞凝集素、腺嘌呤环化酶毒素、气管坏死毒素、皮肤坏死毒素。

不发酵糖类，不产生H_2S、吲哚，不液化明胶，不能还原硝酸盐，不能利用枸橼酸盐。新分离的百日咳鲍特菌为光滑型，称Ⅰ相菌，具有菌体（O）抗原和荚膜（K）抗原，Ⅳ相菌相当于粗糙型，无荚膜，无毒力，Ⅱ、Ⅲ相为过渡相。从Ⅰ相到Ⅳ相的变异是形态、菌落、溶血性、抗原结构、致病力等全面变异。该菌抵抗力弱，56℃30min、日光照射1h可致死亡。

三、布鲁菌属

（一）临床意义

布鲁菌是**人畜共患**感染性疾病的病原菌，可通过人类**皮肤**、**呼吸道**和**消化道**进入人体而感染，进入人体后首先侵犯局部淋巴结，之后入血，再进入肝、脾、骨髓等器官，患者热型**呈波浪热**。以长期发热、多汗、关节痛及全身乏力、疼痛为主要特征。治疗首选多西环素，次选磺胺增效剂（TMP/SMZ），用药需4～6周。

（二）生物学特性

革兰阴性小杆菌或球杆菌无动力，无芽胞和荚膜，需氧，对营养要求较高，初次分离培养时需 5%～10%CO_2，在血琼脂平板上培养 5～7d 可形成微小、灰色不溶血菌落。能利用葡萄糖等糖类，尿素酶阳性，硝酸盐还原试验阳性。含有 A 抗原和 M 抗原。

（三）微生物学检验

凝集反应、PCR 检测、抗体检测。

四、巴斯德菌属

本菌属为引起动物感染的病原菌，人感染多是通过被犬、猫咬伤或抓伤所致，可引起肺部感染、支气管炎、菌血症、脑膜炎、伤口感染等。本菌为革兰阴性球杆菌，无动力，无芽胞，常见两端浓染。采用巧克力琼脂平板或血平板，形成白色不溶血小菌落。触酶、氧化酶阳性，发酵葡萄糖产酸不产气，不发酵乳糖，能还原硝酸盐。

五、弗朗西斯菌属

弗朗西斯菌属是自然疫源性疾病，人类多由接触患病动物而感染，发病急、高热、剧烈头痛、关节痛，接触及被叮咬皮肤局部溃疡，淋巴结肿大坏死。本菌为革兰阴性小杆菌，常呈多形性，无芽胞、无鞭毛、无荚膜。常用培养基为卵黄培养基或胱氨酸血琼脂培养基。分离培养比较困难，血清血检查是最常用的方法。

历年考点串讲

其他革兰阴性杆菌常考，嗜血杆菌属熟练掌握生物学特性和微生物学检验，掌握分类和临床意义。鲍特菌属掌握生物学特性和微生物学检验，熟悉临床意义。布鲁菌属熟练掌握微生物学检验，掌握生物学特性，熟悉分类和临床意义。熟悉巴斯德菌属内容。

历年常考的细节：

1．布鲁菌为人兽共患性疾病的病原菌，引起**波浪热**（布鲁菌病），以长期反复发热、多汗、关节痛及全身乏力、疼痛为主要特征。（2017）

2．流感嗜血杆菌与金黄色葡萄球菌在血琼脂平板上共同培养时，可产生**卫星现象**。（2017、2016）

3．布鲁菌为革兰阴性小杆菌，初次分离培养时需 5%～10%CO_2，在血琼脂平板上培养可形成微小不溶血菌落。尿素酶阳性，动力阴性，硝酸盐还原试验阳性。（2016）

4．提高流感嗜血杆菌分离率的最佳培养基是**巧克力平板**中加入抗菌药物（万古霉素、杆菌肽、林可霉素）。（2015）

5．百日咳鲍特菌**不发酵糖类**，不产生 H_2S、吲哚，不液化明胶，不能还原硝酸盐，不能利用枸橼酸盐。（2015）

6．嗜血杆菌常用**巧克力琼脂**培养，因其含有 X 因子和 V 因子，在培养基上形成**露滴样**小菌落。

第 12 单元　弧　菌　科

弧菌科共同特点是一群氧化酶阳性、具有极端鞭毛、动力阳性、发酵葡萄糖的革兰阴性直或微弯的杆菌。它包括弧菌属、气单胞菌属、邻单胞菌属和发光杆菌属 4 个菌属。它们广泛分布于自然界，以水中最为多见。前 3 个属细菌均可引起人类感染，发光杆菌属对人无致病性。可根据极端鞭毛、甘露醇、脂酶、生长需要 NaCl、O/129 敏感五项试验将它们鉴别，弧菌属为+++++，气单胞菌属为-++--，邻单胞菌属为----+，发光杆菌属为--+/-++。

一、弧菌属

（一）霍乱弧菌

1. 临床意义　霍乱弧菌有 155 个血清群，**O1 群和 O139 群是烈性肠道传染病霍乱的病原体**，人摄入霍乱弧菌污染的食物或水，引起霍乱。正常情况下，胃液中的胃酸可消灭食物中的霍乱弧菌，当胃酸降低或摄入大量的霍乱弧菌时，可引起感染。典型病例一般在吞食细菌后 2～3d 突然出现剧烈腹泻和呕吐，每天腹泻数次或数十次，多无腹痛，排出**米泔水样的腹泻物**。导致严重失水、代谢性酸中毒、低碱血症、休克、肾衰竭等严重并发症。其致病因素包括①霍乱毒素（CT），CT 是不耐热的肠毒素，导致严重的呕吐和腹泻。**CT 是目前已知的致泻毒素中最强烈的毒素**；②鞭毛；③菌毛。O2～O138 群可引起人类**胃肠炎**。

2. 生物学特性　本菌呈弧形或逗点状，无芽胞，有普通菌毛和性菌毛，有些菌株有荚膜，菌体尾端有一鞭毛，运动活泼，悬滴镜检可见**穿梭状**或**流星状**运动，患者米泔水样粪便直接涂片可见弧菌排列呈“鱼群”状，需氧或兼性厌氧菌，营养要求不高，**耐碱，常用 pH8.5 的碱性蛋白胨水**增菌培养，选择性培养基有**硫代硫酸钠-枸橼酸盐-胆盐-蔗糖琼脂平板（TCBS）**，霍乱弧菌发酵**蔗糖**产酸，菌落呈黄色；4 号琼脂和庆大霉素琼脂平板，霍乱弧菌将碲离子还原成元素碲，形成中心**灰褐色**菌落；血平板上菌落较大，ElTor 生物型可形成β溶血环。生化反应发酵蔗糖和甘露醇，氧化酶、明胶液化和吲哚试验、赖氨酸、鸟氨酸脱羧酶阳性，精氨酸双水解酶阴性。本属菌对热、干燥、酸等敏感，但**耐碱力**较强，可在水中存活 20d，**对庆大霉素耐药**。

霍乱弧菌具有耐热的特异性 O 抗原和不耐热的非特异性 H 抗原，O 抗原特异性高，具有群特异性和型特异性，是分群和分型的基础。根据 O 抗原的不同，分成 O1 群、非 O1 群（O2～O138，亦称不凝集性弧菌）和 O139 群等 **155 个**血清群霍乱弧菌，O139 血清群与 O1 群抗血清无交叉反应，遗传学特征和毒力基因与 O1 群相似。O1 群霍乱弧菌的菌体抗原由 A、B、C 三个抗原组成，根据其不同组合又分 **AB 的小川型**、**AC 的稻叶型**和 **ABC 的彦岛型** 3 个血清型。O1 群霍乱弧菌有**古典生物型**和 **ElTor 生物型**两种生物型。

3. 微生物学检验

（1）标本采集：尽量在使用抗生素前采集标本，及时接种，如不能及时接种，要接种于碱性蛋白胨水或文-腊二氏保存液或卡-布运送培养基等尽快送检，标本应密封并派专人送检。

（2）直接镜检：标本直接镜检方法有以下几种。①动力观察，取患者**米泔水样粪便**制成悬滴片，观察细菌**动力**，是最有价值的快速检测试验。②制动试验，将患者米泔水样粪便或 6h 的增菌液与霍乱多价“O”免疫血清混合，5min 后做暗视野或悬滴法检查，菌体凝集成块，动力消失。③涂片染色，取患者标本直接涂片，分别用革兰染色及 1∶10 稀释复红染色，镜检观察有**无革兰染色阴性呈鱼群状**排列的**弧菌**。④荧光抗体染色（免疫荧光球法）、O1 群抗原单克隆抗体凝集试验。PCR 检测霍乱毒素 CT 可快速诊断霍乱弧菌感染。

（3）分离培养：急性期患者米泔水样粪便标本，除增菌外可同时将标本分离培养，常可获得阳性结果。来自带菌者或恢复期患者的标本，因含菌量少必须先增菌再分离。多采用碱性蛋白胨水增菌，再用强选择培养基庆大霉素琼脂、4 号琼脂和 TCBS 琼脂等进行分离。

（4）鉴定：挑选可疑菌落进行鉴定，鉴定以**血清学**（玻片凝集）为主，结合菌落特征和菌体形态、生化反应做出判断。霍乱弧菌古典生物型和 ElTor 生物型的鉴别，可根据羊红细胞溶血、鸡红细胞凝集、VP 试验、多黏菌素 B 敏感、噬菌体Ⅳ组裂解和噬菌体Ⅴ组裂解 6 项试验将它们鉴别，古典生物型为---++-，ElTor 生物型为+/-++--+。

（二）副溶血弧菌

1．临床意义　本菌常存在于近海岸海水、海产品及盐渍食品中，副溶血性弧菌是我国沿海地区最常见的食物中毒病原菌，常因食用经烹饪不当的海产品或污染的盐腌制品感染。副溶血弧菌引起的食物中毒，潜伏期 5～72h，主要症状为腹痛，腹泻、恶心、呕吐、畏寒低热。此外，该菌还可引起伤口感染和败血症。病后免疫力不强，可重复感染。致病因子有菌毛、耐热性溶血素等。

2．生物学特性　本菌为革兰阴性、两极浓染杆菌，随培养基不同菌体呈多种形态。有单鞭毛，无芽胞、无荚膜。营养要求不高，但在培养基中必须加入适量 NaCl，NaCl 最适浓度为 3. 5%，无盐或 10% NaCl 培养基中不生长，pH 为 7. 0～9. 5，最适 pH 为 7. 7。在 TCBS 琼脂上不发酵蔗糖，菌落绿色，在嗜盐选择平板上呈蔓延生长，致病菌株能使人或兔红细胞发生溶血，对马红细胞不溶血，称神奈川现象，鉴定副溶血性弧菌致病性与非致病性的重要指标是神奈川现象。本菌能分解葡萄糖、麦芽糖、甘露醇、阿拉伯糖、淀粉产酸不产气，不分解乳糖、蔗糖。本菌具 O 抗原、H 抗原和 K 抗原，以 O 抗原定群，以 O 抗原和 K 抗原组合定型。靛基质、甲基红试验阳性，VP、H_2S、尿素酶试验阴性。本菌抵抗力弱。

3．微生物学检验　标本主要采集患者的粪便、可疑食物、炊事用具的洗涤液等，接种 3.5% NaCl 蛋白胨水增菌培养，将标本或增菌培养物接种副溶血弧菌选择培养基，根据其形态、染色、多形性、活泼动力和菌落特征等特点，结合氧化酶试验阳性，KIA 分解葡萄糖而不分解乳糖，不产生 H_2S，MIU 为++−，嗜盐试验和血清学分型可做初步鉴定。必要时做进一步生化试验及毒力试验进行最后鉴定。

二、气单胞菌属与邻单胞菌属

（一）气单胞菌属

气单胞菌属与人类疾病有关的主要是亲（嗜）水气单胞菌、豚鼠气单胞菌、简达气单胞菌、舒伯特气单胞菌等。

气单胞菌属广泛分布于自然界，可从水源、土壤及人的粪便中分离。主要引起人类肠内和肠外感染，如胃肠炎、败血症、伤口及其他感染，主要致病物质为溶血毒素和细胞毒素。

气单胞菌属为革兰阴性直杆菌，兼性厌氧菌，在 0～45℃皆可生长，根据生长温度不同分为嗜冷菌群（35℃以下生长）和嗜中温菌群（10～42℃生长）。营养要求不高，血液标本经增菌后转种血琼脂平板或含氨苄西林血平板，脓汁、分泌物等直接接种血琼脂平板，多数菌株有β溶血环；粪便标本接种麦康凯平板多数形成乳糖不发酵菌落；在 SS 和 TCBS 平板上不生长。生化反应：KIA：分解葡萄糖产气+/−、H_2S−，MIU++−；氧化酶和触酶阳性，在 6. 5%NaCl 中不生长，对 O/129 耐药。

进一步与类似菌鉴别。①与邻单胞菌和弧菌属的鉴别常用 O/129 敏感试验、TCBS 生长试验和耐盐试验进行鉴别；②氧化酶阳性可与肠杆菌科细菌鉴别。

亲水气单胞菌大多发酵阿拉伯糖、V−P 试验和赖氨酸脱羧酶试验阳性可与其他气单胞菌相鉴别。

（二）邻单胞菌属

只有一个种，即类志贺邻单胞菌。本菌存在于水、鱼、动物和人类肠道，能导致胃肠炎，好发于夏季，引起人类水样腹泻和痢疾样腹泻。

为革兰阴性直杆菌，可在 8～45℃生长，在肠道选择性培养基上生长，形成乳糖不发酵或迟缓发酵的菌落；在血平板上形成不溶血的小菌落；在含氨苄西林的培养基中不生长。本菌生化反应除氧化酶和触酶阳性，硝酸盐还原试验阳性，发酵葡萄糖产酸不产气和吲哚阳性外；还存在赖氨酸脱羧酶、鸟氨酸脱羧酶、精氨酸双水解酶和肌醇阳性的特殊生化反应。

历年考点串讲

弧菌科及检验常考，弧菌属需熟练掌握生物学特性和微生物学检验，熟悉分类和临床意义。气单胞菌属和邻单胞菌属掌握生物学特性和微生物学检验，熟悉分类和临床意义。

历年常考的细节：

1. 弧菌科区别于肠杆菌科细菌的特征是**氧化酶阳性**。（2017）

2. 霍乱弧菌在**亚碲酸钾选择性平板**上菌落的颜色是中心呈**灰褐色**。（2017）

3. 患者水样腹泻，粪便培养，在 TCBS 培养基中分离出的霍乱弧菌菌落为**光滑型**，该患者可能处于疾病急性期。（2017）

4. 疑似霍乱弧菌感染者的粪便，用**压滴法**普通光学显微镜观察细菌**动力**。（2016）

5. 霍乱弧菌可致霍乱，剧烈腹泻水样便伴呕吐，无腹痛。可见疲倦面容，皮肤、唇舌干燥、眼窝内陷。为明确诊断，最有价值的快速检测试验是**动力试验**，大便培养最好的培养基组合是**4 号平板+碱性蛋白胨水**。该菌氧化酶阳性，迟缓发酵乳糖，能分解蔗糖、葡萄糖，能产生靛基质，液化明胶。该菌和副溶性弧菌生物学性状差别在于**嗜盐性**。（2016）

6. 患者常因食用未煮熟的海产品而感染副溶血性弧菌，潜伏期 5～72h，主要致病物质是**耐热溶血毒素**，主要症状为腹痛、腹泻、呕吐、发热等。病后免疫力不强，可重复感染。（2015）

第 13 单元　弯曲菌与螺杆菌

一、弯曲菌属

弯曲菌属细菌是一类微需氧，不分解糖类，氧化酶阳性，菌体弯曲呈逗点状、S 形或螺旋状，有动力的革兰阴性菌。包括 5 个种和 5 个亚种。

（一）临床意义

对人类致病的主要是空肠弯曲菌、大肠弯曲菌和胎儿弯曲菌等。空肠弯曲菌是人类腹泻最常见的病原菌之一，胎儿弯曲菌在免疫功能低下时可引起败血症、脑膜炎等。

（二）生物学特性

本属细菌为革兰阴性无芽胞的弯曲短杆菌，呈 S 状或逗点状等，一端或两端各有一根鞭毛，暗视野显微镜下呈**投镖式或螺旋式**运动。微需氧菌，最适生长环境是 5%O_2、10%CO_2 和 85%N_2。本属菌最适生长温度随菌种而异。空肠弯曲菌、大肠弯曲菌在 43℃生长；胎儿弯曲菌在 25℃生长；简明弯曲菌在 25℃和 43℃均不生长；但各种菌在 **37**℃皆可生长。营养要求高，培养基需加入血液、血清才能生长，为抑制肠道正常菌群的生长，培养基大多含有**抗生素**（主要为头孢哌酮），常用的有 Skirrow、Butzler 和 Campy-BAP 培养基，出现沿接种线扩散生长或单个细小两种菌落，均不溶血。生化反应不活泼，氧化酶和触酶阳性，可还原硝酸盐为亚硝酸盐，不分解和不发酵各种糖类，不分解尿素。抗原有菌体（O）抗原、热不稳定抗原和鞭毛（H）抗原。抵抗力弱，但耐寒。

（三）微生物学检验

标本采集后应立即送检或将标本接种于卡-布运送培养基中送检。标本直接检查方法有以下几种。①**动力检查：悬滴法**；②染色标本检查：革兰和**鞭毛染色**。血液或脑脊液标本经增菌后，粪便和肛拭子标本直接接种于选择培养基，可疑菌落进行鉴定。在选择培养基上能生长，**氧化酶阳性**、革兰染色阴性、弯曲呈 S 形或螺旋形的细菌初步鉴定为弯曲菌；其余鉴定试验有生长温度

（25℃、37℃、42℃）、马尿酸盐水解试验、硝酸盐还原、硫化氢试验等。

二、幽门螺杆菌

（一）临床意义

幽门螺杆菌（Hp）与萎缩性胃炎、胃溃疡、十二指肠溃疡和胃癌等疾病相关。人群中幽门螺杆菌感染非常普遍。

（二）生物学性状

幽门螺杆菌为革兰阴性，呈螺旋形、S 形或海鸥状弯曲，菌体一端或两端可有多根带鞘鞭毛。微需氧菌，在**潮湿**（相对湿度 98%以上）、37℃、5%O_2、85%N_2、10%CO_2 的条件下生长良好，营养要求较高，培养基需加入血或血清，为抑制杂菌培养基中添加抗生素。25℃不生长、42℃少数生长，生长缓慢，初次分离需 3～4d，再次分离需 2～3d。生化反应不活跃，氧化酶、触酶、DNA 酶均阳性，**快速脲酶试验强阳性**。Hp 对酸敏感，但与其他细菌相比有一定的耐酸性，尿素对 Hp 可起到保护作用，1%胆盐可抑制 Hp 生长。

（三）微生物学检验

多部位采集**胃、十二指肠**黏膜标本，放入 20%葡萄糖运送液或无菌生理盐水中立即送检，**4**℃保存不超过 5h。标本显微镜检查包括以下两种方法：①直接镜检，取胃、十二指肠黏膜活检标本做革兰染色镜检；②组织学切片。快速检查方法包括快速脲酶试验、放射性核素标记试验（^{14}C 呼吸试验）、PCR。用选择性培养基培养可疑菌落做生化鉴定，触酶、25℃生长、43℃生长、3. 5% NaCl 和脲酶五项试验为+−−−+。

历年考点串讲

弯曲菌属掌握生物学特性和微生物学检验，熟悉临床意义。螺杆菌属掌握临床意义、生物学特性和微生物学检验，熟悉分类。

历年常考的细节：

1. 幽门螺杆菌与胃溃疡、十二指肠溃疡有密切关系，取胃黏膜活检标本接种于巧克力培养基，37℃**微需氧**培养 3 天长出小菌落，为革兰阴性杆菌，**尿素酶阳性**。（2017）

2. 幽门螺杆菌可能导致胃癌，胃底部活检组织病理切片上可见大量**海鸥状排列**的弯曲杆菌。为了快速初步鉴定结果，活检组织首选做**脲酶**试验。（2017、2015）

3. 引起胃溃疡的主要细菌是**幽门螺杆菌**。碳标记**呼气试验**可用于检测幽门螺杆菌感染。

4. **大肠弯曲菌**引起腹泻，为微需氧菌，为革兰阴性细小弯曲杆菌，氧化酶阳性，触酶阳性，脲酶阴性。

第 14 单元　需氧革兰阳性杆菌

一、炭疽芽胞杆菌

（一）临床意义

炭疽芽胞杆菌属于需氧芽胞杆菌属，主要引起食草动物患炭疽病，也可经一定途径感染人类，为**人畜共患**的急性传染病，表现为**皮肤炭疽**、肺炭疽、肠炭疽等临床类型，严重可致败血型和脑膜炎型，病死率极高。炭疽芽胞杆菌主要致病物质是**荚膜**和**炭疽毒素**。

（二）生物学特性

本菌是致病菌中**最大的革兰阳性杆菌**，**两端齐平**，**呈竹节状**，新鲜标本直接涂片染色可见呈单个或短链状排列，无鞭毛，机体内或含血清培养基上可形成荚膜，观察荚膜可用**奥尔特（Olt）染色**，荚膜呈黄色，菌体呈褐色。在有氧条件下形成位于菌体中央但小于菌体的**芽胞**。需氧或兼性厌氧，在普通培养基上形成灰白色、扁平、干燥、粗糙型菌落，在低倍镜下呈卷发状，血平板可有轻微溶血。有毒株在 $NaHCO_3$ 血平板，5%CO_2 环境中可产生荚膜，菌落由 R 型变为 M 型，以接种针挑取 M 型菌落可见**拉丝现象**。本菌触酶阳性，能分解葡萄糖、麦芽糖、蔗糖，产酸不产气，能水解淀粉，不分解乳糖；能迟缓液化明胶，沿穿刺线向四周扩散，形如**倒松树状**。抗原包括菌体多糖、荚膜多肽、芽胞和炭疽毒素抗原，菌体多糖经长时间煮沸而不被破坏，能与相应抗血清发生环状沉淀试验，即 **Ascoli 热沉淀反应**。本菌芽胞抵抗力很强。

（三）微生物学检验

不同病变部位采集不同标本，直接涂（印）片染色包括革兰染色、**奥尔特（Olt）荚膜染色**、芽胞染色、荚膜荧光抗体染色和荚膜肿胀试验镜检；新鲜标本经增菌或直接接种于血平板或戊烷脒血琼脂（选择培养基）分离培养；接种于肉汤培养基呈絮状沉淀生长。鉴定试验有以下几种。①**串珠试验**：炭疽芽胞杆菌接种于含青霉素 0.05～0.5U/ml 的培养基上，经 35～37℃培养 6h 后，显微镜下可见大而均匀的圆球形菌体，成串排列，为串珠试验阳性，类炭疽杆菌无此现象；②青霉素抑制试验；③重碳酸盐毒力试验：将待检菌接种于 $NaHCO_3$ 血平板；④动物试验；⑤植物凝集素试验；⑥噬菌体裂解试验。**Ascoli 试验**可辅助诊断。

二、蜡样芽胞杆菌

食入被大量的蜡样杆菌污染（10^6～10^8/g）的食物可致**食物中毒**，有腹泻型与呕吐型之分，致病因素为**不耐热**腹泻型肠毒素和**耐热**的呕吐型肠毒素。

本菌为革兰阳性杆菌，菌体两端钝圆，呈链状排列，芽胞位于菌体中心或次末端，不突出菌体，引起食物中毒的菌株多为**周毛菌**。营养要求不高，菌落较大，表面粗糙似毛玻璃状或融蜡状，故名蜡样杆菌。在血琼脂平板上呈草绿色溶血。对热抵抗力强，能耐受 100℃30min。标本采集可疑食物和患者吐泻物，除直接涂片染色镜检和分离培养外，还需进行活菌计数。

三、产单核细胞李斯特菌和红斑丹毒丝菌

（一）产单核细胞李斯特菌

产单核细胞李斯特菌隶属于李斯特菌属。该属包括 8 个种，主要包括产单核细胞李斯特菌、格氏李斯特菌和默氏李斯特菌，其中只有产单核细胞李斯特菌对人有致病性。

1. 临床意义　李斯特菌属广泛存在于自然界，人和动物粪便、植物、土壤、水及青贮饲料均能分离到此菌。传染源为带菌者，多途径传染，**以粪-口途径**为主，经胎盘或产道可感染胎儿和新生儿，宫内感染常可导致流产、死胎和新生儿败血症，常伴随 EB 病毒引起传染性单核细胞增多症，此外还可引起脑膜炎。致病物质主要是溶血素和菌体表面成分。

2. 生物学特性　本菌为**革兰阳性**短小**杆菌**，常呈 V 字形或成双排列，有鞭毛，在 20～25℃运动活泼，无芽胞，幼龄菌呈革兰阳性，陈旧培养物多转为革兰**阴性**。需氧或兼性厌氧，营养要求不高，在血平板上培养数天后形成小而透明的 S 型菌落，周围有**狭窄的β溶血环**，在半固体培养基中可出现**倒伞形生长**，**4℃可冷增菌**。耐盐和耐碱，但对酸、热敏感。

3. 微生物学检验　根据感染部位不同而采集相应标本，经 4℃冷增菌接种血平板，菌落符合做涂片染色镜检并进一步鉴定。鉴定依据包括以下几点：在血琼脂上有**狭窄的 β 溶血环**，在半固体培养基上呈**倒伞形生长，25℃动力最强**，可在 **4℃冷增菌生长**，CAMP（与金黄色葡萄球菌协同溶血）和触酶阳性，木糖、甘露醇和 H_2S 阴性。

（二）红斑丹毒丝菌

1. 临床意义　红斑丹毒丝菌引起**红丹毒丝菌病**，主要发生在动物身上，人类也可感染发病，

主要因接触动物或其产品经皮肤损伤而引起类丹毒。以局部感染为主，全身感染者少见。感染局部的皮肤发红、肿胀、疼痛，或有痒感。也可引起急性败血症或心内膜炎。因污染奶制品而引起食物中毒。本菌对青霉素、头孢菌素、红霉素和四环素等敏感。

2. 生物学特性　红斑丹毒丝菌为革兰阳性杆菌，单个存在或形成短链。在血琼脂平板上可形成两种菌落。光滑型菌落细小、圆形、突起有光泽；粗糙型菌落大，表面呈颗粒状。厌氧或微需氧菌，初次分离要在厌氧环境中培养。无芽胞、无鞭毛、无荚膜。触酶阴性。48h 发酵葡萄糖、乳糖，产酸不产气。对湿热及化学消毒剂敏感。

四、阴道加德纳菌

阴道加德纳菌是引起非淋菌性阴道炎的主要病原菌之一。对氨苄西林、羧苄西林、苯唑西林、青霉素、万古霉素和甲硝唑敏感。对萘啶酸、新霉素、黏菌素和磺胺嘧啶耐药。

新鲜标本分离菌株趋向革兰染色阳性，保存菌株趋向革兰染色阴性。本菌无芽胞、无荚膜、无鞭毛，多形性。本菌营养要求较高，在 5%人血平板上，在 3%～5%CO_2、35℃环境中培养 48h，可形成针尖大小菌落，在人血和兔血平板上可出现β溶血环。

历年考点串讲

需氧革兰阳性杆菌偶考，近几年中级检验师考试中未见。

需掌握产单核李斯特菌和红斑丹毒丝菌的临床意义、生物学特性和微生物学检验。熟悉炭疽芽胞杆菌、蜡样芽胞杆菌、阴道加特纳菌的临床意义、生物学特性和微生物学检验。

1. 阴道加德纳菌引起细菌性阴道病。
2. 炭疽芽胞杆菌为人畜共患病原菌，人接触患病动物或受染毛皮而引起皮肤炭疽。

第 15 单元　棒状杆菌属

一、白喉棒状杆菌

（一）临床意义

白喉棒状杆菌可引起人类白喉，白喉是急性呼吸道传染病，该病原菌存在于患者及带菌者的鼻咽腔中，随飞沫或污染的物品传播。白喉棒状杆菌的致病因素为白喉外毒素，K 抗原及索状因子亦与其致病力有关。本菌一般不侵入血液，但其产生的外毒素可入血，引起毒血症。白喉外毒素能引起细胞病变、坏死、内脏出血和神经麻痹等严重损害。

（二）生物学特性

白喉棒状杆菌为细长微弯，一端或两端膨大的革兰阳性杆菌，细菌排列成不规则栅栏状或 L、V、Y 字形。用亚甲蓝、Albert 法、Neisser 法等染色可显示与菌体着色不同的异染颗粒。为需氧或兼性厌氧菌，营养要求高，在血平板长出灰白色、不透明的 S 型菌落；在吕氏血清斜面生长迅速，形成灰白色细小有光泽的菌落，涂片染色异染颗粒明显；在亚碲酸钾血琼脂平板能还原碲盐为元素碲，使菌落呈黑色。生化反应为触酶阳性，分解葡萄糖、麦芽糖、半乳糖、糊精，还原硝酸盐；不分解乳糖，不液化明胶、吲哚和脲酶试验阴性。根据亚碲酸钾血琼脂培养基、肉汤培养基的生长特点及生化反应，可将本菌分为轻、中、重三型。分型与所致疾病的严重程度无关，但可用于流行病学调查。我国以轻型多见。

（三）微生物学检验

在使用抗生素前用无菌长棉拭子采集疑似菌膜边缘或鼻咽部和扁桃体分泌物，通常取双份标本。将标本直接涂片，分别做革兰染色和**异染颗料染色**，镜检符合者可做初步报告；接种于吕氏血清斜面和亚碲酸钾血琼脂平板进行分离培养，**吕氏血清斜面**和**亚碲酸钾血琼脂平板**发现典型菌落和菌体或在亚碲酸钾血琼脂平板上菌落典型，即报告为**阳性**；若只吕氏血清斜面培养基上的菌落及菌体形态典型，可暂报告为可疑；若两者均为阴性，必须观察 72h 后方可做出报告。毒力试验可作为鉴定致病菌株的重要依据，可分为体外法和体内法两类，体内法可用豚鼠做毒素中和试验；体外法有双向琼脂扩散法作平板毒力试验（Elek 平板）、SPA 协同凝集试验、对流免疫电泳。

二、类白喉棒状杆菌

棒状杆菌除白喉棒状杆菌外，其余统称为**类白喉棒状杆菌**。临床标本较常见的类白喉杆菌有溃疡棒状杆菌、假白喉棒状杆菌、结膜干燥棒状杆菌、溶血棒状杆菌、化脓棒状杆菌等。类白喉棒状杆菌常寄生于人类或动物鼻腔、咽喉、眼结膜、外耳道、外阴及皮肤表面等处。此类细菌一般无致病性或仅能与其他化脓性细菌产生混合感染，有的可能为条件致病菌。

历年考点串讲

棒状杆菌属偶考，掌握白喉棒状杆菌的临床意义、生物学特性和微生物学检验。熟悉类白喉棒状杆菌。

历年常考的细节：

1. 白喉棒状杆菌产生白喉外毒素，能导致细胞坏死，神经麻痹。（2015）
2. 白喉棒状杆菌在**吕氏血清斜面**培养基上易形成**异染颗粒**。
3. 疑为白喉棒状杆菌感染从假膜边缘采集分泌物用**亚碲酸钾血平板**培养。

第 16 单元　分枝杆菌属

分枝杆菌属是一类细长或略带弯曲、为数众多（包括 70 余种）、呈分支状生长的需氧杆菌。因其繁殖时呈分支状生长故称分枝杆菌。本属细菌的主要特点是细胞壁含有大量**脂类**，可占其干重的 60%，这与其染色性、抵抗力、致病性等密切相关。耐受酸和抗酒精，一般不易着色，经加温或延长染色时间而着色后，能抵抗 3%盐酸酒精的脱色作用，故又称抗酸杆菌。常用齐-内抗酸染色。分枝杆菌的种类较多，包括结核分枝杆菌、非典型分枝杆菌和麻风分枝杆菌。

一、结核分枝杆菌

（一）临床意义

引起人类结核病的主要有**人型**和**牛型**结核分枝杆菌，可侵犯全身各器官，但以通过呼吸道引起肺结核为最多见。致病物质主要是荚膜、脂质、蛋白质。脂质的成分及含量与结核分枝杆菌的毒力密切相关，主要包括磷脂（与结核结节的形成有关）、脂肪酸和蜡质，其中蜡质所占比例最大，由分枝菌酸、**索状因子**（区分结核分枝杆菌强毒株与弱毒株，它存在于有毒力的细胞壁中）和蜡质 D 组成。

Koch 现象：为 Koch 在 1891 年将**有毒结核分枝杆菌**纯培养物接种于健康豚鼠观察到的特异性免疫反应。

结核菌素试验：利用**Ⅳ型**超敏反应的原理，检测机体是否感染过结核杆菌。结核菌素试验红肿、硬结直径 5～15mm 为阳性，表明机体曾感染过结核；红肿、硬结直径＞15mm 为强阳性，表明可能有活动性结核；＜5mm 为阴性，说明无结核感染，或受试者处于原发感染的早期，或正患有其他传染病、霍奇金病、AIDS 等。结核菌素试验的应用：①可用于选择卡介苗接种对象及测定免疫效果，结核菌素反应阴性者应接种卡介苗（BCG）；②对婴幼儿可作诊断结核病之用；③可在未接种卡介苗的人群中作结核分枝杆菌感染的流行病学调查；④可用于测定肿瘤患者的细胞免疫功能。

（二）生物学特性

结核分枝杆菌形态染色符合分枝杆菌属的特点，革兰染色不易着色（经处理着色为阳性），**抗酸染色阳性**，菌体呈**红色**；**专性需氧**，**最适 pH 6.5～6.8**，营养要求高，必须在血清、卵黄、马铃薯、甘油、某些无机盐类和抗微生物药物的罗氏培养基上才能生长，生长缓慢，最快的分裂速度为 18h 一代，固体培养需 2～5 周，可见干燥、粗糙、呈颗粒状或菜花状、乳白色或淡黄色不透明菌落；液体培养生长较为迅速，形成**菌膜**，有毒株呈**索状生长**；在培养液加入乳化剂吐温-80，则呈均匀分散生长。生化反应不活泼，不发酵糖类，利用**热触酶试验**可区分结核分枝杆菌与非典型分枝杆菌，前者阴性，后者大多阳性；利用烟酸和硝酸盐还原试验可区分人型结核分枝杆菌（均呈阳性）与牛型结核分枝杆菌（均为阴性）。本菌抵抗力较强，为无芽胞菌中**最耐干燥**的细菌；易发生毒力、耐药性及 L 型变异，卡介苗（BCG）是牛型结核分枝杆菌**毒力变异株**，为**减毒活疫苗**。

（三）微生物学检验

根据感染部位不同采集不同标本，直接涂片或集菌后涂片做**抗酸染色或金胺“O”荧光染色**后镜检，金胺“O”染色镜检敏感性高，常用于筛选，阳性者再用抗酸染色法核查，报告方法：全视野（或 100 个视野）未找到抗酸菌为（-）；全视野发现 1～2 个时报告抗酸菌的个数；全视野发现 3～9 个、10～99 个分别为（+）和（++）；每视野发现 1～9 个、10 个以上分别为（+++）和（++++）。

为了杀死或减少标本中的杂菌和液化痰，培养前针对标本应做适当的前处理，常用方法有以下几种。①4%NaOH 法；②胰酶-新洁尔灭法：标本先用 1g/L 的胰酶消化后，再用 3%的新洁尔灭处理；③4%H_2SO_4法；④3%HCL 法。另外，选择培养基加入结晶紫、孔雀绿、青霉素、萘啶酸、林可霉素、多黏菌素 B 等抗微生物药物，抑制杂菌生长。标本处理后接种于**罗氏培养基**分离培养，定时观察至 4～8 周。菌落生长占培养基表面的 1/4 以下报告（+）；菌落占培养基表面的 1/4 以上，1/2 以下报告（2+）；菌落占培养基表面的 1/2 以上，3/4 以下报告（3+）；菌落融合占全表面报告（4+）；凡在 30 个以下者，实报菌落数。

液体培养用半自动、全自动快速培养系统。可用分子生物学技术做基因快速诊断和检测耐药基因，高效液相色谱检测分枝菌酸。

二、非典型分枝杆菌

非典型分枝杆菌是**除结核杆菌和麻风杆菌**以外的分枝杆菌，广泛分布于外界环境和正常人及动物体内。根据**菌落色素**与生长速度将其分为光产色菌、暗产色菌、不产色菌和迅速生长菌四群，其中有 17 个菌种能使人致病，可侵犯全身脏器和组织，以肺最常见，在临床上难与肺结核区别，而大多数对主要抗结核药耐药，近年来感染率有增高趋势。近年来发现 HIV 感染和 AIDS 患者易感染鸟-胞内复合分枝杆菌。迅速生长分枝杆菌有偶发分枝杆菌和龟分枝杆菌。龟分枝杆菌可引起人的软组织病变及手术后继发感染，亦可引起肺炎。在鸡蛋培养基上 3～5d 即可见 S 型、丘状、边缘整齐的无色菌落。

三、麻风分枝杆菌

麻风分枝杆菌的形态及染色性与结核分枝杆菌相似，但较结核分枝杆菌短而粗，抗酸染色着色均匀，常呈束状或团状排列。本菌为典型的**胞内寄生菌**，有麻风分枝杆菌存在的细胞呈泡沫状，称为**麻风细胞**，据此可与结核分枝杆菌区别。麻风分枝杆菌是麻风的病原菌，麻风是一种慢性传染病，主要损害皮肤、黏膜和末梢神经，晚期可侵犯深部组织和器官，形成肉芽肿。**人类**是麻风分枝杆菌的**惟一宿主**，也是**惟一传染源**。人类对麻风分枝杆菌的免疫主要为**细胞免疫**。根据临床表现、机体的免疫状态和病理变化，分为结核样型（细胞免疫正常，传染性小）、瘤型（细胞免疫缺陷，传染性强）、界线类。

历年考点串讲

分枝杆菌属常考，其中，结核分枝杆菌应熟练掌握生物学特性、微生物学检验，掌握临床意义，熟悉分类。熟悉非典型分枝杆菌和麻风分枝杆菌。

历年常考的细节：

1. 抗酸杆菌染色采用**齐-内抗酸染色**，属于热染法抗酸染色。（2017）
2. AIDS 患者易感染的非典型分枝杆菌是**鸟-胞内复合分枝杆菌**。（2016）
3. **结核分枝杆菌罗氏培养**时，若菌落占整个斜面面积的 1/2，应报告为分枝杆菌培养为阳性（2+）。（2016）
4. 未接种过卡介苗的健康中年人，**结核菌素试验**阳性，说明感染过结核杆菌，对结核病有免疫力，不需要接种卡介苗。细胞免疫功能正常。
5. 结核分枝杆菌所致结核病**历经数年**，从病程上来说属于慢性感染。
6. 漂浮法检测结核杆菌，留取 12～24h 痰标本。
7. 结核分枝杆菌抵抗力强，耐酸碱，耐干燥，对湿热敏感，对紫外线敏感，对 75%乙醇敏感。
8. 患者发热、咳嗽，右上肺湿啰音，胸片右肺上部见片状阴影，结核菌素试验红肿直径大于 20mm，患者可能处于结核病**活动期**。
9. 结核杆菌是**专性需氧**菌。

第 17 单元　放线菌属与诺卡菌属

放线菌是一群呈分支状生长的革兰阳性杆菌。按对氧的需要可分为需氧性放线菌、兼性厌氧放线菌和厌氧性放线菌。对人致病的放线菌可按是否含有分枝菌酸分为两大类。一类不含分枝菌酸，如放线菌属；另一类含有放线菌酸，如诺卡菌属。

一、放线菌属

（一）分类

放线菌是引起人放线菌病的病原菌，属于内源性感染。目前发现衣氏放线菌、内氏放线菌、黏液放线菌、龋齿放线菌及丙酸蛛网菌 5 种可引起人的放线菌病，其中衣氏放线菌最多见。牛型放线菌主要引起牛的放线菌病。

（二）临床意义

放线菌属于正常菌群，存在于**口腔**、**生殖道**，在机体抵抗力减弱或受伤时引起内源性感染，引致软组织化脓性炎症，无继发感染则大多呈慢性无痛性过程，常出现多发瘘管，排出的脓性物质中含有硫磺颗粒，是放线菌在病灶组织中形成的菌落。最为常见的是面颈部感染，约占患者的 60%。

（三）生物学特性

革兰染色阳性，无芽胞、荚膜和鞭毛，无典型细胞核，无核膜，细胞壁含**胞壁酸**。有分枝，无菌丝。患者病灶为肉眼可见的**黄色小颗粒**，称**"硫磺颗粒"**，是放线菌在病灶中形成的菌落，将其压制成片，镜检可见颗粒呈**菊花状**，由放射排列菌丝组成，菌丝末端膨大呈棒状。厌氧或微需氧，有氧环境中一般不生长，初次分离加 5%CO_2 促进生长。生长缓慢，需 3～4d 才能形成肉眼可见菌落，经多次移种后，才可形成易于钩取的菌落。在葡萄糖肉汤中 37℃培养 3～6d 后，在培养基底部形成**小颗粒沉淀**。衣氏放线菌的菌落常粘连于琼脂上，不易挑起和乳化。能分解多种糖类产酸，触酶试验多为阴性，不产生吲哚，不分解尿素。

（四）微生物学检验

采集**脓液**、**痰液**或**活检组织**，首先可抽取未破脓肿的脓汁检查有无"硫磺颗粒"。将"硫磺颗粒"置玻片上镜检，在低倍镜下如见有典型的菊花状颗粒，可确定诊断。抗酸染色阴性。5%CO_2 的厌氧环境中 37℃培养 3～6d，观察菌落特征。除黏液放线菌外，其他放线菌过氧化氢酶试验均为阴性。

二、诺卡菌属

（一）临床意义

诺卡菌是广泛分布于土壤中的一群需氧性放线菌，多数为腐物寄生性的非病原菌。其中有 5～6 种诺卡菌可引起人或动物的急性或慢性诺卡菌病，主要为星形诺卡菌和巴西诺卡菌。

主要为**外源性感染**，星形诺卡菌主要由呼吸道引起人体感染，产生类似肺结核症状。在病变组织或脓汁可见黄、红、黑等色素颗粒。巴西诺卡菌可引起**慢性化脓性肉芽肿**，表现为脓肿及多发性瘘管，好发于足、腿部，又称足分枝菌病。诺卡菌感染还常发生在一些进行性疾病或免疫障碍性疾病的晚期（如库欣综合征、糖尿病、长期应用皮质类激素、免疫抑制药、广谱抗生素）患者。

（二）生物学特性

革兰染色阳性，多为球状或杆状菌，分枝状菌丝较少。**专性需氧菌**，营养要求不高，但繁殖速度慢，一般需 5～7d 才见菌落，菌落或呈颗粒状，液体培养基中由于需氧可在表面长成菌膜，下部培养基澄清。星形诺卡菌可形成**黄色或深橙色菌落**，表面无白色菌丝。巴西诺卡菌表面则有白色菌丝。

（三）微生物学检验

可采集**痰液**、**脓液**和**脑脊液**等，标本采集后，应仔细查找有无黄、红或黑色颗粒。如标本中有色素颗粒，取出并压碎涂片，染色镜检，有革兰染色阳性，抗酸染色呈弱抗酸性，在盐酸酒精中较长时间可完全脱色，可初步确定为诺卡菌。分离培养接种置于 25～37℃需氧环境， 2～4d 后，如有黄、橙或红色等色素菌落，进行生化鉴别。

历年考点串讲

放线菌属与诺卡菌属常考。

其中，熟悉放线菌属分类、临床意义、生物学特性和微生物学检验。诺卡菌属掌握生物学特性和微生物学检验，熟悉分类和临床意义。

历年常考的细节：

1. 可在感染伤口脓液中找到**黄、红、黑**等色素颗粒的是**星形诺卡菌**。诺卡菌具有弱抗酸性（**部分抗酸性**）。（2017）

2. **衣氏放线菌**为革兰阳性无芽胞厌氧杆菌，**口腔**正常菌群，可引起面颈部软组织化脓性感染。脓液中有**黄色颗粒**，压片镜检颗粒呈**菊花状**，由放射排列菌丝组成，菌丝末端膨大呈棒

状。（2017、2015）

3. 放线菌可在肺部形成病灶，在病灶组织中形成菌落。放线菌为革兰**阴性无芽胞厌氧杆**菌，无抗酸性，无菌丝，有分枝，成链状排列。（2016）

4. 放线菌感染时，脓性标本中容易发现**硫磺样颗粒**。（2015）

第18单元 厌 氧 菌

一、概述

（一）厌氧菌的概念、种类与分布

厌氧菌是一大群在有氧条件下不能生长，必须在无氧条件下才能生长繁殖的细菌。根据是否形成芽胞分为两大类，一类是革兰阳性有芽胞的厌氧芽胞杆菌（梭状芽胞杆菌属），共有130个种；另一类是无芽胞的革兰阳性及革兰阴性**球菌与杆菌**，有40多个菌属，300多个种和亚种。前一类因有芽胞，抵抗力强，在自然界（水、土等）、动物及人体肠道中广泛存在，并且能长期耐受恶劣的环境条件。一旦在适宜条件下即可出芽繁殖，产生多种外毒素，引起严重疾病。后一类则是人体的正常菌群，可与需氧菌、兼性厌氧菌共同存在于口腔、肠道、上呼吸道、泌尿生殖道等。这类无芽胞厌氧菌的致病性属条件致病性的内源性感染，在长期使用抗生素、激素、免疫抑制剂等发生菌群失调或机体免疫力衰退，或细菌进入非正常寄居部位才可致病。两类细菌都必须作厌氧培养以分离细菌，但细菌学诊断的价值却有所不同。

（二）临床意义

厌氧菌的分布非常广泛，梭状芽胞杆菌以芽胞的形式在自然界（水、土等）长期存活，绝大多数厌氧菌存在于人和动物体内，是人体的**正常菌群**，可与需氧菌、兼性厌氧菌共同存在于皮肤、口腔、肠道、上呼吸道、泌尿生殖道等，并且在种类和数量上占绝对优势，肠道中厌氧菌数量是大肠埃希菌的1000～10 000倍。正常人体皮肤分布最多的厌氧菌是丙酸杆菌属。

梭状芽胞杆菌属引起外源性感染，其细菌及芽胞来源于土壤、粪便和其他外界环境。

无芽胞厌氧菌大多数是人体正常菌群，属于条件致病菌，在一定条件下可引起**内源性感染**，一般不在人群中传播。

由厌氧菌引起的人类感染在所有的感染性疾病中占有相当大的比例，在临床厌氧菌感染中，由正常菌群引起的内源性感染远多于外源性感染。有些部位的感染如脑脓肿、牙周脓肿和盆腔脓肿等80%以上是由厌氧菌引起的；其中部分由厌氧菌单独引起，大部分与需氧菌、兼性厌氧菌共同引起混合感染。

厌氧菌感染的危险因素：①局部组织的氧化还原电势降低；②机体免疫功能下降；③某些手术及创伤；④长期应用抗菌药物；⑤深部需氧菌感染。

厌氧菌感染的临床及细菌学指征：①感染局部有气体产生；②发生在黏膜附近的感染；③深部外伤后的继发感染；④有特殊的分泌物；⑤某些抗生素治疗无效的感染；⑥胃肠道手术后发生的感染；⑦分泌物涂片革兰染色镜检发现有细菌，而培养阴性者，或在液体及半固体培养基深部生长的细菌，均可能为厌氧菌感染。

二、厌氧菌的检验

（一）标本的采集与送检

标本采集与送检必须注意两点，即标本绝对不能被正常菌群所污染；应尽量**避免接触空气**。

1．标本采集　用于厌氧菌培养的标本多采用特殊的采集方法，如针筒抽取等，应从无正常菌群寄居的部位采集，凡含有正常菌群的标本，如齿龈和鼻咽拭子、咳痰、接近皮肤或黏膜的分泌物、自然排出的尿液、阴道分泌物、粪便及洗胃液等，均不宜做厌氧菌培养，厌氧培养**最理想**的检查材料是**组织标本**。尿液标本可用膀胱穿刺术采集。

2．标本送检方法与处理　标本采集后应尽快送检，常用于运送厌氧菌标本的方法有以下几种。①针筒运送法；②无菌小瓶运送法；③厌氧罐或厌氧袋运送法；④棉拭子运送法：一般不采用，如果使用该方法，一定使用特制运送培养基。标本送到实验室后，为防止标本中的兼性厌氧菌过度繁殖而抑制厌氧菌的生长，应在 **20～30min** 处理完毕，**最迟不超过 2h**。如不能及时接种，可将标本置**室温**保存。

（二）检验方法

1．直接镜检　根据形态和染色性，结合标本性状（带血、黑色坏死组织或分泌物等）与气味（恶臭），对标本中可能有的细菌做出初步估计，便于选择合适的培养基和培养方法及验证培养结果的成功与失败。

2．分离培养

（1）初代培养：①培养基的选择。根据镜检结果选择使用非选择培养基和选择培养基。非选择培养基指强化血琼脂平板，其营养丰富，几乎能培养出所有的厌氧菌。几乎所有的厌氧菌都有其专用的选择培养基。注意使用新鲜（2～4h）和预还原 24～48h 培养基及采用预还原灭菌法制作的培养基（用前于培养基中加入 L-半胱氨酸、硫乙醇酸钠、维生素 C 及葡萄糖等还原剂）；**液体培养基应煮沸 10min**，以驱除溶解氧，并迅速冷却，立即接种。②标本接种。标本应同时接种固体和液体两种培养基，每份标本应同时接种 3 个平板，分别置有氧、无氧和含 5%～10%CO_2 环境培养，以便正确地培养出病原菌。③厌氧培养法。常用方法有厌氧罐培养法、厌氧气袋法、和厌氧手套箱培养法。常用**亚甲蓝**和**刃天青**指示厌氧状态，无氧时均呈**白色**，有氧时亚甲蓝呈蓝色，刃天青呈粉红色。④结果观察。至少培养 48h 后才开始观察，如疑为放线菌则应延长至 72～96h。若标本镜检阳性，但培养 48h 后无菌生长，应继续培养 5～7d，同时从液体培养基再转种平板进行培养。

（2）次代培养和厌氧菌的确定：初代厌氧培养有细菌生长时，为确定其是否为厌氧菌，必须做**耐氧试验**。细菌在需氧和厌氧培养均能生长，为兼性厌氧菌；在需氧和厌氧培养生长不好，但在含 5%～10% CO_2 生长良好，为**微需氧菌**；只在厌氧环境中生长的细菌即为**专性厌氧菌**。

3．鉴定试验　依据菌体形态、染色和菌落性状，以及对某些抗生素的敏感性做出初步鉴定，常用的抗生素有卡那霉素及甲硝唑。卡那霉素可用于梭杆菌属（敏感）与类杆菌属（多数耐药）的区分，**甲硝唑（灭滴灵）**用于厌氧菌（敏感）与非厌氧菌（不敏感）的区分。最后鉴定依靠生化反应及终末代谢产物等检查，目前有多种商品化的鉴定系统可用于生化反应，气液相色谱技术用于分析厌氧菌的终末代谢产物，现已成为鉴定厌氧菌及其分类的比较可靠的方法。

三、厌氧球菌

在临床标本中检出的厌氧菌约有 1/4 为厌氧球菌。其中与临床有关的有革兰阳性黑色消化球菌和消化链球菌属及革兰阴性的韦荣球菌属。

（一）黑色消化球菌

黑色消化球菌通常寄生在人的体表及与外界相通的腔道中，是人体正常菌群的成员之一。本菌可引起人体各部组织和器官的感染（肺部、腹腔、胸膜、口腔、颅内、阴道、盆腔、皮肤和软组织等）。常与其他细菌混合感染，也可从阑尾炎、膀胱炎、腹膜炎及产后败血症的血中分离出来。

（二）消化链球菌属

消化链球菌属共 9 个菌种。本菌在临床标本中以厌氧消化链球菌最常见，产生消化链球菌则很少见。消化链球菌可引起人体各部组织和器官的感染，又以混合感染多见。本菌属细菌生长缓慢，培养需 5～7d。

（三）韦荣球菌属

韦荣球菌属为咽喉部主要厌氧菌，是口腔、咽部、胃肠道及女性生殖道的正常菌群，但在临床厌氧菌分离标本中，分离率小于 1%，且为混合感染菌之一。韦荣球菌属最常见的有小韦荣球菌和产碱韦荣球菌两个种。小韦荣氏球菌常见于上呼吸道感染中，而产碱韦荣球菌则多见于肠道感染。

四、革兰阴性无芽胞厌氧杆菌

革兰阴性无芽胞厌氧杆菌包括类杆菌属、普雷沃菌属、紫单胞菌属和梭杆菌属等，是人体正常菌群的重要组成成员，部分菌株可作为条件致病菌，引起厌氧感染。

（一）类杆菌属

类杆菌寄生于人的口腔、肠道和女性生殖道，常引起内源性感染。可引起脓胸、女性生殖系统感染、颅内感染及菌血症等。代表菌为脆弱类杆菌，占临床厌氧菌分离株的 25%。

（二）普雷沃菌属

代表菌种是产黑色素普雷沃菌。主要寄居在正常人体的口腔、女性生殖道等部位，可引起内源性感染，常引起女性生殖道及口腔感染。

（三）紫单胞菌属

紫单胞菌属主要分布于人类口腔、泌尿生殖道和肠道，在正常人体检出率较低，主要引起人类牙周炎、牙髓炎、根尖周炎等。

（四）梭杆菌属

梭杆菌属是寄生在人和动物的口腔、上呼吸道、肠道、泌尿生殖道的正常菌群，以口腔最为多见。因其形态细长、两端尖细如梭形而得名。具核梭杆菌是口腔感染、肺脓肿及胸腔等感染的常见病原菌。也可从肠道感染、尿路感染、手术感染灶及血液等多种临床标本中分离到。

五、革兰阳性无芽胞厌氧杆菌

（一）丙酸杆菌属

丙酸杆菌属细菌因发酵葡萄糖产生丙酸而得名。主要寄居于人和动物的皮肤、乳制品和青贮饲料中。与人类有关的有 3 个种，以痤疮丙酸杆菌最为常见。痤疮丙酸杆菌是皮肤上的优势菌群，存在于正常皮肤的毛囊与汗腺中，与痤疮和酒渣鼻有关，是做血液、腰穿及骨髓穿刺液培养时常见的污染菌。丙酸杆菌属为小杆菌，无鞭毛，能在普通培养基上生长，需要 2～5d。

（二）优杆菌属

优杆菌属是人和动物口腔与肠道正常菌群的成员，临床上最常见的是迟钝优杆菌和黏液优杆菌，可与其他厌氧菌或兼性厌氧菌造成混合感染，引起人类心内膜炎等病。

（三）双歧杆菌属

双歧杆菌是人和动物肠道内的重要生理菌群。在口腔和阴道中也有双歧杆菌栖居。呈多形态性，有分枝，无动力，严格厌氧，耐酸。双歧杆菌属无致病性，有众多的保健功能，常用于药品和食品中。

（四）乳杆菌属

乳杆菌是脊椎动物消化道、阴道的正常共生菌，是正常人体阴道菌群的主要优势菌。对致病菌的繁殖有抑制作用，可用于治疗消化不良与婴儿腹泻等。乳杆菌也广泛存在于乳制品中，某些乳杆菌常用于饮料等发酵工业。

六、梭状芽胞杆菌

（一）破伤风梭菌

1．临床意义　本菌可引起人类**破伤风**，对人的致病因素主要是它产生的破伤风**外毒素**，为神经毒素。细菌不入血，但在感染组织内繁殖并产生毒素，其毒素入血引起相应的临床表现，本菌产生的毒素对**中枢神经系统**有特殊的亲和力，主要症状为**骨骼肌痉挛**。

2．生物学特性　本菌细长，有**周鞭毛**，无荚膜。芽胞在菌体顶端，呈圆形，使整个细菌体呈鼓槌状。早期培养物为革兰阳性，培养 48h 后，尤其是芽胞形成后，易转变为革兰阴性。为专性厌氧菌，在普通培养基上不易生长。可在血平板上生长，37℃ 48h 形成扁平、灰白色、半透明、边缘不齐的菌落。本菌一般不发酵糖类，能液化明胶，产生硫化氢，多数菌株吲哚阳性，不还原硝酸盐，对蛋白质有微弱的消化作用。本菌有菌体（O）抗原和鞭毛（H）抗原。菌体抗原无型特异性，而鞭毛抗原有型特异性。根据鞭毛抗原不同，可分为 10 个血清型。各型菌所产生的毒素的生物活性与免疫活性均相同，可被任何型的抗毒素中和。本菌繁殖体的抵抗力与其他细菌相似，但芽胞体抵抗力非常强。

3．微生物学检验　破伤风的临床表现典型，根据临床症状即可作出诊断，所以一般不做细菌学检查。特殊需要时，可从病灶处取标本涂片，革兰染色镜检。需要培养时，将标本接种**庖肉培养基**培养。也可进行动物试验。

（二）产气荚膜梭菌

1．临床意义　本菌可产生**外毒素**及多种侵袭酶类，外毒素以α毒素为主，本质为卵磷脂酶；还可产生透明质酸酶、DNA 酶等。本菌主要可引起**气性坏疽**及**食物中毒**等，气性坏疽多见于战伤，也可见于工伤造成的大面积开放性骨折及软组织损伤等。患者表现为局部组织剧烈胀痛，局部严重水肿，水、气夹杂，触摸有捻发感，并产生恶臭。病变蔓延迅速，可引起毒血症、休克甚至死亡。某些 A 型菌株产生的肠毒素，可引起食物中毒，患者表现为腹痛、腹泻，1～2d 可自愈。

2．生物学特性　本菌为革兰阳性粗大杆菌，芽胞呈椭圆形，位于次极端。体内不形成芽胞，在体外培养也很少形成芽胞，只有在无糖培养基上方可形成。在机体内可形成明显的荚膜。厌氧但不十分严格。在血平板上，多数菌株有双层溶血环。本菌代谢活跃，可分解多种糖类，产酸产气，能液化明胶，在庖肉培养基中，可分解肉渣中的糖类而产生大量气体。在牛乳培养基中能分解乳糖产酸，使酪蛋白凝固，同时产生大量气体，出现**"汹涌发酵"**现象。在卵黄琼脂平板上，菌落周围出现乳白色的混浊圈，是由于本菌产生卵磷脂酶（α 毒素）分解卵黄中的卵磷脂所致。若在培养基加入毒素的抗血清，则不出现混浊，这一现象称为 Nagler 反应。根据其产生的毒素，大体可将产气荚膜梭菌分成 5 个型别（A、B、C、D、E），对人类致病的主要为 A 型。

3．微生物学检验

（1）直接涂片镜检：在创口深部取材涂片，革兰染色镜检，这是极有价值的快速诊断方法。

（2）分离培养及鉴定：可取坏死组织制成悬液，接种于血平板或庖肉培养基中，厌氧培养，取培养物涂片镜检，利用生化反应进行鉴定。

（三）肉毒梭菌

1．临床意义　本菌主要可引起**食物中毒**，属单纯性毒性中毒，并非细菌感染。临床表现与其他食物中毒不同，胃肠症状很少见，主要表现为某些部位的**肌肉麻痹**，重者可死于呼吸困难与衰竭。本菌还可以引起婴儿肉毒病，一岁以下婴儿肠道内缺乏拮抗肉毒梭菌的正常菌群，可因食用被肉毒梭菌芽胞污染的食品后，芽胞在盲肠部位定居，繁殖后产生毒素，引起中毒。

2．生物学特性　肉毒梭菌为革兰阳性短粗杆菌，芽胞呈椭圆形，粗于菌体，位于次极端，使细菌呈**汤匙状**或**网球拍状**。严格厌氧，可在普通琼脂平板和血平板上生长。根据所产生毒素的抗原性不同，肉毒梭菌可分为 8 个型，引起人类疾病的以 A、B 型最为常见。肉毒梭菌芽胞体抵抗力很强。肉毒毒素对酸的抵抗力比较强，可在胃液 24h 不被破坏，可被胃吸收。但肉毒毒素不耐热，煮沸 1min 即可被破坏。肉毒毒素的毒性比氰化钾强 1 万倍，对人的致死量为 0.1～1.0μg。

3．微生物学检验　在怀疑为婴儿肉毒病的粪便中检出本菌，并证实其是否产生毒素，诊断意义较大。毒素检测可取培养滤液或悬液上清注射小鼠腹腔，观察动物出现的中毒症状。

（四）艰难梭菌

1．临床意义　本菌可产生 A、B 两种毒素，毒素 A 为肠毒素，可使肠壁出现炎症，细胞浸润，肠壁通透性增加，出血及坏死。毒素 B 为细胞毒素，损害细胞骨架，致细胞固缩坏死，直接损伤肠壁细胞，因而导致腹泻及假膜形成。本菌感染与大量使用抗生素有关，如阿莫西林、头孢菌素和克林霉素等，其中以克林霉素尤为常见。艰难梭菌所致伪膜性肠炎，患者表现为发热、粪便呈水样，其中可出现大量白细胞，重症患者的水样便中可出现地图样或斑片状假膜。这些症状一般可在使用有关抗生素一周后突然出现。

2．生物学特性　为革兰阳性粗长杆菌，有鞭毛，次极端有卵圆形芽胞，芽胞可在外环境存活数周至数月，分离困难，需要特殊培养基。

3．微生物学检验　由于本菌的分离培养困难，所以在临床上一般不采用分离培养病原菌的方法，可通过临床表现及细胞毒素试验阳性检测来进行诊断。在 CCFA（cycloserine-cefoxitin-fructose-agar）平板上的菌落，黄色，粗糙型，脂酶，卵磷脂酶阴性。在紫外线照射下呈黄绿色荧光。

历年考点串讲

厌氧菌常考，需熟练掌握厌氧菌的检验，掌握梭状芽胞杆菌、厌氧球菌和类杆菌属。熟悉概述、普雷沃菌属、紫单胞菌属和梭杆菌属、革兰阳性无芽胞厌氧杆菌。

历年常考的细节：

1．正常人肠道中厌氧菌和需氧菌的比例大致为 1000:1。（2017）

2．产气荚膜梭菌可引起气性坏疽，患处组织胀痛剧烈，水气夹杂，触摸有捻发感，患处组织涂片见大量粗大革兰阳性杆菌。（2017）

3．气性坏疽感染患者，早期诊断最有价值的检查方法是取坏死组织做涂片染色镜检。（2017）

4．产气荚膜梭菌的 α 毒素是卵磷脂酶。（2016）

5．常用亚甲蓝监测厌氧环境，亚甲蓝在无氧的环境中呈白色，在有氧的环境中呈蓝色。（2015）

6．肉毒梭菌的芽胞特点是椭圆形，位于菌体次极端。（2015）

7．患者行阴道穹后部穿刺术，采集带血、恶臭的脓性液体，常规细菌培养无生长，进一步微生物学检查首选厌氧菌培养。

8．厌氧菌标本采集应控制正常菌群污染，尽量避免接触空气。

9．乳酸杆菌是正常人体阴道菌群的主要优势菌。

第 19 单元　螺　旋　体

螺旋体是一类细长柔软，弯曲呈螺旋状，运动活泼，有细胞壁、原始核，以二分裂方式繁殖，对抗生素敏感的原核细胞型微生物。螺旋体所致疾病主要有性传播疾病和自然疫源性疾病。

一、分类与命名

致病性螺旋体主要有 3 个属：钩端螺旋体属、疏螺旋体属、密螺旋体属。钩端螺旋体属螺旋细密规则、数目较多，菌体一端或两端弯曲成钩状。对人致病的有问号状钩端螺旋体。疏螺旋体属有 3～10 个粗浅而不规则的螺旋，呈波纹状，对人致病的有伯氏疏螺旋体、回归热疏螺旋体、奋森疏螺旋体等。密螺旋体属有 8～14 个细密而规则的螺旋，两端尖，对人致病的有梅毒螺旋体（苍白密螺旋体的苍白亚种）、雅司螺旋体等。

二、钩端螺旋体

（一）临床意义

钩端螺旋体病是一种典型的人畜共患性疾病及**自然疫源性**疾病，最常见的储存宿主是**鼠类和猪**，人类主要感染途径是**接触疫水**。钩端螺旋体病的特点是起病急、高热、乏力、全身酸痛、眼结膜充血、腓肠肌压痛、浅表淋巴结肿大等。对人致病的有多种型别，临床常见的有黄疸出血型、流感伤寒型、肺出血型、脑膜脑炎型、肾衰竭型、胃肠炎型等。

（二）生物学特性

螺旋数目较多，暗视野镜下似细小珍珠排列成的细链，一端或两端弯曲成钩状，运动活泼，常使菌体呈 C、S、8 等形状，常用**镀银染色法染色**。营养要求较高，在含有血清、蛋白、脂肪酸的培养基（如**柯氏培养基**）中生长良好，最适温度 28～30℃，最适 pH7. 2～7. 4（低于 6. 5、高于 8. 4 生长不良）。需氧，于液体培养基表面 1cm 内的部位生长最佳，28℃ 1 周左右，**呈半透明云雾状混浊**。人工培养基中生长缓慢。耐冷，不耐热和干燥，56℃，10min 或 60℃，1min 即死亡，对**化学消毒剂极敏感**，75%乙醇、0. 1%盐酸、硫酸 10～15min 内迅速死亡。对青霉素、金霉素及庆大霉素极敏感。

（三）微生物学检验

发病 1 周内血液的阳性率高，1 周后**尿和脑脊液**等的阳性率高。①直接镜检：暗视野镜检标本中螺旋体的形态和运动，也可用 Fontana **镀银染色法**及荧光抗体染色法；②标本接种 **Korthof 培养基**分离培养；③可采用间接免疫荧光法、ELISA 等检测抗体，有脑膜刺激征的抽取脑脊液检测抗体；④PCR 检测标本中的核酸；⑤动物实验。

三、疏螺旋体属

疏螺旋体属又称包柔螺旋体属。螺旋稀疏，有 3～10 个螺旋，不规则呈波纹状，运动活泼。对人致病的主要有伯氏疏螺旋体、回归热螺旋体和奋森螺旋体。

（一）伯氏疏螺旋体

1. 临床意义　引起**自然疫源**性传染病——**莱姆病**的病原体，**野生或驯养哺乳动物**是主要的储存宿主，主要传播媒介是**硬蜱**，叮咬部位多出现**移行性红斑**，发展至晚期主要表现为慢性关节炎、慢性神经系统或皮肤异常。

2. 生物学特性　螺旋稀疏，运动活泼，革兰染色阴性，着色困难，吉姆萨染色**紫红色**，瑞特染色**棕红色**。营养要求高，微需氧，5%～10%CO_2 促进生长，适宜温度 35℃，生长慢，液体培养基需 2～3 周才观察到菌落。

3. 微生物学检验

（1）标本采集：皮损组织、淋巴结抽出液、血液、关节滑膜液、脑脊液和尿液等。

（2）微生物学检验：①直接镜检，暗视野镜检标本中螺旋体的**形态和运动**；②标本接种改良的 Kelly（BSK）培养基进行分离培养；③抗体检测，间接免疫荧光法、ELISA、免疫印迹技术等；④PCR 检测标本中的核酸；⑤动物实验。

（二）回归热螺旋体

回归热是一种由节肢动物传播的、有周期性反复发作的急性传染病。引起该病的有两种病原体。回归热螺旋体以虱为传播媒介，引起流行性回归热；赫姆疏螺旋体以蜱为传播媒介，引起地方性回归热。

（三）樊尚螺旋体

专性厌氧，常与梭杆菌寄生于人体口腔牙龈部，条件致病，当人体抵抗力显著下降及这两种菌大量繁殖时，协同引起樊尚咽峡炎、牙龈炎等。微生物检查可见革兰阴性螺旋体与革兰阴性梭状杆菌共存。

四、密螺旋体属

螺旋细密，有 8～14 个规则的螺旋，两端尖。分致病性和非致病性两大类。对人致病的密螺旋体有苍白密螺旋体和品他螺旋体两个种。苍白螺旋体又分为 3 个亚种：苍白亚种、地方亚种和极细亚种，它们分别引起人类梅毒、地方性梅毒和雅司病等。

（一）梅毒螺旋体

1．临床意义　梅毒螺旋体的致病主要通过荚膜样物质、外膜蛋白、透明质酸等作用。梅毒是由梅毒螺旋体引起的慢性传染病，可分为后天性梅毒和先天性梅毒，前者主要通过性接触感染，后者从母体通过胎盘传给胎儿，偶然可经输血感染。临床病程分三期。第一期为硬性下疳，感染 3 周左右局部出现无痛性硬下疳，极易传播感染。第二期为梅毒疹期，全身皮肤黏膜出现皮疹，伴淋巴结肿大，可累及骨、关节、眼及中枢神经系统。一期、二期梅毒称早期梅毒，破坏性较小但传染性强。部分早期梅毒可发展为晚期梅毒（第三期梅毒），病损部位螺旋体少但破坏性大，基本损害为慢性肉芽肿，局部因动脉内膜炎所引起的缺血而使组织坏死。严重者可出现心血管和中枢神经系统受损，危及生命。

后天性梅毒有反复隐伏发病和再发的特点。先天性梅毒可引起胎儿全身感染，导致流产、死胎，若能出生，也会出现锯齿形牙、鞍鼻和神经性耳聋等。

2．生物学特性　为密螺旋体，两端尖直，暗视野镜检运动活泼，Fontana 镀银染色呈棕褐色。不能在人工培养基上生长繁殖。抵抗力极弱，对温度、干燥特别敏感，离体在外环境中 1～2h 即死亡，对常用化学消毒剂亦敏感，对青霉素、四环素、红霉素、庆大霉素均敏感。

3．微生物学检验

（1）直接镜检：一期取硬下疳渗出液，二期取梅毒疹渗出液，制成涂片用暗视野镜检，如有运动活泼的密螺旋体有助诊断。也可经镀银染色、Giemsa 染色后光学显微镜检查。

（2）血清学试验：包括非螺旋体抗原试验和螺旋体抗原试验。

1）非密螺旋体抗原试验：为非特异性试验，用牛心肌脂质作为抗原，能与雅司病、回归热、鼠咬热、疟疾和麻风等患者的血清发生交叉反应。包括性病研究实验室试验（VDRL）、快速血浆反应素试验（RPR）、不加热血清反应素试验（USR）。

2）密螺旋体抗原试验：用密螺旋体抗原检测患者血中的特异性抗体。包括荧光密螺旋体抗体吸附试验（FTA-ABS）；抗梅毒螺旋体抗体的微量血凝试验（MHA-TP）；ELISA；免疫印迹试验。WHO 推荐用 VDRL、RPR 法进行过筛试验，出现阳性者用 FTA-ABS、MHA-TP、ELISA 和免疫印迹试验等做确认试验。

3）核酸检测：PCR 技术。

4）分离培养：梅毒螺旋体不能在人工培养基上生长繁殖。

（二）其他密螺旋体

苍白密螺旋体地方亚种、极细亚种及品他密螺旋体，分别引起地方性梅毒、雅司和品他病。这些非性传播疾病大多发生于经济较落后地区的儿童。微生物学检查，可以取皮肤标本直接在暗视野显微镜下观察有无密螺旋体的存在，也可用梅毒血清学试验检测此血清中有无相应抗体的存在。

历年考点串讲

螺旋体常考，应熟练掌握密螺旋体。熟悉钩端螺旋体、疏螺旋体。

历年常考的细节：

1. 梅毒螺旋体的致病因素是**外膜蛋白**和**透明质酸酶**等。(2017)

2. 梅毒螺旋体感染的抗体检测试验中，检测**非特异性抗体**的试验是性病研究实验室试验（VDRL）、快速血浆反应素试验（RPR）、不加热血清反应素试验（USR）等。(2017)

3. 非密螺旋体抗原试验检查梅毒所用的抗原是**牛心肌脂质**。(2016)

4. 诊断神经梅毒的**首选试验**是脑脊液的密螺旋体**荧光抗体吸附试验（FTA-ABS）**。(2015)

5. 分离培养钩端螺旋体选用**柯氏培养基**。

6. 检查梅毒螺旋体最常用的染色方法是**镀银染色法**。

第 20 单元　支　原　体

支原体是一类**无细胞壁**，能通过除菌滤器，能在人工培养基上生长繁殖的**最小原核细胞型微生物**。主要以二分裂方式进行无性繁殖，有 DNA 和 RNA 两类核酸。

一、分类与命名

支原体科分为**支原体**和**脲原体**两个属，前者对人有致病性的主要为肺炎支原体、人型支原体、生殖道支原体、穿通支原体等；后者溶脲脲原体（也称解脲脲原体）对人致病。支原体对青霉素、头孢菌素等不敏感，对红霉素、四环素等敏感。

二、肺炎支原体

（一）临床意义

肺炎支原体主要通过**飞沫传播**，是人类**原发性非典型性肺炎**的主要病原体之一。主要表现为**间质性肺炎**、急性细支气管炎。

（二）生物学特性

革兰染色阴性，但不易着色。典型形态类似酒瓶状，吉姆萨染色淡紫色，最适 pH 7. 6～8. 0，P1 蛋白是肺炎支原体的主要特异性免疫原，是血清学诊断的主要抗原。

（三）微生物学检验

1. 分离与鉴定　是确诊支原体感染的可靠方法之一，初次分离生长缓慢，常不出现“荷包蛋”样，需经数次传代后，菌落才开始典型，需 1～2 周或更长，对临床快速诊断意义不大。鉴定包括以下几方面。①发酵葡萄糖产酸，不能利用精氨酸、尿素；②TTC 还原试验：使无色 TTC 还原为粉红色；③GIT 及 MIT 试验；④能发生红细胞吸附。

2. 血清学试验

（1）特异性血清学试验：①ELISA，敏感性、特异性高，可检测 IgM 和 IgG 抗体。②补体结合试验，一般血清滴度≥1∶（64～128）即为阳性，双份血清效价至少有 4 倍增长有诊断价值，主要检测 IgM 抗体，初次感染**阳性**，再次感染**阴性**。③间接血细胞凝集试验，主要检测 IgM 抗体，敏感度略高于补体结合试验。

（2）非特异性血清学试验：将患者的稀释血清与 O 型 Rh 阴性红细胞在 4℃下做冷凝集试验，血清滴度≥1∶64 为阳性，双份血清至少效价有 4 倍增长才有诊断意义。

3．PCR 试验快速检测。

三、溶脲脲原体

（一）临床意义

溶脲脲原体是人类**生殖道**最常见的寄生菌之一，条件致病，主要通过**性行为传播**，是**非淋菌性尿道炎**的主要病原体之一，还可引起男性和女性的其他泌尿生殖道炎症，还可通过垂直传播，引起新生儿**呼吸道和中枢神经系统感染**。

（二）生物学特性

溶脲脲原体在液体培养基中菌体以球形为主，吉姆萨染色呈紫蓝色。生长最适 pH 为 5.5～6.5。营养要求较高，需要供给胆固醇和酵母，常用的基础培养基为牛心消化液。固体培养基最好在 95%N_2 和 5%CO_2 环境中，37℃孵育 2d，形成小菌落，颗粒状，呈“荷包蛋”样，放大 200 倍才能观察到，故称 T 株。溶脲脲原体不能利用葡萄糖和精氨酸，可**分解尿素产碱**。

（三）微生物学检验

采集相应标本，如尿液、前列腺液、精液、阴道分泌物等。培养如出现典型菌落，则进行生化试验及特异性血清学 MIT 和 GIT 试验进行最终鉴定。血清学诊断意义不大，主要是有些无症状者也可有低效价的抗体。

四、人型支原体

人型支原体主要寄居于生殖道，通过性接触传播，可引起盆腔炎、输卵管炎、产后热、阴道炎、宫颈炎及肾盂肾炎等。也能引起新生儿感染，如脑膜炎、脑脓肿、硬脑膜下脓肿等。形态结构与溶脲脲原体相似，分解精氨酸，不分解尿素和葡萄糖，培养最适 pH 为 7.2～7.4。

五、穿通支原体

（一）临床意义

我国 AIDS 患者中存在穿通支原体感染。

（二）生物学特性

菌体形态为杆状或长烧瓶状，一端为尖形结构。营养要求高，在改良的 SP-4 培养基上生长，菌落呈“油煎蛋样”。生长缓慢，初代多在 10d 以上，发酵葡萄糖，水解精氨酸，但不分解尿素。

（三）微生物学检验

取材对象是 AIDS 患者或 HIV 感染者，采集咽分泌物、血清、尿液等。每份标本液用改良的 SP-4 培养基稀释成不同浓度，置 37℃培养。鉴定根据生化反应、代谢抑制试验、PCR、抗体检测。

历年考点串讲

支原体常考，其中，肺炎支原体熟练掌握微生物学检验，掌握临床意义和生物学特性。溶脲脲原体熟练掌握微生物学检验，掌握生物学特性，熟悉临床意义。熟悉人型支原体、穿通支原体、支原体的分类和命名。

历年常考的细节：

1. **溶脲脲原体**可引起非淋菌性尿道炎，支原体培养阳性。培养基最适 pH 为 5.5～6.5，**分解尿素**，不能利用葡萄糖和精氨酸。（2017）

2. 支原体革兰染色不着色，常用**吉姆萨染色**。解脲脲原体吉姆萨染色呈紫蓝色。（2016）

3. 肺炎支原体的特点是**无细胞壁**，有致病性，主要以二分裂无性繁殖，革兰染色阴性，

有 DNA 和 RNA。(2016)

4. 用于培养解脲脲原体的培养基为含小牛血清和酵母牛心脑的培养液。(2016)

5. 支原体是在人工培养基上能生长繁殖的最小原核型微生物。(2015)

6. 检测肺炎支原体的冷凝集试验为非特异性血清学试验。

第 21 单元　衣　原　体

衣原体是一群体积较小，能通过细菌滤器，细胞内专性寄生，并有独特发育周期的原核细胞型微生物。

一、分类与命名

（一）传统的实用分类法

传统分类法按第九版 Bergey 细菌学分类手册，衣原体属于衣原体目、衣原体科、衣原体属。根据衣原体的抗原构造和 DNA 同源性的特点，将衣原体属分为四个种，包括沙眼衣原体、肺炎衣原体、鹦鹉热衣原体和家畜衣原体。能引起人类致病的主要是前三种。

沙眼衣原体可分 3 个生物亚种，即沙眼生物亚种、性病淋巴肉芽肿生物亚种（LGV）及鼠生物亚种。其中沙眼亚种又分 A～K 14 个血清型；LGV 生物亚种又分 4 个血清型，即 L_1、L_2、L_{2a} 和 L_3。前两个亚种对人有致病性，鼠亚种则不侵犯人类。

肺炎衣原体是衣原体属中的一个新种。只有一个血清型，即 TWAR 组。

（二）按分子生物学特性的分类法

该法主要是从衣原体种系发生上分析和评价传统分类法。

二、沙眼衣原体

（一）临床意义

1. 沙眼生物亚种　主要寄生在人类，无动物储存宿主。

（1）沙眼：主要通过眼-眼或眼-手-眼进行直接或间接接触传播，可导致角膜损害，影响视力和致盲。

（2）包涵体结膜炎：婴儿经产道时可致包涵体结膜炎，成人可经两性接触，经手至眼或污染的游泳池水感染，症状类似沙眼，但病变较轻，引起滤泡性结膜炎。

（3）泌尿生殖道感染：主要由沙眼生物亚种 D～K 血清型引起，是经性接触传播引起的非淋菌性泌尿生殖道感染的主要病原，男性尿道炎最常见的病因之一，女性可引起尿道及生殖道炎症，也可与妇女不孕症有关。

（4）沙眼衣原体肺炎：多见于婴儿。

2. 性病淋巴肉芽肿亚种

（1）性病淋巴肉芽肿：由沙眼衣原体性病淋巴肉芽肿生物亚种引起，主要通过性接触传播，主要侵犯淋巴组织，引起腹股沟淋巴结炎为特征的性病，又称第四性病。

（2）眼结膜炎：少见。

（二）生物学特性

1. 繁殖周期与形态染色

（1）发育周期：衣原体在宿主细胞内生长繁殖，具有独特的发育周期。衣原体与易感细胞表面特异受体吸附，进入细胞形成吞噬小泡，后增大为网状体（始体），8h 后，网状体构成各种形状的包涵体，18～24h 后，网状体浓缩成原体，后随宿主细胞破裂而出，再感染新易感细胞，开始新的发育周期。每个发育周期为 40～72h。衣原体包涵体即指在易感细胞内含增殖的始体和子代原体的空泡。

（2）形态染色：①原体。外有胞壁，内含核质，为成熟的衣原体，吉姆萨染色呈**紫色**，Macchiavello 染色呈**红色**，**无繁殖能力**，有**高度感染性**。②网状体（始体）。无胞壁，内无核质，有纤细网状结构，吉姆萨和 Macchiavello 染色均**蓝色**，为衣原体发育周期的**繁殖型**，不能自胞外存活，**无感染性**。

2．抗原结构　抗原性相当复杂，有**属**、**种**、**型**等特异性抗原。

3．培养特性　专性细胞内寄生，绝大多数能在鸡胚卵黄囊中生长繁殖，也可在传代细胞中培养。

4．抵抗力　沙眼衣原体 35～37℃48h 左右失去活性，**不耐热**，50℃、30min 或 56～60℃、5～10min 可杀死，**耐寒**，冰冻条件下数年仍有活性，0. 1%甲醛溶液 24h 杀死沙眼衣原体，对四环素、青霉素、红霉素、螺旋霉素、利福平较敏感。

（三）微生物学检验

1．标本采集　沙眼及包涵体结膜炎患者取眼穹窿部及睑结膜病灶作刮片。宫颈炎取子宫颈刮片上皮细胞或分泌物涂片。性病淋巴肉芽肿患者可取腹股沟淋巴结脓液，也可取直肠拭子或活检材料送检。

2．直接镜检　①吉姆萨染色：原体呈**紫红色**，始体呈**蓝色**，包涵体呈深紫色。沙眼衣原体包涵体密度低,呈空泡形。②碘液染色：沙眼衣原体包涵体可被碘液染成**深褐色**，**呈阳性**。

3．抗原检测　免疫法检测抗原，可检测临床标本中的**可溶性抗原**，能在几小时内完成。

4．核酸检测　构建特异性引物或探针，利用 **PCR**、**核酸探针**技术进行检测。

5．分离培养　均可用**鸡胚卵黄囊**和**组织细胞培养**。①鸡胚卵黄囊接种。②细胞培养：目前沙眼衣原体多用 McCoy 细胞。

6．抗体检测　用补体结合试验、微量免疫荧光法、酶免法检测抗体。

三、鹦鹉热衣原体

（一）临床意义

主要引起动物感染，由感染动物的粪便污染环境，以**气溶胶形式**传给人，从而使人发生上呼吸道感染、肺炎和毒血症，典型临床表现为**非典型肺炎**，人与人之间不接触传播。

（二）生物学特性

鹦鹉热衣原体也有衣原体独特的生活周期。包涵体较致密，形态不一，不含糖原，碘染色阴性，是与沙眼衣原体鉴别要点之一。

（三）微生物学检验

采集患者血液、痰液或咽喉含漱液。吉姆萨染色观察原体、始体和包涵体。鹦鹉热衣原体包涵体呈深密度。碘液染色**阴性**。可用鸡胚卵黄囊接种与传代。细胞培养多用 Hela 229 细胞系进行培养，小白鼠接种用小鼠腹腔、颅内或滴鼻接种。也可进行抗原检测、核酸检测、抗体检测。

四、肺炎衣原体

（一）临床意义

传播方式主要是**人-人经呼吸道传播**，症状**以肺炎为主**，也可引起支气管炎、咽炎等，也可引起慢性感染，其与急性心肌梗死和慢性冠心病的关系越来越引起人们的注意。

（二）生物学特性

肺炎衣原体也有衣原体独特的生活周期。原体在电镜下呈典型的梨形，包涵体较致密，无糖原，碘染色阴性。

（三）微生物学检验

1．标本采集　通常取咽拭标本或支气管肺泡灌洗液。

2．直接镜检　吉姆萨、碘液或荧光抗体染色镜检，检查上皮细胞内有无包涵体。肺炎衣原体包涵体呈深密度。肺炎衣原体碘染色阴性。

3．核酸检测　PCR 技术检测肺炎衣原体特异性核酸片段。

4．分离培养　常用用 H-292 和 HEP-2 细胞培养肺炎衣原体。培养 48h 后，荧光染色观察。

5．抗体检测　是用微量免疫荧光试验检测血清中的抗体。分别检测肺炎衣原体的特异性 IgM 和 IgG 抗体，有助于区别近期感染和既往感染，也有利于区别原发感染和再感染。

历年考点串讲

衣原体偶考，其中，衣原体的分类和命名需掌握。沙眼衣原体熟练掌握微生物学检验，掌握生物学特性，熟悉临床意义。肺炎衣原体掌握生物学特性和微生物学检验，熟悉临床意义。熟悉鹦鹉热衣原体

历年常考的细节：

1. 衣原体发育周期中，具有高度感染性的颗粒结构是**原体**。（2016）

2. 衣原体的**包涵体**即指在易感细胞内含增殖的始体和子代原体的空泡。（2015）

3. 在衣原体的繁殖发育周期中可见**原体**和**网状体**（**始体**）两种颗粒。原体在**细胞外**较为稳定，无繁殖能力，但有高度的**感染性**。网状体为衣原体发育周期中的繁殖型，代谢活泼，不能自胞外存活，**无感染性**。

4. 肺炎衣原体主要是经呼吸道在人群中间传播，引起的疾病以**肺炎**为主，也可引起支气管炎、咽炎等。

5. 衣原体的微生物学检验可将标本用碘液染色后直接镜检寻找上皮细胞内的**包涵体**。

6. 沙眼衣原体沙眼生物亚种 D～K 血清型可引起泌尿生殖道感染。

第 22 单元　立 克 次 体

立克次体是一类微小的杆状或球杆状、革兰染色阴性，除极少数外均**专性寄生于细胞内**、以节肢动物为传播媒介的原核微生物。

一、分类与命名

对人类致病的立克次体有五个属：立克次体属、柯克斯体属、东方体属、埃立克体属和巴通体属。立克次体属又分为 2 个生物型：斑疹伤寒群、斑点热群。原有的立克次体属恙虫病群已另立为东方体属，罗沙利马体并入巴通体属。

立克次体共同特征：①大多为**人畜共患**病原体，引起人类发热及出疹性疾病，发热、头痛、皮疹及**中枢神经系统症状**为立克次体病的特征；②以节肢动物为传播媒介或宿主；③多形性，主要为杆状或球杆状革兰阴性；④专性活细胞内寄生，极少数除外；⑤对多种抗生素敏感，但对**磺胺类药物不敏感**；⑥菌体内同时含有 DNA 和 RNA；⑦**以二分裂方式繁殖**；⑧立克次体结构与革兰阴性菌非常相似，含肽聚糖和脂多糖，但不含磷壁酸。

二、斑疹伤寒立克次体

（一）临床意义

立克次体斑疹伤寒群主要分为普氏立克次体及莫氏立克次体，前者常以人的体虱为传播媒介，引起人-人传播的**流行性**斑疹伤寒（或称**虱传斑疹伤寒**），后者的宿主是鼠类，传播媒介是鼠蚤（虱），引起**地方性**斑疹伤寒（或称**鼠型斑疹伤寒**）。

（二）生物学特性

1．形态与结构　形似小杆菌，有不同的多形性（球杆状，丝状等），无鞭毛或荚膜，在感染细胞内大多聚集成团分布在胞质内。吉姆萨染**红色**（背景**绿色**）。

2．培养特性　必须在真核细胞内才能生长繁殖，培养时需 CO_2。鸡胚对病原体高度敏感。普氏和莫氏立克次体能在多种单层细胞上生长繁殖。豚鼠常用作本组立克次体的初代分离。

3．抗原组成构造　有两类特异性抗原，即群特异性和种特异性。前者为可溶性抗原，后者为颗粒性抗原。斑疹伤寒等立克次体与**变形杆菌**某些 X 株的菌体抗原（OX_{19}、OX_2 、OX_k）有共同的抗原，因此临床上常用后者代替前者进行非特异性凝集反应，这种交叉凝集试验称为**外斐反应**，用于立克次体病的辅助诊断。

（三）微生物学检验

1．标本的采集　发病初期、急性期的患者血液较易检出病原体，**发病 1 周内并在使用抗生素前**采集患者血液。血清学标本一般采集 3 份，分别取自病程早期、病后 10～14d 及病后 21～28d，如患者已使用抗生素，需采集 4 份标本。

2．标本直接检查　用荧光抗体染色或常规染色镜检，或采用 PCR 技术和核酸探针检测。

3．分离培养　多用**动物**（**鼠**）接种。

4．血清学检测

（1）目前检测的常用方法有间接免疫荧光（IFA）试验及 ELISA 间接法。IFA 试验方法敏感，所需时间短，材料少，一般滴度在 **1∶16 或以上为阳性**，单份血清滴度**≥1∶128 或有 4 倍增长**者可作为立克次体病的现症诊断。

（2）凝集试验分为特异性凝集和非特异性凝集试验两种。①特异性凝集试验：微量血凝试验（MA）滴度达 **1∶8 以上者**为阳性，间接血凝试验（IHA）滴度达 **1∶50 以上**有诊断价值，乳胶凝集试验（LA）结果与 IHA 结果相吻合。②非特异性凝集试验（外斐试验）：缺乏敏感性和特异性，一般血清滴度达 **1∶160 为阳性**，病程中双份或多份血清试验，效价至少有 4 倍增长才有诊断意义。流行性斑疹伤寒：OX_{19} 4+、OX_2+ 、OX_k−；地方性斑疹伤寒：OX_{19} 4+、OX_2+ 、OX_k−；斑点热：OX_{19} 4+或+、OX_2 +或 4+、OX_k−；恙虫病：OX_{19} −、OX_2−、OX_k4+；传染性单核细胞增多症（腺热）：OX_{19} −、OX_2−、OX_k2+。

三、恙虫病立克次体

恙虫病立克次体又称**东方立克次体**。

（一）临床意义

恙虫病立克次体通过**恙螨**叮咬传给人，引起恙虫病，叮咬处先出现红色丘疹，成水疱后破裂，溃疡处形成黑色焦痂，周围有红晕。严重的患者常出现并发症，包括肺炎、肝炎、心脏病变、肾功能损害、脑膜炎等。

（二）生物学特性

具有多形性，以球杆状或短杆状为常见。革兰染色阴性，吉姆萨染色呈紫红色；Macchiavello 染蓝色（其他立克次体呈红色）；Gimenez 染暗红色（其他立克次体为鲜红色），背景绿色。细胞内寄生的恙虫病东方体分布在细胞质内，密集于细胞核旁。

（三）微生物学检验

标本直接用 ELISA 间接法检测抗原，PCR 检测 DNA。培养接种小鼠分离病原，恙虫病立克次体多在细胞质近核处成堆排列。抗体检测。

四、贝纳柯克斯体

贝纳柯克斯体（又称 Q 热立克次体）以蜱为传播媒介，也可以不借助于媒介而通过**接触、呼吸道、消化道**等途径传给人，引起 **Q 热**。Q 热除有发热、头痛及肌肉痛外，以出现肺炎和肝炎为其临床特征，有咳嗽、胸痛等症状。

贝纳柯克斯体多为短杆状或球杆状，在细胞空泡（吞噬溶酶体）中繁殖。吉姆萨染紫红色，Gimenez 染**红色**（背景**绿色**）。有荚膜，有芽胞。培养可用鸡胚卵黄囊培养、细胞培养。

五、埃立克体

腺热埃立克体引起人腺热埃立克体病，查菲埃立克体引起人单核细胞埃立克体病，人粒细胞埃立克体引起人粒细胞埃立克体病。

埃立克体为革兰阴性小球菌，呈多形性，在细胞内包涵体形态似桑葚子，又称为桑葚体。

六、汉塞巴通体

汉赛巴通体为杆菌性血管瘤-杆菌性紫癜和**猫抓病**的病原体，与猫或犬抓伤、咬伤有关。典型猫抓病抓、咬伤部位形成丘疹或脓疱，常出现头、颈或上肢的淋巴结肿大，多有触痛，少数化脓。部分患者有发热、全身不适。

汉赛巴通体为弯曲的杆状小体，常呈多形性。汉赛巴通体用**新鲜巧克力平板**接种，35℃、5%CO_2 培养 2 周左右才长出菌落。

历年考点串讲

立克次体常考，应熟悉立克次体的分类与命名。斑疹伤寒立克次体和恙虫病立克次体掌握微生物学检验，熟悉临床意义和生物学特性。贝纳柯克斯体和埃立克体熟悉临床意义和微生物学检验。汉塞巴通体熟悉临床意义。

历年常考的细节：

1. 立克次体与革兰阴性菌最重要的共同特征是细胞壁中有**肽聚糖**和**脂多糖**。（2017）
2. 可在人工培养基上生长的对人类有致病作用的立克次体是**巴通体属**。（2016、2015）
3. 用于辅助诊断**恙虫病**的血清学试验是**外斐反应**。（2015）
4. 汉赛巴通体可引起**猫抓病**，抓伤部位出现脓疱，常出现头、颈部淋巴结肿大并有触痛。同时有发热及全身不适症状。（2015）
5. 立克次体为革兰阴性杆状或球杆状，**无鞭毛**，吉姆萨染色呈紫红色，有群和种两种特异性抗原，大多数在活的真核**细胞内生长**。分离培养立克次体选用**活细胞**。立克次体以昆虫为传播媒介。

第 23 单元　真菌学总论

一、分类与命名

真菌是**真核细胞型微生物**，属真菌界，具有典型细胞核，以寄生方式生存，由单细胞或多细胞组成，能进行有性生殖和（或）无性生殖（二分裂、出芽、芽管、生隔）。真菌主要包括接合菌门、子囊菌门、担子菌门和壶菌门。

二、致病性

真菌在自然界分布广泛，数量极多，绝大多数对人类有益，如**食用真菌**、能**产生抗生素**的真菌等，致病的仅150余种。真菌可引起人类真菌性**感染**、真菌性**变态反应**和真菌**毒素中毒**等。引起的疾病有致病性真菌感染、条件致病性真菌感染、真菌过敏、真菌中毒、真菌毒素致癌等。

三、生物学性状

（一）形态特性

真菌有单细胞和多细胞两种。单细胞真菌常见的有酵母菌或类酵母菌，以**出芽方式**繁殖，类酵母菌有假菌丝，如白假丝酵母、隐球菌。多细胞真菌由菌丝和孢子组成，菌丝形成丝状体，称为丝状菌（霉菌），如皮肤癣菌等。另外，因寄生环境或培养条件不同而出现两种形态的真菌称为**二相性真菌**。在培养基上 37℃**培养为酵母型真菌**，25℃**培养为霉菌型真菌**，如球孢子菌、组织胞浆菌、芽生菌和孢子丝菌、副球孢子菌等。

多细胞真菌的菌丝和孢子形态不同，是鉴别真菌的重要标志。

1．菌丝　由孢子生出的丝状芽管，称为菌丝。菌丝继续生长交织成团，称丝状体。通常称伸入到培养基内的菌丝为**营养菌丝**；露出培养基表面的为**气中菌丝**；一部分气中菌丝可产生有性或无性孢子，称为**生殖菌丝**。分类：①单纯菌丝，菌丝有隔，称有隔菌丝；无横隔称无隔菌丝。②球拍状菌丝，菌丝一端粗大如球拍。③破梳状菌丝，菌丝侧端形如破梳，多见于石膏样癣菌、黄癣菌、紫色癣菌、叠瓦癣菌及羊毛状小孢子菌。④鹿角状菌丝，形如鹿角，仅见于黄癣菌。⑤结节状菌丝，菌丝缠绕成结节状，多见于石膏样小孢子菌及石膏样癣菌。⑥螺旋状菌丝，呈螺旋状，多见于石膏样癣菌。⑦关节状菌丝，由关节孢子组成，多见于粗球孢子菌及地丝菌。⑧假菌丝，孢子延长形成，形如菌丝，不是真正菌丝，与真菌丝的主要区别为壁两边有时交叉，而真菌丝则壁两边永远平行，多见于假丝酵母菌及隐球菌。

2．孢子

（1）有性孢子，由同一个菌体或不同菌体的**两个细胞融合**形成，有卵孢子、接合孢子、子囊孢子和担孢子4种类型。

（2）无性孢子，由**菌丝**直接生成，不发生细胞融合。有叶状孢子、分生孢子和孢子囊孢子等类型。致病真菌多为**无性孢子**。

（二）培养特性

真菌不需复杂的营养就能生长，最常用的为沙氏培养基，最适温度为 22～28℃，某些深部病原性真菌在37℃生长良好，最适 pH 4.0～6.0。少数酵母菌以二分裂繁殖，多数以出芽、形成菌丝、产生孢子及菌丝分支与断裂等方式繁殖。真菌的繁殖力极强，但生长速度较慢，如皮肤丝状菌，2周才形成典型菌落。

真菌菌落有3种类型：①**酵母型**菌落，酵母菌及隐球菌多为此种菌落。②**酵母样**菌落，如白假丝酵母菌。③**丝状菌落**，菌落呈**棉絮状、绒毛状或粉末状**，正面和背面可有不同颜色，常作为鉴定菌种的参考，如毛霉菌和皮肤丝状菌等。

（三）抵抗力

真菌对**热**的**抵抗力弱**，一般60℃、1h即被杀死。对**干燥、日光、紫外线及多数化学药品的耐受性较强**；对2.5%碘酒及10%甲醛比较敏感。对常用抗生素，如四环素、青霉素、链霉素等均不敏感，灰黄霉素、制霉菌毒、两性霉素等对某些真菌有**抑制**作用。

四、真菌感染的病原学诊断

（一）标本采集和检验流程

1. 临床标本类别　①皮肤的角质性物质：毛发、指（趾）甲、皮屑等；②各种分泌物和排泄物：生殖道分泌物、耳垢、痰、粪便、尿液等；③血液和体液；④脓汁和渗出物。

2. 采集标本注意事项　①采集标本要适宜；②在用药前采集标本；③采集标本量要足；④严格无菌操作；⑤采集的标本立即送检。

（二）直接检查

1. 显微镜检查

（1）不染色标本的直接检查：少量标本置载玻片上，加适量生理盐水（如为毛发、皮屑，须**加10%～20%氢氧化钾**），盖上盖玻片，加热使标本组织溶解透明，分别用低倍镜、高倍镜观察是否有酵母型细胞、菌丝、菌丝体、孢子等。

（2）染色标本检查：标本涂片，固定后革兰染色或乳酸酚棉兰染色、镜检，观察有无酵母型细胞、菌丝、菌丝体和孢子。①**革兰染色**适用于酵母菌和类酵母菌的染色；②**墨汁负染色**适用于隐球菌的检查，可见新型隐球菌具宽厚荚膜；③**乳酸酚棉兰染色**适用于各种真菌的检查；④**瑞特染色**适用于检测骨髓和外周血中的荚膜组织胞浆菌。

2. 抗原检测　用乳胶凝集试验、ELISA检测血清、脑脊液标本中的隐球菌抗原，乳胶凝集试验也可检测标本中白假丝酵母菌抗原。

（三）分离培养

1. 常用真菌培养基　培养基是分离培养成败的重要因素之一，一般可用沙氏培养基。培养基中常加入一些选择性抑制剂，有利于选择培养。所有分离标本应孵育至少4周。**观察菌落生长**是鉴别真菌的主要方法之一。①**沙氏培养基**广泛用于深浅部真菌的常规培养；②皮肤真菌试验培养基用于分离皮肤真菌；③**左旋多巴-枸橼酸铁和咖啡酸培养基**用于分离**新型隐球菌**；④酵母浸膏磷酸盐琼脂用于分离荚膜组织胞浆菌和皮炎芽生菌；⑤马铃薯葡萄糖琼脂观察真菌菌落色素，用于鉴别真菌；⑥脑心葡萄糖血琼脂用于培养深部真菌，使二相性真菌呈酵母型；⑦**尿素琼脂**用于鉴别酵母菌和类酵母菌、石膏样毛癣菌和红色毛癣菌；⑧**玉米粉聚山梨酯-80琼脂**用于培养白假丝酵母，以观察其形成的厚膜孢子和假菌丝。

2. 培养方法　①真菌分离培养、传代和保存菌种最常用的方法是试管培养；②玻片小培养可用于真菌菌种的鉴定；③平皿培养只能培养生长繁殖较快的真菌。

（四）鉴定

主要依靠菌落特点、菌丝和孢子的形态特点、菌丝体上有无特殊的结构等对真菌进行鉴定。

（五）药敏试验

抗真菌药物敏感试验分为定性试验和定量试验。定量试验中，可以观察到最小抑菌浓度。定性试验将受试菌对药物的敏感性分为敏感、中度敏感及耐药。临床上常用的抗真菌药物体外敏感试验方法根据培养基不同分为液基法和固基法。抗真菌药物敏感性试验常用肉汤稀释法，包括常量稀释法和微量稀释法。

（六）其他非培养检测技术

有动物试验、核酸检测和真菌毒素的检测。

历年考点串讲

真菌学总论偶考，应掌握真菌的生物学特性、真菌感染的病原学诊断。熟悉真菌的分类和命名。

历年常考的细节：

1. 检测真菌常用的简便方法是**直接镜检**。真菌不染色标本直接检测是否有菌丝、孢子等。(2015)

2. 常用的真菌培养基是**沙氏培养基**。

3. 真菌是**真核细胞型**微生物，具有典型细胞核，由单细胞或多细胞组成，能进行有性生殖和（或）无性生殖。真菌的繁殖方式不包括**复制**。

4. 表皮真菌不染色标本的直接检查方法：少量标本置载玻片上，加适量生理盐水（如为毛发、皮屑，须加 10%～20%**氢氧化钾**），盖上盖玻片，加热使标本组织溶解透明，用低倍镜、高倍镜观察是否有菌丝、菌丝体、孢子等。

第 24 单元　浅部感染真菌

一、毛癣菌属

毛癣菌属（*trichophyton*）有 20 余种，其中 14 种能引起人和动物感染。临床上常见的有红色毛癣菌、须癣毛癣菌（又称石膏样毛癣菌）、许兰毛癣菌（又称黄癣菌）、断发毛癣菌等。

毛癣菌属易侵犯人体皮肤、指（趾）甲、毛发的角蛋白组织并生长繁殖，可引起头癣、体癣、股癣、手癣、足癣及甲癣等。

采集皮屑前先用 70%乙醇消毒，取边缘皮屑。毛癣菌感染的毛屑、甲屑或病发经 10%KOH 溶液消化后镜检，可见有菌丝，其病发内、外可见菌丝或孢子。在沙氏培养基上可见灰白、红、橙或棕色，表面呈绒毛状、粉末状或蜡状菌落。镜下可见梳状、球拍、螺旋或鹿角菌丝，葡萄状或梨状小分生孢子，细长薄壁大分生孢子。皮肤癣菌对伊曲康唑等药物敏感。

二、表皮癣菌属

对人致病的只有絮状表皮癣菌。絮状表皮癣菌是一种常见的皮肤癣菌，可引起皮肤感染，如股癣、足癣、体癣、手癣和甲癣。

絮状表皮癣菌镜下可见球拍状菌丝、卵圆形或巨大棒状薄壁大分生孢子，无小分生孢子，在陈旧培养物中可见厚膜孢子。在沙氏培养基上菌落初为白色鹅毛状，以后转变为黄色粉末状，菌落表面有放射状皱折。

三、小孢子菌属

小孢子菌属有 17 种，对人致病的有 8 种，我国常见的有铁锈色小孢子菌、石膏样小孢子菌和犬小孢子菌等。小孢子菌属感染皮肤和毛发，很少感染甲。铁锈色小孢子菌可引起头白癣和体癣。石膏样小孢子菌偶然引起人类头皮和光滑皮肤的感染。犬小孢子菌是人类头癣和体癣的常见原因。

小孢子菌感染的皮屑和毛发经 10%KOH 处理后镜检，皮屑中有分枝断裂菌丝，在毛发中呈现小孢子镶嵌的鞘包裹着发干。在沙氏培养基中可见白色、棕黄色或黄褐色，粉末或绒毛状菌落。镜下可见梳状、球拍状或结节状菌丝，卵圆形小分生孢子、厚壁梭形（纺缍形）大分生孢子。

四、其他浅部真菌

糠秕马拉色菌为条件致病菌，侵犯皮肤角质层引起皮肤表面真菌感染，可引起皮肤表面出现黄褐色的花斑癣，如汗渍斑点，俗称汗斑。

着色真菌和孢子丝菌可引起皮下组织真菌感染。着色真菌在我国致病的主要有卡氏枝孢霉和裴氏着色真菌，常在患者外伤后感染，形成结节如疣状。孢子丝菌属于腐生性真菌，广泛存在于土壤、植物、木材上，常因外伤接触带菌的花草、荆棘等引起感染，引起感染的主要是申克孢子丝菌，可致化脓、溃疡渗出及亚急性或慢性肉芽肿。典型损害是沿淋巴管发生呈串状分布的结节。

历年考点串讲

浅部感染真菌偶考。

其中，毛癣菌属和小孢子菌属需常握，表皮癣菌属和其他浅部真菌需熟悉。

历年常考的细节：

1. 着色真菌可引起皮下组织真菌感染。(2015)
2. **糠秕马拉色菌**为条件致病菌，侵犯皮肤角质层引起汗斑(原名**花斑癣**)。
3. 浅部真菌直接镜检所用的试剂是 **10%KOH**。

第 25 单元　深部感染真菌

一、假丝酵母菌属

(一) 临床意义

假丝酵母菌俗称念珠菌，对人有致病性的有白假丝酵母菌、热带假丝酵母菌、克柔假丝酵母菌、光滑假丝酵母菌等。白假丝酵母菌的感染最为常见。感染可以是内源性的，也可以是外源性的。感染有浅部和全身性的，浅部感染包括**鹅口疮**、**阴道炎**、角膜炎、甲沟炎等。口腔感染与AIDS 关系密切。全身性感染表现有支气管、肺假丝酵母菌病、假丝酵母菌性肠炎、假丝酵母菌性膀胱炎或肾盂肾炎、假丝酵母菌性心内膜炎等。

浅部感染可外用药物和口服药物联合治疗，如口服唑类抗真菌药等。深部感染可选用口服或注射抗真菌药物治疗，如酮康唑、氟康唑及伊曲康唑等。克柔假丝酵母菌对氟康唑天然耐药。

(二) 生物学特性

假丝酵母菌为革兰阳性，菌体圆形或卵圆形，**出芽**繁殖，称芽生孢子。孢子伸长成芽管，不与母体脱离，继而形成**假菌丝**。需氧、室温或 37℃ 1～3d，菌落呈**灰白色或奶油色**，表面光滑。

(三) 微生物学检验

1．直接镜检　一般用于浅部假丝酵母菌病检查，也可用于血、尿、脑脊液、活检组织等标本的检查。

2．分离培养及鉴定　可接种多种培养基培养。常用鉴定方法如下。①**芽管形成试验**，接种假丝酵母菌于 0. 2～0. 5ml 人或动物血清中，37℃ 3h（一般不超过 4h），镜检酵母细胞是否形成了芽管。试验最好有阴性和阳性对照。②糖同化或发酵试验。③厚壁孢子形成试验：仅**白假丝酵母菌**产生厚壁孢子。④商品化产色培养基可用于快速鉴定。

二、隐球菌属

(一) 临床意义

新型隐球菌为隐球菌中主要的人类病原菌，属外源性感染，致病物质是荚膜。新型隐球菌在鸽粪中大量存在，鸽是主要传染源。可经**呼吸道**侵入人体，由血流播散至脑及脑膜，也可侵犯皮肤、骨和关节，好发于免疫功能低下者。

可选择的药物有两性霉素 B、氟胞嘧啶、氟康唑、伊曲康唑等，对神经系统隐球菌感染，主张分期治疗。初期可用**两性霉素 B** 和**氟胞嘧啶**联合治疗，使脑脊液尽快转阴；后期可口服咪唑类抗真菌药物，维持 3～4 个月以防复发。

（二）生物学特性

一般染色法不着色，用**印度墨汁做负染色**镜检，在黑色的背景中可见菌体，呈圆形或卵圆形，外周有宽厚荚膜（为空白圈），荚膜较菌体大 1～3 倍，折光性强，一般染色法不易着色。常有出芽现象，沙氏培养基和血琼脂上均可生长。病原性隐球菌在 25℃和 37℃生长；**非病原性隐球菌**在 25℃生长，37℃则不生长。

（三）微生物学检验

1．直接检查　取一滴标本（如脑脊液）加等量**印度墨汁**在玻片上混匀，加盖玻片镜检。

2．分离培养及鉴定　沙氏培养基上菌落呈白色或奶油色，不透明。用以下试验进行鉴定。①尿素酶试验。新型隐球菌可产生尿素酶，白色假丝酵母菌为阴性。②糖同化及发酵试验。新型隐球菌、浅白隐球菌糖同化阳性，不发酵糖类。③酚氧化酶试验。新型隐球菌呈棕黑色菌落。

3．直接检测抗原　乳胶凝集试验、ELISA 检测**血清**和**脑脊液**标本中的隐球菌特异性抗原。

4．核酸检测　限制性片段长度多态性（RFLP），Southern 核酸印迹、PCR 指纹和 DNA 特殊片段测序等来检测隐球菌。

三、曲霉菌

（一）临床意义

曲霉菌为条件致病菌，在人体免疫功能降低时才致病。可引起呼吸系统和全身曲霉病，前者有**支气管哮喘或肺部感染**，主要有过敏型、曲霉球（又称继发性非侵袭性肺曲霉病）和肺炎型；后者原发病灶主要是肺，可随血播散至脑、心肌和肾等。有些曲霉菌能产生毒素引起机体食物中毒，黄曲霉毒、杂色霉素有致癌作用，如**黄曲霉毒素与肝癌**的发生密切相关。

（二）生物学特性

菌丝体由具横隔的**分枝菌丝**组成，分生孢子产生在由菌丝分化出来的分生孢子梗顶部，顶端膨大形成顶囊，顶囊表面直接产生瓶梗，为单层。或者先产生梗基，再由梗基上生出瓶梗，即为双层，瓶梗顶端生成分生孢子。产生有隔菌丝，菌丝分枝呈 45° 角是曲霉菌的特征性表现。

（三）微生物学检查

鉴定曲霉菌常用**察氏琼脂**，随着分生孢子的产生令培养基呈现**各种颜色**是鉴定菌种的依据之一。烟曲霉菌落扩延、蓝绿色至烟绿色；黄曲霉菌落表面黄绿色、羊毛状；黑曲霉菌落初为白色羊毛状，继而黑色或黑褐色，粗绒状；土曲霉菌落表面绒状、肉桂色或褐色；构巢曲霉菌落奶油、密黄、暗绿色、背面紫红；杂色曲霉菌落绿色，逐渐变黑；灰绿曲霉菌落绿色，粗糙羊毛状；棒曲霉菌落初为白色，后呈蓝绿色。

可用 ELISA、RIA 等方法检测患者血清中的抗体，对过敏性支气管肺炎患者可用曲霉抗原提取液做皮试。

四、组织胞浆菌

组织胞浆菌为双相性真菌，主要侵犯**网状内皮系统**，有时也可由血行播散而侵犯全身各脏器。引起三种临床表现：原发急性型组织胞浆菌病、慢性空洞型、严重播散型。涂片吉姆萨染色可见在巨噬细胞内卵圆形较小的一端有出芽。

五、卡氏肺孢菌

卡氏肺孢菌可寄生于多种动物和人体，主要经**空气传播**，在健康人体内多为无症状的隐性感染。当宿主免疫力低下时，本菌在患者肺内大量繁殖，导致**间质性浆细胞肺炎**，又称**卡氏肺孢菌肺部感染（PCP）**。卡氏肺孢菌病是 AIDS 最常见、最严重的机会感染性疾病。卡氏肺孢菌生活史有**包囊**和**滋养体**两种形态。患者痰液、支气管肺泡灌洗液或肺活检组织中检查卡氏肺孢菌是确诊 PCP 的重要依据。可用镀银染色法查找包囊。由于抗真菌药物对卡氏肺孢菌无效，有学者提出将其归为类真菌。

六、毛霉目真菌

毛霉目真菌是一种发病急、进展快、病死率极高的系统性条件致病性真菌感染，免疫功能低下者易感。常引起该病的有根霉属、犁头霉属、毛霉属、根毛霉属，其中以根霉属最为常见。临床常见**眼眶**及**中枢神经系统**的毛霉病，该病起初多发于**鼻黏膜**或**鼻窦**，继而扩散。培养基上生长较快，初起菌落表面呈棉花样、白色，渐变为灰褐色或其他颜色，顶端有黑色小点。

七、马内菲青霉

马内菲青霉，其特征是双相真菌，在自然界中以菌丝形式存在，在组织中则可形成小圆形至椭圆形细胞。可引起马内菲青霉病（感染），引起广泛性播散性感染，主要侵犯人的网状内皮系统，主要表现为发热、贫血、咳嗽、浅表淋巴结肿大、肝脾大、全身多发性脓肿等。多见于结核病、血液病、霍奇金病、AIDS 患者。

涂片染色镜检，可见到典型圆形或椭圆形有明显横隔的孢子，常在巨噬细胞内。

对米卡芬净、两性霉素 B 及伊曲康唑等敏感。

八、镰刀菌

镰刀菌生态适应性强，广泛分布于自然界、植物的地上及地下部分。

标本直接镜检，可见分支、分隔的透明菌丝，偶见镰刀状大分生孢子。大多数镰刀菌可产生大量分生孢子和分生孢子梗。大分生孢子是镰刀菌属的特征。有或无小分生孢子和厚壁孢子是镰刀菌分类的主要特征。

历年考点串讲

深部感染真菌常考，应作为重点复习。其中，需熟练掌握假丝酵母菌属和隐球菌属生物学特性和微生物学检验，掌握临床意义，熟悉分类。掌握曲霉生物学特性和微生物学检验，熟悉分类和临床意义。熟悉组织胞浆菌属和毛霉目真菌。掌握卡氏肺孢菌生物学特性和微生物学检验，熟悉临床意义。掌握马内菲青霉临床意义、生物学特性和微生物学检验，熟悉分类。掌握镰刀菌微生物学检验，熟悉生物学特性。

历年常考的细节：

1. **卡氏肺孢菌**的主要传播途径是空气传播。（2017）
2. 卡氏肺孢菌可导致**卡氏肺孢菌肺部感染（PCP）**。（2017）
3. 新型隐球菌为真核细胞型微生物，易侵犯**中枢神经系统**。（2017、2016）
4. 假丝酵母菌多数产生**假菌丝**。（2017）
5. 菌落呈绿色，逐渐变黑的是**杂色曲霉**。（2017）
6. 引起人类感染最常见的酵母性真菌是**白假丝酵母菌**。（2016）
7. 曲霉菌在沙氏培养基上产生有隔菌丝，菌丝可呈现 45° 角样排列。（2015）
8. 卡氏肺孢菌可对肺泡灌洗液采用镀银染色法，查找**包囊体**。（2015）
9. 克柔假丝酵母菌**对氟康唑天然耐药**。（2015）
10. 患者大量使用糖皮质激素，出现尿路感染症状，尿培养为真菌，**芽管试验**阳性，可能为**白假丝酵母菌**。
11. 发霉花生产生**黄曲霉毒素**，与**原发性肝癌**关系最为密切。

第26单元　病毒学总论

病毒是一类**非细胞型微生物**，个体极小，可通过细菌滤器。遗传物质仅为一种核酸（DNA或RNA），外被蛋白质衣壳或包膜，只能在**活细胞内寄生**，以**复制的方式增殖**，近**75%**的临床微生物感染是由病毒引起的。

一、病毒的基本特性

（一）形态、结构和组成

1．病毒的大小和形态　测量病毒大小的单位为**纳米**（nm），形态可分为：球形或近似球形、杆状、弹形、砖形、蝌蚪形等。

2．病毒的结构与化学组成

（1）病毒的基本结构：病毒分**核心**、**衣壳**两部分。核心充满一种类型的核酸——**DNA或RNA**，构成病毒的基因组。核心还含少数功能蛋白，主要是病毒早期复制所需的一些酶。衣壳是包围在核酸外的一层蛋白质，由壳粒聚合而成，可保护核酸免受核酸酶及其他理化因素的破坏。

（2）病毒的辅助结构：包膜和刺穿。包膜是有的病毒成熟后以**出芽**方式释放时，获得包围在核衣壳外的宿主细胞膜成分，**包膜**嵌有病毒编码的糖蛋白，具有病毒的特异性，编码产物表达在包膜表面常形成突起，称为包膜子粒或刺突。

（二）病毒的增殖

病毒复制周期可分为**吸附、穿入、脱壳、生物合成、组装与成熟、释放**等6个阶段。病毒须依赖宿主细胞，以自我复制方式增殖。若病毒进入细胞后的环境不利于它的复制，不能组装或释放有感染性的颗粒，称为**顿挫感染**。因为病毒基因组不完整或基因位点改变而复制出不完整无感染性的病毒，称为**缺损病毒**。当两种不同的病毒或两株性质不同的同种病毒，同时或先后感染同一细胞或机体时，可发生一种病毒抑制另一种增殖的现象，称为**病毒的干扰现象**。干扰现象是机体**非特异性免疫**的一部分，当一个细胞受到两种或以上的病毒感染时，还可出现双重感染、互补、加强、表型混合与病毒杂交等现象。

（三）病毒的遗传和变异

1．基因突变　病毒在增殖过程中常发生基因组碱基序列的置换、缺失或插入，引起基因突变。病毒基因突变而发生表型改变的毒株称为突变株。有条件致死性突变株、缺陷型干扰突变株、宿主范围突变株、耐药性突变株。

2．基因重组与重配

3．基因整合　某些病毒感染宿主细胞过程中，病毒的DNA片段可插入细胞染色体DNA中，这种病毒基因组与细胞基因组的重组过程称为基因整合。

二、分类与命名

（一）分类根据与原则

病毒分类的依据和原则是病毒的基本性质，主要包括：①病毒大小与形态；②核衣壳的对称类型；③有无包膜及刺突；④病毒基因组的特征；⑤天然宿主范围；⑥传播方式、媒介种类，以及致病性、组织嗜性和病理学特性。

（二）病毒分类系统和命名

1．病毒分类的一般系统　病毒分类的一般系统是科、属、种3级或科、亚科、属、种4级。1995年的分类报告将病毒分为**DNA、RNA、DNA和RNA反转录病毒**三大类，能感染人和动物的目前认为有24个科。DNA病毒有疱疹病毒、腺病毒、乳头瘤病毒等；RNA病毒有正黏病毒、副黏病毒、肠道病毒、冠状病毒等；HIV 为反转录病毒。

按传播途径可分为呼吸道病毒、胃肠炎病毒、经性传播感染的病毒等，按感染部位、症状可分为肝炎病毒、出血性热病毒、疱疹病毒等。

2．非寻常病毒的分类　非寻常病毒是比病毒更小、更简单的致病因子，又称亚病毒因子，包括类病毒、卫星病毒和朊粒等。朊粒不含核酸，主要成分是**蛋白酶抗性蛋白**，对理化作用抵抗力强，具有传染性，是引起**传染性海绵状脑病**的病原体，导致**中枢神经系统退化性病变**，引起牛海绵状脑病，俗称疯牛病。人类的克雅病（CJD）和 Kuru 病被认为与朊粒感染有关。

三、病毒感染的检验技术和方法

病毒学实验室诊断有三个方面：①直接检测和分离鉴定；②检测病毒蛋白抗原成分和核酸；③检测抗体。

（一）标本的采集、运送和处理

1．标本采集　应在患者**急性期**或**发病初期**采样，根据不同病情采集不同标本，如鼻咽分泌物、脑脊液、血液、粪便等。

2．标本运送保存　大多数病毒抵抗力较弱，室温易被灭活，因此标本要快速处理，注意冷藏，**4℃可保存数小时，-70℃可长时间保存**。对于处理过程中易失去感染性的标本，冻存时应加适当保护剂，如**甘油**或**二甲基亚砜**等。如需运送应将标本放入装有冰块或低温材料的保温瓶内冷藏。运输培养基中应含有抗生素。

3．标本处理原则　凝固的血液需先离心，血清才可用于病毒分离，肝素抗凝全血、脑脊液、胸腔液、水疸液及尿液均可直接分离培养，有些标本如粪便等，常需复杂处理过程。

（二）病毒的分离与鉴定

1．病毒的分离培养

（1）细胞培养：是最常用的方法。对不同的欲检测病毒要选择适当的培养细胞。根据细胞的来源、染色特征及传代次数分 3 种类型。①原代和次代细胞培养；②二倍体细胞株；③传代细胞系或株。

（2）鸡胚接种：鸡胚常用于病毒的**原代分离**，如乙型脑炎病毒以接种卵黄囊为最佳，羊膜腔和尿囊腔适合于流感病毒和腮腺炎病毒，绒毛尿囊膜对痘类病毒和疱疹病毒非常敏感。

（3）动物接种：常用**新生小鼠或乳鼠**分离病毒，需选择相应的敏感动物及相应的合适部位（鼻内、皮内、皮下、脑内、腹腔内、静脉等），如嗜神经病毒（流行性乙型脑炎病毒）最好接种**小鼠脑内**。

2．病毒的鉴定

（1）病毒在培养细胞中增殖的鉴定指标：①细胞病变效应（CPE），可表现为细胞内颗粒增多、聚集团缩或整合，有的可形成包涵体，最后出现细胞溶解、脱落、死亡等；②红细胞吸附，是检测正黏病毒和副黏病毒的间接指标。

（2）病毒感染性测定及病毒数量测定：①红细胞凝集试验；②中和试验；③空斑形成试验，是检测标本中病毒数量的一种方法；④50%组织细胞感染量；⑤感染复数测定。

3．病毒感染的快速诊断

（1）形态学检查：①光学显微镜直接检查病毒**包涵体**，在普通光学显微镜下，胞质或胞核内的包涵体呈现嗜酸或嗜碱性染色，可作为病毒感染的辅助诊断，不是特异性试验。②电子显微镜直接检查病毒颗粒，可从病毒形态上做出明确的鉴别诊断。

（2）病毒抗原检测：利用特异性免疫血清检测标本中的**病毒抗原**。常用免疫荧光技术、酶免疫技术、放射免疫法、反相间接血凝和对流免疫电泳等方法。

（3）病毒抗体检测：检测 IgM 和 IgG 抗体常用中和试验、补体结合试验、血凝抑制试验及免疫扩散、放射免疫法及酶联免疫吸附法。IgM 抗体在**感染的早期**出现，因此标本采集时间对检测结果影响很大。IgG 抗体检测需采集**感染急性期与恢复期**双份血清，恢复期 IgG 效价必须比急性期增高 4 倍或以上才有诊断意义。

（4）病毒核酸检测：可用核酸杂交和 PCR 技术检测病毒特异基因片段，但检出病毒核酸并不等于检出具有**传染性的病毒颗粒**。

历年考点串讲

病毒学总论常考。其中，应掌握病毒的形态、结构和组成，病毒感染的检验技术和方法。熟悉病毒的增殖，分类和命名。

历年常考的细节：

1. 病毒为**非细胞型**微生物，含有一种核酸（DNA 或 RNA），能通过细菌滤器，用光学显微镜观察不到，需用**电子显微镜**观察。
2. 病毒的基本结构为**核心**和**衣壳**。
3. 病毒标本应在发病早期或急性期采集，采集后立即送实验室检查。如需运送应放在带有冰块的保温瓶中，运输培养基中应含有**抗生素**。
4. 病毒标本的保存方法。大多数病毒抵抗力较弱，室温易被灭活，因此标本要快速处理，注意冷藏，4℃可保存数小时，长时间保存需**–70℃**。
5. 能说明病毒生长的最直接指标是**细胞病变**。
6. 缺损病毒指的是**基因组缺损**的病毒。（2016）
7. 病毒的增殖方式是**复制**。（2016）
8. 正黏病毒科是 **DNA 病毒**。HIV 是**反逆转录病毒**。（2015）

第 27 单元　呼吸道病毒

一、流行性感冒病毒

流行性感冒病毒简称流感病毒，是流行性感冒的病原体，属于正黏病毒科。

（一）分类

根据流感病毒的核蛋白和基质蛋白抗原性的差异，正黏病毒科分为 4 个属，甲型流感病毒属、乙型流感病毒属、丙型流感病毒属及索戈托病毒属。甲型流感病毒根据其包膜上的血凝素（HA）和神经氨酸酶（NA）抗原性的差异，又分为若干亚型。HA 有 16 个亚型，即 H1～H16；NA 有 9 个亚型，即 N1～N9。甲型流感病毒变异的**物质基础是 HA 和 NA**，两者变异可同时出现，也可单独出现。抗原变异幅度小称**抗原漂移**，若变异幅度大称为**抗原转变**，可引起大规模流行。

（二）临床意义

在**呼吸道柱状上皮细胞**内复制，随飞沫传播，依靠**血凝素**与相应受体结合，感染细胞。主要在**呼吸道**增殖，但代谢毒素样物质可入血流引起发热、头痛和全身酸痛。甲型流感可以散发，也可引起大流行，乙型流感的播散速度、范围不如甲型。1997 年在香港确诊有人感染 H5N1 禽流感病毒。

（三）生物学特性

1．形态结构　属正黏病毒科，具多形性，感染性较强。其结构由内至外为核心→基质蛋白→包膜。①核心：位于最内层，由**核酸**和**核蛋白**组成，核酸为单负股 RNA，易发生基因重组，引起变异；而核蛋白为型特异性抗原之一，抗原性稳定，很少变异。②基质蛋白（M 蛋白）：位于包膜与核心之间，有保护核心与维持病毒外形的作用。③包膜：位于 M 蛋白外面，**为脂质双层**，镶嵌突出于病毒表面的两种结构蛋白，一为**血凝素（HA）**，二为**神经氨酸酶（NA）**，其抗原性是划分流感病毒亚型的依据。

2．培养特性　常用鸡胚接种培养，初次分离接种**羊膜腔**最佳，适应后可接种**尿囊腔**。细胞培养一般用原代猴肾细胞（PMK）或犬肾传代细胞（MD-CK）。

3．抵抗力　不耐热，对干燥、日光、紫外线及甲醛、乙醇等均敏感。

（四）微生物学检验

1．标本采集　标本应于疾病早期采集，以前 3d 为佳。无菌采集鼻腔洗液、鼻拭子、咽喉拭子及含漱液等。

2．分离培养与鉴定　标本置于 Hanks 液中加抗生素处理，接种于鸡胚羊膜腔或尿素腔 35℃3d 后，用羊水或尿囊液进行血凝试验并测定滴度。血凝阳性者，用血凝抑制试验进行鉴定；血凝阴性者，用鸡胚盲传 1 次或 2 次，仍不出现阳性，方可判断病毒分离阴性。也可接种原代猴肾细胞（PMK）或犬肾传代细胞（MDCK）进行培养。

3．快速诊断　免疫荧光技术和酶免疫技术；分子杂交技术；PCR 技术；免疫电镜技术。

4．血清学诊断　需同时检测**急性期（5d 以内）**和**恢复期（2～4 周）血清**，相同条件下进行血凝抑制试验，如恢复期抗体效价比急性期高 4 倍或以上才有诊断意义。

二、SARS 冠状病毒

（一）临床意义

SARS 冠状病毒是严重急性呼吸系统综合征（SARS）的病原体。SARS 的传染源主要是 SARS 患者。传播途径以近距离飞沫传播为主，同时可以通过接触患者呼吸道分泌物经口、鼻、眼传播。临床以发热为首发症状，体温高于 38℃，常伴有头痛、乏力，关节痛等全身不适，继而出现干咳、胸闷、气短等症状。严重者出现急性呼吸窘迫和进行性呼吸衰竭、DIC、休克等。

（二）生物学特性

SARS 冠状病毒为不规则的球形 RNA 病毒，有包膜，包膜上突起，形如日冕或冠状。

（三）微生物学检验

1．标本采集　常规方法采集发病后 1 周内的鼻咽拭子、鼻咽洗液、漱口液、粪便等标本，恢复期血清标本在发病后 3～4 周采集。

2．分离培养与鉴定　病毒分离鉴定必须在三级生物安全水平实验室中进行。用 Vero-E6 细胞分离培养病毒，出现细胞病变后，进行病毒鉴定，如电镜形态观察、病毒抗原和核酸序列检测等。

3．核酸检测　用 PCR 技术检测病毒核酸是目前对 SARS 冠状病毒进行快速诊断的最好方法。

4．抗体检测　免疫荧光、ELISA 及胶体金免疫分析等方法可检测血清中特异抗体，包括 IgM、IgG。

三、禽流感病毒

禽流感病毒是引起禽流行性感冒的病毒体，是甲型流感病毒的一种亚型，分为低致病性、中致病性和高致病性三种。呼吸道是人感染高致病性禽流感病毒的主要途径。传染源主要是鸡、鸭和患者。急性发病，早期表现类似普通感冒。

四、副黏病毒科

（一）麻疹病毒

麻疹为儿童时期最常见的急性呼吸道传染病，**飞沫传播**，冬春季易发。病毒侵入**上呼吸道和眼结膜上皮细胞**内增殖，通过局部淋巴组织入血，出现第一次病毒血症，随后侵入全身淋巴组织和单核-吞噬细胞系统增殖，形成第二次病毒血症，还可引起较为少见的**亚急性硬化性全脑炎（SSPE）**。麻疹潜伏期为 10～14d。患者出现发热、畏光、鼻炎、眼结膜炎和咳嗽，在口腔两颊内侧黏膜表面形成中心灰白、周围红色的特征性 Koplik 斑。发病 3d 后，患者全身皮肤相继出现红色斑丘疹，出疹顺序为先颈部，然后躯干，最后四肢。防止麻疹流行的主要措施是接种麻疹减毒活疫苗。

麻疹病毒核心为单负链 RNA，三种衣壳蛋白（L、P、N），外被包膜，包膜内为 M 蛋白，表面有血凝素蛋白（H）和融合蛋白（F）。血凝素蛋白与病毒受体 CD46 结合，感染宿主。可在感染细胞产生细胞融合和多核巨细胞，胞质和胞核内有**嗜酸性包涵体**。

（二）腮腺炎病毒

腮腺炎病毒是流行性腮腺炎的病原体，为球形 RNA 病毒，有包膜。人是腮腺炎病毒惟一的自然宿主。5～14 岁儿童为易感者。病毒主要通过飞沫传播，也可通过人与人接触传播。主要症状为一侧或双侧腮腺肿大、疼痛，同时伴有发热、肌痛和乏力等症状。30%患者感染后无明显症状，青春期感染者易出现并发症，男性易并发睾丸炎，女性易合并卵巢炎。怀孕 3 个月内的孕妇感染后可导致胎儿畸形。

（三）副流感病毒

1．临床意义　经感染者**呼吸道分泌物**通过人与人密切接触或**气溶胶**传播，可引起儿童和成人上呼吸道感染。

2．生物学特性　副黏病毒科、副黏病毒亚科、副黏病毒属，形态结构跟流感病毒类似，核酸为单负股 RNA，不分节段。包膜嵌有两种糖蛋白刺突，一种为**血凝素-神经氨酸酶**（hemagglutinin neuramidinase，HN），有**血凝和神经氨酸酶**活性，有流感病毒血凝素（HA）的吸附作用；另一种为**融合蛋白**（fusion，F），有使病毒进入宿主细胞并使**病毒传播**的作用。抵抗力弱，不耐酸，对热敏感。

3．微生物学检验

（1）标本采集和处理：发病早期成人可取鼻咽分泌物及咽漱液标本，年幼者可用咽拭子涂咽后壁，放入 2ml 收集液，立即接种细胞。

（2）分离培养：原代**人胚肾**和原代**猴肾细胞**是最敏感的细胞。

（3）病毒鉴定：最常用红细胞吸附抑制试验。

（4）直接检测病毒抗原：常用间接免疫荧光法。

（5）血清学诊断：由于血清学试验常有交叉反应，利用血清学诊断往往很困难。

（四）呼吸道合胞病毒

1．临床意义　引起婴幼儿**下呼吸道**疾病最常见的病毒，经飞沫传染，最易引起婴幼儿细支气管炎和细支气管肺炎，病死率较高，成人主要引起上呼吸道感染。

2．生物学特性　单个病毒颗粒有多形性，电镜负染色呈球形。核酸为单负股 RNA，不分节段。包膜上的 G 蛋白作用类似流感病毒的血凝素蛋白，**F 蛋白为融合蛋白**，介导病毒穿入和细胞融合。

3．微生物学检验

（1）标本采集和处理：可采用鼻腔洗液或鼻咽拭子，尽早接种。

（2）分离培养与鉴定：不能在鸡胚中增殖，可在人类上皮细胞传代细胞系内增殖。细胞病变特点为合胞体形成，即细胞融合成**多核巨细胞**，胞质内形成**嗜酸性包涵体**。

（3）直接检测病毒抗原：免疫荧光技术、酶免疫技术直接检测病毒抗原。

（4）血清学诊断：常用中和试验、免疫荧光试验和酶免疫试验检查血清中 IgG、IgM 及 IgA。

五、其他呼吸道病毒

（一）腺病毒

常年流行，引起呼吸道疾病，上呼吸道感染多为普通感冒、咽炎、扁桃体炎，下呼吸道有支气管炎、肺炎等。机体在病毒感染后可获得对同型病毒的**持久免疫力**。为无包膜病毒，核心为单一线形双股 DNA，在细胞核中形成**嗜碱性包涵体**。

（二）风疹病毒

核心为单正链 RNA，外被包膜，表面有血凝素。风疹为急性呼吸道传染病，以全身麻疹样出疹，**伴耳后及枕下淋巴结肿大**为临床特征。病毒在局部**淋巴结**增殖后，由病毒血症撒播全身。**妊娠早期**感染病毒可感染胎儿，引起**先天性风疹综合征**，出生后患先天性心脏病、耳聋、失明、智力障碍等。在早期采集咽拭子、皮疹液、尿液及死亡婴儿的各种脏器等标本，ELISA 法检测血清特异性 IgM 可协助诊断。

（三）鼻病毒、冠状病毒、呼肠病毒

1. *鼻病毒*　属小 RNA 病毒科，是普通感冒的主要病原体，引起至少 50%的上呼吸道感染。

2. *冠状病毒*　可能是成人和较大儿童上呼吸道感染的重要病因。主要引起普通感冒和咽炎。10%～30%的普通感冒由该病毒引起。

3. *呼肠病毒*　是一类既能感染呼吸道，又能感染胃肠道的病毒。病毒核心为线状双链 RNA。

历年考点串讲

呼吸道病毒常考。其中，流行性感冒病毒需熟练掌握。SARS 冠状病毒掌握临床意义和微生物学检验，熟悉生物学特性。禽流感病毒需掌握。副黏病毒科掌握微生物学检验，熟悉临床意义和生物学特性。熟悉其他呼吸道病毒。

历年常考的细节：

1. 甲型流感病毒引起周期性大流行的原因是病毒易发生变异。（2017）
2. 流行性感冒的病原体是流感病毒。（2015）
3. 麻疹病毒感染后，潜伏期为 10～14d，可出现发热、上呼吸道炎症，皮肤出现红色丘疹，伴有**颊部黏膜斑**。防止麻疹流行的主要措施是**接种麻疹减毒活疫苗**。

第 28 单元　肠道病毒

肠道病毒属小 RNA 病毒科肠道病毒属，由**粪-口途径传播**。肠道病毒开始是感染胃肠道，但很少引起胃肠道疾病。病毒的靶器官以神经系统、肌肉和其他系统为主。病毒抵抗力较强，在污水及粪便中可生存数月。对酸及乙醚稳定，对紫外线、干燥及热敏感，56℃30min 可灭活。肠道病毒可用电镜检查或酶免疫法直接检测肠道病毒，可进行病毒的分离和鉴定，血清学诊断常用中和试验、补体结合试验及血凝抑制试验。

一、脊髓灰质炎病毒

脊髓灰质炎病毒为球形 RNA 病毒，无包膜。可损害**脊髓前角运动神经细胞**，导致脊髓灰质炎（小儿麻痹症）。人是脊髓灰质炎病毒的惟一宿主。脊髓灰质炎病毒感染按症状不同分型。①无症状感染型：无症状或仅有轻微症状；②顿挫型脊髓灰质炎：5%感染者病毒侵入血流，形成第一次病毒血症；③无麻痹型脊髓灰质炎：病毒量大，毒力强，再度入血，形成第二次病毒血症；④麻痹型脊髓灰质炎：1%～2%的患者在发病 2～7d 后体温开始下降，出现麻痹型脊髓灰质炎。瘫痪者最多见脊髓型。

二、柯萨奇病毒与埃可病毒

柯萨奇病毒、ECHO 病毒等感染与脊髓灰质炎病毒感染类似，以幼儿最常见，发病率和严重性随年龄增长而降低。多数感染没有症状，极少数出现无菌性脑膜炎和轻瘫等症状。柯萨奇病毒还可引起**手足口病**、心肌炎和心包炎、急性结膜炎等。柯萨奇病毒分为A、B两组。手足口病主要由柯萨奇A组病毒16型引起，还可见于A4、A5、A9、A10和B5型。另外肠道病毒71型也可引起流行。手足口病的特点是口腔黏膜和舌上出现红疹与水疱，口腔内形成溃疡等损伤，继而出现手、足部位的水疱，病毒可在水疱液中检出。

三、新型肠道病毒

目前新型肠道病毒有4个血清型，即68～71型。除69型外，其余3型均与人类疾病有关。68型主要引起儿童毛细支气管炎和肺炎，70型引起急性出血性结膜炎，71型引起无菌性脑膜炎和手足口病，后两型在临床上更为重要。

历年考点串讲

肠道病毒偶考，其中应熟悉脊髓灰质炎病毒、柯萨奇病毒与埃可病毒，了解新型肠道病毒。

1. 脊髓灰质炎病毒感染按症状分不同类型，5%感染病毒侵入血流，形成第一次菌血症的是**顿挫型**；当体内病毒量大再度入血，形成第二次毒血症的是**无麻痹型**。

2. 手足口病常由**柯萨奇病毒**引起。

第29单元　肝 炎 病 毒

肝炎病毒有甲型肝炎病毒（HAV）、乙型肝炎病毒（HBV）、丙型肝炎病毒（HCV）、丁型肝炎病毒（HDV）、戊型肝炎病毒（HEV）。还有庚型肝炎病毒（HGV）和输血传播病毒（TTV）。

一、甲型肝炎病毒

（一）临床意义

甲型肝炎病毒（HAV）可引起甲型肝炎，主要通过**粪-口传播**，传染源多为人，潜伏期15～50d，平均28d，患者血清、粪便于血清谷丙转氨酶（ALT）升高前5～6d可检出病毒，2～3周产生抗体，血清、粪便的传染性逐渐消失。患者的污染物可造成散发式大流行。典型的甲型肝炎常可分为黄疸前期、黄疸期及恢复期。

（二）生物学特性

无包膜，核心为单正股RNA，抵抗力较其他小RNA病毒强，60℃，10～12h后仍具感染性，85℃立即灭活，对乙醚、氯仿及酸性环境有抵抗力。

（三）微生物学检验

患者病期短，预后良好，一般不需做病原学检查。微生物学检查以测定病毒抗原或抗体为主。感染早期一般用ELISA检测患者血清中**抗-HAVIgM**。

二、乙型肝炎病毒和丁型肝炎病毒

（一）乙型肝炎病毒

1. 临床意义　可致乙型肝炎，我国属高流行地区。主要通过**破损皮肤和黏膜**侵入机体，传染源为HBV携带者及患者的血液、唾液、精液和阴道分泌物等，传播途径可分为血液、血制品传播、性传播、母婴传播。临床表现多样，症状及黄疸可有可无，部分HBV持续感染者可发生**原发性肝癌**。

2．生物学特性

（1）形态与结构：3 种特有颗粒。①大球形颗粒。具感染性的 HBV 完整颗粒，是乙型肝炎病毒体，呈球形，又称 Dane 颗粒。外衣壳相当于一般病毒的包膜，**HBV 的表面抗原（HBsAg）**镶嵌于包膜的脂质双层中。内衣壳位于外衣壳里面，是 HBV 的**核心抗原（HBcAg）**。用酶或去垢剂作用后，暴露出 **e 抗原（HBeAg）**。②小球形颗粒。成分为 HBsAg，无传染性，不含病毒核酸 DNA 及 DNA 多聚酶。③管形颗粒。成分为 HBsAg，由多个小球型颗粒"串联而成"，**不含病毒核酸**。基因组为双链 DNA 环状，长链为负链，短链为正链，高度压缩，重复利用。

（2）抗原成分：有 HBsAg、HBcAg、HBeAg，**HBsAg 是 HBV 感染的主要标志物**，是 HBV 感染后第一个出现的血清学标志物。HBsAg 阳性见于急性肝炎、慢性肝炎或无症状携带者。急性肝炎恢复后，一般在 1～4 个月内 HBsAg 消失，持续 6 个月以上则认为转为慢性肝炎或无症状携带者。HBcAg 免疫原性强，抗-HBcIgG 血清中持续时间长，**抗-HBcIgM 提示 HBV 处于复制状态**；**HBeAg 为可溶性蛋白质，作为 HBV 复制及具有强感染性的一个指标**。

（3）抵抗力：对理化因素抵抗力较强，60℃、10h；98℃、1min；乙醚，pH2. 4 的酸性环境 6h 均不能有效灭活病毒。

3. 微生物学检验　常采集血液标本检测 HBV 的血清标志物，方法主要是 ELISA，其中 HBsAg 的检测最为重要，可发现无症状携带者，是献血员筛选的必检指标。HBsAg（+）、抗-HBs（-）、HBeAg（+）、抗-HBe（-）、抗 HBcIgM（+）为急性乙型肝炎。HBsAg（-）、抗-HBs（+）、HBeAg（-）、抗-HBe（+）、抗 HBcIgG（+）为急性乙型肝炎趋向恢复。

（二）丁型肝炎病毒

1．临床意义　HDV 感染通常引起严重和进行性的肝病，传播方式主要是**经血传播**，也可通过密切接触及母婴垂直传播，只有在感染了 HBV 的人群或是与 HBV 同时侵入才能发生。感染分为两种类型：同步感染是指与 HBV 同时或先后感染，可引起急性病毒性肝炎，个别病例易发展为危及生命的重症肝炎；重叠感染是指在慢性 HBV 感染的基础上再感染 HDV，此感染极易导致慢性化。

2．生物学特性　核心含 HDV 抗原（HDAg）和 HDV-RNA 基因组，基因组为单负链环状 RNA，外为 HBsAg。**HDV 是一种缺陷病毒，不能独立复制，需 HBV 辅助才能增殖**，对 HDV 敏感的动物有**黑猩猩、东方土拨鼠**等。

3．微生物学检验

（1）HDAg 检测，将标本用去垢剂处理，去除表面的 HBsAg，然后用 RIA 或 ELISA 检测 HDAg。

（2）HDV RNA 检测，可以利用核酸杂交或 RT-PCR 技术对 HDV RNA 进行检测。

（3）抗-HDV 抗体检测，**抗-HDV IgM** 于感染后 2 周左右产生，**抗-HDV IgG** 出现较迟，恢复期出现。用 ELISA 等方法检测患者血清中抗-HDV IgM 或抗-HDV IgG，通过检测抗-HBs IgM 或 IgG 及 HBeAg 和抗-HBe，作出同步感染和重叠感染的诊断。

三、丙型肝炎病毒

（一）临床意义

主要经输血或其他非肠道途径（如**共用针头、血透析**等）传播，但近半数的传播途径尚不清楚。HCV 的亚临床感染：无自觉症状，ALT 不正常，为 HCV 的主要传染源。根据临床病程 HCV 可划分为急性和慢性，以 6 个月为划分界限。HCV 感染的一个主要特点是感染过程长，有肝组织病变，并呈慢性进行性，可发展为肝硬化，与原发性肝癌关系密切。

（二）生物学特性

有包膜的单正股 RNA 病毒，可感染黑猩猩并在体内连续传代，引起慢性肝炎，不能用体外细胞进行分离。抗原成分主要有**核衣壳蛋白、包膜蛋白**及**非结构蛋白**。对各种理化因素抵抗力弱，对酸、热均不稳定。沸水 5min 或 60℃、30min 均可丧失感染性，对氯仿、乙醚等有机溶剂敏感。

（三）微生物学检验

主要是血清学方法及 PCR 方法，前者以 ELISA 测定抗-HCV，后者检测 HCV RNA。

四、戊型肝炎病毒

（一）临床意义

HEV 可引起戊型肝炎，主要经**粪-口**途径传播，患者多为成人，未成年者大多为隐性感染。潜伏期 **10～60d**，潜伏期末和急性期初的患者粪便传染性最强，是主要的传染源。临床表现以黄疸为主，多数患者发病 6 周即可好转并痊愈，不发展为慢性肝炎。

（二）生物学特性

无包膜，基因组为正单股 RNA，体外培养不易成功，敏感动物为**灵长目**，如**猕猴**和**黑猩猩**，对高盐、氯化铯、氯仿和反复冻融敏感。

（三）微生物学检验

用电镜或免疫电镜技术检测 HEV 颗粒，也可用 PCR 方法检测标本中 HEV RNA，但临床常用的诊断方法是检测血清中的抗-HEV IgM 或 IgG。

五、其他肝炎病毒

（一）庚型肝炎病毒

庚型肝炎主要经输血等非肠道途径传播，常与 HBV 或 HCV 合并。为单正链 RNA 病毒。HGV 感染的诊断以 RT-PCR 和 ELISA 检测为主。

（二）输血传播病毒

属于 TT 病毒科。为 DNA 病毒，主要通过血液或血制品传播。微生物检查主要是用 PCR 检测血中 TTV DNA。

历年考点串讲

肝炎病毒是必考内容，其中，甲型肝炎病毒熟练掌握生物学特性和微生物学检测，熟悉分类和临床意义。熟练掌握乙型肝炎病毒、丁型肝炎病毒、丙型肝炎病毒。戊型肝炎病毒掌握生物学特性和微生物学检测，熟悉分类和临床意义。熟悉其他肝炎病毒。

历年常考的细节：

1. 引起甲型肝炎的病原体是 **HAV**。对甲肝早期诊断有价值的免疫球蛋白是 **IgM**。（2016）
2. 属于 DNA 病毒的肝炎病毒是**乙型肝炎病毒**。
3. 不能独立复制，需要 HBV 辅助才能增殖的病毒是**丁型肝炎病毒**。
4. 乙型肝炎血中首先出现的病毒标志物是 HBsAg。有保护作用的是 **HBsAb**。
5. **HDV** 可与原有肝炎病毒重叠感染导致重症肝炎。检查血清抗 HDVIgM、HDVAg 或 HDV-RNA。
6. HBsAg 是 HBV 感染后第一个出现的血清学标志物。（2016）
7. HBsAg 处于携带状态时，其在血液中持续时间为 6 个月以上。（2016）
8. Dane 颗粒是乙型肝炎病毒体。（2016）

第30单元 疱疹病毒

一、单纯疱疹病毒

（一）临床意义

单纯疱疹病毒（HSV）感染可通过**直接接触**和**性接触**传播，也可经**飞沫**及**垂直传播**。该病毒有两种血清型，**HSV-1 和 HSV-2**。HSV-1 感染常局限在口咽部，通过唾液或呼吸道分泌物传播，引起**口咽部疱疹**、疱疹性角结膜炎、脑炎等。HSV-1 的原发感染大多呈隐性感染，HSV-2 的原发感染主要通过生殖道途径传播，主要表现为**生殖器疱疹**。孕妇在胎儿胚胎期感染 HSV，可引起流产、早产、死胎或先天畸形、智力低下等。

（二）生物学特性

HSV 为有包膜的 DNA 病毒，由**长片段（L）**和**短片段（S）**组成，为双股线状 DNA。该病毒能在多种细胞内增殖，如原代兔肾、人胚肺、人胚肾细胞或地鼠肾细胞等。细胞被感染后很快出现嗜酸性核内包涵体。可感染的动物种类较多，如家兔、豚鼠、小鼠等。

（三）微生物学检验

1．标本采集和处理　合理采集标本（水疱液、唾液、尿液、血液、脑脊液、阴道或宫颈拭子等），立即接种敏感细胞培养液，快速送检。

2．直接检查病毒　用免疫电镜检查病毒颗粒，也可用吉姆萨染色镜多核巨细胞和胞核内嗜酸性包涵体或用直接免疫荧光法或酶免疫法进行病毒抗原检测。

3．分离及鉴定　病毒分离培养是 HSV 感染实验室诊断的最敏感的方法，HSV-1 和 HSV-2 在细胞培养中均可出现明显的细胞病变。

4．分子生物学诊断　可利用核酸杂交技术或 PCR 技术检测 HSV。

5．血清学诊断　ELISA 或胶乳凝集试验可检测 HSV 抗体。

二、水痘-带状疱疹病毒

水痘-带状疱疹病毒（VZV）感染可引起**水痘**和**带状疱疹**两种不同的临床表现。**水痘**主要见于**儿童**，以全身性疱疹并有发热为特征。**带状疱疹常见于成人**和免疫力低下患者，特征是脊神经后根神经节或脑神经感觉神经节发炎，引起支配的皮肤疼痛、局灶性疱疹。

VZV 为线状双股 DNA 病毒，能在人胚二倍体肾细胞或人胚二倍体肺细胞培养中增殖，受感染的细胞出现嗜酸性核内包涵体和多核巨细胞。诊断 VZV 急性感染的最好方式是存在可疑疱疹，进一步鉴定出病毒、病毒抗原或其 DNA。

三、人巨细胞病毒

（一）临床意义

形态、基因组结构与 HSV 极为相似，但感染的宿主及细胞范围均狭窄，且种属特异性高，即**人巨细胞病毒（HCMV）只能感染人**。HCMV 可通过多种途径传播，常见于先天性或获得性细胞免疫缺陷的儿童或成人，如 AIDS 及器官移植患者。

1．正常人感染　HCMV 感染非常广泛，呈**隐性感染**，少数出现**传染性单核细胞增多症**。

2．免疫功能缺损的个体感染　高危人群有器官移植受者、接受化疗放疗的恶性肿瘤患者等。骨髓移植受者的首位死因是 HCMV 感染所致的**间质性肺炎**。AIDS 患者 HCMV 感染以肺、中枢神经系统和胃肠道感染最为常见。

3．先天性和围生期感染

（1）先天感染：母体发生 CMV 感染经胎盘传至胎儿引起宫内感染。

（2）产时感染：新生儿出生时与产道中的病毒相接触而感染。

（3）产后感染：主要因与**排病毒的个体**密切接触而获得。

（二）生物学特性

HCMV 体外培养只能在人成纤维细胞中才能增殖。细胞培养中增殖缓慢（需 2～6 周），细胞核变大形成巨大细胞，内有致密的嗜碱性包涵体，形似**猫头鹰眼特征**。56℃、30min，低 pH、乙醚、紫外线、反复冻融均能使 CMV 灭活。

（三）微生物学检验

1．标本采集　病毒分离可取患者尿液、口腔拭子、外周血白细胞等，血清学诊断可取患者血清。

2．直接检查病毒　用 HE 等染色观察巨大细胞和细胞核内的包涵体，也可用免疫荧光技术检查标本中的 HCMV 抗原，用核酸杂交或 PCR 技术检测 HCMV 的核酸。

3．分离与鉴定　人成纤维细胞适合于 HCMV 增殖，检查细胞病变效应出现与否，用单克隆或多克隆抗体对分离培养出的病毒进行间接免疫荧光法鉴定。

4．血清学诊断　常用 ELISA 或 IFA 来检测 HCMV IgG 抗体或 IgM 抗体。

四、EB 病毒

（一）临床意义

流行广泛，多数无明显症状，但终生携带病毒，或引起轻度咽炎和上呼吸道感染。原发感染一般在青春期，约 50%有传染性单核细胞增多症。主要经**涎液传播**，也可因输血传染，主要侵犯 **B 淋巴细胞**。主要疾病有传染性单核细胞增多症、非洲儿童恶性淋巴瘤、鼻咽癌、霍奇金病和其他某些淋巴瘤。**鼻咽癌**好发于我国南方地区。

（二）生物学特性

EB 病毒的形态与其他疱疹病毒相似，不能用常规的疱疹病毒培养方法进行培养，一般用**人脐血淋巴细胞或从外周血分离的 B 淋巴细胞**培养。由于病毒抗原表达时所处的增殖周期不同，可将 EBV 抗原分为 3 类：①潜伏期表达的抗原，包括 EBV 核抗原（EBNA）和潜伏期膜蛋白；②EBV 增殖早期抗原（EA）；③病毒增殖晚期抗原，包括 EBV 衣壳抗原（VCA）及 EBV 包膜抗原（MA）。

（三）微生物学检验

标本可以是唾液、咽漱液、外周血细胞及肿瘤组织，接种人脐带血淋巴细胞进行分离培养，孵育 4 周，阳性培养物用抗补体免疫荧光法进行 EB 鉴定。

五、人疱疹病毒 6、7、8 型

HHV-6 是儿童玫瑰疹的病原体，在接受器官移植及免疫功能缺陷者，可发生 HHV-6 重症感染。从患者外周血中检出病毒或者病毒 DNA 是 HHV-6 活动性感染的强有力的诊断依据。HHV-7 是在幼儿玫瑰疹样疾病中分离出的一种新的疱疹病毒。HHV-8 与卡波西肉瘤的发生密切相关。

历年考点串讲

疱疹病毒偶考，其中，单纯疱疹病毒和 EB 病毒需掌握生物学特性和微生物学检验，熟悉分类和临床意义。熟练掌握人巨细胞病毒。熟悉水痘-带状疱疹病毒。

历年常考的细节：

1．与性病关系密切的疱疹病毒为**Ⅱ型单纯疱疹病毒**。

2．EB 病毒与我国南方地区的**鼻咽癌**发病有关。

3. EB病毒可引起**传染性单核细胞增多症**。

4. 人巨细胞病毒**只能感染人**，正常人群中感染非常广泛。巨细胞病毒分离可采用患者尿液、口腔咽拭子，检测标本中巨细胞病毒抗原可用免疫荧光技术和酶免疫法，可以用血清学方法诊断。

5. 单纯疱疹病毒诊断最可靠的方法是**病毒分离培养**。

6. 骨髓移植术前应对受者和供者常规进行人**巨细胞病毒**的检测，预测有无相应病毒感染（2017）

第31单元 黄 病 毒

黄病毒是指一大群通过吸血的**节肢动物**而传播疾病的病毒。

一、流行性乙型脑炎病毒

（一）临床意义

流行性乙型脑炎病毒，简称**乙脑**病毒，是流行性乙型脑炎（简称**乙脑**）的病原体。通过**三带喙库蚊**叮咬传播，**猪**为最重要的宿主和传染源。人感染后，绝大多数表现为隐性或轻型感染，只有少数发生脑炎。病毒侵入脑组织内增殖，造成脑实质病变，表现为高热、惊厥或昏迷症状。

（二）生物学特性

基因组为单正链RNA，其结构蛋白有三种：**内膜蛋白**（M）、**衣壳蛋白**（C）**和囊膜糖蛋白**（E）。M位于包膜内面，C在衣壳中，E是镶嵌在包膜上的糖蛋白，组成血凝素。出生2～3d的乳鼠为最易感动物，**经脑内接种**后3～5d即可发病。病毒抗原性稳定，很少变异。

（三）微生物学检验

1．标本直接检查　用免疫荧光技术及酶免疫技术进行抗原检测。

2．分离培养与鉴定　将患者血清或死亡患者脑组织悬液上清接种**乳鼠脑内**，进一步传代或鉴定。动物接种或细胞培养阳性者以中和试验、血凝抑制试验等进行鉴定。

3．血清学诊断　可用血凝抑制、补体结合试验等进行血清学诊断。

二、登革病毒

（一）临床意义

登革热病毒储存于**人和猴**，通过**埃及伊蚊和白纹伊蚊**等传播。感染人体后，在**毛细血管内皮细胞**和**单核细胞**中增殖，引起发热、肌肉和关节酸痛、淋巴结肿胀、皮肤出血及休克等。临床上分为两个类型：普通型登革热、登革出血热/登革休克综合征，前者病情较轻，后者病情较重。登革热，以高热、头痛、肌痛、关节痛为主要临床表现，部分患者伴有皮疹、淋巴结肿大等症状，可导致白细胞、血小板减少及出血倾向。

（二）生物学特性

登革热病毒的形态结构与乙脑病毒相似，由抗原性不同分为1、2、3、4四个血清型，可用蚊体胸内接种培养，也可用白纹伊蚊的传代细胞（C6/36株）或地鼠肾细胞进行培养，可用初生小鼠进行动物接种。

（三）微生物学检验

取患者第1～3天的血清接种白纹伊蚊C6/36株细胞，测定早期与恢复期抗体滴度是否呈4倍以上增高，如有，则有诊断意义，也可利用ELISA及斑点免疫测定法检测IgM抗体，有助于登革热的早期诊断。

三、森林脑炎病毒

森林脑炎病毒可经蜱传播，引起人类森林脑炎。森林硬蜱为主要传播媒介和储存宿主。亦可经胃肠道传播。人类感染后，有相当一部分为隐性感染，发病者潜伏期为10～14d，然后出现高热、头痛、脑膜刺激征、昏迷等。

森林脑炎病毒的形态结构与乙脑病毒相似。最易感染的动物为小鼠。可在原代鸡胚细胞和传代地鼠细胞培养中生长并引起病变。

历年考点串讲

黄病毒常考,其中，掌握流行性乙型脑炎病毒，熟悉登革病毒和森林脑炎病毒。

历年常考的细节:

1. **登革病毒**可引起登革热，以高热、头痛、肌痛、关节痛为主要临床表现，部分患者伴有皮疹、淋巴结肿大等症状，有白细胞、血小板减少及出血倾向。（2017）

2. 我国**乙脑**病毒中间和扩散的主要宿主是**猪**。（2016）

第32单元　反转录病毒

一、人类免疫缺陷病毒

（一）临床意义

人类免疫缺陷病毒（HIV）是**获得性免疫缺陷综合征**（AIDS，艾滋病）的病原体。有**HIV-1**和**HIV-2**两型，1型是引起全球AIDS的病原体，2型主要存在非洲西部。

AIDS的主要特征：侵犯**CD4**细胞为主，造成细胞免疫功能缺陷，继发体液免疫功能缺损，传染源是**HIV无症状携带者和HIV患者**，传播途径主要为**性接触传播、血液传播、母婴传播**。从HIV感染到发展为典型AIDS分3期：急性期、无症状期、艾滋病期。机体感染HIV后能产生多种抗体，病毒也会引起机体产生细胞免疫应答，但依然无法清除病毒，这可能和病毒能逃逸免疫作用有关。

（二）生物学特性

1．形态结构　HIV为RNA病毒，核心含有RNA、反转录酶和核衣壳蛋白，外被为脂蛋白包膜，其中镶嵌有**gpl20和gp41两种特异的糖蛋白**，gpl20与CD4受体蛋白结合，gp41为跨膜蛋白。

2．基因组结构　HIV由两条拷贝的单股正链RNA在5′端通过氢键结合形成二聚体。基因组从5′至3′端依次排列为LTR、gag、pol、env、LTR，还有6个调节基因tat、rev、nef、vif、vpr、vpu/vpx，**gag基因**编码病毒的核心蛋白，其中衣壳蛋白p24特异性最强，**pol基因**编码病毒复制所需的酶，**env基因**编码合成两种包膜的糖蛋白gp120和gp41。

3．培养特性　HIV在体外仅感染表面有CD4受体的T细胞、巨噬细胞，因此常用新鲜分离的正常人T细胞或患者自身分离的T细胞培养病毒。

4．抵抗力　HIV抵抗力较弱，56℃、30min可灭活，可被消毒剂灭活，但室温病毒活性可保持7d。

（三）微生物学检验

1．HIV 病毒成分检测

（1）用 ELISA 双抗体夹心法检测 P24 抗原。

（2）HIV 核酸检测，常用病毒载量检测，即测定感染者体内游离病毒的 RNA 含量。

2．病毒分离培养　在 P3 级生物安全实验室进行。

3．HIV 抗体检测　是诊断 HIV 感染的惟一标准。HIV 抗体检测分为初筛试验和确认试验。初筛试验常用 ELISA 法。确认试验目前以免疫印迹（Western blot,WB）法最为常用，该方法可检出不同相对分子质量的 HIV 蛋白相应的抗体。

4．$CD4^+T$ 细胞计数　目前检测 $CD4^+T$ 细胞数的标准方法为应用流式细胞仪技术检测，可得到 $CD4^+T$ 细胞的绝对值及其占淋巴细胞的百分率。

二、人类嗜 T 细胞病毒

人类嗜 T 细胞病毒（HTLV）Ⅰ型和Ⅱ型仅感染 $CD4^+T$ 淋巴细胞并在其中生长，致使受染的 T 细胞发生转化，最后发展为 T 淋巴细胞性白血病。主要表现为 T 淋巴细胞大量增生、转化、癌变，淋巴结及肝脾大，并发高钙血症、皮肤红斑、皮疹、结节等，预后不良。HTLV-Ⅰ可通过输血、注射或性接触等方式水平传播，亦可经胎盘、产道或哺乳等途径在母婴间垂直传播。微生物学检验包括病毒分离与鉴定及抗体检测。

历年考点串讲

反转录病毒常考，其中，人类免疫缺陷病毒熟练掌握生物学特性和微生物学检验，熟悉分类和临床意义。熟悉人类嗜 T 细胞病毒。

历年常考的细节：

1. **获得性免疫缺陷综合征**（AIDS）的病原体是人类免疫缺陷病毒。
2. HIV 病毒通过 **gp120 与 CD4 分子**结合破坏 $CD4^+T$ 细胞。（2017）
3. 检测 HIV 感染的初筛试验常用酶免疫法（酶联免疫吸附试验）。确诊 HIV 感染可用的方法是**免疫印迹法**（Western blot, WB）测 HIV 抗体。
4. 在 HIV 病毒中，编码核心**蛋白 P24** 的基因是 **gag**。
5. HIV 病毒为 **RNA 病毒**。（2016）

第 33 单元　其他病毒、朊粒

一、轮状病毒

（一）临床意义

轮状病毒是引起婴幼儿急性腹泻的主要病因，发病率和婴幼儿病死率仅次于呼吸道感染。A 组感染引起**婴幼儿急性胃肠炎**，感染以温带地区秋冬季为主；B 组引起**成人腹泻**，无明显季节性。

（二）生物学特性

轮状病毒核心含双链 RNA，外被双层衣壳，内层核衣壳的壳粒呈放射状排列，犹如**车轮状**外形。常用的细胞为原代猴肾细胞和传代猴肾细胞。抵抗力强，耐酸碱，耐乙醚，56℃、30min 可灭活，可被消毒剂灭活。

（三）微生物学检验

1．标本采集与处理　发病早期采集腹泻粪便，密封送检。

2．标本直接检查　①电镜和免疫电镜检查；②抗原检测常用 ELISA 法、胶乳凝集试验；③病毒 RNA 聚丙烯酰胺凝胶电泳分析用于病毒分型；④检测核酸。

二、狂犬病病毒

（一）临床意义

狂犬病病毒可引起人类狂犬病，此病大多由**病犬咬伤**所致，也可因猫、狼及其他带菌动物咬伤所致。发病时典型的表现是神经兴奋性增高，吞咽、饮水时喉头肌痉挛，甚至闻水声或轻微刺激（包括光线）均可引起全身痉挛发作，又称**恐水病**。最后因昏迷、呼吸循环衰竭而死亡。病死率几乎达 100%。

（二）生物学特性

狂犬病病毒外形似**子弹状**，含单负股 RNA，外为脂蛋白包膜，表面有许多糖蛋白刺突，与病毒的感染性和毒力有关，是一种**嗜神经性病毒**，可感染的动物范围较广。狂犬病病毒在易感动物或人的中枢神经细胞中增殖时，胞质内形成**嗜酸性包涵体**，称**内基小体**，在诊断上很有价值。

（三）微生物学检验

1．隔离观察动物　人被犬和其他动物咬伤后，将该动物**隔离**，7～10d 不发病，认为该动物没患狂犬病或咬人时唾液中无狂犬病病毒。

2．印片、切片检查　若隔离动物观察期间发病，即取其**海马回部**组织做切片或涂片，用 HE 染色检查内基小体或用直接荧光抗体法（DFA）检测病毒抗原，或用 ELISA 法查抗原。

3．细胞培养　接种敏感细胞，40～48h 后，用 DFA 进行病毒抗原检测，若阴性进行第二代培养，3～4d 后，再用 DFA 检查是否有病毒生长，若两次培养均阴性，则最终视为阴性。

4．血清学诊断　常用方法有中和试验、补体结合试验、血凝抑制试验、ELISA 试验等方法。

5．分子生物学　可用 RT-PCR 检测标本中狂犬病病毒 RNA。

三、人乳头瘤病毒

（一）临床意义

人乳头瘤病毒（HPV）可通过**性接触**感染，引起**尖锐湿疣**，感染仅局限于局部皮肤和黏膜中，引起该部位多种疣，不产生病毒血症。不同型的 HPV 侵犯部位及所致疾病不尽相同，尖锐湿疣主要由 HPV6、11 型引起。HPV16、18、31、33 等型别可引起**宫颈上皮内瘤样变**，严重者可发展为**浸润癌**。

（二）生物学特性

人乳头瘤病毒由病毒衣壳和双链环状 DNA 组成，具宿主和组织特异性，只能感染**人皮肤、黏膜上皮细胞**，在易感细胞核内增殖形成核内嗜酸性包涵体，目前为止 HPV 组织培养尚未成功。

（三）微生物学检验

根据病史及典型临床表现可作诊断，症状不典型的可作病理学检查或用免疫组化技术等方法检查病变组织中的 HPV 抗原，常用的方法有核酸分析、原位杂交、DNA 印迹、PCR。

四、出血热病毒

（一）汉坦病毒

核酸为单负股 RNA，有**长、中、短**三个片段。可引起**肾综合征出血热**（HFRS），有 2 周的潜伏期，可引起流行性出血热，起病急，典型临床症状为**高热、出血和肾损害**，伴有**三痛**（**头痛、眼眶痛、腰痛**）及红（面、颈、上胸部潮红）。软腭、腋下、前胸等处有出血点，过程可分为发热期、低血压期、少尿期、多尿期和恢复期。

（二）新疆出血热病毒

结构、培养特性和抵抗力与汉坦病毒相似，但**抗原性、传播方式、致病性**却不相同。本病属一种**自然疫源性疾病**，可引起新疆出血热，**野生啮齿动物及家畜**是主要储存宿主，**硬蜱**是该病毒的传播媒介及储存宿主，潜伏期 2～10d，表现为发热、全身肌肉痛、中毒症状和出血。

五、细小病毒 B19

人细小病毒 B19 是形态最小的 DNA 病毒，可引起镰状细胞贫血，患者发生一过性再生障碍危象。并引起儿童传染性红斑，先天感染造成自发性流产和胎儿畸形等。

六、朊粒

朊粒是人和动物的传染性海绵状脑病（TSE）的病原体，是一类特殊的传染性蛋白粒子。朊粒不具有病毒体结构，不含核酸，化学本质是**构象异常的朊蛋白**。

传染性海绵状脑病是一种人和动物致死性的中枢神经系统慢性退化性疾病，目前已知有十多种，如羊瘙痒病、牛海绵状脑病（俗称疯牛病）及人类疾病如库鲁病、克-雅病等。

目前，朊粒病的诊断除了根据特有的临床症状及病理学改变外，主要是应用免疫学方法检测致病因子 PrP^{SC} 蛋白，PCR 技术检测 PrP 基因。

历年考点串讲

其他病毒、朊粒偶考。其中，掌握轮状病毒，熟悉狂犬病病毒、人乳头瘤病毒，了解细小病毒、朊粒。

历年常考的细节：

1. 轮状病毒（**车轮病毒**）为球形病毒，核心含双链 RNA，外被双层衣壳，内层核衣壳的壳粒成放射状排列，电镜下如车轮外形，主要经粪-口途径传播，可引起**婴幼儿腹泻**。
2. 狂犬病病毒在中枢神经系统细胞增殖时，胞质中形成**内基小体**。
3. 人乳头瘤病毒（HPV）可引起**尖锐湿疣**，性接触感染，常在皮肤黏膜交界部位出现多发性乳头瘤样或疣状损害。
4. 朊粒可引起**疯牛病**。（2015）

第 34 单元　微生物实验室生物安全

微生物实验室生物安全是临床微生物检测工作中，应引起高度重视并放在首位的问题。

一、实验室生物安全水平

实验室相关感染的发生与危险因子毒力、接种量、机体免疫力和暴露后治疗措施有关。

（一）危险度评估

根据危害程度，将微生物的危险度划分为**四类**，即①危险度 1 级：无或极低的个体或群体危险。通常对人或动物不致病。②危险度 2 级：个体危险中等，群体危险低。对人或动物致病，但不严重。实验室暴露可能引起严重感染，然而，预防和治疗措施有效，传播危险性有限。③危险度 3 级：个体危险高，群体危险低。通常能引起人或动物严重疾病，但不发生传播，预防和治疗措施有效。④危险度 4 级：个体和群体的危险均高。通常能引起人或动物的严重疾病，容易发生直接或间接传播，缺乏有效的预防和治疗措施。

（二）生物安全基本设备

1. 生物安全柜　分三级：Ⅰ级，能够保护操作者和环境，不能保护操作对象；Ⅱ级，对操作者和操作对象都有保护作用；Ⅲ级，对操作者防护最好。

2．个人防护装备　包括防护服、面部防护装备、手套、鞋、呼吸防护用具。需要注意的是，离开实验区域时应脱卸个人防护装备并洗手。脱手套、结束生物安全柜工作后或离开实验室之前均应洗手。污染的个人防护装备应及时更换，并置于有标识的防渗漏袋运送。

（三）实验室生物安全水平

实验室生物安全水平（BSL）一般分为**四级**。

1．一级生物安全水平（BSL-1）实验室　属基础实验室，常为基础教学、研究实验室，处理危险度1级微生物。

2．二级生物安全水平（BSL-2）实验室　属基础实验室，常为诊断、研究实验室，处理危险度2级微生物。

3．三级生物安全水平（BSL-3）实验室　属防护实验室，为特殊的诊断、研究实验室，处理危险度3级微生物。

4．四级生物安全水平（BSL-4）实验室　属最高防护实验室，供危险病原体研究，处理危险度4级微生物。

二、生物安全保障与生物恐怖

生物安全保障是指单位和个人为防止病原体或毒素丢失、被窃、滥用、转移或有意释放而采取的安全措施。

生物恐怖是使用致病性微生物或毒素等作为攻击手段，通过一定途径散布危险因子，造成疾病的暴发、流行，导致人体功能障碍和死亡。生物恐怖因子包括细菌、病毒等，以鼠疫、天花和炭疽的危险性、毒性、传染性最强。

三、生物安全技术

（一）实验室技术

1．感染性或潜在感染性物质的操作

（1）标本运送：装标本的容器应坚固、无泄漏、标识明确。

（2）感染性物质冻干管：因易造成扩散，建议在生物安全柜内打开。

（3）血清分离：操作时戴手套并防护眼睛和黏膜。

（4）朊蛋白：很难彻底灭活，应严格遵循防护措施。

2．常用设备的使用　微生物实验室的常用设备包括接种环、移液管、生物安全柜及离心机等。为保证生命安全，应严格按照规范操作规程进行相应设备的操作使用，并建立相关的应急预案。

3．血液和其他体液的标准预防措施　①标本防渗漏；②工作时注意个人安全防护及手卫生；③配备生物安全柜；④操作注意：禁止使用嘴吸移液器，使用针头和注射器时遵循标准预防指南；⑤消毒。

4．防止利器损伤　医疗单位的临床微生物学检验实验室一般属于二级生物安全防护实验室。其防止利器损伤的安全操作规程包括以下内容。①除特殊情况（肠道外注射和静脉切开等）外，禁止在实验室使用针、注射器及其他利器。尽可能使用塑料器材代替玻璃器材。②尽可能应用一次性注射器，用过的针头禁止折弯、剪断、折断、重新盖帽、从注射器取下，禁止用手直接操作。用过的针头必须直接放入防穿透的容器中。非一次性利器必须放入厚壁容器中并运送到特定区域消毒，最好进行高压消毒。③尽可能使用无针注射器和其他安全装置。④禁止用手处理破碎的玻璃器具。装有污染针、利器及破碎玻璃的容器在丢弃之前必须消毒。

（二）意外事故的处理

1．锐器伤及其他损伤　脱防护服，清洗双手和受伤部位，使用适当的皮肤消毒剂，必要时进行医学处理。

2．潜在感染性物质的食入　脱防护服并进行医学处理。

3．潜在危害性气溶胶释放　立刻撤离现场，待气溶胶排出、粒子沉降后方可入内。清除污染时穿戴适当的防护装备。暴露者应接受医学咨询。

4．潜在感染性物质溢出　立即用布或纸巾覆盖，由外围向中心倾倒消毒剂，一定时间后，清除污染物品，再用消毒剂擦拭，所有操作戴手套。

5．离心管破裂　非封闭离心杯内离心管破裂时，关闭电源，待气溶胶沉降约 30min 后开盖，若离心机停止时发现离心管破裂，立即盖上离心机，封闭约 30min。戴结实的手套清理消毒。其他未破损的带盖离心管应消毒。封闭离心杯内离心管破裂时，在生物安全柜内打开、处理。

（三）感染性废弃物的处理

感染性废弃物指丢弃的感染性或潜在感染性物品。处理原则是在实验室内清除污染后丢弃，或经适当包裹运送至其他地方处理，对参与丢弃者不造成潜在危害。清除污染的方法有高压蒸汽灭菌（首选）、焚烧等。

（四）感染性物质的运输

感染性物质的运输通常需要三层包装。装载标本的内层容器应密闭、防水、防渗漏，贴标示内容物的标签；第二层包装为吸水性材料；第三层包装保护第二层包装免受物理性损坏。

历年考点串讲

微生物实验室生物安全偶考。其中，熟练掌握生物安全技术，掌握实验室生物安全水平，熟悉生物安全保障与生物恐怖。

历年常考的细节：

1．二级生物安全试验室防止利器损伤的操作规程规定，禁止用手处理破碎的玻璃器具。

2．临床微生物检测工作中，应引起高度重视并放在首位的问题是实验室生物安全。（2017）

第 35 单元　消毒灭菌和医院感染

一、消毒与灭菌

（一）概念

消毒是去除或杀灭大多数微生物的过程。灭菌是通过物理或化学方法杀灭或去除所有微生物的过程。

（二）消毒灭菌技术

消毒灭菌技术包括热力、化学（液体或气体）、辐射（γ 辐射和紫外线）、过滤技术。

1．热力灭菌

（1）湿热灭菌：① 巴氏消毒法。61.1～62.8℃、30min 或者 71.7℃、15～30s，主要用于牛乳消毒。②煮沸法。煮沸 100℃ 5min 中可杀死细菌繁殖体，如水中加入 2%碳酸钠则可提高沸点至 105℃，既杀死芽胞，又防止金属器皿生锈。③流通蒸汽灭菌法。100℃水蒸气消毒 10～30min 细菌繁殖体被杀死，对芽胞的作用不大。④间歇灭菌法。可杀死芽胞又使不耐高温物质免受影响。⑤高压蒸汽灭菌法。通常在 103.4kPa 的压力下达 121.3℃，维持 15～20min 可杀灭所有细菌芽胞和繁殖体，是最有效的杀死细菌芽胞的方法。适用于耐高温、耐湿物品的灭菌，如普通培养基、生理盐水、手术敷料等。

（2）干热：①烧灼。微生物实验室使用的接种环、接种针、瓶口和试管口常用。②干烤。在密闭干烤箱内加温至160～170℃维持2h，适用于高温下不变质、不损坏、不蒸发的物品，如一般玻璃器皿、注射器、瓷器。

2．化学灭菌　采用不同消毒剂，针对热敏感物品进行消毒。

3．辐射

（1）γ射线辐射：通过破坏DNA链发挥灭菌作用，常用于注射器、注射针、导管、手套等小物件的大批量灭菌。

（2）紫外线照射：紫外线，波长265～266nm时杀菌作用最强。紫外线可使DNA分子形成胸腺嘧啶双聚体，**干扰DNA正常复制**，导致细菌死亡。紫外线可使分子氧变成臭氧，后者具有杀菌能力。紫外线常用于**空气消毒**。

4．过滤技术　可用于去除溶液中的颗粒及热原质，也可用于去除大容量溶液中的少量微生物、溶液中的细菌定量。

（三）消毒灭菌效果评估

消毒灭菌效果评估常通过化学指示卡、生物指示剂、指示胶带等检测压力灭菌器的灭菌温度和时间。化学消毒剂的消毒效果可以通过检测使用中消毒剂的微生物浓度来实现。

1．常用物理消毒、灭菌效果的监测

（1）压力蒸汽灭菌：包括仪表可靠性的检查、操作步骤检查、化学指标的检查及生物指标检查等。其中生物指标为检查灭菌效果的直接监测指标。指示菌常用**嗜热脂肪芽胞杆菌**（ATCC7953）。

（2）紫外线消毒：常用紫外线强度计检查紫外灯253.7nm处的辐射强度，并用生物学监测杀菌率，指示菌常用**枯草芽胞杆菌黑色变种**（ATCC9372）。

2．常用化学消毒剂的监测　化学消毒剂使用过程中污染细菌的监测，常用滤膜过滤法及稀释中和法；消毒效果的监测，采用标准菌株，适宜的培养条件，合理的生物负荷进行消毒剂使用后细菌复苏培养，要采用相应的中和剂消除残留的消毒剂。

3．应用效果的监测　常用消毒剂定性试验（MBC测定）及消毒剂定量试验。常用消毒剂定性试验用杀菌最快有效时间、最低杀菌浓度（MBC）、10min临界杀菌浓度来评价。消毒剂定量试验用杀菌指数（KI）和杀菌率（KR）来评价。

二、医院感染

医院感染又称医院获得性感染，指在医院中获得的感染。感染来源包括外源性和内源性，外源性感染来自另一感染者或环境；内源性感染来自于患者自身，由于正常菌群迁徙至机体其他部位，或受损组织、抗菌药物的不合理使用导致病原体过度生长。入院时处于潜伏期的感染，不属于医院感染。但是，社区获得性感染可能经患者带入医院，感染患者及医务人员，导致感染。

（一）医院感染病原体

几乎所有病原体都可以导致医院感染，大多数属于细菌。①细菌：抗菌药物问世以前，主要是革兰阳性细菌，尤其是化脓性链球菌、金黄色葡萄球菌感染；青霉素类等具有抗葡萄球菌活性的抗菌药物使用后，大肠埃希菌、铜绿假单胞菌等革兰阴性细菌成为主要的病原菌。近年来，多重耐药细菌分离率升高，如表皮葡萄球菌、肠球菌、耐苯唑西林的金黄色葡萄球菌（MRSA）。②病毒：是医院感染的重要病原体，最重要的医院感染病毒包括呼吸道病毒、麻疹病毒、风疹病毒、肝炎病毒、人类免疫缺陷病毒等。③真菌：常见的医院感染真菌包括白假丝酵母菌、曲霉菌属、新型隐球菌、隐孢子菌属、球孢子组织胞浆菌等。④支原体也可引起支原体肺炎。输血或免疫功能低下时，寄生虫也可引起医院感染。

（二）常见的医院感染

常见的医院感染是泌尿道感染、呼吸道感染、外科伤口感染、血液感染。

（三）医院感染流行病学

1. 医院感染来源

（1）人类：感染来自于其他患者、医务人员或探视者，也可以来自于患者自身。患者是最重要的传染源。

（2）环境：感染来自于污染的物品、食物、水或空气。

2. 医院感染传播途径　医院感染传播途径与社区感染相同，但以空气、接触或媒介更重要。

3. 医院感染易感人群　①年龄：婴幼儿及老年人；②免疫状况：缺乏麻疹、水痘、百日咳等保护性抗体的患者；③基础疾病：肝疾病、糖尿病、恶性肿瘤、皮肤损伤、肾衰竭、中性粒细胞减少等非感染性疾病患者；④继发感染：人类免疫缺陷病毒及其他免疫抑制病毒感染者；⑤特殊药物：降低宿主免疫力的药物，如细胞毒药物、类固醇药物、抗菌药物等；⑥创伤：意外创伤或诊疗操作导致的创伤。

4. 医院感染的预防　医院感染预防措施包括去除传染源、切断传播途径、增强宿主抗感染能力。

（四）医院感染调查

1. 医院感染监测　通过监测，掌握医院感染趋势，及早发现感染病例、感染种类的变化。监测资料来源于微生物学报告、病房巡视、活检报告、医务人员健康记录、出院患者随访等。除医院感染病例监测外，还常规监测灭菌、消毒效果；医院配置产品；开放系统中准备的血液成分；血液透析液等。

2. 暴发调查　当医院感染暴发（或流行）常规监测发现流行率增加时，需启动流行病学调查，调查报告应有流行病学和微生物学证据，包括流行病学分析；病原体分离、分型结果。

历年考点串讲

消毒灭菌和医院感染偶考，其中，消毒灭菌需掌握；掌握医院感染病原体和常见的医院感染，熟悉医院感染流行病学和医院感染调查。

历年常考的细节：

1. 最有效率杀死芽胞的方法是**高压蒸汽灭菌法**，牛乳消毒的主要方法是**巴氏消毒法**。

2. 紫外线杀菌的主要机制是**干扰 DNA 的复制**。

3. 消毒剂定量试验用**杀菌指数（KI）**和**杀菌率（KR）**来评价。

4. 引起医院感染最重要传染源是**患者**，病原体大多数属于**细菌**，常引起医院交叉感染的细菌是**耐甲氧西林金黄色葡萄球菌**。

5. 医院感染的发生与医院的建立相依相存，医院感染自身特点随医疗技术的发展而改变。医院感染造成患者住院日的延长，加大患者、家庭、社会经济支出。医院感染病原学诊断不需依据柯赫原则。（2015）

第 36 单元　细菌耐药性监测

一、抗菌药物的种类及其作用机制

（一）青霉素类

青霉素类抗生素包括天然青霉素、耐青霉素酶青霉素、广谱青霉素、青霉素+β-内酰胺酶抑制剂。作用机制是阻断细菌细胞壁肽聚糖的合成。

（二）头孢菌素类

头孢菌素类包括第一代、第二代、第三代、第四代头孢菌素。作用机制为阻断细菌细胞壁肽聚糖的合成。

（三）其他β内酰胺类

其他β内酰胺类有单环类、拉氧头孢类、碳青霉烯类、β-内酰胺酶抑制剂。单环类、拉氧头孢类、碳青霉烯类作用机制是阻断细菌细胞壁肽聚糖的合成。碳青霉烯类抗生素除了对嗜麦芽窄食单胞菌、耐甲氧西林葡萄球菌（MRS）、屎肠球菌和某些脆弱类杆菌耐药外，对几乎所有的β类内酰胺酶稳定，是目前抗菌谱最广的抗菌药物，包括亚胺培南、美罗培南、比阿培南、帕尼培南。β-内酰胺酶抑制剂与β内酰胺类抗生素联用能增强后者的抗菌活性，有克拉维酸、舒巴坦和三唑巴坦，复合制剂种类包括氨苄西林-舒巴坦、替卡西林-克拉维酸、阿莫西林-克拉维酸、哌拉西林-三唑巴坦、头孢哌酮-舒巴坦。

（四）氨基糖苷类

氨基糖苷类有链霉素、卡那霉素、庆大霉素、妥布霉素、阿米卡星等。作用机制是与细菌核糖体30S小亚基不可逆结合，抑制mRNA的转录和蛋白质合成。

（五）喹诺酮类

喹诺酮类包括诺氟沙星、环丙沙星、氧氟沙星、左旋氧氟沙星等。作用于DNA旋转酶，干扰DNA的复制、修复和重组。

（六）大环内酯类

大环内酯类有红霉素、克拉霉素、罗红霉素、阿奇霉素等。作用机制是可逆结合细菌核糖体50S大亚基，阻止肽链延长，抑制蛋白质合成。

（七）糖肽类

糖肽类有多黏菌素、杆菌肽、万古霉素、替考拉宁。作用机制是阻断细菌细胞壁肽聚糖的合成。

（八）磺胺类

磺胺类有磺胺甲基异噁唑、磺胺嘧啶、磺胺甲氧吡嗪等。其作用机制是竞争结合二氢叶酸合成酶，导致细菌生长受到抑制。

（九）四环素、氯霉素、林可酰胺类

1. 四环素类　土霉素、四环素、多西环素、米诺环素等。作用机制是结合细菌核糖体30S亚基，阻止肽链延长，抑制蛋白质合成。

2. 氯霉素类　氯霉素、甲砜霉素。作用机制是结合细菌50S亚基，使肽链延长受阻而抑制蛋白质合成。

3. 林可酰胺类　盐酸林可霉素、克林霉素。作用机制是结合细菌50S亚基，使肽链延长受阻而抑制蛋白质合成。

（十）合成的抗菌药物

1. 硝基呋喃类　有呋喃妥因和呋喃唑酮。其作用机制是干扰细菌体内氧化还原酶系统，阻断细菌代谢，产生抑菌、杀菌作用。

2. 硝基咪唑类　有甲硝唑和替硝唑。其作用机制是硝基环被厌氧菌还原而阻断细菌DNA合成，阻止DNA的转录、复制，导致细菌死亡。

二、细菌耐药性的产生机制

（一）产生药物灭活酶

1. 产生钝化酶　如氨基糖苷类钝化酶、氯霉素乙酰转移酶等。

2. 产β-内酰胺酶　是细菌对β-内酰胺类药物耐药的主要机制。

（二）药物作用靶位的改变

例如，核糖体位点的改变引起大环内酯类、林可霉素耐药。

（三）抗菌药物渗透障碍

1. 外膜蛋白减少　如铜绿假单胞菌失去特异性外膜蛋白 D_2 后对亚胺培南耐药。

2. 药物外排作用　是细菌对四环素、大环内酯类等抗生素耐药的主要机制。

（四）药物的主动转运系统

当药物通过通道蛋白进入细菌细胞周质和细胞质膜，细菌转运器捕获药物将其泵出。

三、细菌耐药性的检测

院内感染常分离到的耐药菌有耐甲氧西林金黄色葡萄球菌（MRSA）、耐甲氧西林葡萄球菌（MRS）、耐青霉素肺炎链球菌（PRSP）、耐万古霉素的肠球菌（VRE）等，多种耐药鲍曼不动杆菌（MDRAB）不常见。

（一）耐药表型检测

1. β-内酰胺酶检测　用头孢硝噻吩纸片检测，10min 后观察结果，纸片由黄色变为红色为阳性，表示产生 **β-内酰胺酶**。

2. 超广谱 β-内酰胺酶（ESBLs）检测　**ESBLs 常见于肺炎克雷伯菌**、**产酸克雷伯菌**、**大肠埃希菌**和**奇异变形杆菌**。**ESBLs 可以水解青霉素，一、二、三代头孢菌素和氨曲南**，**但碳青酶烯和头霉菌素类不受影响**。检测方法包括纸片法和液体稀释法。

3. 耐甲氧西林葡萄球菌（MRS）检测　MRS 对甲氧西林的耐药是由于自身 MecA 基因编码的异常青霉素结合蛋白（PBPs）所致。检测方法有纸片法和琼脂初筛法，孵育温度要求为 33～35℃，不能超过 35℃。纸片法常用头孢西丁代替甲氧西林，金黄色葡萄球菌头孢西丁抑菌环直径≤21mm 为耐药，提示对所有 β-内酰胺类抗生素耐药。MRS 对头孢菌素和复合性 β-内酰胺类等可在体外显示活性但临床无效，因而不报告敏感。

4. D 试验-克林霉素诱导耐药试验　M-H 平板或血平板，纸片相邻试验。

5. 氨基糖苷类高水平耐药和万古霉素耐药的肠球菌检测　氨基糖苷类高水平耐药的肠球菌（HLAR）和万古霉素耐药的肠球菌（VRE），检测方法有液体稀释法和琼脂稀释法。

6. 产 AmpC 酶的革兰阴性杆菌　产 AmpC 酶的革兰阴性杆菌对青霉素、三代头孢、头孢哌酮及氨曲南耐药，对亚胺培南及四代头孢菌素敏感。

（二）耐药基因型检测

检测方法为 DNA 扩增技术和生物芯片技术。

历年考点串讲

细菌耐药性监测常考，其中，熟练掌握细菌耐药性的检测。掌握抗菌药物的种类及其作用机制、细菌耐药性的产生机制。

历年常考的细节：

1. 金黄色葡萄球菌纸片扩散法药敏试验，头孢西丁抑菌环直径≤21mm 为耐药，提示对所有 β-内酰胺类抗生素耐药。

2. 对产 AmpC 菌株临床治疗有效的药物是**亚胺培南**。

3. 一般情况下 ESBLs 不能水解的抗生素是**亚胺培南**。

4. 耐甲氧西林葡萄球菌（MRS）检测时常用**头孢西丁代替甲氧西林**。MRS 引起的感染治疗可使用**万古霉素**。

5. 喹诺酮类作用于 DNA 旋转酶，**干扰细菌 DNA 复制**。（2017）

6. 青霉素类药物的作用机制是阻断细菌细胞壁肽聚糖的合成。(2016)

7. 院内感染常分离到的耐药菌有耐甲氧西林金黄色葡萄球菌（MRSA）、耐甲氧西林葡萄球菌（MRS）、耐青霉素肺炎链球菌（PRSP）、耐万古霉素的肠球菌（VRE）等，多种耐药鲍曼不动杆菌（MDRAB）不常见。(2016)

8. 产生 ESBLs 的细菌常是肺炎克雷伯菌。(2016)

第 37 单元 微生物自动化检测

一、微生物自动培养系统

（一）自动血培养检测系统

自动血液培养检测系统检测细菌和真菌生长时所释放的二氧化碳作为血液中有无微生物存在的指标。它除了适用于血培养外，还可用于其他无菌部位标本如脑脊液、胸腔积液、腹水和关节液等的细菌和真菌培养检测。检测的技术有放射性 ^{14}C 标记、颜色变化（二氧化碳感受器）、荧光技术和压力检测等。

1．仪器的基本结构及配套试剂

（1）主机：恒温孵育系统和检测系统。

（2）计算机及外围设备。

（3）培养瓶。

（4）抗凝剂和吸附剂：血常用的抗凝剂是**聚茴香脑磺酸钠**（SPS），常用的吸附剂有活性炭和树脂。

2．影响自动血培养检测系统的有关因素　正确使用和定期维护；采血次数；采血时间；采血量；采血方法；及时送检；终末传代。

（二）自动分枝杆菌检测系统

基本原理是检测分枝杆菌生长时所释放的**二氧化碳**或者所**消耗的氧气**作为标本中有无微生物存在的指标。检测技术有放射标记、颜色变化和荧光技术等。

二、微生物自动鉴定系统

（一）原理

微生物数码分类鉴定技术集数学、电子、信息及自动分析技术于一体，采用标准化、商品化和配套的生化反应试剂条（板），可将细菌鉴定到属和种，并可对不同来源的临床标本进行针对性鉴定。**数码鉴定**的基本原理是计算并比较数据库内每个细菌条目对系统中每个生化反应出现的频率总和。

（二）基本结构与性能

采用数码分类鉴定法的原理。全自动微生物鉴定仪的主要结构有读数仪/孵箱、计算机、终端、键盘和打印机等，有的仪器有充液/封口部件。半自动微生物鉴定仪的主要结构有读数仪、计算机、终端、键盘和打印机等。

（三）工作流程和操作要点

1．菌种准备　标本处理，预试验和菌落的选择。

2．接种　制备细菌悬液，接种。

3．观察及记录结果

4．结果的解释

三、自动药敏检测系统

（一）微量稀释法试验系统

微量稀释法试验系统是目前应用最多的系统，根据操作的自动化程度分为三种：计算机辅助手工系统、半自动系统、全自动系统。**基于肉汤稀释法的自动化抗菌药物敏感性试验系统**常采用比浊法检测液体培养基中细菌生长，或者检测特殊培养基中荧光基质的水解作用。在抗菌药物存在的情况下，浊度降低是细菌生长受抗菌药物抑制的表现，而**浊度增加表明细菌耐药**。

（二）纸片扩散法阅读系统

纸片扩散法抗菌药物敏感性试验结果阅读系统可阅读平板抑菌圈及解释结果。系统扫描平板，通过图形分析，5s 内，确定抑菌圈直径，根据判断标准，转化为敏感性结果（敏感、耐药、中介）。

历年考点串讲

微生物自动化检测偶考。相关内容在近几年中级检验师考试中未出现。

其中，自动血培养检测系统需掌握，自动分枝杆菌检测系统需熟悉。微生物自动鉴定系统掌握原理，熟悉基本结构与性能、工作流程和操作要点。熟悉自动药敏检测系统。

第 38 单元　微生物学检验的质量保证

一、检验前质量保证

（一）检验申请

每一份标本都应有申请单或标识。检验申请信息最好包括患者姓名、出生日期、病房和床号，还应包括患者年龄和性别、临床表现及当前所用抗菌药物、相关旅行史、标本来源、检验项目、标本采集时间、实验室收到标本时间。

（二）标本的采集和运送

标本的正确采集与运送是保证微生物学检验结果准确的前提。实验室应制定标本的采集及运送指南、提供合适的容器、监控标本运送、记录进入实验室的所有标本及收到标本的日期和时间、制订标本接受或拒收准则。

二、检验中质量保证

（一）人员

应定期培训工作人员，并评估、记录其进行微生物实验的能力。

（二）试剂

实验室使用的试剂（染色剂、化学试剂、生物试剂等）都应标记名称、浓度、储存条件、配制日期、失效期、生物危害性等。

（三）培养基

培养基可以自制，也可以购买。培养基应有良好外观，即表面光滑、水分适宜、无污染、适当的颜色和厚度，试管培养基湿度适宜等。培养基有明确标识，包括生产日期（批号）、保质期、配方（适用时）、质量控制、储存条件等信息。

（四）设备

与检测相关的所有设备均应制订标准化操作程序，定期维护、保养、监测并记录。用于检验的温度依赖性设备（培养箱、水浴箱等）必须定时监测温度。用于定量检测的设备应核查并记录其在使用区间内的准确性和重复性。定期监测高压蒸汽灭菌器灭菌效果等。

（五）检验过程

检验过程涉及实验方法的选择、评估及确认；制订标准化操作程序；评估标本质量、生物参考区间；测量准确性；内部质量控制体系；结果报告等方面。

三、检验后质量保证

（一）检验结果的评审与报告

微生物检验结果的质量和医学价值依赖于报告的准确性和及时性，经与临床讨论建立检测重要指标及其“警告/危急“范围、标本周转时间。

（二）标本的处置

检验后标本、污染培养基等感染性废弃物最好在实验区域内消毒或去污染，以尽可能减少处理者危害的方式丢弃。

历年考点串讲

微生物学检验的质量保证偶考。本单元的相关内容在近几年中级检验师考试中未出现。应熟练掌握检验前、检验中和检验后质量保证。

第 39 单元　临床微生物学检验标本的采集

一、血液

（一）标本采集

1．皮肤消毒程序　严格执行三步消毒法，即先用 70%乙醇擦拭皮肤 30s；再用 1%～2%碘酊作用 30s 或 10%碘伏作用 60s，从穿刺点向外画圈消毒，至消毒区域直径达 3cm 以上；70%乙醇脱碘。

2．采血部位　一般选择肘静脉。

3．静脉穿刺和培养瓶接种程序

（1）在穿刺前或穿刺期间，为防止静脉滑动，可戴乳胶手套固定静脉，不可接触穿刺点。

（2）用注射器无菌穿刺取血后，勿换针头直接注入血培养瓶，或严格按厂商推荐的方法采血。

（3）血标本接种至培养瓶后，轻轻颠倒混匀以防血液凝固。立即送检，切勿冷藏。

4．采血量　自动化仪器成人采血量 8～10ml/瓶，儿童 1～5ml/瓶。手工配制培养基要求血液和肉汤之比为 1∶（5～10）。

5．血培养次数和采血时间　只要怀疑血液细菌感染，应即刻采集，于应用抗菌药物前采集，在 24h 内采集 2～3 次做血培养。

6．标本运送　采血后立即送检，如不能立即送检，可室温保存，切勿冷藏。

（二）血液标本中常见病原体

1．革兰阳性菌　A、B 群链球菌，肺炎链球菌、肠球菌、金黄色葡萄球菌、凝固酶阴性葡萄球菌、草绿色链球菌杆菌、结核分枝杆菌、产气荚膜杆菌、产单核细胞李斯特菌、炭疽杆菌。

2．革兰阴性菌　脑膜炎奈瑟菌、卡他布兰汉菌、大肠埃希菌，伤寒、副伤寒沙门菌，铜绿假单胞菌、不动杆菌、气单胞菌、流感嗜血杆菌、克雷伯菌、沙雷菌、布鲁菌属、嗜肺军团菌、类杆菌真菌。

3．真菌　假丝酵母菌、隐球菌、曲霉菌、球孢子菌。

（三）临床意义

正常人的血液是无菌的。血液感染是一种危重的全身感染，在各种感染中居首位。当少量细菌侵入血液循环，为一过性，不繁殖或很少繁殖，不引起或仅引起轻微的炎症反应者称为菌血症。若有全身性炎症反应的表现称为脓毒症。若从患者血液中检出细菌，一般视为病原菌感染，提示有菌血症。常见的菌血症或脓毒症有葡萄球菌菌血症、肠球菌菌血症、革兰阴性杆菌菌血症、厌氧菌菌血症、真菌血症。

葡萄球菌菌血症常由疖、痈、脓肿及烧伤创面等原发感染灶继发。L 型菌的菌血症主要由于使用抑制细菌细胞壁合成的抗生素后，由缺损细胞壁的细菌感染所致。一些革兰阴性杆菌侵犯机体免疫功能低下的患者。厌氧菌的菌血症常合并需氧菌感染。免疫低下者常出现真菌菌血症。院内感染菌血症不断上升。耐药菌株不断增加。

二、脑脊液

（一）标本采集

一般用腰椎穿刺术采集标本。特殊情况可采集小脑延髓池或脑室。无菌取脑脊液 3～5ml，置无菌管内立即送检，一般不超过 1h。培养脑膜炎奈瑟菌、流感嗜血杆菌等苛养菌时，应将标本置于 35～37℃条件下保温送检，不可置冰箱保存。但做病毒检查的脑脊液标本应放置冰块，可在 4℃保存 72h。脑脊液分离培养：接种血平板、葡萄糖增菌肉汤、中国蓝琼脂平板或麦康凯琼脂平板、巧克力平板。

（二）脑脊液标本中常见的病原体

1．革兰阳性菌　葡萄球菌、肺炎链球菌、草绿色链球菌，A、B 群链球菌，结核分枝杆菌、产单核细胞李斯特菌、消化链球菌。

2．革兰阴性菌　脑膜炎奈瑟菌、卡他莫拉菌、流感嗜血杆菌、肠杆菌科细菌、非发酵菌、类杆菌。

3．病毒　乙型脑炎病毒、柯萨奇病毒、脊髓灰质炎病毒、新肠道病毒 68-71 型、狂犬病毒。

4．真菌及其他　新型隐球菌、假丝酵母菌、钩端螺旋体。

（三）临床意义

正常人体脑脊液是无菌的，当病原体通过血-脑屏障进入中枢神经系统时可引起感染，常见细菌、真菌和病毒感染。细菌性脑膜炎是中枢神经系统感染的常见类型。真菌性脑膜炎最常见于隐球菌脑膜炎，其他如白假丝酵母、球孢子性脑膜炎日渐增多。流行性乙型脑炎可获得持久免疫力，再次发病者极少见。肠道病毒也可引起脑膜炎及脑炎。

三、脓液

（一）标本采集

1．清洗伤口　首先用无菌生理盐水清洗脓液及病灶的杂菌，再采集标本。

2．注射器抽吸法　脓性标本用针和注射器抽吸采集，再移入无菌容器内，立即送检。

3．拭子采集法　可以用拭子在伤口深部采集渗出物。

4．切开排脓法　先用 70%乙醇擦拭病灶局部，待干燥后用一无菌刀片切开排脓，以无菌棉拭子采取。

5．厌氧菌感染的标本采集　厌氧菌感染的脓液常有腐臭。注意避免正常菌群污染，采集至接种前尽量避免接触空气。

脓液标本细菌培养首选的分离培养基是血平板。

（二）脓液标本中常见的病原体

1. 革兰阳性菌　金黄色葡萄球菌、凝固酶阴性葡萄球菌、化脓性链球菌、肺炎链球菌、肠球菌、消化链球菌、炭疽杆菌、结核分枝杆菌、产气荚膜杆菌、非结核分枝杆菌、破伤风梭菌。

2. 革兰阴性菌　脑膜炎奈瑟菌、卡他布兰汉菌、大肠埃希菌、克雷伯菌、变形杆菌、铜绿假单胞菌、流感嗜血杆菌、类杆菌、梭杆菌。

3. 其他　放线菌（衣氏放线菌、诺卡菌）。

（三）临床意义

临床上由创伤、手术感染、侵入性器械操作等外科治疗引起的感染较为常见，感染以化脓性炎症改变为主。外伤性创伤感染以葡萄球菌和链球菌多见，放线菌、大肠埃希菌、铜绿假单胞菌、结核分枝杆菌也常见。深部创伤易引起破伤风和气性坏疽。烧伤创面以**革兰阴性杆菌**最常见，如铜绿假单胞菌等，次为革兰阳性球菌。急性化脓性骨性关节炎常由金黄色葡萄球菌、肺炎链球菌、化脓性链球菌、淋病奈瑟菌感染所致。慢性化脓性骨性关节炎、慢性骨髓炎常由结核分枝杆菌引起。放线菌多引起内源性感染。

四、痰液

（一）标本采集

1. 自然咳痰法　以晨痰为佳。采集标本前应用清水漱口或用牙刷清洁口腔，有义齿者应取下义齿。用力咳出呼吸道深部的痰，标本量应≥1ml。咳痰困难者，可用雾化吸入45℃的10%NaCl水溶液，使痰液易于排出。痰标本中扁平细胞＜10个/低倍视野、白细胞＞25个/低倍视野为合格标本。标本应尽快送检，如不能及时送检，室温保存不超过2h。

2. 特殊器械采集法　支气管镜采集法、防污染毛刷采集法、环甲膜穿刺经气管吸引法、经胸壁针穿刺吸引法和支气管肺泡灌洗法。

3. 小儿取痰法　用弯舌压板向后压舌，将拭子伸入咽部，小儿经压舌刺激咳痰时，可喷出肺部或气管分泌物粘在拭子上送检。

（二）痰标本中常见的病原体

1. 革兰阳性菌　葡萄球菌、肺炎链球菌、化脓性链球菌、肠球菌、白喉棒状杆菌、结核分枝杆菌、炭疽芽胞杆菌。

2. 革兰阴性菌　卡他莫拉菌、脑膜炎奈瑟菌、流感嗜血杆菌、大肠埃希菌、克雷伯菌、铜绿假单胞菌、肺炎支原体、军团菌、百日咳杆菌。

3. 病毒　流感病毒、副流感病毒、呼吸道合胞病毒、腺病毒、麻疹病毒、巨细胞病毒。

4. 真菌　白假丝酵母、隐球菌、曲霉菌、毛霉菌。

（三）临床意义

下呼吸道感染是最常见的呼吸道感染症，包括肺炎和支气管炎。细菌性肺炎为下呼吸道感染最常见的类型，常见肺炎链球菌、流感嗜血杆菌、金黄色葡萄球菌、MRSA、革兰阴性杆菌、军团菌所致肺炎。在医院感染中，革兰阴性杆菌占50%以上，成为主要病原体，一些条件致病菌和耐药菌成为医院内肺炎的主要致病菌。支原体肺炎常表现为不典型肺炎，临床上约80%的慢性支气管炎患者合并有支原体感染。真菌性肺炎多为条件致病性真菌感染，常以白假丝酵母菌为主。病毒性肺炎常由呼吸道病毒引起。

五、粪便

（一）标本采集

1. 采集方法　用药前自然排便，采集脓血、黏液部分为2～3g，外观无异常的粪便应从粪便的表面不同部位取材，液状粪便取絮状物1～2ml送检，置于无菌有盖容器内送检。如排便困难或婴幼儿患者，可用直肠拭子法采集标本。

2. *送检要求*　对住院的腹泻成人患者，应采集住院 3d 内粪便标本送检，标本采集后应尽快送检。

3. *活检*　消化道溃疡、幽门螺杆菌标本可取胃窦和胃体等部位各一块胃黏膜活检标本，置于无菌生理盐水中立即送检，或将标本放于运送培养基，于 4℃保存，24h 内送检。

（二）粪便标本中常见的病原体

1. *肠毒素为主的病原菌*　金黄色葡萄球菌、霍乱弧菌、志贺菌属、大肠埃希菌（ETEC、EHEC、EAggEC）、产气荚膜梭菌、艰难梭菌。

2. *侵袭性为主的病原菌*　沙门菌属、志贺菌属、大肠埃希菌（ EPEC、EIEC）、小肠结肠炎耶尔森菌、副溶血弧菌、结核分枝杆菌、白假丝酵母菌。

3. *病毒*　轮状病毒、埃可病毒、Norwolk 病毒、甲型肝炎病毒、戊型肝炎病毒、腺病毒。

（三）临床意义

消化道感染常见于细菌性痢疾；伤寒和副伤寒；细菌性食物中毒；消化道溃疡；细菌、真菌、病毒引起的胃肠炎等。

1. 细菌性痢疾主要是指由志贺菌引起的肠道传染病，是肠道感染性腹泻最常见的菌种，临床常有里急后重症状和脓血样便，中毒性细菌性痢疾常见于小儿。

2. 细菌、真菌、病毒引起的胃肠炎最为常见，由多种病原体感染所致，临床常表现为腹泻、呕吐、高热等症状。病原体以沙门菌属、志贺菌属、致泻性大肠埃希菌、结肠炎耶尔森菌、霍乱弧菌、副溶血性弧菌、葡萄球菌、弯曲菌、假丝酵母菌及病毒等为主。胃肠炎的病毒感染常见于轮状病毒等，常引起幼儿腹泻；腺病毒是引起儿童腹泻的主要病原，还可引起成人腹泻；诺瓦克病毒（Norwalk virus）常感染成人和大龄儿童；埃可病毒常可引起婴幼儿腹泻。

3. 细菌性食物中毒常见于沙门菌、副溶血性弧菌、致病性大肠埃希菌、葡萄球菌、肉毒梭菌、蜡样芽胞杆菌食物中毒。

4. 致泻性大肠埃希菌的肠道感染。

5. 消化性溃疡由幽门螺杆菌感染引起。

六、尿液

（一）标本采集

1. *采集方法*　采集清洁中段尿，最好留取早晨清洁中段尿标本。先用肥皂水冲洗会阴部及尿道口，再用清水冲洗，排弃前段尿，用无菌、有盖、防渗漏容器收集中段尿 10～20ml 立即送检。

2. *穿刺取尿*　必要时导尿或膀胱穿刺留取尿标本。

3. *容器要求*　洁净、无菌、加盖、封闭、防渗漏、广口、容积应＞50ml，盒盖易于开启，不含防腐剂和抑菌剂。

4. *标本运送*　标本采集后应及时送检、及时接种，室温下保存不超过 2h，4℃冰箱冷藏保存时间不超过 8h，淋病奈瑟菌培养时标本不能冷藏。

（二）尿液标本中常见的病原体

细菌中 80%为革兰阴性杆菌，其中以大肠埃希菌最为常见，占尿道感染的 70%以上，其次为变形杆菌、铜绿假单胞菌、克雷伯杆菌、肠杆菌、沙雷菌、产气杆菌、沙门菌等；20%为革兰阳性菌，以肠球菌为多见，其次为葡萄球菌、粪链球菌、结核分枝杆菌。其他病原体有支原体、衣原体、真菌等。

（三）临床意义

泌尿道感染是指大量微生物在尿路中生长繁殖而引起的尿路炎症。可分为上泌尿系感染（主要有肾盂肾炎）和下泌尿系感染（主要有膀胱炎和尿道炎）。泌尿系感染为最常见的感染性疾病，发病率约占人口的 2%，多见于成年女性。临床表现主要有尿频、尿急、尿痛、排尿困难和腰痛等。

尿细菌定量培养，革兰阴性杆菌＞10^5cfu/ml；革兰阳性球菌＞10^4cfu/ml，有诊断意义。尿路感染的细菌数＜10^4cfu/ml，多为污染。尿路感染的细菌数达到 10^4～10^5cfu/ml，为可疑阳性。

七、生殖道标本

（一）标本采集

采集前清洁、消毒尿道口及外阴。尿道分泌物可将无菌棉拭子插入尿道 3～4cm 停留十余秒钟，轻轻旋转拭子后退出。阴道分泌物采集可用无菌棉拭自阴道深部或阴道穹后部，子宫颈 2～3cm 处，转动并停留 10～30s 取分泌物。盆腔脓肿可取腹腔镜吸取物。淋病奈瑟菌需保温及时送检，衣原体、支原体等培养无法及时送检时应 4℃保存。

（二）生殖道标本中常见的病原体及临床意义

生殖道标本的微生物学检查主要以检查性传播疾病（STD）的病原体为主，性传播疾病是指以性行为为主要传播途径的一组传染病。8 种 STD 为重要防治与监测的病种：①梅毒由梅毒螺旋体感染引起；②淋病由淋病奈瑟菌感染引起；③软下疳由杜克嗜血杆菌感染引起；④性病淋巴肉芽肿由沙眼衣原体性病淋巴肉芽肿生物亚种感染引起；⑤获得性免疫缺陷综合征由人类免疫缺陷病毒感染引起；⑥非淋菌性尿道炎主要由沙眼衣原体沙眼生物亚种、支原体等感染引起；⑦尖锐湿疣由人乳头瘤病毒感染引起；⑧生殖器疱疹主要由人类单纯疱疹病毒Ⅱ型引起。

历年考点串讲

临床微生物学检验标本的采集常考，应熟练掌握标本（血液、脑脊液、脓液、痰液、粪便、尿液、生殖道）采集、常见病原体及临床意义。

历年常考的细节：

1. 脓液标本细菌培养首选的分离培养基是血平板。（2017）

2. 脑脊液标本初次分离细菌时，培养基最佳组合为血平板、中国蓝琼脂平板、巧克力平板及营养增菌肉汤。

3. 疑似细菌性心内膜炎患者进行血培养，采样时严格无菌操作，尽量在使用抗生素前采集，不同部位 24 小时内采血 3 次，血标本不能存放于冰箱。自动化仪器成人采血量 8～10ml/瓶，儿童 1～5ml/瓶。（2016）

第6部分　临床实验室质量管理

第1单元　临床实验室的定义、作用和功能

一、定义

临床实验室是指为诊断、预防、治疗人体疾病或评估人体健康**提供信息**，对取自**人体的物质**进行生物学、微生物学、免疫学、化学、血液免疫学、血液学、生物物理学、细胞学、病理学等检验的机构。此外实验室可以提供其检查范围的**咨询服务**，包括结果解释和诠译，为进一步诊断和治疗提供建议。

二、作用和功能

（一）作用

为人类疾病的诊断、治疗、预防及健康状况的评估**提供**有益的、重要的、科学的**信息**。

（二）功能

即在受控的情况下，以科学的方式收集，处理，分析血液、体液及其他人体标本，并将检验信息准确地提供给申请者，以便其采取进一步的诊疗，同时实验室应提供检验项目的选择及检验结果合理解释的**咨询服务**，帮助临床进一步完善诊断治疗。

历年考点串讲

临床实验室的定义、作用和功能属于了解内容，可一般复习。近几年来考试的频率不高。但是近年随着检验技术的发展，作为现代化的临床实验室的服务范围的扩大和服务理念更新，较好地理解临床实验室的定义、作用和功能有助于实验室的建设和发展，所以应熟悉临床实验室的定义、作用和功能，了解临床实验室的发展趋势。

历年常考的细节：

1. 临床实验室分析的物质是源自**人体的物质**。（2017）
2. 临床实验室的定义中，除提供疾病诊断治疗的信息外还强调临床**咨询服务**的重要性。
3. 临床实验室的作用和功能。

第2单元　临床实验室管理特性

一、管理的定义

管理是对组织的资源进行**有效整合**以达到组织既定目标与责任的动态的创造性活动。临床实验室有技术人员、检验设备、财力投入和检验信息等，将这些资源**有效整合和利用**是实验室管理工作的核心。

二、成功的管理者必须具备的条件

1. 目的或目标明确。

2．具备领导团队达到目标的权利。

3．具备必需的人力、设备、资金等资源。

4．明确个人工作岗位的职责和工作目标。

5．定期评估与改进实验室（通常为半年或 1 年）。

三、实验室管理者

管理者是指在一定组织中担负着对整个组织及其成员的工作进行策划、组织和控制等职责的人。实验室管理者的能力主要是指**组织和指挥能力**、技术和业务能力、影响和号召能力。其中，**最主要的能力**是**组织、指挥、协调**能力。

四、实验室管理人员工作方式

（一）医疗环境对实验室工作的要求

当今医疗环境对实验室工作的要求：**有效性、准确性、时效性、经济性**和**安全性**。

（二）实验室管理人员的工作方式的几点建议

由于实验室的检验项目、检验技术、分析仪器、实验人员等工作环境总是处在不断变化之中，这就对实验室管理提出了很高的要求。尽管实验室的工作环境在不断变化，实验室管理的工作模式可以相对稳定，现就实验室管理人员的工作方式提出以下建议。

1．在与医院领导、临床科室及医院有关部门商议后，明确实验室能够提供的检验服务项目，确立服务水平。

2．合理配置和有效利用资源，最大限度地满足医务人员和患者的需求。

3．实验室管理人员必须接受过专业和管理的双重教育和培训，并达到国家规定的相应资格要求。

4．建立实验室质量保证体系，制订实验室管理文件，定期审核和修订以保证质量体系的正常运转和不断改善。

5．对实验室的收入和支出应实行有效的管理和控制。

6．积极**参加**临床实验室**室内**和**室间质量评价**活动，从管理和技术两方面对实验过程**实施**分析前、分析中到分析后的**全面质量控制**。

7．建立实验室内部和外部的沟通制度。

8．明确实验室的定位，确立发展目标，制订发展规划。

9．检验结果报告必须准确、及时、完整。

10．开展临床**咨询服务**。

历年考点串讲

临床实验室管理的特性属于了解内容，可一般复习。近几年来考试的频率不高。

历年常考的细节：

1. 管理是对组织的资源进行**有效整合**以达到组织既定目标与责任的动态的创造性活动。

2. 实验室管理者的能力主要是指组织和指挥能力、技术和业务能力、影响和号召能力。其中，最主要的能力是**组织**、**指挥**、**协调**能力。

3. 实验室管理工作的核心：**资源有效整合及利用**。

4. 医疗环境对实验室工作的要求：**有效性**、**准确性**、**时效性**、**经济性**和**安全性**。

第 3 单元　临床实验室管理过程

实验室管理是整合和协调实验室资源以达到既定目标的过程。管理过程通常由**计划、组织、领导和控制** 4 个阶段组成。

一、计划

计划是指通过对相关信息进行分析并评估未来可能的发展，从而决定未来应进行的行动的过程。

管理的首要活动是计划。计划主要包括建立工作目标、评价现实状况、明确时间进度、预测资源需求、完成计划内容、听取反馈意见等内容。

二、组织

组织是有意识地协调两个或两个以上的人的活动或力量的协作系统。

在进行组织活动时应注意以下原则：**目标性；权威性；责任性；分等原则；命令惟一性；协调性**。

三、领导

领导是指影响、指导和激励下属，使下属的才能得以发挥，从而促进机构的业务。领导的本质是**影响力**；领导是一个对人们施加影响的过程，是一门艺术；领导是一项目的性非常强的行为。

四、控制

控制就是监督机构内部的各项活动，保证它们按计划进行，并纠正各种重要偏差的过程。控制的目的是确保各项活动朝着既定的目标前进和发展，尽早把错误改正过来。控制活动主要涉及**建立控制标准**、衡量执行情况和采取纠正措施。

历年考点串讲

临床实验室管理属于掌握内容，但近几年来考试的频率不高。

历年常考的细节：

1. 临床实验室管理四个过程包括**计划、组织、领导和控制**。
2. 领导的本质：**影响力**。
3. 在进行组织活动时应注意以下原则：**目标性；权威性；责任性；分等原则；命令惟一性；协调性**。
4. 控制活动主要涉及**建立控制标准**、衡量执行情况和**采取纠正措施**。

第 4 单元　临床实验室管理的政府行为

一、国际上临床实验室的管理模式

1967 年美国国会通过了专门针对临床实验室管理的法律——《临床实验室改进法案》（CLIA67）。1988 年美国国会又通过了对 CLIA67 的修正案——《临床实验室改进法案修正案》（CLIA88），并于 1992 年正式实施。1999 年 11 月 26 日法国政府发布了 NOR：MESP9923609A《关于正确实施医学生物分析实验的决议》。2003 年国际标准化组织制定了专门针对临床实验室的管理标准，即 ISO15189-2003（E）《**医学实验室——质量和能力的专用要求**》。ISO15189 从组织与管理、质量体系、文件控制、持续改进、人员、设施与环境、实验室设备、检验程序、结果报告等方面提出了 24 项管理与技术的具体要求，这是专门针对医学实验室管理的第 1 个国际标准。

二、我国临床实验室的管理

（一）组建临床检验中心，负责临床实验室管理

1981 年 12 月我国成立卫生部临床检验中心，其主要任务是临床检验技术指导、培训技术骨干、开展科学研究、推荐常规检验方法、负责组织临床检验质量控制工作及进行国际的技术交流等。

目前已有 30 个省、自治区、直辖市和部分城市成立了省、市临床检验中心，他们和卫生部临床检验中心一起，形成了一个检验医学质量控制网络。

（二）编写部门规章和文件，实行规范化管理

1991 年卫生部临床检验中心组织编写了我国第一部检验医学的标准操作规程《**全国临床检验操作规程**》。

1997 年成立了卫生部标准化委员会临床检验标准化专业委员会，并组织编写了 WS/T102-1998《临床检验项目分类与代码》等 20 个行业推荐标准。

2002 年卫生部发布了卫医发［2002］10 号文《临床基因扩增检验实验室管理暂行办法》及其配套文件《临床基因扩增检验实验室基本设置标准》，这是我国第一个实验室**质量保证**的法规性文件，也是首次对特殊的检验技术进入临床实行准入。

（三）我国临床实验室质量管理未来发展趋势

我国临床实验室质量管理与发达国家相比仍有较大的差距，我们应该学习和借鉴国际上先进的实验室管理经验，把临床实验室管理纳入法制化管理的范畴。2006 年卫医发［2006］73 号印发了《医疗机构临床实验室管理办法》。它指出了制定《临床实验室管理办法》的目的；明确了临床实验室的定义、作用和功能；规定各级人民政府的卫生行政部门是临床实验室管理和监督管理的执法主体；规定医疗机构在设置临床实验室时应遵循“**集中设置、统一管理、资源共享、保证质量**”的原则。要求临床实验室应当按照**安全、准确、及时、有效、经济、便民和保护患者隐私**的原则开展临床检验工作，这是临床实验室工作的总的指导思想，也是医疗机构“**一切以患者为中心**”的宗旨在检验工作中的具体体现。

历年考点串讲

临床实验室管理的政府行为属于掌握内容，但近几年来考试出现题目频率并不高。

其中，国际上临床实验室的管理模式和我国临床实验室的管理应熟悉。

历年常考的细节：

1. 国际标准化组织制定的专门针对临床实验室的管理标准，即 ISO15189-2003（E）《**医学实验室——质量和能力的专用要求**》。注意此标准是专门针对医学实验室管理的**第 1 个国际标准**。

2. 我国 1991 年卫生部临床检验中心组织编写了第一部检验医学的标准操作规程《**全国临床检验操作规程**》。

3. 我国医疗机构在设置临床实验室时应遵循：“**集中设置、统一管理、资源共享、保证质量**”的原则。

4. 临床实验室应当按照安全、准确、及时、有效、经济、便民和保护患者隐私的原则开展临床检验工作，这是临床实验室工作的总的指导思想，也是医疗机构“一切以患者为中心”的宗旨在检验工作中的具体体现。

第 5 单元　临床实验室认可

一、基本概念

认可是指由权威机构对一个机构（实验室）或个人有能力从事特定任务给予**正式承认**的程序。认证是指第三方依据程序对产品、过程或服务符合规定的要求给予**书面保证**。**合格评定**指直接或间接确定符合相关要求的任何有关活动。包括认证和认可两方面的工作。实验室认可与质量管理体系认证的鉴别见表 6-1。

表 6-1　实验室认可与质量管理体系认证的鉴别

项　目	实验室认可	质量管理体系认证
检测对象	实验室	产品、过程、服务
负责机构	权威机构	第三方
方式	正式承认	书面证明
依据	ISO/IEC 17025	ISO9001
结果	能力的评审	符合性审核

二、实验室认可的通用标准和专用标准

1999 年 12 月 15 日发布了用以取代 ISO/IEC 导则 25 的 ISO/IEC 17025E《检测和校准实验室能力的通用要求》的国际标准，该标准“包含了对检测和校准实验室的所有要求”。

2003 年 2 月发布了 ISO15189（E）《医学实验室——质量和能力的专用要求》，这是专门针对**医学实验室认可**而制定的**专用标准**。

ISO/IEC 17025 作为实验室能力的**通用要求**，适用于**所有**实验室。在该标准中，其实质部分是管理要求和技术要求，从 24 个要素规范了实验室检测活动和校准活动中的关键要素。而 **ISO15189** 则从医学专业的角度，更细化地描述了医学实验室质量管理的要求，专用性更强，更适合医学实验室使用。ISO/IEC17025 已于 2000 年被我国等同转化为 GB/T15481-2000 国家标准。ISO15189 与（GB/T15481-2000）的关系为“**专用标准**”和“**通用标准**”的关系，是 ISO/IEC17025 在医学实验室领域的具体化。

三、我国临床实验室认可现状

2002 年 7 月经中国国家认证认可监督管理委员会批准成立中国实验室国家认可委员会（China National Accreditation Board for Laboratories，CNAL），2006 年 3 月成立中国合格评定国家认可委员会（China National Accreditation Service for Conformity Assessment，CNAS），统一负责对认证机构、实验室和检查机构等相关机构的认可工作。从而使我国的认可认证工作的管理更加系统和规范。

我国实验室认可的工作开展较晚，但发展迅速，截至 2005 年底已认可检测或校准实验室 2368 家。在医学检验领域，卫生部临床检验中心率先接受了中国国家实验室的认可。省市临床检验中心、医院实验室相继通过中国国家实验室认可的评审。

目前我国已有部分临床实验室通过了美国病理学会（CAP）认可。

历年考点串讲

临床实验室认可为熟练掌握内容，虽然近几年来考试的频率不高，但随着临床实验室管理的科学化、规范化和国际化，特别是近年国际贸易的发展，实验室自我改进和参与市场竞争的需要，不同实验室间检验结果互认的需要，公正活动的需要，产品认证的发展需要，促使合格评定成为实验室质量管理活动的必然发展趋势，应理解性复习此部分内容。

其中，应熟练掌握临床实验室认可及认证基本概念及区别，实验室认可的通用标准和专用标准。熟悉中国实验室国家认可的机构。

历年常考的细节：

1. **认可**是指由权威机构对一个机构（实验室）或个人有能力从事特定任务给予**正式承认**的程序。**认证**是指第三方依据程序对产品、过程或服务符合规定的要求给予**书面保证**。认可和认证的区别表现在对象、负责机构、性质和结果不同等方面。

2. **合格评定**指直接或间接确定符合相关要求的任何有关活动。包括认证和认可两方面的工作。

3. 实验室认可的通用标准和专用标准。ISO/IEC 17025 作为实验室能力的**通用要求**，适用于**所有**实验室，被我国等同转化为 GB/T15481-2000 国家标准。ISO15189 则从医学专业的角度，更细化地描述了医学实验室质量管理的要求，专用性更强，更适合医学实验室使用。

第 6 单元　临床实验室质量管理概论

一、质量与质量管理

在 ISO8402 中将质量管理定义为："确定质量方针、目标和职责，并在质量体系中通过诸如质量策划、质量控制、质量保证和质量改进，使其实施的全部管理职能的所有活动。"在 ISO9000-2000 中将质量管理（QM）概括为："在质量方面指挥和控制组织的协调的活动。"新的 ISO 定义明确指出质量管理不仅包括了我们熟悉的质量控制（QC），质量保证（QA）和质量改进（QI），还应包括制订方针，树立目标和进行策划。

二、质量管理的层次

（一）质量控制

ISO8402-1994 将质量控制定义为："为达到质量要求所采取的作业技术和活动。"ISO9000-2000 将质量控制修改为："质量管理的一部分，致力于满足质量要求。"质量控制包括以下活动。

1．通过室内质量控制评价检测系统是否稳定。
2．对新的分析方法进行对比实验。
3．室间质量评价。
4．仪器维护、校准和功能检查。
5．技术文件、标准的应用。

（二）质量保证

ISO8402-1994（GB/T6583-1994）将质量保证定义为："为了提供足够的信任表明实体能够满足质量要求，而在质量体系中实施，并根据需要进行证实的全部有计划和有系统的活动。"在

ISO9000-2000 中修改为："质量管理的一部分，致力于提供质量要求会得到满足的信任。"质量保证要求实验室评价整个实验的效率和时效性。

（三）质量体系

质量体系（QS）是将必要的质量活动结合在一起，以符合实验室认可的要求。质量活动包括人员培训、实验过程改良、管理和文件控制，所有的实验室操作都必须标准化并被实验室工作人员所了解。

（四）质量管理

质量管理（QM）主要增加了侧重于质量的经济因素，质量管理的真正价值在于以最低的费用支出和较高的经济回报来最大限度地满足用户的要求。

（五）全面质量管理

质量管理上升到一个较高的层次是全面质量管理（TQM）。TQM 就是最大限度地满足顾客的要求，了解顾客的期待目标，并尽量改进以达到这个目标。

（六）质量评估与改进

1992 年美国医疗机构评鉴联合会（JCAHO）提出新的管理概念——质量评估与改进，它实际上是将质量保证和全面质量管理两个概念结合在一起，突出强调质量不仅是测量的结果，而且是一个不断改善的系统过程。质量评估与改进强调组织中的领导作用，领导者必须设定组织工作的目标，明确组织内部结构，积极参与和支持质量保证工作。

三、质量控制诸要素

质量控制（QC）诸要素可归纳为以下十个方面。

（一）设施与环境

实验室设施应有助于检测活动的正确实施，实验室所在位置应尽可能方便于服务对象，特殊检查的实验室（如基因体外扩增实验室）应按相关规定进行实验室的建筑和安排，临床实验室的建筑、布局还必须按生物危害等级，并根据《病原微生物实验室生物安全管理条例》及《生物安全实验室准则》要求满足生物安全防护等级要求。

（二）检验方法、仪器及外部供应品

实验室必须使用能保证准确和可靠的检验结果的检验方法、器材、仪器、试剂、质量控制品和校准品、供应品等。

（三）操作手册

实验室所有使用的检验方法都应该有操作人员所熟悉和遵守操作手册；操作手册的使用要符合一定的管理规定；必须保存有开始和停止使用的操作手册副本，并保存到停止使用 2 年后才能销毁。

（四）方法性能规格的建立和确认

在检测标本前，实验室必须对所使用的方法的准确度、精密度进行确认。必须有进行确认的记录和文件，并保存到停止使用这些方法后半年。

（五）仪器和检测系统的维护和功能检查

要按国家行政管理部门（SDA）和仪器厂家的要求对仪器和检测系统进行维护和功能检查，所进行的维护和检查应进行记录并写成文件。

（六）校准和校准验证

校准是一个测试和调整仪器、试剂盒或者检测系统以提供检验反应和所测物质之间的已知关系的过程。校准验证是按检验标本方式对校准品进行分析来检查并证实仪器、试剂盒或者检测系统的检验结果，在规定的报告范围内保持稳定。

至少每 6 个月及有下列情况发生时，进行一次校准。

1．改变试剂的种类，或者批号。

2．仪器或者检测系统进行过一次大的预防性维护或者更换了重要部件。

3．质量控制反映出异常的趋势或偏移；或者超出了实验室规定的接受限度，采取一般性纠正措施后，不能识别出和纠正问题时。所有校准和校准验证工作都必须记录并写成文件。

（七）室内质量控制

室内质量控制的目的是为了保证每个患者样本的测定结果可靠。测定结果的可靠性包括两方面的含义，即精密度高和测定结果正确。

（八）室间质量控制

室间质量评价（EQA），简称室间质量评价，是利用实验室间的比对来确定实验室能力的活动，它是为确保实验室维持较高检测水平而对其能力进行考核、监督和确认的一种验证活动。

1．进行 EQA 的目的

（1）确定实验室进行测量的能力及对实验室质量进行持续监控的能力。

（2）识别实验室存在的问题，并制订相应的补救措施。

（3）确定新测量方法的有效性和可比性，并进行相应的监控。

（4）增加用户的信心。

（5）识别实验室间的差异。

（6）确定某种检测方法的性能特征。

2．进行 EQA 的作用

（1）评价实验室是否具有胜任其所从事检测工作的能力。

（2）作为实验室的外部措施，来补充实验室内部的质量控制程序。

（3）是对权威机构开展的实验室现场检查的补充。

（4）增加患者和临床医师对实验室能力的信任度。

3．对参加 EQA 的实验室有 3 个基本要求

（1）有明确的职责。

（2）有参加该活动的文件化程序。

（3）执行该程序并提供证明参加活动的记录，以及有效利用 EQA 结果。

（九）纠正错误

实验室必须建立纠正措施的政策，保证实验室有准确、可靠的检验结果。实验室必须将纠正措施进行记录并写成文件。

如发出的检验结果有错误，实验室必须立即通知申请者或者使用此错误报告的人员，并立即对申请者或者使用此错误报告的人员发出纠正错误报告；保存原来及纠正报告的副本至少 1 年。

（十）质量控制记录

实验室应该按规定要求记录的项目进行记录，并形成文件。

1．实验室应建立和维持识别、收集、索引、存取、存档、存放、维护和清理质量控制记录的程序。

2．所有记录应清晰明了，以便于存取的方式存放和保存在具有防止损坏、变质、丢失等适宜环境的设施中。应规定各种记录的保存期。

3．所有记录应予安全保护和保密。

4．对以电子形式存储的记录进行保护和备份，并应防止未经授权的侵入或修改。

5．观察结果、数据和计算应在工作时予以记录。

6．当记录错误时，每一错误均应划改，不可擦掉或涂掉，并将正确值填写在其旁边。对改动的记录应有改动人的签名。对电子存储的记录也应采取同等措施，以避免原始数据的丢失或改动。

四、质量保证诸要素

每个实验室必须建立自己的质量保证（QA）政策和程序，用所建立的 QA 政策和程序来监测和评价整个检测过程（分析前、分析中、分析后）的质量。实验室通过 QA 规划和工作来评价其政策和程序的有效性；识别并纠正问题，保证报告的检测结果准确和及时；保证工作人员合适和有能力。

（一）患者检测的管理

每个实验室必须采取措施来保证：适当的患者准备；适当的标本收集、标记、保存、运送和处理；正确的结果报告；保证在分析前、分析中和分析后的整个检测过程中标本的完整和惟一标识。

1. 标本的收集和处理程序　实验室应有保证在整个检测过程中标本的完整和惟一标识的措施。

2. 检测申请　实验室只有收到负责人士的书面或者电子申请时，方进行检测。紧急情况下，可口头申请，但应及时补发书面检测申请单。检测申请单至少保存 2 年。

3. 检测记录　当进行标本的处理或检测时，实验室必须有措施保证可靠地识别患者标本，以保证报告结果的准确、可靠。

4. 检测报告　实验室报告必须及时地**送给负责人士、或负责使用结果的人士、或者提出申请检测的实验室**。实验室须妥善保存检测原始报告或者复印件。

5. 标本转送　实验室须将标本转送其他实验室检测时，应只将标本转送到专业上有资质的委托实验室。

（二）患者检测管理的评估

实验室应有经常性措施监测和评估患者检测管理的实际运行情况。评估的依据如下所述。

1. 是否符合和执行已建立的程序和措施。
2. 从检测申请单所得到的信息。
3. 建立的拒收标本标准应用情况是否恰当。
4. 检测报告的信息是否完全、有用和准确。
5. 对检测结果的解释是否恰当。
6. 是否按检测的优先顺序（急诊、常规等）及时地报告检测结果。
7. 是否有准确、可靠的报告系统；是否能恰当地记录、存储，能准确、可靠地发送检测结果。

（三）质量控制的评估

实验室应有经常性措施评估所采取修正工作的有效性。根据评估结果，应对无效的 QC 政策和程序进行复审。

（四）室间质量评价的评估

实验室负责人对发出的 EQA 标本检测结果要审查，签字后发出。由 EQA 组织机构发回的 EQA 结果应仔细阅读并签字。如有不满意或不成功的 EQA 结果，应加以分析，找出原因并加以纠正，并评估纠正措施的有效性。

（五）检测结果的比较

实验室必须有一个系统定期评估使用不同方法，仪器，或者在不同检测地点检测结果之间的关系。一个实验室的同一检测项目必须有相似的结果。

对于没有参加 EQA 计划的检测项目，实验室必须有一个系统定期确认其检测结果的准确性和可靠性。可行方法之一是将实验室结果和参考实验室的结果进行对比。

（六）患者检测结果和患者信息的关系

实验室应有措施来识别和评估患者的检测结果是否与下列因素不相符，如年龄、性别、临床提供的诊断和其他有关资料等。

（七）人员的评估

实验室应有经常性措施评估实验室人力资源政策和程序的有效性。

（八）交流

实验室应有措施保证实验室与申请检测人士和单位进行有效的联系，并将发现问题记录下来，并形成文件。

（九）投诉调查

实验室应有措施保证把所有对实验室的投诉和问题记录下来。

（十）与工作人员共同审核质量保证

实验室应有措施将在QA活动中发现的问题与工作人员共同讨论，并将此活动记录下来形成文件，并采取纠正措施。

（十一）质量保证记录

实验室应将所有质量保证（QA）活动（包括所发现的问题和所采取的措施）记录下来并形成文件。

历年考点串讲

临床实验室质量管理概论在近几年来考试中出现的频率较低，但临床实验室质量管理是临床实验室管理的中心，要做好临床实验室质量管理必须理解其内涵。

要熟练掌握的内容：质量管理层次中的质量控制、质量保证、质量体系、质量管理、全面质量管理和质量控制诸要素中的设施与环境、检验方法、仪器及外部供应、操作手册、方法性能规格的建立和确认、仪器和检测系统的维护和功能检查、校准和校准验证、室内质量控制、室间质量评价、纠正措施、质量控制记录等内容要重点复习，掌握这些内容在质量管理中的作用和意义。

要理解清楚的内容：质量和质量管理的概念，质量评估与改进的概念，质量保证诸要素中的患者检测的管理、患者检测管理的评估、质量控制的评估、室间质量评价的评估、检测结果的比较、患者检测结果和患者信息的关系、人员的评估、交流、投诉调查、与工作人员共同审核质量保证、质量保证记录等要求，要熟悉这些概念和要求在临床实验室质量管理中的目的和意义。

历年常考的细节：

1. 质量保证要求实验室评价整个实验的**效率和时效性**。

2. 质量活动包括**人员培训、实验过程改良、管理和文件控制**，所有的实验室操作都必须标准化并被实验室工作人员所了解。

3. 实验室所有使用的检验方法都应该有操作人员所熟悉和遵守操作手册；必须保存有开始和停止使用的操作手册副本，并保存到**停止使用2年后**才能销毁。

4. 医技科室可以将患者的检查检验**结果报告给检查检验的申请者**。（2016）

第7单元　临床实验室质量管理体系

一、概念

GB/T19000-2000《质量管理体系基础和术语》中对体系的定义为："相互关联或相互作用的一组要素。"对管理体系的定义为："建立方针和目标并实现这些目标的体系。"GB/T15481-2000

（ISO/IEC17025-1999）对质量管理体系的定义为："为实施质量管理所需要的**组织结构、程序、过程和资源**。"向临床提供高质量的检验报告和信息，满足临床工作和患者的要求，得到临床医师和患者的信赖与认可，是临床实验室质量管理体系的核心问题。

二、构成

（一）组织结构

组织结构就是组织机构加职能，其本质是实验室职工的分工协作及其关系；目的是为实现质量方针、目标；内涵是实验室职工在职、责、权方面的结构体系。

（二）过程

过程是将输入转化为输出的一组彼此相关的资源和活动。例如，在检验科所进行的每一项目的检查或分析过程就是一组相互关联的与实施检测有关的资源和活动。检测过程的输入是被测样品，在一个测量过程中，通常由检测人员根据选定的方法、校准的仪器，经过溯源的标准进行分析，检测过程的输出为测量结果，并最终形成向临床发出的检验报告。

在临床实验室的日常工作中，每一项检验报告都要经历医师申请检查项目、标本采集与运送、标本编号、检测、记录、发出报告、实验数据准确地运用于临床等多个过程，这些过程的集合形成全过程。通常将**这一过程分为 3 个阶段**，即分析前质量控制、分析中质量控制和分析后质量控制。**分析前质量控制**主要包括 2 个过程：一是医师能否根据患者的临床表现和体征，为了明确诊断和治疗，从循证医学的角度结合实验室能力、资源、工作量等因素选择最直接、最合理、最有效、最经济的项目或项目组合的检测申请；二是标本在采集、保存与运送过程的质量控制措施。**分析中的质量控制**主要涉及人员能力、仪器校准、量值溯源、方法选择、试剂匹配等多方面因素。**分析后质量控制**主要涉及实验结果的再分析、再确认，保证及时发出合格的报告，使临床医师能合理地分析报告，正确地运用检测结果，用于诊断和治疗。

（三）程序

为进行某项活动或过程所规定的途径称为程序。程序性文件是实验室人员工作的行为规范和准则。程序有管理性和技术性两种。一般程序性文件都是指管理性的，多为各项规章制度、各级人员职责、岗位责任制等。**技术性程序**一般以作业文件（或称**操作规程**）规定。程序性文件的制定、批准、发布都应有一定的要求，要使实验室全体人员明白和了解，对涉及不同领域的人员要进行与其工作相关程序文件的学习和培训。

（四）资源

实验室资源包括人员、设备、设施、资金、技术和方法等。衡量一个实验室的资源保障，主要反映在是否具有满足检验工作所需的各种仪器、设备、试剂、设施和一批具有经验的技术和管理人员，这是保证具有高质量检验报告的必要条件。临床实验室为了维持、发展和提高学术素质与技术水平必须做好 6 个方面工作，即全面管理、人才培养、仪器装备、全面质量保证、创新和特色建设及临床意识（即不断地将实验室与临床工作相结合）。

三、质量管理体系四要素之间的内在联系

质量管理体系分为组织结构、程序、过程和资源，它们彼此间是相对独立的，又互相依存的关系。组织结构的建立为实验室的工作提供了组织上的保障。程序是组织结构的继续和细化。程序和过程密切相关，有了质量保证的各种程序性文件，有了规范的实验操作手册，才能保证高质量检验结果。质量管理是通过对过程的管理来实现的，过程的质量又取决于所投入的资源与活动，而活动的质量则取决于实施活动时所采用的方法（或途径），控制活动的有效途径和方法制订在文件化程序之中。

四、临床实验室质量管理体系的建立

（一）质量管理体系建立的依据

临床实验室质量管理体系建立的依据应该是相应的国际标准，如我国国家标准《医学实验室——质量和能力的专用要求》等同采用 ISO15189-2003 国际标准，GB/T15481《检测和校准实验室能力的通用要求》等同采用 ISO/IEC17025 等。

（二）实验室建立质量管理体系的要点

注重质量策划、注重整体优化、强调预防为主、以患者和临床医护部门为中心、强调过程概念、重视质量和效益的统一（质量是实验室生存的保证，效益是实验室生存的基础）、强调持续的质量改进（所有的有关质量管理体系的国家或国际标准都特别重视质量改进）、强调全员参与。

（三）临床实验室质量管理体系建立的过程

临床实验室质量管理体系建立的过程包括质量管理体系的策划与准备、组织结构的确定和资源配置及质量管理体系文件的编制。质量管理体系的策划与准备是成功建立质量管理体系的关键。

历年考点串讲

临床实验室质量管理体系虽然在近几年的考试中未见出现，但对质量管理体系的概念，质量管理体系中组织结构、过程、程序、资源的构成及之间的内在联系，临床实验室质量管理体系建立的依据、要点、过程等内容要进行了解性复习。

应注意的可能考点如下。

1. 质量管理体系为实施质量管理所需要的**组织结构、程序、过程和资源**。
2. 程序有管理性的和技术性的两种。一般程序性文件都是指管理性的，多为各项规章制度、各级人员职责、岗位责任制等。**技术性程序**一般以作业文件（或称**操作规程**）规定。
3. 过程管理包括三个阶段，即**分析前**质量控制、**分析中**质量控制和**分析后**质量控制。

第 8 单元　质量管理文件编写

一、质量管理体系文件的层次

ISO15189-2003（E）文件“4.2 质量管理体系”中规定：质量管理体系的“政策、过程、计划、程序和指导书须文件化，传达至所有相关人员。实验室管理层应保证这些文件易于理解并付之实施”。

质量体系文件可分为 4 个层次，即质量手册、程序性文件、作业指导书和质量记录。

质量手册是阐明一个实验室的质量方针，并描述其质量体系的文件。程序性文件是描述为实施质量体系要求所涉及的各职能部门质量活动和具体工作程序的文件。作业指导书是实施各过程和质量控制活动的技术依据和管理性文件的依据。质量记录为质量体系运行的证实依据，即质量体系运行有效性的客观依据及完成某项活动的证据。

二、质量手册

（一）基本内容

根据 ISO15189，质量手册应包括①实验室可提供的服务范围；②质量体系文件；③实验室关于良好职业规范、检验质量和符合质量管理体系的承诺。

（二）结构

质量手册至少包括①封面和标题页［名称、发布日期、版次和（或）现行修订日期和（或）

修订编号、页号]；②发布人及发布令；③目次；④定义；⑤正文；⑥各种附录；⑦修正页。

三、程序性文件

（一）定义

程序是为完成某项活动所规定的方法；描述程序的文件称为程序性文件。程序性文件是各职能部门为落实质量要求而规定的具体工作程序细则。ISO9000-2000 给予的定义为："为进行某项活动或过程所规定的途径。"

通常程序性文件不仅要对实施某项活动的步骤、顺序作出规定，对影响这项活动的各种因素，如活动的目的、活动的范围及物质保障条件等都应有明确规定。

程序性文件必须以质量手册为依据，必须符合质量手册的规定和要求；同时它应该具有承上启下功能，即上接质量手册，下接作业指导书。

（二）程序性文件

根据 ISO/IEC17025-1999，建立的程序文件可有 25 个。

（三）编写的一般要求

1．每份程序性文件对完成某项活动的方法应作出规定。

2．每份程序性文件应说明该项活动各环节输入、转换、输出所需的文件、物资、人员、记录，以及它们与其他有关活动的接口关系。

3．规定开展各环节活动在物资、人员、信息、环境等方面应具备的条件。

4．明确各环节转换过程中各项要素的要求。

5．输入、转换、输出过程中需注意的事项及特殊情况的处理措施。

（四）结构和内容

结构和内容包括如下 7 个方面：①封面。②目的。③适用范围。④定义（对那些不同于所引用标准的定义的简称符号进行说明）。⑤职责。⑥工作程序，可概括为"5W1H"，即做什么（What），谁来做（Who），何时做（When），什么地方做（Where），为什么做（Why），如何做（How）。⑦引用文件与质量记录。

四、作业指导书

（一）定义

作业指导书主要指从事某一检验方法、校准方法、仪器设备操作和维护工作时的规程、规范类的指导书。

作业指导书一般应包括作业内容、实施步骤、操作要点、质量控制要求等。

作业指导书大致可分 4 类，即方法类、设备类、样品类、数据类。在临床检验实验室主要有用于检验、校准、设备操作与维护的操作规程或规范，其中最重要的是各种检验项目的标准化操作规程及主要检测仪器的标准化操作规程。

（二）标准化操作规程的编写

标准化操作规程又称标准化操作程序（SOP 文件），指的是按一定要求、内容、格式和标准制订的作业文件。

关于检验项目操作程序，在 ISO15189-2003（E）5.5.3 中有明确规定。2002 年 4 月 20 日发布的中华人民共和国卫生行业标准（WS/T 227-2002）《临床检验操作规程编写要求》，要求每一检验项目都应有相应的操作规程，必须与当前的检测方法与操作步骤相一致。

临床检验操作规程编写内容：①实验原理和（或）检验目的；②标本种类及收集要求；③使用试剂；④使用仪器；⑤操作步骤；⑥质量控制品的使用水平和频率；⑦计算方法；⑧参考区间；⑨操作性能概要；⑩超出可报告范围结果的处理；⑪危急值；⑫方法的局限性；⑬参考文献；⑭其

他必需内容。

五、记录

（一）分类及作用

记录有质量记录及活动记录两种。根据 ISO 9000，质量记录是“证明符合规定质量要求和质量体系有效运行”的记录。活动记录最常见的是检验过程或校准过程所获得的数据和信息，包括申请单、控制图表、仪器校准及验收记录等质量活动有关的记录。

记录的主要作用是质量活动运行情况的证明，质量体系运行效果的证据，质量体系不断完善和持续改进的依据。

记录可以是数据、文字，也可以是图表。可以是书面材料，也可以是微机存储的数据。

（二）临床管理中应有的记录

临床实验室日常管理是多方面的，如科室内务管理（如出勤情况）、安全管理、信息管理等方面，皆有记录材料。

（三）记录的保存

临床实验室应保存要求的所有记录，有些材料可能其他部门（主要职能科室）也需保存留档，如检测仪器的申购、认证、审批、采购文件及合同；检测仪器生产厂方提供的仪器性能材料、说明书等文件，以及验收材料可能保存在设备管理部门，但临床实验室应保存有副本。

六、临床实验室日常管理中应有的文件

临床实验室日常质量管理活动中至少应制定如下文件：①本实验室服务范围；②科室组织结构；③科室工作流程；④人员梯队结构及职责；⑤主要检测设备；⑥各项检验项目及主要检测设备的操作规程；⑦设备的采购、维护和管理程序；⑧试剂及检测消耗品采购、使用及管理程序；⑨检测项目及方法确认的管理程序；⑩新项目开展程序；⑪原始样品采集、输送、接收管理程序；⑫检测结果质量保证及检测结果报告管理程序；⑬质量管理程序；⑭室内质量控制管理程序；⑮室间质量评价程序；⑯委托检验（外送标本）管理程序；⑰与临床科室联系及对患者抱怨处理程序；⑱员工培训和考核管理程序；⑲差错事故预防及纠正措施的管理程序；⑳文件控制程序。

七、文件的编写、执行、管理

（一）编写

实验室负责人是第一负责人，负责质量管理体系方针的确定、构建总体设计、组织编写审批、发布、执行情况的检查、文件的修改等。

所有与质量管理体系有关的文件须有惟一性标识，如应有标题；发布日期；版次；现行修订日期；编号；发布人等。

（二）执行

所有的文件必须经审批后方能发布及执行。执行必须检查。检查完成情况及其效果。执行必须有记录，记录是该活动完成情况及其效果的证据。

在质量体系的实施过程中必须记住这样 3 句话：“关系质量体系要求的活动必须有文件”“文件必须得到切实执行”“执行情况及效果必须有记录”。“文件、执行、记录”就是实施质量体系的六字诀。

（三）管理

原则上实验室负责人（或办公室）应保留有全套文件（质量手册、程序性文件、作业指导书）。一部分记录，如主要检测仪器档案资料（或其副本）及其他实验室负责人认为应该由实验室统一保管的资料亦应由实验室负责人或其指定人保管。

程序性文件、作业指导书及质量记录原则上可按“谁使用谁保管”进行，但必须有保管清单，且在实验室内存档。

所有被保管的文件和资料应建立检索系统，便于检索和应用。借用应有手续。

保管期限视文件、记录的重要性而定，实验室应有相关规定。**通常质量手册**、程序性文件、作业指导书皆须较长时间保存，当然其间会有修改；仪器档案、员工培训及考核记录亦须较长时间保存；而检验申请单、一般检验结果记录、室内质量控制记录、室间质量评价记录、室间比对记录、仪器使用保养记录等至少应**保存 2 年**。

历年考点串讲

质量管理文件编写近几年的考试频率较低，但随着国家有关临床实验室管理相应文件的出台，规范化管理的要求越来越严，通过文件规范和完善质量管理的各个流程是质量保证的前提。所以，要充分理解质量管理文件的层次、结构和内容及编写形式。

应熟记质量体系文件的 4 个层次，即质量手册、程序性文件、作业指导书和质量记录。

应分清质量手册、程序性文件、作业指导书、记录的目的和编写的要求、内容和结构，哪些文件是临床实验室日常管理中应有的文件，编写的文件在执行、修订、管理中的要求。

质量手册旧版本保存期限为 2 年。（2015）

第 9 单元　分析前质量保证

一、分析前阶段质量保证工作的内容及重要性

（一）分析前阶段的定义

分析前阶段又称**检验前过程**。按 ISO15189-2003（E）的定义，分析前阶段按时间顺序，从临床医师开出检验医嘱，至检验分析过程开始时结束，包括检验申请、患者准备、原始样本采集、运送到实验室并在实验室内部的传递。

（二）分析前阶段的内容及重要性

1. 分析前阶段质量保证的主要内容　保证检验项目申请的科学性与合理性；临床医师的检验**要求客观**、**科学**；患者的正确准备；原始样本的正确采集及运送。

2. 分析前阶段质量保证的重要性　在于保证所提供的检验信息对临床医师用于患者诊断、治疗时的**有效性**及**可靠性**。

二、检验项目的正确选择

（一）临床实验室在检验项目选择中的作用

检验项目的选择主要由临床医师决定，为使检验项目的选择正确、合理，临床实验室应向临床提供本实验室开展检验项目的清单，其内容至少应包括检验项目名称、英文缩写、采用的方法、标本类型、参考区间（生物参考区间）、主要临床意义和结果回报时间等。对于本实验室尚未开展需外送的项目，必须明确委托实验室，并将外送项目列出清单。阶段性向临床医师介绍、推荐新开检验项目。经常向临床医师提供检验项目选择和应用方面的咨询服务。

（二）检验项目选择的原则

1. 针对性　根据所需提供何种信息来确定检验项目的选择。

2. 有效性　应考虑该项检验对某病诊断的敏感度及特异度。

3. 时效性　强调及时性。

4．经济性　应从成本/效益关系来考虑。

（三）检验项目的“组合”

合理、科学的检验项目“组合”可以向临床医师提供较全面的信息，同时也可使检验申请的步骤简化。

（四）检验申请单要求

申请单至少应提供以下信息：患者姓名、住院号（门诊号或其他标识号）、患者性别、出生年月、送检科室、病室、床号、诊断、送检标本类型、申请检验项目、申请医师姓名和申请日期，标本送检时应注明采样时间及采样人。外送标本还必须注明本单位名称及联系方式。

三、患者的准备

患者的准备是保证送检标本质量的内在条件及前提要求。患者状态是影响检验结果的内在生物因素，包括固定因素和可变因素两个方面。固定的因素有年龄、性别等因素。可变的因素又可分为内在因素和外源性因素。其中，患者的情绪、运动、生理节律变化等为内在因素；饮食、药物的影响等为外源性因素。

四、标本的正确采集

首先送检标本的质量是否符合要求基于两个基本原则：必须满足检测结果正确性的各项要求；检测结果必须能真实、客观地反映患者当前病情。

（一）采样时间的控制

1．最具“代表性”的时间　原则上是**晨起空腹时**采集标本。其主要原因是能有效地减少昼夜节律、饮食、运动带来的影响，便于与正常参考值比较。

2．检出阳性率最高的时间　如尿常规宜采取晨尿，由于肾浓缩功能，易发现病理成分。细菌培养尽可能在抗生素使用前采集标本，培养阳性率较高。

3．对诊断最有价值的时间　如急性心肌梗死患者查 cTnT 或 CTnI 在发病后 4～6h 采样较好。

（二）采取最具代表性的标本

例如，大便检查应取**黏液**、**血液**部分。

（三）采取最合乎要求的标本

1．抗凝剂、防腐剂的正确应用。

2．防溶血、防污染。

3．容器洁净度或无菌程度。

4．防止过失性的采样（如边输液边采血）。

5．采集标本运送间隔时间及运送条件。

（四）惟一性标志

标本容器的标签上至少应注明下列内容：送检科别及病床号；患者姓名及病历号送检标本名称及数量、检查项目、采集标本的时间。

（五）努力做好患者的配合工作

1．做好解释工作　向患者说明做该项检验的目的及注意事项；消除患者的恐惧和紧张，使之能较好配合。

2．避免饮食、药物等的影响。

3．患者自己留取标本要告之留取方法，注意事项，以保证标本的质量。

五、标本的输送

（一）专人输送

原则上一律由医护人员或经培训的护工专人输送。

（二）保证标本输送途中的安全性

保证标本输送途中的安全性，防止过度震荡、防止容器的破损、防止标本被污染、防止标本及惟一性标志的丢失和混淆、防止标本对环境的污染、水分蒸发等。对于疑有高危害致病病原微生物的标本，应按《病原微生物实验室管理条例》的相关要求输送。

（三）保证输送的及时性

标本采集后应及时送检，有些检测项目的标本（如血气分析等）应立即送检。标本的采集时间和收到标本的时间（最好精确至分，至少至刻）应有记录。

六、标本的验收

（一）标本的专人验收

验收基本程序和内容：惟一性标志是否正确无误；申请检验项目与标本是否相符；标本容器是否正确、有无破损；检查标本的外观及标本量；检查标本采集时间到接收时间之间的间隔。

（二）特殊情况标本的拒收

惟一性标志错误或不清楚的、脱落、丢失的；用错标本容器的（如用错真空采血管）、容器破损难以补救者；溶血、脂血严重者；抗凝血中有凝块、抗凝标本未加抗凝剂、抗凝剂与血液标本比例不正确；标本量不足者；未加防腐剂导致标本腐败；不应接触空气的接触了空气；细菌培养被污染者；输血、输液中采集的标本；标本采集后放置时间过长，未能及时送检。

注意验收情况应有记录，标本不合格的情况应及时反馈给申请科室。

七、建立和健全分析前阶段质量保证体系

分析前阶段的质量保证工作的特点如下。

1. 影响因素的复杂性。
2. 质量缺陷的隐蔽性。
3. 质量保证工作并非检验人员完全可以**控制**。
4. 责任**难确定性**。

历年考点串讲

分析前质量保证为熟练掌握内容，虽然近几年来考试的频率不高，但在保证全面质量管理中起重要的作用，分析前质量保证已日趋受临床关注，可作为重点复习。

其中，熟练掌握分析前质量保证的概念及包括的几个过程（检验申请、患者准备、原始样本采集、运送、样本的验收）的含义。

历年常考的细节：

1. 分析前质量保证，又称**检验前过程**。按ISO15189-2003（E）的定义，分析前阶段按时间顺序，从临床医师开出检验医嘱，至检验分析过程开始时结束。

2. 分析前阶段质量保证的重要性在于保证检验结果的**真实、客观**。（2017）

3. 标本的采集将直接影响检验的结果，所以应对标本的采集加以控制，具体措施：**采集时间控制；惟一性标示；防溶血、防污染；抗凝剂或添加剂正确等**。

4. 分析前质量保证包括检验申请、患者准备、原始样本采集、运送到实验室并在实验室内部的传递。

5. 分析前阶段的质量保证工作的特点：**复杂性、隐蔽性、难控制性、难确定性**。

6. 关于检验项目的选择原则，包括**针对性、有效性、时效性、经济性**。（2016）

第 10 单元　临床实验室检测系统、溯源及不确定度

一、什么是检测系统

关于**检测系统**，目前还没有统一的权威确切的定义，但一般认为，完成一个项目检测所涉及的仪器、试剂、校准品、操作程序、质量控制、样品采集器具、检测用水、保养计划等的组合，称为检测系统。若是手工操作，若是有手工操作步骤，则还应包括具体的操作人员。

二、基质及基质效应

基质又称**基体**或**介质**，是指在分析样品中，除了分析物以外的所有其他物质和组分称为该分析物的基体。

基质效应，是指检测系统在分析样品中，处于分析物周围的基质（非分析物质）对分析物测定结果的影响，称为基质效应。基体效应是一个现象的描述，它包括总的干扰作用。而基体效应只是对现象的分析和归纳的一种概括，尚无完整的解释。同一基体状态的基体效应随方法和检测条件而异。

因此单一纯品的标准液，经过加工处理的商品化的质量控制品和校准品的基质与临床样本的基质是不同的。它们与不同试剂使用时所产生的基质效应也不相同，因而临床实验室在使用时必须了解它们的差别，并注意其专用属性。

三、临床检验的量值溯源

通过一条具有规定不确定度的不间断的比较链，使测定结果或测量标准的值能与规定的参考标准，通常是与国家或国际标准联系起来的特性，称**检验量值溯源**。

量值溯源可以提高检测结果的准确性，提高不同实验室检测结果的可比性。临床检验结果准确，具有跨时空的可比性，是防病治病的需要，也一直是检验医学界的工作目标。实现检验结果准确和可比性的重要手段是建立和保证检验结果的溯源性，而开展检验量值溯源的必要条件是具备参考系统。

参考系统即用参考测量程序或参考物质建立或验证常规检验结果的准确性。**参考系统**除包括**参考测量程序**和**参考物质**外，还包括从事参考测量的**实验室**。

目前临床检验项目至少有数百种，不是所有项目都已有参考系统，有参考系统的项目，其计量学级别又有不同。量值溯源的理想情况是可溯源至国际单位制（SI）单位。要溯源至 SI 单位，须有一级参考测量程序。目前能满足这一条件的检验指标有 25～30 种定义明确的小分子化合物（如某些电解质、代谢产物和底物类、甾体激素、甲状腺激素等）和几种临床酶学检验指标，其溯源方案见图 6-1。

测量结果不能溯源到 SI 的情况目前有以下几种。第一种是有国际约定参考测量程序（非一级参考测量程序）和一种或多种用此参考测量程序定值的国际约定校准物质，如糖化血红蛋白（其溯源方案见图 6-2）；第二种情况是有一种国际约定参考测量程序，无国际约定校准物质，约 30 种检验指标属于这种情况，如某些凝血因子、血细胞、高密度脂蛋白胆固醇等（其溯源方案见图 6-3）；第三种情况是有一种或多种国际约定校准物质（用作校准物）及定值方案，但无国际约定参考测量程序，约 300 多种指标属于这种情况，如某些蛋白激素、抗体和肿瘤标记物等（其溯源方案见图 6-4）；最后一种情况是既无参考测量程序，也无用于校准的参考物质，厂家建立“内部”测量程序和校准物为其产品校准物定值，像某些肿瘤标记物和抗体等的大约 300 多种量属于这种情况。

建立的溯源性需经过确认。确认的方法是用常规测量程序和参考测量程序，同时足够数量的、

有代表性的、分别取自不同个体的实际新鲜样品，而且要对每份样品进行重复测量，用线性回归的方法分析两种方法所得结果的接近程度是否可以接受。溯源性是指全测量范围内的溯源性，而不是“单点”溯源性；是测量范围内各点的溯源性，而不是平均值的溯源性。这是临床检验量值溯源中的一个重要概念，也是保证溯源有效、测定结果准确的前提。

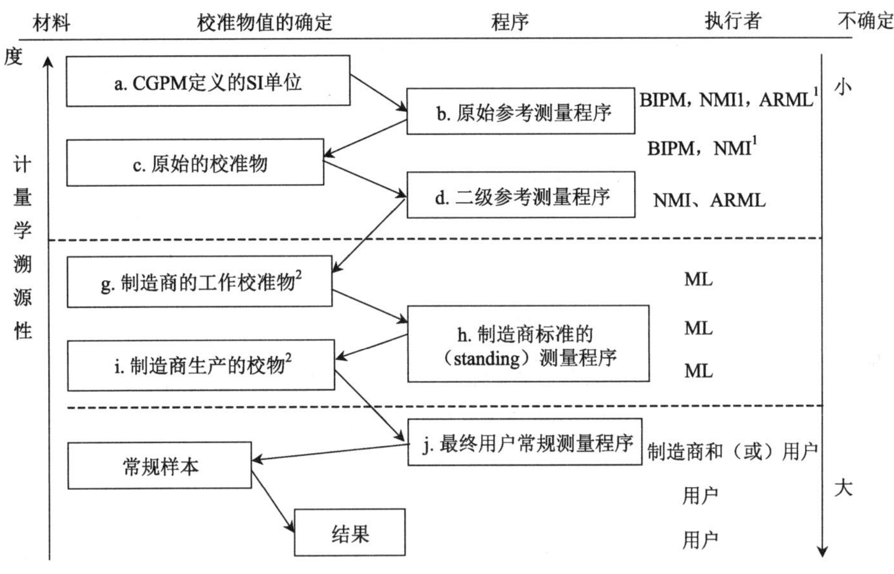

图 6-1　选择性的校准体系和溯源到 SI 的计量学溯源性

1. 被国际的科学和医学组织[如国际临床化学联合会（IFcc）、世界卫生组织（WHO）]承认的；2. 该校准物可以是一种类似人源性样本介质的，可被最终用户常规测量程序测量的物质；CGPM，国际计量大会；BIPM.，国际计量局；NMI，国家计量学研究院；ARML，认可的参考测量实验室；ML，制造商实验室

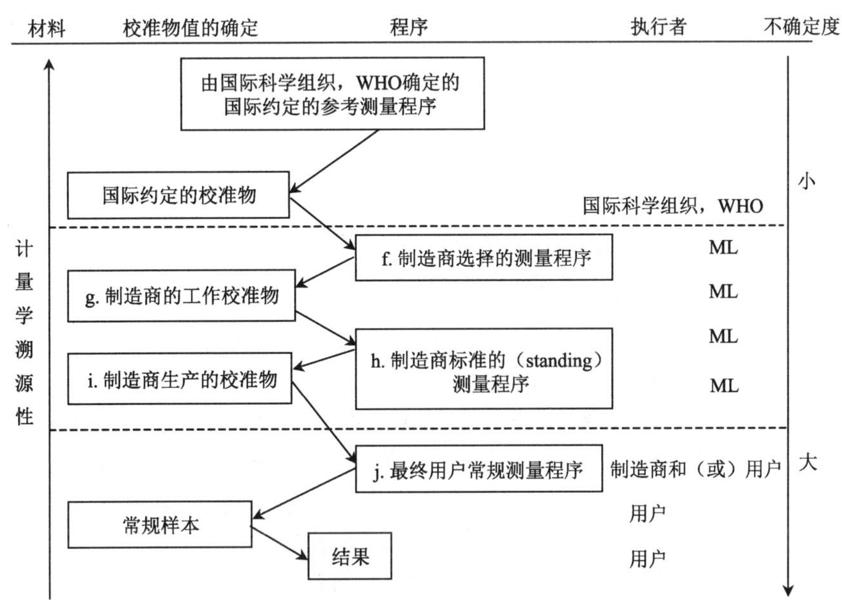

图 6-2　校准体系和溯源到一个非原始的国际约定的参考测量程序和非原始的国际约定的校正物的计量学溯源性

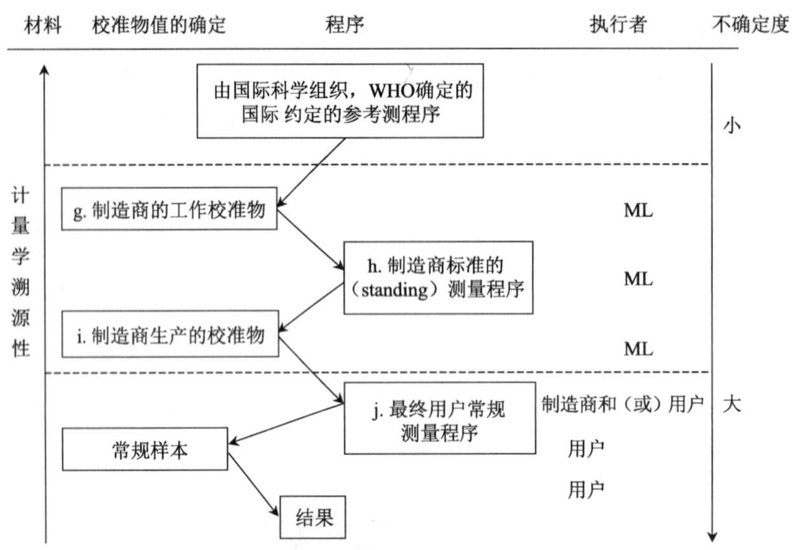

图 6-3　校准体系和溯源到一个国际约定的参考测量程序（该程序不是原始的且没有国际约定的校正物）的计量学溯源性

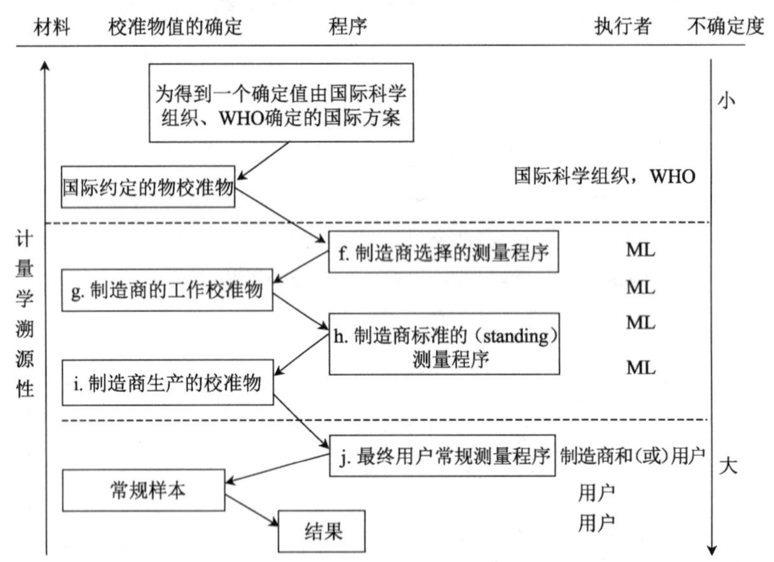

图 6-4　校准体系和溯源到一个既不是原始的国际约定的校正物也没有国际约定的参考测量程序的计量学溯源性

目前临床检验量值的溯源性要求主要体现在两个环节，一是产品**校准物**（及正确性质量控制物产品）定值，二是**临床检验结果**，对象分别是厂家和临床实验室。目前绝大多数临床检验使用商品试剂盒或分析系统，厂家数量远小于临床实验室数量，因此厂家的产品校准物定值的溯源性显得更为重要，建立和保证溯源性的成效会更为显著。欧盟体外诊断器具指令提出的溯源性要求和 ISO17511 及 ISO18153 都是针对诊断器具生产厂家。对于临床实验室检验结果的溯源性，ISO15189 提出要求。ISO15189：2003（E）要求临床实验室应设计并实施测量系统校准和真实度计划，以确保结果可溯源至 SI 单位，或可参比至自然常数或其他规定的参考值。如果上述无法实现或不适用，应用其他方式提供对结果的可信度，包括但不限于以下方法（图 6-5）。

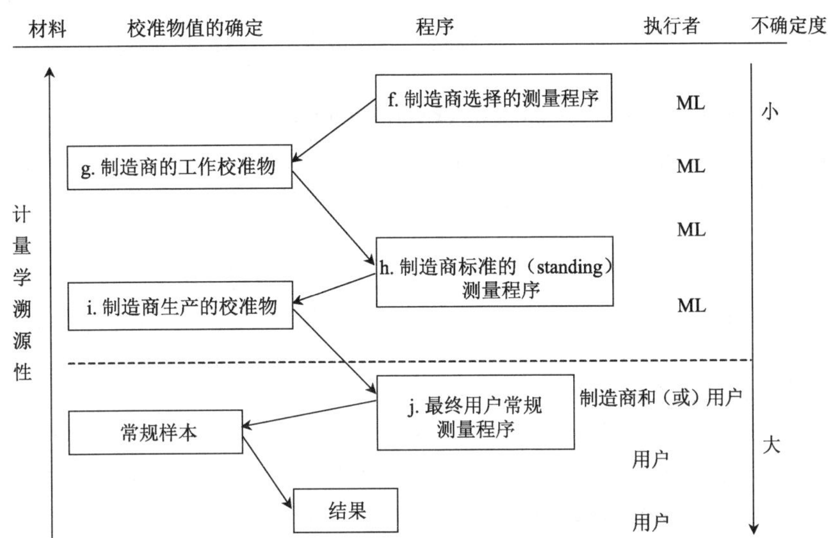

图 6-5　校准体系和溯源到制造商选择的非原始的测量程序的计量学溯源

（一）参加适当的实验室间的比对计划

如果实验室的检验结果与其他实验室，特别是与权威实验室或参考实验室的结果具有可比性，那么检验结果的可信度就可得到证实。

（二）使用相应的参考物质

此参考物质必须是有资格的供应商提供的有证标准物质，并附有材料特性的详细说明。

（三）以其他检验程序进行对比或校准

例如，可将实验室所采用方法的检验结果和其他公认方法的测量结果进行比较。

（四）进行比率型或倒易型的测量

这里所指的是一类间接方法，指通过测量若干相关量，然后通过这些量的内在联系得到所要测量的量。例如，实验室建立了直接测定血液平均红细胞血红蛋白浓度的方法并欲验证检验结果，该实验室有测定血液血红蛋白浓度和测定血液血细胞比容的公认方法，则实验室就可以利用分别测量血液样品中血红蛋白浓度和血细胞比容的量而得到的结果与直接测定的结果进行对比。在生物体系中，还存在互相影响的不同过程，如浓度梯度和扩散速率之间的关系等。

（五）选择已被确定的方法

使用已经明确建立的、经规定的、性能已确定的且被有关各方普遍接受的协议标准或方法，如国际公认的病理分级标准，国家规定的特定疾病的检验方法（如 SARS 期间，国家提供的用于确诊 SARS 病例的检验）等。

（六）选择使用合法来源的试剂或检测系统

利用供应商或制造商提供的试剂、程序或检验系统对溯源性的说明，形成实验室的溯源文件。但应注意，供应商或制造商提供的试剂、程序或检验系统应是被国家权威机构认可的。

四、保证检测系统的完整性和有效性

检测系统中的任何一个组合都可能对检验结果产生影响，因而它们的任何改变都可能反映在检验结果上。所以临床实验室应该保证所采用的检测系统的完整性和有效性。其方法和步骤大体上可以分为以下三类。

（一）对检测系统性能的核实（demonstration）

如果实验室准备采用的检测系统具有溯源性，并已被许多实验室广泛应用，因而实验室只是核实该系统业已被认可的性能，这样的评估称为**核实实验**。核实实验只需要进行最少的实验，即精密度和准确度实验，用以说明该系统可以得到与厂商报告相一致的精密度和准确度，并与该系统的其他用户的性能相一致。

（二）对检测系统性能的确认（validation or verification）

如果实验室购置的检测系统，在国内刚刚推出，但产品的分析性能已经由厂商进行了详细的评价。所有的分析性能资料已经被生产厂商所在国的有关监督机构认可，获得了生产许可，进口产品已经获得了我国有关监督机构的认可。则实验室在使用该新检测系统检测患者标本前，应对该检测系统的基本性能进行评估，这样的评估叫确认。其目的是用确认实验的结果来证实该系统具有预期的水平和达到应有的结果，从而满足实验室的要求。**确认实验**应做三个性能的实验，即**精密度**、**准确度**和**结果可报告范围**。

（三）对检测系统性能的评价（evaluation）

一个新的检测系统或对原有的检测系统的组分的任何改变（除非有足够的证据证明这种改变对该检测系统的性能没有影响）都必须对该系统的性能进行全面评估，这样的评估叫评价。评价一个新的检测系统必须对构成**检测系统性能的六个项目**，**即精密度**、**准确度**、**可报告范围**、**分析灵敏度**、**分析特异性**和**参考区间**，逐一进行实验评估。这样的评估也可以由生产厂商承担，但实验室对厂商提供的结果也要进行确认或核实。

五、仪器和检测系统的维护和功能检查

（一）仪器和检测系统的维护

1. 选择国家批准注册登记仪器和检测系统　对我国国家药品监督管理局（SDA）批准生产的本国仪器和检测系统及注册登记的进口仪器和检测系统，按制造商规定的程序进行维护，所进行的维护应进行记录并写成文件。

2. 对 SDA 尚未要求进行批准生产和注册登记的仪器和检测系统　建立维护方案，以保证仪器和检测系统能维持在良好的运转状态。保证准确和可靠的检验结果。所有进行过的维护，应进行记录并写成文件。

3. 对天平、分光光度计及其他有关仪器，按我国计量法规定定期接受计量检定机构的校验，并保留校验证书。

（二）仪器和检测系统的功能检查

1. 对 SDA 批准生产的本国仪器和检测系统以及注册登记的进口仪器和检测系统　安装仪器时，按制造商规定的程序进行功能检查，如有规定，按制造商规定的频度进行功能检查。所有进行过的功能检查，应进行记录并写成文件。

2. 对 SDA 尚未要求进行批准生产和注册登记的仪器和检测系统　如有需要，应建立功能检查方案，规定功能检查的方法及检查频度。所有进行过的功能检查，应进行记录并写成文件。

六、不确定度

临床检验的主要任务就是对人体标本的各种特性进行赋值。所赋的值，其准确性、可靠性及其他的分散性都会直接影响到疾病的诊断、治疗方案的确定及疗效的观察。因此，ISO15189《医学实验室—质量和能力的专用要求》中明确要求“必要且可能时，实验室应确定检验结果的不确定度”。ISO15193《体外诊断医疗器械生物源性样品中量的测量参考测量程序的说明》中也明确规定“应该注明所有分析性能特征的值及其测量不确定度”。ISO15194《体外诊断医疗器械生物源性样品中量的测量参考物质的说明》中也要求在参考物质的特定特征中“应该对测量不确定度进行表述”。IFCC 公布的酶的参考方法中也采用了不确定度。所以，目前在临床检验工作中应用不确定度这个概念并进行测量不确定度的评定十分重要。

（一）测量不确定度的发展过程

1963 年，美国国家标准局（NBS）的 Eisenhart 首先提出了定量表示不确定度的建议。1977 年 5 月，国际计量委员会（CIPM）下设的国际电离辐射咨询委员会（CCEMRI）正式讨论了如何表达不确定度的建议。1977 年 7 月，在 CCEMRI 会议上，美国 NBS 局长 Ambler 先生正式提出了解决测量不确定度表示的国际统一性问题。1978 年，国际计量委员会（CIPM）要求国际计量局（BIPM）协同各国解决这个问题。BIPM 就此制订了一份详细的调查表，并分发到 32 个国际计量院及 5 个国际组织征求意见。1980 年，国际计量局（BIPM）成立了不确定度表示工作组，并起草了一份建议书，即 INC-1（1980）。该建议书主要是向各国推荐不确定度的表示原则，从而使测量不确定度的表示方法逐渐趋于统一。1981 年，国际计量委员会（CIPM）发布了 CI-1981 建议书，即："实验不确定度的表示"，重申了不确定度表示的统一方法。1986 年，国际计量委员会（CIPM）再次发布建议书，即 CI-1986，要求参加由 CIPM 及其咨询委员会主办的国际比对或其他工作的成员国在给出测量结果时给出用标准偏差表示的 A 类和 B 类不确定度的合成不确定度。1993 年，由 ISO 第四技术顾问组（TAG4）的第三工作组（WG3）负责起草《测量不确定度表示指南》（缩写为 GUM）。以国际计量局（BIPM）、国际电工委员会（IEC）国际临床化学会（IFCC）、国际标准化组织（ISO）、国际理论化学与应用化学联合会（IUPAC）、国际理论物理与应用物理联合会（IUPAP）、国际法制计量组织（OIML）等 7 个国际组织的名义正式由 ISO 出版。1995 年，ISO 对《测量不确定度表示指南》作了修订和重印，GUM 是在 INC-1（1980）、CI-1981 和 CI-1986 的基础上编制而成的应用指南，在术语定义、概念、评定方法和报告的表达方式上都做出了更明确的统一规定。它代表了当前国际上表示测量结果及其不确定度的约定做法。1991 年制定了中华人民共和国计量检定规程（JJG）1027-91《测量误差及数据处理（试行）》。1999 年制定了中华人民共和国计量技术规范（JJF）1059-99《测量不确定度评定与表示》2002 年，中国实验室国家认可委员会制定了 CNAL/AG07：2002《化学分析中不确定度的评估指南》。该指南是等同采用欧洲分析化学中心（EURACHEM）和 CITAC 联合发布的指南文件《测量中不确定度的量化》第二版。

（二）测量不确定度及其有关的基本概念

1. 测定不确定度

（1）测量不确定度表征合理地赋予被测量之值的分散性与测量结果相联系的参数。合理（reasonably）是指在统计控制状态下（statistical control）的测量。所谓统计控制状态就是一种随机状态，即处于重复性条件下或重现性条件下的测量状态。

（2）分散性（dispersion）指测量结果的分散性，即为一个量值区间，可以是某一个概率包含可能得到的测量结果。

（3）联系（sociated with）确切的翻译应为"与……一起"。因此，不确定度是和测量结果一起，用来表明在给定条件下对被测量进行测量时，测量结果所可能出现的区间。

2. 不确定度分类（见图 6-6）

3. 包含因子为获得扩展不确定度　而对合成标准不确定度所乘的数字因子。包含因子一般以 k 表示，大多数情况下，推荐 k 为 2。$U=ku_c$（k=2 或 3）。

（三）误差和不确定度

区分误差和不确定度很重要，因为误差定义为被测量的单位结果和真值之差。由于真值往往不知道，故误差是一个理想的概念，不可能被确切地知道。但不确定度是可以一个区间的形式表示，如果是为一个分析过程和所规定样品类型做评估时，可适用于其所描述的所有测量值。因此，测量误差与测量不确定度无论从定义、评定方法、合成方法、表达形式、分量的分类等方面均有区别。表 6-2 为测量误差与不确定度的对比表。

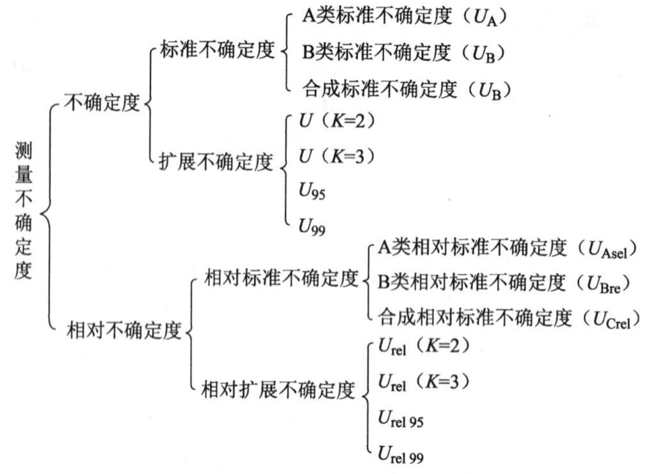

图 6-6　临床检验不确定性分类

标准不确定度，用标准偏差给出的不确定度；A 类标准不确定度，用统计方法评定出的不确定度，其评定方法称为 A 类评定；B 类标准不确定度，用非统计方法评定出的不确定度，其评定方法称为 B 类评定；合成不确定度，当测量结果是由若干个其他量的值求得时，按其他各量的方差和协方差算得的标准不确定度，即当测量结果的标准不确定度由若干标准不确定度分量构成时，按方和根（必要时加协方差）得到的标准不确定度。其计算公式：

$$u_i(y)=\left[\sum_{i=1}^{n}c_i^2u^2(x_i)\right]^{1/2}$$

其中，C_i 为灵敏度，u^1（x_i）为由 x_i 不确定度引起的 y 的不确定度；扩展不确定度，确定测量结果区间的量，合理赋予被测量之值分布在指定概率内含于此区间；相对不确定度：不确定度除以被测量之值

表 6-2　误差和不确定度的对比表

	误　差	不确定度
量的定义	测量结果减真值	测量结果的分散性、分布区间的半宽
与测量结果的关系	针对给定测量结果不同结果误差不同	合理赋予被测量之值均有相同不确定度。不同测量结果，不确定度可以相同
与测量条件的关系	与测量条件、方法、程序无关，只要测量结果不变，误差不变	条件、方法、程序改变时，测量不确定度必定改变而不论测量结果如何
表达形式	差值，有一个符号：正或负	标准偏差、标准偏差的几倍、置信区间的半宽，恒为正值
分量的划分	按出现于测量结果中的规律分为随机误差与系统误差	按评定的方法划分为 A 类和 B 类。两类不确定度分量无本质区别
分量的合成	代数和	方和根，必要时引入协方差
置信概率	不存在	一般如需要，可以给出
极限值	一般存在	从分布理论上说，一般不存在
与分布的关系	无	一般有关

按不确定度的定义，对被测量进行一次测量所得结果是否也有不确定度？一次测量所得结果是有不确定度的，虽然根据一次结果本身是看不出其分散性的，但是，在给定条件下多次重复的结果可以评定任何一次结果的分散性，它适用于任何一个结果。

测量不确定度是否就是测量结果的误差限？由于不确定度给出的是被测量的测量结果可以出现的区间，可能存在于各个测量结果中的不同误差构成了这个分散区间。因此，过去曾把测量不确定度定义为由测量结果给出的被测量的估计值中可能误差的度量。

测量不确定度是否是被测量真值所处范围的评定？由于测量结果是被测量真值与该测量结

果的误差之代数和，因而，测量不确定度实际上表明了真值可能出现的区间。1984 年对不确定度的定义是表征被测量值所处的量值范围的评定。

（四）测量不确定度的评估过程

不确定度的评估在原理上很简单，一般分以下四个步骤。

1．规定被测量要清楚地写明被测量及被测量所依赖的输入量的关系。

2．识别不确定度的来源要列出不确定度可能来源的完整清单。

典型的不确定度来源包括取样、存储条件、仪器、试剂、化学反应定量关系、测量条件、样品基质、计算影响、空白修正、操作人员的影响及随机影响等。

3．*不确定度表示*　不确定度分量的量化测量或估计的每一个潜在的不确定度分量应以标准偏差的形式表示。并根据方和根的规则进行合成，以得到合成标准不确定度。

4．依据概率，使用适当的包含因子给出扩展不确定度。图 6-7 表示测量不确定度的评估过程。

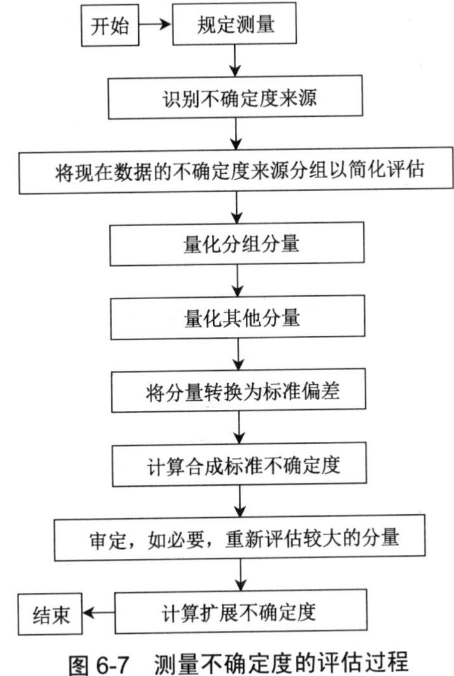

图 6-7　测量不确定度的评估过程

（五）不确定度评估在临床检验中的应用

临床检验是分析领域中复杂程度最高、影响测量因素最多的一种测量。而且同一种测量项目其方法学不统一，测量仪器种类繁多，测量所用的试剂盒又五花八门，又无统一的标准品，这给在临床检验中进行不确定度的评估带来极大的困难。但是多年来在临床检验中开展的实验室室内质量控制工作给不确定度的评估带来很大的方便。因为根据不确定度的定义，不确定度是指在统计控制状态下赋予被测量值的分散性，而室内质量控制工作要达到的目的恰恰是要使整个临床标本的测量工作处于统计控制的状态，因而室内质量控制所得出的分散性就可以代表临床标本在统计控制状态下的分散性。由于室内质量控制品的测量工作是每天都做，有的还做两个以上水平，有的一天中还做几次，因而从获得的大量测量数据计算出的标准差（s）和变异系数（CV）可以真实、可靠地反映测量数据的分散性，完全可以用于该项目的测量不确定度的评估。采用此方法评估不确定度的方法如下。

标准不确定度即为室内质量控制品测量所得出的**标准差**（s），即：$\mu A=s$。

相对标准不确定度即为室内质量控制品测量所得出的**变异系数**（CV），即 μ Arel=CV%。

扩展不确定度，当包含因子 k 取 2 时，为：$U=2s$。

相对扩展不确定度，当包含因子 k 取 2 时，为：Urel=2CV%。

此种评估方法有一定的局限性。首先是它只能适用于能开展室内质量控制的定量测定方法，不适用于那些手工的、形态学的及定性检验的方法。由于质量控制品的基质与临床标本的基质不同，因而基质效应对测量结果分散性的影响就不一样，会对不确定度的评估产生一定的影响。另外质量控制品的瓶间差也会对不确定度的评估产生影响。尽管如此，这种评估方法仍然是在临床检验中对不确定度评估的最佳方法。当然，在进行室内质量控制工作时必须严格遵循中华人民共和国家标准 GB/T20032302-T-361《临床实验室定量测定室内质量控制指南》，否则所得出的结果不能真实反映测量结果分散性。表 6-3 是某医院 5 个检验项目的室内质量控制数据及其不确定度评估的结果。

表 6-3　测量不确定度的评估表

检验项目	BUN	GLU	TP	ALT	CHO
平均值	5.95	5.22	66.50	65.30	4.38
标准差（s）	0.78	0.22	3.65	7.50	0.29
变异系数（CV%）	13.03	4.28	5.49	11.49	6.51
标准不确定度（μ_A）	0.78	0.22	3.65	7.50	0.29
相对标准不确定度（μ_{Arel}%）	13.03	4.28	5.49	11.49	6.51
扩展不确定度（k=2）	1.56	0.44	7.30	15.00	0.58
相对扩展不确定度（k=2）（%）	26.06	8.56	10.98	22.98	13.02

历年考点串讲

检测系统、溯源及不确定度属于掌握内容，作为现代化的临床实验室的服务要求，检测可靠性依据，溯源是一项重要的内容。

考试的频率常考，重点检测系统，基质和基质效应和不确定度的概念和定义。加深理解其作用和功能有助于理解检测结果的质量意识，从而在实践工作中努力提高检测结果的准确性和可靠性。

历年常考的细节：

1. **检测系统**是指包括完成一个项目检测所涉及的仪器、试剂、校准品、操作程序、质量控制、样品采集器具、检测用水、保养计划等的组合。
2. 在分析样品中，除了分析物以外的所有其他物质和组分称为该分析物的**基质**。
3. **基质效应**是指检测系统在分析样品中，处于分析物周围的基质（非分析物质）对分析物测定结果的影响。
4. 目前临床检验量值的溯源性要求主要体现在两个环节，一是产品**校准物**（及正确性质量控制物产品）定值，二是**临床检验结果**，对象分别是厂家和临床实验室。
5. 临床实验室应该保证所采用的检测系统的**完整性**和**有效性**，包括对检测系统的**核实试验**、**确认试验**、**性能评价**三方面。
6. 对检测系统的**核实试验**只需要进行最少的实验，即**精密度**和**准确度**实验，用以说明该系统可以得到与厂商报告相一致的精密度和准确度，并与该系统的其他用户的性能相一致。
7. 对检测系统的的**确认试验**应做**精密度**、**准确度**和**结果可报告范围**三个性能的实验。
8. 对检测系统的**性能评价**，所涉及六个项目的评估包括**精密度**、**准确度**、**可报告范围**、**分析灵敏度**、**分析特异性**和**参考区间**，逐一进行实验评估。
9. 标准不确定度即为室内质量控制品测量所得出的**标准差**（s），相对标准不确定度即为室内质量控制品测量所得出的**变异系数**（CV）。

第 11 单元 临床检验方法评价

一、基本概念和定义

(一) 方法学评价概念和定义

方法学评价是指通过实验的途径测定分析方法的技术性能，并评价其是否可接受的过程。国际化学协会（IFCC）根据分析方法的准确度性与精密度的不同，将实验方法分为三级，各有不同的定义和要求。

1. 决定性方法 经详尽研究尚未发现不准确度或不精密度的方法，其测定结果与“真值”最为接近，有重量分析法、中子活化法和同位素-质谱分析法。因其技术要求高、费用昂贵，不直接用于鉴定常规方法，主要用于**评价参考方法**和**对一级参考物的定值**。

2. 参考方法 经详尽研究证实其不准确度与不精密度可以忽略的方法；参考方法是在临床实验室由有经验的工作人员执行得更高精度的方法，**参考方法**用于**对常规方法的评价**和**二级参考物的定值**，有条件的实验室可建立和选用参考方法。

3. 常规方法 其性能经过评价和有关学术组织认可，可满足临床需要，有足够的准确度、特异性和精密，有适当的分析范围，经济实用，可作为推荐使用的常规方法。

(二) 实践要求

分析方法的选择要根据临床实际工作的需求，可由以下情况提出：①临床医师拟增加新的诊断试验。②新方法的性能比对，检测系统（仪器维修、更换试剂等与检测结果有关的条件）发生改变后。③校验拟使用新的程序，引进新的检测系统在投入应用前，对其新的检测方法进行评价，评价其性能是否符合要求。

二、选择分析方法

不同的分析目的对方法性能要求不同，临床实验室应根据临床的需要并结合实际条件，选择有一定准确性并可重复的分析方法。实验室应用的分析方法中任何一种都存在一定的误差，为了保证分析检测结果的质量，必须在结合实际的具体条件下，对被评价的分析方法进行严格、系统的科学评价证实，其性能可靠才能应用。

在选择分析方法时，应**首先**考虑选用的是国际、区域或国家**标准的方法**，或者由知名的技术组织经过论证证明的方法和制造商指定的方法。按照卫生部 2006 年发布有关《医疗机构临床实验室管理办法》及相关的配套文件明确规定：检测患者样本报告所使用的仪器和试剂，应具有国家药品监督管理局核发的相应文件。

根据临床要求，结合实验室自身条件和检测要求确定适当的方法。一般的临床实验室主要选择常规分析方法和使用方便的参考方法选择常规分析方法时，要重点考虑准确度、精密度、可重复性及分析方法的参考区间外，还要结合实验室的仪器设备、操作程序、技术力量、标本类型、质量控制方法、废物处理和生物安全、实验室成本等因素。总之，尽量选择国内外通用方法或推荐方法，便于方法的规范化的质量控制，同时重点考虑适用性和可靠性。

三、性能标准

(一) 要求

性能标准（PS）即分析目标，是根据不同的应用目的（建立筛选、诊断、预后、监测的方法或方法性能评价）在特定浓度或分析物活性上允许的总误差。

性能目标应规定在特定浓度或分析物活性上允许的总误差，是在医学决定性水平中选择这些浓度，临床医师根据试验结果做出诊断、监测或治疗决定的解释。

1. *允许分析误差* 用 Ea 表示，是给定的测量仪器、规程、技术等所规定的允许的误差极限值，是判断检测系统可接受性中**最重要的参数**。在临床实验室分析患者样本中任何的常规分析方法都存在不同程度误差，包括**系统误差（SE）**和**随机误差（RE），构成总误差（TE）**，即**TE=SE+RE**，如果某个测定项目重复测定计算得到标准 S_X，其两个方法（或两个批间）平均值之差 d，则 TE= $d \pm 3S_X$。当计算总误差 TE 小于总允许误差（TEa）时，该项方法即可接受，TE＜1/4TEa 或更小，说明方法性能更好。TEa 可参考美国临床实验室改进修正法案（CLIA，88）

2. *医学决定水平* 用 Xc 表示，是指不同于参考值的另一些限值，通过观察测定值是否高于或低于这些限值，可**在疾病诊断中起排除或确认的作用**，或对某些疾病进行分级或分类，或对预后做出估计，以提示医师在临床上应采取何种处理方式，如进一步进行某一方面的检查，或决定采取某种治疗措施等。

Ea 和 Xc 两项内容，就是一个测定方法的性能指标。但对于每一医学决定水平都应规定相应的性能标准，即在一定 Xc 值下的 Ea 值。以血清葡萄糖测定为例。在 Xc_1=2.8mmol/L，Xc_2=6.7mmol/L，Xc_3=8.9mmol/L 时，其相应的 Ea 均为 0.56mmol/L，而在 Xc_4=16.8mmol/L，其 Ea 为 1.4mmol/L。

这表示当葡萄糖浓度在 2.8mmol/L、6.7mmol/L 和 8.9mmol/L 时，95%的样品具有的误差不得大于 0.56mmol/L，而浓度在 16.8mmol/L 时，95%的样品所具有的误差不得大于 1.4mmol/L。这里指的是总误差。

（二）建立质量目标

建立质量目标应遵循当前分析技术水平、各自实验室技术能力、临床工作的需要、分析物个体内生物演变及分析物参考区间分数计算的界限等信息资源确定。制订的性能标准，即应反映临床应用与解释结果的要求。因此，需要由临床医学家和实验室专家共同研究制订。

临床实验室质量目标美国临床实验室改进修正案法规，对方法选择和评价过程最具有影响意义，其对特定的法定分析物建立了评价方法和实验性能的固定限，并规定具有法律和惩罚结果，这些界限已成为美国目前最大的允许误差界限，在实际工作中给定的分析方法的允许总误差必须小于分析物 CLIA 固定界限。目前我国国家卫生和计划生育委员会临床检验中心也推荐使用美国临床实验室改进修正案，并建议该修正案作为我国实验室制定适合我实验室质量控制标准的依据。

质量目标与方法或仪器性能有关的特征：准确度、分析范围、分析回收、分析灵敏度、分析特异度、空白读数、检出限、干扰、精密度、试剂稳定性、“稳健性”及样本的交互作用等。

1. *准确度* IFCC 将准确度定义为：分析项目观测值与其**“真值”**之间的**一致性**。比较方法均值是选择方法能力验证试验结果的平均值。可通过使用不同的仪器和技术的多个实验室产生的平均结果比较获得。

（1）系统误差：是测定量与真值的一致性的度量。准确度的这方面的估计通常是通过方法学比较试验，即评价的方法与准确度已建立和确认的方法，同时检测临床标本。对于给定的方法，系统误差可为正或负偏倚。系统误差又可分为固定误差和比例误差。固定误差几乎与分析物浓度无关；比例误差大小是分析物浓度的百分数。当在某些样本存在干扰物质时可产生固定误差。系统误差的大小和类型可通过方法比较试验来估计。

（2）随机误差：是多次重复测定某一物质出现的误差，误差无一定的大小和方向，数据呈正态分布。

（3）总误差：TE=SE+RE，判断新方法必须考虑的是误差分量的整体效果或总误差。

2. *分析范围* 是“方法应用未经修改样本的浓度范围或其他量”。通过线性试验，即用候选方法检测含较宽范围的特定分析物的参考溶液。理想情况下，校准曲线应是通过原点的直线。如果曲线是线性，检测范围称为方法的线性范围。

3. 分析灵敏度　IUPAC 将方法的分析灵敏度定义为校准曲线的斜率及对于规定量的变化分析程序产生信号的变化。

4. 分析特异性　是指分析方法只确定分析物，而对其他相关的物质不起作用的能力。分析特异性与准确度相关联。

5. 空白测定　在测量程序中由于试剂和样本成分而观察到的响应被认为是“空白测量”。

6. 检出限　UPAC 将检出限定义为给定分析程序具有适当的确定检出分析物的最小浓度或量。检出限依赖于空白读数大小，并且被认为与这些测量的精密度有关系。

7. 干扰　描述的是除了分析物以外，其他成分对分析物测量准确度的影响。

8. 精密度　分析方法对同一样本产生重复测量相同值的能力称为它的精密度。精密度通常由同一材料至少分析 20 次并计算标准差的重复试验来估计。

9. 回收率　回收是指当已知量物质加入到真实样本中分析方法正确地测量分析物的能力。回收测量是获得准确度信息的一种有效方法。

四、评价分析方法

实验方法性能评论必须依据制订质量目标要求，选择了实验方法。严格执行统计学上规定的试验收集所需要的数据分析才能做出性能特征的评价。

（一）初步评价

初步评价期应该是熟悉分析方法、仪器及程序步骤；熟悉阶段涉及通过预试验来确定批内精密度和分析范围。对候选方法的初步评价试验：①**标准曲线的线性范围和重复性**。②**质量控制血清和新鲜样本的重复性试验**，以初步考查方法的精密度。③分析不同浓度的样本，并与参考方法或公认经典方法测定结果比较，以初步考查方法的准确度。④有仪器和试剂符合国家有关规定的证据。

精密度的重复性试验：在每一决定性水平上材料至少测量 20 次，然后再进行回收和干扰研究。如果具有可溯源性或已建立准确度和精密度的比较方法，应根据方法比较试验来检验准确度。

（二）方法评价逐个描述

执行方法评价的实验室必须完成下列任务。

1. 技术程序　书面评价草案和程序文件，并需要对程序文件进行维护。美国国家临床实验室标准委员会（NCCLS）GP2-A3“临床实验室技术程序手册——批准指南”提供了描述技术程序的详细资料。

2. 方法评价的有效性　记录从评价到决定使之生效之间收集的信息，用文件的方式来证明方法的有效性。

3. 方法的报告范围　通过分析一套参考溶液或含有高浓度分析物的一系列质量控制品或混合样本的溶液来确定可报告范围。

4. 确定检测的精密度分量　首先，通过 20 次分析混合血清或质量控制品或更多次数来确定批内精密度。如果批内精密度满足要求，则开始下一步的检测。日间变异是通过至少 20d，在每一工作日分析混合血清或质量控制品来确定。

5. 确定方法的准确度　通过将候选方法的性能与决定性或参考方法做比较，执行回收试验，或将候选方法的性能与被替代方法的性能比较，来确定方法的准确度。

（1）通过比较建立候选方法准确度：确定其准确度是科学而有效的方法是将候选方法性能与具有已建立准确度的决定性或参考方法的比较。

（2）用**回收试验检测比例系统误差**：将被测物标准液加入病人标本中，成为分析标本；原病人标本中加入等量的无被测物的溶剂作基础标本；然后用候选方法测定原患者标本中和被测物标准液加入患者标本的浓度或活性的差值来确定已回收的量。计算回收量与加入量的比值，再乘以100即得百分回收。平均回收和理想的100%回收之差提供了比例误差的估计，此值乘以决定性水平可确定在此临界浓度下的误差大小。将这种误差的估计值与允许误差进行比较可判断可接受性。

（3）如果使用候选方法代替现存在的方法，使用分割样本研究可比较两方法的性能。

6. 通过确定校准曲线的斜率可估计新方法的灵敏度。

7. 使用下列公式估计方法的检出限。

$$x_L = x_{bL} + ks_{bL}$$

8. 特异性分析　通过评价由于在血样本中出现的干扰来检验新方法的特异性。通过执行类似于回收试验的试验，即加入的物质是怀疑的干扰物质而不是分析物，对干扰进行检验。然后，将获得的差值或偏倚与允许偏倚或允许总误差（TEa）进行比较来判断其可接受性。

9. 建立分析物的参考区间。

（三）评价临床方法的文件

美国临床和实验室标准研究院（CLSI）一直致力于制定评价临床方法的文件。它在发展相关的标准和指南时采取了特有的协商一致过程。基于协商一致过程所接受的标准或指南，已在世界范围内被公认是改进对患者服务的有效手段。CLSI 出版的标准是基于一致化过程，明确界定材料、方法或操作的基本特性，使用中不得修改。指南是基于一致化过程，描述常规检测操作、程序或使用材料的文件。

多数 CLSI 文件可在 2 个水平上达成一致，即提议（proposed），此类文件编号为 P。批准（approved），编号为 A。根据评价或数据收集的需要，部分文件也可介于上述两者之间，即暂定（tentative）文件，编号为 T。“提议文件”的内容通常要接受广泛、细致、全面的评论；暂定文件还需要进行特定的评价或需要收集数据，以保证其应用；批准文件是修改后的最终文件。还有一类委员会报告，则是尚未通过一致化过程的文件，编号为 R。

目前 CLSI 公布的与方法学评价有关的文件如下。

EP5-A：临床化学设备操作精密度评价（批准指南），用于临床化学设备进行精密度评价的实验设计及如何与生产厂声明的精密度进行比较。

EP6-A：定量分析方法的线性评价统计方法（批准指南，第 2 版），用于在评价方法过程中检查检测方法的线性，也可作为常规质量保证的一部分，进行线性检查链及验证厂家声明的线性范围。

EP7-A：临床化学实验干扰（批准指南），提供背景信息和鉴定程序，用于干扰物对检测结果影响的定性。

EP9-A2：用患者标本进行方法学比较和偏倚评估（批准指南），主要用于检测两种临床方法或设备间的偏倚，和使用患者标本进行方法比较的实验设计及数据分析。

EP10-A2：定量实验室方法的初步评价（批准指南），提供了用于分析方法和设备操作的初步评价的实验设计和数据分析。

EP11-A：用于体外诊断检测说明的统一描述（批准指南）。

EP12-A：用于定性实验评价的用户协议（批准指南）。

EP13-R：实验室统计一标准差（报告）。

EP14-A：基质效应的评价（批准指南）。

EP15-A：精密度和准确度性能的应用（批准指南）。

EP18-A：检测单位使用的质量管理（提议指南）。

EP21-A：临床实验方法总分析误差的评估（批准指南）。

五、评价方法可接受性

完成方法学评价的步骤后，即根据已建立的质量目标要求确定的界限值进行比较，做出候选方法性能可接受性的客观结论。

（一）分析误差判断

当观察到的分析误差小于某一确定的允许误差限度时，该方法的性能即为可接受。若大于确定误差即为不可接受，必须设法减小方法误差，否则舍弃。

（二）候选方法的选择

当获得的总误差值小于方法允许的总误差时，可认为候选方法的性能是可接受的。当一种或多种分析参数发现大于方法的允许误差，可认为候选方法的性能是不可接受的。

六、方法学性能评价应用范例（血清葡萄糖测定）

为了证实前面的信息是如何应用于实验室，下面将以血清葡萄糖测定方法的评价实例进行描述。

（一）分析需求

20min 内需要快速分析测定血清葡萄糖。样本体积为 0.2ml 或更小，分析范围为 0～2.75mmol/L，测定样本未受糖酵解作用影响。

（二）质量目标

葡萄糖分析的医学决定性水平认为 2.75mmol 为低血糖，精密度目标为 0.0825mmol/L，总误差目标（TEa）为 0.33mmol/L；11.1mmol/L 时为高血糖，精密度目标 0.278mmol/L；TEa 为 1.1mmol/L。

（三）选择材料与方法

1. 试剂及方法

（1）实验选择：做分析线性范围、批内精密度、日间精密度、回收试验、检出限及方法比较等。

（2）试剂：选用葡萄糖氧化酶法的试剂盒，适用于现在的生化分析仪，用一级参考溶液作校准品，实验控制物和随机选择的临床标本进行分批检测。

2. 分析范围　用贮备的葡萄糖一级参考溶液（55mmol/L）制备一系列葡萄糖液进行双份检测来确定线性范围。

3. 其他　指派专门检验人员执行，并规定具体的实验时间。

（四）结果及分析

1. 分析范围　用 55mmol/L 制葡萄糖贮备液制备一系列葡萄糖液样本进行双份检测，来确定线性范围。图形显示结果在 2.75～33mmol/L 范围内线性良好；满足低限医学决定性水平检出，在零葡萄糖浓度的吸光度值是试剂空白值，可复现满意，可省去这一空白吸光度，不影响测定结果（图 6-8）。

2. 批内精度试验　对每一低于正常控制物和中度异常增高的控制物各分析 20 等份，做批内重复性试验。各自的平均值和标准差分别为低浓度控制物（3.11±0.0385）mmol/L，高浓度控制物（10.04±0.116）mmol/L。与允许的标准差 0.0825mmol/L 和 0.275mmol/L 进行比较时，这些标准差是可按受的。

3. 日间密度试验　每天分析两种质量控制血清共 20d，得出的平均值和标准差分别为低浓度平均值 2.890mmol/L，标准差 0.666mmol/L；高浓度的平均值 10.150mmol/L，标准差 0.171mmol/L。与可接受的标准差 0.0825mmol/L 和 0.27mmol/L 相比较，观察的不精密度分别是可接受的。

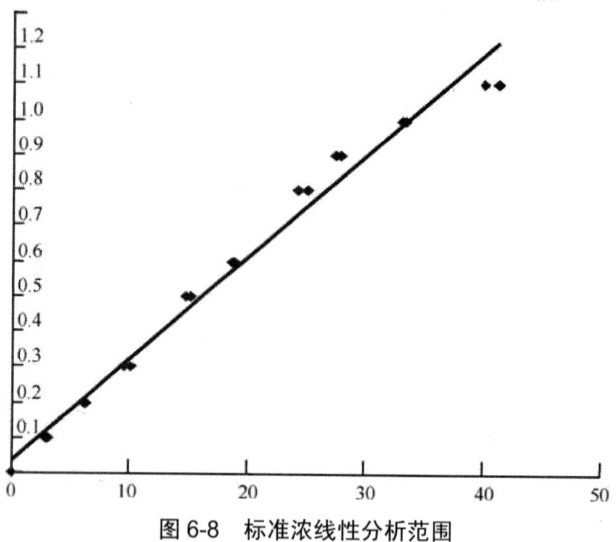

图 6-8　标准浓线性分析范围

4. 回收试验　制备两份不同浓度的血清样本作为基线标本，容积均 9.6ml。两种血清各分为三管，即 A、A1、A2，B、B1、B2。分别依次加入 0μl，100μl，400μl 具有浓度为 55mmol/L 的葡萄糖溶液后，再分别依次加入 400μl、300μl、0μl、0.15mol 的氯化钠溶液，每体积总量 10.0m1。执行四次重复检测，并计算每一标本四个单独值的平均值（表 6-4）。通过测量值减去各自原血清葡萄糖含量（3.355mmol/L 和 9.405mmol/L）确定回收量。百分回收是回收量除以加入量乘以 100 获得。这些单个回收平均值检出 98%回收的估计，其相当于 2%的比例误差，或在 2.75mmol/L 时实际误差为 0.055mmol/L。11.1mmol/L 时实际误差为 0.22mmol/L。这些误差小于允许总误差，说明回收率满意，方法可靠（表 6-4）。

表 6-4　葡萄糖回收实验

血　清	加入葡萄糖		检测出葡萄糖（mmol）	回收葡萄糖（mmol）	回收率（%）
	μl（mmol）	（mmol/L）			
A1	0	0	3.35	—	—
A2	100	5.5	8.745	5.39	98
A3	400	22	26.125	21.78	99
B1	0	0	9.405	—	—
B2	100	5.5	14.5	5.335	97
B3	400	22	30.91	21.505	98
平均					98

5. 检出限　重复地检测空白溶液，计算空白液的吸光值，获得 χ_{bl}，标准差 s_{bl} 来会计检测限，计算公式为：$\chi_{l}=\chi_{bl}+ks_{bl}$，其中 k 值给出了 5%的置信限。

6. 干扰试验　用试验方法和比较方法同时检测一系列带有黄疸、混浊和溶血等明显异常可能潜在干扰测定因素的标本，并测量其效果，统计比较两种方法测得获得葡萄糖结果的差值与允许总误差判断其是可接受的。

（五）方法比较

由试验和比较方法同时双份测定 121 份患者标本。对每一方法计算双份结果的平均值，并将试验方法的平均值作为 y 轴，比较方法的平均平均为 x 轴绘制图形（图 6-9）。该图显示两方法测得葡萄糖浓度在分析范围内分布合理。

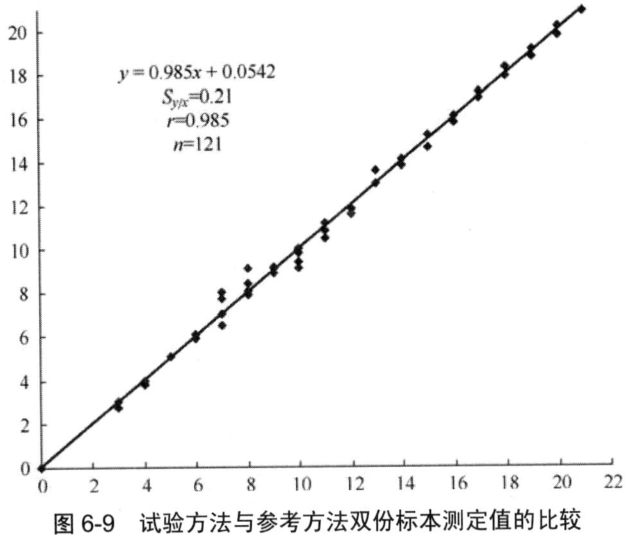

图 6-9　试验方法与参考方法双份标本测定值的比较

回归分析得出：斜率=0.982，y 截距 0.0542mmol/L，标准误（$S_{y/x}$）=0.221mmol/L，相关系数=0.985。分析这些统计量：率接近于 1.0，显示出的比例分析误差是 1.8%；这种误差估计相当于在 2.75mmol/L 时为-0.0505mmol/L，在 11mmol/L 时的-0.198mmol/L。y 轴截距接近于 0，表明 0.0542mmol/L 大小的固定系统误差。数据离散或随机差值大小（两方法双份测定平均值之差）被估计为点围绕回归线的标准差为 0.221mmol/L。这一统计量显示出双份测定平均值的标准差值覆盖范围 0.440～0.495mmol/L，相关系数的高值证实，测试的浓度范围很宽，显示出简单线性回归对于分析这样一组数据是满意的。

判断方法的可接受件，必须在医学决定性水平（x_c）估计系统误差内，可通过回归方程计算 x_c 下相应的 y 值（y_c），从而得到此医学决定性水平系统误差（SE），公式：$y_c=a+bx_c$；例如，在 0.27mmol/L 决定性水平的系统误差为 0.0165mmol/L，y_c=0.0542+0.985×2.75=2.76。在 11mmol/L 决定性水平的系统误差为 0.132mmol/L，y_c=0.0542+0.985×11=10.89。注意：固定和比例分量是相反的方向，并且它们的效果在研究的浓度水平上稍微有些平衡作用。因此，系统误差是较小的，并且小于规定的允许总误差，当使用准确度时判断方法性能是可接受的。

为了应用总误差准则，对日间精密度标准差研究也应有要求（TE=SE+RE，其中 RE 估计为 4 倍的日间标准差）。在 2.75mmol/L 时的总误差为 0.233mmol/L（0.0165+4×0.0542），在 11mmol/L 时总误差为 0.812mmol/L（0.132+4×0.17）与可允许的总误差（TEa）0.33mmol/L 和 1.1mmol/L 相比较，这些观察的总误差也是可接受的。

历年考点串讲

临床检验方法学评价历年常考。其中实验方法的性能标准要求和建立质量目标，评价分析方法、实验误差类型和特点等内容应掌握或熟悉掌握。

历年常考的细节：

1. 实验方法分为三级，即**决定性方法、参考方法和常规方法**。

2. 建立质量目标应遵循当前分析技术水平、各自实验室技术能力、临床工作的需要、分析物个体内生物变异及分析物参考区间分数计算的界限等信息资源确定。制订的性能标准，应反映临床应用与解释结果的要求，实际工作中给定的分析方法的**允许总误差**必须小于分析物 CLIA（美国临床实验室改进修正法案）**固定界限**，总误差 TE 小于总允许误差（TEa）时，该项方法即**可接受**，TE＜1/4TEa 或更小，说明方法性能**更好**。

3. 评价分析方法的技术性能常用准度度、灵敏度、特异性和分析范围等，制订总允许误差的依据，考查实验方法误差的评价及诊断性试验、过筛试验；特异性、准确度精密度等指标和回收试验的应用。

4. 临床上对从没患过某种疾病的人群，它相应的试验检测得到阴性结果的这一现象，可用**特异性**表示。

5. 测量过程中，系统误差与随机误差的综合，表示测量结果与真值的一致程度的是**准确度**。（2017）

6. 研究参考值及其范围的注意事项：正确选择**受检对象**；保证一定数量的**受检人数**；合理规定参考人群的条件；务必保证测定结果的可靠。（2017）

7. 当检测结果在某一浓度作为医学解释是最关键的浓度时，称这一浓度为**决定水平**。

8. 医学决定水平可在**疾病诊断中起排除或确认的作用**，或对某些疾病进行**分级或分类**，或对**预后做出估计**，以提示医师在临床上应采取何种处理方式，如进一步进行某一方面的检查，或决定采取某种治疗措施等。

9. 为了检查某种检测方法的**特异性**，常在检测中加入一定浓度的其他成分以造成误差，这类试验称为**干扰试验**。

10. 用**回收试验检测比例系统误差**：将被测物标准液加入患者标本中，成为分析标本；原患者标本中加入等量的无被测物的溶剂作基础标本；然后用候选方法测定原患者标本中和被测物标准液加入患者标本的浓度或活性的差值来确定已回收的量。回收率=（回收量/加入量）×100%。

11. 实验误差的三大类，即**系统误差**（SE）和**随机误差**（RE），**构成总误差**（TE）。系统误差是指测定值与真值同一倾向性偏差，系统误差或正或负，单一向性，多数由于恒定因素引起，如存在干扰物等，重复出现。随机误差，指多次重复测定某一物质时，出现的误差。误差无一定的大小和方向性，数据呈**正态分布**。

第 12 单元　室内质量控制

室内质量控制的目的是为了保证每个患者样本的测定结果可靠。测定结果的可靠性包括两方面的含义，即精密度好和准确度高。精密是准确的基础，没有高精密度的测定结果，就没有准确度的保证。

一、基本概念和统计量

（一）资料类型

观察单位的某项特征的测量结果。按其性质可分为 3 种类型：**计量资料、计数资料和等级资料**。

（二）总体与样本

总体指特定研究对象中所有观察单位的测量值。从总体中随机抽取部分观察单位，其测量结果的集合称为样本。

（三）概率与频率

概率是度量某一随机事件 A 发生可能性大小的一个数值，记为 $P(A)$，$0 \leq P(A) \leq 1$。

在相同的条件下，独立重复做几次试验，事件 A 出现了 m 次，则比值 m/n 称为随机事件 A 在 n 次试验中出现的频率。当试验重复很多次时 $P(A)=m/n$。

（四）平均数

平均数是统计中应用最广泛、最重要的一个指标体系，用来说明一组变量值的集中趋势、中心位置或平均水平。常用的平均数有算术平均数、几何平均数和中位数。

（五）方差

方差可分为总体方差和样本方差。方差等于平方的均值减去均值的平方，方差即偏离平方的均值。

（六）标准差

标准差可分为总体标准差和样本标准差。标准差是方差的算术平方根，标准差能反映一个数据集的离散程度。

（七）相对标准偏差（变异系数）

标准差与平均值之比，用百分数表示。变异系数是相对比，没有单位，更便于资料间的分析比较。常用于①比较均数相差悬殊的几组资料的变异度。②比较度量衡单位不同的多组资料的变异度。③比较多个样品重复测定的误差。

（八）极差

极差（R）是一组数值中最大值与最小值的差值。

二、正态分布

（一）特征

正态分布曲线是以均数为中心、左右完全对称的钟形曲线。一般用 N（μ，σ_2）表示。

1．μ 是正态分布的位置参数，描述正态分布的集中趋势位置。正态分布以 x=μ 为对称轴，左右完全对称。

2．σ 描述正态分布资料数据分布的离散程度，σ 越大，数据分布越分散，σ 越小，数据分布越集中。

（二）正态曲线下面积的分布规律

正态曲线下的面积有一定的分布规律。正态曲线下的总面积为 1 或 100%，μ±1σ 的面积占总面积的 68.2%；μ±2σ 的面积占总面积的 95.5%；**μ±3σ 的面积占总面积的 99.7%**。即 μ±1σ 的范围内包含 68.2%的变量值；μ±2σ 的范围内包含 95.5%的变量值；**μ±3σ 的范围内包含 99.7%的变量值**。

（三）正态分布的应用

1. *估计参考值范围*　在医学上通常把 95%的正常人某指标所在范围作为参考值范围。如果资料近似正态分布，且样本含量较大，可按下式估计参考值范围：$\bar{x}\pm1.96s$。

2. *质量控制*　正态分布是室内质量控制图的理论依据，质量控制图中常以 $\bar{x}\pm2s$ 作为上、下警告限，以 $\bar{x}\pm3s$ 作为上、下控制界限。

3. *统计基础*　正态分布是许多统计方法的理论基础。

三、测量误差

（一）测量误差

测量结果减去被测量的真值所得的差，称为测量误差，简称误差。

（二）相对误差

测量误差与真值的比，称为相对误差。

（三）随机误差和系统误差

1. *随机误差*　测量结果与在重复性条件下，对同一被测量进行无限多次测量所得结果的平均值之差，称为随机误差。随机误差的分布规律可归纳为对称性、有界性和单峰性。

2. 系统误差　在重复性条件下，对同一被测量进行无限多次测量所得结果的平均值与被测量的真值之差，称为系统误差。由于只能进行有限次数的重复测量，真值也只能用约定真值代替，因此可能确定的系统误差只是其估计值，并具有一定的不确定度。

四、准确度和精密度

（一）准确度

准确度是测量结果中系统误差与随机误差的综合，表示测量结果与真值的一致程度。

（二）精密度

精密度是指在一定条件下进行多次测定时，所得测定结果之间的符合程度，表示测量结果中随机误差大小的程度。精密度无法直接衡量，往往以不精密度表达，常用标准差表示。标准差和变异系数是评价精密度常用的统计学指标。

（三）准确度与精密度关系

准确度是由系统误差和随机误差所决定的。而精密度是由随机误差决定的。在检测过程中，精密度高，并不能说明结果准确。只有在消除了系统误差之后，精密度和准确度才是一致的。要使准确度高，精密度一定要好，精密度好是保证准确度高的前提。但精密度好，不一定准确度高，检验人员必须经常采取比对试验、校准仪器等方法，消除系统误差，才能保证检验的准确度。

五、允许总误差

（一）总误差

随机误差和系统误差的总和称为总误差（TE）。检测方法的总误差必须在临床可接受的水平范围内（即允许总误差，TEa），这种检测方法才能用于临床常规检查。

（二）分析质量规范

分析质量规范可表现为允许不精密度（CV%），允许偏倚（Bias）和允许总误差（TEa）等形式，医学实验室的检验方法的不精密度、不准确度和总误差应小于这些分析质量规范的要求。

（三）如何制订允许总误差

制订的允许总误差，既反映临床的要求，又不超过实验室所能达到的技术水平。

六、使用稳定质量控制品的分析质量控制

通过检测已知浓度的标本，然后将测定结果与已知值进行比较，可监测分析方法的性能。已知值通常表示为可接受值的区间，或质量控制的上下界限（质量控制界限）。如果测定结果落在质量控制界限内，则提示分析方法正常。如果测定结果落在质量控制界限外，则提示分析测定可能存在问题。

（一）质量控制品

用于质量控制目的的标本称为质量控制品。质量控制品应具有与测试样本一样的基质；分析物的浓度应处于正常和病理范围之内。

质量控制品可分为多种。根据血清物理性状，可分为冻干质量控制血清、液体质量控制血清和冷冻混合血清等；根据血清靶值的确定与否，可分为定值质量控制血清和非定值质量控制血清；根据血清基质的来源，可分为人血清基质质量控制血清、动物血清基质质量控制血清、人造基质质量控制血清等。

作为较理想的临床化学质量控制品至少应具备：基质效应小、无传染性、添加剂和调制物的数量尽可能少、瓶间变异小、冻干品其复溶后稳定、某些不稳定成分（如胆红素等）在复溶后前4h 的变异应＜2%、到实验室后的有效期应在 1 年以上。

（二）质量控制图

将获得的质量控制结果按照时间顺序标在图上。这些图形以质量控制测定结果为 y 轴，测定

结果的时间为 x 轴。通常的实践是将 1 个月的质量控制数据绘制在图上，并且每天仅有 1 个或 2 个数据点。

质量控制界限通常由受控的特定分析方法对已知标本作重复测定，获得结果的平均值（$\bar{\chi}$）和标准差（s）计算。

已知值代表的是值的可接受范围，在图中由上下控制界限表示。当描的点落在质量控制界限之内时，一般解释为方法正常。当点落在质量控制界限之外时，表示可能存在问题。

质量控制图被用来将质量控制测定结果与质量控制界限进行比较，可用于快速检查和评价。

通过一定的决策准则或质量控制规则可以指导质量控制数据的解释，质量控制规则规定了判断分析批是“在控”（可接受）或“失控”（不可接受）。这些质量控制规则以符号 A_L 或 n_L 表示，其中 A 是统计量的缩写，n 是质量控制观测值个数，L 是质量控制界限。例如，1_{3s} 指的是 1 个质量控制结果超出平均数±3s 质量控制界限就判断分析批为失控的规则。

（三）质量控制方法的性能特征

质量控制方法的性能可由其失控概率来描述。理想的情况下，当分析方法正常地工作时，不应有判断分析批为失控，这时失控概率为 0.00；当额外分析误差发生时，质量控制方法应提出失控的信号，这时失控概率为 1.00。

“假失控概率（P_{fr}）”指当分析批除了本身固有的随机误差外没有其他误差时，判断分析批失控的概率。其定义为 $P_{fr}=n_{fr}/(n_{fr}+n_{TA})$，式中 n_{fr} 为错判失控批的批数，n_{TA} 为判断为在控的批数。理想控制方法的 P_{fr} 应为 0，即分析方法除了固有的不精密度或固有的随机误差外没有额外分析误差。当仅存在固有的随机误差没有额外的误差时，判断分析批失控的概率应该为 0。假失控发生的概率是很关键的，因为，假失控就像假警报。P_{fr} 相当于临床诊断试验的特异性。

“误差检出概率（P_{ed}）”的定义为：$P_{ed}=n_{TR}/(n_{TR}+n_{FA})$，式中 n_{TR} 为有误差分析批中失控的批数，n_{FA} 为有误差分析批中假在控的批数。P_{ed} 即检出超过允许分析误差那部分误差的概率，理想控制方法 P_{ed} 应为 1.00，即可 100%地检出有误差的分析批。P_{ed} 相当于临床医师通常提到诊断试验的灵敏度。

（四）选择质量控制方法的具体步骤

实验室应建立选择适当质量控制方法的系统过程。①以允许总误差（TEa）形式规定的分析质量要求；②评价方法性能获得不精密度和不准确度的估计；③获得质量控制规则和 n 的功效函数图或规定 TE 的操作过程规范图（OPSpecs 图）；④计算临界系统误差，在功效函数图画垂直线显示其位置，或在已规定 TEa 的 OPSpecs 图上画上观测的不精密度和不准确度的点；⑤评价误差检出概率和假失控概率；⑥选择质量控制规则和 n 提供 90%的临界系统误差的检出，以及小于 5%的假失控概率；⑦选择全面质量控制策略来提供统计和非统计质量控制方法；⑧如果需要，重新评价方法性能的改进。

（五）Levey-Jennings 质量控制图

质量控制图由美国休哈特（W.A.Shewhart）于 1924 年首先提出。Levey 和 Jennings 在 20 世纪 50 年代初把质量控制图引入到临床检验中。他们描述的质量控制方法，是建立在单个质量控制物双份观测值的平均数（$\bar{\chi}$）和极差（R）的基础上。这种质量控制图从 20 世纪 60 年代起已在临床检验中普遍使用，并称为 Levey-Jennings 质量控制图。此图的优点是可以从两个角度观察误差，即可观察批内误差（R）和批间误差（均值的变化）。

在 Levey-Jennings 质量控制方法中，绘制质量控制图的数据，来源于 20 对质量控制样本的检测值。利用这些数据，可计算每对数据的极差（R）和平均数（$\bar{\chi}$），以及所有样本的总均数（$\bar{\bar{\chi}}$）和平均极差（$\bar{R}$）。然后，建立以总均数（$\bar{\bar{\chi}}$）为中心线，质量控制限为±1.88 $\bar{R}$ 的 $\bar{\chi}$-质量控制图。类似地，也建立以平均极差为中心线，质量控制限为 0 到 3.27 $\bar{R}$ 的 R 质量控制图。质量控制限实际上大体相当于 3 倍的标准差。这意味着稳定系统由于随机误差的原因使得 1000 个结果中只有 3 个超出了质量控制限，当观测到的平均数或极差超过各自的质量控制限时则判断为失控。在 Levey 和 Jennings 的研究中，每周 2 次对质量控制物样本进行双份测定，并严格要求应把质量控制物样本当作常规患者样本一样对待，不能给予特殊的处理。测定后将双份观测值的平均数和极差画在制好的质量控制图上，来判断质量控制结果是在控还是失控。

Henry 和 Segalove 对 Levey-Jennings 质量控制图（$\bar{\chi}$-R）进行了修改，**以 20 份质量控制物的试验结果，计算平均数和标准差**，定出质量控制限（**一般 $\bar{\chi}$ ±2s 为警告限，$\bar{\chi}$ ±3s 为失控限**），每天或每批随患者样本测定质量控制物 1 次，将所得的质量控制结果标在质量控制图上。这种质量控制图一般称为单值质量控制图，也就是目前大家所熟悉的 **Levey-Jennings 质控图**。

（六）Z-分数图

当以不同频率分析控制物或同时测定一个以上的控制物时，为了更容易地记录，可制作单个控制图来显示所有控制测定值的“Z-分数”（Z-score）。“Z-分数”是控制测定值与各自平均数之间的差，除以控制物的标准差得到：

$$Z\text{-分数}=(x_{imat}-\bar{x}_{mat})/s_{mat}$$

其中下标指的是特定的控制物，x_{imat} 是给定控制物的第 i 个测定值，$\bar{x}_{mat}$ 是该控制物的平均数，s_{mat} 是控制物的标准差。例如，平均数为 120，标准差为 4 的控制物的测定值为 124，则 Z-分数是+1。Z-分数控制图纵坐标刻度从– 4 到+4，平均数为 0，±1、±2、±3 为界限，横坐标为分析批如图 6-10。

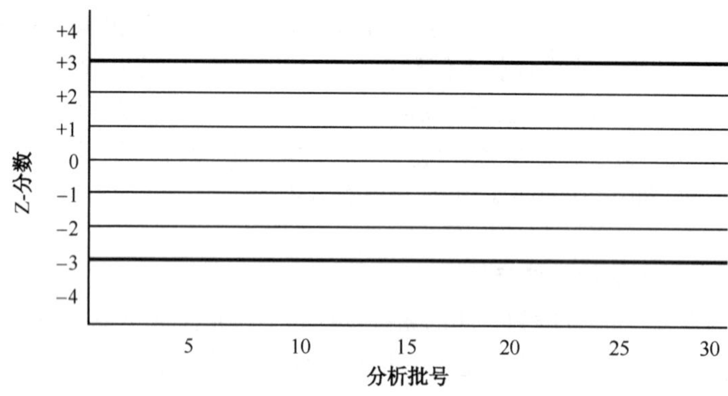

图 6-10　2 个或多个控制物 Z-分数图

（七）Westgard 多规则质量控制分析方法

由 Westgard 等提出的“多规则”质量控制方法采用了一系列的质量控制规则来解释质量控制结果。

由于选择的这些规则的单个假失控概率都很低（0.01 或更小）而且其联合规则的假失控概率也很低。这些规则特别是对随机误差和系统误差均敏感，这样提高了误差检出概率。该方法要求在质量控制图上绘制平均数±1s，2s 和 3s 质量控制界限线，这样通过加入一组或几组质量控制界限就可在 Levey-Jennings 质控图上应用。此质控图使用了下列质量控制规则。

1_{2s}：1 个质量控制结果超过平均数±2s，**仅用作“警告”规则**，并启动由其他规则来检验质量控制数据。

1_{3s}：1 个质量控制结果超过平均数±3s，就判断失控，**该规则主要对随机误差敏感**。

2_{2s}：2 个连续的质量控制结果同时超过平均数+2s 或平均数–2s，就判断失控，**该规则对系统误差敏感**。

R_{4s}：1 个质量控制结果超过平均数+2s，另一个质量控制结果超过平均数–2s，就判断失控，**该规则对随机误差敏感**。

4_{1s}：4 个连续的质量控制结果同时超过平均数+1s 或平均数-1s，就判断失控，该规则对系统误差敏感。

$10\overline{\chi}$：10 个连续的质量控制结果落在平均数的一侧（高或低与平均数，对偏离的大小没有要求），就判断失控，该规则对系统误差敏感。

多规则质量控制方法的使用类似于 Levey-Jennings 质控图的使用，但是质量控制结果的解释更具有结构化。为了使用多规则质量控制方法，应遵循下列步骤。①至少 20d 由受控制的分析方法检测质量控制样本。计算每一质量控制品结果的平均数和标准差。②建立每 1 个质量控制品的质量控制图。质量控制结果应标记在 y 轴上，设置的浓度范围应包括$\overline{\chi}$±4s。绘制$\overline{\chi}$、$\overline{\chi}$±1s、$\overline{\chi}$±2s、$\overline{\chi}$±3s 的水平线。对于这些线最好采用不同的颜色，可以将 1s、2s、3s 分别用绿色、黄色和红色表示。x 轴应标记为时间、天、或批号和根据要求进行标记。③在每一分析批中检测 2 个不同浓度的质量控制品，2 个浓度各测 1 次。记录质量控制结果，并将结果绘制在各自的质量控制图上。④当 2 个质量控制结果落在 2s 质量控制界限之内时，接受分析批，报告患者结果。当有 1 个质量控制结果超过其 2s 质量控制界限时，保留患者结果。用 1_{3s}、2_{2s}、R_{4s}、4_{1s}和 10_x 规则检查质量控制结果。当这些规则其中之一指示出分析批失控了，则判断分析批失控，不能报告患者结果。当所有这些规则指示出分析批在控，接受分析批，报告患者结果。⑤当分析批失控时，基于所违背的质量控制规则可确定发生误差的类型，查找误差类型的来源，纠正问题，然后重新分析整批样本，包括质量控制和患者样本。

比较多规则质量控制方法和具有 3s 质量控制界限的 Levey-Jennings 质控图的误差检出概率，显示出多规则质量控制方法提高了误差检出。R_{4s} 规则改进了随机误差的检出，而 2_{2s}、4_{1s}和 10_x 规则改进了系统误差的检出。去掉 10_x 规则并不会造成误差检出太大的损失，但相当程度地减少了需要检查的质量控制结果个数；4_{1s} 规则也可以去掉，但这将在系统误差的检出功效上有较大的损失。

七、使用患者数据的分析质量控制

（一）单个患者结果

患者试验结果是大多数实验室程序的最终产品，并且监测这些结果是最直接的质量控制方式。但是，由于监测结果的程序不太敏感，因此误差检出能力较低。最有效的方法是看试验结果与其他患者信息的临床相关性。最容易的方法是将试验结果与病理的或理论上的界限相比较。

1. 临床相关性　将所有试验结果与患者的临床状态相关联是不切实际的，但应鼓励临床医师给实验室报告这些相关性的差异，并且应提供一种机制来追踪这些问题。

2. 与其他试验的相关性　关于临床相关，可能出现单个试验结果似乎合理，但几个试验结果结合起来是不可能的或完全不可能的情况。如果在同一时间将这些试验的结果进行的比较，常常可在将试验结果报告给临床医师之前识别误差，并能纠正问题。

（1）血型：血浆中红细胞 ABO 血抗原及相应的抗体之间有密切的关系。

（2）阴离子间隙（AG）：为了维持电中性，当以摩尔浓度表示时，血样本中阴离子电荷之和必须等于阳离子电荷之和。AG 值＜10mmol/L 或＞20mmol/L 可提示出误差。

（3）渗透间隙（OG）：血清渗透压可从一些主要血液成分的浓度进行估计，也可以使用综合特性来测量。正常情况下这种间隙接近于零。酒精的消耗或毒素如水杨酸盐的吸收，能导致该值的增加。

（4）酸碱平衡：当测定了 pH 和 PCO_2 时，Hendeson-Hasselbalch 公式能用于计算理论碳酸盐和总 CO_2 浓度，理论和测量的结果一般是一致的，并在 2mmol/L 范围之内。

3. 实验室内双份测定　样本可分成相同的两份同时进行分析，达到质量控制的目的。

4. 与以前患者试验结果的 Delta 检查　一定的误差，特别是**标本标识的误差**，可通过将实验室试验结果与同一患者以前标本获得结果进行比较可以检出。试验结果的预期变异性依赖于分析项目和观测值之间的时间间隔。Ladenson 已制订了基于 3d 间隔与最初值变化的百分形式表示的 **Delta 检查**界限。

5. 界限检查　应该评价患者试验结果来检查它们是否在生理范围之内。这些界限检查对于检出人为误差如变换位数或小数点位数错位是很有帮助。

（二）多个患者结果

1. 试验分布的统计量　基于大量患者试验结果的分布的统计量对于检出系统误差（变换或趋向）是有用的，但对于随机误差（增加的变异性或离散）的检出没有价值。

2. 监测患者均值的统计方法　“正态均值”或“正态平均值”（AON）方法要求建立界限，通常是参考值界限来“截断”患者数据。超过这些界限的值从计算中排除，因此降低了对离群值和亚总体及真实误差的响应。

3. 分析偏倚对临床决策的影响　分析偏倚的变化直接改变患者试验结果的分布。

4. 临床相关性研究　实验室试验结果与患者治疗上的改变关系的回顾性相关研究是长期质量控制的有效机制。

总之，基于患者结果的质量控制机制在监测实验室分析质量上能提供额外有用的信息。

八、定性测定室内质量控制

定性测定的室内质量控制方法应根据具体的临床检验项目来确定，目前尚无通用的质量控制方法。最常用的方法是在检测临床标本的同时，加上阳性和阴性室内质量控制品，只有在阳性或阴性质量控制品得到预期的结果时，才能发出患者检测的报告。在定性测定的室内质量控制中，应考虑检测能力和特异性两方面的质量控制。

检测能力质量控制是为了保证能检出最小量的分析物，很重要的是所用方法的测定下限。

特异性质量控制主要是为了避免造成假阳性结果。

历年考点串讲

室内质量控制必考，应作为重点复习。近几年来考试的频率高。每年在实验室管理内容中约占 65%。

其中，基本概念及统计量、正态分布、测量误差、准确度和精密度、允许总误差、使用稳定质量控制品的分析质量控制、质量控制方法的性能特征为考试重点，对标准差、变异系数、极差的概念，正态曲线下面积的分布规律、随机误差和系统误差、准确度、精密度、总误差、如何制定允许误差、质控图的一般原理、Z-分数图、Levey-Jennings 质控图、Westgard 多规则质量控制分析方法等应熟练掌握。正态分布的特征和应用、患者数据的分析质量控制、定性测定室内质量控制等内容应熟悉。

历年常考的细节：

1. 质量控制图的基本统计学指标。**标准差（S）**：是方差的算术平方根，能反映一个数据集的离散程度；**变异系数（CV%）**：是标准差与平均值之比，用百分数表示；**极差（R）**：是一组数值中最大值与最小值的差值。

2. 过失误差，尤其是标本**标示的误差**可通过将实验室试验结果与同一患者以前的结果进行比较检验出，这种质量控制方法称 **Delta 检查法**。

3. **准确度**是测量结果中系统误差与随机误差的综合，**表示测量结果与真值的一致程度**。某一方法经反复测定所得的结果很接近于真值，说明该方法准确度高。临床检验中常用测定均值来代替真值。

4. 精密度是在一定条件下进行多次测定时，所得测定结果之间的符合程度，表示测量结果中随机误差大小的程度。精密度无法直接衡量，往往以不精密度表达，常用标准差表示。标准差和变异系数是评价精密度常用的统计学指标。（2016）

5. 用均数和标准差可全面描述正态分布和近似正态分布资料的特征。

6. 正态曲线下面积的分布规律：正态曲线下的总面积为 1 或 100%，$\mu\pm1\sigma$ 的面积占总面积的 68.2%；$\mu\pm2\sigma$ 的面积占总面积的 95.5%；$\mu\pm3\sigma$ 的面积占总面积的 99.7%。室内质量控制图的理论依据是正态分布。

7. 在临床检验质量控制上，一般认为 $P_{合}$合理的范围是 0.95～1.0。（2016）

8. 室内质量控制图中控制限为均值±3SD，表示 0.3%的质量控制结果在此范围之外。（2015）

9. 计算血糖 20d 室内质量控制数据，其均值为 5.0mmol/L，标准差为 0.25mmol/L，其变异系数为标准差与均数的比值，用百分数表示，即 5%。

10. 在正态分布的情况下，横轴上，从均值 μ 到 μ+1.96 倍的标准差的面积为 47.5%。

11. 在室内质量控制中，平均值控制图主要观察测量值的平均变化情况，用于考察测定的准确度；平均值-极差控制图是由均数控制图和极差控制图两部分组成，均数控制图考察测定的准确度，极差控制图考察测定的精密度。

12. Levey-Jennings 质控图中以 20 份质量控制物的试验结果，计算平均数和标准差，定出质量控制限（一般 $\bar{\chi}\pm2s$ 为警告限，$\bar{\chi}\pm3s$ 为失控限）。（2017）

13. Z-分数（Z-score）是（测定结果-均值）/标准差。

14. 定量测定项目室内质量控制活动的目的主要是控制实验室测定工作的精密度，检测其准确度的改变，从而提高常规测定工作批间或批内样本检测结果的一致性。

15. Westgard 多规则质量控制分析方法：采用了 $1_{2s}/1_{3s}/2_{2s}/R_{4s}/4_{1s}/10_{\bar{\chi}}$ 等一系列的质量控制规则来解释质量控制结果。这些规则对随机误差和系统误差均敏感，提高了误差检出概率。

16. Westgard 多规则质量控制方法中，1_{2s}，即 1 个质量控制结果超过平均数±2s，仅用作“警告”规则。（2016）

17. 在室内质量控制规则中，对随机误差检出敏感的规则是 1_{3S}。（2015）

18. R4s 是在同一批中，两个控制结果超出 4S 范围，其中 1 个质量控制结果超过平均数+2s，另一个质量控制结果超过平均数-2s。属随机误差过大，判断为失控，只用于批内分析。

19. 在质量控制中，随机误差是测量结果与在重复性条件下对同一被测量进行无限多次测量所得结果的平均值之差，而系统误差是在重复性条件下，对同一被测量进行无限多次测量所得结果的平均值与被测量的真值之差，当两者综合，表示测量结果与真值的一致程度的是准确度。

20. 室内质量控制的内容：检测和控制本室常规工作的精密度；提高本室批内样本检测的一致性；提高本室批间样本检测的一致性；连续评价本室工作的可靠程度。客观比较某实验室测定结果与靶值的差异，属于室间质量控制内容。（2017）

21. 作为较理想的临床化学质量控制品至少应具备基质效应小、无传染性、添加剂和调制物的数量尽可能少、瓶间变异小、冻干品其复溶后稳定、某些不稳定成分（如胆红素等）在复溶后前 4h 的变异应＜2%、到实验室后的有效期应在 1 年以上。

第 13 单元　室间质量评价

室间质量评价（EQA）是多家实验室分析同一标本并由外部独立机构收集和反馈实验室上报结果以评价实验室操作的过程。室间质量评价也称作**能力验证**。根据 ISO/IEC 导则 43：1997 能力验证（PT），EQA 定义为通过**实验室间的比对**判定实验室的校准/检测能力的活动。按照预先规定的条件，由两个或多个实验室对相同或类似被测物品进行校准/检测的组织、实施和评价的活动称为**实验室间比对**。

一、室间质量评价的起源和发展

临床实验室的室间质量评价可以追溯到 20 世纪 30 年代，为了保证不同实验室血清学梅毒检测的准确性和可比性，美国疾病控制中心（CDC）首次在一定范围内开展了室间质量评价。20 世纪 40 年代以来，美国临床病理家学会（CAP）逐步发展成为全世界最大的室间质量评价组织者，开展了临床化学、临床免疫、临床血液体液学、临床微生物等多种室间质量评价计划，到目前已有上万家实验室参加了它的评价计划。

二、室间质量评价的类型

室间质量评价计划通常分为 6 种类型，即实验室间检测计划、测量比对计划、已知值计划、分割样品检测计划、定性计划和部分过程计划，我国各级临床检验中心组织的室间质量评价应为**实验室间检测计划**，**已知值计划**和**分割样品检测计划**也可以在临床实验室应用。

实验室间检测计划是由组织者选择质量控制品，同时分发给参加计划的实验室进行检测，完成检测后将结果返回室间质量评价组织者，与靶值或公议值比对，以确定本实验室该项检测与其他实验室的异同。

三、室间质量评价计划的目的和作用

（一）目的

帮助实验室通过分析实验中存在的问题，采取相应的措施提高检验质量，避免可能出现的医疗纠纷和法律诉讼。

（二）作用

识别实验室间的差异，评价实验室的检测能力；识别问题并采取相应的改进措施；改进分析能力和实验方法；确定重点投入和培训需求；实验室质量的客观证据；支持实验室认可；增加实验室用户的信心；实验室质量保证的外部监督工具。

室间质量评价已成为实验室认可活动中不可或缺的一项重要内容，成功的室间质量评价结果是**实验室认可**中所需的重要依据。

四、我国室间质量评价计划的程序和运作

（一）工作流程

我国室间质量评价的工作流程由两部分组成，即室间质量评价组织者工作流程和参加者工作流程。

1. *室间质量评价组织者工作流程*　①质量评价计划的组织和设计；②邀请书的发放；③质量控制品的选择和准备；④质量控制品的包装和运输；⑤检测结果的接受；⑥检测结果的录入；⑦检测结果的核对；⑧靶值的确定；⑨报告的发放；⑩与参加者的沟通。

2. *室间质量评价参加者工作流程*　①接受质量控制品；②检查破损和申报；③将接收单传真给组织者；④按规定日期进行检测；⑤反馈结果；⑥收到评价报告；⑦分析评价报告；⑧决定

是否采取纠正措施；⑨评估采取措施的效果；⑩结束。

（二）室间质量评价样本的检测

实验室必须与其测试患者样本一样的方式来检测 EQA 样本。

1. EQA 样本必须按实验室常规工作。

2. 实验室在规定回报 EQA 结果给 EQA 组织者截止日期之前，实验室间不能进行关于 EQA 样本结果的交流。

3. 实验室不能将 EQA 样品或样品一部分送到另一实验室进行分析。一旦发现，则此次室间质量评价定为不满意 EQA 成绩。

4. 实验室进行 EQA 样品检测时，必须将处理、准备、方法、审核、检验的每一步骤和结果的报告文件化。实验室必须保存所有记录的复印件至少 2 年。

（三）室间质量评价计划的成绩要求

1. 每次活动每一分析项目未能达到至少 80%可接受成绩，则本次活动该分析项目定为不满意的 EQA 成绩（细菌学专业除外）。

2. 每次室间质量评价所有评价项目未达到至少 80%得分，定为不满意的 EQA 成绩。

3. 未参加室间质量评价活动，定为不满意的 EQA 成绩，该次得分为 0。

4. 未在规定的时间内回报室间质量评价给室间质量评价组织者的，定为不满意的 EQA 成绩，该次活动的得分为 0。

5. 对于 EQA 成绩不满意的实验室（未参加的除外），必须进行适当的培训并采取纠正措施。必须有纠正措施的文件化记录。实验室对文件记录必须保存 2 年以上。

6. 对同一分析项目，连续 2 次活动或连续 3 次中的 2 次活动未能达到满意的成绩则称为不成功的 EQA 成绩（细菌学专业除外）。

7. 所有评价的项目连续 2 次活动或连续 3 次中的 2 次活动未能达到满意的成绩则称为不成功的 EQA 成绩。

（四）室间质量评价成绩的评价方式

1. 计划内容和样本检测频率　每次活动至少 5 个样本，每年在大概相同的时间间隔内，最好组织 3 次质量评价活动。

2. 每次测试的样本数和检测项目。

（五）室间质量评价未能通过的原因

①校准和系统维护计划失败；②室内质量控制失控；③实验人员的能力欠缺；④结果的评价、计算和抄写错误；⑤室间质量评价样本处理不当，如冻干质量控制物的复溶、混合、移液和储存不当；⑥室间质量评价样本本身存在质量问题；⑦室间质量评价组织者公议值或靶值定值不准。

五、进行室间质量评价机构的要求和实施

室间质量评价是一项技术要求很高的工作。在美国若想开展室间质量评价工作，必须首先获得 HCFA 组织的资格认可。国际标准化组织为了促进室间质量评价的规范化运作，专门建立了 ISO 导则 43“利用实验室间比对的能力验证第 1 部分：能力验证计划的建立和运作”。从室间质量评价的组织和设计、室间质量评价的运作和报告、室间质量评价的保密/道德考虑、室间质量评价数据处理的统计方法 4 个大方面 19 个小方面提出了明确的、具体的要求。

六、参加室间质量评价提高临床检验质量水平

（一）标本处理和文件程序

标本处理和制备的详细操作程序能最大限度地降低技术或书写误差的可能性。实验室应保留发送给 EQA 组织者所有文件的复印件。

（二）监测室间质量评价结果

1. 对于 EQA 性能由 3 部分组成 ①实际测定结果；②靶值；③评价范围或允许误差。

2. 有 3 种不同类型的靶值 ①相同方法组平均值；②其他组平均值或所有结果的平均值；③外部来源导出的值（如参考实验室公议值或决定性/参考方法）。

3. 有 4 种类型的评价范围 ①固定范围（如±4mmol/L）；②固定百分数（如±10%靶值）；③以上两者的结合（如±0.33mol/L、或±10%靶值，取较大的值）；④范围基于组标准差（如±2s）。

（三）研究不及格室间质量评价结果的程序

实验室应有识别、理解和纠正已发现任何问题所需处理的特殊步骤的书面程序。

1. 收集和审核数据 应审核所有的文件。处理或测试标本及抄写结果的人员之间应互相审核，包括以下几个方面。①书写误差的检查。②质量控制记录，校准状况及仪器功能检查的审核。③当可能时，重新分析和计算。如果没有保留原样本，实验室应从 EQA 组织者申请额外的相同批号的质量控制物（如果 EQA 组织者有此物品提供时）。④评价该分析物实验室的历史性能。

2. 问题分类 不及格结果可分为如下几种类型。①书写误差；②方法学问题；③技术问题；④室间质量评价物问题（包括基质效应、非均匀性试验物、细菌污染或溶血、特定的微生物学）；⑤结果评价的问题；⑥经调查后无法解释的问题。

3. 患者结果评价 实验室应审核来源于不及格 EQA 结果时间内的患者数据，目的是确定是否问题已影响到患者的保健。

4. 结论和措施 实验室应做出极大地努力去寻找出现不及格结果的原因。

5. 文件化 调查、结论和纠正措施应有完整的文件记录。

七、基于 Internet 方式的室间质量评价数据处理应用系统

先进的通信技术使得信息系统之间的交流变得更加价廉和有效。全国临床检验室间质量评价计划 Internet 应用系统已开发完成，其具有几个优点：使用标准化的格式，以实验室熟悉的单位表示结果，可与实验室信息系统接口，快速的数据分析，缩短报告时间，以及能进行长期性能评价。

（一）基于电子邮件的服务方式

我国远程 EQA 系统涉及三方：①EQA 组织者；②参加的实验室；③第三方，称为“服务器”。后者执行邮局的功能，在某种意义上，它管理着邮箱（每一用户），EQA 组织者和参加质量评价实验室能发送和检索信息。

（二）基于 Web 服务方式

此种运行模式，用户采用浏览器方式访问检验信息网，通过用户名和密码的方式直接进入到室间质量评价界面，输入每次室间质量评价活动的信息及查询统计结果。

历年考点串讲

室间质量评价必考，应作为重点复习。近几年考试的频率较高。

其中，室间质量评价的目的和作用、我国室间质量评价计划的程序和运作方式、进行室间质量评价的要求和处理室间质量评价的统计方法是考试的重点，应熟练掌握。室间质量评价的起源和发展、室间质量评价的类型、参加室间质量评价提高临床检验质量水平和基于 Internet 方式的室间质量评价数据处理应用系统应熟悉。

历年常考的细节：

1. 室间质量评价的起源和发展。**室间质量控制**在**室内质量控制**的基础上进一步实施。

2. 室间质量评价（EQA），也称作**能力验证**。根据 ISO/IEC 导则 43：1997 能力验证（PT），EQA 被定义为通过**实验室间的比对**判定实验室的校准/检测能力的活动。

3. 三种常用的室间质量评价计划。我国各级临床检验中心组织的室间质量评价应为实验室间检测计划、已知值计划和分割样品检测计划。

4. 不满意的室间质量评价成绩：每次活动每一分析项目未能达到 80%得分，或每次室间质量评价所有评价项目未达到 80%得分。

5. 不成功的室间质量评价成绩：对同一分析项目，连续 2 次活动或连续 3 次中的 2 次活动未能达到满意的室间质量评价成绩，或所有评价的项目连续 2 此活动或连续 3 次中的 2 次活动未能达到满意的成绩。

6. 室间质量评价的主要用途：识别实验室间的差异，评价实验室的检测能力；识别问题并采取相应的改进措施；改进分析能力和实验方法；确定重点投入和培训需求；实验室质量的客观证据；支持实验室认可；增加实验室用户的信心；实验室质量保证的外部监督工具。

第 14 单元　分析后质量保证

分析后阶段又称检验后过程。根据 ISO15189，指的是检验后所有过程，包括授权者应系统性地评审检验结果，评价其与可利用的患者有关临床信息的符合程度，并授权发布结果、原始样品及其他实验室样品的保存应符合经批准的政策；不再用于检验样品的安全处置应符合当地关于废弃物处置法规和有关废弃物管理的建议。

分析后质量保证的主要工作：检验结果的正确发出；咨询服务；检验样品的保存及处理。

一、检验报告规范化管理基本要求

检验报告规范化管理的基本要求：完整、正确、有效、及时。检验结果是临床实验室日常检验工作的最终产品，应该牢记："不正确的检验结果是对患者的伤害。""检验结果不能及时回报和不能及时用于临床是对检验资源的最大浪费。"

二、检验结果发出

（一）检验报告应包括的基本信息

①检验标识；②发布报告实验室的名称；③患者的惟一标识；④申请者的姓名及申请日期；⑤原始样品采集的日期和时间，实验室接收样品的时间；⑥原始样品的来源或原始样品的类型；⑦检验项目及结果；⑧参考区间和异常结果的提示；⑨报告者及审核者的签名；⑩报告发布的日期和时间；⑪其他注解；⑫需要时对结果进行解释，诊断性的检验报告应有必要的描述及有"初步诊断"或"诊断意见"；⑬检验结果如有修正，应提供原始结果和修正后的结果；⑭其他。

（二）检验结果发出的几项基本制度

1. 建立检验报告单可否发出的制度　检验结果可否发出，通常可根据室内质量控制的情况加以判定，即室内质量控制"在控"时，报告可发出，"失控"时必须寻找原因，结果不宜发出。

2. 建立严格的检验报告单的签发审核制度　所谓异常结果并非单纯指高于参考区间上限或低于参考区间下限的那些检验结果，而是指以下情况的检验结果：①检验结果异常偏高或偏低；②与临床诊断不符的检验结果；③与以往结果相差过大的检验结果；④与相关试验结果不符的检验结果；⑤有争议的结果。

遇到异常情况，应复查送检标本情况，并考虑是否送原检标本复查，还是需要另采集标本复查，或与临床医师联系；必要时查阅病历，查询患者情况。当然还应检查当天检测系统的可靠性。

3. 危急值报告制度　危急值指的是某些检验结果出现异常时（过高或过低），可能危及患者生命的检验数值。

4. 检验报告回报时间的规定　对于平诊及急诊项目报告期限应有规定，并向临床科室公示，有些项目还应向患者公示，如门诊患者。

5. 隐私权　**原则上所有检验结果都只发送给检验申请者**（一般发送至检验申请者所在科室的护士站或医师站）。

抗 HIV 阳性的结果、梅毒反应阳性、淋病双球菌阳性结果；招工、招生时肝炎血清标志物阳性的结果，应**直接报送检验申请者本人**。

6. 标本的留验　检验后标本的留验主要是为了复查，留验时间的长短主要视工作需要及分析物稳定性而定。

三、检验结果的查询

检验结果的查询也是临床实验室服务内容之一。

（一）查询的原因

检验报告单丢失；对患者病情分析需要以往的检验结果（可能多项的检验结果）作参考；检验报告发出前需要核对以往的检验结果及相关的检验结果以决定检验结果是否可发出。

（二）查询方式

一般可根据患者姓名、检验项目、送检日期等进行查询。如果建立有 LIS 系统，应设计有较强的查询功能，不仅可根据患者姓名、检验项目、送检日期，且可以根据病历号、检测标本类型进行查询；不仅可查询最近某项目的检测结果，且可查询一定时间内的及相关的甚至所有的检测结果。

四、咨询服务

（一）咨询服务的几项基本工作

1. 向临床科室提供开展检验项目的种类、参考区间、临床意义、回报时间等书面文件（其中含委托检验的检验项目）。

2. 向临床科室提供标本采集指南一类书面文件。

3. 对临床科室诊治工作需要，要求开展的新项目应积极研究予以回应；对开展的新项目应主动向临床医师介绍、宣讲。

4. 开展细菌学及抗生素药敏试验的实验室应定期向临床提供近期常见致病菌及耐药情况的信息。

5. 有检验医师或相应资格检验人员的单位，应帮助临床医师选择检验项目和对检验结果作出解释。

（二）咨询服务的方法

通常咨询服务的方法：①参与查房、会诊、病例讨论；②为门诊患者设立咨询服务台；③发行《检验通讯》之类刊物；④给临床医护人员讲课；⑤邀请临床医师为实验室人员讲课；⑥召开与临床科室座谈会；⑦互派人员实习；⑧举办读片会；⑨其他。

（三）对检验师的要求

1. 深刻理解《检验医学》的内涵，认识到“咨询服务”是检验医师的**重要职责**之一。

2. 不仅要学习掌握有关方法学方面的知识和技能，熟悉检测方法的性能，同时应学习和掌握临床有关知识及基本技能。

3. 通过查房、会诊等途径积累临床经验，同时通过这些途径来为临床进行咨询服务。

4. 要组织全院医护人员学习《检验医学》相关知识；有条件的话还可以通过出版如《检验通讯》等方式来宣传和介绍检验医学发展的新动态，介绍检验项目的临床应用价值及其意义。

历年考点串讲

分析后质量保证为熟练掌握内容，虽然近几年考试的频率不高，但其作为全面质量管理中的一个重要环节，随着检验医学的发展，不仅检验报告的正确和及时发放是检验后质量保证工作的核心，临床实验室的咨询服务也日趋备受关注，可作为重点复习。

其中，检验结果的发出和临床实验室的咨询服务是考试的重点，应熟练掌握。检验报告规范化管理基本要求和检验结果的查询应熟悉。

历年常考的细节：

1. 分析后质量保证的主要工作有检验结果的正确发出；咨询服务；检验样品的保存及处理。

2. 检验报告规范化管理基本要求：**完整、正确、有效、及时、保护患者隐私**。

3. 检验报告应包括的基本信息及检验结果发出的几项基本制度。

4. **危急值**指的是某些检验结果出现异常时（过高或过低），可能危及患者生命的检验数值。

5. 医技人员发现检查检验结果达到**危急值**时，应及时**通知临床医师**，避免对患者诊治的贻误。(2016)

6. 检验结果查询的原因和方式。

7. 咨询服务的几项基本工作和方法，以及开展咨询服务队检验医师的要求。